W0059073

Praktische Hämatologie

11. Auflage

Praktische Hämatologie

Klinik · Therapie · Methodik

Michael Begemann

begründet von H. Begemann
und H.-G. Harwerth

11., vollständig überarbeitete Auflage
50 Abbildungen, 2 Farbtafeln,
79 Tabellen

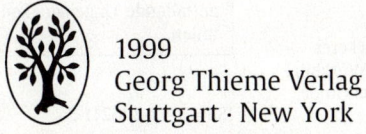

1999
Georg Thieme Verlag
Stuttgart · New York

Dr. med. *M. Begemann*
Onkologische
Schwerpunktpraxis
Eppendorf
Eppendorfer Landstraße 42,
20249 Hamburg

CIP-Titelaufnahme der Deutschen Bibliothek

Begemann, Michael:
Praktische Hämatologie : Diagnose, Therapie, Methodik / Michael Begemann. Begr. von H. Begemann u. H.-G. Harwerth. – 11., vollst. überarb. Aufl. – Stuttgart ; New York : Thieme, 1999
Früher u.d.T.: Begemann,
Herbert: Praktische Hämatologie

1. Auflage 1959
2. Auflage 1961
1. spanische Auflage 1964
3. Auflage 1967
4. Auflage 1969
1. italienische Auflage 1969
5. Auflage 1971
6. Auflage 1974
1. polnische Auflage 1977
7. Auflage 1977
1. japanische Auflage 1980
8. Auflage 1982
2. polnische Auflage 1985
9. Auflage 1989
10. Auflage 1997

Rüdigerstraße 14,
D-70469 Stuttgart
Unsere Homepage:
http://www.thieme.de

Printed in Germany
Satz: Fotosatz H. Buck,
D-84036 Kumhausen,
gesetzt auf Macintosh
Druck: Universitätsdruckerei
H. Stürtz AG, D-97080 Würzburg
Druck der Farbtafeln bei Gulde,
D-72070 Tübingen

Wichtiger Hinweis:
Wie jede Wissenschaft ist die Medizin ständigen Entwicklungen unterworfen. Forschung und klinische Erfahrung erweitern unsere Erkenntnisse, insbesondere was Behandlung und medikamentöse Therapie anbelangt. Soweit in diesem Werk eine Dosierung oder eine Applikation erwähnt wird, darf der Leser zwar darauf vertrauen, daß Autoren, Herausgeber und Verlag große Sorgfalt darauf verwandt haben, daß diese Angabe **dem Wissensstand bei Fertigstellung des Werkes** entspricht.
Für Angaben über Dosierungsanweisungen und Applikationsformen kann vom Verlag jedoch keine Gewähr übernommen werden. **Jeder Benutzer ist angehalten,** durch sorgfältige Prüfung der Beipackzettel der verwendeten Präparate und gegebenenfalls nach Konsultation eines Spezialisten festzustellen, ob die dort gegebene Empfehlung für Dosierungen oder die Beachtung von Kontraindikationen gegenüber der Angabe in diesem Buch abweicht. Eine solche Prüfung ist besonders wichtig bei selten verwendeten Präparaten oder solchen, die neu auf den Markt gebracht worden sind. **Jede Dosierung oder Applikation erfolgt auf eigene Gefahr des Benutzers.** Autoren und Verlag appellieren an jeden Benutzer, ihm etwa auffallende Ungenauigkeiten dem Verlag mitzuteilen.

ISBN 3-13-306211-5

1 2 3 4 5 6

Diese Auflage ist
dem Andenken an meinen Vater
Herbert Begemann (1917–1994)
in Dankbarkeit und Verehrung
gewidmet

Vorwort zur 11. Auflage

Anfang 1959 erschien erstmals die *Praktische Hämatologie* als gemeinsames Werk von Herbert Begemann und Hans-Günther Harwerth. Sie entstand im Hinblick auf den in der Praxis tätigen Arzt aus dem Gedanken, „ein kurzgefaßtes Lehrbuch zu schaffen, das einerseits unter bewußtem Verzicht auf ausführliche Literaturzitate alle wesentlichen und gesicherten neuen Tatsachen enthält, andererseits aber den *praktischen Belangen* Rechnung trägt". In diesem Sinne erfreut sie sich seither bei ihren Lesern unverminderter Beliebtheit – gemessen an den Rezensionen in Fachzeitschriften und ihrem Verkaufserfolg. Rechtzeitig zu ihrem vierzigsten Jahrestag liegt nun die 11. Auflage vollständig überarbeitet, im Text gestrafft, mit „geliftetem" Layout und dennoch umfangreicher vor. Dieser vermeintliche Widerspruch spiegelt wider, daß durch die Vernetzung der Hämatologie mit der Immunologie und der Molekularbiologie das theoretische und für die Diagnostik und Therapie relevante Wissen in diesem Fach wie in keinem anderen Teilgebiet der Inneren Medizin zunimmt. Dieses Wissen, gefiltert und vorsortiert mit der Erfahrung des niedergelassenen Hämatologen, soll dem Leser in diesem Buch vermittelt werden. Schon die Tatsache, daß sich in den letzten Jahren die Diagnostik und Therapie der Blutkrankheiten zunehmend aus den Kliniken in die Praxen verlagert hat und damit die Zusammenarbeit zwischen dem Hausarzt und dem Spezialisten in stärkerem Maße gefordert ist, unterstreicht die Notwendigkeit eines solchen Buches.

Mit dieser Auflage vollzieht sich auch ein Generationswechsel. Nachdem mein Vater und ich gemeinsam die 9. Auflage der *Praktischen Hämatologie* bearbeitet haben, lag die Gestaltung dieser Auflage allein in meiner Hand, da mein Vater 1994 starb und es mir in der Kürze der Zeit – trotz der Überbrückung mit der nachgedruckten 10. Auflage – nicht möglich war, einen Koautor zu finden, mit dem ich gemeinsam dieses Buch in der bewährten Tradition „wie aus einem Guß" hätte schreiben können.

Schließlich möchte ich allen Kollegen danken, die mir in speziellen Einzelfragen helfend und beratend zur Seite standen. Dabei gilt mein besonderer Dank Frau Dr. Frauke Bergmann, Frau Dr. Dorothea Keeser und Herrn Prof. Dr. Rüdiger Arndt, die mich immer prompt und hilfsbereit mit aktueller Literatur zu Fragen der Blutgerinnung und spezieller Labormethoden versorgten.

Sehr bedanken möchte ich mich auch bei meinem Sohn Philipp Begemann, der mir bei der Erstellung des Sachverzeichnisses eine große Hilfe war. Last not least danke ich den Mitarbeitern des Georg Thieme Verlags, hier besonders den Herren Dr. Markus Becker und Rolf Dieter Zeller, für die gute Zusammenarbeit bei der Planung und Gestaltung dieses Buches. Der Autor kann sich nur selbst wünschen, daß seine eigenen und die Mühen aller Helfer schließlich durch das Wohlwollen zahlreicher Leser belohnt werden.

Hamburg, im Oktober 1998 *Michael Begemann*

Vorwort zur 9. Auflage

Wenn ein kurzgefaßtes Lehrbuch eines wichtigen Teilgebiets der Inneren Medizin seinen 30. Geburtstag feiern kann und inzwischen neun deutsche Auflagen (mit insgesamt mehr als 120 000 Exemplaren) und fünf fremdsprachigen Auflagen erlebte, so dürfen sich Autoren und Verlag in ihrem Konzept bestätigt fühlen. Doch werden die sich bei jeder Neuauflage ergebenden Schwierigkeiten dadurch nicht geringer. Wenn man heute in der Medizin mit einer Halbwertzeit des Wissens von maximal sieben Jahren rechnet, so ist zu vermuten, daß sich auch in der Hämatologie das faktische Wissen seit dem Erscheinen der letzten Auflage dieses Buches nahezu verdoppelt hat. Natürlich ist es bekannt, daß der in einem handlichen Lehrbuch wiedergegebene Wissensstand immer nur selektiv sein kann. Trotzdem hat jeder Leser einen Anspruch darauf, daß jede Neuauflage auch eines kurzen Lehrbuchs die Vielfalt des Fachwissens repräsentativ widerspiegelt und daß er nach der Lektüre des Buches in den notwendigen und vernünftigen Grenzen über das abgehandelte Fachgebiet unterrichtet ist.

Nach dem frühen Tod meines Mitautors Hans-Günther Harwerth betreute ich die *Praktische Hämatologie* mehr als ein Jahrzehnt allein weiter. Dieser Versuch war – wie mir scheint – zwar erfolgreich, aber auf Dauer kaum effizient. Auf der Suche nach einem neuen kompetenten jüngeren Partner fiel meine Wahl schließlich auf meinen Sohn Michael Begemann. Er verfügt über eine langjährige theoretisch-wissenschaftliche und ausgezeichnete klinisch-hämatologische Vorbildung; er arbeitet seit Jahren in einer internistischen Praxisgemeinschaft mit hämatologisch-onkologischem Schwerpunkt in Hamburg. Er bringt demnach alle wichtigen Voraussetzungen mit für den Autor eines wissenschaftlich orientierten Lehrbuchs, das sich gezielt an den praktizierenden Arzt wendet, ob er nun klinisch oder vorwiegend ambulant arbeitet.

Wieder machte die Neuauflage eine gründliche Überarbeitung aller Kapitel nötig. An sehr vielen Stellen mußten Ergänzungen vorgenommen werden, deren Länge wir durch Raffungen anderer Textstellen zu kompensieren suchten, um den Gesamtumfang des Buches in vertretbaren Grenzen zu halten. Verschiedene Kapitel mußten ganz neu gefaßt oder erstmals eingefügt werden. Das gilt vor allem für bestimmte Abschnitte in den Leukämie- und Lymphomkapiteln, für die myelodysplastischen Syndrome, aber auch für die Gammo- und Immunopathien sowie die Immundefektkrankheiten. Viel Neues war auch in den allgemein-therapeutischen Kapiteln einzufügen, beispielsweise die Behandlung mit Zellmediatoren, die wahrscheinlich in den nächsten Jahren weiter an Bedeutung gewinnen wird. Aber auch das methodische Kapitel mußte an vielen Stellen erweitert werden. So meinen wir, daß jeder Arzt, der für seine hämatologischen Analysen Automaten benutzt, zumindest über die Prinzipien von deren Funktionsweise Bescheid wissen sollte. Zahlreiche Abbildungen und Tabellen wurden verbessert, zusätzlich neue zur Ergänzung oder Verdeutlichung des Textes eingeschoben. Schließlich erwies es sich als zweckmäßig, größere Umstellungen innerhalb des umfangreichen klinisch-diagnostischen Kapitels vorzunehmen. Durch das Vorziehen der Krankheiten des erythropoetischen Systems an den Anfang des Buches wurde eine klarere Neugliederung der folgenden Abschnitte erleichtert. Krankhafte Veränderungen des lymphatischen und des Immunsystems sind beispielsweise besser zu verstehen, wenn der Leser ein Mindestmaß an physiologischen Kenntnissen dieser Systeme mitbringt. Das etwa 440 Zitate umfassende Literaturverzeichnis mag für ein medizinisches Taschenbuch umfangreich erscheinen, gemessen an der fast unüberschaubaren Zahl hämatologischer Arbeiten in der Weltliteratur ist es bescheiden. Bei der Auswahl der zitierten Literatur waren für uns ihr Dokumentationswert und – mehr noch – ihre für den interessierten Leser weiterführende Potenz maßgebend.

Auch diesmal wurde unsere Arbeit durch Kollegen und befreundete Wissenschaftler wesentlich unterstützt. Exemplarisch möchte ich für sie nennen meinen ehemaligen klinischen Mitarbeiter Dr. Friedhelm Woitinas sowie die Physiker Dr. Heinz Czempiel und Prof. Dr. Inge Schmitz-Feuerhake. Die notwendigen Ergänzungen der Farbtafel I führte Frau Irmgard Daxwanger in gewohnter Genauigkeit und mit großer technischer Perfektion durch. Ihnen allen danken wir herzlich. Sehr erfreulich gestaltete sich auch diesmal die Zusammenarbeit mit den verschiedenen Abteilungen des Thieme Verlages. Alle beteiligten Mitarbeiter sind eingeschlossen in meinem Dank an den Verleger Dr. h. c. Günther Hauff, mit dem mich eine jahrzehntelange freundschaftliche Zusammenarbeit verbindet und der auch die Entstehung der 9. Auflage mit Wohlwollen und Großzügigkeit begleitete. Das von ihm vorgeschlagene etwas vergrößerte Buchformat mit zweispaltiger Druckanordnung und farbiger Unterlegung von Abbildungen, Tabellen und einzelnen Textstellen erleichtert die Lektüre und verschönt das Erscheinungsbild des Buches.

Mit der Widmung der 9. Auflage* soll an den Nestor der deutschen Hämatologie Hans Hirschfeld erinnert werden, dessen Andenken bei den deut-

* Die ersten sechs Auflagen dieses Buches waren unserem Lehrer Ludwig Heilmeyer (1899–1969), die zwei letzten meinem Freund und Mitbegründer der *Praktischen Hämatologie* Hans-Günther Harwerth (1922–1974) gewidmet.

schen Hämatologen in Vergessenheit zu geraten droht, wie das die jüngere Geschichte unseres Fachgebietes zeigt. Hans Hirschfeld, Schüler von Arthur Pappenheim, war Mitbegründer der Berliner Hämatologischen Gesellschaft, viele Jahre Herausgeber der damals führenden Folia Haematologica und zusammen mit Anton Hittmair Herausgeber des ersten Handbuchs der Hämatologie. Obwohl ihm bereits 1933 seine Position in der Charité genommen worden war, weigerte er sich beharrlich, aus Deutschland zu emigrieren „in der Überzeugung, daß die Naziherrschaft nicht dauern könne". Am 26. 8. 1944 starb er im Konzentrationslager Theresienstadt. Der Name Hans Hirschfeld steht hier für alle Ärztinnen und Ärzte, die durch den politischen Terror des Nationalsozialismus Leben, Gesundheit oder Beruf verloren haben. Ihnen allen gilt unsere Widmung.

Das Aufatmen der Autoren nach Fertigstellung eines Buches ist stets mit der bangen Frage verknüpft, ob sich der Aufwand gelohnt hat und auch die Neuauflage den Erwartungen und den berechtigten Ansprüchen der Leser entsprechen wird. Die Wünsche von Autoren und Verlag sind einig in der Hoffnung daß auch die 9. Auflage der *Praktischen Hämatologie* von den Lesern wohlwollend aufgenommen werden möge.

München, im Oktober 1988 *Herbert Begemann*

Vorwort zur 7. Auflage

Wenige Monate nach dem Erscheinen der 6. Auflage starb für uns, seine Freunde, unerwartet mein Mitautor Hans-Günther Harwerth. Abgesehen von meiner persönlichen Betroffenheit fiel mir nunmehr die Aufgabe zu, die Praktische Hämatologie allein zu überarbeiten. Dieses Buch wird trotz aller notwendigen, der wissenschaftlichen Aktualität dienenden Veränderungen die Erinnerung wachhalten an den engagierten Hämatologen und didaktisch begabten Autor, den liebenswerten Menschen Hans-Günther Harwerth.

Die neue Auflage machte, obwohl der Zeitraum seit der letzten Überarbeitung vergleichsweise kurz ist, eine sehr gründliche Durchsicht nötig. Vor allem die therapeutischen Kapitel – unter ihnen besonders diejenigen, welche die Hämoblastosen betreffen – wurden auf den neuesten Stand gebracht, z.T. sogar neu geschrieben. Eingefügt wurden u.a. Abschnitte über B- und T-Lymphozyten, die Leuko- und Plasmapherese, die Immunstimulation, die maligne Histiozytose, die Lymphogranulomatosis X. Darüber hinaus war eine weitgehend neue Gliederung und Erweiterung der Lymphomkapitel unvermeidlich. Zur besseren Orientierung des Lesers wurde eine Systematik der sogenannten Non-Hodgkin-Lymphome eingefügt, welche die gegenwärtig benutzten internationalen Klassifikationen dieser Erkrankungsgruppe nebeneinanderstellt. Ist es doch sogar für den Experten nicht immer leicht, sich im Irrgarten ihrer Nomenklatur zurechtzufinden. Etwas zwielichtig bleibt vorerst noch hinsichtlich Definition und Morphologie der Sammeltopf der sogenannten Retikulumzellen und der mit ihnen korrelierenden Krankheiten. Hier galt es, konventionelle, den klinischen Alltag noch beherrschende Namensgebungen mit neuen, funktionell oder zytogenetisch orientierten Gliederungen in Einklang zu bringen.

Schließlich wurde das Literaturverzeichnis verjüngt, neu gegliedert und auf einen modernen Stand gebracht.

Verfolgt man die hämatologische Literatur der letzten Jahre, so wird man bisweilen eine Trendänderung feststellen, die oftmals mehr angedeutet als ausgesprochen ist: Der ursprüngliche, der Hämatologie eigene therapeutische Optimismus hat seinen Höhepunkt überschritten. Häufiger und eindringlicher wird auf Nebenwirkungen der einzelnen Behandlungsformen hingewiesen und – speziell bei den aggressiven zytostatischen Therapien –

der für den Kranken erhoffte Nutzen mit dem meist unvermeidlich und schwer abschätzbaren Risiko in Beziehung gesetzt. Ich hoffe, daß diese Tendenz für den Leser der 7. Auflage zumindest in einigen wichtigen Kapiteln sichtbar wird.

Auch diese neue Auflage wäre ohne die bewußte oder unbewußte Mitwirkung meiner engen hämatologischen Mitarbeiter, ihre stete Anregung und ihre unermüdliche Kritik kaum möglich gewesen. Stellvertretend für viele seien an dieser Stelle genannt: Fräulein Lore Gräff sowie die Herren Dres. Werner Kaboth, Harald Theml und Friedhelm Woitinas. Ihnen gilt mein Dank ebenso wie Frau Dr. Ingeborg Heilmeyer, die meinem Hilferuf ohne zu zaudern folgte und ein mustergültiges Sachverzeichnis erstellte. Dank schulde ich auch der Leitung, den Lektoren und Herstellern des Georg Thieme Verlags, deren pünktliche, kenntnisreiche und verständnisvolle Arbeit wesentlichen Anteil am Gelingen der 7. Auflage hat.

Dieses Buch wirbt ebenso wie die früheren Auflagen um das Vertrauen der Leser. Mein Wunsch ist, daß seine Lektüre dieses Vertrauen rechtfertigt.

München, im Februar 1977 *Herbert Begemann*

Vorwort zur 1. Auflage

Wie die gesamte medizinische Forschung, so hat auch die Hämatologie im letzten Jahrzehnt eine Fülle von neuen Erkenntnissen gesammelt, die zahlreiche pathogenetische Zusammenhänge aufgeklärt und neue therapeutische Ergebnisse gebracht hat. Dies hat auf der anderen Seite aber auch dazu geführt, daß der in der Praxis tätige Arzt die Entwicklung der Hämatologie nur noch schwer verfolgen und für seine Kranken nutzbar machen kann. Diese Schwierigkeiten wurden uns in zahlreichen Gesprächen mit Ärzten und auch Studenten immer wieder offenkundig, so daß daraus der Gedanke entstand, ein kurzgefaßtes hämatologisches Lehrbuch zu schaffen, das einerseits unter bewußtem Verzicht auf ausführliche Literaturzitate alle wesentlichen und gesicherten neuen Tatsachen enthält, andererseits aber den praktischen Belangen Rechnung trägt.

Dieser Gedanke traf sich mit einem seit langer Zeit an uns herangetragenen Plan des Thieme-Verlages, der ähnliche Ziele verfolgte. Hieraus ist das vorliegende Buch entstanden. Es wurde darin in voller Absicht die Untersuchung des peripheren Blutbildes in den Mittelpunkt der stofflichen Gliederung gestellt, da das Blutbild trotz aller neuen und spezialisierten Methoden der hämatologischen Forschung immer noch Basis und Ausgangspunkt aller diagnostischen Überlegungen ist.

Durch die Widmung des Buches ist bereits zum Ausdruck gebracht, welch großen Anteil Herr Prof. Heilmeyer als unser hämatologischer Lehrer an der Entstehung dieses Buches hat. Seine zur synthetischen Betrachtungsweise fähige und stets zu fruchtbarer Diskussion anregende Persönlichkeit hat maßgeblichen Anteil an der Gestaltung unseres Buches.

Danken möchten wir an dieser Stelle auch allen Kollegen und Mitarbeitern unserer Klinik, die uns in speziellen Einzelfragen helfend und beratend zur Seite standen.

Unser besonderer Dank gilt dem Thieme-Verlag, vor allem den Herren Dr. h.c. B. Hauff und G. Hauff, die uns in großzügiger Weise bei der Ausstattung und Drucklegung entgegenkamen.

Freiburg, im Januar 1959 *H. Begemann, H.-G. Harwerth*

Inhaltsverzeichnis

9. Blutgerinnungsstörungen 429

Einleitung

Dieses Buch ist entstanden aus dem täglichen Umgang mit der klinischen Hämatologie. Es kommt somit aus der Praxis und ist in erster Linie für die praktische ärztliche Tätigkeit geschrieben.

Aus diesem Leitgedanken heraus erklärt sich die von den üblichen hämatologischen Lehrbüchern abweichende Gliederung des Stoffes. Immer versuchen wir, den Leser vom Einfachen zum Komplizierten in Diagnose und Therapie der Blutkrankheiten zu führen, wobei uns der normale Untersuchungsgang, wie er sich in der täglichen Praxis abspielt, vor Augen stand. Richtunggebend ist daher neben den allgemeinen Untersuchungsbefunden das periphere Blutbild in seinen vielfältigen diagnostischen Möglichkeiten. Von den im peripheren Blut sich abzeichnenden Veränderungen ausgehend, werden dann die zugehörigen Krankheitsbilder mit ihrer *Symptomatologie, Diagnose* und *Therapie* entwickelt. Dabei wurde besonderes Gewicht auf die Herausstellung der Wertigkeit des Einzelsymptoms hinsichtlich seiner Spezifität und Häufigkeit gelegt.

Wo aus Gründen des besseren Verständnisses eine systematische Darstellung größerer Krankheitsgruppen notwendig erschien, haben wir in Verfolgung der zugrundeliegenden Leitidee versucht, der praktischen Diagnostik durch *zusammenfassende differentialdiagnostische Abschnitte* Rechnung zu tragen. Dagegen wurde im allgemeinen bewußt verzichtet auf eine breitere Diskussion ätiologischer und pathogenetischer Probleme. Sie sind jedoch dort angeschnitten und erörtert worden, wo es das Verständnis klinischer, diagnostischer und therapeutischer Fakten erfordert und erleichtert. Auf diese Weise hoffen wir, eine möglichst straffe Darstellung des für die praktische Hämatologie Notwendigen erreicht zu haben.

Da wir uns bewußt sind, daß das therapeutische Bemühen und Können letztlich der Sinn jeder ärztlichen Tätigkeit bleibt, wurde jedem Krankheitsbild ein Abschnitt über die Therapie angefügt, der zwar der Gesamtkonzeption des Buches entsprechend nur die wesentlichsten Prinzipien und Maßnahmen wiedergibt, in den meisten Fällen aber dem behandelnden Arzt dennoch genügend Informationen vermitteln dürfte. Ein Kernstück des Buches stellt der Abschnitt „Allgemeine Therapie der Blutkrankheiten“ dar, in welchem das über den häufigen Wechsel der therapeutischen „Mode“ hinaus als bewährt und praktisch erfolgreich erkannte Wissen seinen Niederschlag findet. Die spezielle Therapie ist letztlich nur eine auf den jeweiligen Einzelfall zugeschnittene und abgewandelte Nutzanwendung der allgemeinen Therapie.

Der dem ärztlichen Tun immanente therapeutische Imperativ findet seine Grenze im Wohl des Kranken und seiner einmaligen Subjektivität. Diese an sich selbstverständliche Feststellung ist von jedem Arzt täglich neu zu bedenken, vor allem bei der Auswahl und Fortführung aggressiver (Chemo-) Therapien, deren Applikation nicht ohne eine (temporäre) oft lebensbedrohliche Schädigung des Kranken erfolgen kann. Die therapeutische Anwendung und wissenschaftliche Erprobung solcher Behandlungsformen, die inzwischen innerhalb der Hämatologie zur Alltäglichkeit geworden sind, stellen den behandelnden Arzt immer wieder vor neue schwierige Entscheidungen, denen er sich durch den Hinweis auf seinen ärztlichen Handlungsauftrag oder seine übergeordneten wissenschaftlichen Ambitionen nicht entziehen kann. Derartige Überlegungen haben wir versucht im allgemein-therapeutischen Kapitel – dort wo es nötig erschien – einzuarbeiten. Wir sind der Überzeugung, daß die Kenntnis dieses Kapitels für jeden Arzt, der sich der Behandlung von Patienten mit (speziell bösartigen) hämatologischen Krankheiten stellt, wichtiger ist als die meist ausschließlich pragmatisch orientierte Darstellung der den einzelnen Erkrankungen angehängten Abschnitte über deren spezielle Therapie.

Die heutige Hämatologie ist nicht möglich ohne ein gewisses Maß an methodischem Aufwand. Hierbei können schon relativ einfache Untersuchungen weitgehende Aufschlüsse vermitteln, soweit man ihre Ergebnisse voll auszuschöpfen und zu deuten versteht. Bei der Fülle der heute zur Verfügung stehenden Methoden und technischen Verfahren ist aber deren gezielte Anwendung Voraussetzung für ein erfolgreiches diagnostisches Bemühen bei größtmöglicher Schonung des Kranken. Unter diesem Gesichtspunkt ist der Abschnitt über die Methodik entstanden. Die ohne besonderen laboratoriumsmäßigen Aufwand überall durchführbaren Methoden sind in ihren technischen Einzelheiten dargestellt, während von den speziellen Verfahren nur das Prinzip erläutert wurde.

Dieses Buch hat seine Aufgabe erfüllt, wenn der Leser daraus die Erkenntnis gewinnt, daß die Hämatologie kein Reservat des Spezialisten bildet, sondern daß die Lehre von den Veränderungen des Blutes und den Blutkrankheiten für jeden Arzt ein interessantes, diagnostisch gut übersehbares und therapeutisch oft dankbares Tätigkeitsfeld darstellt.

1. Veränderungen des roten Blutbildes

Das rote Blutbild gibt Auskunft über mögliche pathologische Veränderungen der Erythrozyten. Diese Veränderungen sind in erster Linie numerischer und morphologischer Natur. Der **normale Erythrozyt** (Abb. 1.**1**) ist eine annähernd runde Scheibe von 7–8 µm Durchmesser und etwa 2 µm Dicke. Durch Eindellung seiner Ober- und Unterseite wird die Oberfläche vergrößert. Die wichtigsten Meßgrößen zur Beurteilung des roten Blutbildes ist die *Zahl der Erythrozyten*, die *Hämoglobinkonzentration (Hb)* im Blut und der *Hämatokrit* (Normalwerte in Tab. 1.**1**). Von einer **Anämie** spricht man bei einer Verminderung des Hb-Wertes, von einer **Erythrozytose** bei einer Vermehrung der Erythrozytenzahl und des Hämatokrit.

Das rote Blutbild

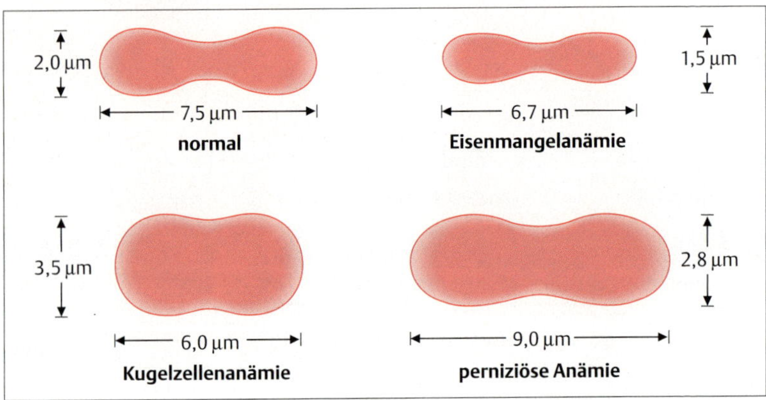

Abb. 1.**1** Schematische Darstellung von Erythrozytendurchmesser und -dicke beim Gesunden und bei den wichtigsten Anämieformen

Offiziell sind seit Jahren die internationalen Maßeinheiten (SI-Einheiten) auch in der Hämatologie eingeführt. Danach werden die Mengenangaben für Hämoglobin, Erythrozyten, Leukozyten und Thrombozyten auf 1 Liter Blut bezogen. Da jedoch in der Praxis häufig noch die alten Einheiten verwendet werden, sollen im folgenden alte und neue Maßeinheiten nebeneinander erscheinen.

Tabelle 1.1 Normalwerte des roten Blutbildes

	Männer	Frauen	Kinder	Neugeborene
Erythrozyten	4,5–6,0·10^6/µl 4,5–6,0·10^{12}/l	4,1–5,4·10^6/µl 4,1–5,4·10^{12}/l	4,5–5,5·10^6/µl 4,5–5,5·10^{12}/l	6,0·10^6/µl 6,0·10^{12}/l
Hämoglobin	14–18 g/dl 140–180 g/l	12–16 g/dl 120–160 g/l	13–16 g/dl 130–160 g/l	16–24 g/dl 160–240 g/l
Hämatokrit	47–53 % 0,47–0,53 l/l	40–48 % 0,40–0,48 l/l	36–46 % 0,36–0,46 l/l	51–65 % 0,51–0,65 l/l
MCH = Hb_E	27–32 pg 1,7–2,0 fmol		23–32 pg 1,4–2,0 fmol	30–42 pg 1,9–2,6 fmol
MCHC	32–36 g/dl 320–360 g/l		27–29 g/dl 270–290 g/l	32–35 g/dl 320–350 g/l
MCV	84–97 µm^3 84–97 fl		80–96 µm^3 80–96 fl	94–105 µm^3 94–105 fl

Das rote Blutbild setzt sich aus gemessenen und errechneten Werten zusammen. Dabei ergeben sich im *konventionellen* Labor die folgenden Parameter:

Meßwerte des roten Blutbildes

- Erythrozytenzahl (pro µl oder l),
- Hämoglobinkonzentration (g Hb pro 100 ml oder 1 l Vollblut),
- Hämatokrit, Anteil zellulärer Blutbestandteile im Vollblut – im wesentlichen der Erythrozyten, da die Leukozyten normalerweise nur 1‰ der Blutzellen ausmachen (Hk oder Hkt; gemessen in % oder l/l).

Errechnete Werte des roten Blutbildes

- mittleres korpuskuläres Volumen (MCV; angegeben in µm^3 oder fl = 10^{-15} l)
- absoluter Hämoglobingehalt des einzelnen Erythrozyten (= Hb_E [mean corpuscular hemoglobin <MCH>]; angegeben in pg = 10^{-12} g oder fmol = 10^{-15} mol),
- mittlere korpuskuläre Hämoglobinkonzentration (MCHC; angegeben in g/dl oder g/l).

Bei der automatisierten, elektronischen Blutbildbestimmung wird das Volumen der Erythrozyten gemessen und aus diesem Wert (MCV) zusammen mit der Erythrozytenzahl der Hämatokrit bestimmt. Das *MCV* ist ein wichtiger Parameter zur Einteilung der Anämien.

> ! Erythrozyten mit einem MCV von 84–97 μm^3 bzw. fl sind *normozytär*, mit einem kleineren Volumen *mikro-* und einen größerem *makrozytär*.

Mit derselben Bezeichnung werden aber auch Erythrozyten nach ihrem im Blutausstrich sichtbaren Durchmesser, durch dessen Ausmessung die früher diagnostisch verwendete *Price-Jones-Kurve* (Abb. 1.**2**) zustande kam, charakterisiert:

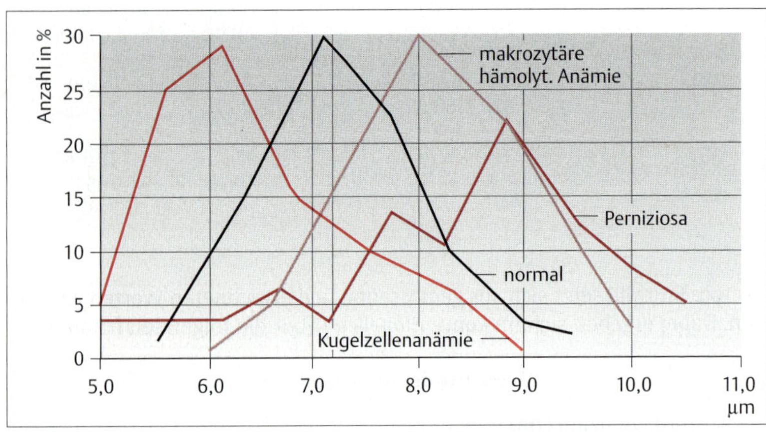

Abb. 1.**2** Price-Jones-Kurven einer Kugelzellenanämie, eines Gesunden, einer atypischen nichtsphärozytären hämolytischen Anämie und einer perniziösen Anämie

> ! Liegt der Erythrozytendurchmesser zwischen 6 und 9 µm, sind die Zellen *normozytär*, kleinere *mikro-* und größere *makrozytär*.

Da jedoch die mikroskopische Messung des Erythrozytendurchmessers nach Price-Jones recht aufwendig und ungenau ist, wird diese Methode von modernen Labors kaum noch durchgeführt. Wenn im folgenden dennoch des öfteren von ihr die Rede ist, so deshalb, um an ihrem Beispiel die morphologischen Erythrozytenveränderungen zu verdeutlichen. Aus Hämoglobinkonzentration und Erythrozytenzahl errechnet sich der *absolute Hämoglobingehalt des einzelnen Erythrozyten* (= Hb_E bzw. MCH, Formel S. 591).

> ! MCH-Werte zwischen 27 und 32 pg werden als *normochrom*, unter 27 pg als *hypochrom* und über 32 pg als *hyperchrom* bezeichnet.

Tabelle 1.2 Veränderungen der Erythrozytenmorphologie im gefärbten Blutausstrichpräparat

Art der Veränderung	Vorkommen
Anisozytose	
ungleiche Größe der Erythrozyten ohne Formveränderung	praktisch bei jeder stärkeren Anämie
Poikilozytose	
Formveränderung der Erythrozyten, Birnen-, Keulen- oder Halbmondformen	häufigste Formveränderung bei allen schweren Anämien; Zeichen einer schweren Schädigung der Erythropoese
über die Poikilozytose hinausgehende Formveränderungen werden als *Schistozyten* oder *Fragmentozyten* bezeichnet	Thalassaemia major, mechanisch bedingte Hämolysen, thrombotisch-thrombozytopenische Purpura (TTP, M. Moscheowitz)
Anulozyten	
Ringformen, Pessarformen, abnorm dünne Zellen mit erniedrigtem Hb_E	Ausdruck einer hochgradigen Hypochromie; Vorkommen bei allen Farbstoffanämien
Target-Zellen	
Schießscheibenzellen, Mexican hat, Kokardenzellen, ringförmige Zeichnung mit verdichtetem Zentrum	Vorkommen bei vielen hypochromen Anämien; nach Splenektomie; in größerer Menge bei den Mittelmeeranämien und der Hämoglobin-C-Krankheit
Akanthozyten	
Erythrozyten mit 5–10 langen, schmalen, pseudopodienartigen Ausläufern an der Zelloberfläche	Akanthozytose (Abetaliproproteinämie)

Seltener ist die Beurteilung der *mittleren Hämaglobinkonzentration in g/dl bzw. g/l* (MCHC, mean corpuscular hemoglobin concentration) von diagnostischer Bedeutung. Bei einigen hypochromen Anämien kann die Verminderung des Hämoglobingehaltes der Einzelerythrozyten mit einer Verkleinerung der einzelnen Zellen einhergehen, so daß der errechnete MCH-Wert im Normbereich liegt, die MCHC ist dann erniedrigt.

Von untergeordneter differentialdiagnostischer Bedeutung ist die Bestimmung der **Erythrozytendicke**, für deren Errechnung allerdings der **Erythrozytendurchmesser** gemessen nach dem Price-Jones-Verfahren (s.o.) bekannt sein muß. Aus Erythrozytendicke und -durchmesser läßt sich dann der **sphärische Index** errechnen, der in erster Linie als numerischer Ausdruck für den Grad der Kugelzelligkeit der Erythrozyten aufzufassen ist.

Als ein Maß für die Anisozytose der Erythrozyten (Tab. 1.**2**), deren Grad sich früher aus der Price-Jones-Kurve errechnen ließ, dient heute die sog. **Erythrozytenverteilungsbreite (red cell distribution width, RDW)**, ein Variationskoeffizient, dessen Bestimmung auf dem mittleren Erythrozytenvolumen (MCV) basiert (S. 3, 593). Er gibt die Größenabweichung der Erythrozyten von der Norm in Prozent an und ist bei der Differentialdiagnose mikrozytärer Anämien von besonderer Bedeutung.

Ebenso wichtig wie die Feststellung der absoluten Werte des roten Blutbildes sind auch die Veränderungen der **Erythrozytenmorphologie** im gefärbten Blutausstrich. Sie sind in Tab. 1.**2** und Abb. 1.**3** zusammengefaßt und

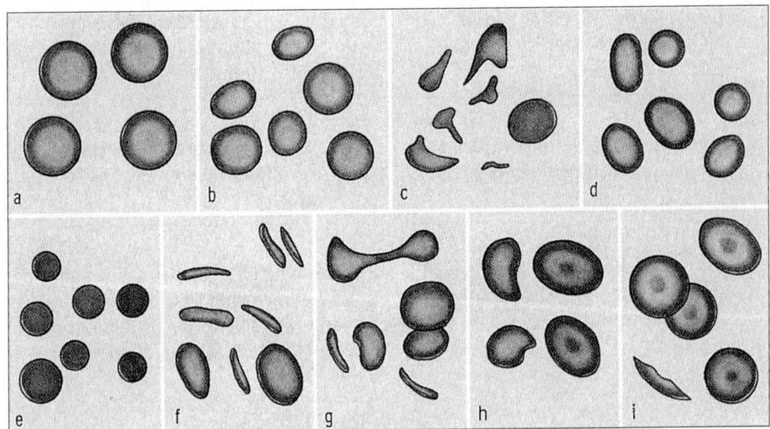

Abb. 1.**3** Normale und pathologische Formen der Erythrozyten. a) Normale Erythrozyten; b) Anisozytose; c) Poikilozytose; d) Anulozyten bei Eisenmangelanämie; e) Mikrosphärozytose bei Kugelzellenanämie; f) Elliptozytose; g) Sichelzellen; h) Megalozyten bei perniziöser Anämie; i) Schießscheibenzellen (Target-Zellen)

werden bei den einzelnen Krankheitsbildern besprochen. Daneben geben auch **Veränderungen des färberischen Verhaltens** der Erythrozyten wichtige diagnostische Hinweise, die Tab. 1.**3** wiedergibt.

Anämien

Differentialdiagnose der Anämien

Einteilungsprinzipien der Anämien

Die Anämien lassen sich nach verschiedenen Prinzipien einteilen, wobei zum einen morphologisch-deskriptive und zum anderen pathophysiologische Gesichtspunkte als Leitschiene dienen. Bei der differentialdiagnostischen Abklärung hält man sich besser an die vom Blutbild vorgegebenen Meßgrößen, aus denen sich die Unterteilung in **mikro-, normo- oder makrozytäre** bzw. **hypo-, normo- oder hyperchrome Anämien** ergibt, während zum Verständnis der Anämien die **Einteilung nach dem Entstehungsmodus** (Abb. 1.**4**) übersichtlicher erscheint und im folgenden nach einer differentialdiagnostischen Übersicht über die Anämien Verwendung finden soll.

Differentialdiagnostisches Vorgehen

In der **Anamnese** sind insbesondere die Beschwerden (Dyspnoe, verminderte Leistungsfähigkeit, Ohrensausen u.ä.), dann Blutungen (bei Frauen Häufigkeit und Stärke der Menstruation), Ernährungsweise, Herkunft des Patienten (Anämien in der Familie?) und andere, z.B. entzündlich-rheumatische Erkrankungen zu beachten. Bei der **Untersuchung** des Patienten ist neben derartigen Erkrankungen dem Hautkolorit (blaß, strohgelb, ikterisch), aber auch der Leber- und Milzgröße und -konsistenz besondere Beachtung zu schenken.

Laboruntersuchungen

Gesamtes Blutbild. Dieses umfaßt neben dem roten auch das weiße Blutbild (Zahl der Leukozyten pro mm^3, µl oder l) und die Zahl der Thrombozyten pro Volumeneinheit.

Blutausstrich. Beim Vorliegen von hämatologisch-neoplastischen Erkrankungen kann diese Untersuchung von differentialdiagnostischer Bedeutung sein, während die Beurteilung der Erythrozytenmorphologie – von einigen, eher seltenen Ausnahmen abgesehen (Sichelzellenanämie, Elliptozytose) – nur selten nützlich ist.

Tabelle 1.3 Änderungen des färberischen Verhaltens der Erythrozyten

Art der Veränderung	Vorkommen
Anisochromie	
verschiedene Anfärbbarkeit der Erythrozyten entsprechend einer unterschiedlichen Hämoglobinfüllung bzw. Zelldicke	kann bei allen Anämieformen vorkommen
Polychromasie	
stärkere Anfärbbarkeit einzelner Zellen mit basischen Farbstoffen	Zeichen einer vermehrten Regeneration der Erythropoese
Basophile Punktierung oder Tüpfelung	
Sonderform der Polychromasie mit ungleicher Verteilung der basophil anfärbbaren Substanz	Zeichen einer gesteigerten, aber gestörten Erythropoese, z.B. Bleivergiftung (normal 0–4/10 000 Erythrozyten)
Jolly-Körper (Howell-Jolly-Körper)	
Chromatinreste, nach Giemsa rot anfärbbar	regelmäßig bei Fehlen oder Atrophie der Milz; zusammen mit anderen Kernresten und sonstigen Regenerationszeichen bei überstürzter Blutneubildung
Cabot-Ringkörper	
violett anfärbbare Ringkörper innerhalb der Erythrozyten (Membranfaltung?)	Regenerationszeichen bei überstürzter Blutneubildung
Heinz-Innenkörper	
tiefblaue, meist exzentrisch gelegene Kugeln, besonders mit Nilblaufärbung sichtbar	bei zahlreichen toxischen und enzymopenischen hämolytischen Anämien
Siderozyten	
Erythrozyten mit zarten, bei der Berliner-Blau-Reaktion nachweisbaren (Eisen-)Granula, die aus Ferritin bestehen	im Normalblut 0,5–1 ‰ Vermehrt bei schweren hämolytischen Anämien, Bleivergiftungen, Perniziosa und nach Splenektomie
Retikulozyten	
jugendliche Erythrozyten mit einem je nach Alter mehr oder weniger ausgeprägten, nach Vitalfärbung mit Brillantkresylblau nachweisbaren Netzwerk	im normalen Blut etwa 10 ‰ (± 5). Bei gesteigerter Erythropoese mehr oder weniger stark vermehrt. Anzahl der Retikulozyten = Maß der erythropoetischen Leistung des Knochenmarks

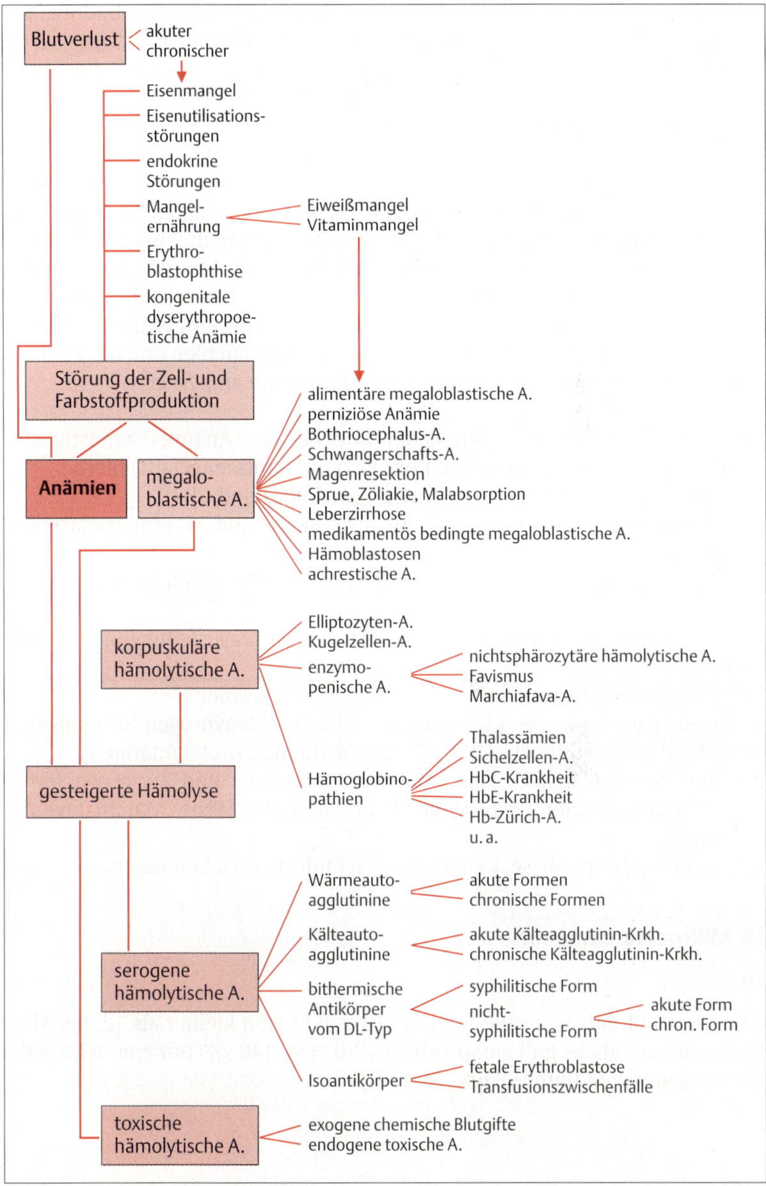

Abb. 1.**4** Pathogenetische Einteilung der Anämien (nach Kaboth[1])

Retikulozytenzahl. Sie gibt Auskunft über die Erythrozytenneubildung. Dabei ist die absolute Retikulozytenzahl (pro µl oder l) aussagekräftiger als der relative Anteil an der Erythrozytenzahl (in ‰). Sie ist erhöht z.B. bei hämolytischen Anämien, nach Blutverlust und nach parenteraler Vitamin-B_{12}-Gabe bei der perniziösen Anämie (S. 21 ff.).

Knochenmarkzytologie/-histologie. Diese Untersuchung wird in ihrem Wert bei der Differentialdiagnose der Anämien häufig überschätzt. Sie ist dann indiziert, wenn anderweitig leicht zu ermittelnde Anämieursachen ausgeschlossen sind, und bei der Mehrzahl der mikrozytären Anämien (Ausnahme: sideroblastische Anämie), renaler Anämie und fast allen sekundären Anämien (Ausnahmen: Leukämien, Lymphome u.a.) entbehrlich. Die Knochenmarkbiopsie ist nur bei „punctio sicca", Panzytopenien und bei Verdacht auf neoplastisch-infiltrative Knochenmarkprozesse angezeigt.

Humorale Laborbefunde. Von Bedeutung bei der Anämiediagnostik sind (nach differentialdiagnostischen Komplexen zusammengefaßt) hierbei:

- Serumeisen, Transferrin und Ferritin (evtl. BSG und CRP),
- Vitamin B_{12}, Antikörper gegen Intrinsic factor und Magenparietalzellen, Folsäure,
- Bilirubin, Haptoglobin, LDH, Coombs-Test und Kälteagglutinine.

Sonstige Laboruntersuchungen. Bei bestimmten Fragestellungen sind indiziert:

- Hämoglobinelektrophorese (bei Hämoglobinopathien),
- Erythrozytenenzyme (z.B. Glukose-6-Phosphatdehydrogenase-Mangel),
- Osmotische und mechanische Resistenz (hämolytische Anämien),
- Säure-Serumtest nach Ham, Wärmeresistenztest und Zuckerwassertest (bei paroxysmaler nächtlicher Hämoglobinurie [PNH, Marchiafave-Anämie]),
- Hormone (Hypophyse, Keimdrüsen, Schilddrüse, Nebennieren).

Mikrozytäre Anämie

Definition

Man versteht darunter eine Anämie (Hb bei Frauen kleiner als 12, bei Männern weniger als 14 g/dl entsprechend 120 bzw. 140 g/l) mit einem MCV der Erythrozyten von unter 80 μm^3 (bzw. fl).

Vorkommen

- Eisenmangelanämie (S. 12 ff.),
- Sideroblastische Anämie (hereditär: Kongenitale sideroachrestische Anämie [S. 48], erworben: Myelodysblastisches Syndrom [S. 149 ff.], Pyridoxinmangel [S. 53], Störung der Hämoglobinsynthese [S. 129 f.]),
- Thalassämien (S. 116 ff.),
- Anämie bei Arsenvergiftung.

Normozytäre Anämie

Definition

Anämien (s.o.) mit normalem MCV und MCH (Hb_E) werden als normozytäre normochrome Anämien bezeichnet.

Vorkommen

- Korpuskuläre hämolytische Anämien
  durch Membrandefekte (Sphärozytose [S. 98], Elliptozytose [S. 106], Stomatozytose, paroxysmale nächtliche Hämoglobinurie [Marchiafava-Anämie, S. 109], Hämoglobinopathien [S. 124 ff.] außer Thalassämien, Enzymopenien [S. 112 ff.]),
- nichtkorpuskuläre hämolytische Anämien (Immunhämolysen [S. 59 ff.], toxische Hämolysen [S. 83 ff.]),
- mikroangiopathische hämolytische Anämie [S. 94 f.], Hyperspleniesmus [S. 59],
- akute Blutungsanämie,
- chronische Erythroblastophthise (aplastische Anämie im engeren Sinne, pure red cell anemia [S. 44 f.]),
- Begleitanämien bei endokrinen Erkrankungen (S. 32), chronischen Entzündungen, Tumoren, Niereninsuffizienz, Lebererkrankungen.

Makrozytäre Anämie

Definition

Anämien mit vergrößerten Erythrozyten werden als makrozytär bezeichnet. Die MCV- und MCH-Werte sind erhöht, MCHC dagegen normal.

Vorkommen

- Vitamin-B_{12}-Mangel (S. 21 ff.) und Folsäuremangel (S. 29 f.),
- Therapie mit Antimetaboliten (S. 514 f.), Folsäureantagonisten (Aminopterin, Amethopterin, Pyrimethamin, Trimethoprim, Triamteren), Cytarabin,

5-Fluorouracil, 6-Mercaptopurin, Azathioprin, 6-Thioguanin, Zidovudin, 2',3'-Dioxycytidin, 2,2-Dideoxyinosin,
- Vitaminmangelerkrankungen (Skorbut, Pyridoxin-sensible megaloblastäre Anämien, hereditäre megaloblastäre Anämien, Orotazidurie, Lesh-Nyhan-Syndrom, kongenitaler Transkobalamin-III-Mangel, verschiedene Enzymdefekte des Folatstoffwechsels).

Im folgenden sollen die Anämien nach ihren **Entstehungsmechanismen** geordnet besprochen werden. Dabei soll die folgende Einteilung, wie sie in ihren Grundzügen von der Deutschen Gesellschaft für Hämatologie und Onkologie (DGHO) in einem internen Papier vorgeschlagen wird[2], zugrunde gelegt werden:

- Anämien durch inadäquate Produktion/ineffektive Erythrozytopoese (Mangel an Nährstoffen oder Hormonen, Suppression oder Aplasie der Erythrozytopoese, Verdrängung der normalen Erythrozytopoese und andere, seltene Anämieformen),
- Anämien durch gesteigerten Abbau der Erythrozyten (Extrakoporale Ursachen, Erythrozytenmembrandefekte, Biochemische Defekte der Erythrozyten).
- Anämien durch Verlust von Erythrozyten.

Anämien durch inadäquate Produktion (ineffektive Erythropoese)

Anämien durch Mangel an Nährstoffen oder Hormonen

- Anämien durch Eisenmangel (Eisenmangelanämie, Schwangerschaftsanämie, Idiopathische Lungensiderose)
- Anämien durch Vitamin-B_{12}-Mangel (Perniziöse Anämie, Bothriozephalus-Perniziosa, Kongenitale spezifische Vitamin-B_{12}-Malabsorption mit Proteinurie)
- Anämien durch Folsäuremangel
- Anämien durch kombinierten Mangel an Nährstoffen (Megaloblastäre Anämie nach Magenresektion, Megaloblastäre Anämie bei Magenkarzinomen und -adenomen, Megaloblastäre Anämie bei Dünndarmerkrankungen)
- Anämien durch Hormonmangel (Erythropoetinmangel, Endokrinopathien).

Eisenmangelanämie

Reine Eisenmangelanämien sind Farbstoffmangelanämien und daher hypochrom. Sie sind keine eigenständigen Erkrankungen, sondern Folge einer negativen Eisenbilanz, d.h. eines Ungleichgewichts zwischen Eisenbedarf bzw. -verlust und Eisenzufuhr im Rahmen eines physiologischen oder pathologischen Geschehens, das in jedem Falle weiter abgeklärt werden muß. Sie entstehen nach Verbrauch der Eisenspeicher. Neben den typischen **Anämiesymptomen** finden sich auch die klinischen Zeichen des **Eisenmangels** mit trockener rissiger Haut, gestörtem Wachstum von Haaren und Nägeln, Mundwinkelrhagaden, in schweren Fällen auch einer Atrophie der Mundschleimhaut und Glossitis.

Häufigkeit, Alters- und Geschlechtsverteilung. Die Eisenmangelanämie ist die häufigste Anämieform, wobei in der westlichen Welt in über 80 % der Fälle Frauen betroffen sind. Hauptursache ist der physiologisch größere Eisenverlust während der Menstruation, Schwangerschaft und Laktation. In Gebieten mit ungenügender, besonders an tierischem Eiweiß armer Ernährung und mit starker Verbreitung von Darmparasiten sind besonders die ärmeren Bevölkerungsschichten betroffen. Hier liegt ein früher Häufigkeitsgipfel der Erkrankung bei $1^1/_2$–3 Jahre alten Kindern.

Ätiologie und Pathogenese. Eisenmangel ist immer die Folge einer Dysbalance zwischen mit der Nahrung zugeführtem und im Körper verbrauchtem oder verlorenem Eisen. Als Ursache für ihn und die daraus resultierende Anämie kommen drei Faktoren in Betracht (Abb. **1.5**):

- Eisenverlust (chronische und akute Blutungen) ist die häufigste Ursache; danach folgt
- verminderte Eisenaufnahme (eisenarme Nahrung, z.B. Vegetarier, gestörte Eisenresorption) und
- gesteigerter Eisenbedarf bzw. -verbrauch (Wachstum, Schwangerschaft, Laktation, Infektion, Malignome).

Blutverluste, die zu Eisenmangel führen, sind – wie schon oben erwähnt – am häufigsten bei Frauen als Folge vermehrter Menstruations- und anderer gynäkologischer Blutungen zu beobachten. Daher sind Eisenmangelanämien bei Frauen ungleich häufiger zu finden als bei Männern, bei denen (wie auch bei älteren Frauen) einem solchen Befund eine andere Gewichtung zukommen muß als bei jüngeren Frauen. Hier stehen der okkulte und offensichtliche Blutverlust aus dem Magendarmtrakt mit Abstand an erster Stelle vor Blutungen aus den Harnwegen. Allerdings muß unbedingt auch bei jüngeren Frauen, deren Eisenmangel sich leicht und rasch aus der Anamnese erklären läßt, eine gastrointestinale Blutung ausgeschlossen werden (Hämoccult-Test).

Außer dem Blutverlust spielen bei der Entstehung von Eisenmangelzuständen oft ein **vermindertes Eisenangebot** in der Nahrung oder eine **verminderte Eisenresorption** im Darm eine wesentliche Rolle. Die in den ein-

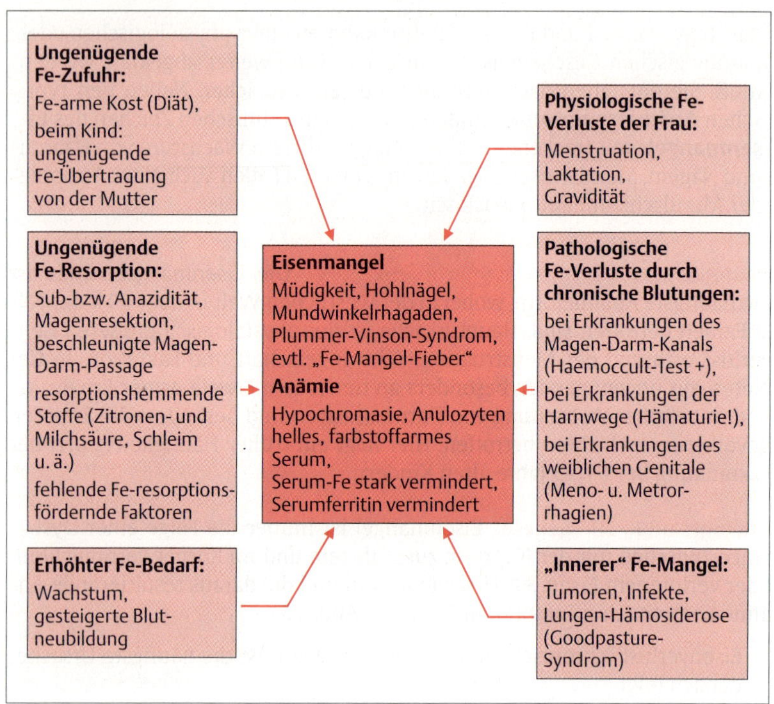

Abb. 1.**5** Schema der zum Eisenmangel führenden Faktoren und der Eisenmangelsymptome

zelnen Altersstufen und unter bestimmten Bedingungen als tägliche Resorptionsquote zu fordernde bzw. mit der Nahrung zuzuführende minimale Eisenmenge ist aus Tab. 1.**4** ersichtlich, wobei berücksichtigt ist, daß unter normalen Bedingungen nur etwa 10 % des eingenommenen Eisens resorbiert wird. Bei Eisenmangel kann allerdings die Resorption um ein Vielfaches gesteigert sein. Dabei hängt die Menge zugeführten Eisens von der Aufnahme hinreichend eisenhaltiger Nahrungsmittel und der Zusammensetzung der Nahrung ab (Tab. 1.**5**). So wird Eisen aus rotem Muskelfleisch, Leber oder Sojabohnen besser resorbiert als das von Eiern, Getreiden oder verschiedenen Gemüsen. Auch hemmen andere mögliche Bestandteile der Nahrung wie beispielsweise Zitronensäure, Essigsäure, Erde (Geophagie), Kaffee, schwarzer Tee oder Milch die Eisenresorption; gesteigert wird sie z.B. durch Vitamin C. Eine Eisenmenge von weniger als 5–10 mg pro Tag ist daher ungenügend. Die Eisenaufnahme erfolgt hauptsächlich im Duodenum und im oberen

Dünndarm, während im Magen und im unteren Dünndarm nur sehr wenig Eisen resorbiert wird. Eisen wird fast ausschließlich in seiner II-wertigen Form, kaum als III-wertiges Eisen aufgenommen. Eine verminderte Eisenresorption findet sich bei *Achylie* oder *Subazidität des Magensaftes*, wenn auch der Salzsäure nicht die entscheidende Rolle bei der Eisenresorption zukommt. Vielmehr kann das komplexgebundene Nahrungseisen bei Anazidität offenbar nicht optimal aus der Nahrung herausgelöst werden. Nach einer Magenresektion ist der Grad der Eisenresorptionsminderung von der Art und Ausdehnung der Resektion abhängig. Auch Erkrankungen des Magendarmtraktes, besonders mit beschleunigter Darmpassage (Diarrhöen aller Art) oder bei entzündlicher Veränderung (beispielsweise M. Crohn, Sprue oder Zöliakie) können zu einem Eisenmangel führen, wobei hier ein komplexerer Pathomechanismus als ursächlich anzusehen ist, da bei entzündlichen Erkrankungen auch durch eine vermehrte Eisenaufnahme im Monozyten-Makrophagen-System (s.u.) ein „innerer Eisenmangel" entsteht.

In Zeiten stärkeren Wachstums, in der Schwangerschaft und durch die Laktation besteht ein **vermehrter Eisenbedarf**, der zusammen mit zu geringer Eisenzufuhr eine Eisenmangelanämie zur Folge haben kann. Ein **innerer**

Tabelle 1.4 Minimal erforderliche Eisenmengen pro Tag

		Für Hb-Synthese erforderliche Resorption (mg/d)	Minimale in der Nahrung erforderliche Fe-Menge (mg/d)
Neugeborene		1	10
Kinder	1– 6 Jahre 7–12 Jahre	0,5–0,8 0,8–1,2	5– 8 8–12
Jungen Mädchen	13–19 Jahre	1,5	15
Frauen	normale Menstruation während Gravidität u. Laktation	2 3	20 30
Frauen	(nach Menopause)	1–1,3	10–13
Männer		1–1,3	10–13

Tabelle 1.5 Eisen-, Vitamin-B_{12}- und Folsäuregehalt in Nahrungsmitteln (nach Tschöp et al.[3] und Documenta Geigy, Wissenschaftliche Tabellen[4])

Nahrungsmittel	100 g eßbare Substanz enthalten mg Eisen	µg Vitamin B_{12}	µg Folsäure
Fleisch			
Rindfleisch, mager	2,9	1,3	20
Kalbsleber	5,4	60	240
Schweinefleisch, mager	2,0	0,8	–
Schweineleber	18,0	40	220
Schweineniere	8,0	20	–
Hühnerleber	–	20	380
Blutwurst	2,1	50	–
Fisch			
Hering	1,1	8,5	5
Aal	0,4	1,0	13
Eier, Milch und Milchprodukte			
Eidotter, roh	7,1	2,0	150
Eiweiß, roh	0,03	0,1	16
Kuhmilch, roh	0,1	0,4	6,0
Butter	0,2	–	–
Emmentaler	1,2	2,2	4,0
Camembert (30 %)	0,9	3,1	66
Getreide und Getreideprodukte			
Weizenmehl (Type 405)	0,7	–	10
Weizenkeime	8,1	–	520
Roggenmehl (Type 997)	0,5	–	–
Haferflocken	5,2	–	24
Reis, poliert	1,4	–	29
Vollreis	5,5	–	16
Hefe			
getrocknet	18,2	20	3200
gepreßt	4,9	–	1020
Gemüse			
Bohnen, weiße	6,0	–	–
Bohnen, grüne	1,2	–	700
Champignon	–	–	30
Chicorée	0,7	–	50
Endiviensalat	1,1	–	50

Fortsetzung Tabelle 1.5

Nahrungsmittel	100 g eßbare Substanz enthalten mg Eisen	µg Vitamin B_{12}	µg Folsäure
Erbsen, frisch	2,0	–	300
Feldsalat	1,9	–	–
Grünkohl	1,0	–	60
Karotten	0,9	–	8
Kartoffel	0,8	–	7
Kohlrabi	0,5	–	–
Kopfsalat	0,5	–	40
Linsen, getrocknet	8,6	–	40
Rosenkohl	0,9	–	80
Sauerkraut	0,5	–	–
Spinat	3,0	–	80
Steinpilze	–	–	–
Tomaten	0,6	–	40
Weißkohl	0,4	–	80
Obst			
Äpfel	0,3	–	–
Aprikosen	0,5	–	4
Datteln	3,0	–	–
Erdbeeren	0,8	–	20
Feigen, getrocknet	4,0	–	–
Grapefruit	0,4	–	10
Johannisbeeren, rot	0,9	–	–
Johannisbeeren, schwarz	1,3	–	–
Kirschen	0,5	–	–
Orangen	0,4	–	20
Pflaumen, frisch	0,5	–	2

Eisenmangel ist schließlich auch teilweise Ursache bei der Entstehung von Anämien im Verlauf von entzündlichen Erkrankungen (z.B. Infektionen oder Autoimmunerkrankungen) und Tumorleiden. Heilmeyer konnte zeigen, daß es bei derartigen Erkrankungen zu einem Abwandern des Eisens in die Zellen des Monozyten-Makrophagen-Systems, das früher als Teil des nach Aschoff so genannten retikulo-endotheliales System (RES) angesehen wurde (S. 238), mit nachfolgender Hyposiderinämie kommt. Im Gegensatz zur reinen Eisenmangelanämie ist bei derartigen Erkrankungen das *Serumferritin*, ein Akute-Phase-Protein, erhöht.

Schon längere Zeit vor dem Auftreten einer Anämie kann bei negativer Eisenbilanz ein *lavierter Eisenmangel* bestehen: Bis zur Erschöpfung der utilisierbaren Eisenreserven spricht man von einem *prälatenten Eisenmangel*, der nach Leerung der Eisendepots bei Abfall des Serumeisens und Anstieg der totalen Eisenbindungskapazität in einen *latenten Eisenmangel* und schließlich nach Abfall des Hämoglobins und Auftreten einer hypochromen Anämie in einen *manifesten Eisenmangel* übergeht (Abb. 1.**6**).

Klinisches Bild. Charakteristisch für den fortgeschrittenen chronischen Eisenmangel sind neben der Blässe **trophische Störungen** der Haut und Hautanhangsgebilde und der Schleimhäute. Die *Haut* ist trocken und rissig, die Haare strohig, stumpf und brüchig, die Nägel werden spröde und brechen leicht ab. Atrophische Veränderungen der *Mund- und Zungenschleimhaut* finden sich bei etwa einem Drittel der Patienten. Auffällig sind besonders die häufig zu beobachtenden **Mundwinkelrhagaden**. Gleichartige Veränderungen der *Ösophagusschleimhaut* können zu erheblichen Schluckbeschwerden

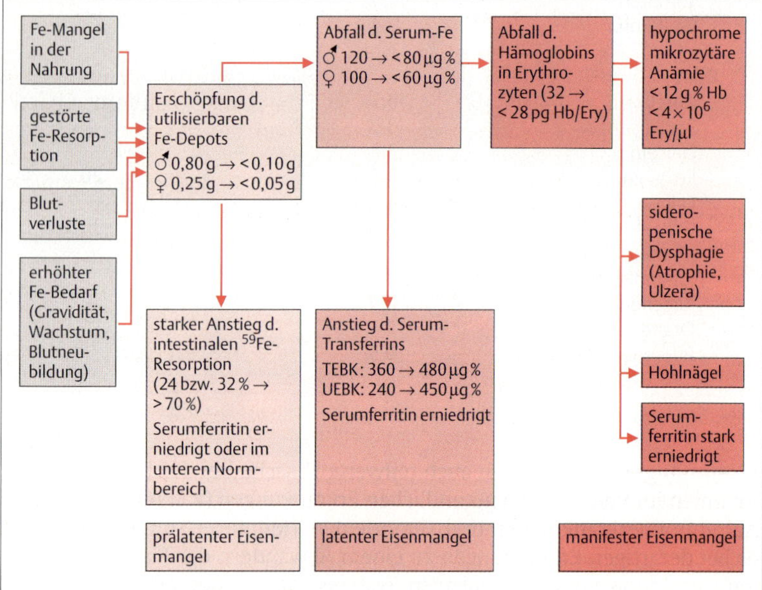

Abb. 1.**6** Schematische Darstellung der Pathogenese und Entwicklung der biochemischen und klinischen Symptomatologie des prälatenten, latenten und manifesten Eisenmangels beim Menschen. TEBK = totale Eisenbindungskapazität, UEBK = ungesättigte Eisenbindungskapazität (nach *Heinrich*[5])

(sideropenische Dysphagie) mit Ösophago- und Kardiospasmen führen (mit Anämie: Plummer-Vinson-Syndrom oder Patterson-Kelly-Syndrom). Auf ihrem Boden wird eine erhöhte Inzidenz von Ösophaguskarzinomen beobachtet. Häufig finden sich auch atrophische *Magenschleimhautveränderungen* mit Hypo- bis Achlorhydrie, die einerseits Ursache des Eisenmangels, andererseits aber auch sekundär durch den Eisenmangel hervorgerufen sein können, da sich der Befund oftmals nach Beheben des Eisenmangels bessert. Die Atrophie der Nasenschleimhaut kann zur **Ozäna** führen.

Laborbefunde. Das **rote Blutbild** zeigt den typischen Befund einer *hypochromen, mikrozytären Anämie* mit Verminderung des Hämoglobins, des MCH und des MCV bei oft nicht im gleichen Ausmaß verminderter Erythrozytenzahl; diese kann sogar normal bleiben oder selten gar erhöht sein. Im **Blutausstrich** fallen *Anulozyten*, gelegentlich auch *Targetzellen* bei einer *Aniso- und Poikilozytose* auf. Neben mikrozytären kommen auch makrozytäre Zellformen vor – die Basis der Price-Jones-Kurve ist verbreitert, der RDW liegt über 15 %. Die **Retikulozytenzahl** ist – außer nach größeren frischen Blutungen– normal oder erniedrigt. Die **osmotische Resistenz** der Erythrozyten ist deutlich erhöht. **Weißes Blutbild** und **Thrombozytenzahl** sind in der Regel normal.

Im **Knochenmark** findet sich eine Hyperplasie der Erythrozytopoese mit Linksverschiebung, die mit der Schwere des Eisenmangels zunimmt. Charakteristisch ist dabei das Vorherrschen von unreifen roten Vorstufen. Als Zeichen einer *Reifungsdissoziation* zwischen Kern und Zytoplasma ist das Zytoplasma der Normoblasten – oft noch lange nach Normalisierung des Blutbildes – basophil bis polychromatisch gefärbt. In der *Eisenfärbung* des Knochenmarks finden sich die Sideroblasten stark erniedrigt und in den Makrophagen nur wenig oder gar keine Eisengranula.

Unter den **übrigen Laborbefunden** ist das stark erniedrigte *Serumeisen* pathognomonisch, wobei bei der reinen Eisenmangelanämie durch Eisenverlust, erhöhten Eisenbedarf und/oder verminderte Eisenzufuhr *Ferritin* erniedrigt, *Transferrin, totale und freie Eisenbindungskapazität* erhöht sind. Dagegen finden sich bei „innerem Eisenmangel" im Verlauf von infektiösen oder malignen Erkrankungen Ferritin vermehrt, Transferrin, totale und freie Eisenbindungskapazität jedoch vermindert. Die *BSG* ist in Abhängigkeit vom Grad der Anämie mehr oder weniger stark beschleunigt, während das *CRP* nur bei entzündlichen Ursachen erhöht ist. Bei niedrigem *Bilirubingehalt* ist das Blutserum von auffallend wässriger heller Farbe.

Therapie. Vor oder zumindest gleichzeitig mit dem Beginn der Therapie eines Eisenmangels muß das Grundleiden abgeklärt und gegebenenfalls behandelt werden. Die sicherste, weil risikoärmste und wirksamste Form der Eisenbehandlung ist die **orale Verabreichung**. Dabei sollten zwei Grundsätze beachtet werden: Oral zugeführtes *zweiwertiges Eisen* wird besser als dreiwertiges resorbiert, da das dreiwertige Eisen erst im Magendarmtrakt in resorbierbares zweiwertiges umgewandelt werden muß, und sog. **Quick-Release-Präparaten** sollte der Vorzug gegeben werden, da von ihnen das Eisen rasch freigesetzt wird und damit bereits im Duodenum und oberen Dünndarm, den Orten der optimalen Eisenresorption, zur Verfügung steht. Die optimale tägliche Dosis beträgt 100–200 mg *Eisen(II)-Sulfat*, das möglichst nüchtern eingenommen werden sollte. Beim Auftreten von Nebenwirkungen wie Völlegefühl, Magenschmerzen und Übelkeit, Durchfall oder Verstopfung, was leider relativ häufig der Fall ist, kann die Einzeldosis reduziert oder das Präparat gewechselt werden. Sollte es wegen anhaltender Unbekömmlichkeit erforderlich sein, das Präparat nach dem Essen einzunehmen, ist darauf zu achten, daß die Einnahme nicht mit resorptionshemmenden Speisen oder Getränken (z.B. Kaffee, Tee, Milch und Milchprodukte) erfolgt. In der Praxis hat es sich bewährt, das Präparat ca. $1^1/_2$ Stunden nach dem Frühstück einzunehmen und danach weitere $1^1/_2$ Stunden außer Obst nichts zu essen. Dieser Modus kann gegebenenfalls nach dem Mittagessen nochmals wiederholt werden. Die Behandlung hat bis zur Normalisierung aller den Eisenstoffwechsel widerspiegelnden Laborparameter (rotes Blutbild, Serumeisen, Transferrin und Ferritin) zu erfolgen, was nicht selten etliche Monate dauern kann. Während der oralen Eisentherapie ist auch auf **Arzneimittelinterferenzen** zu achten; so behindern beispielsweise Tetrazykline die Eisenresorption.

Eine **parenterale Eisentherapie** ist eher die Ausnahme und lediglich bei Resorptionsstörungen oder gravierender Unverträglichkeit der oralen Behandlung indiziert. Bei der intravenösen Gabe sollte wegen der *Venenreizung* der Eisenpräparate die Injektion langsam in eine möglichst große Armvene erfolgen und eine eventuelle anaphylaktische Reaktion bedacht werden. Die intramuskuläre Injektion hat lege artis tief intragluteal zu erfolgen, wobei der Einstich so zu erfolgen hat, daß ein Rückfluß des Präparates durch den Stichkanal unter die Haut vermieden wird. Anderenfalls kann es zu bleibenden häßlichen *Hautveränderungen* an der Einstichstelle kommen. Da parenteral appliziertes Eisen, von Ausnahmen abgesehen, nicht mehr vom Organismus ausgeschieden wird, ist während der Behandlung darauf zu achten, daß keine Überdosierung erfolgt. Die fehlende Eisenmenge läßt sich grob nach der folgenden Formel errechnen:

Berechnung der fehlenden Eisenmenge

Fehlendes Eisen (mg) = Defizit der Hämoglobinkonzentration im Blut · 250

Doch läßt sich eine Überdosierung auch durch engmaschige Kontrollen der eisenrelevanten Laborparameter vermeiden.

Schwangerschaftsanämie

Während einer Schwangerschaft kommt es physiologischerweise zu einem **Hb-Abfall** gelegentlich bis zu einem **Wert um 10 g/dl.** Dieses Absinken ist in erster Linie Folge der hormonellen Umstellung und der wasserretinierenden Wirkung von Östrogen und Progesteron *(Schwangerschaftshydrämie).* Dabei ist in der Schwangerschaft das Erythrozytengesamtvolumen um etwa 20% erhöht, was jedoch durch die Vermehrung des Plasmavolumens übertroffen wird. Von einer *Schwangerschaftsanämie* spricht man daher erst bei einem **Hb-Abfall unter 10 g/dl.** Sie ist zu 90–95% auf einen durch vermehrten Bedarf bedingten Eisenmangel zurückzuführen und hängt davon ab, wie gut die Eisendepots zu Beginn der Schwangerschaft gefüllt waren. Der tägliche **Mehrbedarf an Eisen** kann während der Schwangerschaft bis zu 500 mg betragen und zur Geburt und während der Stillzeit auf etwa 1 g ansteigen. Folsäure- und Vitamin-B_{12}-Mangelanämien sind trotz vermehrten Bedarf an diesen Vitaminen während der Schwangerschaft eher selten.

Idiopathische Lungenhämosiderose (Eisenlunge, Ceelen-Gellerstedt-Syndrom)

Sie ist charakterisiert durch intraalveoläre Lungenblutungen, Eisenablagerungen im Lungengewebe und eine schwere hypochrome Anämie und führt zu einem inneren Eisenmangel. Die **Ätiologie** ist nicht vollständig geklärt, doch sprechen zahlreiche Befunde dafür, daß der Erkrankung eine primäre Gefäßstörung mit vermehrter Gefäßdurchlässigkeit zugrunde liegt, die auf *immunologische oder allergische* Prozesse (z.B. gegen Kuhmilch) zurückzuführen ist. Es besteht eine enge Beziehung zum Goodpasture-Syndrom, einer Kombination von Lungenhämosiderose und Glomerulonephritis. Die Blutungen führen zu vermehrten Eisenablagerungen im Lungenparenchym, die klinisch und morphologisch an eine Hämochromatose erinnern. Von der Erkrankung sind fast ausschließlich Kinder und junge Erwachsene betroffen.

Im Vordergrund des **klinischen Bildes** stehen neben der schweren Anämie und den entsprechenden Symptomen mehr oder weniger starke Hämoptysen. Das Röntgenbild der Lungen zeigt einen typischen Befund mit diffusen, dichten, feinfleckigen oder netzartigen bis wolkigen Verdichtungen besonders in Mittel- und Unterfeldern. **Therapeutisch** spricht die Erkrankung gut auf Glukokortikoide oder Plasmapherese an.

Perniziöse Anämie (Biermer-Anämie, Addison-Anämie)

Die Perniziosa ist die häufigste *hyperchrome bzw. megaloblastäre Anämie.* Als charakteristische Blutbildveränderungen finden sich neben der Verminderung der roten Blutkörperchen eine Leuko- und Thrombozytopenie.

Im Blutausstrich fallen eine Makro- oder Megalozytose auf. Im Blutserum ist der Vitamin-B_{12}-Gehalt signifikant vermindert. Besonders charakteristisch ist ferner der Knochenmarksbefund („moelle bleue“, s. Farbtafel II, 3). Sie geht fast immer mit typischen Veränderungen am Verdauungsapparat und nicht selten am Nervensystem einher. Häufiger als statistisch zu erwarten ist sie auch mit Autoimmunerkrankungen der Schilddrüse vergesellschaftet.

Die Krankheit kommt hauptsächlich im höheren Lebensalter vor, doch sind vereinzelte Fälle auch bei jüngeren Erwachsenen und sogar bei Kindern beschrieben worden. Wesentliche Geschlechtsunterschiede lassen sich nicht ausmachen. Offenbar besteht eine rassengebundene Disposition. So kommt die Perniziosa in Japan fast nie vor und ist auch in einigen tropischen Gegenden und in Ägypten ausgesprochen selten. In manchen Familien tritt sie in Verbindung mit anderen Blutkrankheiten gehäuft auf.

Ätiologie und Pathogenese. Vitamin B_{12} ist eine kobalthaltige porphyrinartige Ringverbindung und ein in der DNS-Synthese notwendiges Koenzym. Es wird beim Menschen zwar von Mikroorganismen im Dickdarm gebildet, wo es jedoch nicht mehr resorbiert werden kann. So ist der Mensch auf die Zufuhr des Vitamins mit der Nahrung angewiesen. Der tägliche Bedarf liegt bei etwa 1 µg. Bei ausgewogener Zusammensetzung enthält die Nahrung ein Vielfaches des Tagesbedarfs, weshalb ein alimentärer Vitamin-B_{12}-Mangel nur selten beobachtet wird. Besonders reich an Vitamin B_{12} sind Leber und Niere (15–20 µg/100 g), wesentlich weniger enthalten frisches Fleisch, Eier und Käse, in Milch lassen sich nur Spuren nachweisen (Tab. 1.**5**). Mit der Nahrung aufgenommenes Vitamin B_{12} wird im Magen an ein im Magenfundus gebildetes Mukopeptid, den *Intrinsic factor* gekoppelt. Dieser Komplex wird dann im distalen Dünndarm resorbiert, und das Vitamin B_{12} in die Blutbahn abgegeben, wo der größte Teil an Plasmaproteine, zunächst an *Transkobalamin II*, ein β-Globulin, und später an das α_1-Globulin *Transkobalamin I* gebunden wird. Vitamin B_{12} kann nur in dieser Form resorbiert werden.

Mangel an Vitamin B_{12} (Tab. 1.**6**) führt zu einer **Störung in der Nukleinsäuresynthese**, von der mehr oder weniger alle Körperzellen betroffen sind. In Knochenmark führt er zu einer in hohem Maße ineffektiv gesteigerten Proliferation hämatopoetischer Zellen. Diese Reifungsstörung ist besonders augenfällig an den Zellen der *Erythropoese*, die wegen der vermehrt eingelagerten RNS das typische stark basophile Zytoplasma aufweisen.

Bei der Pathogenese der perniziösen Anämie spielen immunologische Vorgänge eine Schlüsselrolle. So findet man bei etwa zwei Drittel der Patienten **Antikörper**, die gegen die Vitamin-B_{12}-Bindungsstelle des Intrinsic factors gerichtet sind (*combining site antibody, blocking antibody, Typ-I-Antikörper*)

Tabelle 1.6 Ursachen für einen Vitamin-B_{12}-Mangel

Resorptionsstörungen	Typ-A-Gastritis (Intrinsic-factor-Mangel, echte perniziöse Anämie) Z.n. Mageresektion (total oder partiell) Destruktion der Magenschleimhaut Anti-Intrinsic-factor-Antikörper im Magensaft Magenkarzinom oder -adenom selektive Malabsorption (Ileitis, Z.n. Ileumresektion oder -bestrahlung) bestimmte Formen der Sprue und Zöliakie Erkrankungen im Bereich des terminalen Ileum (Ileitis terminalis, Tuberkulose, Lymphome, Sklerodermie)
Vermehrter Verbrauch oder gestörte Utilisation	Darmparasiten (z.B. Botriocephalus latus) pathologische Darmflora (Darmanastomosen, Dünndarmstrikturen, Blind-loop-Syndrom, Duodenal- und Ileumdivertikel) Schwangerschaft Hyperthyreose manche Hämoblastosen und Neoplasien α-Thalassämie schwere Leber- und Pankreaserkrankungen iliozäkale Fisteln
Verminderte Zufuhr	Mangelernährung
Inaktivierung	langandauernde Lachgasanwendung

und bei 20–48 % der Patienten Antikörper gegen den Vitamin-B_{12}-Intrinsic-factor-Komplex (*complex binding antibody, Typ-II-Antikörper*). Beide Antikörpertypen können bei *einem* Patienten auftreten. Sie verhindern die Bindung des Vitamins an den Intrinsic factor (Typ I) bzw. die Resorption der *Vitamin-intrinsic factor-Komplexes* im unteren Ileum. Daneben finden sich bei fast allen „echten" Perniziosakranken Antikörper gegen Parietalzellen der Magenschleimhaut. Diese sind gegen die H^+/K^+-ATPase dieser Zellen gerichtet und die Ursache für die *atrophische Gastritis* („Typ-A-Gastritis"). Doch können sie auch bei anderen Erkrankungen des Magens (Magenkarzinom, Magen- und Zwölffingerdarmgeschwüre, Eisenmangelanämie) nachgewiesen werden. Daß diese Antikörper häufig mit Schilddrüsengewebe bzw. daß Schilddrüsenantikörper bei der Autoimmunthyreoiditis mit den Parietalzellen des Magens kreuzreagieren, erklärt das oft beobachtete gemeinsame Auftreten von perniziöser Anämie und Thyreoiditis und kann auf eine Antigenidentität dieser entwicklungsgeschichtlich sehr nahe verwandten Gewebe zurückgeführt werden (Übersicht bei Toh et al.[6]).

Klinisches Bild. Der Krankheitsbeginn ist stets schleichend. Oft wird über **Beschwerden** seitens des *Verdauungstraktes* wie Inappetenz, Aufstoßen, Druck- und Völlegefühl im Oberbauch sowie Durchfälle geklagt. Besonders charakteristisch ist das Zungenbrennen bei mehr als der Hälfte der Patienten, das den Blutbildveränderungen lange vorausgehen kann. Hinzu kommen die typischen *Anämiesymptome* wie Mattigkeit, Leistungsminderung, Schwindel, Herzbeschwerden und Ohrensaußen. Dyspnoe tritt bei Perniziosakranken im Vergleich zum Schweregrad der Anämie relativ spät auf. Sehr häufig werden Symptome von seiten des *Nervensystems* in Form von Parästhesien (Ameisenlaufen, Kribbeln, pelziges Gefühl), Schwäche in den Armen und Beinen, Unsicherheit beim Gehen und Greifen sowie bisweilen ziehende Schmerzen im Rücken angegeben. Diese Erscheinungen sind in ihrer Ausprägung sehr wechselnd und können den Blutbildveränderungen um Jahre vorausgehen.

Bei der **Untersuchung** des Patienten fällt zunächst die Blässe von Haut und Schleimhäuten mit einem charakteristischen Stich ins Gelbliche (strohgelbe Hautfarbe) auf. Häufig liegt auch ein Subikterus der Skleren vor. Typisch ist auch die glatte rote Zunge des Patienten (*Hunter-Glossitis*). Leber und Milz können leicht vergrößert sein. Kleinere, derbe Milzschwellungen werden in etwa 12 % der Fälle beobachtet, doch gehören ausgeprägte Milztumoren nicht zum typischen Bild der Perniziosa und müssen Zweifel an der Diagnose aufkommen lassen. Wie bei anderen Anämien ist das Herz oft etwas vergrößert.

Die **neurologische Untersuchung** zeigt bei fast allen Patienten mehr oder weniger ausgeprägte Veränderungen. Wichtig ist vor allem der Nachweis einer *Störung des Vibrationsempfindens* mit Hilfe einer an verschiedenen Körperregionen aufgesetzten schwingenden Stimmgabel. Die neurologische Symptomatik ist äußerst vielgestaltig und kann im Verlauf der Erkrankung wie auch von Patient zu Patient wechseln. In ausgeprägten Fällen herrscht ein *tabesähnliches Bild* mit Areflexie, Ataxie und Tonusminderung vor, zu welchem sich auch *spastische Erscheinungen* mit einem positiven Babinski- und Oppenheim-Reflex hinzugesellen können. Auch spastische Lähmungen mit begleitenden Blasen- und Mastdarmstörungen kommen vor. Seltener treten Verwirrtheitszustände und psychotische Bilder sowie stärkere Charakterveränderungen und Wahnideen auf. Ganz vereinzelt wurde als erstes und einziges Symptom eine *Visusverschlechterung* infolge Optikusatrophie beobachtet, die bereits einige Jahre vor den anderen neurologischen Störungen und Blutbildveränderungen auftrat.

! Diese bei der perniziösen Anämie vorkommenden Neuropathien werden unter dem Sammelbegriff der funikulären Myelose oder besser der funikulären Spinalerkrankung zusammengefaßt.

Gastroskopie und **Röntgenuntersuchung des Magens** zeigen eine typische Atrophie oder Dysplasie der Magenschleimhaut (Typ-A-Gastritis). Diese ist jedoch nicht pathognomonisch, da die meisten Patienten mit einer atrophischen Gastritis eine normale Vitamin-B_{12}-Resorption haben. Auch finden sich öfters gutartige Polypen. Unverhältnismäßig oft entwickeln sich im Laufe einer Perniziosa *Magenkarzinome*, weswegen bei diesen Patienten in regelmäßigen Abständen gastroskopische Untersuchungen mit Biopsie suspekter Areale erfolgen sollten. Bei der heute nur noch selten durchgeführten **Magensaftanalyse** besteht eine totale *histaminrefraktäre*, d.h. durch Pentagastrin nicht stimulierbare *Achylie*.

Laborbefunde. Charakteristisch für das **Blutbild** ist die *hyperchrome makrozytäre Anämie*. Im Vergleich zum erniedrigten Hämoglobin- und Hämatokritwert ist die Erythrozytenzahl noch stärker vermindert, so daß ein erhöhtes MCH bzw. Hb_E (> 32 pg) und eine Erhöhung des Einzelzellvolumens (MCV > 100 fl bzw. μm^3) resultieren. Weiterhin finden sich beim voll ausgeprägten Krankheitsbild eine geringgradige *Leukozytopenie* (um 3000/µl) und eine *Thrombozytopenie*, die jedoch meist nicht so signifikant ist, daß eine verstärkte Blutungsneigung resultiert, wenngleich auch selten solche Fälle beobachtet wurden.

Im **Blutausstrich** sieht man eine deutliche *Aniso- und Poikilozytose*. Der Durchmesser der einzelnen Erythrozyten liegt zwischen 4 und 14 µm, woraus eine ungewöhnlich starke Basisverbreiterung der Price-Jones-Kurve resultiert, deren Gipfel durch das Überwiegen der Makrozyten nach rechts verschoben ist (Abb. 1.**2**, S. 4). Typisch ist auch das Auftreten von *Megalozyten*, d.h. von großen, meist ovalen Erythrozyten, deren Färbung sehr intensiv ist (Abb. 1.**3**, S. 6). Weniger häufig finden sich auch polychromatische Erythrozyten oder rote Blutkörperchen mit *Jolly-Körperchen* und *Cabot-Ringen* oder basophiler Punktierung. Auch kernhaltige rote Vorstufen lassen sich nachweisen, unter ihnen auch die für die Erkrankung typischen Megaloblasten.

Im **Differentialblutbild** fallen zahlreiche Granulozyten mit einer besonders starken Kernsegmentierung (bis zu 7 Segmente) auf. Das Auftreten dieser *übersegmentierten Granulozyten* wird auch als *Rechtsverschiebung* bezeichnet. Weiter zeigt die Differenzierung der weißen Blutkörperchen neben einer Verminderung der Monozyten meist eine relative Lymphozytose, wodurch die absolute Verminderung der Granulozyten noch deutlicher wird, als bei der Leukozytenzählung zum Ausdruck kommt. Auch die *Thrombozyten* zeigen eine Anisozytose mit einem Nebeneinander von kleinen und großen

Blutplättchen. Die *Retikulozyten* sind bei der unbehandelten Perniziosa meist vermindert.

Das **Knochenmark** ist sehr zellreich (Farbtafel II, 3). Dabei besteht die Zellvermehrung fast ausschließlich zugunsten der Erythrozytopoese. Die Zahl der roten Vorstufen kann auf das 10–30fache gesteigert sein. Besonders charakteristisch sind aber die qualitativ veränderten roten Vorstufen, die als *Megaloblasten* bezeichnet werden. Sie sind im allgemeinen etwas größer als die normalen Zellen und oft unregelmäßig begrenzt. Ihre Kern-Plasma-Relation ist nicht selten zugunsten des Zytoplasmas verschoben. Typisch für diese Zellen ist die besondere Struktur des Chromatingerüstes. Bei den jungen und halbreifen Formen ist es zart, netzförmig und unregelmäßig verteilt. Oft finden sich auch – mit zunehmender Zellreifung häufiger – Verklumpungen des Chromatins mit Aussparungen an anderen Stellen des Zellkerns. Bei den reifen Formen können sich auf diese Weise ganz bizarre Kernformen ergeben, die sich im allgemeinen gut von den normalen erythropoetischen Vorstufen abgrenzen lassen. Dazu kommen bei den reiferen Zellen häufig Kernabsprengungen und Nebenkerne. Beherrscht wird das Knochenmarkbild meist von jugendlichen Zellen, den *Promegaloblasten*. Deren Zelldurchmesser schwankt zwischen 17 und 20 µm, der des Kerns zwischen 12 und 14 µm. In der Mehrzahl zeigen sie 1–3 blaue, scharf begrenzte, optisch wenig hervortretende Kernkörperchen. Das Zytoplasma ist dunkelblau, etwas breiter als bei den Proerythroblasten. Das Überwiegen dieser stark basophilen Zellen gibt dem Perniziosamark ein typisches Aussehen, das von französischen Autoren als *moelle bleue* charakterisiert wird.

! Da sich der Knochenmarksbefund schon sehr rasch nach parenteraler Vitamin-B_{12}-Gabe bessert, sollte diese Untersuchung beim Verdacht auf das Vorliegen einer perniziösen Anämie unbedingt vor der ersten Vitamin-B_{12}-Gabe (auch vor einem möglichen Schilling-Test wegen der nötigen hohen Vitamin-B_{12}-Flushing-Dosis) durchgeführt werden.

Neben den roten Vorstufen zeigen auch die Zellen der Granulozytopoese und die Megakaryozyten deutliche qualitative Zellveränderungen. Die weißen Vorstufen sind häufig etwas größer als normal, ihre Kernstruktur ist oft lockerer, was besonders bei den halbreifen Formen zum Ausdruck kommt. Charakteristisch sind *Riesenformen* der Granulozytopoese, meist vom Erscheinungsbild der Metamyelozyten und Stabkernigen (*Riesenmetamyelozyten* und *Riesenstabkernige*), die einen Durchmesser von bis zu 30 µm erreichen können. Die Megakaryozyten sind quantitativ vermindert und zeigen oft eine auffallend starke Kernsegmentierung, wobei die Einzelkerne nicht selten in dem großen Zytoplasma nebeneinander liegen, ohne daß sie durch Kernbrücken miteinander verbunden wären (*übersegmentierte Megakaryozyten*).

Auch **andere Laborbefunde** zeigen bei unbehandelten Patienten pathologische Werte. Die *BSG* ist im Stadium der Dekompensation meist stark beschleunigt und zeigt bei wirksamer Behandlung schon rasch eine Tendenz zur Normalisierung, die der Besserung des Blutbildes vorausgehen kann. Das *Bilirubin* – insbesondere das indirekte – ist als Folge der gesteigerten Hämolyse deutlich vermehrt, was dem Serum eine gelbliche Farbe gibt. Das *Haptoglobin* ist aus dem gleichen Grunde erniedrigt oder nicht nachweisbar. *Serumeisen* ist erhöht, sinkt dann im Laufe einer erfolgreichen Behandlung auf normale und sogar erniedrigte Werte ab. (Bei der Kombination von Vitamin-B_{12}-Mangel und Hyposiderinämie entsteht ein dimorphes Markbild mit einem Nebeneinander der charakteristischen morphologischen Befunde beider Störungen.) Die *Eisenbindungskapazität* und das *Transferrin* sind erniedrigt, das *Ferritin* dagegen erhöht. Die Aktivität der *Laktatdehydrogenase* (LDH) ist regelmäßig extrem (bis zum 60fachen der Norm) angestiegen, wobei insbesondere die Isoenzyme 1 und 2 vermehrt nachweisbar sind. In vielen Fällen finden sich quantitative Veränderungen in der *Serumelektrophorese*, wie beispielsweise eine Verminderung der β-Globuline. Etwa die Hälfte der Patienten zeigt auch eine Verminderung des *Prothrombins*, was jedoch nur selten, zusammen mit einer Thrombozytopenie, zu einer vermehrten Blutungsneigung führt.

Von besonderer Bedeutung ist die Bestimmung des *Vitamin-B_{12}-Gehalts* im Serum. Bei allen dekompensierten Perniziosakranken liegt er deutlich unterhalb der „kritischen Grenze" von 100 ng/l (74 pmol/l). Demgegenüber hat durch die Vereinfachung der Vitamin-B_{12}-Bestimmung der früher zur Diagnose einer Perniziosa unentbehrliche Schilling-Test (S. 663) an Bedeutung verloren. Seine Durchführung ist noch indiziert, wenn die Ursache eines Vitamin-B_{12}-Mangels mit anderen Methoden nicht klar wird oder wenn schon mit einer Vitamin-B_{12}-Behandlung ohne Untersuchung der Ursache dieses Mangels begonnen wurde. Dagegen kann auch dann noch der Nachweis von *Antikörper gegen Intrinsic factor* (Typ-I- und/oder Typ-II-Antikörper, S. 22 f.) und gegen *Magenparietalzellen* hilfreich sein.

Therapie. Eine *orale* Therapie mit Vitamin B_{12} ist bei der perniziösen Anämie wegen der gestörten Resorption ohne Erfolg und von daher nicht indiziert. Die **Standardtherapie** besteht in der zunächst täglichen Gabe von 500–1000 μg **Vitamin B_{12}** (Hydroxycyanokobalamin) *intramuskulär* oder *subkutan* über etwa eine Woche, anschließend in wöchentlichem Abstand dieselbe Dosis bis zur Normalisierung des Blutbildes und schließlich – wenn sich der zugrundeliegende Defekt nicht beseitigen läßt – zeitlebens 500 μg alle 3 Monate. Während der Anfangsphase der Behandlung ist auf einen möglicherweise entstehenden Eisenmangel zu achten und dieser gegebenenfalls zu beheben.

Prognose. Während die Prognose der Perniziosa durch die Kombination von gesteigerter Hämolyse mit verminderter und verzögerter Zellneubildung vor der Entdeckung der Lebertherapie absolut infaust war, gehört sie heute zu den am besten und am leichtesten behandelbaren Blutkrankheiten. Unter der parenteralen Therapie mit *Vitamin B_{12}* bilden sich fast alle klinischen und hämatologischen Erscheinungen vollständig zurück. Innerhalb von 2 Tagen nach Beginn der Behandlung hat sich die Erythrozytopoese im Knochenmark normalisiert, während die Granulozytopoese dazu 10–14 Tage benötigt. Der Anstieg der *Retikulozytenwerte* im peripheren Blut ist ein leicht erfaßbares Symptom für die Wirksamkeit der eingeleiteten Therapie und beginnt meist 5–7 Tage nach Anfang der Behandlung. Der Höhepunkt der *Retikulozytenkrise* wird vom Ausgangswert der Erythrozyten bestimmt: Je niedriger dieser ist, desto höher steigt die Retikulozytenzahl. Gleichzeitig mit der Retikulozytenkrise setzt ein zunächst langsamer Anstieg der Erythrozyten- und Hämoglobinwerte ein, der MCH wird niedriger, der Hämatokrit steigt und die beschleunigte BSG sinkt ab.

Bothriocephalus-Perniziosa

In nordischen Ländern spielt die megaloblastäre Anämie im Verlauf einer **Infektion** mit dem *„Breiten Fischbandwurm“ (Diphyllobothrium latum)* eine besondere Rolle. Ferner wird diese Infektion häufiger auch am Kurischen Haff, in Oberitalien, an den Seen der Westschweiz und in Afrika beobachtet. Die Übertragung erfolgt durch den Genuß rohen, finnenhaltigen Fischfleisches. Nur bei Lokalisation des Bandwurms in bestimmten Darmabschnitten (*Jejunum*) kommt es zum Auftreten einer megaloblastären Anämie, die, wie eingehende Untersuchungen von v. Bonsdorff[7] gezeigt haben, dadurch hervorgerufen wird, daß mit der Nahrung zugeführtes Vitamin B_{12} von den Darmparasiten aufgenommen und somit der Verwertung durch den Organismus entzogen wird. Die megaloblastische Anämie verschwindet auch ohne Zuführung von Vitamin B_{12} spontan, sobald der Wurm in *tiefere Darmabschnitte* eintritt. Die Symptomatologie der Bothriocephalusinfektion gleicht praktisch der der Perniziosa, allerdings werden funikuläre Störungen dabei nur sehr selten gesehen. Auch ist die Achylie des Magens nicht in allen Fällen vorhanden. Die **Diagnose** wird gesichert durch den Nachweis von Bothriocephalus-Wurmeiern im Stuhl.

Kongenitale spezifische Vitamin-B_{12}-Malabsorption mit Proteinurie (Megaloblastenanämie vom Typ Imerslund-Najman-Gräsbek)

Das **Krankheitsbild** ist sehr selten und wurde erstmals in Norwegen und Finnland beobachtet. Hämatologisch findet sich das typische Bild einer megaloblastären Anämie, die mit einer Proteinurie vergesellschaftet ist. Der Erkrankung liegt eine autosomal-rezessiv vererbte Störung der Vitamin-B_{12}-Resorption zugrunde, die nicht auf einem Mangel an Intrinsic factor beruht (der Schilling-Test bleibt auch nach Zugabe von Intrinsic factor pathologisch), sondern wahrscheinlich auf einem Defekt zellulärer Rezeptoren. Die Erkrankung tritt erst nach einigen Lebensmonaten in Erscheinung. Die mit der Vitamin-B_{12}-Malabsorption vergesellschaftete Proteinurie, die auf einer membranösen Glomerulonephritis beruht, scheint die Folge eines von dem der Anämie verschiedenen genetischen Defekts zu sein. Die **Therapie** besteht in einer lebenslangen parenteralen Gabe von Vitamin B_{12} (50–100 µg/Monat).

Anämien durch Folsäuremangel

Die Ursachen der megaloblastären Anämien durch Folsäuremangel sind ebenso vielfältig wie die der Vitamin-B_{12}-Mangelanämien. Von diesen können sie anhand der Befunde in Knochenmark und peripherem Blut nicht unterschieden werden. Jedoch treten hier keine neurologischen Störungen wie beim Vitamin-B_{12}-Mangel auf. Die wichtigste beweisende Meßgröße ist der Nachweis einer erniedrigten Folsäure in Serum und Erythrozyten.

Die Folsäuremangelanämie ist in der Regel Folge einer Mangelernährung und kann in jedem Lebensalter vorkommen. Tab. 1.**7** veranschaulicht die Ursachen eines Folsäuremangels.

Ätiologie und Pathogenese. Die Folsäure ist ein Vitamin der B-Gruppe, seine biologisch wirksame Form ist die *Folinsäure* (Synonyma: Citrovorumfaktor, Leukovorin), chemisch N^5-Formyltetrahydrofolsäure, zu deren Umwandlung aus Folsäure *Vitamin C* notwendig ist. Sie ist, wie auch das Vitamin B_{12}, als Coenzym bei der Purin- und Pyrimidinnukleotid- sowie bei der Glutaminsäuresynthese erforderlich. Folsäure ist reichlich in Blattgemüse, Hefe, Leber und Pilzen enthalten (Tab. 1.**5**, S. 16) und wird bei längerem Erhitzen zerstört. Die Resorption erfolgt im Duodenum und oberen Jejunum. Die Speicherkapazität ist begrenzt und reicht nur für 2–4 Monate. Die mit der **Nahrung** aufgenommene Menge ist im allgemeinen gerade ausreichend. Daher tritt eine makrozytäre Anämie als Folge eines Folsäuremangels häufig bei Menschen auf, die sich mangelhaft ernähren („tea-and-toasters“) und bei chronischen Alkoholikern, da Alkohol zudem den intermediären Folsäurestoffwechsel und möglicherweise auch die Folsäureresorption stört.

Klinisches Bild. Klinisch bestehen ähnlich wie bei der Perniziosa die Zeichen einer Anämie, jedoch treten keine neurologischen Störungen auf.

Tabelle 1.7 Ursachen für einen Folsäure-Mangel

Resorptions- und Bildungsstörungen	Sprue und Zöliakie Steatorrhoe Dermatitis herpetiformis Z.n. Jejunumresektion Darmanastomosen Medikamente (Phenytoin, Primidon, Barbiturate, Zykloserin, orale Kontrazeptiva)
Vermehrter Verbrauch oder gestörte Utilisation	Schwangerschaft hyperaktive Blutbildung (chronische hämolytische Anämien) manche Hämoblastosen oder Neoplasien (Karzinome, Leukämien, maligne Lymphome, Plasmozytom) chronisch entzündliche Erkrankungen (Morbus Crohn, Tuberkulose, Psoriasis, exfoliative Dermatitis)
Verminderte Zufuhr	Mangelernährung Alkoholismus Neugeborene Z.n. Magenresektion
Inadäquate Bioverfügbarkeit	Folsäureantagonisten (Methotrexat, Pyrimethamin, Triameteren, Diamidverbindungen, Trimethoprim) Vitamin-C-Mangel Vitamin-B_{12}-Mangel
Vermehrter Verlust	akute Lebererkrankungen chronische Dialyse kongestive Herzfehler

Laborbefunde. **Blutbild** und **Knochenmark** zeigen Befunde, die nicht von denen der Perniziosa zu unterscheiden sind. Ein niedriger Folsäurespiegel (< 3 ng/ml) im **Serum** läßt die Diagnose vermuten, der Folsäuremangel in den Erythrozyten (< 120 μg/l) beweist sie. Eine Verminderung der intraerythrozytären Folsäure bei normaler Serum-Folsäure weist auf einen Vitamin-B_{12}-Mangel hin.

Therapie. Zunächst sollte die Ursache des Folsäuremangels beseitigt werden. Zur Auffüllung der Gewebespeicher genügt gewöhnlich die orale Gabe von 1 mg Folsäure pro Tag. Der tägliche Bedarf an Folsäure beträgt etwa 50 µg, bei Kindern und Schwangeren das 2–3fache.

Anämien durch kombinierten Mangel an Nährstoffen

Neben der eigentlichen perniziösen Anämie gibt es eine Reihe von Anämieformen, die durch einen Mangel an Vitamin B_{12} (häufig in Kombination mit einem Eisen- oder Folsäuremangel) hervorgerufen werden. Sie sind hinsichtlich der Blut- und Knochenmarksbefunde der Perniziosa ähnlich, auch liegt ihnen zumeist ein vergleichbarer pathogenetischer Mechanismus zugrunde. So unterscheiden sie sich von ihr weniger durch die zu erhebenden Blutbefunde als vielmehr hinsichtlich ihrer Ätiologie. Während die *perniziöse Anämie* als eigenständiges Krankheitsbild aufgefaßt werden kann, handelt es sich bei diesen Anämien um *perniziosaähnliche megaloblastische Anämien* im Verlauf anderer Grundleiden. In ihrer Häufigkeit treten sie in unseren Breiten gegenüber der Perniziosa jedoch sehr zurück, wenngleich differentialdiagnostisch an sie gedacht werden muß.

In erster Linie sind hier an megaloblastäre Anämien bei chronischen Erkrankungen des Magen-Darm-Trakts zu denken. Diese **Krankheitsbilder** sind insofern besonders interessant, als auch bei der echten Perniziosa Sekretionsanomalien des Magens, die ihren klinisch greifbaren Ausdruck in der *histaminrefraktären Achylie* haben, zu finden sind. Es ist daher die Annahme naheliegend, daß sie der echten Perniziosa auch pathogenetisch sehr nahestehen. Auch für die Entstehung aller dieser Anämien ist eine *Störung der Resorption* des mit der Nahrung angebotenen *Vitamin* B_{12}, häufig in Kombination mit einer Folsäuremalabsorption, ursächlich.

Megaloblastäre Anämie nach Magenresektion

Typisch für diese Anämie ist, daß sie in der Regel erst 5–10 Jahre (frühestens 3 Jahre) nach der Operation auftritt. Ihr Ausmaß hängt davon ab, wieviel vom Magenfundus, der Bildungsstätte des Intrinsic factor, reseziert wurde. Sie ist besonders häufig nach totaler Magenresektion. Früher als 3 Jahre post operationem auftretende Anämien sind in der Regel durch die *verminderte Eisenresorption* bedingt und daher *hypochrom.* Sie lassen sich durch den erniedrigten Serumeisenspiegel abgrenzen und mit Hilfe des oralen Eisenresorptionstests (S. 665) eindeutig als Folge der Eisenresorptionsstörung klären. Andererseits können hypochrome Anämien nach Magenresektion auch Folge von Blutungen (z.B. Anastomosenulkus, Ulcus pepticum jejuni) sein, wobei dann der Test auf okkultes Blut im Stuhl neben dem Röntgenbefund differentialdiagnostische Hinweise gibt.

Megaloblastäre Anämie bei Karzinomen und Adenomen des Magens

Im Prinzip ähnlich sind die Verhältnisse bei den megaloblastären Anämien, die im Verlauf von Tumorerkrankungen des Magens auftreten können. Jedoch sind perniziosaähnliche Blutveränderungen bei diesen Erkrankungen eher selten, wesentlich häufiger beobachtet man in der Praxis hier hypochrome chronische Blutungs- oder Tumoranämien.

Megaloblastäre Anämie bei Dünndarmerkrankungen

Eine gestörte Resorption des Vitamin-B_{12}-Intrinsic-factor-Komplexes oder von Folsäure ist die **Ursache** für das Entstehen einer megaloblastären Anämie bei der *Zöliakie*, der einheimischen und tropischen *Sprue* sowie gelegentlich auch bei der *Ileitis terminalis (M. Crohn)*. Im Unterschied zur echten Perniziosa zeigen diese Anämien jedoch einige abweichende Besonderheiten. Im Blutbild ist der megalozytäre Charakter der Erythrozyten meist weniger ausgeprägt, ebenso ist das Knochenmark oft nicht so stark megaloblastisch verändert, es entspricht eher dem Bild einer anbehandelten Perniziosa. Neben den megaloblastären Anämien kommen bei diesen Erkrankungen auch hypochrome, eisensensible Anämien vor.

Die kausale **Therapie** wird von der Grundkrankheit bestimmt: glutenfreie Kost bei der Sprue, Salizylate, Glukokortikoide und Immunsuppressiva bei M. Crohn. Die Sprueanämie spricht besonders gut auf die Gabe von Folsäure, eventuell in Kombination mit Vitamin B_{12} als Komplementärtherapie, an. Weiterhin sollten Lactoflavin- und Nikotinsäureamidpräparate sowie bei schweren Resorptionsstörungen Eisen und Vitamin K verabfolgt werden. Zweckmäßigerweise gibt man die genannten Mittel (zumindest im Anfang) parenteral. Bewährt hat sich auch hier die zusätzliche Gabe von Glukokortikoiden.

Anämien durch Hormonmangel

Erythropoetinmangelanämie

Erythropoetin ist ein die Erythrozytopoese stimulierendes Hormon, das zu 90–95 % in der Niere (hauptsächlich von peritubulären oder juxtaglomerulären Zellen) gebildet wird. Seine Synthese ist abhängig vom Sauerstoffgehalt des Blutes, bei O_2-Mangel wird es vermehrt gebildet. Es ist ein sialinsäurehaltiges Glykoprotein mit einem Molekulargewicht von 30 000 D und nicht dialysierbar. Zu therapeutischen Zwecken kann es gentechnologisch hergestellt werden (rekombinantes Erythropoetin, rEpo). **Erythropoetinmangel** tritt daher besonders bei chronischen Nierenerkrankungen auf, nach beidseitiger Nephrektomie ist so gut wie kein Erythropoetin mehr im Serum nachweisbar.

Das **klinische Bild** ist von der Grunderkrankung bestimmt. Die nephrogene Anämie ist zumeist *normozytär-normochrom* und nur zu einem Teil auf die Hämoglobin- und Erythrozytenverminderung zurückzuführen, zum anderen auf eine Vermehrung des Plasmavolumens. Sie korreliert mit dem Grad und der Dauer der Niereninsuffizienz sowie mit den Ausmaß der Retention harnpflichtiger Substanzen. Bei Dauerdialysepatienten findet sich häufig auch eine *hypochrome mikrozytäre Anämie*, die die Folge der Dialyse, aber auch häufiger Blutabnahmen und gastrointestinaler Blutungen sein kann, und gelegentlich auch eine *hyperchrome makrozytäre Anämie* durch Eiweiß- und/oder Folsäuremangel, da Folsäure dialysabel ist.

Die **Therapie** besteht bei der ausgeprägten renalen Anämie zunächst in der *Substitution* von gentechnologisch synthetisiertem Erythropoetin (initial 50 U/kg Körpergewicht subkutan 3mal pro Woche, bei ungenügendem Erfolg Dosissteigerung auf 100 U/kg), wodurch die früher bei Dialysepatienten häufig notwendigen Bluttransfusionen nahezu ganz vermieden werden können, und gegebenenfalls auch in der Gabe anderer mangelnder Substanzen (Folsäure, Eisen etc.).

Anämien bei Endokrinopathien

Hormone der Hypophyse (STH, hGH), der Keimdrüsen (Testosteron), der Schilddrüse (Thyroxin) und der Nebennierenrinde (Cortisol) beeinflussen stimulierend die Hämatopoese, insbesondere erythropoetinvermittelt die Erythrozytopoese. Lediglich Östrogene in hoher Dosierung hemmen die rote Blutbildung. Schwere Anämien werden jedoch kaum beobachtet, da in der Regel die Grunderkrankung früher diagnostiziert und behandelt wird.

Durch eine **Hypophysenvorderlappeninsuffizienz** kommt es zu einem teilweisen oder totalen Ausfall der Produktion von Cortisol, Thyroxin und Testosteron in den nachgeordneten Drüsen und damit zu einer indirekten Störung der Erythrozytopoese. Lediglich das Wachstumshormon STH scheint eine direkte Wirkung auf die Bildung der roten Blutkörperchen zu haben. Die aus dieser Störung resultierende Anämie ist *normochrom mikrozytär*.

Bei einer **Hypothyreose** entsteht eine *normochrome normozytäre*, oft auch eine *hyperchrome makrozytäre Anämie*. 30–60 % der Patienten mit einem Myxödem haben eine zumeist nicht sehr stark ausgeprägte Anämie, nur selten sinkt das Hämoglobin unter 9 g/dl (5,5 mmol/l). Überzufällig häufig wird bei der **Autoimmunthyreoiditis Hashimoto** sowohl bei der hyperthyreoten als auch bei der „ausgebrannten" hypothyreoten Form eine typische *perniziosaartige megaloblastäre* Anämie als Folge einer Kreuzreaktion der gegen das Schilddrüsengewebe gerichteten Autoantikörper mit Magenparietalzellen gesehen. Die myxödembedingte Anämie bessert sich nach Substitution mit Schilddrüsenhormon, die autoimmune Form muß wie die Perniziosa mit Vitamin B_{12} parenteral behandelt werden.

Die **Nebennierenrindeninsuffizienz** ist meist durch einen Ausfall der die Erythropoese stimulierenden Glukokortikoide mit einer leichten normozytären normochromen Anämie vergesellschaftet.

Beim vollständigen Ausfall der männlichen Keimdrüsen (**Hypogonadismus**) findet sich regelmäßig eine leichte, zumeist hypochrome mikrozytäre Anämie mit Werten, die um 10–20 % unter den Normalwerten für Männer liegen und denen für Frauen entsprechen. Diese Veränderung ist auf einen Ausfall der androgenen Hormone, die über eine Erythropoetinstimulation die Erythrozytopoese beeinflussen, zurückzuführen. Die Werte bessern sich nach Testosteronsubstitution.

Anämien im Rahmen chronischer Erkrankungen

Ätiologie und Pathogenese. Im Verlauf verschiedener chronischer Erkrankungen, wie chronischen Infektionen, Autoimmun-, Tumor- und Lebererkrankungen, kommt es in der Regel zu Anämien. Die schwersten Begleitanämien sieht man bei Erkrankungen wie der rheumatoiden Arthritis, der Arteriitis temporalis, der Endocarditis lenta, der Colitis ulcerosa und dem Morbus Crohn oder der Tuberkulose, aber auch beim fortgeschrittenen Hodgkin-Lymphom und metastasierenden Karzinomen. Ihre Pathogenese ist vielschichtig und durch verschiedene Faktoren bedingt. So ist häufig die Erythrozytenlebensdauer durch extrakorpuskuläre Faktoren verkürzt, und die Erythrozytopoese durch ungenügende Erythropoetinbildung und Mangel an Nährstoffen für den Grad der Anämie unzureichend.

Bei **chronischen Lebererkrankungen** (Hepatitis, Zirrhose) wird bei etwa einem Viertel der Patienten eine Anämie beobachtet. Dabei lassen sich drei Anämieformen beobachten, wobei es in der Regel zu Überschneidungen der einzelnen Typen kommt:

- normo- und – bei konsekutivem Eisenmangel – hypochrome Anämien durch gastrointestinale Blutungen,
- hämolytische Anämien bei portaler Hypertension und Splenomegalie,
- hyporegeneratorische Anämien bei verminderter Erythropoese durch Eiweiß-, Vitamin-B_{12}- und Folsäuremangel.

Eine Sonderform der hepatogenen Anämien stellt das **Zieve-Syndrom** bei chronischen Alkoholikern dar: Es besteht eine Hämolyse mit starker Erhöhung der Blutfettwerte. Im Knochenmark sieht man neben einer Hyperregenation fettspeichernde Makrophagen mit vakuolisiertem Zytoplasma (Zieve-Zellen).

Bei **chronischen Nierenerkrankungen** ist eine Anämie in erster Linie Folge eines *Erythropoetinmangels*. Doch werden auch direkt *toxische Einflüsse von retinierten harnpflichtigen Substanzen* (z.B. Kreatin, Kreatinin, Harnstoff, Guanidinderivate, Phenole, aliphatische und aromatische Amine) auf die Erythropoese angenommen. Auch vermehrte Blutungen aus dem Magendarmtrakt und Blutverluste bei der Hämodialyse verstärken die Anämie. Als *weitere Faktoren* können ein Folsäuremangel, ein erhöhtes Plasmavolumen

(„Verdünnungsanämie“) und vor allem eine mehr oder weniger ausgeprägte Hämolyse sowie häufige Infekte als Anämieursache hinzutreten.

Bei **chronischen Entzündungen (Infekte, Autoimmunkrankheiten) und Neoplasien** ist die Anämie in erster Linie Folge eines *veränderten Eisenstoffwechsels:* Eisen wird vermehrt von den Zellen des Monozyten-Makrophagen-Systems phagozytiert und steht nicht mehr der Blutbildung zur Verfügung (innerer Eisenmangel). Wahrscheinlich wegen der allgemeinen Aktivierung des Monozyten-Makrophagen-Systems ist zudem die Erythrozytenlebensdauer leicht verkürzt. Außerdem werden bei chronischen Entzündungen und Tumorleiden *vermehrt Zytokine* (TNF-α und IFN-γ) gebildet, die einen hemmenden Einfluß auf die Erythrozytopoese haben. Auch konnte bei Tumorkranken ein erniedrigter Erythropoetinspiegel im Serum nachgewiesen werden. Schließlich kommt es bei fortgeschrittenen Tumorerkrankungen mit Knochenmarksmetastasierung und bei Hämoblastosen mit Knochenmarksbefall (CLL, PLL, Haarzell-Leukämie, akute Leukämien u.a.) zu einer Verdrängung der Erythrozytopoese im Knochenmark.

Anämien durch Suppression oder Aplasie der Erythrozytopoese

- Aplastische Anämien (Panmyelopathie, Fanconi-Anämie, kongenitale dyserythropoetische Anämien),
- Chronische isolierte aplastische Anämie (pure red cell anemia),
- Anämien im Rahmen chronischer Erkrankungen (s. S. 34),
- Anämien durch toxische Knochenmarkschädigung,
- Anämien durch Bestrahlung größerer Skelettabschnitte.

Aplastische Anämien (Panmyelophthise, Panmyelopathie)

Die aplastische Anämie ist mit einer Inzidenz von 5 Neuerkrankungen pro einer Million Einwohner pro Jahr eine seltene Erkrankung. Die **Ätiologie** ist weitgehend unbekannt. Etwa die Hälfte der Erkrankungen tritt ohne erkennbare Ursache auf, bei der anderen Hälfte ist ein zeitlicher Zusammenhang mit der Einnahme nicht obligat myelotoxischer Medikamente oder der Exposition mit bestimmten Chemikalien erkennbar. Es lassen sich *angeborene* von *erworbenen* Formen unterscheiden, wobei für die Klinik die erworbenen Formen weit wichtiger sind als die angeborenen. Aufgrund einer Produktions- und/oder Differenzierungsstörung hämatopoetischer Stammzellen im Knochenmark kommt es zu einer peripheren *Panzytopenie*, weshalb die Bezeichnung *Panmyelopathie* präziser ist und der Terminus *aplastische Anämie* auf die Krankheitsbilder beschränkt werden sollte, bei denen eine Anämie im Vordergrund der Erkrankung steht. Als **Leitsymptome und -befunde** der Panmyelopathie/aplastischen Anämie finden sich entsprechend der zugrundeliegenden allgemeinen Blutbildungsstörung im Knochenmark im peripheren Blut eine Anämie, Leukozytopenie und Thrombozytopenie mit den entsprechenden Symptomen und Befunden. (Übersicht bei Lang et al.[8])

Die erworbenen Erkrankungen lassen sich in zwei Gruppen unterteilen: die idiopathische oder primäre und die symptomatische oder sekundäre Form (Tab. 1.**8**). Immer liegt den aplastischen Anämien ein schwerer Defekt der Blutbildung zugrunde, von dem das Knochenmark und alle Organe mit potentieller hämatopoetischer Funktion (Milz, Leber usw.) betroffen sind. Die ungenügende Hämatopoese kann daher nicht von anderen Organen übernommen werden, wie das z.B. bei der Osteomyelosklerose (S. 181 f.) oder der Marmorknochenkrankheit (S. 183) der Fall ist. Nach ihrem Schweregrad wird die Erkrankung in 3 Subklassen eingeteilt, wobei 2 von jeweils 3 Kriterien erfüllt sein müssen. Sie sind in Tabelle 1.**9** dargestellt.

Tabelle 1.**8** Einteilung der erworbenen Formen der Panmyelopathien/aplastischen Anämien (nach Kaboth[9])

I. Idiopathische oder primäre Formen (aplastische Anämie, Panmyelophthise)
II. Symptomatische oder sekundäre Formen
   a) durch physikalische oder chemische Noxen, die bei genügender Dosierung obligat eine Knochenmarkhypo- bzw. -aplasie verursachen:
      1. ionisierende Strahlen
      2. Zytostatika
      3. Benzol
      4. andere toxische Substanzen (z.B. Arsenverbindungen, anorganische Goldpräparate usw.)
   b) durch Noxen, die fakultativ eine Knochenmarkhypo- bzw. -aplasie verursachen, unabhängig von Dauer der Exposition und der Dosis (aplastische Anämie, Panmyelophthise):
      1. chemische und medikamentöse Noxen (s. Tab. 1.**10**)
      2. infektiöse Noxen
   c) durch Wucherung neoplastischer Prozesse in den Knochenmarksräumen (Knochenmarkkarzinose, Knochenmarkinfiltration bei Leukämien und malignen Lymphomen)

Tabelle 1.**9** Subklassen der aplastischen Anämie

	Granulozyten	**Thrombozyten**	**Retikulozyten**
Mäßig schwere aplastische Anämie (MAA)	< 1 000/µl	< 50 000/µl	< 60 000/µl
Schwere aplastische Anämie (SAA)	< 500/µl	< 20 000/µl	< 20 000/µl
Sehr schwere aplastische Anämie (VSAA)	< 200/µl	< 20 000/µl	< 20 000/µl

Ätiologie und Pathogenese. Über die Ätiologie der aplastischen Anämie weiß man wenig. Die angeborenen Formen wie die Anämie vom Typ Fanconi (S. 42) sind hereditär und haben einen rezessiven Erbgang. Bei den erworbenen, idiopathischen Erkrankungen besteht keine Heredität. Zwar können verschiedene *chemische Substanzen* (Tab. 1.**10**) zu einer Knochenmarkschädigung mit Hypo- bis Aplasie der Hämatopoese führen, doch erkrankt lediglich ein relativ kleiner Teil der mit solchen Substanzen umgehenden Personen. Ausnahmen sind *ionisierende Strahlen* und einige wenige Substanzen (vor allem *Zytostatika, Immunsuppressiva* und *Benzol*), die in einer entsprechenden Dosierung regelmäßig eine Hypoplasie der Blutbildung hervorrufen. Etwa die Hälfte der Erkrankungen kann auf derartige *äußere Einflüsse* zurückgeführt werden, die restlichen Fälle müssen als *idiopathisch* angesehen werden.

Aplastische Anämien treten relativ häufig in *Beziehung zu anderen Krankheiten* auf. So sollen etwa 10 % der Erkrankungen in eine akute Leukämie übergehen. Besonders häufig wird dieser Übergang bei Patienten mit einem vollen Knochenmark beobachtet, was auch wiederum auf eine Verbindung zum myelodysplastischen Syndrom (S. 149 ff.) hindeutet. Auch im Zusammenhang mit *Infektionskrankheiten* kann eine aplastische Anämie auftreten, so bei Miliartuberkulose, Lues, Typhus, Kala-Azar, chronischer Malaria und schweren grippalen Infekten. Besonders schwere Krankheitsverläufe mit extrem schlechter Prognose werden im Zusammenhang mit der C-Virus-Hepatitis beobachtet.

Zur Pathogenese der aplastischen Anämien werden verschiedene Mechanismen diskutiert, von denen möglicherweise mehrere, vielleicht sogar gemeinsam die Erkrankung auslösen können. So muß bei der **infektiös-toxischen Schädigung** durch Viren, wahrscheinlich auch durch Bakterien und

Tabelle 1.**10** Potentiell knochenmarkschädigende Substanzen (*kursiv:* eindeutiger Zusammenhang; übrige: vereinzelte Beobachtungen) (nach Kaboth[9])

Acetazolamid
Acetophenetidin
Allopurinol
Amodiaquin-Hydrochlorid
Amphotericin B
Azetylsalizylsäure
Butazon
Captopril
Carbamazepin
Carbimazol
Chloramphenicol
Chlordiazepoxid-Hydrochlorid
Chlorothiazid
Chloroquin
Chlorpheniramin
Chlorpromazin
Chlorpropamid
Cimetidin
Colchicin
Dapsone
Diclofenac
Diphenylhydantoin sodium
Epinephrin
Ethosuximid
Flucytosin
Gamma-Benzen-Hexachlorid
Gold-Salze
Ibuprofen
Indomethacin
Indoprofen
Interferon
Lidocain
Lithium
Mepazin
Meprobamat
Mercurochrom
Methazolamid
Methicillin sodium
Methimazol
Methyldopa
Methylphenylhydantoin
Methylthiouracil
Methyprylon
Metolazon
Naproxen
Oxyphenbutazon
Penicillin
Penicillamin
Pentoxifyllin
Phenacemid
Phenantoin
Phenylbutazon
Piperazin
Potassium-Perchlorat
Primidon
Prochlorperazin
Propylthiouracil
Pyrilamin-Maleat
Pyrimethamin
Quinacrin-Hydrochlorid
Quinidin
Salizylamid
Streptomycin
Sulfadimethoxin
Sulfamethoxyaole-trimethoprim
Sulfamethoxypyridazin
Sulfaphenazol
Sulfathiazol
Sulfisoxazol
Sulfonamid
Sulindac
Thiacetazon
Thiocyanat
Tocainid
Tolbutamid
Trimethiadon

Protozoen, oder Chemikalien das Vorliegen konstitutioneller, möglicherweise **genetisch** begründeter Faktoren angenommen werden, da, wie oben bereits erwähnt, nur ein geringer Anteil der der Noxe exponierten Menschen erkrankt. Beispielsweise konnte bei der pathogenetisch vergleichbaren Agranulozytose eine enge Verbindung zwischen bestimmten MHC-Klasse-II-Antigenen und der myelotoxischen Wirkung von Clozapine[10] bzw. Methimazol[11] gezeigt werden. Dabei spielen **immunologische Mechanismen** eine wesentliche Rolle bei der Krankheitsentstehung. So wurden die in manchen Fällen nachgewiesenen Autoantikörper gegen die verschiedenen Knochenmarks- und Blutzellen (*antierythrozytäre, antigranulozytäre und antithrombozytäre Antikörper*) als Hinweis auf eine humorale Autoimmunpathogenese interpretiert. Doch ist es eher wahrscheinlich, daß diese Autoantikörper sekundär als Folge des vermehrten Zellzerfalls entstanden sind. Vielmehr scheinen zellvermittelte Autoimmunmechanismen die Krankheit hervorzurufen. So soll es nach einer These beispielsweise durch eine vermehrte Aktivität von zytotoxischen oder Suppressor-Lymphozyten zu einer zellulär-immunologischen Beeinträchtigung der Stammzellfunktion kommen. Dafür spricht, daß mononukleäre Zellen aus dem Blut oder Mark von Patienten mit aplastischer Anämie in der Zellkultur die Koloniebildung gesunder Knochenmarkszellen unterdrücken. Dabei scheinen Interferon-γ und der Tumor-Nekrosefaktor eine wesentliche Rolle zu spielen, indem sie zur Apoptose hämatopoetischer Stammzellen führen[12].

Klinisches Bild. Der **Krankheitsbeginn** ist meist schleichend, wobei die Patienten über unspezifische *Allgemeinsymptome* wie Mattigkeit, Kopfschmerzen, Übelkeit und Gewichtsabnahme klagen. Erst später treten die durch die Blutveränderungen bestimmten Symptome und Befunde auf. Das Vollbild der Erkrankung wird von **Krankheitszeichen** der *Anämie* (Hautblässe, Leistungsschwäche, Müdigkeit) beherrscht. Die *Leukozytopenie* führt zu einer vermehrten Infektions- und Entzündungsbereitschaft mit Schleimhautentzündungen und -ulzerationen (Stomatitis, nekrotisierende Anginen, Pharyngitis, Ösophagitis) und Entzündungen der Haut (Panaritien). Infolge der Thrombozytopenie kann es zu ausgeprägten hämorrhagischen Diathesen mit Zahnfleischblutungen, Menor- und Metrorrhagien, Hauthämatome und Purpura kommen. Die *Blutungsneigung* kann so stark sein, daß sie im Vordergrund des klinischen Bildes steht, in vielen Fällen ist dann eine Gehirnblutung die Todesursache.

Bei der **Untersuchung** des Patienten fallen in wechselnder Häufigkeit einzeln oder zusammen die Panzytopenie verursachten Symptome auf. Lymphknotenschwellungen und eine Vergrößerung der Leber gehören nicht zum typischen Bild der Erkrankung. Auch die Milz ist nur selten und dann nur geringfügig vergrößert. Auffallend große und derbe Milzschwellungen sind eher eine Seltenheit.

Laborbefunde. Im **Blutbild** findet sich eine meist *nomochrome normozytäre Anämie* mit schwerer Aniso- und *Poikilozytose* im Blutausstrich, eine *Neutropenie* (Leukozytopenie mit relativer Lymphozytose) und eine *Thrombozytopenie*. Die *Retikulozyten* sind als Ausdruck der eingeschränkten Knochenmarksleistung vermindert. Als Ausdruck der Anisozytose zeigt die Price-Jones-Kurve eine verbreiterte Basis, die Erythrozytenverteilungsbreite (RDW) liegt allerdings unter 15 %.

Das **Knochenmark** ist in der Mehrzahl der Fälle zellarm. Bei der Aspiration aus dem Sternum oder dem Beckenkamm wird zumeist nur Sinusblut oder gar kein verwertbares Material gewonnen (*Punctio sicca*). Auswertbare

Präparate zeigen mehr oder weniger stark ausgeprägt ein Vorherrschen retikulärer Zellen und kleiner Lymphozyten. Bisweilen können auch Plasmazellen und Gewebsbasophile relativ oder absolut vermehrt angetroffen werden. Hämatopoetische Vorstufen finden sich meist gar nicht oder allenfalls ganz vereinzelt (*aplastisches Mark*). Zytochemisch fällt meist ein hoher Index der alkalischen Leukozytenphosphatase auf, kernhaltige rote Vorstufen können eine positive PAS-Reaktion aufweisen. Häufig lassen sich mit der Eisenfärbung (Berliner Blau) vermehrt Siderozyten darstellen. Zur endgültigen Sicherung der Diagnose ist eine *Beckenkammbiopsie* unabdingbar: Das blutbildende Knochenmark findet sich im histologischen Präparat typischerweise weitgehend durch Fettmark ersetzt. Perivaskulär sieht man häufig herdförmige Lymphozyten- und Plasmazellinfiltrate sowie eine Vermehrung von Mastzellen als Zeichen einer humoralen oder zellulären Entzündung. Eine verstärkte Faserbildung ist in den frühen Krankheitsstadien normalerweise nicht anzutreffen; allerdings können in den späteren Stadien Retikulinfasern und kollagene Faserzüge vermehrt diffus oder fokal auftreten.

Von den **übrigen Laborbefunden** ist vor allem die stets stark beschleunigte *BSG* zu nennen. Das *Serumeisen* und das *Serumferritin* sind in der Regel erhöht. *Erythropoetin* ist sowohl im Plasma, als auch im Urin stark vermehrt nachweisbar. Auch das *Elektrophoresediagramm* zeigt Veränderungen, die bei anderen Anämien so nicht beobachtet werden: Mit zunehmender Verschlechterung der Anämie tritt eine Erhöhung der α_2-Globuline auf, ebenso ist die γ-Globulin-Fraktion in den meisten Fällen deutlich erhöht.

Differentialdiagnose. Die idiopathische aplastische Anämie muß differentialdiagnostisch von den symptomatischen Formen abgegrenzt werden. Mögliche Ursachen einer Panzytopenie sind:

- Angeborene aplastische Anämien,
- Erworbene aplastische Anämien, 1. primär idiopathisch, 2. sekundär symptomatisch (Tab. 1.**8** S. 36),
- Erkrankungen des Knochenmarks
  - Knochenmarksinfiltration bei Leukämien (aleukämische Leukose, S. 192),
  - Myelodysplastische Syndrome (MDS, S. 149 ff.),
  - Myeloproliferative Erkrankungen (Osteomyelofibrose und -sklerose [S. 181 ff.]),
  - Marmorknochenkrankheit (S. 183),
  - Knochenmarkinfiltration beim Plasmozytom (S. 369 ff.) und malignen Lymphomen (S. 296 ff.),
  - Knochenmarkskarzinose,
  - Speicherkrankheiten,
  - Mykobakteriosen des Knochenmarks (M. tuberkulosis, M. avium),
  - seltene granulomatöse Veränderungen (S. 240 ff.),
- Erkrankungen der Milz (Hypersplenismus, S. 59),

- Perniziöse Anämie (S. 21) und symptomatische megaloblastische Anämien (S. 31 ff.),
- Paroxysmale nächtliche Hämoglobinurie (S. 109 ff.),
- Autoimmunpanzytopenie (z.B. systemischer Lupus erythematodes).

Therapie. Eine **kausale Therapie** der aplastischen Anämien gibt es nicht. Bei allen Formen, bei denen eine schädigende Ursache der Knochenmarkserkrankung bekannt ist oder vermutet wird, muß diese zunächst beseitigt werden. Eine Behandlung mit *Immunsuppressiva* (Glukokortikoide, Zytostatika, Zyklosporin A und Antilymphozytenserum) kann die Erkrankung bessern. Auch *Androgene* (z.B. Metenolon, 2 mg/kg Körpergewicht p.o. über mindestens 3 Monate), evtl. in Kombination mit Immunsuppressiva, können zu einer Verbesserung der Blutbildung führen. Bei jüngeren Patienten muß eine *Knochenmarktransplantation* (S. 564 ff.) in Erwägung gezogen werden. In solchen Fällen sollte man sich mit der Substitution von Blutprodukten sehr zurückhalten, um eine Sensibilisierung und Immunisierung des Knochenmarksempfängers gegen fremde MHC-Antigene zu vermeiden und damit das Risiko einer Transplantatabstoßung oder Graft-versus-host-Reaktion zu reduzieren.

In vielen, besonders in schweren Fällen bleiben nur **supportive Maßnahmen**, um den Patienten zu helfen. *Bluttransfusionen* oder *Erythrozytenkonzentrate* sind in Abhängigkeit vom Alter des Patienten und dem von der Erkrankung beeinträchtigten Wohlbefinden, meist erst bei einem Hämoglobingehalt von unter 8 g/dl indiziert. Noch strenger sollte die Indikation für die Gabe von *Thrombozytenkonzentraten* gestellt werden, da trotz der Verwendung von blutgruppenidentischen Thrombozytenpräparaten regelmäßig schon nach 5–15 Übertragungen eine Immunisierung gegen MHC-Antigene erfolgt, wodurch der Erfolg der Thrombozytenkonzentrate gemindert oder zunichte gemacht wird. Daher sind Thrombozytentransfusionen nur bei schweren thrombozytopenischen hämorrhagischen Diathesen und besonderen Situationen wie beispielsweise Retinablutungen indiziert. Im übrigen sollten allgemeine blutstillende Maßnahmen mit Medikamenten, denen eine gefäßabdichtende Wirkung zugeschrieben wird, versucht werden (Vitamin C, Rutinpräparate, Kalzium und Glukokortikoide). Durch die häufigen, durch die Granulozytopenie verursachten Infekte ist immer wieder die Gabe von *Antibiotika* möglichst nach vorheriger bakteriologischer Austestung erforderlich. Dabei ist allerdings auch zu berücksichtigen, daß nicht wenige Antibiotika (z.B. Chloramphenicol, Penizillin, Streptomycin, Tetrazykline) eine Knochenmarksaplasie verursachen können (Tab. 1.**10**, S. 38). Daher sollten derartige Präparate nur nach strenger Prüfung der Anamnese und der Indikation gegeben werden.

Verlauf und Prognose. Je nach dem Verlauf der Erkrankung lassen sich *akute* und *chronische* Krankheitsbilder beobachten. Trotz intensiver symptomatischer Behandlung kann der *spontane Verlauf* **akuter Erkrankungen** innerhalb weniger Wochen oder Monate zum Tode führen. Er ist gekennzeichnet durch eine zunehmende Markverödung mit entsprechender Verschlechterung des peripheren Blutbildes. Auch eine konsequente Behandlung kann in der Mehrzahl der Fälle an diesem Verlauf nichts ändern. Die **chronischen Verläufe** können über mehrere Jahre beobachtet werden. Die *mittlere Überlebensdauer* (median survival) wird mit etwa 3 Jahren angegeben. Unter konservativer, d.h. weitgehend symptomatischer Behandlung wurde von mehreren Autoren die Remissionsquote auf 10–20 % veranschlagt, wobei bei sekundären arzneimittelbedingten Formen häufiger eine Remission erzielt wurde als bei den primären aplastischen Anämien. Die initialen klinischen Daten erlauben nur in beschränktem Maß eine Langzeitprognose. Als *ungünstige Zeichen* gelten ein akuter Beginn, eine ausgedehnte Hypo- und Aplasie im histologischen Bild, eine ausgeprägte Thrombo- und Granulozytopenie mit weiter fallender Tendenz oder eine von Beginn an bestehende schwere hämorrhagische Diathese.

Hereditäre aplastische Anämie mit multiplen Mißbildungen (Fanconi)

Diese seltene Erkrankung ist durch eine Panzytopenie, Knochenmarksaplasie und multiple Mißbildungen charakterisiert. Sie wird meist innerhalb der ersten acht Lebensjahre diagnostiziert.

Klinisches Bild. Bei den Kindern bestehen verschiedenartige, meist multiple Mißbildungen (Kleinwuchs, Schwachsinn, Mikroenzephalie, Mikrophthalmie, Stabismus, Ohrmißbildungen, Finger- und Zehenanomalien, Hypogenitalismus sowie Nierenmißbildungen). Die Haut der Patienten ist meist fleckig braun pigmentiert durch vermehrte Melaninablagerungen.

Laborbefunde. Im **Blutbild** findet sich eine meist normozytäre, gelegentlich auch makrozytäre Anämie und fast immer eine Granulozytopenie, während die Thrombozytenzahl normal oder allenfalls leicht erniedrigt ist. Im Blutausstrich fallen gelegentlich Target-Zellen, mitunter auch unreife rote oder weiße Vorstufen auf. In den Erythrozyten findet sich vermehrt HbF und das fetale i-Antigen. Das **Knochenmark** ist zellarm und fettreich, Makrophagen, Mast- und Plasmazellen können vermehrt sein. **Zytogenetisch** lassen sich gehäuft Chromosomenaberrationen nachweisen.

Therapie. Die Behandlung ist zunächst *palliativ* mit sparsamen **Bluttransfusionen**, um die Entwicklung einer Siderose möglichst hinauszuzögern. Auch empfiehlt sich immer ein Versuch mit anfangs hochdosierten *Glukokortikoiden*, wobei besonders die Kombination mit Androgenen bei längerer Behandlungsdauer gute Erfolge zeigen kann. Eine Heilung bezüglich der hämatologischen Befunde läßt sich mit einer *allogenen Knochenmarktransplantation* erzielen.

Verlauf. Der Verlauf der Erkrankung ist chronisch progredient, etwa die Hälfte der Patienten stirbt innerhalb von 10 Jahren nach der Diagnosestellung. Durch die Anämie sind häufige Bluttransfusionen erforderlich mit der Folge einer Transfusionssiderose. Bei einer Granulo- und Thrombozytopenie besteht die Gefahr interkurrenter Infekte bzw. hämorrhagischer Diathesen. Auffallend ist die Häufung von Leukämien in Familien mit Fanconi-Erkrankungen. Bei über 10 % der Kranken selbst tritt eine myeloische Leukämie auf.

Kongenitale dyserythropoetische Anämien

Bei diesen Erkrankungen handelt es sich um seltene, ätiologisch und pathogenetisch nicht vollständig geklärte, therapieresistente Anämien mit einer hochgradig ineffektiven Erythrozytopoese, charakteristischen morphologischen Veränderungen der Erythroblasten und leicht verkürzter Erythrozytenlebenszeit.

Ätiologie und Pathogenese. Bei diesen Erkrankungen ist noch vieles ungeklärt. Familiäre Häufungen deuten auf eine autosomal rezessive Vererbung hin. Pathogenetisch wird eine DNS-Synthesestörung angenommen.

Klinisches Bild. Die Krankheit wird in der Regel bei Kindern und Jugendlichen manifest. Im Vordergrund stehen die Erscheinungen der Anämie, wie Hautblässe und herabgesetzte körperliche Leistungsfähigkeit. Weiterhin besteht meist ein leichter Sklerenikterus. Später kann es zu einer allgemeinen Siderose mit Hautpigmentierungen, Diabetes mellitus, Herzmuskelinsuffizienz usw. kommen.

Laborbefunde. Das **Blutbild** zeigt eine normo- oder leicht hyperchrome (makrozytäre) Anämie. Leukozyten und Thrombozyten sind nicht gesetzmäßig verändert. Oft besteht eine Granulozytopenie. Im *Blutausstrich* finden sich eine Aniso- und Poikilozytose, basophile Tüpfelung und Cabot-Ringe. Die Retikulozytenwerte sind meist leicht erhöht.

Wegweisend ist der **Knochenmarksbefund**. Dabei können verschiedene Krankheitstypen unterschieden werden:

- **Typ I** zeigt megaloblastoide Kernveränderungen innerhalb der Erythrozytopoese. Typisch sind *feine Chromatinbrücken*, die die Kerne voneinander getrennter Erythroblasten miteinander verbinden.

- **Typ II** ist durch die Vielkernigkeit der Erythroblasten charakterisiert. In etwa 15–20 % aller Erythroblasten finden sich 2 bis 4 Kerne, vorwiegend in den reiferen Zellformen.
- **Typ III** zeigt diese Vielkernigkeit auch schon bei den jüngeren roten Vorstufen. Darüber hinaus ist eine Tendenz zur Bildung von Riesenzellen (Gigantoblasten) typisch.

Bei allen Formen können die Sideroblasten leicht vermehrt sein.

Unter den **übrigen Laborbefunden** finden sich ein deutlich erhöhtes Serumeisen und ein mäßig vermehrtes Bilirubin.

Therapie. Eine erfolgversprechende Therapie ist nicht bekannt. Die Splenektomie bringt keine eindeutige Besserung. Mit Bluttransfusionen sollte man wegen der Gefahr der Organsiderose zurückhaltend sein. Bei fortgeschrittener Siderose kommt eine Behandlung mit Desferrioxamin (S. 574) in Betracht.

Prognose. Diese richtet sich nach dem Ausmaß der Störung und kann relativ gut sein.

Chronische erworbene Erythroblastophthise (aplastische Anämie, Pure red cell anemia)

Von der *aplastischen Anämie*, unter der im hämatologischen Sprachgebrauch in der Regel die Panmyelopathie oder Panmyelophthise verstanden wird, läßt sich die *Erythroblastophtise* abgrenzen, die durch eine isolierte Insuffizienz der Erythrozytopoese charakterisiert ist. Die übrige Hämatopoese ist völlig intakt. Nach dem Krankheitsverlauf unterscheidet man akute und chronische Formen. Akut einsetzendes, zeitlich begrenztes Versagen der Erythropoese ist vor allem bei Kindern, meist nach Viruskrankheiten und hier besonders nach Infekten mit Parvoviren häufig. Die chronischen angeborenen Erkrankungen (*Blackfan-Diamond-Anämie*) sind wie die chronischen erworbenen Formen des Erwachsenenalters (*chronische erworbene Erythroblastophthise*) eher selten.

Hämatologisch zeichnet sich die chronische erworbene Erythroblastophthise, die vor allem im Erwachsenenalter auftritt, durch eine Anämie mit vollständigem oder fast vollständigem Fehlen von Retikulozyten im peripheren Blut bei normalen Granulo- und Thrombozytenzahlen aus.

Ätiologie und Pathogenese. Man unterscheidet zwischen primären idiopathischen und sekundären Formen, die im Verlauf von Infektionen, Kollagenosen, Neoplasien (z.B. chronische lymphatische Leukämie) oder durch medikamentöse oder chemische Noxen auftreten. Diese sekundären Erkrankungen bessern sich in der Regel mit der erfolgreichen Behandlung der Grunderkrankung oder, wenn die auslösende Noxe eliminiert ist.

Pathogenetisch liegen der Erkrankung Autoimmunprozesse zugrunde. Bei etwa der Hälfte der Patienten lassen sich IgG-Antikörper nachweisen, die in vitro die Proliferation erythropoetischer Stammzellen hemmen oder Erythropoetin neutralisieren; auch scheint eine zellvermittelte Hemmung der Erythropoese durch Suppressor-Lymphozyten eine Rolle zu spielen.

Klinisches Bild. Das Krankheitsbild ist subjektiv beherrscht von auf die Anämie zurückzuführenden Symptomen, sein Beginn schleichend. Als Folge der Anämie ist die Farbstoffausscheidung im Stuhl und Urin herabgesetzt, das Blutserum hat ähnlich wie bei der Eisenmangel- und sonstigen aplastischen Anämien eine auffallend helle Farbe. Weitere richtungsweisende Befunde werden bei der klinischen und Laboruntersuchung nicht erhoben. Bei einem Teil der Patienten läßt sich ein Thymustumor nachweisen, nach dessen Extirpation die Anämie teilweise oder ganz verschwinden kann. (Die pathogenetische Beziehung zwischen dem Thymus und Erythropoese ist jedoch bis heute nicht geklärt.)

Laborbefunde. Im Knochenmark ist das Fehlen sämtlicher erythropoetischer Vorstufen typisch, während der übrige Markbefund meist uncharakteristisch ist.

Therapie. Die Therapie der kongenitalen Anämie besteht zunächst in der Gabe von *Glukokortikoiden* und *Anabolika*. Wenn diese Behandlung keinen Erfolg zeigt oder wenn die Nebenwirkungen bei einer Langzeitbehandlung nicht toleriert werden, sollte sie auf Zyklosporin A umgestellt werden. *Zyklosporin A* ist auch das Mittel der ersten Wahl bei der erworbenen idiopathischen Erythroblastophthise. Im Falle einer Resistenz gegen dieses Medikament kann bei Erwachsenen die weitere Behandlung mit Zyklophosphamid und Preniso(lo)n durchgeführt werden, bei Kindern und Jugendlichen, denen alkylierende Substanzen wegen ihrer Kanzerogenität nicht gerne gegeben werden, ist die Therapie mit Antithymozytenglobulin (ATG) vorzuziehen. Bei Patienten mit Immundefekten, insbesondere bei Vorliegen einer Parvo-Virus-Infektion, ist die Gabe von Immunglobulinen in hoher Dosierung (400 mg/kg Körpergewicht an 5 aufeinanderfolgenden Tagen) als Infusion indiziert.

Anämien durch toxische Knochenmarkschädigung

Diese Form der aplastischen Anämie wird durch eine direkte Schädigung des Knochenmarks durch *toxische Substanzen* hervorgerufen. Solche Substanzen sind Benzol, Zytostatika (Cytarabin, Hydroxyurea, Cladribin, Fludarabin, Methotrexat u.a.), antiretrovirale Substanzen (Zidovudin, Didanosin, Zalcitabin u.a.), Arsenverbindungen, Goldpräparate und auch Alkohol. Sie unterscheidet sich ätiologisch und pathophysiologisch von der aplastischen Anämie, der ein idiopathischer oder durch verschiedene Noxen ausgelöster Immunpathomechanismus zugrunde liegt (S. 72). Im Gegensatz zu dieser Form tritt hier die Schädigung der Hämatopoese *konstant* und *dosisabhängig* auf.

Das **klinische Bild** entspricht dem der Panmyelopathie (S. 39).

Laborbefunde. Das **Blutbild** zeigt eine mehr oder weniger ausgeprägte *normo-* oder häufiger noch *hyperchrome makrozytäre Anämie.* Dazu treten meist später eine Thrombo- und Leukozytopenie, bei der auch die Lymphozyten als Ausdruck einer *Mitschädigung des lymphatischen Systems* vermindert sind. Im **Knochenmark** sieht man eine *Linksverschiebung* der Granulo- und Erythropoese und Reifungsstörungen, wobei die roten Vorstufen megaloblastisch bzw. megaloblastoid verändert sind. Plasmazellen, Makrophagen und Gewebsbasophile sind oft vermehrt anzutreffen. In fortgeschrittenen Stadien findet sich dann eine *Hypo- bzw. Aplasie* der Hämatopoese.

Therapie. Die Therapie besteht zunächst darin, die Einwirkung der auslösenden *Noxe* zu unterbinden. Wo sie aus therapeutischen Gründen appliziert wurde, muß eine sorgfältige Nutzen-Schaden-Abwägung erfolgen. Je nach dem Ausmaß der Erkrankung müssen auch die bei der aplastischen Anämie schon beschriebenen *supportiven Maßnahmen* (S. 41) zur Anwendung kommen.

Verlauf und Prognose. Verlauf und Prognose sind abhängig von der auslösenden Noxe und vom Ausmaß der Erkrankung. So findet sich die ganze Bandbreite zwischen irreversiblen Schäden bis zu einer völligen Normalisierung der Hämatopoese.

Anämien durch Bestrahlung größerer Skelettabschnitte

Ätiologie und Pathogenese. In ähnlicher Weise wie chemische Noxen schädigen ionisierende Strahlen (Röntgen-, Neutronen- und γ-Strahlen) die Hämatopoese. Das Ausmaß der Strahlenschädigung hängt von der **Strahlenart** und der **Strahlendosis** ab. Die *korpuskulären α- und β-Strahlen* haben im Gewebe nur eine geringe Reichweite von Millimeterbruchteilen bis zu einigen Millimetern; sie können also nur bei Inkorporation radioaktiver Isotope wirksam werden. Die *γ- und Neutronenstrahlen* haben dagegen sehr viel größere Reichweiten, die von der Emissionsenergie der Strahlenquelle abhängen. γ-Strahlen können den Körper durchdringen und sind daher wesentlich gefährlicher. Wegen ihrer hohen Proliferationsrate sind die hämatopoetischen Stammzellen besonders strahlensensibel und gefährdet. Die Zellschädigung kommt hier, wie auch bei anderen Geweben, zum Ausdruck in einem *Mitosestopp* mit nachfolgender morphologischer Veränderung der Zellstruktur und dem Untergang der Zelle. Niedrigere nicht zum Zelltod führende Strahlendosen können Veränderungen im Genom der Zelle und damit deren maligne Entartung hervorrufen, wovon in besonderem Maße auch die hämatopoetischen Zellen betroffen sind, wie die Zunahme der Inzidenz chronischer Myelosen nach den Atombombenexplosionen in Japan zeigte.

Klinisches Bild. Im Rahmen einer Strahlentherapie treten in Abhängigkeit von der Strahlendosis und der bestrahlten Region innerhalb von 2–4 Wochen die ersten Symptome der **Strahlenkrankheit** auf: Anämie, Leuko- und Thrombozytopenie sowie lokoregionäre Nebenwirkungen wie Durchfall, Erbrechen, Schleimhautdefekte, Schluckstörungen, Haarausfall, Allgemeininfektionen mit Fieber usw. Durch rechtzeitige symptomatische Behandlung mit Blutderivaten, Flüssigkeits- und Elektrolytinfusionen sowie Antibiotika lassen sich die Beschwerden mildern.

Laborbefunde. Das **Blutbild** zeigt nach einer Strahlenschädigung ein charakteristisches Verhalten. Schon wenige Stunden nach einer Ganzkörperbestrahlung, beispielsweise zur Vorbereitung auf eine Knochenmarktransplantation kommt es zu einem *Abfall der Lymphozyten*, wobei der Tiefpunkt nach etwa drei Tagen erreicht wird. Die *Granulozyten* steigen zunächst kurzfristig an, um dann innerhalb von ungefähr 6–10 Tagen auf den Nadir abzufallen. Die Erholung erfolgt nur sehr langsam und zögerlich. Die *Erythrozyten* bleiben die ersten Tage konstant, sinken nach 6–8 Tagen langsam ab und steigen noch langsamer als die weißen Blutkörperchen wieder an.

Das **Knochenmark** zeigt auf dem Höhepunkt der Strahlenkrankheit ein charakteristisches zytologisches und histologisches Bild. Es ist sehr zellarm, hämatopoetische Vorstufen werden kaum noch angetroffen, und es finden sich nur noch einige Makrophagen und wenige Plasmazellen. *Histologisch* zeigen die bindegewebigen Strukturen Verquellungen, die Blutgefäße initial oft Thrombosierungen oder Verquellungen der Gefäßwand, die zur Hyaliniesierung und schließlich zur Fibrosierung des Markraums führen können.

Anämien durch Verdrängung der normalen Erythrozytopoese

Der Vollständigkeit halber sollen diese sekundären Anämien an dieser Stelle kurz erwähnt werden. Es handelt sich hier um eine Gruppe von Anämien bzw. Panzytopenien, die darauf zurückzuführen sind, daß im Rahmen einer anderen **Grunderkrankung** das Knochenmark von pathologischen Zellen „überwuchert" wird. Dabei kann es sich um Zellen handeln, die auch normalerweise im Knochenmark anzutreffen sind und maligne entartet die normale Hämatopoese verdrängen oder in das Knochenmark eingewandert sind. Die Erkrankungen wurden weitgehend an anderer Stelle dieses Buches besprochen. Die **Diagnose** wird, soweit sie nicht bei einer bekannten Grunderkrankung (Karzinome, maligne Lymphome, Plasmozytom u.a.) schon feststeht, durch Knochenmarkspunktion gesichert. Dabei ist eine histologische Untersuchung der zytologischen in der Regel vorzuziehen, da es sich zumeist um herdförmige Infiltrationen handelt, die sich der Aspiration entziehen. Die **Therapie** besteht in der Behandlung der Grunderkrankung.

Sideroblastische (sideroachrestische) Anämien

Den ätiologisch und pathogenetisch *heterogenen Formen* der sideroblastischen oder sideroachrestischen Anämien ist ein Defekt in der Hämsynthese gemeinsam, bei der Einbau von Eisen in Protoporphyrin gestört ist. Das Eisen gelangt noch in die roten Vorstufen und wird hauptsächlich in den Normablasten perinukleär in freier Form, in Lysosomen und Mitochondrien abgelagert. Diese Zellen werden aufgrund ihres charakteristischen Aussehens als *Ringsideroblasten* bezeichnet und sind pathognomonisch für die sideroblastischen Anämien. Die Erythrozytopoese ist ineffektiv. Das nicht verwertete, überschüssige Eisen wird in den Zellen des MMS (S. 238 ff.) und in parenchymatösen Organen abgelagert (*sekundäre Siderose*). Man unterscheidet angeborene und erworbene, idiopathische und sekundäre Formen (Tab. 1.**11**). Einen differentialdiagnostischen Überblick über verschiedene Formen sideroblastischer Anämien gibt Tab. 1.**12**.

Kongenitale sideroachrestische Anämie (Anaemia hypochromica sideroachrestica hereditaria)

Charakteristisch ist eine meist hypochrome mikrozytäre Anämie, die mit einem deutlich erhöhten Serumeisenwert und einer Vermehrung des Ferritins im Serum einhergeht.

Ätiologie. Die Erkrankung ist sehr selten, es sind fast ausschließlich Männer betroffen, während Frauen als Überträgerinnen in Frage kommen (X-chromosomal rezessiver Vererbungsmodus).

Klinisches Bild. Die Patienten sind zunächst über viele Jahre wegen der nur leichten Anämie weitgehend beschwerdefrei. Außer einer typischen fahlgelben Blässe findet sich bei ihnen höchstens eine leichte Hepato- und Splenomegalie. Erst in späteren Jahren treten Symptome und Befunde auf, die ei-

Tabelle 1.**11** Einteilung der sideroblastischen Anämien (nach Kaboth[13])

Hereditäre Form (X-chromosomal rezessiv, sehr selten)

Erwobene Formen
- primär (idiopathisch): vergleiche Myelodysplastisches Syndrom, S. 149ff.
- sekundär:
  - Pyridoxinmangel- und pyridoxinsensible Anämien
    Vitamin-B_6-(Pyridoxin-)Mangel
    medikamentenabhängig (z.B. INH, Cycloserin)
    alkoholinduziert
  - Störung der Hämoglobinsynthese
    Bleiintoxikation
    Folsäure-Vitamin-B_{12}-Mangel
    Alkoholismus
    erythropoetische Porphyrie

nerseits durch die Anämie, andererseits durch die zunehmende Hämochromatose mit ihren Komplikationen (Leberparenchymschaden, Diabetes mellitus, Pankreas- und Herzinsuffizienz) hervorgerufen werden. Durch das Ausmaß der Hämochromatose sind auch der Verlauf und die Prognose vorgegeben.

Laborbefunde. Das **Blutbild** zeigt die schon erwähnte meist hypochrome mikrozytäre Anämie bei oft noch normaler Erythrozytenzahl und erniedrigtem Hämoglobinwert, wobei im Blutausstrich eine Aniso- und Poikilozytose neben einzelnen Target-Zellen auffallen. Die Retikulozytenzahl ist normal bis leicht erhöht. Die osmotische Resistenz ist im allgemeinen stark verbreitert. Die Leuko- und Thrombozyten sind qualitativ und quantitativ unauffällig.

Im **Knochenmark** findet sich eine stark gesteigerte, ineffektive Erythropoese, wobei alle kernhaltigen Vorstufen bei weitgehend normaler Morphologie deutlich vermehrt sind. Nur selten finden sich megaloblastoide Veränderungen. Typisch für alle sideroblastischen Anämien sind die in der Berliner-Blaufärbung dargestellten oft ringförmig um den Kern von Normoblasten angeordneten *Eisengranula*, die den Ringsideroblasten ihren Namen gaben. Auch in den Retikulumzellen läßt sich oft eine Eisenspeicherung nachweisen.

Unter den **übrigen Laborwerten** fällt das regelmäßig auf Werte über 180 µg/dl (32 µmol/l) erhöhte Serumeisen bei ebenfalls erhöhtem Ferritin und erniedrigtem Transferrin auf. In den Erythrozyten sind die Kopro- und Protoporphyrine vermehrt. Im Urin läßt sich eine gesteigerte Ausscheidung von Urobilin, Koproporphyrin und δ-Aminolävulinsäure nachweisen.

Tabelle 1.**12** Differentialdiagnostische Kriterien zur Abgrenzung von Erythrämie und verschiedenen Formen sideroachrestischer Anämien (nach *Lennert* u. *Oerkermann*[14])

	Erythrämie	**Idiopath. sideroachrestische Anämie**	**Thalassämie**	**Bleianämie**	**Panmyelopathien**	**Pyridoxinmangel**
Erythropoese:	gesteigert, qualitativ verändert (megaloblastische Veränderungen, Riesenformen, Polyploidie, Doppelkernigkeit)	gesteigert, qualitativ nicht verändert (ganz selten megaloblastische Veränderungen)	gesteigert mit dem Bild einer Hämolyse. Bei Th. major auch megaloblastische Veränderungen	anfangs gesteigert, später evtl. reduziert; basophile Tüpfelung der Erythrozyten, Mitosestörungen der Erythroblasten	anfangs oft gesteigert, später fast immer reduziert, megaloblastische Veränderungen	gesteigert, morphologisch nicht verändert
Sideroblasten:	vermehrt	stark vermehrt über 80 %, besonders Ringformen	leicht vermehrt, pathologische Ringformen selten	stark vermehrt	vermehrt	stark vermehrt
Siderozyten:	vermehrt	stark vermehrt	leicht vermehrt	stark vermehrt	vermehrt	stark vermehrt
PAS-Reaktion:	meist über 50 % der roten Vorstufen, starke Aktivität vorwiegend der Normoblasten	nur vereinzelt geringe Aktivität der Normoblasten	nur vereinzelt	nur vereinzelt	nur vereinzelt	nur vereinzelt
ALP:	erhöht	niedrig-normal	normal	normal	normal bis erhöht	normal
Kernhaltige Vorstufen im Blut:	stets vorhanden	nicht oder äußerst selten vorhanden	selten vorhanden	selten vorhanden	selten vorhanden	nicht oder vereinzelt vorhanden

Fortsetzung Tabelle 1.12

	Erythrämie	Idiopath. sideroachrestische Anämie	Thalassämie	Bleianämie	Panmyelopathien	Pyridoxinmangel
Extramedulläre Blutbildung:	vorhanden	fehlt	fehlt	fehlt	z.T. vorhanden	fehlt
Porphyrinstoffwechselstörung:	ähnlich wie erworbene idiopathische sideroachrestische Anämie	hereditär: Ery-Koproporphyrin erhöht, Ery-Protoporphyrin normal erworben: Ery-Protoporphyrin stark erhöht, Koproporphyrin gering erhöht	Ery-Protoporphyrin erhöht, Ery-Koproporphyrin gering erhöht	extrem erhöhte δ-Aminolävulinsäureausscheidung im Harn: vermehrte Ausscheidung von Koproporphyrin in Stuhl und Harn	verschiedene Störungen der Porphyrinsynthese, Porphyrine in Erythrozyten und Harn erhöht, besonders bei Panmyelopathien hohe δ-Aminolävulinsäureausscheidung (bis über 10 mg/d)	Ery-Protoporphyrin und übrige Porphyrinvorstufen erniedrigt
Siderose bzw. sekundäre Hämochromatose:	fehlt, nach zahlreichen Bluttransfusionen evtl. vorhanden	stets vorhanden	vorhanden	vorhanden	vorhanden	vorhanden
Verlauf:	Monate bis zu ca. 2 Jahren	bis zu ca. 10 Jahren und länger	Jahre	Jahre, nach Ausschalten der Intoxikation Heilung möglich	Monate bis zu ca. 2 Jahren	Jahre, durch Vitamin-B_6-Zufuhr prompte Heilung

↓

Fortsetzung Tabelle 1.**12**

	Erythrämie	Idiopath. sidero-achrestische Anämie	Thalassämie	Bleianämie	Panmyelopathien	Pyridoxinmangel
Besonderheiten:	klinisch meist schweres Krankheitsbild mit Infekt- und Blutungsneigung	Serumferritin meist erhöht	HbF oder HbA_2 stets erhöht, Hämolyse, Target-Zellen, Serumferritin bei homozygoten Kranken erhöht, bei heterozygoten normal	Bleisaum, erhöhter Bleigehalt in Blut und Harn, Hämolyse	klinisch meist schweres Krankheitsbild, Infekt- und Blutungsneigung	andere Symptome des Vitamin-B_6-Mangels
Tryptophanbelastungstest:	–	meist normal	–	–	–	pathologisch

Therapie. Eine *kausale* Behandlungsmöglichkeit der hereditären sideroblastischen Anämie besteht nicht. Um eine weitere Eisenüberladung zu vermeiden, soll die weitere exogene Eisenzufuhr so niedrig wie nur möglich gehalten werden. Die Indikation für Bluttransfusionen ist daher sehr eng zu stellen, orale oder gar parenterale Eisenmedikation sind streng kontraindiziert. Eine Eisenentlastung kann durch eine *Aderlaßbehandlung*, wenn das Ausmaß der Anämie dies zuläßt, oder durch die subkutane oder langsame intravenöse Infusion von *Deferoxamin*, das Eisen bindet und über die Nieren ausscheidet, über mehrere Stunden erreicht werden. Bei einem Teil der Patienten bessert sich das Blutbild nach der Gabe hoher Dosen *Pyridoxin* (Vitamin B_6), auch wenn ein Pyridoxinmangel nicht nachgewiesen ist, oder gelegentlich auch durch Vitamin C oder Folsäure.

Pyridoxinsensible Anämien

Pyridoxin (Pyridoxal-6-Phosphat, Vitamin B_6) ist ein Koenzym bei der Verbindung von Glyzin und Sukzinylkoenzym A, dem ersten Schritt der Hämsynthese. Sein Mangel führt zu einer Störung der Porphyrinsynthese.

Es lassen sich drei Gruppen pyridoxinsensibler Anämien unterscheiden:

- Der echte, alimentäre Mangel an Vitamin B_6, das sich in geringer Konzentration in verschiedenen tierischen und pflanzlichen Geweben, höherdosiert in Hefe, Getreidekeimlingen und Leber findet, ist beim Menschen selten. Klinische Zeichen der A- und Hypovitaminose sind dystrophische Hautveränderungen, Mundwinkelrhagaden, Glossitis und periphere Neuropathien. Bei längerer Dauer des Vitaminmangels kann es auch zu einer Siderose und sekundären Hämochromatose kommen. Schon kleine Dosen Vitamin B_6 führen zu einer raschen Besserung der Symptome.
- In dieser Gruppe werden die Formen der erworbenen, idiopathischen sideroblastischen Anämien zusammengefaßt, die ohne klinische Symptome einer A- oder Hypovitaminose bei normalem Pyridoxin-Wert im Serum auf die Behandlung von Vitamin B_6, allerdings in hoher Dosierung (bis 500 mg parenteral pro Tag) ansprechen.
- Eine Reihe durch Medikamente (wie beispielsweise das Antituberkulotikum INH) und Chemikalien ausgelöste sideroachrestischer Störungen, die bis zur Entstehung einer sideroblastischen Anämie führen können, läßt sich durch prophylaktische Gabe von Vitamin B_6 bessern.

Bleianämie

Die Bleianämie ist eine toxisch bedingte hämolytische Anämie mit einer Störung der Hämsynthese und gilt als Prototyp der erworbenen sideroachrestischen Anämie. Blei blockiert verschiedene Enzyme der Porphyrin- bzw. Hämsynthese.

Klinisches Bild. Das klinische Bild der durch eine chronische Bleiintoxikation hervorgerufenen Anämie ist gekennzeichnet durch eine charakteristische hochgradige Blässe. Typisch ist auch das Auftreten eines Bleisaums an den Zahnfleischrändern. Im weiteren Verlauf kommt es meist zu starken Darmkoliken mit bis zu 10 Tage andauernden Obstipationen, zu neurologischen Störungen, besonders in Form von Radialisparesen, und psychischen Veränderungen (Encephalopathia saturnina) sowie gelegentlich zu Nierenschädigungen.

Das seltene Bild der *akuten Bleivergiftung* geht mit den Zeichen einer akuten Hämolyse einher. Auch sind die klinischen Symptome seitens des Magen-Darm-Trakts, des ZNS (Schlaflosigkeit, Schwindel, Muskeltremor und -zuckungen bis zu epileptiformen Krämpfen) und der Nieren stürmischer als bei der *chronischen Vergiftung.*

Laborbefunde. Das **Blutbild** zeigt eine *normo- bis hypochrome Anämie.* Als charakteristische Veränderung sieht man im Blutausstrich zahlreiche basophil getüpfelte Erythrozyten, daneben einzelne kernhaltige rote Vorstufen sowie gelegentlich Jolly-Körperchen und Cabot-Ringe. Die Retikulozytenzahl ist in Abhängigkeit vom Ausmaß der Hämolyse mehr oder weniger stark erhöht. Die Leukozyten können im Anfangsstadium vermehrt sein, die Thrombozytenzahl ist meist normal.

Im **Knochenmark** sieht man zunächst eine sehr deutliche Steigerung der Erythropoese, daneben doppelkernige Vorstufen und Mitosestörungen der Erythroblasten. Die Anzahl der Sideroblasten und auch der Siderozyten ist erhöht. In späteren Stadien kann der Zellgehalt des Marks jedoch als Folge der zunehmenden toxischen Einwirkung des Bleis zurückgehen. Gleichzeitig damit kommt es zu einem Rückgang der Retikulozytenzahlen und der basophil getüpfelten Erythrozyten im peripheren Blut.

Unter den **übrigen Laborbefunden** fallen im Serum die auf eine Hämolyse hinweisenden Parameter (erhöhtes Bilirubin, erniedrigtes Haptoglobin), erhöhtes Serumeisen und Ferritin sowie ein erniedrigtes Transferrin auf. Leitbefund ist die extrem erhöhte δ-Aminolävulinsäure-Ausscheidung im Urin. Außerdem finden sich im Blut und Urin erhöhte Bleiwerte.

Therapie. Die Therapie der chronischen Bleiintoxikation hat zum Ziel, das Blei möglichst rasch aus dem Körper zu entfernen. Das Mittel der ersten Wahl ist *Kalzium-EDTA* (Kalzium-Dinatrium-Ethylendiamintetraazetat), wovon 20 mg/kg/d als i.v.-Infusion in 500 ml 5 %iger Glucose- oder Lävulose-Lösung an 3 aufeinanderfolgenden Tagen gegeben wird, gefolgt von einer dreitägigen Pause. Diese Behandlung wird 5–10mal durchgeführt. Zu beachten ist dabei, daß die Substanz einen Nierenschaden hervorrufen kann, weshalb die Behandlung beim Auftreten einer Albuminurie unterbrochen werden muß. Weitere Substanzen, die zur Bleielimination zur Verfügung stehen, sind Natriumzitrat (täglich 20 g per os in 3–4 Einzeldosen über 20–30 Tage), 2,3-Dimerkaptosukzininsäure (DMS) und D-Penicillamin.

Weitere, die Hämsynthese schädigende Substanzen

Sideroachrestische Störungen werden auch unter der Behandlung mit verschiedenen Medikamenten beobachtet. So treten Eisenverwertungsstörungen unter Langzeitbehandlung mit den Antituberkulotika INH und Zykloserin auf, aber auch bei längerer Einnahme der Analgetika Parazetamol und Phenazetin, das allerdings bei uns nicht mehr im Verkehr ist. Auf unterschiedliche Weise greifen auch andere Substanzen, die ohne Anspruch auf Vollständigkeit in Tab. 1.**13** aufgeführt sind, störend in die Hämsynthese ein.

Tabelle 1.**13** Die Hämsynthese störende Substanzen (nach *Gajdos* u. *Gajdos-Török*[15])

Substanz	Porphobilinogensynthese aus δ-ALS	Porphyrinsynthese aus Porphobilinogen
Natriumcyanid	Hemmung	Hemmung
Novarsenobenzol	Hemmung	Hemmung
Malonsäure	Hemmung	Hemmung
α-Ketoglutarsäure	Hemmung	Hemmung
Adenosintriphosphorsäure	Hemmung	Aktivierung
Natriumfluorid	Hemmung	keine Hemmung
Monojodessigsäure	Hemmung	Aktivierung
Phloridzosid	Aktivierung	Hemmung
atmosphärischer Stickstoff	keine Hemmung	Hemmung

Andere, seltene Störungen der Erythropoese

Hereditäre Orotazidurie

Die hereditäre Orotazidurie stellt eine seltene Form der megaloblastischen Anämien dar. Ihr liegt eine autosomal dominant vererbte Störung des Pyrimidinstoffwechsels zugrunde, bei der die Umwandlung von Orotsäure zu Uridin-5-Phosphat blockiert ist. (Ähnliche Störungen können auch unter der Medikation mit 6-Azauridin beobachtet werden.)

Das **klinische Bild** ist gekennzeichnet durch eine erhöhte Infektanfälligkeit und Wachstumsverzögerung. Im **Blutbild** finden sich eine *normo- oder* *hypochrome Anämie* mit ausgeprägter Anisozytose und eine Leukozytopenie, im **Knochenmark** typische megaloblastische Veränderungen. Im **Urin** werden große Mengen Orotsäure nachgewiesen. **Therapeutisch** ist das Krankheitsbild gegenüber Vitamin B_{12} refraktär, doch läßt sich eine Rückbildung der zytologischen, chemischen und klinischen Veränderungen nach der Gabe von Uridin beobachten. Diese hält jedoch nur so lange an, wie Uridin verabfolgt wird.

Formiminotransferasemangel

Ätiologie und Pathogenese. Ein hereditärer Mangel an Formiminotransferase führt zu einer Störung des Folsäurestoffwechsels, bei der die Tetrahydrofolsäure-(FH_4-)anhängige Umwandlung von Formiminoglutaminsäure (FIGLU) zu Glutaminsäure blockiert ist.

Klinisches Bild. Bei den Patienten manifestiert sich schon in früher Kindheit eine geistige Retardierung.

Laborbefunde. Bei einem Teil der Fälle findet sich im **Blutbild** eine *megaloblastische Anämie*, die schon bei der Geburt nachweisbar ist, und im **Knochenmark** neben der Megaloblastose eine Vermehrung von Ringsideroblasten. Im **Serum** ist die Folsäure, und im **Urin** die FIGLU stark erhöht nachweisbar.

Therapie. Therapeutisch kann ein partieller Erfolg mit Folsäure oder Pyridoxin erzielt werden.

Ziegenmilchanämie

Die Ziegenmilchanämie tritt bei Säuglingen auf, die ausschließlich Milch von nur im Stall gehaltenen und schlecht ernährten Ziegen als Nahrung bekommen. Neben dem bislang noch ungeklärten Mangel an wahrscheinlich mehreren Nährstoffen dürfte auch eine konstitutionelle Komponente bei der Entstehung eine Rolle spielen. Die Anämie ist zumeist megaloblastisch, kann bei gleichzeitigem Eisenmangel (Ziegenmilch enthält wie auch Kuhmilch nur wenig Eisen) aber auch hypochrom sein. Als Therapie wird eine kombinierte Behandlung mit Vitamin B_{12}, Folsäure und Vitamin C sowie eine Umstellung auf Kuhmilch empfohlen.

Anämien durch gesteigerten Abbau von Erythrozyten (hämolytische Anämien)

Bei den hämolytischen Anämien ist die Lebenszeit der Erythrozyten erheblich verkürzt. Dabei ist die Blutbildung im Knochenmark im allgemeinen ungestört, so daß der vermehrte Erythrozytenverlust lange Zeit durch eine entsprechende Mehrproduktion kompensiert wird. Eine Anämie tritt erst dann auf, wenn das Verhältnis zwischen vermehrtem Blutzerfall und gesteigerter Blutbildung so sehr zugunsten der Hämolyse verschoben ist, daß eine vollständige Kompensation nicht mehr möglich ist.

Klinisches Bild. Dementsprechend resultieren bei allen hämolytischen Anämien mit ungestörter Knochenmarksleistung (**regeneratorische hämolytische Anämien**) zwei große Symptomgruppen mit Hämolyse- oder Kompensationszeichen.

Hämolysezeichen. Auffälligstes **klinisches Symptom** einer gesteigerten Hämolyse ist der *Ikterus* der Skleren und der Haut ohne Hautjucken. Die *Anämie* ist meist *normochrom*, im **Blutausstrich** können in Form, Größe und Anfärbbarkeit unterschiedliche *Erythrozyten* gefunden werden, die z.T. pathognomonisch sind (Sphärozyten, Ovalozyten) oder unspezifische Veränderungen aufweisen (Polychromasie, basophile Tüpfelung). Das bei einem intravasalen Blutzerfall freigesetzte Hämoglobin wird an *Haptoglobin* gebunden, worauf das Serumhaptoglobin nur noch vermindert oder gar nicht mehr nachweisbar wird. Ist das Haptoglobin mit Hämoglobin abgesättigt, wird das noch vorhandene freie Hämoglobin über die Nieren ausgeschieden (*Hämoglobinurie*). Im **Serum** sind das indirekte (nicht nierengängige) Bilirubin, das Eisen und die Laktatdehydrogenase (LDH) bei gesteigerter Hämolyse immer erhöht. Der **Urin** ist durch das ausgeschiedene Hämoglobin und durch Urobilin dunkel gefärbt.

Der Ikterus bei hämolytischen Anämien ist im Gegensatz zum hepatischen Parenchym- und posthepatischen Retentionsikterus ein *Produktionsikterus*, woraus sich seine Symptomatologie erklärt. Die Hyperbilirubinämie ist Folge eines vermehrten Anfalls, nicht einer verminderten Ausscheidung von Bilirubin. Der Ikterus wird daher auch als *prähepatisch* bezeichnet. Das indirekte Bilirubin ist im Blut an Albumin gebunden, weshalb es nicht über die Niere ausgeschieden werden kann. Erst wenn es in der Leber an Glukuronsäure gebunden wurde, kann es über die Galle ausgeschieden werden oder, im Falle eines hepatischen oder posthepatischen Ikterus, über die Nieren im Urin erscheinen.

! Befunde beim prähepatischen Ikterus sind daher indirekte Hyperbilirubinämie, Urobilin und kein Bilirubin im Urin, dunkler Stuhl, und beim posthepatischen direkte Hyperbilirubinämie, Urobilin und Bilirubin im Urin, heller Stuhl.

Kompensationszeichen. Als Zeichen einer gesteigerten Erythrozytopoese im **Knochenmark** sind die *Retikulozyten* im peripheren Blut erhöht, gelegentlich finden sich dort auch kernhaltige rote Vorstufen (*Normoblasten*). Entsprechend ist das Knochenmark hyperplastisch mit erheblicher Verschiebung zugunsten der Erythrozytopoese. Qualitative Zellveränderungen, vor allem in Form von megaloblastoiden erythropoetischen Vorstufen, sind bei den erworbenen hämolytischen Anämien wesentlich häufiger als bei den angeborenen.

Aufgrund ihres Verlaufs lassen sich bei gesteigerten Hämolysen zwei Extremformen mit allen möglichen Zwischenstufen unterscheiden, die akut auftretende (*akute hämolytische Krise*) und die protrahiert verlaufende Hämolyse (*chronische Hämolyse*).

Symptome der akuten hämolytischen Krise. Plötzlicher Beginn, stark beeinträchtigtes Allgemeinbefinden, körperliche Schwäche, häufig Übelkeit und Erbrechen, diffuse Schmerzen (besonders im Bereich des Abdomens), mäßige bis starke Temperaturerhöhung, Tachykardie und Kollapsneigung. Anfänglich besteht nur eine starke Blässe, nach 1–2 Tagen kommt es zum Auftreten eines Ikterus. Der Verlauf einer akuten hämolytischen Krise ist dramatisch-foudroyant und bisweilen tödlich.

Symptome der chronischen Hämolyse. Langsam schleichender Beginn mit progredientem Verlauf. Der Patient zeigt entsprechend der langsam zunehmenden *Anämie* und der geringen *Hämolyse* ein blasses und nur schwaches oder gar fehlendes ikterisches Hautkolorit. Nur selten läßt sich eine Hämoglobinurie nachweisen. Der Zustand kann über Wochen und Monate mehr oder weniger stationär bleiben wechselnd zwischen *Remissionen* und in ihrer Stärke unterschiedlich ausgeprägten hämolytischen *Schüben*. Nur selten fehlt eine mäßige bis deutliche Milzvergrößerung.

Komplikation der hämolytischen Ereignisse. Besonders bei *chronischen Hämolysen* kommt es nicht selten zum Auftreten von Gallensteinen als Folge einer Übersättigung der Gallenflüssigkeit mit Gallenfarbstoffen. In diesen Fällen können dann zusätzlich die Zeichen eines *posthepatischen* oder *Verschlußikterus* hinzutreten. Ferner sind, besonders bei akuten hämolytischen Krisen, häufiger Komplikationen seitens der Nieren zu beobachten. So kann es bei massiver Hämolyse mit folgender Hämoglobinurie zu einer Verlegung der Nierentubuli durch Hämoglobinzylinder mit nachfolgender Anurie und Urämie kommen.

Einteilung der hämolytischen Anämien

- Extrakorpuskuläre Ursachen (Hypersplenismus, immunhämolytische Anämien, toxisch-hämolytische Anämien, Hämolyse bei Infektionskrankheiten, mechanisch bedingte Hämolysen, verschiedenartige hämolytische Anämien),
- Defekte der Erythrozytenmembran (Hereditäre Sphärozytose, Hereditäre Elliptozytose, Akanthozytose, Paroxysmale nächtliche Hämoglobinurie),
- Biochemische Defekte der Erythrozyten (Hereditäre Enzymdefekte, Hämoglobin-Varianten, Störung der Hämoglobin-Synthese).

Hämolytische Anämien durch extrakorpuskuläre Ursachen

In dieser Gruppe sind die hämolytischen Anämien zusammengefaßt, die nicht durch hereditäre Defekte der Erythrozyten bedingt sind. Ihr Defekt ist in der Regel erworben, die Anämie tritt erst im Laufe des Lebens auf.

Hypersplenismus

Unter Hypersplenismus wird ein klinisches Syndrom verstanden, das durch eine Vergrößerung der Milz unterschiedlicher Ätiologie und eine periphere Zytopenie (Anämie, Leukozytopenie und/oder Thrombozytopenie) bei normo- oder hyperplastischem Knochenmark charakterisiert ist. Die periphere Zytopenie kann in der Regel durch Splenektomie normalisiert oder wenigstens deutlich gebessert werden. Eine ausführliche Darstellung der Milzschwellung unter Berücksichtigung ihrer zahlreichen Ursachen findet sich ab S. 270 ff.

Immunhämolytische Anämien

Unter dem Begriff der immunhämolytischen Anämien werden Erkrankungen zusammengefaßt, bei denen Erythrozyten durch antierythrozytäre Antikörper oder im Rahmen einer Komplementaktivierung ohne nachweisbare Antikörper zerstört werden. Die Antikörper können *autolog* (Autoimmunhämolyse) oder *allogen* (Alloimmunhämolyse) sein, die Hämolyse kann intra- oder extravasal stattfinden. In Tab. 1.**14** findet sich eine Zusammenstellung der verschiedenen Immunhämolyseformen.

Pathogenetische Grundlagen. Antierythrozytäre Antikörper gehören vorwiegend den **Immunglobulinklassen** IgG und/oder IgM, selten auch IgA an. Dabei werden gegen körpereigene Antigene gerichtete Antikörper als *Autoantikörper*, gegen Antigene anderer Individuen als *Alloantikörper* bezeichnet. Nach ihrer optimalen Reaktionstemperatur in vitro (37 °C bzw. 0–4 °C) un-

Tabelle 1.**14** Zusammenstellung der Immunhämolyseformen nach pathogenetischen und klinischen Gesichtspunkten (nach Salama und Mueller-Eckhardt[16])

I. Autoimmunhämolyse
   a) vom Wärmetyp
   b) vom Kältetyp
   c) vom Donath-Landsteiner-Typ (paroxysmale Kältehämoglobinurie)
II. Medikamentinduzierte Immunhämolyse
III. Komplementvermittelte Immunhämolyse in Abwesenheit spezifischer Antikörper
IV. Alloimmunhämolyse
   a) hämolytische Transfusionsreaktionen
   b) Erythroblastosen (Morbus haemolyticus neonatorum)

terscheidet man *Wärme-* von *Kälteantikörpern.* Dabei können Wärmeantikörper sowohl oberhalb als auch unterhalb von 37 °C stark mit Erythrozyten reagieren, während Kälteantikörper oberhalb von 32 °C keine oder allenfalls nur eine schwache Reaktion zeigen. Weiter werden nach ihrem serologischen Verhalten *komplette* und *inkomplette Antikörper* unterschieden. Komplette Antikörper, die meist der IgM-Klasse angehören, agglutinieren in physiologischer Kochsalzlösung aufgeschwemmte Erythrozyten ohne Zusatz von Hilfsmitteln, während inkomplette Antikörper zwar an Erythrozyten in Kochsalzlösung binden, diese aber nicht agglutinieren. Dazu bedarf es dann weiterer Hilfsmittel wie Humanserum, Dextran, Gelatine u.a. oder eines xenogenen (d.h. durch Immunisierung eines Tieres gewonnenen), gegen menschliche Immunglobuline oder Komplementproteine gerichteten Antikörpers (z.B. Antihumanglobulin- oder Coombs-Serum). Auch durch eine Vorbehandlung der Erythrozyten mit proteolytischen Enzymen (Bromelin, Papain, Trypsin oder Fizin) kann eine Agglutination mit inkompletten Antikörpern erreicht werden. Die für den **Nachweis** antierythrozytärer Antikörper wichtigsten in-vitro-Reaktionen sind die Hämagglutination, die Hämolyse durch Komplementaktivierung und der Antiglobulin-(Coombs-)Test.

Eine **Hämagglutination** kommt unter anderem durch eine spezifische Bindung von Antikörper an Erythrozyten, die in einem optimalen quantitativen Verhältnis zueinander vorliegen müssen, mit nachfolgender makroskopisch sichtbarer Verklumpung zustande. Diese Antikörperbindung ist reversibel und kann durch einfache physikalische Maßnahmen (Änderung des pH oder der Temperatur), chemische Zusätze oder durch Veränderung des quantitativen Verhältnisses von Antikörper zu Erythrozyten wieder gelöst werden.

Eine **Immunhämolyse** (in vitro) ist die Auflösung von Erythrozyten aufgrund antikörperbedingter Komplementaktivierung. Man unterscheidet *komplette* und *inkomplette Hämolysine.* Komplette Hämolysine zerstören bereits unvorbehandelte Erythrozyten in Anwesenheit von Komplement, während inkomplette Hämolysine nur mit proteolytischen Enzymen vorbehandelte Erythrozyten lysieren. Der Stärkegrad einer Agglutination oder Hämolyse kann anhand von Verdünnungsreihen semiquantitativ bestimmt und als *score* angegeben werden. Quantitativ können die antierythrozytären Antikörper mittels Radio- oder Enzym-Immunotest (RIA bzw. ELISA) bestimmt werden.

Der **Coombs- oder Antiglobulin-Test (AGT)** erlaubt den Nachweis *inkompletter freier* oder *membrangebundener* Antikörper. Der *direkte AGT* dient zum Nachweis von in vivo gebundenen, nicht agglutinierenden antierythrozytären Antikörpern, während mit dem *indirekten AGT* im Serum freie, ungebundene antierythrozytäre je nach verwendeten Testzellen Auto- oder Alloantikörper nachgewiesen werden können. In Abb. 1.7 sind der direkte und in-

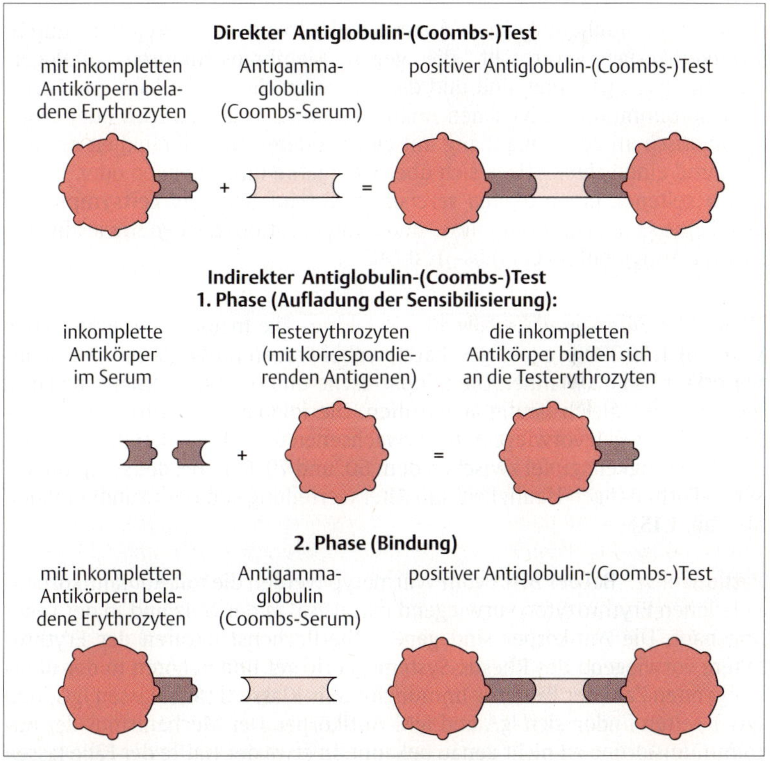

Abb. 1.7 Direkter und indirekter Antiglobulin-Test (schematische Darstellung nach *Holländer*)

direkte AGT schematisch dargestellt, auf S. 645 wird die Durchführung der Tests beschrieben. Die Reaktionsstärke eines Antikörpers in vitro erlaubt nicht immer eine Aussage über seine klinische Relevanz. Hierbei spielen zusätzliche Faktoren wie die Subklassen der Immunglobuline, ihre Fähigkeit, Komplement zu aktivieren und die individuelle Kapazität des MMS (Monozyten-Makrophagen-System), besonders der Makrophagen, eine wichtige Rolle.

In vivo geht eine Immunhämolyse mit einer verkürzten Erythrozytenlebenszeit einher. Dabei werden die mit Antikörpern und/oder Komplement beladenen Erythrozyten phagozytiert (*extravasale Hämolyse*) und/oder intravasal zerstört, wenn es zu einer vollständigen Aktivierung des Komplementsystems an der Erythrozytenoberfläche kommt (*intravasale Hämolyse*).

Autoimmunhämolytische Anämie vom Wärmetyp

Die autoimmunhämolytische Anämie (AIHA) vom Wärmetyp wird durch *Autoantikörper* verursacht, die gegen Membranstrukturen autologer Erythrozyten gerichtet sind und diese lysieren. Sie ist die häufigste Form der autoimmunhämolytischen Anämien. Sie kann *idiopathisch* oder *symptomatisch* im Zusammenhang mit einer anderen Grundkrankheit auftreten und einen *chronischen*, sich über viele Jahre hinziehenden oder, wenn auch seltener, einen *akuten reversiblen* Verlauf nehmen. **Leitsymptome** sind eine Anämie mit Hämolyse- und Kompensationszeichen sowie ein positiver Antiglobulin-(Coombs-)Test (AGT).

Häufigkeit, Alters- und Geschlechtsverteilung. Die Inzidenz der Erkrankung wird auf 1:50 000 pro Jahr geschätzt, wobei Frauen im Verhältnis 2:1 häufiger erkranken als Männer. Die idiopathische und die symptomatische Form werden etwa gleich häufig angetroffen. Die idiopathische AIHA vom Wärmetyp findet sich vorwiegend bei Erwachsenen über dem 40. Lebensjahr mit einem Häufigkeitsgipfel zwischen dem 60. und 70. Jahr. Bei der symptomatischen Form hängen Häufigkeit und Altersverteilung von der Grundkrankheit ab (Tab. 1.**15**).

Pathogenese. Bei der AIHA vom Wärmetyp werden die mit Autoantikörpern beladenen Erythrozyten vorwiegend extravasal in der Milz und in der Leber abgebaut. Die Antikörper sind gegen Oberflächenstrukturen der Erythrozyten, vorwiegend des Rhesus-Systems, gerichtet und gehören in der überwiegenden Zahl der Fälle zur Immunglobulin-Klasse G (Subklassen IgG_1 und IgG_3), selten finden sich IgA und IgM-Antikörper. Der Mechanismus der Autoimmunisierung ist nicht genau bekannt. In etwa der Hälfte der Fälle lassen sich auch Komplementfragmente (C3dg) auf den Erythrozyten nachweisen. Die sensibilisierten Erythrozyten werden im MMS (S. 238 f.) von Makropha-

Tabelle 1.**15** Erkrankungen mit sekundärer Autoimmunhämolyse vom Wärmetyp (nach Salama und Mueller-Eckhardt[16])

1. Malignome des lymphatischen Systems
   - chronische lymphatische Leukämie
   - andere Non-Hodgkin-Lymphome
   - andere Leukämieformen
   - Hodgkin-Lymphome
   - Myelome
   - Thymome
2. Solide Tumoren
3. Benigne Tumoren und Zysten
4. Kollagenosen
   - Lupus erythematodes disseminatus
   - rheumatoide Arthritis
   - Sklerodermie
   - andere (selten)
5. Andere Autoimmunerkrankungen
6. Infektionen (vorwiegend bei Kindern)
   - Viren
   - Bakterien
   - Pilze (selten)
7. Immundefekte
   - primäres Antikörpermangel-Syndrom
   - andere Immundefekte
   - AIDS
8. Gastrointestinale Erkrankungen
   - Colitis ulcerosa
   - Morbus Crohn

gen über Rezeptoren für den Fc-Teil von IgG und für C3b teilweise oder vollständig phagozytiert.

Klinisches Bild. Die *akute Verlaufsform* der Erkrankung beginnt plötzlich mit einem schweren Krankheitsgefühl (Fieber, Kopfschmerzen, häufig kolikartige Bauchbeschwerden). Manchmal bestehen noch **Symptome** eines anhaltenden oder kürzlich durchgemachten Infekts. Dagegen entwickeln sich die Symptome bei der *chronischen Form* schleichend über Wochen und Monate, wobei die typischen Anämiesymptome besser kompensiert werden, wenn sie über einen längeren Zeitraum entstehen. Meistens ist das Allgemeinbefinden nur wenig beeinträchtigt, langsam entwickelt sich eine allgemeine Leistungsschwäche mit Belastungsdyspnoe und Tachykardie. Über Schmerzen wird nicht geklagt. Häufig bestehen leichte, subfebrile Temperaturen. Bei den symptomatischen Formen stehen die Symptome der Grundkrankheit im Vordergrund.

Bei der **Untersuchung** fallen zunächst der mehr oder weniger stark ausgeprägte Ikterus und die Blässe des Kranken auf. Bei der akuten Verlaufsform ist die Leber oft leicht vergrößert und druckschmerzhaft, während die Milz nicht oder nur wenig vergrößert ist. Dagegen findet sich bei der chronischen Form in Abhängigkeit von der Krankheitsdauer eine mäßige, seltener eine ausgeprägte Splenomegalie.

Laborbefunde. Das **Blutbild** zeigt eine in Abhängigkeit vom Grad der Hämolyse und dem Ausmaß der Regeneration bestimmte mehr oder weniger starke Anämie, die oft makrozytär ist, in den akuten Phasen aber auch mikrozytär sein kann. Sie ist bei der akuten Form meist schwerer und kann Hämoglobinwerte unter 5 g/dl erreichen. Im **Blutausstrich** sieht man eine deutliche Anisozytose und Polychromasie der Erythrozyten und meist auch kernhaltige rote Vorstufen. Die *Retikulozytenzahl* ist stets stark erhöht mit Werten von 500 ‰ und mehr. In den akuten Phasen ist die Price-Jones-Kurve häufig zunächst nach links verschoben und normalisiert sich nach Einsetzen der Retikulozytenkrise. Durch das Auftreten der größeren Retikulozyten kann sie sogar nach rechts verschoben sein. Ihre Basis ist verbreitert. Die *Leukozytenzahl* kann in den akuten Phasen auf Werte bis 30 000/µl ansteigen, wobei das Differentialblutbild eine starke Linksverschiebung bis zu den Myelozyten zeigt. Bei den leukopenischen Formen ist pathogenetisch daran zu denken, daß neben den antierythrozytären Antikörpern auch antigranulozytäre auftreten können. Die Zahl der *Thrombozyten* ist meist normal, kann aber durch gleichzeitig gebildete antithrombozytäre Antikörper oder bei stärkerer Milzvergrößerung möglicherweise infolge eines Hypersplenismus vermindert sein.

Das **Knochenmark** ist hyperplastisch mit immenser Vermehrung der Erythrozytopoese, wobei meist alle Reifungsstufen gleichermaßen vermehrt sind.

Die **übrigen Laborbefunde** weisen die schon oben beschriebenen für alle hämolytischen Anämien gemeinsamen Veränderungen auf. Das (vorwiegend indirekte) Bilirubin ist bei den chronischen Verlaufsformen nur selten über 5 mg/dl (85 µmol/l) erhöht, kann aber bei den akuten Verläufen auf Werte über 20 mg/dl (340 µmol/l) ansteigen. Die *BSG* ist stark bis maximal beschleunigt.

Die **immunologischen Befunde** zeigen bei 90–95 % der Fälle einen mäßig bis stark positiven direkten AGT. Bei der Differenzierung der Autoantikörper in IgG-Subklassen überwiegen IgG_1 und/oder IgG_3. Nur selten finden sich zusätzlich IgA- und/oder IgM-Antikörper. Bei etwa der Hälfte der Patienten läßt sich zellgebundenes Komplement (C3d) feststellen. IgA- oder IgM-Autoantikörper allein als Ursache einer AIHA vom Wärmetyp sind selten, wobei sich

IgM-Antikörper im direkten AGT nur schlecht oder gar nicht nachweisen lassen. Daran muß gedacht werden, wenn der direkte AGT trotz typischem Krankheitsverlauf negativ ausfällt. Eine Coombs-negative AIHA vom Wärmetyp kann auch bei einer niedrigen, mit den Standardmethoden nicht mehr erfaßbaren Konzentration an IgG-Autoantikörpern auf den Erythrozyten (< 300 Moleküle pro Zelle) angenommen werden oder, wenn IgG-Antikörper von den Zellen aufgenommen wurden und intrazellulär vorliegen. Bei etwa der Hälfte der Fälle lassen sich mit dem indirekten AGT freie zirkulierende Autoantikörper nachweisen. Agglutinierende und hämolysierende komplette Autoantikörper finden sich nur außerordentlich selten und verursachen eine sehr starke intravasale Hämolyse.

Therapie. Bei den *symptomatischen Formen* der AIHA vom Wärmetyp richtet sich die Behandlung nach der Grundkrankheit. Gelingt es diese günstig zu beeinflussen, bessert sich meistens auch die Anämie. Im übrigen kann sie nach denselben Prinzipien wie die *idiopathischen Formen* therapiert werden. Hier sind **Glukokortikoide** die Therapie der Wahl. Man beginnt die Behandlung mit 100–200 mg Predniso(lo)n pro Tag und reduziert diese Dosis allmählich, wenn nach einigen Tagen eine Besserung eintritt. Oft ist eine Langzeitbehandlung über Monate mit verhältnismäßig hohen Dosen notwendig. Nach Erreichen einer Remission sollte eine Erhaltungstherapie mit möglichst nicht mehr als 10–15 mg pro Tag bei Erwachsenen (Cushing-Schwellendosis) über mindestens drei Monate unter ständiger Kontrolle der Laborwerte (Blutbild mit Retikulozyten) erfolgen. Bei Rezidiven, die nicht selten sind, empfiehlt es sich, die Steroidbehandlung evtl. in Kombination mit einem Immunsuppressivum über 1–2 Jahre über das Rezidiv hinaus fortzuführen.

> ! Blut- oder besser Erythrozytentransfusionen lassen sich bei hochgradig anämischen Patienten oft nicht vermeiden. Sie sind die effektivste und am schnellsten wirksame Behandlung und werden von den Patienten in der Regel gut toleriert.

Wenn Glukokortikoide allein nicht den gewünschten Erfolg bringen oder über längere Zeit in sehr hoher Dosis gegeben werden müssen, können **Immunsuppressiva** eingesetzt werden. Dabei haben sich am besten *Azathioprin* und *Cyclophosphamid* bewährt. Wegen der geringen Nebenwirkungen empfiehlt sich zunächst ein Versuch mit Azathioprin (1–2 mg/kg KG) über mehrere Wochen gemacht werden. Da seine Wirkung frühestens nach 1–2 Wochen einsetzt, sollte frühestens dann eine Reduktion der Steroiddosis auf Erhaltungstherapie erfolgen. Spricht die Behandlung nicht an, ist ein Versuch mit Zyklophosphamid (2 mg/kg KG p.o.) ebenfalls in Kombination mit Glukokortikoiden gerechtfertigt.

Die **Splenektomie** führt nur in etwa 50–70 % der Fälle zu einer partiellen oder kompletten Remission. Sie ist nur dann indiziert, wenn auch eine langdauernde Behandlung mit Glukokortikoiden und Immunsuppressiva erfolglos war. Bis zu einem gewissen Grad kann der Erfolg dieses Eingriffs abgeschätzt werden, wenn eine erythrozytenkinetische Untersuchung (^{51}Cr-Methode, S. 601) einen gesteigerten Erythrozytenabbau in der Milz belegen konnte.

> **!** Wegen der möglichen Spätschäden einer Splenektomie sollte man die Indikation jedoch nur sehr zurückhaltend stellen.

Intravenöse Immunglobuline sind im Gegensatz zu den Erfolgen bei Autoimmunthrombozytopenien und -granulozytopenien nur in sehr hohen Dosen wirksam und daher in der Regel nicht indiziert.

Verlauf und Prognose. Bei den *primär chronischen Formen* ist der Verlauf sehr wechselnd und unberechenbar. Manche Fälle ziehen sich mit immer wieder auftretenden Rezidiven oft über Jahre hin, während andere unter dem Einfluß der Therapie oder auch ohne eine solche nach einem gewissen Zeitraum, der kaum einmal kürzer als ein halbes Jahr ist, ausheilen. Die Prognose ist unter konsequenter Therapie (vor allem bei Kindern) günstig. Die *akuten Formen* klingen oft innerhalb weniger Wochen rasch ab. Todesfälle durch unbeeinflußbare, schwerste Hämolysen kommen sehr selten vor. Bei den *symptomatischen Formen* sind Verlauf und Prognose weitgehend abhängig von der Grundkrankheit. Gelingt es bei einer malignen Erkrankung diese vorübergehend zu bessern, so kann sich auch die Anämie unter einer entsprechenden Behandlung zurückbilden.

Evans-Syndrom

Für die Erkrankung charakteristisch ist das gemeinsame Auftreten einer *autoimmunhämolytischen Anämie* und einer *Thrombozytopenie*. Der Antiglobulin-(Coombs-)Test ist positiv. Es tritt häufig symptomatisch bei verschiedenen Grundleiden, wie malignen Lymphomen oder Leukämien, auf und ist gelegentlich mit einer *Autoimmunneutropenie (Autoimmun-Trizytopenie)* kombiniert.

Klinisches Bild und Laborbefunde entsprechen denen der autoimmunhämolytischen Anämie vom Wärmetyp und der immunthrombozytopenischen Purpura (ITP, S. 443), werden aber weitgehend auch von der Grundkrankheit bestimmt.

Die **Therapie** besteht während der akuten Phase in der Gabe von Glukokortikoiden, Immunsuppressiva oder in der Plasmapherese. Beim Nachweis eines splenalen Abbaus der Erythrozyten und Thrombozyten kann auch eine Splenektomie erwogen werden. Im übrigen richtet sie sich auch nach der Behandlung der Grundkrankheit.

Autoimmunhämolytische Anämien vom Kältetyp

Nach dem klinischen Bild, dem Verlauf und den nachgewiesenen Kälteautoantikörpern können drei verschiedene Krankheitsbilder unterschieden werden:

- akute reversible AIHA vom Kältetyp,
- chronische irreversible AIHA vom Kältetyp (Kälteagglutininkrankheit),
- paroxysmale Kältehämoglobinurie (AIHA vom Typ Donath-Landsteiner).

Die drei Krankheitsbilder machen zusammen weniger als 10 % aller AIHA beim Erwachsenen aus. Bei Kindern ist die AIHA vom Typ Donath-Landsteiner wahrscheinlich die häufigste Autoimmunhämolyse.

Akute reversible autoimmunhämolytische Anämie vom Kältetyp

Die akute reversible AIHA vom Kältetyp ist eine in der Folge von Infektionskrankheiten (vor allem Mykoplasmapneumonien und Virusinfektionen) auftretende hämolytische Erkrankung, die im Gegensatz zur chronischen irreversiblen Form durch *polyklonale Kälteautoantikörper* hervorgerufen wird.

Die Krankheit ist selten. Eine sichere Altersbevorzugung besteht wahrscheinlich nicht. Beide Geschlechter sind gleich häufig betroffen.

Ätiologie und Pathogenese. Eine Ursache für das Auftreten der Autoantikörper ist nicht bekannt. Da sie häufig im Zusammenhang mit Infektionskrankheiten (besonders Mykoplasmen und Viren) auftreten, nimmt man an, daß es sich um primär gegen den Infektionserreger gerichtete, mit erythrozytären Oberflächenantigenen kreuzreagierende Antikörper handelt. Diese hochtitrigen *komplementaktivierenden Antikörper*, die fast immer der IgM-, selten der IgG- und kaum der IgA-Klasse angehören, sind *polyklonal* und reagieren mit dem I-Antigen auf den Erythrozyten Erwachsener stärker als mit dem i-Antigen auf embryonalen Nabelschnurerythrozyten. Die Antikörper sind in der Regel bei Temperaturen über 32 °C unwirksam.

Klinisches Bild. Das Krankheitsbild wird durch eine mehr oder weniger ausgeprägte hämolytische Anämie bestimmt, die plötzlich im Anschluß an eine atypische Pneumonie (Mykoplasmen), seltener nach einer Mononukleose oder anderen Virusinfektionen auftritt. Die subjektiven und objektiven Symptome sind von der Stärke der Anämie abhängig. Bei ausgeprägter Hämolyse kann es zu einer Hämoglobinurie kommen.

Laborbefunde. Die Blutuntersuchungen können wegen der Agglutinationsbereitschaft der Erythrozyten bei *Kälte* (< 30 °C) Schwierigkeiten bereiten. Es empfiehlt sich daher, bei der Blutabnahme vorgewärmtes Abnahmegerät zu verwenden, die Blutröhrchen warm (37–40 °C) zu halten und beispielsweise auch die Bestimmung der BSG im *Wärmeschrank* durchzuführen.

Im **Blutbild** sieht man eine mäßige, nur selten eine starke Verminderung von Hämoglobin und Erythrozyten. Die Leukozyten und Thrombozyten können erhöht sein bei einer Linksverschiebung der weißen Blutkörperchen im Differentialblutbild. Die Retikulozyten sind als Zeichen der kompensatorischen Regeneration erhöht.

Das **Knochenmark** ist hyperplastisch mit Überwiegen der Erythrozytopoese.

Die **übrigen Laborbefunde** bieten das typische Bild einer Hämolyse (indirektes Bilirubin und LDH erhöht, Haptoglobin erniedrigt oder negativ). In der Serumelektrophorese fällt eine breitbasige Vermehrung der α_2-, β- und γ-Globuline auf, die Immunelektrophorese ist unauffällig.

Die **immunologischen Befunde** zeigen hochtitrig Kälteagglutinine mit einer Spezifität gegen das I-Antigen der Erwachsenenerythrozyten, seltener gegen das i-Antigen auf Nabelschnurerythrozyten. Das Reaktionsoptimum der Antikörper liegt bei 0–4 °C. Der direkte AGT fällt mit Anti-IgG negativ, positiv dagegen mit Anti-C3d aus.

Therapie. Eine spezielle Therapie ist meist nicht erforderlich. Die Kranken sollten Kälte meiden (Bettruhe). Bei schwerer Anämie ist möglicherweise die Gabe von *vorgewärmten Erythrozytenkonzentraten* indiziert, wobei die in-vitro-Tests bei der Vorbereitung der Transfusion bei 37 °C erfolgen müssen.

Verlauf und Prognose. Die Prognose ist sehr günstig, die Hämolyse ist innerhalb weniger Tage rückläufig, das Blutbild nach einigen Wochen wieder normal.

Chronische irreversible autoimmunhämolytische Anämie vom Kältetyp (Kälteagglutininkrankheit)

Eine Ursache oder ein auslösender Faktor der chronischen irreversiblen AIHA vom Kältetyp ist in der Mehrzahl der Fälle nicht bekannt. Gelegentlich tritt sie symptomatisch im Verlauf von malignen lymphoproliferativen Erkrankungen auf. Sie wird ausgelöst durch hochtitrige *monoklonale antierythrozytäre Kälteautoantikörper.*

Die idiopathische Form betrifft nur Erwachsene unter Bevorzugung des 6.–8. Lebensjahrzehnts. Männer scheinen etwas häufiger als Frauen zu erkranken. Die symptomatischen Formen sind sehr viel seltener, ihr Manifestationsalter hängt von der Grundkrankheit ab.

Ätiologie und Pathogenese. Die Erkrankung wird durch *monoklonale antierythrozytäre Kälteautoantikörper* hervorgerufen, die im Rahmen einer *benignen* (bei der idiopathischen Form) oder *malignen* (bei der sekundären Form) Lymphoproliferation gebildet werden. Das Paraprotein gehört fast immer der IgM-Klasse mit κ-Leichtketten an, ist komplementaktivierend und gegen das I-Antigen der Erythrozytenmembran gerichtet, mit dem es bei Kälte reagiert. Die **Hämolyse** der so mit Autoantikörpern beladenen Erythrozyten erfolgt intravasal bei Wiedererwärmung durch Komplementaktivierung.

Klinisches Bild. Typisch für die Erkrankung sind *Akrozyanosen* (blaulivide oder leichenblasse Verfärbung) an Ohren, Nase, Lippen, Fingern und Zehen in kalter Umgebung, wobei nicht über Schmerzen, sondern eher über ein Taubheits- oder Kältegefühl geklagt wird. Die Symptome verschwinden schon nach wenigen Minuten in der Wärme. Zudem berichten die Patienten, nach Kälteexposition dunklen Urin zu haben. Die symptomatische Form der Erkrankung wird zudem in erster Linie von der Grundkrankheit geprägt.

Laborbefunde. Wegen der verstärkten Agglutinationsbereitschaft der Erythrozyten sollte bei der Blutabnahme auch so vorgegangen werden, wie es oben bei der akuten Verlaufsform beschrieben wurde.

Im **Blutbild** findet sich meist eine mäßige *normochrome Anämie* bei unauffälliger Morphologie der Erythrozyten im Blutausstrich (auf angewärmtem Objektträger), rote Vorstufen werden nicht gefunden. Nur selten sinkt der Hämoglobinwert unter 8 g/dl und ist während der Sommermonate in der Regel normal. Leukozyten und Thrombozyten sind im allgemeinen unauffällig. Während der anämischen Phasen sind die *Retikulozyten* mäßig bis stark vermehrt. Die Erythropoese im **Knochenmark** ist gesteigert bei sonst unauffälligem Befund.

Die **übrigen Laborbefunde** zeigen während der hämolytischen Phasen die für eine Hämolyse typischen Veränderungen, wobei das (indirekte) Bilirubin kaum den Wert von 5 mg/dl übersteigt. Ein richtungweisender Befund ist, daß die BSG bei Zimmertemperatur maximal beschleunigt, bei 37 °C (im Brutschrank) dagegen nomal ist. Früher häufig durchgeführte In vivo-Tests wie beispielsweise der Ehrlich-Fingerversuch sind heute entbehrlich.

Die **immunologischen Untersuchungen** zeigen im direkten AGT eine stark positive Reaktion mit Anti-C3d, jedoch keine Reaktion mit Anti-IgG, -IgA und IgM. Komplette Kälteagglutinine sind bei optimalen Untersuchungstemperaturen von 0–4 °C mit einem hohen Titer, manchmal bis $1:10^6$ nachweisbar. Die Autoantikörper gehören wie bei der akuten Verlaufsform der IgM-Klasse mit κ-Leichtketten an und sind gegen das I-Antigen der Erythrozytenmembran gerichtet.

Therapie. Die wirksamste und einzige Therapie ist die *Vermeidung von Kälte.* Glukokortikoide sind unwirksam, die Wirksamkeit ist von Immunsuppressiva nicht überzeugend belegt. Im Falle von ernsten Symptomen (z.B. Herz und Kreislauf) bei schwerer Anämie kann die Gabe von *vorgewärmten Erythrozytenkonzentraten* indiziert sein.

Verlauf und Prognose. Die Prognose der *chronischen* Verlaufsform ist quoad vitam gut, quoad sanationem ungünstig. Der Verlauf ist immer chronisch, irreversibel und kann sich über Jahre und Jahrzehnte hinziehen. Bei starker und wiederholter Kälteexposition kann es infolge von kältebedingten Durchblutungsstörungen zu Nekrosen an den Ohren, der Nasenspitze, den Fingerkuppen und Zehen kommen. Verlauf und Prognose der *symptomatischen* Formen sind von der Grundkrankheit vorgegeben.

Paroxysmale Kältehämoglobinurie (AIHA vom Donath-Landsteiner-Typ)

Bei der AIHA vom Donath-Landsteiner-Typ werden zwei Verlaufsformen unterschieden: Die akute, reversible Form tritt bei Kleinkindern nach Virusinfektionen (Masern, Mumps, Windpocken, infektiöser Mononukleose, Influenza u.a.) auf, während die chronische Form, die früher bei Patienten mit unbehandelter Lues relativ häufig beobachtet wurde, heute kaum noch zu sehen ist. Typisch für die Erkrankung sind akute hämolytische Krisen ausgelöst durch „biphasische" antierythrozytäre Kälteautoantikörper (Donath-Landsteiner-Antikörper).

Pathogenese. Die Ursache für die Bildung von **Donath-Landsteiner-Antikörper** ist unbekannt. Die Tatsache, daß sie im Zusammenhang mit Infektionserkrankungen (Virusinfektionen bei der akuten Verlaufsform der Kinder und der Lues bei der chronischen Form) auftreten, macht einen pathogenetischen Zusammenhang sehr wahrscheinlich. Diskutiert werden unspezifische Kreuzreaktionen oder eine unspezifische Stimulation des Immunsystems. DL-Antikörper sind dadurch charakterisiert, daß sie bei niedriger Temperatur mit dem Erythrozytenoberflächenantigen reagieren und nach Wiedererwärmung durch Komplementaktivierung die Hämolyse herbeiführen. Diese Reaktionsweise wurde als „biphasisch" bezeichnet, was jedoch nicht pathognomonisch für die DL-AIHA ist, da auch bei der chronischen AIHA vom Kältetyp ein solches biphasisches Verhalten gesehen wird. DL-Antikörper sind meistens schwache, nur selten agglutinierende IgM- oder IgG-Autoantikörper, die zumeist gegen das *Blutgruppenmerkmal P* gerichtet sind, mit einem niedrigen Titer. Ihr Reaktionsoptimum liegt bei 0–4 °C. Sie verschwinden bei der akuten Form innerhalb von Tagen und Wochen aus dem Blut.

Akute paroxysmale Kältehämoglobinurie

Klinisches Bild. Etwa 1–2 Wochen nach einem Virusinfekt, der schon abgeklungen ist, kommt es bei den Kindern zu einer schweren **hämolytischen Krise** mit Zeichen der *intravasalen Hämolyse*. Sie werden plötzlich blaß, haben allenfalls einen leichten Ikterus, ihr Urin ist als Ausdruck der massiven Hämoglobinurie schwarzrot. Dabei haben sie Schüttelfrost und leichtes Fieber. Im übrigen bestehen außer der körperlichen Schwäche keine besonderen Beschwerden.

Laborbefunde. Im **Blutbild** findet sich eine mehr oder weniger starke Anämie, wobei das Hämoglobin innerhalb von 1–2 Tagen auf Werte unter 5 mg/dl abfallen kann. Im Serum und Urin tritt freies Hämoglobin auf, Haptoglobin ist nicht nachweisbar, die LDH stark erhöht.

Therapie. Eine spezielle Therapie gibt es nicht. Gegebenenfalls kann die Gabe von vorgewärmten Erythrozytenkonzentraten indiziert sein.

Verlauf. Der Verlauf ist trotz des dramatischen Krankheitsbildes ausgesprochen gutartig, die Hämolyse geht innerhalb weniger Tage vollständig zurück, das Blutbild normalisiert sich innerhalb von 4 Wochen vollständig. Rezidive treten in der Regel nicht auf.

Chronische paroxysmale Kältehämoglobinurie

Diese Verlaufsform kommt bei uns praktisch nicht mehr vor, da sie symptomatisch im 3. Stadium der Lues auftritt, und wird seit der systematischen und effektiven Behandlung der Syphilis kaum noch gesehen.

Laborbefunde. Da die DL-Antikörper sehr schwach reagieren und sehr flüchtig sind, sollten beim Verdacht auf eine DL-AIHA die Blutproben immer bei 37 °C aufbewahrt werden, bevor das Serum bzw. Plasma gewonnen wird. Der direkte AGT ist immer positiv mit Anti-C3d. IgG-Autoantikörper lassen sich in der akuten Phase nur dann nachweisen, wenn die Untersuchung in Kälte durchgeführt und mit kalter NaCl-Lösung gewaschen wird, da die Autoantikörper bei 37 °C von den Erythrozyten abgewaschen werden können. Freie DL-Antikörper sind in den ersten Tagen nach Beginn der Hämolyse im Serum nachweisbar und zeigen in Gegenwart von Komplement (frisches Serum) hämolytische Aktivität. Darauf basiert der DL-Test, der auf S. 646 beschrieben ist.

Immunhämolysen durch Medikamente

Medikamentinduzierte Immunhämolysen, sind hämolytische Erkrankungen bedingt durch Antikörper, deren Bildung durch Medikamente induziert wurde und die gegen diese Medikamente bzw. deren Stoffwechselprodukte und/oder gegen Membranbestandteile von Erythrozyten gerichtet sind.

Man schätzt, daß etwa 20 % aller immunhämolytischen Anämien medikamentinduziert sind. Die Erkrankung tritt bei Kindern kaum, bei Erwachsenen mit zunehmendem Alter immer häufiger auf. Frauen sind deutlich häufiger betroffen als Männer.

Ätiologie und Pathogenese. Die medikamentös induzierten Immunhämolysen werden durch zwei unterschiedliche Immunmechanismen ausgelöst, wobei die direkte Ursache der Antikörperbildung selbst noch unklar ist. Da die meisten Arzneimittel relativ kleine chemische Verbindungen von weniger als 10 000 Dalton sind, sind sie nicht allein immunogen, sondern benötigen eine Trägersubstanz, beispielsweise Serumproteine oder Blutzellen.

1. Hapten- oder Immunkomplextyp. Antikörper, die wahrscheinlich mit Hilfe von Plasmaproteinen gegen ein Medikament oder dessen Metabolite gebildet wurden, verbinden sich mit dieser Substanz zu Immunkomplexen, die unter *Komplementaktivierung* an Erythrozyten binden und zu einer **akuten intravasalen Immunhämolyse** führen. Die Antikörper gehören zumeist der IgG-, seltener der IgM- und gelegentlich auch der IgA-Klasse an. Dieser Mechanismus ist die häufigere Form einer antikörperbedingten Zerstörung roter Blutkörperchen, er findet sich auch bei arzneimittelbedingten Thrombo- und Leukozytopenien (S. 450, 228).

2. Autoimmuntyp. Antikörper, die gegen ein auf der Oberfläche von Erythrozyten unspezifisch adsorbiertes Medikament (oder dessen Metabolite) und gegen erythrozytäre Membranbestandteile gerichtet sind, binden auf dem mit der Substanz besetzten Erythrozyten und können ohne *Komplementaktivierung* zu einer **Autoimmunhämolyse** führen, die sich klinisch nicht von einer AIHA vom Wärmetyp unterscheidet. Die Hämolyse erfolgt durch die Zellen des MMS (S. 238 ff.). Die Autoantikörper gehören meist der IgG-Klasse an. Bei etwa 50 % der Fälle sind sie gegen bekannte Rhesusantigene gerichtet.

Medikamente, deren Einnahme eine Immunhämolyse hervorrufen können, sind in Tab. 1.**16** zusammengefaßt.

Klinisches Bild. Die *akute intravasale Hämolyse vom Immunkomplextyp* ist dadurch gekennzeichnet, daß nach längerer, reaktionslos vertragener Ein-

Tabelle 1.16 Medikamente, die immunhämolytische Komplikationen oder positiven Coombs-Test auflösen können

Präparategruppe	Medikamente
Antibiotika, antibakteriell oder antiparasitär wirkende Substanzen	Penicillin Streptomycin Cephalotin Cefaloridin Rifampicin Stibophen Isoniazid p-Aminosalicylsäure
Antikonvulsiva und Sedativa	Hydantoine Chlorpromazin Chlordiazepoxid
Antiphlogistika und Analgetika	Indomethacin Phenylbutazon Phenacetin Ibuprofen Mefenamsäurepräparate Flufenamsäurepräparate
Verschiedene	Chinidin Chinin α-Methyldopa L-Dopa Chlorpropamid

nahme eines Medikaments die weitere oder erneute Zufuhr auch einer kleinen Dosis innerhalb weniger Stunden zu einem schweren hämolytischen Syndrom mit Fieber, Schüttelfrost, Tachykardie, Dyspnoe, Flanken- und Leibschmerzen sowie nicht selten mit einer Schocksymptomatik führt. In etwa 30–50 % der Fälle kommt es dabei zu einem akuten Nierenversagen mit Anurie.

Die *medikamentös induzierte AIHA vom Autoimmuntyp*, die durch nicht komplementaktivierende Antikörper gegen ein auf der Erythrozytenmembran adsorbiertes Medikament bzw. dessen Metabolite hervorgerufen wird, ist klinisch nicht von der AIHA vom Wärmetyp zu unterscheiden. Der Krankheitsbeginn ist meist schleichend und undramatisch. Die Ursache läßt sich nur nach einer gezielten Medikamentenanamnese vermuten und durch eine rasche Besserung der Symptome nach Absetzen des verdächtigten Arzneimittels beweisen.

Laborbefunde. Bei der *akuten intravasalen Hämolyse vom Immunkomplextyp* lassen sich fast immer deutliche Hämolysezeichen (Hämoglobinämie und/oder -urie, Hypo- oder Ahaptoglobinämie und nach etwa 1–2 Tagen eine starke LDH-Erhöhung, Hyperbilirubinämie und Retikulozytose) im peripheren Blut nachweisen. Im direkten AGT sind mit autologen Erythrozyten C3d-Komplementfragmente nachweisbar. Medikamentabhängige antierythrozytäre Antikörper lassen sich im Serum nur in Anwesenheit des entsprechenden Medikaments oder seiner Metabolite finden. Manche dieser Antikörper zeigen neben ihrer Spezifität gegen das Medikament auch eine Spezifität gegen erythrozytäre Oberflächenstrukturen (z.B. des Rhesus- oder I/i-Komplexes).

Bei der *medikamentös induzierten AIHA* sind die hämolysetypischen Laborbefunde weniger ausgeprägt, die Hämoglobin-Konzentration fällt kaum unter 10 g/dl ab. Der direkte AGT ist meist positiv.

Therapie. Die erste Maßnahme besteht in dem sofortigen Absetzen des auslösenden Medikaments. Bei klinisch relevanter Anämie können Erythrozytenkonzentrate indiziert sein. Bei der akuten intravasalen, komplementvermittelten Hämolyse sind Glukokortikoide wirkungslos, können aber bei der medikamentös induzierten AIHA angezeigt sein.

Verlauf und Prognose. Meistens bilden sich unter dieser Behandlung die Symptome innerhalb von Tagen bis Wochen ohne Residuen zurück. Doch kann es bei der intravasalen Hämolyse vom Immunkomplextyp zu Todesfällen durch Komplikationen wie der Verbrauchskoagulopathie, Schock oder Nierenversagen kommen. Die auslösenden Medikamente müssen zeitlebens vermieden werden.

Immunhämolysen durch Alloantikörper

Neben Autoantikörpern können auch Alloantikörper (Antikörper eines anderen Individuums) zu hämolytischen Syndromen führen. In diese Gruppe gehört in erster Linie die *fetale Erythroblastose*. Beim Erwachsenen kommen selbständige Krankheitsbilder dieser Art nicht vor. Dagegen beruht der größte Teil der durch akribische Vortestungen selten gewordenen Bluttransfusionszwischenfälle auf dem Auftreten von regulären und irregulären Alloantikörpern.

Hämolysierende Alloantikörper sind in der Regel gegen Blutgruppenantigene der Erythrozyten gerichtet. Einen Überblick über die verschiedenen Blutgruppensysteme des Menschen gibt Tab. 1.**17**. Sie orientiert auch über die *regulären* und *irregulären* Antikörper sowie über die durch sie bedingten Störungsmöglichkeiten. Die regulären oder *natürlichen* Antikörper finden sich im Serum aller Menschen und sind gegen diejenigen Antigene des AB0-, aber auch anderer Blutgruppensysteme (z.B. Lewis, NMSs, Lutheran u.a.) gerichtet, die das betreffende Individuum nicht besitzt (Landsteiner-Regel). Sie finden sich beim Neugeborenen noch nicht und werden im Laufe des ersten Lebensjahrs gebildet. Irreguläre Antikörper werden erst nach Kontakt mit den entsprechenden Blutgruppenantigenen, z.B. des Rhesus-Systems, im Laufe des späteren Lebens, etwa nach Rh-inkompatiblen Bluttransfusionen oder Schwangerschaften gebildet.

Fetale Erythroblastose (Morbus haemolyticus neonatorum)

Die hämolytische Erkrankung des Feten und Neugeborenen beruht in der überwiegenden Mehrzahl der Fälle auf einer Blutgruppenunverträglichkeit innerhalb des Rh-Systems durch IgG-Antikörper gegen das Rh-Merkmal D. Voraussetzung für ihr Auftreten ist, daß die Mutter rhesusnegativ (rh–, d) und das Kind rhesuspositiv (Rh+, D) ist.

Ohne Rhesusprophylaxe liegt das Risiko einer rhesusnegativen Frau, durch die Schwangerschaft mit einem rhesuspositiven Kind immunisiert zu werden, bei etwa 17 %. Dieses Risiko sinkt bei gleichzeitiger AB0-Inkompatibilität durch die fortwährende Zerstörung fetaler Erythrozyten durch reguläre mütterliche Blutgruppenantikörper, die in den mütterlichen Kreislauf gelangt sind, auf 2–4 % ab und nimmt zu, wenn vermehrt fetale Erythrozyten, wie es etwa bei einer Sektio, manuellen Plazentalösung, Amniozentese oder anderen Eingriffen geschehen kann, in den mütterlichen Kreislauf eingeschwemmt werden. Sehr viel seltener, auch als statistisch zu erwarten wäre, sind Erythroblastosen durch eine Blutgruppenunverträglichkeit innerhalb des AB0-Systems, nur eines von 25 AB0-inkompatiblen Neugeborenen erkrankt. Betroffen sind vor allem die Kinder mit der Blutgruppe A oder B von Müttern mit der Blutgruppe 0.

Ätiologie und Pathogenese. Ein Teil *rhesusnegativer* Frauen, die ein *rhesuspositives* Kind austragen, entwickelt eine Rh-Inkompatibilität durch **Immunisierung** gegen Rhesus-Blutgruppenmerkmale, die mit fetalen Erythrozyten in den mütterlichen Kreislauf gelangen. Diese IgG-Antikörper gelangen durch die Plazenta in den kindlichen Kreislauf und führen zu einer extravasalen Hämolyse im MMS (S. 238 ff.). Da der größte Übertritt roter Blutkörperchen bei der Geburt erfolgt, findet die Hauptimmunisierung erst *nach* der ersten rhesusinkompatiblen Schwangerschaft statt. Bei jeder folgenden in-

Tabelle 1.**17** Blutgruppensysteme des Menschen (zusammengestellt nach Bryant[17])
[hellgrau hinterlegt]: irreguläre Antikörper

System	Antigene	Haupt-Phäno-typen	Haupt-Genotypen	Antikörper im Serum	Antikörper-typen	Klinische Bedeutung	
						Transfusions-reaktion	Neugeborenen-Erythroblastose
ABO	A_1, A_2,	A_1	A_1A_1	anti-B	komplette	häufig	häufig
	B		A_1A_2	anti-B	und		
	H		A_10	anti-B	inkomplette		
		A_2	A_2A_2	anti-B	Antikörper		
				(anti-A_1)	(IgM, IgG,		
		B	A_20	anti-B	IgA)		
				(anti-A_1)			
		A_1B	BB	anti-A			
		A_2B	B0	anti-A			
		0	A_1B	–			
			A_2B	(anti-A_1)			
			00	anti-A & -B			
Lewis	Le^a, Le^b	Le(a+b-)		anti-Le^b	komplette	sehr selten	keine
		Le(a-b+)		anti-Le^a	IgM-		
		Le(a-b-)		anti-Le^a & -Le^b	Antikörper		
Rhesus	D, C, E,	CcDee	CDe/cde	– (anti-E)	(Kälte-IgM)	–	–
	c, e		CDe/cDe	– (anti-E)	(Kälte-IgM)	–	–
		CCDee	CDe/CDe	– (anti-E)	(Kälte-IgM)	–	–
		ccDEe	cDE/cde	–			
			cDE/cDe	–			
		ccDEE	cDE/cDE	–			
		CcDEe	CDe/cDE	–			

Fortsetzung Tabelle 1.17

System	Antigene	Haupt-Phänotypen	Haupt-Genotypen	Antikörper im Serum	Antikörpertypen	Klinische Bedeutung: Transfusionsreaktion	Klinische Bedeutung: Neugeborenen-Erythroblastose
		ccDee ccdee	cDe/cde cDe/cDe cde/cde	– (anti-E) – (anti-E) anti-D (anti-C, anti-E)	(Kälte-IgM) (Kälte-IgM) inkomplette, seltener komplette Antikörper	– – häufig	– – häufig
Kell	K (Kell, K1), k (Cellano, K2), u.a. seltene	K+K- k+k+ K-k+		anti-k anti-K anti-K	komplette und inkomplette IgG-Antikörper	gelegentlich	selten
Duffy	Fy^a, Fy^b	Fy(a+b-) Fy(a+b+) Fy(a-b+) Fy(a-b-)		anti-Fy^b – anti-Fy^a anti-Fy^a	komplette und inkomplette IgG1-Antikörper	gelegentlich	sehr selten
Kidd	Jk^a, Jk^b	Jk(a+b-) Jk(a+b+) Jk(a-b+) Jk(a-b-)		anti-Jk^b – anti-Jk^a anti-Jk^a und -Jk^b	komplette und inkomplette IgG3 oder IgG3 und IgG1-Antikörper	gelegentlich	gelegentlich

→

Fortsetzung Tabelle 1.17

System	Antigene	Haupt-Phäno-typen	Haupt-Genotypen	Antikörper im Serum	Antikörper-typen	Klinische Bedeutung Transfusions-reaktion	Neugeborenen-Erythroblastose
Lutheran	Lu^a, Lu^b	Lu(a+b-) Lu(a+b+) Lu(a-b+) Lu(a-b-)		– – (anti-Lu^a) (anti-Lu^a und -Lu^b)	Kälte-agglutinine, IgG (IgA, IgM)	keine	keine
MNSs	M, N, S, s	MS Ms NS Ns MSs MNS MNSs MNs NSs		– – (anti-M) (anti-M) (anti-N) – – – (anti-M)	Kälte-agglutinine IgG (IgM)	fraglich	keine
P	P, P_1, p^k	P_1 P_{2_k} P_{1_k} P_2 P		– anti-P_1 anti-P anti-P anti-PP_1P^k	komplette und inkomplette Antikörper	gelegentlich durch anti-P und anti-PP_1P^k	gelegentlich durch anti-PP_1P^k

kompatiblen Gravidität findet eine **Boosterung** der Antikörperbildung statt. Das erklärt, warum eine fetale Erythroblastose kaum einmal in der *ersten* inkompatiblen Schwangerschaft auftritt, und der **Schweregrad** der Verläufe mit zunehmender Zahl rhesusungleicher Schwangerschaften zunimmt. Das Ausmaß der Anämie wird von verschiedenen Faktoren beeinflußt:

- Antikörpertiter der Mutter,
- Menge der die Plazenta passierenden Antikörper,
- Antigenbeladung der kindlichen Erythrozyten,
- Phagozytosekapazität des fetalen MMS für die antikörperbeladenen Erythrozyten,
- Fähigkeit des Feten oder Neugeborenen zur Bilirubinausscheidung,
- Ausmaß der Erythropoese.

Die Anämie führt zu einer Steigerung der **Erythropoetinbildung** und damit zu einer kompensatorisch vermehrten medullären und extramedullären Erythrozytopoese. Gerade dadurch kommt es zu einem Anschwellen von Leber und Milz. Bei einem Absinken des Hb-Gehalts unter 8 g/dl können die Leberzellen hypoxisch geschädigt werden mit nachfolgender Hypalbuminämie und generalisierter Ödemneigung (Anasarka). Da bei **Neugeborenen** die Fähigkeit, indirektes in direktes Bilirubin umzuwandeln, noch schwach ausgeprägt ist, kommt es zu einem Anstieg indirekten Bilirubins, das sich wegen der noch unzureichend ausgebildeten Blut-Hirn-Schranke und seiner Fettlöslichkeit in den Neuronen der Basalganglien anreichert (Kernikterus) und zu deren Schädigung führt.

Klinisches Bild. Etwa die Hälfte der erkrankten Kinder entwickelt lediglich eine milde *Hämolyse* mit leichter Hyperbilirubinämie, eine Anämie ist nicht obligat. Eine Behandlung ist nicht erforderlich.

Ungefähr ein Viertel zeigt eine deutliche Anämie und Hepatosplenomegalie, jedoch ohne Auftreten von Ödemen. Die fortschreitende Hämolyse führt zu einer progredienten *Hyperbilirubinämie*, die ab einem bestimmten Schweregrad zu einer Schädigung der Stammganglien führen kann (Kernikterus). Eine beginnende Enzephalopathie macht sich durch eine zunehmende Hypotonie, Saugschwäche und Verminderung der neurovegetativen Reflexe bemerkbar. Die fortschreitende *zerebrale Schädigung* führt dann zu einer generalisierten Spastik, respiratorischen Insuffizienz und Lungenbluten.

Bei einem weiteren Viertel der Kinder mit einer durch mütterliche Anti-D-Antikörper ausgelösten Erythroblastose kommt es bereits in der 18.–34. Schwangerschaftswoche (50 %) oder später zu einer ausgeprägten Anämie mit einer Hb-Konzentration von unter 8 g/dl mit nachfolgender Hypoxie, Azidose, Hepatosplenomegalie mit hepatozellulärer Zellschädigung und sich wahrscheinlich daraus ergebender Hypalbuminämie.

> **!** Die schwerste Form der fetalen Erythroblastose stellt der Hydrops congenitalis universalis mit allgemeiner Ödemneigung infolge Wassereinlagerung in den Geweben und Körperhöhlen des Fötus dar.

Laborbefunde. Im **Blutbild** findet sich bei der Geburt eine mehr oder weniger stark ausgeprägte *Anämie*. Zumeist besteht numerisch auch eine *Leukozytose*, die jedoch zu einem beträchtlichen Teil durch die Vermehrung von *Erythroblasten* (darunter auch Makro- und Proerythroblasten), die im **Differentialblutbild** in großer Zahl auffallen, zustande kommt. Die Zahl der kernhaltigen roten Vorstufen kann bis auf 100 oder 200 % der „echten" Leukozyten ansteigen (normal 1–12 % bis zum 4. Lebenstag). Entsprechend dem starken Erythrozytenzerfall findet sich stets auch eine deutliche *Retikulozytose*.

Das **Knochenmark** ist außerordentlich zellreich, mit starkem Überwiegen der roten Vorstufen, und entspricht dem Bild, das wir sonst bei hämolytischen Anämien gewohnt sind. Die **übrigen Laborwerte** sind entsprechend der Stärke der Hämolyse verändert und zeigen vor allem eine mehr oder weniger starke, insbesondere indirekte Hyperbilirubinämie.

Da sich bei immunisierten Schwangeren der Gefährdungsgrad des Kindes in utero allein aus der Anamnese und der Höhe bzw. dem Verlauf der Anti-D-Titer nicht ausreichend beurteilen läßt, gilt die **spektrophotometrische Fruchtwasserdiagnostik** nach Amniozentese bei rhesusinkompatiblen Schwangerschaften, wenn Antikörper nachgewiesen wurden, als Methode der Wahl zur Früherkennung und Verlaufskontrolle der fetalen Erythroblastose. Die erste Fruchtwasseruntersuchung sollte frühestens in der 18.–20. Schwangerschaftswoche erfolgen, da vorher auch bei sehr hohen Antikörpertitern noch nicht mit einem intrauterinen Fruchttod zu rechnen ist. Gemessen wird die Extinktion kontinuierlich bei einer Wellenlänge zwischen 350 und 750 nm. Bei der Erythroblastose zeigt die Absorptionskurve bei 450 nm ein Maximum, dessen Höhe von der Konzentration der Bilirubinoide und vom Eiweißgehalt im Fruchtwasser abhängt. Die daraus errechnete relative und korrigierte Extinktion korreliert mit dem Ausmaß der Hämolyse und stellt damit einen wichtigen Indikator für den Zustand des Feten dar.

Therapie. Da es bisher keine Möglichkeit gibt, vorhandene Anti-D-Antikörper zu eliminieren und eine weitere Immunisierung zu unterbinden, besteht die wichtigste Maßnahme zur Vermeidung einer fetalen Erythroblastose in der konsequenten Durchführung einer **Rhesusprophylaxe**, deren Durchführung vom wissenschaftlichen Beirat der Bundesärztekammer und vom Bundesgesundheitsamt 1987 neu geregelt wurde. Danach müssen rhesusnegative Mütter nach jeder Geburt eines rhesuspositiven Kindes, nach Fehl- und Frühgeburten, extrauteriner Gravidität, Schwangerschaftsabbruch, Amniozentese, Wendungsoperation und Chorionzottenoperation möglichst bald, spätestens nach 72 Stunden 250–300 μg *Anti-D-Immunglobulin* i.v. oder i.m. erhalten. Dadurch sollen möglicherweise eingeschwemmte kindliche Erythrozyten hämolysiert werden, bevor eine Sensibilisierung der Mutter erfolgt. Daneben dürfte auch eine Hemmung der mütterlichen Anti-D-Produktion durch das Überangebot an zugeführten Antikörpern infolge negativer Rückkopplung (feedback) eine wesentliche Rolle spielen.

Bei bestehender fetaler Erythroblastose sind, in Abhängigkeit vom Schweregrad der Anämie und/oder der Bilirubinämie, **intrauterine Bluttransfusionen** mit Erythrozytenkonzentrat (Blutgruppe 0, rh-, Kell-), eine **vorzeitige Entbindung** durch Sektio und/oder eine postpartale **Austauschtransfusion** indiziert.

Verlauf und Prognose. Auch beim Vorliegen einer Rhesusinkompatibilität und Immunisierung verläuft die Hälfte der Schwangerschaften normal. Bei etwa einem Viertel der Kinder besteht bereits bei der Geburt eine deutliche Anämie, die sich unbehandelt im Verlauf bei weiterbestehender Hämolyse verstärkt und durch die zunehmende Hyperbilirubinämie zum Kernikterus mit allen Folgen führen kann. Ein großer Teil der Säuglinge (ca. 90 %) mit ausgeprägter Enzephalopathie stirbt innerhalb weniger Monate, bei den überlebenden bleiben mehr oder weniger ausgeprägte neurologische Folgeschäden.

Transfusionszwischenfälle

Komplikationen bei Transfusionen von Blut oder Blutbestandteilen lassen sich nach verschiedenen Gesichtspunkten einteilen[18]:

- akute und verzögerte hämolytische Transfusionszwischenfälle (HTZ),
- febrile Transfusionsreaktionen durch leukozytäre (vor allem gegen HLA-Merkmale gerichtete) und thrombozytäre Antikörper,
- anaphylaktische Transfusionsreaktionen bei Plasmaunverträglichkeit (z.B. IgA-Antikörper),
- das TRALI-Syndrom (transfusion related acute lung injury) durch granulozytäre Antikörper und
- die posttransfusionelle Purpura durch plättchenspezifische Antikörper.

Die in diesem Zusammenhang zu erwähnenden Transfusionszwischenfälle sind ausschließlich *hämolytische Transfusionsreaktionen*. Der größte Teil von ihnen beruht auf einer Unstimmigkeit im AB0- und/oder im Rh-Blutgruppensystem. Klinisch ebenfalls relevant ist die *febrile Transfusionsreaktion* nach mehrfacher Gabe von leukozytenhaltigen Blutpräparationen. Diese Reaktionen lassen sich durch die ausschließliche Gabe leukozytenarmer Blutpräparate (mehrfach gewaschene und/oder filtrierte Erythrozytenkonzentrate) vermeiden (S. 555 ff.).

Frauen sind von hämolytischen Transfusionszwischenfällen wegen schwangerschaftsbedingter Immunisierungen im Verhältnis 7:3 häufiger betroffen als Männer. Sie treten besonders oft bei großen Operationen und bei akuten Blutungen auf. Obwohl durch bessere Untersuchungsbedingungen die Häufigkeit zurückging, wird noch mit einem Zwischenfall bei 5 000 Transfusionen gerechnet.

Ätiologie und Pathogenese. Der hämolytische Transfusionszwischenfall ist die Folge einer gesteigerten Hämolyse durch *Alloantikörper* und wird durch eine Blutgruppeninkompatibilität zwischen Empfänger- und Spenderblut hervorgerufen (Tab. 1.**18**). Aufgrund quantitativer Verhältnisse sind hämolytische Reaktionen durch Empfängerantikörper gegen Spendererythrozyten (*Majorreaktion*) in der Regel schwerer als bei einer umgekehrten Konstellation (*Minorreaktion*). Die Hämolyse kann intra- (durch komplementaktivierende Antikörper) und extravasal (im MMS durch nicht komplementaktivierende Antikörper) ablaufen.

> **!** Die Ursachen eines HTZ sind vor allem Blut- bzw. Patientenverwechslungen und unzureichende Voruntersuchungen.

Bei der Pathogenese des HTZ werden zwei Phasen unterschieden:

- Bildung von vasoaktiven Mediatoren über die Aktivierung des Komplementsystems, des Hagemann-Faktors und der Thrombozyten mit Angriffspunkt am Gefäßsystem und
- Aktivierung des Gerinnungssystems mit intravasaler Umwandlung von Fibrinogen zu Fibrin.

Das am häufigsten betroffene Zielorgan ist die Niere. Je nach Schweregrad der HTZ resultieren reversible bis irreversible Nierenschäden.

Klinisches Bild. Der *akute HTZ* tritt plötzlich während der laufenden Transfusion auf. Die häufigsten **Initialsyndrome** sind typischerweise Schüttelfrost, Fieber, Thoraxschmerzen, Dyspnoe, Gesichtsrötung, Übelkeit und bei intravasaler Hämolyse Hämaturie. Bei bewußtlosen oder narkotisierten Patienten sind die Symptome weniger stark ausgeprägt oder fehlen ganz. In Abhängigkeit von der Stärke der Reaktion können sich ein progredienter **Schock** mit Oligurie (35 %), Anurie (13 %) und eine disseminierte intravasale Gerinnung (DIC, Verbrauchskoagulopathie S. 480 f.) (9 %) entwickeln.

Laborbefunde. Zur Diagnosestellung unerläßliche Laboruntersuchungen sind der Abfall des Haptoglobins und der Anstieg des Bilirubins, der LDH im

Tabelle 1.**18** Serologische Ursachen des hämolytischen Transfusionszwischenfalls (nach Mueller-Eckhardt[19])

1. ABO-Verwechslungen
2. Verwendung von „gefährlichem“ Universalblut
   Typ: starke Isohämolyse
3. Antikörper beim Empfänger vor Bluttransfusionen nachweisbar, aber nicht erkannt
   Typ: Anti-C, -E, -K, -Jk^a, -Fy^a, -M u.v.a.
4. Antikörper wegen mangelhafter Kreuzprobe nicht erkannt
   Typ: schwache, nur Coombs-wirksame Antikörper (Anti-K, -Fy^a, u.v.a.)
5. Antikörper beim Spender vor Bluttransfusion nicht nachgewiesen (Minorreaktion)
   Typ: Anti-D (cave: Rh-negative weibliche Spenderin nach Schwangerschaften!)
6. Antikörper beim Empfänger vor Bluttransfusion nicht nachweisbar (→ verzögerter hämolytischer Transfusionszwischenfall)
   Typ: Anti-Jk^a, -K, -Fy^a u.v.a.

Serum sowie des *Plasma-* und *Urinhämoglobins.* Der direkte Antiglobulin-(Coombs-)Test zum Nachweis von IgG-Antikörper- und/oder Komplementbeladung der Erythrozyten ist positiv. Die Thrombozytenzahl und Gerinnungsfaktorenkonzentration fallen als Zeichen der Verbrauchskoagulopathie ab.

Therapie. Die wichtigste therapeutische Maßnahme ist die **Unterbrechung** der fehlerhaften Transfusion, die weiteren richten sich nach der Schwere der Symptome (Bekämpfung des Schocks, der Niereninsuffizienz und der Verbrauchskoagulopathie).

Verlauf und Prognose. Sie sind abhängig von der Schwere der Hämolyse, den auftretenden Komplikationen und der Grundkrankheit. Die Mortalität des akuten HTZ soll etwa 20 % betragen.

Toxisch-hämolytische Anämien

Von den durch Arzneimittel, Chemikalien und sonstigen exogenen Substanzen hervorgerufenen *immunhämolytischen* Anämien sind die *direkt toxischen hämolytischen* Anämien zu unterscheiden. Ihre Ursache ist auch nicht in korpuskulären (Erythrozytenmembran- oder biochemischen) Defekten der Erythrozyten zu suchen.

Ätiologie und Pathogenese. Die Ursache dieser Anämieformen sind vielgestaltig und bei zahlreichen Noxen noch nicht bekannt. Bei den rein toxischen hämolytischen Anämien kommt es zu einer in ihrer Stärke von der *Menge* der zugeführten Substanz abhängigen Hämolyse, wobei eine direkt toxische Schädigung der Zelle angenommen wird. Im Gegensatz dazu ist die durch chemische Substanzen ausgelöste Immunhämolyse dosisunabhängig (S. 72). Pathogenetische Wirkungsmechanismen sind neben den auslösenden Substanzen in Tab. 1.**19** aufgeführt.

Klinisches Bild. Die Symptomatik dieser Erkrankungen gleicht zum einen der der übrigen hämolytischen Anämien mit den klinischen **Hämolysezeichen** (S. 57), wird zum anderen mitbestimmt von der auslösenden Noxe bzw. Grundkrankheit (Vergiftung, Infektionskrankheit). Alle Übergänge von *foudroyant* verlaufender Hämolyse (*hämolytische Krise*) bis zum klinisch *kaum faßbaren* Zerfall der Erythrozyten sind möglich, können im Krankheitsverlauf wechseln und bestimmen das gesamte klinische Bild mit.

Laborbefunde. Sie entsprechen ebenfalls denen der übrigen hämolytischen Anämien mit *Hämolyse-* und *Kompensationsbefunden* (S. 57 f.), wobei allerdings die Regeneration der Erythrozyten durch die Noxe ebenfalls derart gestört sein kann, daß die Kompensationszeichen nicht den Grad der Hämolyse widerspiegeln. Zu Beginn der Erkrankung besteht gewöhnlich eine *Leukozytose*, später eine *Leukozytopenie*. Weitere besondere Laborbefunde finden sich in Tab. 1.**19**.

Therapie. Die nächstliegende Behandlungsmöglichkeit ist die sofortige Vermeidung der auslösenden Noxe. Neben symptomatischen Maßnahmen wie einer möglicherweise notwendigen Schockbehandlung und/oder Behandlung eines akuten Nierenversagens muß in manchen Fällen der Versuch einer Elimination der Noxe, wie es am Beispiel der Bleiintoxikation auf S. 53 besprochen wurde, erfolgen. Dazu sei aber auf Bücher der Toxikologie verwiesen.

Hämolysen durch Tier- und Pflanzengifte

Die Gifte einer Reihe von *Tieren* und *Pflanzen* können bei **enteraler** und/oder **parenteraler Zufuhr** zu einer Hämolyse führen. Bekannt sind Schlangen-, Spinnen-, Bienen- und Wespengifte. Unter den pflanzlichen Giften können die des Wurmfarns und bestimmter Pilze (z.B. des Fliegenpilzes) eine Hämolyse auslösen.

Tabelle 1.19 Toxisch-hämolytische Anämien auslösende Substanzen (nach Rastetter[20])

Noxe (Substanz)	Verlaufsform	Klinisches Bild	Besondere Laborbefunde (außer Hämolysezeichen)	Komplikationen	Pathogenetischer Wirkungsmechanismus
Blei	akut	Magen-Darm-Störungen, Schlaflosigkeit, Schwindel, Muskeltremor, -zuckungen, epileptiforme Krämpfe, Nierenstörungen	basophil punktierte Erythrozyten, Jolly-Körperchen, Cabot-Ringe, Thrombozyten vermehrt Urin: δ-Aminolävullinsäure, Koproporphyrin II		Störung der Porphyrinsynthese und der Hb-Bildung, direkter Effekt auf die Erythrozytenoberfläche durch Absorption des Bleis (deshalb positiver Coombs-Test)
	chronisch	Bleisaum am Zahnfleischrand, Darmkoliken, hochgradige Obstipation, Radialisparesen, psychische Veränderungen, „Encephalopathia saturnina“	gelegentlich positiver Coombs-Test, meist nur geringe Anämie Urin: δ-Aminolävulinsäure, Koproporphyrin III, Erythrozytenprotoporphyrin	Nierenschädigung	
Arsen (Inhalation von Arsengas)	akut selten chronisch		gelegentlich Met-Hb, basophil punktierte Erythrozyten, Aniso- und Poikilozytose, Mikrozytose	Oligurie → Anurie	katalytische Wirkung auf Glutathion?
Natriumarsenat	chronisch			Panzytopenie?	
Natriumchlorat Kaliumchlorat	chronisch		Heinz-Körper, Leukozytose, gelegentlich Met-Hb	Anurie, Leberschäden	

→

Fortsetzung Tabelle 1.**19**

Noxe (Substanz)	Verlaufsform	Klinisches Bild	Besondere Laborbefunde (außer Hämolysezeichen)	Komplikationen	Pathogenetischer Wirkungsmechanismus
Kupfersulfat	selten akut		Sphärozytose	Nierenschädigung, gastrointestinale Blutung	Hemmung der Glukose-6-Phosphatdehydrogenase? Glykolysehemmung? Denaturierung von Hb? Oxidation von NADPH und Glutathion
Destilliertes Wasser	akut	Auftreten z.B. bei Prostatektomien, Trinken			
Wasser	akut	Auftreten bei Fast-Ertrunkenen			
Phenylhydrazin, Azetylphenylhydrazin (Pyrodin)	chronisch	Auftreten bei Behandlung der Polyzythämie	basophil punktierte Erythrozyten, Heinz-Körper, gelegentlich Met-Hb oder Sulf-Hb, geschrumpfte Erythrozyten		
Trinitrotoluol	chronisch		Polychromasie, Makrozytose, Lymphozytose	Leberschädigung, aplastische Anämie	
Benzol	chronisch		gelegentlich Leukopenie, selten Leukozytose	aplastische Anämie sehr häufig → akute oder chronische myeloische Leukämie	

Fortsetzung Tabelle 1.**19**

Noxe (Substanz)	Verlaufsform	Klinisches Bild	Besondere Laborbefunde (außer Hämolysezeichen)	Komplikationen	Pathogenetischer Wirkungsmechanismus
Nitrobenzol	chronisch	gelegentlich Splenomegalie, Zyanose	Met-Hb, basophil punktierte Erythrozyten, Aniso- und Poikilozytose Urin: Paraamidophenolausscheidung, Hämoglobinurie		
Anilin	chronisch		Heinz-Körper		
Hydroxylamin		Inhalationsvergiftung	Heinz-Körper		
Methylalkohol				Erblindung	
Methylchlorid				Erblindung	
Phenole			Heinz-Körper		
Naphthalin	akut	Schwindel, Durchfall, Fieber	häufiger GSH-Instabilität und Glukose-6-Phosphatdehydrogenase-Mangel, Sphärozyten, osmotische Resistenz vermindert, gelegentlich Heinz-Körper		Zusammenhang mit GSH-Instabilität oder Glukose-6-Phosphatdehydrogenase?
Resorzin			Heinz-Körper		
Toluylendiamin			Heinz-Körper		
Tyrosin					

→

Fortsetzung Tabelle 1.19

Noxe (Substanz)	Verlaufsform	Klinisches Bild	Besondere Laborbefunde (außer Hämolysezeichen)	Komplikationen	Pathogenetischer Wirkungsmechanismus
Tyramin					
Azetanilid		Zyanose			
Phenazetin	chronisch	Zyanose	geschrumpfte und basophil punktierte Erythrozyten, Polychromasie, Heinz-Körper, Met-Hb, Sulf-Hb, dunkler Urin: Paraamidophenol	bei Glukose-6-Phosphatdehydrogenase-Mangel sehr schwerer Verlauf, interstitielle Nephritis	evtl. Immunmechanismus
Aspirin			Aniso- und Poikilozytose, Sphärozyten		Einfluß auf GSH?
Phenylsemikarbazid Karbophene Kryogenin	chronisch		fragmentierte Erythrozyten, Heinz-Körper		
Sulfonamide	akut und chronisch		geschrumpfte Erythrozyten, Polychromasie, Leukozytose (→ 50 000) mit Linksverschiebung, rote Vorstufen im peripheren Blut, Met-Hb und Sulf-Hb in chronischen Fällen	Nierenstörung	Blockierung der Glukose-6-Phosphatdehydrogenase-Aktivität, deshalb bei Glukose-6-Phosphatdehydrogenase-Mangel stärkere Erscheinungen
Salazopyrin	chronisch	meist nur leichte Anämie	Heinz-Körper		

Fortsetzung Tabelle 1.19

Noxe (Substanz)	Verlaufs-form	Klinisches Bild	Besondere Laborbefunde (außer Hämolysezeichen)	Komplikationen	Pathogenetischer Wirkungsmechanismus
Phenothiazin	chronisch				
β-Naphthol	chronisch		basophil punktierte Erythrozyten		
Fuadin	chronisch				öfters immunologische Basis
Promin (Lepramittel)					
Dapson					
Paraamino-salicylsäure (PAS)	akut	Schock, Zyanose, schwere Anämie	Leukozytose, Sphärozytose, fragmentierte Erythrozyten, Heinz-Körper	Oligurie, Anurie	Wirkung eines PAS-Abbauproduktes (Metaaminophenol), evtl. auch Immunmechanismus
INH	akut				
Synka-Vit (Vitamin-K)	akut			Kernikterus bei frühgeborenen Kindern, Todesfälle	GSH-Instabilität der Frühgeborenen trotz normaler Glukose-6-Phosphatdehydrogenase
Antihista-minika	akut				
Barbiturate					

→

Fortsetzung Tabelle 1.**19**

Noxe (Substanz)	Verlaufsform	Klinisches Bild	Besondere Laborbefunde (außer Hämolysezeichen)	Komplikationen	Pathogenetischer Wirkungsmechanismus
Blutzuckersenkende Sulfonamide	chronisch	leichte Hämolyse			evtl. Glukose-6-Phosphatdehydrogenase-Mangel
Chlorpromazin	chronisch		Sphärozytose		
Mesantoin			Coombs-Test positiv, abnorme Panagglutinine		
Methylenblau					
Nalidixinsäure					
Nitrofurantoin					
Paraphenyldiamin			Heinz-Körper		
Amylnitrit Arsenwasserstoff Bor Diäthylendioxid Fluor Glykokolle Hydrochinon Nickeltetrakarbonyl Nitrite			Heinz-Körper		

Fortsetzung Tabelle 1.**19**

Noxe (Substanz)	Verlaufsform	Klinisches Bild	Besondere Laborbefunde (außer Hämolysezeichen)	Komplikationen	Pathogenetischer Wirkungsmechanismus
Phosgen			Heinz-Körper		
Phosphorwasserstoff					
Pyrogallol					
Schwefelkohlenstoff					
Seifen					
Terpentinöl					
Tetrachloräthan					
Tyrothrycin					
Xylenol					
Streptomycin					
Anästhesin					
Dinitrophenol- u. -kresol					
Diaphenyldisulfone					
Hydroxylamin					
Kresole					
Nitroglykol					
Paranitroanilin					
Paraphenylendiamin					
Phenetolkarbamid					
Sulfone					
Tetryl					
Toluidin					
Trotyl					
Dinitrobenzol					
p-Aminophenol					

Hämolyse bei Infektionskrankheiten

Verschiedenartige Krankheitserreger können eine hämolytische Anämie hervorrufen, wobei der pathophysiologische Mechanismus unterschiedlich ist.

Malaria. Sie ist die bekannteste, mit einer gesteigerten Hämolyse einhergehende Infektionskrankheit. Dabei führt die Infektion mit *Plasmodium falciparum* (Malaria tropica) am häufigsten zu einer schweren Hämolyse, seltener gemischte Infektionen mit den übrigen Plasmodien. Der Zerfall der roten Blutkörperchen kommt zum einen durch den intrazellulär stattfindenden Entwicklungszyklus der in die Erythrozyten eingedrungenen **Plasmodien** zustande. Zum anderen spielen *immunhämolytische Mechanismen* insofern eine Rolle, als **Malariaantigene**, die auf der Erythrozytenmembran fixiert sind, Antikörper und Komplement binden und so eine Hämolyse hervorrufen. Durch den ständigen Zellzerfall nehmen sowohl die Anämie als auch der Ikterus kontinuierlich zu. Da die *Retikulozytenzahl* erst nach der **Behandlung** der Malaria signifikant ansteigt und bei der unbehandelten Malaria nicht das Ausmaß der Hämolyse widerspiegelt, wird angenommen, daß auch *toxische Einflüsse* der Plasmodien auf das Knochenmark eine Rolle bei der Anämieentstehung spielen. Diese würden auch die Verminderung der *Leukozyten* und evtl. auch der Thrombozyten erklären. Die *Thrombozytopenie* kann allerdings auch durch einen Hyperplenismus und/oder eine Verbrauchskoagulopathie hervorgerufen sein.

Weitgehend unklar sind Ätiologie und Pathogenese des **Schwarzwasserfiebers,** einer seltenen Komplikation vor allem der Malaria tropica. Es ist charakterisiert durch eine akute Hämolyse mit Anämie, Hämoglobinämie und -urie, Schüttelfrost und Fieber sowie alle Komplikationen wie Schock, Nierenversagen bei tubulärer Nekrose und eine hohe Sterblichkeit.

> ! Bemerkenswert ist, daß das Schwarzwasserfieber erst dann auftritt, wenn die Malaria mit Chinin und anderen Antimalariamedikamenten behandelt wird.

Dabei werden verschiedene pathophysiologische Mechanismen diskutiert, wobei einerseits der Akzent auf das Medikament (toxische und/oder Immunhämolyse) und andererseits auf die Schädigung der Erythrozyten durch den Krankheitserreger gesetzt wird.

Kala-Azar und Trypanosomiasis. Fast konstant finden sich bei Leishmanien- und Trypanosomen-Infektion eine Hämolyse, bei deren Genese wahrscheinlich Immunvorgänge eine Rolle spielen.

Toxoplasmose. In einzelnen Fällen ließ sich als Ursache einer akuten oder chronischen Anämie eine gesteigerte Hämolyse bei Toxoplasmose nachweisen.

Viren und Bakterien. Bei verschiedenen bakteriellen und viralen Infektionen spielt eine mehr oder minder ausgeprägte Hämolyse zumindest teilweise eine Rolle bei der Entstehung einer Anämie. Besonders markant ist die beim **Gasbrand**, einer meist postpartal oder puerperal auftretenden Infektion mit *Clostridium welchii*, auftretende akute Hämolyse mit Hämoglobinämie und -urie und mit einer hohen durch eine Nierenschädigung bei einer Verbrauchskoagulopathie verursachten Mortalität.

Auch beim **Oroya-Fieber**, einer Infektion mit *Bartonella bacilliformis*, ist eine schwere Hämolyse durch intraerythrozytären Erregerbefall obligat.

Geringer ist die Hämolyse bei Infektionen mit α- und β-*hämolysierenden Streptokokken, Staphylokokken, Pneumokokken und Enterokokken*, die mit einer **Sepsis** oder **Endokarditis** einhergehen.

Auch bei Infektionen mit dem *Epstein-Barr-Virus* (**Infektiöse Mononukleose**) *und Parvovirus B19* konnten leichte Hämolysen beobachtet werden.

Mechanisch bedingte Hämolysen

Hierbei werden Erythrozyten intra- oder extravasal durch stärkere Schub- und Scherkräfte oder Turbulenzen fragmentiert. Im peripheren Blut finden sich pathognomonische, irregulär konfigurierte Erythrozytenbruchteile (*Fragmentozyten* oder *Schistozyten*) und daraus entstandene *Mikrosphärozyten*, durch die der MCV erniedrigt und die Basis der Erythrozytenvolumen-Verteilungskurve verbreitert ist.

Die Schädigung der Erythrozyten kann durch verschiedene Mechanismen an unterschiedlichen Orten des Körpers erfolgen:

- im Herzen bei Herzklappenfehlern (verkalkte Aortenstenosen) und nach Herzklappenoperationen,
- in Arteriolen und Endarteriolen (mikroangiopathische hämolytische Anämie) bei malignem Hypertonus, einigen metastasierenden Tumoren, der thrombotisch-thrombozytopenischen Purpura, beim hämolytisch-urämischen Syndrom und der Verbrauchskoagulopathie,
- extravasal wie bei der Marschhämoglobinurie und bestimmten Sportarten (Karate u.a.).

Hämolyse bei Herzklappenfehlern und nach Herzklappenoperationen

Mit der genauen Bestimmung der Erythrozytenlebenszeit mit ^{51}Cr konnte gezeigt werden, daß diese bei Patienten mit **Herzklappenfehlern** häufig verkürzt ist. Dabei läßt sich die rein mechanische Ursache der Hämolyse besonders gut daran erkennen, daß sich bei reinen *Klappenstenosen* sehr viel häufiger Hämolysen finden als bei *Klappeninsuffizienzen*. Die Hämolysen sind jedoch meist kompensiert, so daß manifeste Anämien selten sind.

Etwa 3–4 Wochen nach der operativen Implantation **mechanischer Herzklappen**, aber auch nach dem Einsetzen eines *Teflonseptums* bei Ostiumprimum-Defekt, von Mitralklappenprothesen und nach anderen Operationen am Herzen oder großen Gefäßen, bei denen synthetisches Material eingesetzt wurde, kann bei derart operierten Patienten die Entwicklung einer hämolytischen Anämie, oft auch stärkeren Ausmaßes beobachtet werden. Dabei stellt man sich die Entstehung der Hämolyse so vor, daß ein Regurgitationsblutstrom auf nicht endothelialisiertes Plastikmaterial auftritt und dabei die Erythrozyten mechanisch geschädigt werden, bzw. daß die Erythrozyten beim Schluß der mechanischen Herzklappe gequetscht dadurch fragmentiert werden.

Mikroangiopathische hämolytische Anämie

Sie ist charakterisiert durch eine intravasale Hämolyse durch mechanische Fragmentierung und Zerstörung von Erythrozyten bei Erkrankungen der kleinen Blutgefäße. Die Störung wird hervorgerufen durch sekundäre Veränderungen der Gefäßwand und des Epithels bzw. durch Ablagerungen von Thrombozyten- bzw. Fibrinthromben innerhalb der Lumina der arteriellen Endstrombahn. Eine mikroangiopathische hämolytische Anämie kann primär oder sekundär bei verschiedenen Erkrankungen in Erscheinung treten (Tab. 1.**20**).

Klinisches Bild. Die Symptome treten meist *akut* und rasch progredient mit Anämie, Ikterus, Blutungsneigung und evtl. Oligo- oder Anurie auf.

Blut- und Laborbefunde. Im **Blutbild** finden sich eine Anämie und Thrombozytopenie mit Schistozyten und Mikrosphärozyten im **Blutausstrich**. Die Retikulozytenzahl ist erhöht. Die **übrigen Laborbefunde** zeigen eine Verminderung des Haptoglobins, eine Vermehrung des indirekten Bilirubins, der LDH und des freien Hämoglobins. Das **Knochenmark** ist hyperplastisch mit gesteigerter Erythrozytopoese und Thrombozytopoese. Im **Urin** finden sich Hämoglobin und Urobilinogen.

Hämolytisch-urämisches Syndrom. Die Erkrankung kommt bevorzugt im frühen Kindesalter zwischen 5. und 12. Lebensmonat, seltener bei älteren

Tabelle 1.20 Mikroangiopathische hämolytische Anämien bei verschiedenen Erkrankungen (nach Rastetter[21])

Primäre Formen
Hämolytisch-urämisches Syndrom
Thrombotisch-thrombozytopenische Purpura (Morbus Moschcowitz)
Symptomatische Formen
Maligne Hypertonie
Spätgestosen
Panarteriitis nodosa
Colitis ulcerosa
Wegener-Granulomatose
Nierenrindennekrosen
Transplantatabstoßung
Metastasierende Karzinome (bes. Adenokarzinome von Brust, Lunge und Gastrointestinaltrakt)
Akute Glomerulonephritis
Lupus erythematodes
Meningokokkensepsis und andere Septikämien
Kavernöses Hämangiom (Kasabach-Merritt-Syndrom)
Purpura fulminans
Antineoplastische Substanzen (u.a. Mitomycin C, Carboplatin, Cisplatin, Daunorubicin, Cytosinarabinosid, Cyklosporin, Bleomycin, Interferon-Gamma)

Kindern und kaum einmal bei Erwachsenen vor. Bemerkenswert ist, daß gelegentlich mehrere Mitglieder einer Familie bzw. mehrere Personen am gleichen Ort zur selben Zeit erkrankten.

Ätiologie und Pathogenese der Erkrankung sind unbekannt. Diskutiert wurden sowohl infektiöse (z.B. durch enteropathogene E.coli) als auch immunologische Ursachen (beispielsweise durch Immunkomplexe), durch die es in den afferenten Arteriolen und den Kapillaren der Glomerula zu einer Endothelschädigung kommt, an der sich Mikrothromben bilden. Danach unterscheidet man histopathologisch einen glomerulären (G-Typ) von einem arteriellen (A-Typ) und einem Mischtyp (G/A-Typ). In diesen pathologisch veränderten Blutgefäßen werden die Erythrozyten zerstört.

Das **klinisches Bild** der Erkrankung ist anfangs bestimmt von gastrointestinalen Symptomen (kolikartige Bauchschmerzen, Übelkeit, Erbrechen, Durchfall und selten Nierenschmerzen) und Fieber. Nach etwa 5–14 Tagen kommen die Zeichen einer schweren Hämolyse dazu, die Kranken werden blaß und leicht ikterisch, es kommt zur Oligo- oder Anurie. Meist steigt der Blutdruck an, ein permanent hoher Blutdruck gilt als prognostisch schlechtes Zeichen. Die **Blutbild- und Laborbefunde** entsprechen im allgemeinen den oben geschilderten (S. 94).

Die **Prognose** ist ungünstig, die Mortalität liegt bei 50 %. Die **Therapie** der Wahl besteht in Maßnahmen wie Austauschtransfusionen, Plasmapherese und Dialysen, wodurch die Prognose deutlich gebessert werden konnte. Die Wirksamkeit anderer Therapieansätze (Glukokortikoide, Heparin, Plättchenaggregationshemmer, Vincristin, Prostaglandin, Antithrombin III) ist nicht belegt. Die Niereninsuffizienz bildet sich bei Patienten, die die akute Phase überlebt haben, langsam, doch oft nicht ohne Restschäden zurück. Bei irreversibler Niereninsuffizienz muß eine Nierentransplantation erwogen werden.

Thrombotisch-thrombozytopenische Purpura (TTP, Morbus Moschcowitz). Die TTP ist eine seltene Erkrankung, die fast nur junge Erwachsene betrifft. Man kann eine über Monate bis Jahre verlaufende chronische von einer akuten, zumeist innerhalb weniger Tage tödlich verlaufenden Form unterscheiden. Sie ist gekennzeichnet durch eine mikroangiopathische Anämie mit Funktionsstörungen verschiedener Organe ausgelöst von Durchblutungsstörungen. (Übersicht bei Jakob und Hiller[22].) Das Krankheitsbild wird ausführlich auf S. 455 besprochen.

Marschhämoglobinurie (Sporthämoglobinurie)

Charakteristisch für dieses seltene Krankheitsbild ist das Auftreten einer *Hämoglobinurie* (dunkelroter bis schwarzer Urin) im Anschluß an anstrengende Märsche oder körperliche Leistungen (Langstreckenlauf, Karate, Bongospiel). Körperliche Symptome bestehen nicht. Zur **Ursache** dieser Hämolyse wurden verschiedene Theorien aufgestellt. Die gängigste Erklärung für die intravasale Hämolyse ist die mechanische Schädigung der Erythrozyten, etwa bei der Passage des Blutes durch die Fußsohlen bei Langstreckenläufern: Durch Benutzung elastischer Einlegesohlen kann die Sporthämoglobinurie weitgehend vermieden werden. Sie ist gegen eine *Myoglobinurie*, die im Gefolge von Muskeltraumen (Verbrennungen u.a.) oder plötzlich auftretenden Muskellähmungen, bzw. -degenerationen als *paralytische Myoglobinurie* auftreten kann, durch das unterschiedliche Absorptionsspektrum auszuschließen.

Verschiedenartige hämolytische Anämien

Hämolyse bei Verbrennungen

Nach größerflächigen Verbrennungen 2. und 3. Grades tritt nicht selten als Komplikation eine Hämolyse auf, die in einer Hämoglobinurie zum Ausdruck kommt. Die stärkste Hämolyse tritt unmittelbar in zeitlichem Zusammenhang zu der Verbrennung auf und wird auf den direkten hämolytischen Effekt der Hitze auf die Erythrozyten zurückgeführt. Die später auftretenden hämolytischen Ereignisse bei Verbrennungspatienten scheinen dagegen ihre Ursache eher in den zahlreichen benötigten Bluttransfusionen zu haben. Die Erythrozyten zeigen eine mehr oder weniger stark verminderte mechanische und osmotische Resistenz. Im Blutausstrich finden sich *Sphärozyten* und – unmittelbar nach der Verbrennung – *Schistozyten*.

Hämolyse bei Lebererkrankungen

Ätiologie und **Pathogenese** hämolytischer Ereignisse bei Lebererkrankungen sind unterschiedlich. Oft läßt sich hier eine verkürzte Lebensdauer der Erythrozyten nur im ^{51}Cr-Test nachweisen. Zu einem Teil werden die roten Blutkörperchen vermehrt in der durch eine portale Hypertension zumeist vergrößerten Milz abgebaut. Bei einem anderen Teil wird die Hämolyse durch eine Veränderung des Lipidgehalts der Erythrozytenmembran erklärt. So lassen sich bei schweren Leberschäden im peripheren Blut gehäuft *Targetzellen* nachweisen, deren Entstehung wahrscheinlich auf eine vermehrte Aufnahme von Cholesterin und Phospholipiden in der Erythrozytenmembran zurückzuführen ist.

Ebenfalls auf einen erhöhten Cholesteringehalt der Erythrozytenmembran dürfte die Form der pathognomonischen Zellen bei der **Spurcell-Anämie** erklärt werden. Bei dieser Erkrankung besteht gewöhnlich eine schwere alkoholische Leberzirrhose mit Splenomegalie, meist auch Aszites und eine hepatische Enzephalopathie. Die Erythrozyten gleichen mit ihren spitzen pseudopodienartigen Ausläufern den *Akanthozyten* bei der Abetalipoproteinämie (S. 108 f.), unterscheiden sich jedoch chemisch von ihnen.

Beim **Zieve-Syndrom**, das sich als Folge eines chronischen Alkoholismus entwickelt und durch Ikterus, Hypertriglyzerinämie, Hypercholesterinämie und hämolytische Anämie charakterisiert ist, ist die Anämie meist passager und nur selten stärker ausgeprägt. Obwohl sich im Knochenmark neben einer gesteigerten Hämatopoese Fettspeicherzellen (Zieve-Zellen sind fettspeichernde Makrophagen mit Vakuolen) finden, wird hier als Ursache der Hämolyse weniger die Fettstoffwechselstörung angesehen als vielmehr die portale Hypertension mit Splenomegalie im Sinne eines *Hypersplenie-Syndroms*.

Hämolyse bei Nierenerkrankungen

Die **Ursachen** der Anämie bei Nierenerkrankungen sind vielfältig: Erythropoetinmangel, Blutungen, erhöhtes Plasmavolumen, Folsäuremangel u.a. Bei progressiven und schweren Nierenerkrankungen fand sich zudem eine verkürzte Erythrozytenlebenszeit. Die Ursache dieser Hämolyse ist noch nicht in allen Einzelheiten geklärt, doch werden zumindest zu einem Teil *toxische*

Einflüsse harnpflichtiger Substanzen verantwortlich gemacht. Allerdings konnte keine lineare Korrelation zwischen dem Ausmaß der Hämolyse und dem Grad der Niereninsuffizienz ausgemacht werden. Zu einer mechanischen Hämolyse kommt es bei der Hämodialyse. Das **hämolytisch-urämische Syndrom** der Kleinkinder nimmt eine Sonderstellung ein (S. 94f.).

Hämolytische Anämien in der Schwangerschaft, bei Eklampsie und Abort

Ausschließlich durch eine Schwangerschaft bedingte Hämolysen sind ausgesprochen selten, ihre Ursache bleibt meistens ungeklärt, doch lassen sich gelegentlich *autoimmunologische Phänomene* nachweisen. Sie heilen spontan nach der Entbindung aus und treten bei der nächsten Schwangerschaft erneut in Erscheinung. Zudem können sich angeborene und erworbene Hämolysen, wie beispielsweise Kugelzellanämien, Thalassämien oder autoimmunhämolytische Anämien, in der Schwangerschaft deutlich verschlechtern.

In ihrer Ätiologie und Pathogenese ebenfalls ungeklärt ist eine mikroangiopathische hämolytische Anämie, die zusammen mit erhöhten Leberwerten und einer Thrombozytopenie als eine schwere Form der Präeklampsie in der *Spätschwangerschaft* gefürchtet ist und als **HELLP-Syndrom** (**h**aemolysis, **e**levated **l**iver enzymes, **l**ow **p**latelets) bezeichnet wird. Das Syndrom ist mit einer hohen mütterlichen und kindlichen Morbiditäts- und Mortalitätsrate belastet. Bei bestehenden Zeichen einer Verbrauchskoagulopathie mit erniedrigten Antithrombin-(AT-)III-Werten ist die Gabe von *AT III* zusammen mit *Heparin* vor einer möglichst baldigen *Sektio* die Behandlung der ersten Wahl.

Bei **artifiziellen Aborten** kommt es zu Hämolysen meist durch *Intoxikation* mit Malariamitteln oder durch den Übertritt toxischer, detergenzienhaltiger Spülflüssigkeiten (Seife, Lysol) vom Uterus in die Blutbahn.

Erythrozytenmembrandefekte

Diese hämolytischen Anämien verbindet, daß die Ursache der Hämolyse in einem Defekt der Erythrozytenmembran liegt. Dieser kann angeboren oder erworben sein. Der Mechanismus der Hämolyse ist jedoch sehr unterschiedlich. Sie gehören – nach einem anderen Einteilungsprinzip – zusammen mit den Hämoglobino- und Enzymopathien in die Gruppe der korpuskulären hämolytischen Anämien.

Kugelzellanämie (hereditäre Sphärozytose, konstitutioneller [familiärer] Ikterus, M. Minkowski-Chauffard)

Die hereditäre Sphärozytose (HS) ist in unseren Breiten die häufigste und wichtigste Erkrankung aus der Gruppe der korpuskulären hämolytischen

Anämien. Ihre Leitsymptome sind außer den allgemeinen Hämolyse- und Kompensationszeichen (S. 58 f.) eine Anämie mit Mikrosphärozytose, verminderter osmotischer und mechanischer Resistenz der Erythrozyten sowie ein Milztumor.

Die Erkrankung wird autosomal-dominant vererbt. Ihre Häufigkeit wird bei uns mit einer auf 5 000 Geburten angegeben, liegt nach neueren Daten über asymptomatische Genträger jedoch höher, eine verminderte osmotische Resistenz wurde bei Untersuchungen von Blutspendern bei bis zu 1 % der Probanden gefunden. Der Schweregrad der Erkrankung kann in den betroffenen Familien sehr unterschiedlich ausfallen, ist jedoch innerhalb einer Familie eher gleichförmig.

Ätiologie und Pathogenese. Für die Hämolyse bei der HS spielen 2 Faktoren eine wesentliche Rolle:

- Defekt der Erythrozytenmembran, aufgrund dessen die betroffenen Erythrozyten eine nur wenig verformbare Kugelform annehmen,
- eine intakte Milz, die die pathologischen Erythrozyten aussortiert und lysiert.

Die Lipiddoppelschicht der Erythrozytenmembran wird durch ein Zytoskelett aus in einem hexagonalen Netz angeordnete Proteinen zusammengehalten und stabilisiert. Seine wesentlichen Bestandteile sind Aktin, Spektrin, Ankyrin und das Protein „Bande 3", deren Gene auf den Chromosomen 1, 8 und 14 lokalisiert sind. Aufgrund der Zuordnung des HS-Gens auf verschiedene Chromosomen kommt die *molekulare Heterogenität* der Erkrankung deutlich zum Ausdruck. Ein Mangel oder eine Funktionsstörung eines der Skelettproteine führt zu einer vermehrten Elektrolyt- und Wasserpermeabilität, in deren Folge die Erythrozyten eine Kugelform annehmen, wodurch sich die Zelloberfläche von 145 μm^2 auf 95 μm^2 reduziert. Diese Sphärozyten werden in der Milz sequestriert und zerstört. In Tab. 1.**21** sind die wesentlichen molekularen Störungen der Membranproteine bei der hereditären Sphärozytose zusammengefaßt.

Klinisches Bild. Der **Beginn** der Erkrankung ist zunächst unauffällig und oft nicht sicher festzulegen. Häufig stellen sich die ersten Erscheinungen schon in früher Jugend ein, werden manchmal aber auch erst in späterem Alter manifest. Meist ist eine familiäre Häufung der Erkrankung festzustellen. Als erste **Krankheitssymptome** treten eine zunehmende Blässe, oft verbunden mit einem *Ikterus*, jedoch *ohne Hautjucken* in Erscheinung. Perioden mit relativem Wohlbefinden wechseln mit Zeiten starker Beeinträchtigung des Allgemeinbefindens ab. Der Ikterus nimmt häufig nach Infekten, körperlichen

Tabelle 1.**21** Molekulare Störungen der Membranproteine bei der hereditären Sphärozytose* (nach Dietzfelbinger[23])

Molekulare Störung	Klinisches Bild	Vererbung	Vorkommen
Spektrinmangel (HS Sp^+):			
leicht bis mäßig	leichte oder typische HS	autosomal dominant	häufig
stark	untypische schwere HS	autosomal rezessiv	selten
Kombinierter Mangel von Ankyrin und Spektrin (HS Sp^+ Ank^+):			
leicht bis mäßig	leichte oder typische HS	autosomal dominant	wahrscheinlich häufig, aber genaue Daten nicht bekannt
stark	untypische schwere HS	unsicher	selten
Mangel von Protein 4.2 (HS 4.2°):	untypische HS	unsicher, wahrscheinlich autosomal rezessiv	selten
β-Spektrin-Defekt mit Störung der Sp-4.1-Aktin-Interaktion (Spβ-4.1):	HS mit einigen Akanthozyten im peripheren Blutausstrich	autosomal dominant	wahrscheinlich 10 % aller HS oder weniger

* Die Störungen werden nach der von *Palek* u. *Lux* (1983) vorgeschlagenen Nomenklatur bezeichnet, die neben der vorherrschenden abnormen Erythrozytenmorphologie den biochemisch nachweisbaren Defekt einbezieht. Der Mangel eines Membranskelettproteins oder eine gestörte Proteinwechselwirkung (Interaktion) werden abgekürzt, in Klammern gesetzt und folgen der abgekürzten Krankheitsentität, in der sie beschrieben wurden. Ein hochgestelltes $^+$ oder ° bedeuten partiellen oder vollständigen Proteinmangel. Bei gestörten Interaktionen wird die defekte α- oder β-Spektrin-Kette hinter das erste Spektrindimer geschrieben und unterstrichen.

Anstrengungen, starken seelischen Erregungen, durch Kälte und in der Schwangerschaft zu. Mit einer Verschlechterung gehen in der Regel Druck- und Schmerzgefühl in der Milz-, aber auch in der Lebergegend einher. Ein Teil der Kranken klagt über Beschwerden infolge der starken *Anämie*, wie Mattigkeit, Schwindel, Ohrensaußen und Herzklopfen. Nicht selten sind auch kolikartige Schmerzen im rechten Oberbauch infolge von Gallensteinen. Neben den eher schleichenden Verlaufsformen kann es auch zu einem stürmischen Ausbruch der Erkrankung nach irgendeiner Gelegenheitsursache kommen. Dann sieht man die Zeichen einer rasch zunehmenden Anämie, starke Gelbsucht, Fieber und zeitweise Bewußtseinseintrübung (*hämolytische Krise*).

Das **klinische Bild** der HS läßt sich in *vier Schweregrade* einteilen, wobei neben anamnestischen Angaben und hämatologischen Befunden die Autohämolyse, die osmotische Resistenz und die Spektrinkonzentration in den Erythrozyten berücksichtigt wird. In Tab. 1.**22** sind diese Schweregrade in Beziehung zu den wesentlichen Befunden sowie die Indikation zur Splenektomie dargestellt.

Bei der **körperlichen Untersuchung** fällt oft als hervorstechendes Symptom der *Ikterus* auf, dessen Ausmaß von leichtester Andeutung (Sklerenikterus) bis zu deutlicher Gelbfärbung der Haut reichen kann. Stets fehlen aber in unkomplizierten Fällen Hautjucken und Bradykardie. Das zweite Kardinalsymptom ist der *Milztumor*, der bei etwa 90 % der Patienten gefunden wird. Seine Größe ist beträchtlichen Schwankungen unterworfen, jedoch findet sich nur selten bei chronischen Verlaufsformen eine derart vergrößerte Milz, daß sie den ganzen Bauchraum ausfüllt. Bei hämolytischen Krisen wird die Milz meist deutlich größer und druckschmerzhafter.

Weitere häufige, aber nicht obligate **Befunde** sind *Konstitutionsanomalien*, die vorwiegend das Skelettsystem betreffen: Meist sind die Patienten von grazilem Körperbau und im Wachstum mehr oder weniger deutlich zurückgeblieben (*lienaler Infantilismus*). Charakteristisch ist der „Turmschädel", der häufig mit einem auffällig hohen, spitzbogenförmig begrenzten Gaumen einhergeht („gotischer Gaumen"). Daneben sieht man ferner Fehlstellungen der Zähne, Einziehung und Verbreiterung der Nasenwurzel, die neben der manchmal bestehenden Mikrophthalmie („Schweinsaugen") und Schlitzaugenbildung den Patienten ein mongoloides oder negroides Aussehen verleiht. Weitere Anomalien aus der außerordentlich großen *Skala der Mißbildungen* sind Brachy-, Poly- und Syndaktylien, Hypogonadismus und andere endokrine, dem M. Addison ähnliche Störungen. Ein nicht immer vorhandenes, aber in Kombination mit Anämie, Ikterus und Milztumor charakteristisches Symptom ist auch das Auftreten von Ulcera cruris, deren Ursache allerdings unklar ist.

Bei der **Röntgenuntersuchung** des Skeletts stellen sich *Knochenveränderungen* in Form einer Erweiterung der Markräume mit Verschmälerung der

Tabelle 1.22 Klinische Schweregrade der hereditären Sphärozytose sowie Indikation zur Splenektomie (nach Dietzfelbinger[23])

		HS-Anlage	Leichte HS	Mittelschwere HS	Schwere HS*
Hämoglobin (g/dl)		altersentsprechend normal	11,0–15,0	8,0–12,0	6,0–8,0
Retikulozyten (%)		≤ 3	3,1–8	> 8	> 10
Bilirubin (mg/dl)		< 1	1–2	> 2	> 3
Spektrin pro Erythrozyt** (% des Normalwertes)		100	80–100	50–80	40–60
Osmotische Fragilität	frisches Blut	normal	normal oder gering erhöht	deutlich erhöht	deutlich erhöht
	inkubiertes Blut	gering erhöht	deutlich erhöht	deutlich erhöht	deutlich erhöht
Autohämolyse	ohne Glukose (%)	< 10	> 10	> 10	> 10
	Korrigierbarkeit (%)	> 60	> 60	0–80	50
Splenektomie		nicht erforderlich	im Kindes- und Jugendalter meist nicht erforderlich	im Schulkindalter vor der Pubertät notwendig	erforderlich, möglichst nicht vor 3. Lebensjahr

* Werte vor Transfusion
** normal (Mittelwert ± SD): 226 ± 54 · 10^3 Moleküle pro Zelle

Kortikalis dar. Selten sieht man bei der Frühmanifestation das Bild eines „Bürstenschädels" wie bei der Thalassämie oder anderen hämolytischen Erkrankungen mit erheblicher Hyperplasie des Knochenmarks. Daneben treten aber, durch verstärkte Osteoblastenaktivität bedingt, periossale Verdickungen und vorzeitige Nahtverknöcherungen am *Schädel* auf.

Laborbefunde. Im **roten Blutbild** ist die Zahl der Erythrozyten in Abhängigkeit vom Stadium der Erkrankung mehr oder weniger stark vermindert. Parallel dazu ist auch der Hämoglobingehalt erniedrigt, so daß immer eine *normochrome Anämie* mit normalem Hb_E (MCH) resultiert, während die mittlere Hämoglobin-Konzentration (MCHC) erhöht ist. Der **Blutausstrich** ist durch eine ausgesprochene *Anisozytose* charakterisiert, wobei das Auftreten besonders kleiner Erythrozyten mit einem Durchmesser von 6 µm und weniger typisch ist. Dementsprechend ist die *Price-Jones-Kurve* stark nach links verschoben (Abb. 1.**2**, S. 4). Dem kleinen Erythrozytendurchmesser entspricht jedoch nicht das Zellvolumen (MCV), welches normal oder sogar erhöht ist. Dies beruht auf der Tatsache, daß der Dickendurchmesser der Erythrozyten vergrößert ist und die Zellen sich der Kugelform (*Kugelzellen, Sphärozyten,* bzw. *Mikrosphärozyten*) annähern. Daher wird bei den gefärbten Erythrozyten die zentrale Eindellung vermißt. Außerdem kann man in den Blutausstrichen eine deutliche *Poikilozytose* und *Polychromasie* sowie eine *basophile Tüpfelung* der Erythrozyten beobachten. Bei jugendlichen Patienten kommen im peripheren Blut einzelne rote Vorstufen während der akuten Phasen der Erkrankung vor.

Die **Retikulozyten** sind fast regelmäßig parallel zur Intensität der Hämolyse vermehrt, können jedoch während einer Remission ohne Vorliegen einer Anämie sogar normal sein.

Die **osmotische Resistenz** (S. 597) ist weitgehend, doch nicht streng parallel zur Formveränderung der Erythrozyten vermindert. Während wir normalerweise eine Resistenzbreite von 0,46–0,30 % NaCl finden, zeigen sich die ersten Zeichen einer Hämolyse bei den Kugelzellen schon bei einer Verdünnung zwischen 0,7 und 0,5 % NaCl (Abb. 1.**8**). Dieser zwar typische Befund fehlt bei etwa 10 % der Fälle. Auch die **mechanische Resistenz** der Erythrozyten ist meist vermindert.

Durch **erythrokinetische Untersuchungen** mit radioaktivem Chrom (^{51}Cr, S. 601) läßt sich nicht nur die in jedem Fall vorhandene, aber unterschiedliche *Verkürzung der Erythrozytenlebenszeit*, sondern vor allem auch der vermehrte Abbau in der Milz nachweisen. Diese Untersuchung ist daher für die Diagnose der Erkrankung ebenso wichtig wie für die Indikationsstellung zur Splenektomie.

Das **weiße Blutbild** ist meist unverändert, selten leukopenisch. Doch tritt während akuter Krankheitsphasen eine deutliche Vermehrung der Leukozyten mit Linksverschiebung bis zu den Myelozyten im *Differentialblutbild* ein, das im übrigen eine relative Lymphozytose und Basophilie zeigt. Die *Thrombozytenzahl* ist gewöhnlich normal.

Das **Knochenmark** zeigt entsprechend seiner Hyperaktivität einen stark erhöhten Zellgehalt, der vor allem durch eine Zunahme der roten Vorstufen bedingt ist. Dabei sind die reifen kernhaltigen Vorstufen (*Normoblasten*) zahlenmäßig am stärksten vertreten. Lediglich zu Beginn einer hämolytischen Krise kann man auch zahlreiche junge rote Vorstufen vom Typ der Proerythroblasten beobachten. Stärkere qualitative Veränderungen fehlen ge-

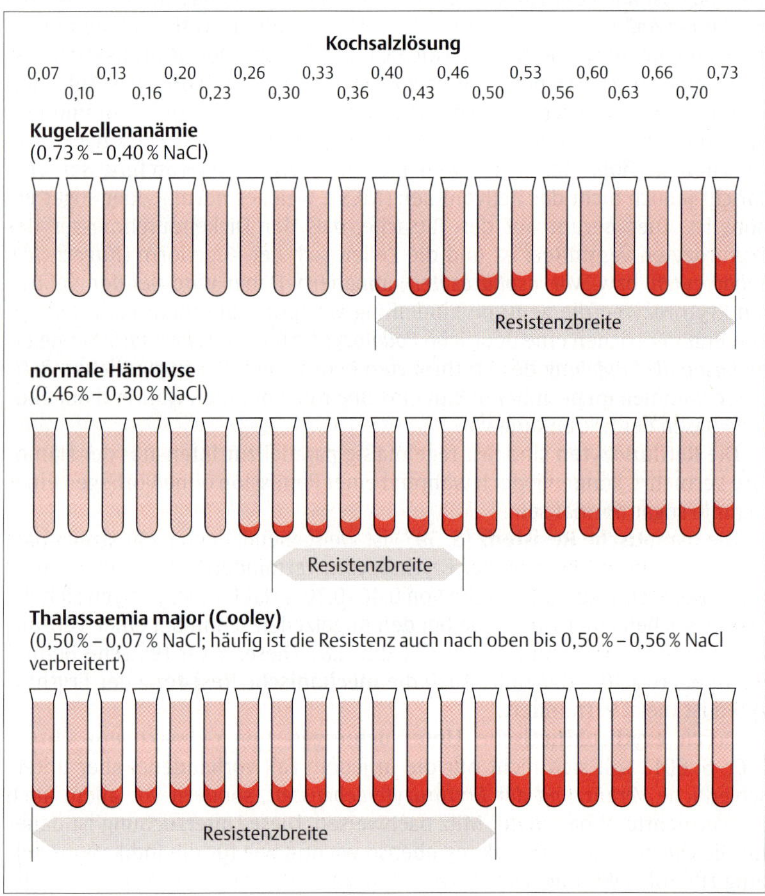

Abb. 1.**8** Verhalten der osmotischen Resistenz der Erythrozyten beim Normalen, bei der konstitutionellen hämolytischen Anämie und bei der Thalassämie (schematische Darstellung nach Rohr)

wöhnlich; gelegentlich sieht man abnorme Kernfiguren (*Karyorrhexisfiguren*) und häufiger atypische Normoblastenmitosen. Bei einer über längere Zeit anhaltenden Hämolyse können allerdings megaloblastoide rote Vorstufen oder sogar typische Megaloblasten als Ausdruck eines Folsäuremangels (*Verbrauchsperniziosa*) gehäuft auftreten. Die *granulozytopoetischen Zellen* treten demgegenüber etwas in den Hintergrund, morphologische Zellveränderungen finden sich nicht, allerdings kann es während schwerer hämolytischer Schübe zu einer gewissen Linksverschiebung der Granulozytopoese kommen.

Unter den **übrigen Laborbefunden** findet sich stets eine beträchtlich beschleunigte *BSG*, die während der hämolytischen Krisen noch ansteigen kann. Häufig sieht man, wie auch bei anderen hämolytischen Anämien, eine sogenannte *Schleiersenkung*, bei der sich die Erythrozytensäule nur unscharf gegen das Plasma abgrenzt, was durch die Anwesenheit der langsamer sedimentierenden Retikulozyten bedingt ist. Das *indirekte Bilirubin* und die *LDH* sind in Abhängigkeit vom Grad der Hämolyse erhöht, während sich für die übrigen Serumenzyme Normalwerte zeigen. *Haptoglobin* und *Hämopexin* sind regelmäßig nur vermindert oder nicht nachweisbar. Doch findet man nur selten freies Hämoglobin im Serum. Das *Serumeisen* ist meist erhöht. Die *Folsäure* ist im Serum bei etwa der Hälfte der Patienten vermindert. Der AGT ist immer negativ.

Therapie. Die einzig wirksame Therapie ist die **Splenektomie**. Die Indikation für diese Operation richtet sich nach der Schwere der Erkrankung (Tab. 1.**22**, S. 102), dem Vorhandensein von Komplikationen (Gallensteine?), der Größe des Milztumors und dem Ausmaß der Erythrozytensequestrierung in der Milz. Die günstigsten Ergebnisse werden dann erzielt, wenn die Milzextirpation in der *Jugend*, jedoch möglichst nicht vor dem 6. Lebensjahr, durchgeführt wird, da dann auch die auf den gesteigerten Blutumsatz zurückgehende Hemmung der körperlichen Entwicklung verhindert werden kann. Jenseits des 5. Lebensjahrzehnts wird die Splenektomie nur in Ausnahmefällen vorgenommen.

> **!** Während der akuten hämolytischen Krise soll die Operation nicht durchgeführt werden.

Die Behandlung der hämolytischen Krise ist rein konservativ: Bekämpfung von Infektionen, Bettruhe, evtl. Transfusion von Erythrozytenkonzentraten.

Prognose und Verlauf. Die Prognose ist im allgemeinen günstig, doch können hämolytische Krisen einen tödlichen Ausgang nehmen. Die Erkrankung ist jedoch um so ernster zu bewerten, je früher sie in der Jugend auftritt. Ein weiterer prognostischer Faktor ist die Größe der Milz:

! Je größer die Milz ist, desto ungünstiger erscheint der Krankheitsverlauf der Kugelzellanämie.

Der Verlauf kann von Fall zu Fall wechseln. Neben Kranken, die „mehr gelb als krank" sind, gibt es solche, die unter ihrer Krankheit sehr zu leiden haben und durch die hämolytischen Krisen jedesmal schwer bedroht sind. Gewöhnlich ist das Krankheitsbild durch einen *schubweisen Verlauf* charakterisiert, wobei Zeiten relativer Beschwerdefreiheit mit solchen wechseln, in denen es zu einem krisenhaften Zerfall der roten Blutkörperchen kommt. Oft werden die hämolytischen Krisen durch Infekte, schwere körperliche Anstrengungen oder Schwangerschaften ausgelöst, doch läßt sich auch häufig eine äußere Ursache für Krisen nicht erkennen. Neben diesen ausgeprägten Krankheitsbildern kommen aber auch milde Verlaufsformen (*formes frustes*) vor, bei denen nur ein geringer Milztumor oder ein leichter Subikterus bei völligem Fehlen sonstiger Beschwerden erkennbar ist. Die Hämolyse ist dabei durch eine entsprechende Mehrleistung des Knochenmarks kompensiert, so daß eine Anämie vermißt wird.

Verlauf und Prognose sind in entscheidendem Maß auch von erschwerenden **Komplikationen** abhängig. Die weitaus häufigste Komplikation ist das Auftreten von *Gallensteinen.* Etwa 60 % aller Patienten mit einer Kugelzellanämie haben Gallensteine oder -koliken. Es kann ein Krankheitsbild entstehen, bei dem sich die Zeichen eines hämolytischen und eines Verschlußikterus überschneiden.

Weitere Komplikationen bestehen in *innersekretorischen Störungen* mit Hypogenitalismus, Infantilismus, addisonähnlichen Bildern, Myxödem und pluriglandulären Ausfallerscheinungen.

Während der hämolytischen Krisen kann es zu einer passageren Knochenmarksdepression kommen. Diese *aplastischen Krisen* sind durch eine Verminderung der Retikulozyten sowie durch eine Leuko- und Thrombozytopenie bei ausgeprägter Anämie gekennzeichnet. Während diesen Phasen geht der Ikterus (Bilirubinämie) zurück, es tritt eine allgemeine Schwäche mit Fieber, Übelkeit, Erbrechen und Leibschmerzen auf. Nach einer 7- bis 14tägigen *aregenerativen Phase* kündigt sich die *Erholungsphase* durch die Rückbildung der beschriebenen Symptome an.

Hereditäre Elliptozytose

Bei der hereditären Elliptozytose (HE) handelt es sich um eine autosomal-dominant vererbte Gruppe verschiedener Störungen des Erythrozyten-Zytoskeletts. Sie ist dadurch charakterisiert, daß Erythrozyten im Blutausstrich eine elliptische oder ovale Formveränderung zeigen (*Elliptozyten, Ovalozyten*).

Die Erkrankung ist bei uns seltener als die hereditäre Sphärozytose; unter der weißen Bevölkerung in den USA kommt sie bei 3–5 von 10 000 Geburten vor, ist aber unter der schwarzen Bevölkerung häufiger. In Äquatorialafrika beträgt die Inzidenz 0,6 % und mehr, in Melanesien (Südasien) sollen bis zu 30 % oder mehr der Bevölkerung eine Elliptozytose, meist in Form einer Ovalozytose haben.

Ätiologie und Pathogenese. Den verschiedenen Formen der HE liegen Störungen verschiedener Proteinbausteine der Zytoskeletts der roten Blutkörperchen zugrunde: molekulare, und damit funktionelle Störung der Spektine, Spektinmangel, Protein-4,1-Defekte und Glykophorin-C-Mangel. Derartige Störungen führen in schweren Fällen zu einer Instabilität der Membranskeletts und damit der ganzen Zelle. Der Mechanismus der Elliptozytenbildung ist nicht eindeutig geklärt, doch tritt die Störung erst in der peripheren Blutbahn auf, da kernhaltige rote Vorstufen und Retikulozyten noch nicht entrundet sind.

Klinisches Bild. Nach der **Erythrozytenmorphologie** lassen sich drei Erscheinungsbilder unterscheiden:

- gewöhnliche HE mit diskoidalen Elliptozyten (am häufigsten),
- sphärozytische (ovalozytische) HE (phänotypisch zwischen HE und HS),
- stomatozytische HE (auch melanesische oder südasiatische Ovalozytose).

Die Erythrozyten sind etwas rundlicher geformt und zeigen in Längsrichtung eine Hämoglobinaussparung, wodurch eine fischmaulartige Form entsteht.

Die **gewöhnliche HE** kann wiederum nach dem klinischen Bild in drei Gruppen unterteilt werden:

- asymptomatische Merkmalsträger mit allenfalls leichten oder passageren hämolytischen Ereignissen,
- bei der HE mit infantiler Poikilozytose erkranken die Merkmalsträger im ersten Lebensjahr an einer schweren hämolytischen Anämie. Diese geht wie auch die Poikilozytose mit dem zweiten Lebensjahr zurück. Es bleibt das klinische Bild einer milden HE,
- bei der chronischen hämolytischen HE besteht eine mäßige bis schwere hämolytische Anämie, die evtl. eine Splenektomie erforderlich machen kann.

Bei der **sphärozytischen HE (hereditäre Ovalozytose)** sind die Erythrozyten eher rundlich als elliptisch geformt, es finden sich auch mehr oder weniger zahlreich Sphärozyten. Das klinische Bild ist ebenfalls eine Mischung aus HE und HS oft mit klinisch nachweisbarer hämolytischer Anämie. Die osmotische Resistenz ist im Gegensatz zu den leichten Formen der HE vermindert.

Die **stomatozytische HE (melanesische oder südasiatische Ovalozytose)** kommt unter der Bevölkerung mancher Regionen Südostasiens (Malaysia, Melanesien und wahrscheinlich auch Teile Indonesiens) in einem hohen Prozentsatz (15–30 %) vor. Pathologische Symptome finden sich nicht, doch scheint bei den betroffenen Menschen eine Resistenz gegen einige Malaria-Stämme zu bestehen.

Die **hereditäre Pyropoikilozytose (HPP)** ist eher eine Unterform der HE als eine eigene Krankheitsentität. Sie kommt vor allem bei Schwarzen, aber gelegentlich auch bei Weißen, Arabern und Melanesiern vor und geht mit einer schweren Hämolyse einher. Sie wird doppelt heterozygot und autosomal rezessiv vererbt: Häufig besteht bei einem Elternteil eine Elliptozytose und beim andern ein assymptomatischer Membrandefekt. Im Blutausstrich sieht man eine eigenartige *Mikropoikilozytose* und *Mikrosphärozytose*, wobei das MCV unter 50 μm^3 liegt.

Die **konstitutionelle hyperchrome Elliptozytenanämie (Typ Fanconi)** wurde ebenfalls als Sonderform der HE beschrieben. Die ist charakterisiert durch hämoglobinreiche, den Megalozyten der Perniziosa ähnliche Zellen.

Therapie, Verlauf und Prognose. Verlauf und Prognose sind in der Regel milder und günstiger als bei der Kugelzellanämie. Bei den schweren Formen mit Anämie und Milztumor kann eine Splenektomie indiziert sein.

Akanthozytose (Abetalipoproteinämie)

Diese seltene Erkrankung ist durch typische Veränderungen der roten Blutkörperchen gekennzeichnet, wovon mehr als die Hälfte der Zellen betroffen ist: Die Erythrozyten ähneln im Blutausstrich den Spärozyten, haben aber 5–10 schmale, lange, pseudopodienartige Ausläufer an der Zelloberfläche. Sie werden daher als Akanthozyten bezeichnet.

Die seltene, autosomal rezessiv vererbte Erkrankung ist außer durch das Auftreten der Akanthozyten durch eine Wachstumsverzögerung der Patienten, Steatorrhoe, neurologische Veränderungen und eine Retinadegeneration charakterisiert. Die Krankheit wird meist in der frühen Kindheit manifest und führt später fortschreitend zu einer Retinitis pigmentosa und schwerer Neuropathie mit Ataxie.

Meist bestehen Zeichen einer mehr oder weniger *gesteigerten Hämolyse* (vermehrt Retikulozyten, Verminderung oder Fehlen von Haptoglobin). In solchen Fällen ist auch die *Erythrozytenlebenszeit* verkürzt, während sie in anderen normal sein kann. Die *osmotische Resistenz* ist herabgesetzt, und die *Lysolezithinhämolyse* gesteigert. Stark erhöht ist zudem die *Autohämolyse der roten Blutkörperchen* sowohl nach Inkubation bei 37 °C als auch bei 4 °C. Sie kann durch den Zusatz von kleinen Mengen Normalserum, aber auch durch

Glukose, Heparin oder bestimmte Lipoproteinfraktionen des Serums normalisiert werden. Es daher zu vermuten, daß der protektive Faktor des Plasmas entweder in einem Lipoproteinkomplex oder einer an Serumlipoproteine gebundene Spurensubstanz besteht. Im **Serum** findet sich eine starke Verminderung des Cholesterins, der Phospholipide und Triglyzeride, Ursache ist das Fehlen der β-Lipoproteine. Zudem ist der Gehalt an α-Tokopherol im Serum vermindert. Auch in der Erythrozytenmembran sind die Lipide verändert (Lezithin vermindert, Sphingomyelin erhöht).

Eine kausale **Therapie** ist nicht bekannt, eine Splenektomie im allgemeinen nicht erforderlich. Symptomatische Maßnahmen bestehen in einer *triglyzeridarmen Diät* und in Gaben von *Vitamin A, K, D und E.*

Paroxysmale nächtliche Hämoglobinurie (PNH, Marchiafava-Anämie)

Die PNH ist die einzige hämolytische Anämie, die auf einer *erworbenen* Erythrozytenanomalie beruht. **Leitsymptom** der Erkrankung ist eine während des Schlafes auftretende, gesteigerte intravasale Hämolyse, die in den meisten Fällen so stark ist, daß es zu einer nächtlichen Hämoglobinurie kommt.

Die Krankheit ist selten; man nimmt an, daß etwa 2 Erkrankungsfälle auf 1 Million Menschen kommen. Frauen und Männer sind gleich häufig betroffen. Besondere familiäre und rassische Dispositionen gibt es nicht, eine Heredität besteht nicht. Der Altersmeridian liegt im 3. und 4. Lebensjahrzehnt, selten sind Kinder betroffen.

Ätiologie und Pathogenese. Die PNH ist eine *erworbene* klonale Stammzellerkrankung, bei der der neu entstandene **pathologische Zellklon** einen *Membrandefekt* hat, der in Gegenwart von Komplement zu einer gesteigerten Lyse führt. Betroffen sind Erythrozyten, Granulozyten, wahrscheinlich auch deren Vorstufen, und Thrombozyten. Möglicherweise entwickelt sich der pathologische Zellklon in einem vorgeschädigten Knochenmark, da die Erkrankung häufig im Anschluß an eine idiopathische oder medikamenteninduzierte aplastische Anämie beobachtet wurde. Andererseits kann die PNH auch in eine aplastische Anämie, eine Myelofibrose oder eine akute Leukämie übergehen. Oft lassen sich bei der PNH auch mehrere pathologische Zellklone nachweisen, die sich bezüglich ihrer Empfindlichkeit gegenüber komplementvermittelter Lyse unterscheiden. Der **grundlegende Defekt** liegt in einer Störung im Glycosyl-Phosphatidylinositol-(GPI-)Stoffwechsel durch eine Mutation oder Deletion eines für die GPI-Bildung notwendigen Gens auf dem X-Chromosom. GPI ist ein Baustein des „GPI-Ankers“, der verschiedene Proteine in die Zellmembran integriert. Durch den GPI-Defekt fehlen neben anderen Proteinen der *decay accelerating factor* (DAF, CD55), ein

Regulatorprotein der Komplementaktivierung, in der Membran der befallenen Blutzellen. DAF ist ein Glykoprotein der Zellwand, das die Synthese der klassisch oder alternativ gebildeten C3-Konvertase hemmt. Ein **DAF-Mangel** hat eine vermehrte Bildung und eine verlängerte Halbwertszeit der C3-Konvertase zur Folge. Dadurch entsteht auf der PNH-Zelloberfläche mehr C3b, das die Komplementkomponenten C5 und C9 aktiviert und so zur verstärkten Zellstörung führt[24, 25]. Das Ausmaß der Hämolyse und der Hämoglobinurie hängt sowohl von der Anzahl pathologischer Erythrozyten (1–94 %) als auch vom Schweregrad des Membrandefekts bei jedem einzelnen Erythrozyten ab. Auch die übrigen Blutzellen (Granulozyten, Lymphozyten und Thrombozyten) und deren Vorstufen zeigen bei PNH-Patienten einen unterschiedlichen DAF-Gehalt. Unklar ist bislang jedoch noch, warum die Hämolyse *schubweise* besonders in der Nacht einsetzt.

Klinisches Bild. Das Krankheitsbild entwickelt sich langsam bis zum Auftreten einer mäßigen *Anämie*, die die Symptomatik mit Schwäche, Leistungsminderung usw. bestimmt. Auffallend ist ferner ein mehr oder weniger ausgeprägter Ikterus, der oft über Jahre anhalten kann. Die als charakteristisch für das Krankheitsbild angesehene nächtliche Hämoglobinurie mit Braunschwarzverfärbung des **Morgenurins** fehlt bei etwa einem Viertel der Fälle oder ist nur gering ausgeprägt. Meist treten die Phasen nächtlicher Hämoglobinurie ohne erkennbare Ursachen auf, auslösend können jedoch Infekte, Menstruation, Einnahme von Eisenpräparaten, Impfungen, Transfusionen, Kontrastmittelgaben und Operationen sein. Die subjektiven Beschwerden, für die es zumeist keine befriedigende Erklärung gibt, können abdominelle, lumbale, substernale oder Kopfschmerzen, Übelkeit und Erbrechen sein.

Bei der **körperlichen Untersuchung** fallen die mehr oder weniger ausgeprägte Blässe mit wechselnd intensivem Ikterus und eine mäßige Milzvergrößerung auf. Als Komplikationen findet man häufig Thrombosen in den peripheren Venen, im Pfortadergebiet, den Lebervenen (Budd-Chiari-Syndrom) und den Venen des Gehirns.

Laborbefunde. Das **rote Blutbild** zeigt eine mehr oder weniger stark ausgeprägte *Anämie* mit sehr wechselnder Morphologie der Erythrozyten im Blutausstrich mit Anisozytose (makrozytäre Formen mit Hyperchromasie neben normo- und mikrozytären Zellen), Poikilozytose, helmet cells, Schistozyten, burr cells und ganz besonders bizarre Formen bei *aplastisch-megaloblastischen Krisen*. Je nach dem Ausmaß der vorausgegangenen Hämolyse ist die Retikulozytenzahl erhöht (meist 100–200 ‰). Im **weißen Blutbild** findet sich meist eine Granulozytopenie bei relativer Lymphozytose. Die **Thrombozytenzahl** ist ebenfalls vermindert.

Im **Knochenmark** ist die Erythrozytopoese sehr stark gesteigert und linksverschoben. Die Granulozytopoese tritt dagegen quantitativ in den

Hintergrund und ist morphologisch unauffällig. Dagegen ist die Thrombozytopoese meistens vermindert, kann jedoch gelegentlich auch gesteigert sein.

Weitere zur Erkennung der PNH **wichtige Untersuchungen** sind der *Ham-*, der *Zuckerwasser-* bzw. *Sucrose-* und der (allerdings nicht pathognomonische) *Wärmeresistenztest* (S. 598). Dagegen ist die osmotische Resistenz der Erythrozyten nicht verändert. Mit der Durchflußzytometrie (S. 615) läßt sich der Verlust der GPI-verankerten Proteine (z.B. CD55 und CD59) auf den Granulozyten nachweisen[26].

Erythrokinetische Untersuchungen mit Radiochrom (^{51}Cr) zeigen im allgemeinen eine stark verkürzte Lebenszeit der Erythrozyten. Die Plasmaeisenabwanderung und der „Plasmaeisenturnover" gemessen mit radioaktivem Eisen (^{59}Fe) sind beschleunigt.

Die **übrigen Laborbefunde** zeigen das typische Hämolyse-Profil: erhöhtes indirektes Bilirubin, vermindertes oder fehlendes Haptoglobin, erhöhte LDH. In Phasen stärkerer Hämolysen ist das Blutserum durch Bilirubin, freies Hämoglobin und Methämoglobin rötlichbraun verfärbt. Der Eisengehalt ist schwankend und kann gerade nach stärkeren Hämolysen durch die vermehrte Hämoglobinurie deutlich vermindert sein.

Im **Urin** lassen sich neben vermehrtem Urobilinogen freies Hämoglobin und Hämosiderin (positive Berliner-Blau-Reaktion und Hämosiderinkristalle im Urinsediment) nachweisen.

Therapie. Eine ursächliche Behandlung ist bisher nicht möglich. Als eine kausale Therapie der Stammzellstörung kann bisher lediglich die **Knochenmark-** oder **periphere Stammzelltransplantation** angesehen werden. **Blut-** und **Erythrozytentransfusionen** stellen noch immer die wichtigste Maßnahme dar. Ob eine Hämolyse durch das mit dem Plasma zugeführte Komplement verstärkt werden kann und deshalb möglichst nur *gewaschene Erythrozytenkonzentrate* verabreicht werden sollten, wird kontrovers diskutiert. Bei einem Teil der Patienten konnte die Hämolyse mit **Glukokortikoiden** gebessert werden. Dominiert die hypoplastische Komponente, kann eine Stimulation der Erythrozytopoese mit **Androgenen** (Testosteron, Fluoroxymesteron, Oxymetholon) versucht werden, wodurch allerdings auch bei einer vermehrten Bildung von PNH-Erythrozyten die Hämolyse verstärkt werden kann. Wegen der Eisenverluste mit dem Urin sollte bei nachgewiesenem Eisenmangel (Ferritin erniedrigt, Transferrin erhöht) *Eisen* substituiert werden, wobei allerdings zu bedenken ist, daß durch **Eisengaben** und dem daraus resultierenden verstärkten Nachschub von PNH-Erythrozyten eine Hämolyse ausgelöst werden kann. Dem kann durch Bluttransfusionen vor der Eisenapplikation weitgehend vorgebeugt werden, da dadurch die Blutneubildung gebremst werden kann. Wenig Erfolg brachte die Gabe von **Kumarinen**, die zum einen der Thrombosebildung vorbeugen zum anderen wegen der möglichen Wechselwirkungen zwischen Blutgerinnung und Hämolyse die Hämolysetendenz vermindern sollten.

Die Ergebnisse der **Splenektomie** werden nicht einheitlich beurteilt. Eine Anzahl von Patienten starb an den Operationsfolgen, bei anderen sollen sich die hämolytischen Krisen seltener und weniger gravierend eingestellt haben. Diese Ergebnisse scheinen allerdings eher dem Ausschalten des den Krankheitsverlauf oft komplizierenden Hypersplenismus zuzuschreiben zu sein. Die Indikation zu diesem Eingriff sollte daher sehr eng gestellt und vom Grad des nachgewiesenen Hypersplenismus (^{51}Cr-Test) abhängig gemacht werden.

Verlauf und Prognose. Die Prognose der Erkrankung ist ungünstig, eine Heilung kommt praktisch nicht vor, wenngleich in Einzelfällen jahrzehntelange Verläufe beobachtet wurden. Enge Beziehungen bestehen zwischen der PNH und den *aplastischen Anämien.* Etwa ein Viertel der PNH-Patienten scheint im Verlauf eine Panzytopenie zu entwickeln. Meistens bleiben dann die für die PNH typischen Erythrozytentests positiv, doch können sie auch negativ werden. Auch Übergänge in *akute Leukämien* wurden beschrieben, weshalb die PNH von manchen Autoren als „präleukämische“ Erkrankung angesehen wird. Erwähnt wurde schon die Neigung zu *venösen Thrombosen.*

Biochemische Defekte der Erythrozyten

Hereditäre Enzymdefekte

Angeborene Enzymdefekte im Energiestoffwechsel der Erythrozyten können zu einer Hämolysesymptomatik führen, die dem klinischen Bild der anderen korpuskulären hämolytischen Anämien weitgehend entspricht. Betroffen sind die anaerobe Glykolyse, der Hexosemonophosphatzyklus (Pentosephosphatzyklus) und des Gluthationstoffwechsels.

Die häufigsten bisher beobachteten, hämolytische Anämien verursachende Enzymdefekte sind:

- der Glukose-6-Phosphatdehydrogenase-Mangel,
- Pyruvatkinase-Mangel.

Es können jedoch auch andere Enzymdefekte zu einer Hämolyse führen:

- Hexokinase-Mangel,
- Glukosephosphatisomerase-Mangel,
- Phosphofruktokinase-Mangel,
- Triosephosphatisomerase-Mangel,
- Phosphoglyzeratkinase-Mangel und
- 2,3-Diphosphoglyzeratmutase-Mangel.

Glukose-6-Phosphatdehydrogenase-(G-6-PDH-)Mangel

Die Einwirkung bestimmter Substanzen (Medikamente, Chemikalien, Vegetabilien) oder Infekte können bei einem G-6-PDH-Mangel in den Erythrozyten zu einer Hämolyse führen. Entsprechend der Vielzahl von G-6-PDH-Molekülen existieren verschiedene Varianten der Erkrankung.

Die Zahl der Betroffenen wird weltweit auf mehr als 20 Mill. Menschen geschätzt. Die **Verteilung** ist sehr unterschiedlich: In Mitteleuropa wird die Erkrankung nur selten angetroffen und findet sich gehäuft in den Mittelmeerländern, hier ganz besonders bei sephardischen Juden in Kurdistan, wo 62 % der Männer betroffen sind. Eine besondere Variante tritt vor allem auf Sardinien auf, bei der es zu einer Hämolyse nach dem Genuß der Saubohne (Vicia faba) kommt (*Favismus*). Die **Vererbung** des Defekts erfolgt X-chromosomal rezessiv. Krank sind nur männliche Merkmalsträger (X^dY) und homozygote Frauen (X^dX^d), während heterozygote Frauen (XX^d) das Merkmal nur weitervererben.

Die **Pathogenese** wird klar bei Betrachtung des Erythrozytenstoffwechsels: Bei G-6-PDH-Mangel wird im Hexosemonophosphatzyklus weniger NADP zu NADPH und damit auch weniger Glutathion zu GSH reduziert. Da GSH mit seinen SH-Gruppen Hämoglobin, Enzyme und Membranbestandteile vor Oxidationsprozessen schützt, kommt es durch Peroxide zu einer Schädigung der Erythrozyten wie beispielsweise einer Oxidation der Membranlipide und des Hämoglobins, wodurch die typischen *Heinz-Innenkörper* (oxidative Denaturierungsprodukte des Hämoglobins) gebildet werden. Die Hämolyse erfolgt intravasal und nach Sequestrierung im MMS. Lysiert werden in erster Linie ältere Erythrozyten, da jüngere noch genügend Enzymaktivitäten enthalten.

Das **klinische Bild** ist mehr oder weniger stark von der Hämolyse geprägt: Etwa 1–3 Tage nach einem Infekt oder (dem Beginn) der Einnahme einer der in Tab. 1.**23** aufgeführten Substanzen kommt es zu einer Anämie, Hämoglobinurie und Gelbfärbung der Haut. Die Symptome verschwinden von selbst nach Ende des schädigenden Einflusses.

Im **Blutbild** findet sich eine vom Grad der Hämolyse abhängige mehr oder weniger stark ausgeprägte Anämie. Im **Blutausstrich** zeigen sich die Erythrozyten oft nur als noch farbstoffarme Hüllen („Korbzellen") oder sind stark deformiert. Mit der *Nilblausulfatfärbung* (S. 496) lassen sich Heinz-Innenkörper nachweisen. Der färberische Nachweis des G-6-PDH-Mangels in den Erythrozyten wird seit Einführung der quantitativen Bestimmung der G-6-PDH kaum noch durchgeführt. Die *Retikulozytenzahl* ist, ebenfalls in Abhängigkeit vom Ausmaß der Hämolyse, erhöht.

Das **Knochenmark** zeigt eine hyperregeneratorische Erythrozytopoese, häufig mit abnormen Formen (Riesenformen, mehrkernige Riesenzellen), und eine Eosinophilie und Erythrophagozytose.

Im **Verlauf** tritt – zumindest beim leichteren A-Typ und nicht bei der schwereren mediterranen Form – nach etwa einer Woche eine *Remission* ein, auch wenn das auslösende Agens noch weiter verabreicht wurde. Diese Selbstbegrenzung ist darauf zurückzuführen, daß die infolge der Hämolyse vermehrt aus dem Knochenmark eingeschwemmten Erythrozyten noch ausreichend G-6-PDH haben und daher weniger anfällig sind. Nach etwa 4–6 Wochen kommt es dann wieder zu einem Rezidiv in Form einer stärkeren Hämolyse.

Tabelle 1.**23** Medikamente, Chemikalien und Vegetabilien, die sicher oder wahrscheinlich bei Glucose-6-PDH-Mangel eine hämolytische Anämie ausgelöst haben (nach *Waller* u. *Löhr*[27] und *Dacie*[28])

Antimalariamittel
- Chloroquin
- Primaquin
- Pentaquin
- Pamaquin (Plasmochin)
- Atebrin
- Chinin

Antipyretika und Analgetika
- Acetanilid
- Acetylsalicylsäure
- Phenylhydrazin
- Acetylphenylhydrazin
- Pyramidon
- Antipyrin

Sulfonamide
- Sulfanilamid
- Dimethylbenzoylsulfanilamid
- N_2-Acetylsulfanilamid
- Salicylazosulfapyridin (Azulfidine, Azulfadine)
- Sulfacetamid
- Sulfadimidin
- Sulfamethoxypyridazin
- Sulfapyridin
- Sulfisoxazol (Gantrisin)

Nitrofurane
- Nitrofurantoin (Furadantin)
- Furaltadon
- Furazolidon
- Nitrofurazon (Furazin)

Sulfone
- Sulfoxon (Diason)
- Diaminodiphenylsulfon (DDS)
- Thiazosulfone

Weitere Medikamente und Chemikalien
- Anilinderivate
- Naphthalin und Derivate
- PAS
- Chloramphenicol
- Neosalvarsan
- Methylenblau
- Vitamin K und Analoge
- Dimercaprol (BAL)
- Probenezid (Benemid)
- Chinidin
- Trinitrotoluol

Vegetabilien
- Favabohnen
- Grüne und gekochte einheimische Bohnen
- Johannisbeeren (?)
- Stachelbeeren (?)

In Ermangelung einer kausalen **Therapie** ist in erster Linie auf eine sorgfältige *Vermeidung* der auslösenden *exogenen Stoffe* zu achten. Bei einem stärkeren Hb-Abfall ist eine Substitution von Erythrozyten erforderlich.

Pyruvatkinase-Mangel

Der Pyruvatkinase-Mangel ist der häufigste Defekt der erythrozytären Glykolyse, der zu einer nichtsphärozytären hämolytischen Anämie führt. Er wird autosomal-rezessiv vererbt und ist nur in den Erythrozyten vorhanden. Da zuwenig energiereiche Phosphate wie beispielsweise ATP bereitgestellt werden, verlieren die Zellen Kalium und damit auch Wasser, wodurch sie schrumpfen und sich deformieren (Akanthozyten, Echinozyten). Die so veränderten Zellen werden vorzeitig besonders in der Milz sequestriert. **Leitsymptome** sind Hämolyse- und Kompensationszeichen bei einer Vergrößerung der Milz. Die Symptome treten zumeist schon in der Kindheit auf.

Der Defekt wird weltweit beobachtet, tritt aber vor allem bei Nordeuropäern auf. Es erkranken nur homozygote Erbmalsträger, heterozygote sind dagegen klinisch gesund. Die Hämolyse kann bereits im Kindesalter manifest werden. Es besteht eine vermehrte Infektanfälligkeit.

Im **Blutbild** findet sich eine Anämie zwischen 7 und 10 g/dl. Dabei ist die osmotische Resistenz normal, die Autohämolyse in vitro dagegen gesteigert, normalisiert sich aber nach Zugabe von ATP.

Im **Verlauf** können hämolytische und aplastische Krisen auftreten, die oft durch Infektionen oder Streßsituationen ausgelöst werden.

Eine spezifische **Therapie** ist nicht möglich. Bei ausgeprägter Anämie sind Erythrozytentransfusionen erforderlich.

Hämoglobinvarianten

Normalerweise besteht das Hämoglobinmolekül aus 2 Paaren von Polypeptidketten, dem **Globin,** von denen jede mit einem **Häm**, einem Porphyrinring mit zentralem Eisenmolekül, verbunden ist. Das Hämoglobin des Erwachsenen besteht zumeist aus zwei α- und zwei β-Ketten ($\alpha_2\beta_2$), das als HbA (früher HbA_1) bezeichnet wird; zu einem geringen Prozentsatz von etwa 2–3 % findet sich auch das HbA_2, das statt der β-Ketten δ-Ketten enthält ($\alpha_2\delta_2$). Das fetale Hämoglobin F setzt sich aus 2 α- und 2 γ-Ketten zusammen ($\alpha_2\gamma_2$). Die einzelnen Hämoglobintypen können durch verschiedene **Untersuchungsmethoden** (Hämoglobinelektrophorese mit verschiedenen Trägermedien wie Papier, Stärkegel oder Stärkeblock, Säulenchromatographie, Alkalistabilität u.a.) identifiziert werden. Die prozentuale Verteilung der *nor-*

malen Hämoglobintypen beim Erwachsenen und beim Neugeborenen ist in Tabelle 1.**24** dargestellt.

Die verschiedenen **Hämoglobinvarianten** unterscheiden sich im *Aufbau* ihrer Globinmoleküle. Diese Veränderungen sind genetisch bedingt. Dabei werden entweder normale, unter physiologischen Bedingungen nur in geringen Mengen (HbA_2) bzw. nur vorübergehend auftretende Hämoglobine (HbF) im Überschuß gebildet, oder aber die Aminosäuresequenz einer der beiden Polypeptidkettenpaare des Globinmoleküls ist verändert. Man spricht dann vom Vorliegen einer **Hämoglobinanomalie**. Bis heute sind über 500 Hämoglobinanomalien bekannt, von denen nur ein kleiner Teil mit klinischen Symptomen einhergeht. Die Krankheitsbilder werden dann als **Hämoglobinopathien** bezeichnet.

In diesem Sinne sind strenggenommen die Thalassämien keine Hämoglobinopathien.

Tabelle 1.**24** Verteilung der normalen Hämoglobintypen

	Erwachsene	**Neugeborene**
HbA ($\alpha_2\beta_2$)	95–98 %	20–40 %
HbA_2 ($\alpha_2\delta_2$)	1,5–3 %	0,5 %
HbF ($\alpha_2\gamma_2$)	0,5 %	60–80 %

Thalassämien (Mittelmeeranämien)

Unter diesem Begriff wird eine Gruppe *hereditärer, familiärer Krankheitsbilder* zusammengefaßt, die in der Regel mit einer mehr oder weniger ausgeprägten hypochromen, hämolytischen Anämie einhergehen. Ursache ist (von seltenen Ausnahmen abgesehen) nicht ein anomales Hämoglobin, sondern eine in ihrem Entstehungsmechanismus noch ungeklärte *Synthesehemmung* der α- bzw. β-Polypetidketten der Globine mit einer vermehrten Bildung von β- bzw. γ- oder δ-Ketten. Der Name leitet vom griechischen Wort für Meer (θαλασσα) durch das gehäufte Auftreten der Erkrankung im Mittelmeerraum ab.

Vorkommen und Häufigkeit. Die Thalassämien treten charakteristischerweise besonders häufig in den Ländern um das *Mittelmeer* und hier besonders in Italien, Griechenland und der Türkei auf. Von hier erstreckt sich ein Gürtel gehäufter Inzidenz über die östliche Hemisphäre über den Nahen Osten bis nach China und zu den Philippinen. Doch ergeben sich in den einzelnen Ländern auch unterschiedliche Verteilungsmuster; so findet sich das Thalassämiemerkmal beispielsweise in der Po-Ebene oder auf Sizilien bei annähernd 10–20 % der Bevölkerung, während es in Mailand oder Turin nur bei etwa 1 % nachweisbar ist. Häufig tritt die Thalassämie in Kombination mit anderen Hämoglobinanomalien, besonders mit der Sichelzellenanämie in Afrika in Erscheinung. Auch in Deutschland sind in den letzten Jahren vermehrt in der Regel heterozygote Erbmalsträger der Thalassämie beobachtet worden. Erkrankungsfälle sind, besonders auch durch die Zuwanderung von Menschen aus dem Mittelmeerraum, keine Seltenheit mehr.

Einteilung. Die Einteilung der Thalassämien erfolgt aufgrund der *genetischen Anlage*, die sich auch in der Schwere der Symptomatik widerspiegelt, und nach den *biochemischen Befunden*.

Patienten mit der *homozygoten* Form zeigen ein schweres Krankheitsbild, die Erkrankung wird als **Thalassaemia major** bezeichnet. Bei der *heterozygoten* Thalassämie, der **Thalassaemia minor**, ist die Symptomatik entsprechend weniger und sehr unterschiedlich von Patient zu Patient ausgeprägt.

Die biochemische Nomenklatur orientiert sich an der unzureichend gebildeten Globin-Kette: Bei einem Mangel an β-Ketten liegt eine **β-Thalassämie**, die weitaus häufigste Form, und entsprechend eine **α-Thalassämie** bei einem α-Kettendefekt vor. Daneben gibt es noch seltene Formen wie die **δβ-Thalassämie**, einer genetischen Persistenz des fetalen HbF, oder **δ-, γδβ-Thalassämien**. Eine Variante der β-Thalassämien ist die **Hb-Lepore-Thalassämie**, bei der normale α-Ketten gebildet werden, die Nicht-α-Ketten jedoch Anomalien aufweisen, die N-terminal der δ-Kette und C-terminal der β-Kette entsprechen. Möglicherweise entstand diese δ-β-Fusionskette durch ein unvollständiges Crossing-over der δ- und β-Gene. (Das Lepore-Gen wird mit $(\delta\beta)^{Lepore}$ abgekürzt, was zu nomenklatorischen Verwechslungen mit der (δβ)-Anlage führen kann, bei deren Vorliegen die Bildung der δ- und β-Ketten des Hämoglobins gestört ist und so zu einer Persistenz des HbF führt.)

Beta-Thalassämie

Die β-Thalassämien sind die am häufigsten vorkommenden Formen. Sie sind in ihrem klinischen Bild und den biochemischen Befunden sehr heterogen. In den verschiedenen ethnischen Gruppen wurden mehr als 50 durch Genmutation bedingte Formen beschrieben. Es lassen sich zwei Haupttypen unterscheiden: Beim β^0-Genotyp werden keine und beim β^+-Typ nur reduziert β-Ketten gebildet. (Übersicht bei Thein[29])

Thalassaemia major (Cooley-Anämie)

Die Thalassaemia major ist die homozygote Form einer β- oder Lepore-Thalassämie, d.h. beide Eltern des Patienten sind heterozygote Erbmalsträger der Anomalie. Der Erkrankung liegen mindestens 4 verschiedene Genkombinationen zugrunde: β^0/β^0, β^+/β^+, β^0/β^+ und $(\delta\beta)^{Lepore}/(\delta\beta)^{Lepore}$.

Das **Krankheitsbild** entwickelt sich in der Mehrzahl der Fälle bereits im ersten, bisweilen auch im zweiten Lebensjahr mit einer intensiven Blässe und einer Hepatosplenomegalie, wobei die Milz bis ins kleine Becken reichen kann. Die Kinder, die die ersten zwei Lebensjahre überleben, bleiben in Wachstum, Gewichtszunahme und Skelettreifung merklich zurück (Infantilismus). Die Aufweitung der Markräume durch das hypertrophe Knochenmark führt zu Knochendeformationen (Genu valgum), der Schädel ist deformiert mit Aufweitung der Diploe auf ein Vielfaches der Norm mit gleichzeitiger Verschmälerung der Kortikalis (röntgenologisch „Bürstenschädel"). Der Gesichtsausdruck erscheint mongoloid mit schrägstehenden Augen, vorstehenden Wangenknochen und eingesunkenem Nasensattel. Weiter bestehen häufiger eine Myokardinsuffizienz mit Vergrößerung des Herzens, eine erhöhte Infektionsbereitschaft.

Im roten **Blutbild** findet sich immer ein ausgeprägter Hb-Mangel in Extremfällen bis zu 2 g/dl, wobei die Erythrozytenzahl vergleichsweise weniger abgefallen ist; es besteht demnach eine *hypochrome mikrozytäre Anämie*. Im **Blutausstrich** sieht man eine Aniso- und Poikilozytose mit stärkster Mißbildung der Erythrozyten (*Schistozyten, Fragmentozyten*), dazu „Targetzellen" sowie eine ausgesprochene Polychromasie mit basophiler Tüpfelung. Dazu kommen zahlreiche, z.T. hochgradig morphologisch veränderte rote Vorstufen (*Paraerythroblasten*). Im **weißen Blutbild** besteht eine Leukozytose, oft mit Linksverschiebung bis zu den Myelozyten und Myeloblasten. Terminal kann es zu einer Leuko- und Thrombozytopenie kommen.

Im **Knochenmark** fällt eine extreme Erythropoese-Steigerung, meist mit Linksverschiebung und ausgeprägten qualitativen Zellveränderungen (Paraerythroblasten) auf. Bemerkenswerterweise ist auch die PAS-Reaktion (S. 611) in den erythropoetischen Zellen häufig positiv.

Die **osmotische Resistenz** der Erythrozyten (S. 597) ist im Gegensatz zum familiären hämolytischen Ikterus (S. 98) nicht vermindert, sondern durch eine Zunahme der Resistenz in den Bereich der stärkeren NaCl-Verdünnung erhöht, wobei der Hämolysebeginn ungefähr normal, eine komplette Hämolyse aber erst bei Werten um 0,10 % NaCl eintritt (Abb. 1.**8**, S. 104). Die mechanische Resistenz ist dagegen vermindert.

Die **Hämoglobinelektrophorese** läßt eine quantitative Differenzierung der Hämoglobine zu und sichert die Diagnose. Entsprechend der mangelnden β-Polypeptidketten-Synthese findet sich vermehrt HbF (50–90 %), während sich der Rest vorwiegend aus HbA, weniger aus HbA_2 zusammensetzt. Bei der β^0-Thalassämie wird kein HbA gebildet.

Die **färberische Darstellung des HbF** im normalen Blutausstrich (S. 599) ist eine relativ einfache Methode und macht eine vorläufige Diagnose möglich. Leider wird sie durch die zunehmende Automatisierung der Labormedizin nur noch selten angewandt.

Die **übrigen Laborbefunde** zeigen als Zeichen der gesteigerten Hämolyse eine indirekte Hyperbilirubinämie bei einer LDH-Erhöhung und erheblichen Eisenüberladung, mit erhöhtem Serumeisen und Ferritin und erniedrigtem Transferrin. (Sie ist Folge nicht nur der Hämolyse, sondern auch einer deutlich gesteigerten intestinalen Eisenresorption.) Haptoglobin und Hämopexin sind nicht nachweisbar.

Ohne **Blut- bzw. Erythrozytentransfusionen** sterben die meisten Kranken, bevor sie das Jugend- oder gar das Erwachsenenalter erreicht haben. Dabei wird die gleichzeitige Behandlung mit **Deferoxamin** (S. 574) empfohlen, um das Risiko einer *Transfusionshämosiderose* zu verringern.

Eine Splenektomie kann indiziert sein, wenn aufgrund der stark vergrößerten Milz Zeichen eines *„Hyperspleniesyndroms"* mit zusätzlicher Leuko- und Thrombozytopenie bestehen. Auch scheint die Transfusionsfrequenz über einen längeren Zeitraum betrachtet geringfügig abzunehmen.

Die **allogene Knochenmarktransplantation** (S. 565) stellt die einzige Möglichkeit einer Heilung dar. Eine Indikation hierfür wird für Kinder unter dem 5. Lebensjahr mit bislang unter adäquater Therapie komplikationsarmem Verlauf gesehen, wenn ein HLA-kompatibler Spender zur Verfügung steht, worin allerdings das Hauptproblem dieser Behandlung bestehen dürfte. Die Mortalität liegt nach neueren Arbeiten zwischen 10 und 20 %; allerdings sind 75–90 % der Patienten nach 3–5 Jahren rezidivfrei[30].

Thalassaemia intermedia. Hierunter werden Thalassämien verstanden, deren klinisches Bild der Thalassaemia major vergleichbar, der Krankheitsverlauf jedoch relativ milde ist. Die Kranken erreichen in der Regel das Erwachsenenalter, allerdings sind durch die lange Überlebenszeit die chronischen Komplikationen (Hyperspenismus, ulcera cruris, Gallen- und Nierensteine, Perikarditis und Herzinsuffizienz, Hämosiderose, Osteoporose der Wirbelsäule und chronische Leberfunktionsstörungen) besonders stark ausgeprägt. Infektionen und Schwangerschaften führen häufig zu vorübergehenden Verschlechterungen.

Die genetische Konstitution kann homo- oder heterozygot sein. Insofern wird das HbF bei diesen Patienten in sehr unterschiedlichen Konzentrationen nachgewiesen, von 100 % bei den δβ-Homozygoten bis zu weniger als 10 % in der Kombination mit dem schwachen β^+-Gen. Auch das β^s-Gen, die Anlage für das Sichelzell-Hämoglobin (HbS), kommt vor, wobei es hier jedoch nicht zu einer Sichelung der Erythrozyten unter O_2-Abschluß wie bei der Sichelzellenanämie (S. 125, 599) kommt.

Thalassaemia minor

Die Thalassaemia minor ist die heterozygote Form der β- und der δβ-Thalassämien. Dabei finden sich folgende Genotypen: β^+/β, β^0/β, $(\delta\beta)^0/\beta$ und $(\delta\beta)^{Lepore}/\beta$. Der klinische Verlauf ist sehr viel gutartiger, oft wird die Diagnose mehr durch Zufall bei der Abklärung einer leichten hypochromen mikrozytären Anämie gestellt.

Das **klinische Bild** variiert sehr von Patient zu Patient. So hat ein Teil der Erbmalsträger keine Symptome, sodaß die Diagnose eher zufällig gestellt wird, andere Patienten klagen über mehr oder weniger ausgeprägte Beschwerden wie leichte Ermüdbarkeit, verminderte Leistungsfähigkeit u.a. Die Manifestation der Erkrankung beginnt später als bei der Major-Form, in der Regel zwischen dem 3. und 10. Lebensjahr. Auch hier findet man oft eine mehr oder weniger ausgeprägte Spleno- und Hepatomegalie. Skelettdeformierungen sind meist nur wenig ausgeprägt.

Das **Blutbild** zeigt eine meist nur gering ausgeprägte *hypochrome mikrozytäre Anämie*, wobei allerdings bei Infekten und in der Schwangerschaft der Hb-Wert durch einen gleichzeitigen Eisenmangel deutlich abfallen kann. Die Hypochromasie und Mikrozytose der Erythrozyten ist in der Regel ausgeprägter als bei der Eisenmangelanämie, die MCV-Werte liegen meist unter 75 μm^3 und der Hämatokrit über 0,3 l/l (30 %). Zur raschen Orientierung haben sich für die Differentialdiagnose Thalassämie/Eisenmangelanämie einfache, auf diesen Erythrozytenindizes beruhende Formeln bewährt:

Formeln für die Unterscheidung von Thalassämie und Eisenmangelanämie

➤ **1. Mentzer-Index**

$$\frac{\text{MCV}}{\text{Erythrozytenzahl}}$$

Liegt der Quotient *über* 13, spricht das für das Vorliegen einer Eisenmangelanämie, liegt er *unter* 13 für eine Thalassämie.

➤ **2. Diskriminationsfaktor**

$F = \text{MCV} - \text{Erythrozytenzahl} - (5 \cdot \text{Hb}) - 3{,}4.$

Ein *positiver* Wert spricht für das Vorliegen einer Eisenmangelanämie, ein *negativer* für eine Thalassämie oder eine Polycythaemia vera.

Im Blutausstrich fehlen die kernhaltigen roten Vorstufen, dagegen sind Schießscheiben-(Target-)Zellen und basophil punktierte Erythrozyten häufig vorhanden.

Im **Knochenmark** findet sich eine Hyperplasie der Erythropoese, wenn auch nicht so ausgeprägt wie bei der Major-Thalassämie.

Die **osmotische Resistenz** ist wie bei der Thalassaemia major erhöht und verbreitert.

In der **Hämoglobinelektrophorese** ist bei der klassischen Minor-Form das HbA_2 oft auf über das Doppelte der Norm von 3 % erhöht. Auch das HbF ist bei zwei Drittel der Patienten vermehrt nachweisbar, wenn auch deutlich weniger als bei der Thalassaemia major.

Die **übrigen Laborbefunde** zeigen eine leichte Erhöhung des indirekten Bilirubins sowie mehr oder weniger ausgeprägte Hämolyse-Befunde (erniedrigtes Haptoglobin, LDH-Erhöhung usw.).

Verlauf und **Prognose** sind wesentlich günstiger als bei der Thalassaemia major. Ein therapeutisches Vorgehen ist in der Regel nicht erforderlich. Eisen-, Vitamin-B_{12}- und/oder Folsäuremangelzustände, die vor allem in der Schwangerschaft auftreten können, lassen sich entsprechend substituieren. Blut- oder Erythrozytentransfusionen sind nur selten erforderlich. Daher ist auch die Gefahr einer Hämosiderose wesentlich geringer.

Thalassaemia minima. Sie tritt oft überhaupt nicht in Erscheinung. Nur bei genauerer Untersuchung finden sich Hinweise auf das Vorliegen dieser Erkrankung: Eine geringgradig vergrößerte Milz, leichte Wachstumsstörungen und angedeutete Gesichts- und Schädelveränderungen sind oft die einzigen Befunde. Im **Blutbild** findet sich meist keine Anämie, da die Hämolyse durch eine vermehrte erythrozytopoetische Knochenmarksaktivität kompensiert wird. Allerdings besteht eine Hypochromasie der Erythrozyten. Im **Blutausstrich** sieht man eine meist nur wenig ausgeprägte Poikilozytose, eine Elliptozytose und manchmal Schießscheibenzellen. Die **osmotische Resistenz** der Erythrozyten ist erhöht, so daß auch hier eine große Resistenzbreite resultiert. **Elektrophoretisch** lassen sich weder HbA_2 noch HbF vermehrt nachweisen. Als **Ursache** wird ein besonderes Thalassämie-Gen β^{sc} (sc für silent carrier) angesehen, das eine leichte Hemmung der β- und der α-Kettenbildung hervorruft. Die **Prognose** ist gut, eine **therapeutische Maßnahme** in der Regel nicht erforderlich.

Alpha-Thalassämie

Die α-Thalassämien sind wesentlich seltener als die β-Thalassämien. Das kann zumindest teilweise daran liegen, daß die Identifizierung dieser Anomalität schwierig ist, da die Bildung aller normalerweise vorkommenden Hb-Arten (HbA, HbA_2, HbF), die alle α-Ketten besitzen, unterdrückt ist. Normalerweise wird die Bildung des α-Globins durch 4 Genen kodiert (αα/αα). Die Schwere der Symptomatik bei den α-Thalassämien ist vom Fehlen eines oder mehrerer dieser Gene gegeben.

Daraus ergeben sich folgende Konstellationen:

- (-α/αα) : asymptomatischer Merkmalsträger,
- (-α/-α) (--/αα) : α-Thalassämie-Anlage,
- (-α/--) : HbH-Thalassämie,
- (--/--) : Hb-Bart's-Hydrops-fetalis-Syndrom,
- ($\alpha\alpha^{CS}$/αα) : Hb Constant Spring Genotyp.

Das Fehlen von einem oder zwei Genen führt nicht zu einer Erkrankung mit nennenswerten Symptomen. Das Hb-Constant-Spring-Gen kodiert eine abnorme α-Globin-Kette, die an ihrem C-terminalen Ende durch 31 Aminosäurereste verlängert ist. Nur beim Fehlen weiterer α-Ketten-Gene kommt es zur HbH-Thalassämie. (Übersicht bei Higgs[31]).

HbH-Thalassämie. Das HbH besteht aus 4 β-Globin-Ketten (β_4). Die Erkrankung wurde erstmals bei Griechen und Chinesen, später auch bei anderen Völkern beobachtet. Das **klinische Bild** und die **Laborbefunde** entsprechen weitgehend der Thalassaemia minor mit hypochromer mikrozytärer Anämie, Aniso- und Fragmentozytose, Polychromasie, Schießscheibenzellen, gelegentlich Jolly-Körperchen und basophil getüpfelten Erythrozyten. Die *Retikulozytenzahl* ist etwas erhöht. Nach Inkubation mit Brillantkresylblau lassen sich *Heinz-Innenkörper* in fast allen Erythrozyten nachweisen. Die *osmotische Resistenz* ist herabgesetzt. Gelegentlich lassen sich neben dem HbH noch kleine Mengen von Hb Bart's (γ_4) und eines Hämoglobins aus 4 δ-Ketten (δ_4) nachweisen.

Hb-Bart's-Hydrops-fetalis-Syndrom. Dieses Syndrom, bei dem kein α-Globin-Gen vorhanden ist, stellt in Südostasien eine häufige Ursache für Totgeburten dar. Die erkrankten Kinder werden zwischen der 34. und 40. Schwangerschaftswoche tot geboren oder sterben wenige Stunden nach der Geburt. Sie zeigen eine starke Blässe bei schwerer Anämie und Erythroblastose, ohne daß eine Rh-Inkompatibilität vorliegt, eine Hepatosplenomegalie infolge massiver extramedullärer Blutbildung sowie Ödeme. Die Plazenta ist vergrößert. In der **Hämoglobinelektophorese** sind weder HbA, HbA_2 und HbF nachweisbar, dafür über 80 % Hb Bart's (γ_4), geringe Mengen HbH und Hb Portland. Die Eltern dieser Kinder zeigen ein Thalassämie-typisches Blutbild mit hypochromer mikrozytärer Anämie, jedoch normaler Hämoglobinelektrophorese. Biosynthetische Untersuchungen weisen jedoch auf eine gestörte α-Globin-Bildung hin. Bei der Mutter tritt häufig eine Schwangerschaftsgestose auf. Die Plazenta ist meist, wahrscheinlich als Folge einer intrauterinen Hypoxie deutlich vergrößert und kann erhebliche Geburtskomplikationen verursachen.

Seltene Thalassämien, verwandte Anomalien und Thalassämie-Syndrome

HbF-Thalassämie. Bei der F-Thalassämie, die gelegentlich im Mittelmeerraum, bei amerikanischen Schwarzen und im Fernen Osten beobachtet wird, werden nur vermindert oder keine δ- und β-Ketten gebildet (δβ-Thalassämie). Da jedoch eine gewisse Synthese von γ-Ketten erhalten bleibt, findet sich bei den homozygoten Merkmalsträgern fast ausschließlich, bei den heterozygoten Trägern 5–20 % HbF. Die homozygote Form entspricht in ihrem klinischen Bild der Thalassaemia major oder intermedia, die heterozygote Form der Thalassaemia minor.

Hereditäre Persistenz von fetalem Hämoglobin (HPFH). Diese Erkrankung bietet in der Hämoglobinelektrophorese ein ähnliches Bild wie die F-Thalassämie, auch hier findet sich bei den heterozygoten Merkmalsträgern 15–30 %, bei den homozygoten Trägern 100 % HbF. Doch bestehen bei den Betroffenen darüber hinaus keine wesentlichen thalassämietypischen Symptome, sofern die Anomalie nicht in Kombination mit anderen Thalassämieformen oder strukturellen Hämoglobinanomalien auftritt. Als Ursache der Persistenz wird ein vollständiges Fehlen der normalen Aktivierung der β- und δ-Loci durch ein „Operatorgen" angenommen, die etwa zur Zeit der Geburt stattfindet, während die γ-Kettensynthese weiterläuft. Die Anomalie findet sich bei etwa 1 % der amerikanischen und westafrikanischen Schwarzen.

Weitere seltene Thalassämie-Formen sind die **δ-Thalassämie**, die bei fehlender Symptomatik von nur geringer klinischer Bedeutung ist, und die nur bei einigen Familien beschriebene **εγδβ-Thalassämie**, die in ihrem klinischen Bild der Thalassaemia minor gleicht.

Thalassämie-Syndrome. Unter diesem Begriff werden Kombinationen der β-Thalassämie mit anderen Hämoglobinopathien zusammengefaßt. Dabei besteht eine doppelte Heterozygotie. Die **HbS-Thalassämie** ist die häufigste Kombination einer β-Thalassämie mit einer Hämoglobinanomalie, hier mit der Sichelzellenanlage (S. 124). Ihre geographische Verbreitung entspricht im wesentlichen der der Thalassämien. Die klinische Symptomatik ist in Abhängigkeit vom β^0- bzw. β^+-Thalassämietyp von einer mehr oder weniger starken, hypochromen Anämie bestimmt. Der **Sichelzelltest** (S. 599) ist bei einem Teil der Erythrozyten positiv. In der **Hämoglobinelektrophorese** findet sich vorwiegend HbS (60–80 %), der Rest ist HbA, HbA_2 und/oder HbF.

Darüber hinaus gibt es Kombinationen der β-Thalassämie mit dem HbC- (**HbC-Thalassämie**) und dem HbE-Merkmal (**HbE-Thalassämie**).

Sichelzellenanämie (Drepanozytose)

Die Sichelzellenanämie (Sichelzellenkrankheit) ist die häufigste und am weitesten verbreitete *Hämoglobinopathie*. Sie ist angeboren und wird durch allelomorphe Gene übertragen. Das Vollbild der Erkrankung tritt nur bei den homozygoten Merkmalsträgern in Erscheinung, während die Heterozygoten keine oder nur geringe Krankheitszeichen aufweisen (Sichelzellenanlage). Hämatologisches **Leitsyndrom** ist das Auftreten von *sichelförmigen Erythrozyten* im peripheren Blut. Diese „Sichelung" tritt aber erst dann deutlich zutage, wenn man das Blut mehrere Stunden unter Sauerstoffabschluß hält (S. 599).

Die Erkrankung kommt bei Weißen nur selten vor. Vorwiegend findet man sie bei Schwarzen und Mischlingen, aber auch in Mittel- und Südamerika, in Indien, Vorderasien und im Kaukasus. Obwohl die Vererbung nicht geschlechtsgebunden erfolgt, erkranken mehr Frauen als Männer. Die Sichelung der Erythrozyten ist bei der Geburt noch wenig ausgeprägt und nimmt in dem Maß zu, wie das HbF in den ersten Lebensmonaten durch HbA bzw. HbS ersetzt wird.

Ätiologie und Pathogenese. Die Erkrankung ist die Folge einer einzigen **Basensubstitution** in dem für die β-Kette des Hämoglobins zuständigen DNS-Codon: Durch den Austausch eines Adenins durch ein Thymin (GAG → GTG) wird in Position 6 des β-Globins ein Valin für eine Glutaminsäure eingebaut. *Zwei abnorme β-Ketten* bilden zusammen mit zwei α-Ketten das HbS ($\alpha_2\beta_2^{6Val}$ oder $\alpha_2\beta_2^{S}$). Da das Valin im Gegensatz zur Glutaminsäure hydrophob ist, führt die verminderte Löslichkeit des reduzierten HbS im Vergleich zum Desoxy-HbA zu einer intrazellulären Hämoglobinpolymerisation und zur Sichelung der Zelle, die bei einem HbS-Gehalt von über 50 % beginnend mit steigendem Prozentsatz zunimmt. Je öfter Erythrozyten hintereinander die Sichelform annehmen, desto mehr wird ihre **Membran** derart geschädigt, daß schließlich die Sichelung auch bei erhöhtem O_2-Partialdruck nicht wieder reversibel ist. Von der Menge der so geschädigten Erythrozyten hängt wiederum das Ausmaß der Hämolyse ab[32, 33].

Letztendlich nicht vollständig aufgeklärt ist der Pathomechanismus der passageren und örtlich begrenzten **vasookklusiven Ereignisse**, in deren Verlauf es zu Gefäßverschlüssen, Infarkten, ischämischen Nekrosen oder Blutungen kommen kann. Zum einen führen die starren Sichelzellen durch eine intravasale Verkantung und Verwicklung zu einer *Zunahme der Blutviskosität*, zum anderen haben SS-Erythrozyten eine stärkere molekulare Affinität zu Gefäßendothelien als normale rote Blutkörperchen, was auch in Gewebekulturen gezeigt werden konnte.

Klinisches Bild. Klinische Symptome werden nur bei *homozygoten Anomalieträgern* (SS) gefunden. Ihre Schwere variiert, wie auch das Manifestationsalter, sehr stark von Patient zu Patient. Die ersten **Krankheitserscheinungen** treten bei über der Hälfte der Patienten vor Erreichen des dritten Lebensjahrs in Form von *allgemeiner* Schwäche, Appetitlosigkeit und Müdigkeit auf. Die Kinder klagen über plötzlich auftretende *Schmerzen* in Gelenken, im Rücken und im Abdomen mit Übelkeit und Erbrechen. Dazu können *zerebralnervöse* Beschwerden in Form von Kopfschmerzen, Meningismus, Konvulsionen, Lethargie und Apathie kommen.

Bei der **körperlichen Untersuchung** der Patienten fällt eine mehr oder weniger ausgeprägte *Blässe* der Schleimhäute und Handflächen mit einer grüngelben Verfärbung der *Skleren* auf. Das *Abdomen* kann sehr druckschmerzhaft sein, wobei in der Regel eine vergrößerte Leber, jedoch ein Milztumor fast nur im Anfangsstadium zu tasten ist. Typisch ist, daß sich bei längerem Verlauf die anfangs bestehende Splenomegalie mehr und mehr als Folge von zahlreichen Milzinfarkten zurückbildet und schließlich sogar in eine Milzatrophie übergehen kann (*Autosplenektomie*). Charakteristisch ist auch eine Schwellung der Hände und der Füße (*Hand-Fuß-Syndrom, Sichelzellendaktylitis*), die ohne andere Sichelzellsymptome vorhanden sein kann. Die übrigen Gelenke sind nur vereinzelt geschwollen und gerötet. Häufig ist auch das Herz vergrößert, wobei besonders der linke Ventrikel und der rechte Vorhof betroffen sind. *Skelettveränderungen* als Folge der vermehrten Proliferation des Knochenmarks entsprechen denen bei den Thalassämien. Daneben können pathologische Frakturen und Knocheninfarkte mit nachfolgenden aseptischen Knochennekrosen auftreten. Osteomyelitiden sind meist durch die bei der Sichelzellenanämie häufigen *Salmonelleninfektionen* hervorgerufen.

Laborbefunde. Im **Blutbild** findet sich eine meist stark ausgeprägte *normochrome normozytäre Anämie* mit deutlicher *Aniso- und Poikilozytose* bei einer Polychromasie im Blutausstrich. Die Zahl der Sichelzellen schwankt und ist selbst bei ausgeprägten Anämien eher gering (0,5–25 %), so daß die Diagnose aus dem Blutbild selten gestellt werden kann. Dagegen können die Sichelzellen leicht nach Sauerstoffabschluß sichtbar gemacht werden (S. 599). Die *Leukozytenzahl* ist deutlich erhöht und kann bei Infektionen auf Werte über 30 000/μl ansteigen. Die *Thrombozyten* sind meist leicht vermehrt.

Das **Knochenmark** ist hyperplastisch, wobei rote Vorstufen das Bild mit 50–70 % aller Zellen beherrschen. Während anfangs qualitative Veränderungen nicht zu sehen sind, kommt es im Verlauf zu einer durch Folsäuremangel hervorgerufenen *Megaloblastose*.

Die **Hämoglobinelektrophorese** sichert die Diagnose durch den Nachweis des HbS, dessen Gehalt von Patient zu Patient wechselt und gewöhnlich bei 80–100 % liegt. Der Rest besteht aus HbF, normales HbA fehlt völlig.

Unter den **übrigen Laborbefunden** fällt vor allem die auch bei höhergradiger Anämie verlangsamte BSG auf. Daneben finden sich die üblichen Hämolyse-Befunde: Bilirubin- und LDH-Erhöhung, Haptoglobin- und Hämopexin-Verminderung.

Therapie. Eine kausale Behandlung ist bisher nicht möglich. Die einzige Therapiemöglichkeit mit kurativem Ansatz stellt die **Transplantation** von *allogenem Knochenmark* oder *allogenen Blutstammzellen* von einem möglichst HLA-identischen Spender dar. Da diese Maßnahme jedoch eher die Ausnahme ist, kommt der *supportiven und symptomatischen* Therapie eine besondere Bedeutung zu:

- **Blut- bzw. Erythrozytentransfusionen** bessern nicht nur die Anämie, sondern beeinflussen auch durch Herabsetzung des HbS-Gehalts die Blutviskosität positiv. Wegen der bekannten Nebenwirkungen und Komplikationen von *Langzeitbluttransfusionen* (Infektionsgefahr, Hämosiderose u.a.) wird die Indikation hierfür auf Patienten nach überstandenen Gehirninfarkten, Blutungen und Milzsequestrationen beschränkt.
- Die Indikation zu einer **Splenektomie** besteht bei Patienten mit nachgewiesenem Hyperspleniesyndrom und entsprechenden Komplikationen (S. 59).
- Eine suffiziente **Schmerzbehandlung** ist bei Patienten mit Schmerzkrisen erforderlich. Bei *leichten* Schmerzen ist oft eine **orale** Behandlung mit ASS, Parazetamol oder Kodein, bei mäßig schweren mit Methadon oder Penthidin ausreichend, wobei auch auf eine reichliche *Flüssigkeitszufuhr* zu achten ist. Bei *schweren* Schmerzen ist die **i.v.-Gabe** von Morphin, Penthidin oder Buprenorphin vorzugsweise mit Glukose- oder NaCl-Infusionen zur Flüssigkeitssubstitution erforderlich.
- Eine mögliche **Prophylaxe** für die schmerzhaften Infarktkrisen besteht in der medikamentösen Vermehrung von fetalem HbF, das die Polymerisation des HbS hemmt und so gegenüber der Sichelzellenbildung einen schützenden Effekt hat. Hier hat sich bislang vor allem die **orale** Gabe von Hydroxyurea, das eine vergleichsweise geringe kanzerogene Wirkung hat, evtl. in Kombination mit Folsäure und Erythropoetin bewährt.

Kombination der Sichelzellenanlage mit anderen Hämoglobinvarianten

Wie bei den Thalassämien findet sich auch bei der Sichelzellenanlage gelegentlich eine Kombination mit anomalen Hämoglobinen oder anderen Hämoglobinopathien. Die HbS-Thalassämie wurde bereits oben (S. 123) erwähnt. Auch die Kombination mit der hereditären Persistenz des fetalen Hämoglobin (HPFH) wurde beschrieben. Bei den Kombinationen von HbS mit anderen Hämoglobinopathien besteht eine *doppelte Heterozygotie*, so etwa bei der **Sichelzellen-HbC-, -HbD-** und **-HbE-Krankheit**.

Farbtafel I

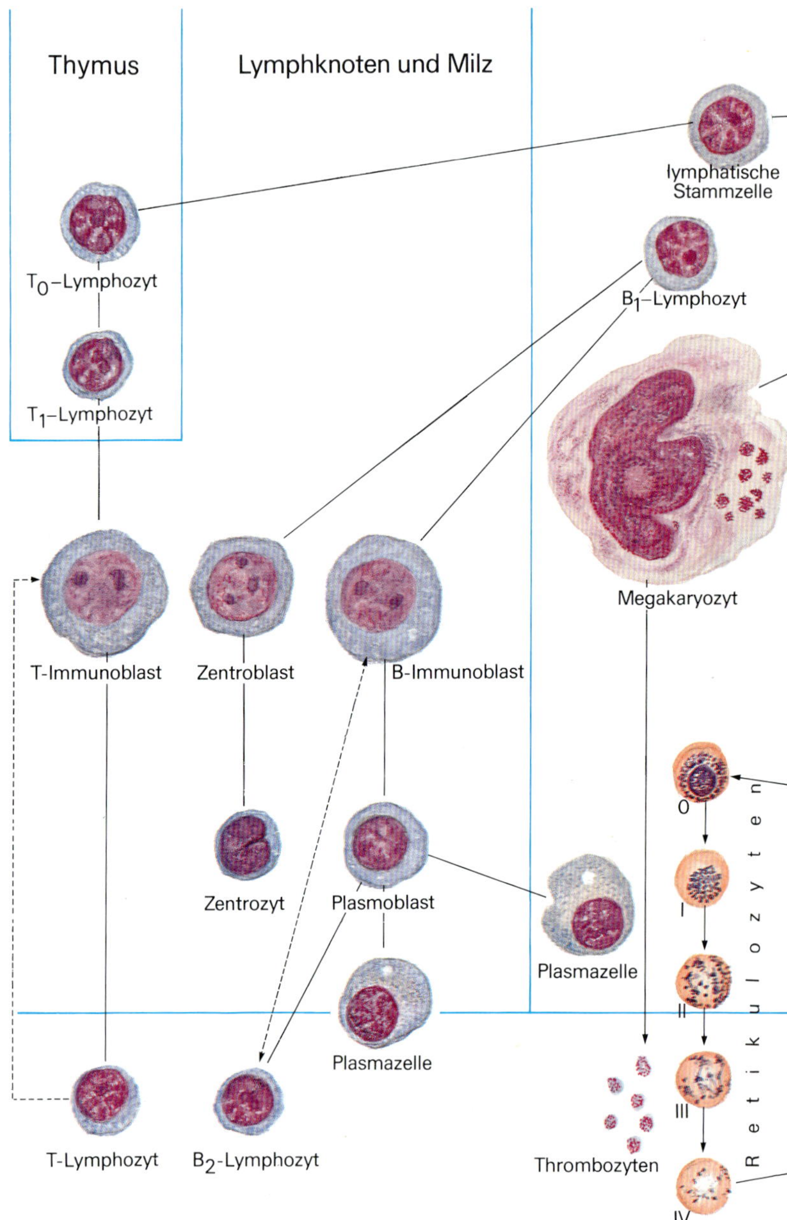

Thymus
Lymphknoten und Milz
lymphatische Stammzelle
T_0–Lymphozyt
T_1–Lymphozyt
B_1–Lymphozyt
Megakaryozyt
T-Immunoblast
Zentroblast
B-Immunoblast
Zentrozyt
Plasmoblast
Plasmazelle
Plasmazelle
0
I
II
III
IV
Retikulozyten
T-Lymphozyt
B_2-Lymphozyt
Thrombozyten
Peripheres Blut

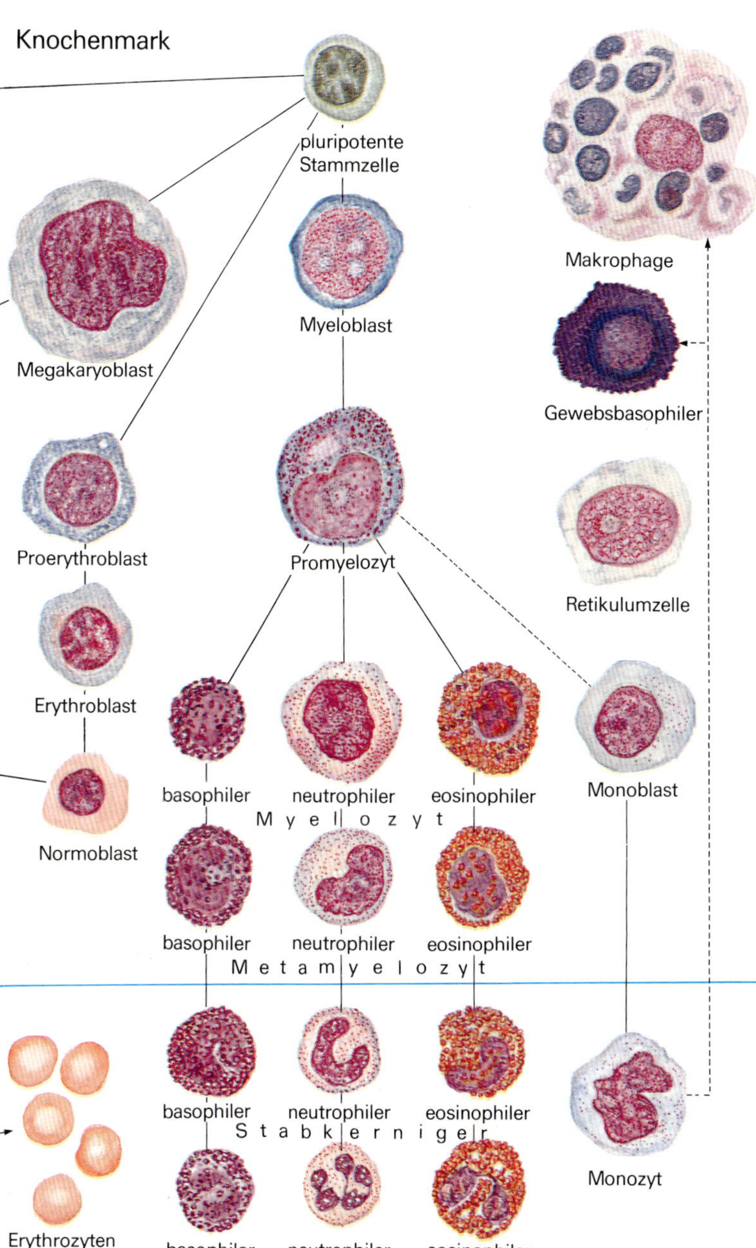

Knochenmark
pluripotente Stammzelle
Megakaryoblast
Myeloblast
Makrophage
Gewebsbasophiler
Proerythroblast
Promyelozyt
Retikulumzelle
Erythroblast
basophiler
neutrophiler
eosinophiler
Monoblast
Myelozyt
Normoblast
basophiler
neutrophiler
eosinophiler
Metamyelozyt
basophiler
neutrophiler
eosinophiler
Stabkerniger
Monozyt
Erythrozyten
basophiler
neutrophiler
eosinophiler
Segmentkerniger

Farbtafel II

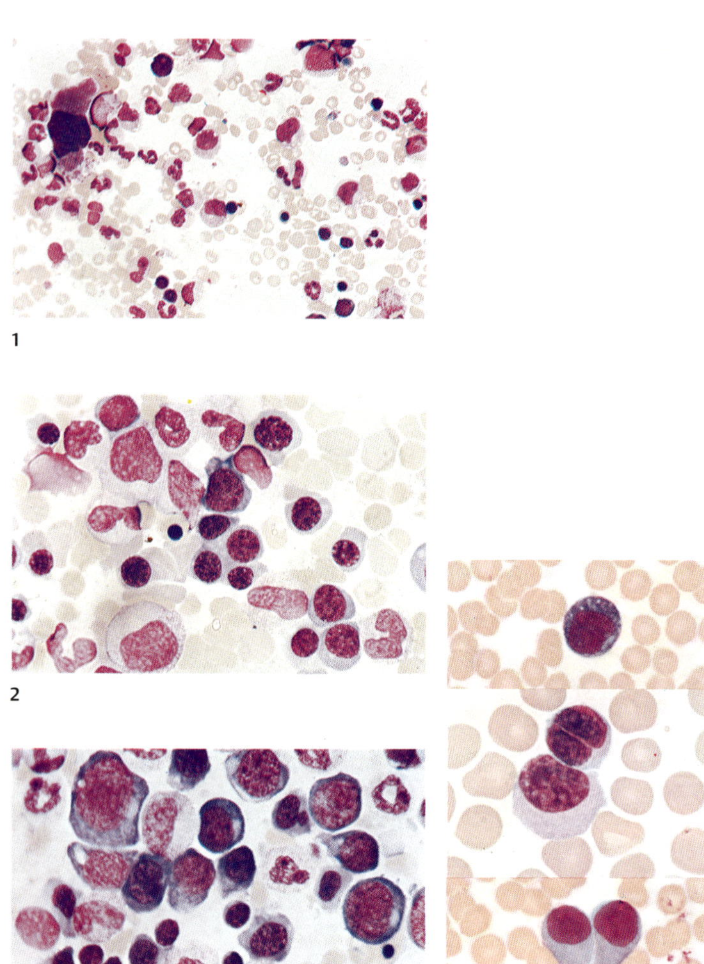

Farbtafel II Blut- und Knochenmarkbefunde bei verschiedenen Blutkrankheiten

1 Normales Knochenmark, Übersichtsvergrößerung

2 Knochenmark bei hämolytischer Anämie. Typisch die Vermehrung der erythropoetischen Zellen aller Reifungsgrade

3 Knochenmark bei megaloblastischer Anämie. Zahlreiche „Megaloblasten" mit typischen Kernstrukturen, einzelne Riesenstabkernige

4 Zellen des peripheren Blutes bei infektiöser Mononukleose (Virozyten)

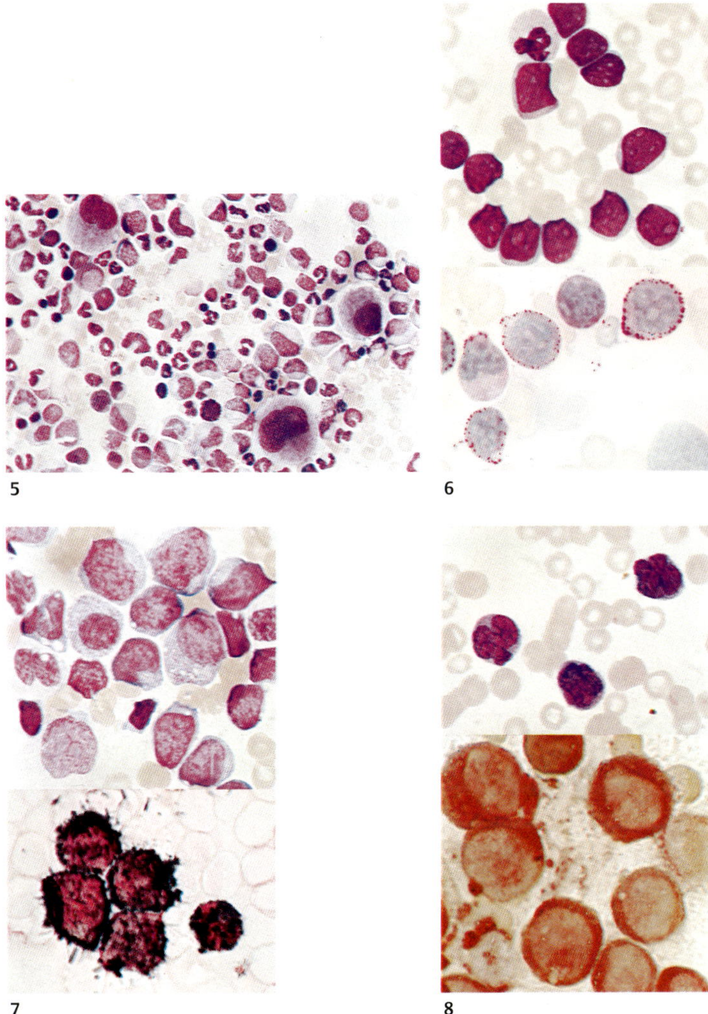

5 Knochenmark bei chronischer myeloischer Leukämie. Großer Zellreichtum mit Vermehrung und „Linksverschiebung“ der Granulozytopoese. Vermehrung der Megakaryozyten. Übersichtsvergrößerung

6 Knochenmark bei akuter lymphatischer Leukämie (ALL), oben panoptische Färbung, unten PAS-Färbung

7 Knochenmark bei akuter myeloischer Leukämie (AML), oben panoptische Färbung, unten Peroxidasereaktion

8 Knochenmark bei akuter Monozytenleukämie (AML-M5), oben panoptische Färbung, unten Esterasereaktion

Verlauf und Prognose. Die Sichelzellenanämie ist in erster Linie eine Erkrankung des Kindesalters, da die meisten Patienten vor Erreichen des 10. Lebensjahres sterben und nur wenige älter als 30 Jahre werden. **Haupttodesursachen** sind *Infektionen*, vor allem mit Salmonellen, Shigellen oder Pneumokokken. Trotz einer häufig erheblichen Anämie werden oft wegen der guten Adaptation an den bestehenden Zustand über lange Zeit keine subjektiven Beschwerden angegeben. Typische **Komplikationen** sind das Auftreten von Gallensteinen und chronischen Unterschenkelgeschwüren. Dagegen haben Träger des HbS-Gens eine selektive **Resistenz** gegen den Malaria-Erreger (Plasmodium falciparum). Der Verlauf der Sichelzellenkrankheit ist charakterisiert durch das Auftreten von z.B. lebensbedrohlichen Krisen aus dem Zustand relativen Wohlbefindens. Dabei lassen sich die folgenden Formen unterscheiden:

- **Infarktkrisen mit Schmerzen** besonders in den Knochen, im Thorax und im Abdomen sind die charakteristischsten und häufigsten. Sie treten in sehr unterschiedlichen Frequenzen auf und sind hervorgerufen durch die oben bereits erwähnten vasookklusiven Ereignisse. Eine höhere *Gefahr* für das Auftreten thrombotischer Komplikationen besteht während der Schwangerschaft oder bei der Einnahme hormoneller Kontrazeptiva.
- **Hämolytische Krisen** sind relativ selten und werden durch verschiedenartige *Ursachen* ausgelöst. Es kommt zu einem plötzlichen Hb-Abfall, Bilirubin- und Retikulozyten-Anstieg.
- **Aplastische und megaloblastäre Krisen** werden durch eine Hemmung des Knochenmarks im Rahmen von *Infektionen*, besonders durch das Parvovirus P_{19}, aber auch durch Folsäuremangel, z.B. während Schwangerschaften hervorgerufen.
- **Sequestrationskrisen** kommen besonders bei *jungen Kindern*, aber auch bei Erwachsenen mit großer Milz durch eine plötzliche massive Ansammlung von Erythrozyten in der Milz vor. Diese Form von Krise wurde vor allem bei Sichelzellenanämien kombiniert mit anderen Hämoglobinvarianten (HbSC-Krankheit, Sichelzellen-β-Thalassämie) beobachtet. Der rapide Hb-Abfall von über 3 g/dl kann *lebensbedrohlich* sein.

Hämoglobin-C-Krankheit (bzw. -Anlage)

Die Hämoglobin-C-Krankheit ist eine seltene fast nur auf Westafrika, insbesondere auf Ghana beschränkte Hämoglobinanomalie.

Ätiologie und Pathogenese. Das HbC-Molekül hat im Vergleich zur normalen β-Kette des Hämoglobins an Position 6 einen Lysin- statt eines Glutaminsäurerestes. Das so veränderte Molekül neigt zur Bildung von Kristallen, das die Erythrozytenmembran derart schädigt, daß eine vorzeitige Zerstörung der Erythrozyten erfolgt.

Klinisches Bild. Die heterozygoten Anomalieträger (HbC-Anlage) zeigen keine klinischen Symptome. Auch bei den homozygoten Patienten sind subjektive Beschwerden selten. Als häufigste Befunde finden sich eine Splenomegalie, Gallensteine und EEG-Veränderungen.

Laborbefunde. Das **Blutbild** zeigt eine leichte bis mittelschwere *normo- bis hypochrome normozytäre Anämie* mit *Aniso- und Poikilozytose* der Erythrozyten und auffallend vielen *Schießscheiben-(Target-)Zellen* im Blutausstrich, doch finden sich auch normale Hb- und Erythrozytenwerte.

Im **Knochenmark** besteht lediglich eine normoblastische Hyperplasie der Erythrozytopoese. Die **übrigen Laborbefunde** zeigen die typischen Veränderungen wie bei einer leichten Hämolyse.

Die **Hämoglobinelektrophorese** ergibt zu nahezu 100 % HbC, gelegentlich lassen sich auch geringe Mengen an HbF nachweisen, bei der HbC-Anlage liegt die HbC-Menge bei 28–44 %.

Therapie, Verlauf und Prognose. Die Prognose ist gut, wesentliche Komplikationen treten nicht auf. Eine Therapie ist daher in der Regel nicht erforderlich. Die Indikation zu Bluttransfusionen stellt sich nur selten.

Hämoglobinopathie M (Methämoglobinämie infolge Globindefektes)

Die Erkrankung wird auf S. 133 besprochen.

Weitere **Hämoglobinopathien** wie die HbD-, HbE-, HbG-, HbH-, HbI- und andere Krankheiten sind ausgesprochen selten und sollen hier nicht im einzelnen aufgeführt werden.

Hämolytische Innenkörperanämien durch instabile Hämoglobine (hereditäre Heinz-Körper-Anämie)

Von den bisher erwähnten Hämoglobinopathien sind diejenigen *hämolytischen Krankheitsbilder* zu unterscheiden, die durch *instabile Hämoglobine* bedingt sind. Man versteht darunter strukturelle Varianten des HbA, die innerhalb der Erythrozyten denaturiert und präzipitiert werden. Dabei bilden sich unlösliche Einschlüsse (*Heinz-Innenkörper*), die allerdings erst nach einer Splenektomie in etwa der Hälfte der Erythrozyten zu finden sind. Das Krankheitsbild wird als hereditäre Heinz-Körper-Anämie oder instabile Hämoglobinkrankheit bezeichnet.

Man kennt bisher mehr als 110 derartige **instabile Hämoglobine**. Das Ausmaß der Hämolyse ist bei den einzelnen Varianten sehr unterschiedlich. So kann bereits im ersten Lebensjahr eine *schwere hämolytische Anämie* bestehen (z.B. Hb Hammersmith, Hb Bristol, Hb Santa Ana oder Hb Madrid), die Störung kann aber auch gänzlich inapparent bleiben und erst durch *zusätzliche Belastungen* wie Infektionen oder die Einnahme von Medikamenten manifest werden (z.B. Hb Zürich, Hb Köln).

Die Veränderungen im **Blutbild** sind sehr unterschiedlich. Beim Nicht-splenektomierten findet sich oft nur eine *Aniso- und Poikilozytose*, eine *Hypo- oder Polychromasie* und *basophil punktierte Erythrozyten*. Während der akuten Hämolyse erscheinen zahlreiche geschrumpfte und verformte Erythrozyten ähnlich wie beim Favismus oder der drogeninduzierten Hämolyse. Nach der Splenektomie können in über 50 % der roten Blutkörperchen Heinz-Innenkörper auftreten.

Der **Nachweis instabiler Hämoglobine** erfolgt durch den *Hitzedenaturierungstest* bzw. den *Isopropanol-* oder den *PCMB-(p-Chlormerkuribenzoat-) Präzipitationstest*. Demgegenüber ist die *Hämoglobinelektrophorese* zur Erkennung dieser Anomalien von untergeordneter Bedeutung. Es findet sich dabei höchstens eine Vermehrung von HbA_2 (bis zu 5 %) oder von HbF.

Die **Prognose** vor allem der Krankheitsbilder mit einer primär schweren Hämolyse (Hb Hammersmith, Hb Olmsted und Hb Bibba) ist nicht gut. *Hämolytische Krisen* können im Verlauf viraler und bakterieller Infektionen auftreten und tödlich enden. *Drogeninduzierte Hämolysen* wurden bisher beim Hb Zürich, Hb Leiden, Hb Shepherd's Bush, Hb Torino und Hb Köln gesehen und können von denselben Substanzen ausgelöst werden wie die, die beim Glukose-6-Phosphatdehydrogenase-Mangel eine Hämolyse hervorrufen (Tab. 1.**23**, S. 114). Aber auch im Verlauf von Schwangerschaften entwickeln sich oftmals stärkere Anämien.

Eine spezifische **Therapie** gibt es nicht. Die *Splenektomie* bringt gewöhnlich eine Besserung der Hämolyse. Doch sollte die Operation nicht vor dem 6. Lebensjahr erfolgen. Als *prophylaktische* Maßnahme empfiehlt es sich vor allem, oxidierende Medikamente, insbesondere Sulfonamide zu meiden. *Bluttransfusionen* sollten nur bei schweren Hämolysen verabreicht werden.

Störung der Hämsynthese (Erythropoetische Porphyrien)

Den Porphyrien liegt eine *hereditäre Störung der Porphyrinsynthese*, also letztlich des Häms, in den Zellen der Erythrozytopoese zugrunde. Sie führen zu einer exzessiven Vermehrung bestimmter, für das jeweilige Krankheitsbild typischer Porphyrine oder Porphyrinvorstufen und von Porphobilinogen im Organismus, die in den Geweben akkumulieren und im Urin oder im Stuhl vermehrt ausgeschieden werden. Je nachdem, an welcher Stelle der spezifische enzymatische Defekt zum Ausdruck kommt, werden *hepatische* von *erythropoetischen Porphyrien* unterschieden.

Bei den erythropoetischen Porphyrien liegt eine Porphyrinsynthesestörung im Knochenmark vor. Sie werden unterteilt in:

- erythropoetische Uroporphyrie (Porphyria erythropoetica congenita Günther),
- erythropoetische Protoporphyrie,
- erythropoetische Koproporphyrie.

Erythropoetische Uroporphyrie (Porphyria erythropoetica congenita Günther)

Die sehr seltene autosomal-rezessiv vererbte Hämsynthesestörung auf dem Boden eines Uroporphyrinogen-III-Cosynthetasemangels manifestiert sich im allgemeinen zwischen dem 1. und 6. Lebensjahr. Mädchen und Jungen erkranken gleich häufig.

Klinisches Bild. Das klinische Bild ist durch eine Photosensibilität bestimmt, die zu einer *Photodermatose* mit Hautatrophien, ausgedehnten Narbenbildungen und schließlich zu *Knorpel-* und *Knochendestruktionen* an den Ohrmuscheln, der Nase und den Fingern führen kann. Durch Ablagerung von Porphyrinkristallen im Zahndentin verfärben sich die Zähne gelbrot (*Erythrodontie*) und zeigen im ultravioletten Licht eine starke Rotfluoreszenz. Häufig besteht bei den Patienten eine *Hypertrichose*.

Laborbefunde. Im **Blutbild** findet sich meist eine *normochrome Anämie* mit Aniso- und Poikilozytose, basophiler Tüpfelung der Erythrozyten und Jolly-Körperchen. Im UV-Licht fluoreszieren die Erythrozyten rot (*Fluorozyten*). Die *Retikulozyten* sind je nach Ausmaß der Hämolyse, gelegentlich bis zu 700 ‰ gesteigert. Coombs-Test und osmotische Resistenz der Erythrozyten fallen normal aus. Im **Knochenmark** ist die Erythrozytopoese gesteigert mit vermehrt roten Vorstufen, die ebenfalls z.T. eine Rotfluoreszenz zeigen.

Die **übrigen Laborbefunde** zeigen eine vom Grad der Hämolyse abhängige indirekte Hyperbilirubinämie und ein erniedrigtes Haptoglobin. Charakteristisch ist eine starke Vermehrung des Erythrozytenuroporphyrins auf bis zu Werten zwischen 200–800 µg/dl Erythrozytenmasse (240–960 nmol/l). Ein **Leitsymptom** ist die *Verfärbung* des Urins von hellem Rosa bis zu tiefem Burgunderrot. Eine ähnliche Verfärbung zeigt auch der Stuhl, der beim Stehen im Tageslicht stark nachdunkelt.

Therapie. Eine ätiologische Behandlung der Erkrankung gibt es bisher nicht. Sie beschränkt sich auf symptomatische Maßnahmen. Besonders durch eine **Splenektomie** kann das Krankheitsbild entscheidend gebessert werden, da dadurch der Erythrozytenumsatz und damit die Hämsynthese verlangsamt werden mit der Folge, daß weniger pathologische Porphyrine anfallen. Darüber hinaus ist es wichtig, die Kranken durch verdeckende Kleidung und Lichtschutzsalben vor *UV-Licht* zu schützen.

Erythropoetische Protoporphyrie, erythropoetische Koproporphyrie

Die beiden anderen Erkrankungen dieser Gruppe treten wesentlich seltener auf. Sie zeigen oft **Hautveränderungen** in Form einer ekzemartigen *Photodermatitis* oder cholinergischen urtikariellen *Lichtdermatitis* sowie von pelagraähnlichen *Hyperkeratosen* und Kolloidmilien.

Das **Blutbild** ist meist normal. Lediglich in den Erythrozyten ist eine Vermehrung des Proto- bzw. Koproporphyrins nachweisbar. Dementsprechend zeigen die Erythrozyten im UV-Licht eine starke Rotfluoreszenz. Im Urin kann vermehrt Protoporphyrin bzw. δ-Aminolävulinsäure nachgewiesen werden.

Die **Therapie** ist symptomatisch und beschränkt sich im wesentlichen auf den Schutz der Haut vor UV-Licht.

Methämoglobinämien

Diese ätiologisch und pathogenetisch sehr *uneinheitliche* Gruppe von Erkrankungen ist dadurch charakterisiert, daß das Eisen im Häm nicht in zweiwertiger (Fe^{2+}), sondern in dreiwertiger Form (Fe^{3+}) gebunden ist. Da *dreiwertiges Eisen* sehr stabil ist und keinen Sauerstoff bindet, kommt es durch die Umwandlung des normalen Hämoglobins in Methämoglobin (Met-Hb) zu einer Störung der Sauerstoffsättigung und -übertragung.

Nach ihrer Ätiologie und Pathogenese können die Methämoglobinämien in zwei Gruppen eingeteilt werden:

- **erworbene Form** nach Exposition mit methämoglobinbildenden Substanzen (toxische Methämoglobinämie),
- **angeborene Form** durch ein defektes Hämoglobin (HbM) oder durch einen Enzymdefekt (Diaphorasemangel).

Toxische Methämoglobinämie

Ätiologie und Pathogenese. Als Ursache für die toxische Methämoglobinbildung wurde eine Reihe von **chemischen Substanzen** ermittelt. Es handelt sich dabei vor allem um Nitrite, Nitrosegase sowie aromatische Amino- und Nitroverbindungen. Bei der Oxydation von Nitrit zu Nitrat entsteht Met-Hb. Das Nitrat seinerseits wird *im Darm* durch Bakterien wieder zu Nitrit reduziert. Die Met-Hb-Bildung ist quantitativ abhängig von der Menge der zugeführten Substanz und von deren Verweildauer im Organismus. Bei genügendem Angebot von Met-Hb-bildenden Substanzen reicht die *physiologische Reduktion* des Met-Hb zeitweise nicht aus, und es kommt zu einem Anstieg des Met-Hb im Blut.

Unter den **Nitritvergiftungen** spielt die durch Pökelsalz (Na-Nitrit) hervorgerufene eine wichtige Rolle, da die Verwechslung mit Kochsalz oder in zu großer Menge zugesetztes Pökelsalz schon zu Massenvergiftungen geführt hat. Bei *Säuglingen* werden Methämoglobinämien nach Verwendung von nitrithaltigem Wasser zur Herstellung der Nahrung (*Brunnenwasser-Methämoglobinämie*) oder nach Spinatmahlzeiten beobachtet, wobei in nitrathaltigem Spinat auf dem Transport oder während der Aufbewahrung (auch im Kühlschrank) durch *nitritbildende Bakterien* (coliforme Keime) Nitrat zu Nitrit reduziert wird. Auch Nitroglyzerin bildet bei Überdosierung Met-Hb, wenn Nitrat zu Nitrit umgewandelt wird.

Unter den **aromatischen Aminoverbindungen** ist vor allem das Anilin, bei dessen Verstoffwechselung im Körper verschiedene Verbindungen (wie p-Aminophenol, Phenylhydroxylamin und Nitrosobenzol) mit radikalen NH-Gruppen entstehen, ein starker Met-Hb-Bildner.

Sulfonamide, besonders die früher verwendeten Verbindungen Sulfanilamid, Sulfapyridin und Sulfathiazol sind mehr oder weniger starke Met-Hb-Bildner. Aber auch andere **Medikamente und chemische Verbindungen** (Phenylhydralazin, Pyridin, Azetanilid, Laktophenin, Nitrobenzol, Chinin, Eosin, PAS, Bromate u.a.) verursachen Methämoglobinämien unterschiedlichen Ausmaßes.

Klinisches Bild. Im Vordergrund der Symptome steht die mehr oder minder ausgeprägte *Zyanose*, wobei das Hautkolorit grau- bis lavendelblau ist. Das **Allgemeinbefinden** ist meist nur wenig gestört, erst bei einem Met-Hb-Gehalt von mehr als 40 % des Gesamt-Hb treten Symptome wie Kopfschmerzen, Schwindel, Übelkeit auf. Mit zunehmender Met-Hb-Konzentration werden die Patienten somnolent und schließlich bewußtlos, die *tödliche Konzentration* liegt bei 70–80 %.

Laborbefunde. Die Diagnose wird **spektroskopisch** (S. 601) bei einer Wellenlänge von 630 nm nach Umwandlung in Cyan-Met-Hb im Hämolysat gesichert. Zur quantitativen Bestimmung ist allerdings die fotometrische Bestimmung besser geeignet. In den Erythrozyten läßt sich Met-Hb mittels eines Elutionsverfahrens färberisch nachweisen (S. 600). Durch Met-Hb kann es in Erythrozyten zur Bildung von Heinz-Innenkörper kommen, die mit der *Nilblausulfat-Färbung* (S. 596) sichtbar gemacht werden können.

Therapie, Verlauf und Prognose. Die **Prognose** der toxischen Methämoglobinämie ist gut, solange sie in erträglichen Grenzen bleibt. Ein Met-Hb-Gehalt von über 70 % des Gesamthämoglobingehalts kann letal sein. Leichtere

Intoxikationen bilden sich unter der Voraussetzung, daß die auslösende Noxe entfällt, durch in den Erythrozyten normalerweise vorhandene Oxydationsaktivitäten innerhalb von 24 bis 48 Stunden zurück.

Die **Therapie** besteht in der Gabe von oxydierenden Substanzen, wie Methylenblau (1–2 mg/kg Körpergewicht in einer 0,1–1 %igen Lösung evtl. mehrfach im Abstand von einer Stunde langsam intravenös), aber auch Askorbinsäure, Toluidinblau oder Thionin.

Hämoglobinopathie M (Methämoglobinämie infolge Globindefektes)

Die Hämoglobinopathie M ist eine heterozygot vererbte Hb-Anomalie mit autosomal dominantem Erbgang. Wird bei keinem der Elternteile HbM gefunden, muß eine *Mutation* angenommen werden. Die Erkrankung macht sich bereits bei der Geburt oder in den ersten Lebensmonaten durch eine allgemeine Zyanose (*blue babies*) bemerkbar.

Beim HbM besteht eine gestörte *Aminosäurensequenz* in der α- oder β-Kette des Globinmoleküls. Aus dem Zeitpunkt des Auftretens der Zyanose kann schon auf die Art des Defekts geschlossen werden: Wenn die **Säuglinge** bereits bei der *Geburt* zyanotisch sind, liegt der Defekt in der α-Kette, während bei einer Anomalie in der β-Kette die Zyanose erst nach Verschwinden der HbF ($\alpha_2\gamma_2$) in den *ersten Lebensmonaten* manifest wird. Die verschiedenen HbM-Typen sind dadurch charakterisiert, daß ihre Aminosäuresequenz die Bildung von Met-Hb (Ferri-HB) begünstigt.

Schon bei der Geburt oder erst in den ersten Lebensmonaten fällt eine *Zyanose* der Lippen, Schleimhäute, Akren oder auch der gesamten Haut auf. Das **Allgemeinbefinden** ist bei einem Met-Hb-Gehalt bis etwa 40 % des Gesamt-Hb oft kaum oder nur minimal gestört, während es bei zunehmender Met-Hb-Konzentration zu Atemnot, Kopfschmerzen, Schwindel, Tachykardie und Muskelkrämpfen kommen kann. Leber und Milz sind nicht vergrößert.

Im **Blutbild** besteht eine *kompensatorische Polyglobulie* bei einer kompensierten chronischen Hämolyse mit erhöhter Retikulozytenzahl. Das HbM ist in der üblichen *Hb-Elektrophorese* nicht nachzuweisen, da es mit dem HbA wandert. Wird jedoch das gesamte Hb in Met-Hb umgewandelt, sieht man in der Elektrophorese bei einem pH von 7 das graugrüne Met-HbM langsamer wandern als das Met-HbA. Auch mit der *Stärkeblockelektrophorese* und *spektrophotometrisch* lassen sich HbA und HbM gut voneinander trennen.

Eine spezifische **Behandlungsmöglichkeit** besteht nicht. Zudem erübrigen sich therapeutische Maßnahmen wegen des meist relativ guten Allgemeinbefindens.

Diaphorasemangel

Dieser Methämoglobinämie liegt ein angeborener Enzymdefekt zugrunde. Die Erkrankten sind *homozygot*, während bei den heterozygoten Merkmalsträgern die Met-Hb-Konzentration normal ist. Ursache der Erkrankung ist ein *Mangel an NADH*-abhängiger Methämoglobinreduktase (*Diaphorase*). Die Erkrankung ist sehr selten, bisher wurden nur knapp 300 Fälle in der Weltliteratur beschrieben.

Bereits bei der Geburt besteht eine persistierende Zyanose unterschiedlicher Ausprägung. Allgemeinbefinden und körperliche Leistungsfähigkeit sind meist nur wenig oder gar nicht beeinträchtigt.

Im **Blutbild** findet sich eine kompensatorische Polyglobulie. Das **Knochenmark** ist hyperplastisch mit gesteigerter Erythrozytopoese. Die Diagnose wird durch den Nachweis einer verminderten Diaphoraseaktivität und von Met-Hb gesichert. Ein **therapeutisches Vorgehen** ist oft nicht erforderlich. Allerdings verhindert man durch eine Behandlung, beispielsweise mit Methylenblau das Auftreten einer stärkeren Polyglobulie mit entsprechenden Komplikationen.

Erythrozytose

Zeichneten sich die bisher abgehandelten Krankheitsbilder der Erythrozytopoese durch eine *Verminderung* von Erythrozyten und rotem Blutfarbstoff im peripheren Blut aus, so sind die im folgenden zu besprechenden Krankheiten durch eine *Vermehrung* von Erythrozyten und Hämoglobin charakterisiert. Zahlenmäßig treten diese Erkrankungen jedoch hinter den verschiedenen Anämieformen weit zurück.

Differentialdiagnose der Erythrozytose

Die **Krankheitsbilder**, die mit einer Vermehrung der Erythrozyten und des Hämoglobins im peripheren Blut einhergehen, lassen sich differentialdiagnostisch im wesentlichen in zwei Gruppen unterteilen, die auch pathophysiologisch verschieden sind. Bei der ersten Gruppe sind die Blutveränderungen Ausdruck eines Krankheitsgeschehens sui generis (*Polycythaemia rubra vera*), das zur Gruppe der *„myeloproliferativen Erkrankungen"* gezählt wird, während sie bei der zweiten Gruppe lediglich Symptom eines anderen Grundleidens sind (*symptomatische Polyglobulie*). Diese **Differenzierung** ist vor allem aus therapeutischen Gründen wichtig, da sich je nach der Einordnung grundsätzliche Verschiedenheiten hinsichtlich der Behandlung ergeben. Dabei ist nomenklatorisch verwirrend, daß im angelsächsischen Sprachgebrauch alle Erythrozytosen als „polycythaemia" oder „polycythemia" bezeichnet werden, wobei man zwischen primären und sekundären (symptomatischen) unterscheidet. Auch eine Verminderung des Plasmavolumens bei normaler Gesamterythrozytenmenge kann als Polyglobulie erscheinen und wird als *Pseudopolyglobulie* bezeichnet (Abb. 1.**9**).

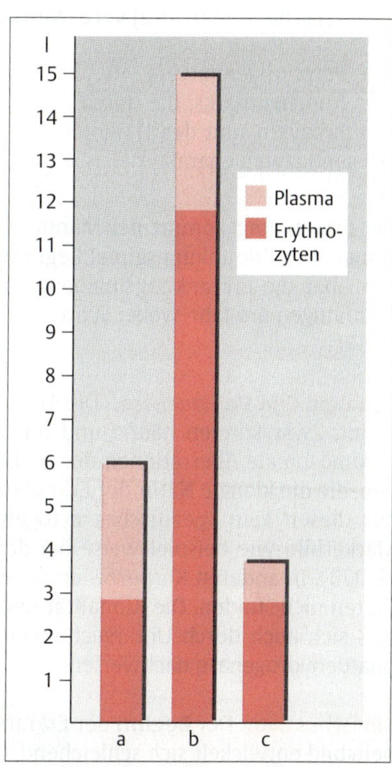

Abb. 1.**9** Darstellung der Gesamtblutmenge und der Plasma-Erythrozyten-Verteilung; a: beim Gesunden, b: bei einer P.v., c: bei einer Pseudopolyzythämie bei Exsikkose

Einteilung der Erythrozytosen

- **Primäre Erythrozytose** (Polycythaemia vera rubra, familiäre oder sporadische Erythrozytosen),
- **Sekundäre Erythrozytose** (symptomatische Polyglobulien): hypoxämische (kompensatorische) Polyglobulien (physiologische Höhenpolyglobulie, chronische Lungenerkrankungen mit respiratorischer Insuffizienz, angeborene Herzvitien, Herzinsuffizienz, Pickwick-Syndrom, Methämoglobinämien [S. 131]),

„Reizpolyglobulie" (androgenproduzierende Tumoren, M. Cushing, Therapie mit Androgenen, Glukokortikoiden und Thyroxin, Metalle [Arsen, Kobalt, Mangan, Blei und Kupfer]),
durch vermehrte Erythropoetinbildung bedingte Polyglobulien (Nierenerkrankungen, Hepatome, Hämangioblastome des Kleinhirns),

- **Pseudopolyglobulie**.

Polycythaemia (rubra) vera (Morbus Vaquez-Osler)

Die Polycythaemia vera (P.v.) ist eine maligne, neoplastische Erkrankung des Knochenmarks, die durch ätiologisch nicht geklärte Vermehrung der Erythrozyten und des Hämoglobins, meistens auch der Leukozyten und Thrombozyten charakterisiert ist.

Die Erkrankung kommt bei Männern etwa doppelt so häufig vor wie bei Frauen. Der Erkrankungsgipfel liegt im 5. und 6. Lebensjahrzehnt. Die Angaben über die Erkrankungsinzidenz schwanken zwischen 4 und 20 Neuerkrankungen pro Jahr, wobei Schwarze wesentlich seltener ($^1/_3$) erkranken als Weiße.

Ätiologie und Pathogenese. Die Ursachen der P.v. sind weitgehend unbekannt. Zwar können häufig und mit zunehmender Krankheitsdauer mehr chromosomale Aberrationen der pathologischen Zellen nachgewiesen werden, die die klonale Natur der Erkrankungen beweisen. Allerdings ergibt sich aus diesen kein spezifisches zytogenetisches oder molekularbiologisches Markerbild wie beispielsweise bei der chronischen myeloischen Leukämie (S. 173). In anderen Körperzellen lassen sich diese Chromosomenabnormalitäten nicht finden. Die Klonalität der entarteten multilinearen Stammzelle ließ sich auch durch Untersuchungen der Isoenzyme der Glucose-6-Phosphatdehydrogenase nachweisen.

Klinisches Bild. Der **Beginn** der Erkrankung ist meist unauffällig, das Krankheitsbild entwickelt sich schleichend. Oft sind die subjektiven **Beschwerden** im Verhältnis zu den Blutbildveränderungen lange Zeit gering, doch kommen die Patienten gelegentlich auch wegen akuter thrombotischer oder hämorrhagischer **Komplikationen** zum Arzt. Am häufigsten werden *zerebrale Symptome* angegeben: Kopfdruck bis Kopfschmerzen und Schwindel, aber auch Ohrensausen, Schlaflosigkeit, Gedächtnisstörungen, fehlende Konzentration, vermehrte Reizbarkeit, Kribbeln in den Füßen und Händen usw. Daneben bestehen oft eine allgemeine Schwäche, rasche Ermüdbarkeit und pektanginöse Beschwerden. Seltener sind Hautjucken (besonders nach warmem Bad), depressive Zustände und andere *psychische Störungen*. Als **Anfangssympto-**

me bemerken die Kranken oft eine Zunahme des Bauchumfangs und ein Druckgefühl im linken Oberbauch durch die vergrößerte Milz. Die vermehrte Blutungsneigung äußert sich in profusen Blutungen aus Nase, Mund, Lunge, Urogenital- und Magen-Darmtrakt.

Bei der **klinischen Untersuchung** fällt als erstes eine *typische Verfärbung* der Haut und der Schleimhäute auf, die mit ihrer tiefroten Tönung dem Patienten das charakteristische Äußere der „Vollblütigkeit" verleiht. Häufig findet man an der Haut kleinflächige Blutungen (*Ekchymosen*). Auch die Blutgefäße der Augen sind prall mit Blut gefüllt und zeigen äußerlich ein „rotsträhniges" Bild der Skleren und Konjunktiven, am Augenhintergrund das typische Bild des *Fundus polycythaemicus*. Bei über zwei Drittel der Patienten fällt eine deutlich *vergrößerte Milz* auf, die manchmal sogar beträchtliche Ausmaße annehmen kann. Oft (bei 50 %) ist auch die Leber konsistenzvermehrt unter dem Rippenbogen tastbar. Etwa 30–40 % der Kranken zeigen eine systolische Blutdruckerhöhung über 150 mmHg, wobei der diastolische Druck wegen der erweiterten Blutgefäße erniedrigt sein kann. Früher hat man aufgrund der Hypertonie einen speziellen Typ der P.v. (*Typ Gaisböck, Polycythaemia hypertonica*) von einem normotonen Typ (*Typ Vaques-Osler*) abgegrenzt. Diese Unterscheidung wurde jedoch allgemein aufgegeben. Auch ohne Hypertonie weist das Herz oft eine mäßige Vergrößerung auf (Abb. 1.**10**).

Laborbefunde. Das **Blutbild** zeigt eine konstante Erhöhung der *Erythrozytenzahl*. Sie schwankt zwischen 7 und 9 · 10^6/µl, doch kommen auch höhere Werte vor. Der *Hämoglobingehalt* ist ebenfalls deutlich vermehrt, in der Regel jedoch nicht parallel zur Zahl der roten Blutkörperchen, so daß oft ein *hypochromes MCH* resultiert. In seltenen Fällen kann das Hb trotz starker Erhöhung der Erythrozytenzahl sogar unter der Norm liegen. Aus der hohen Erythrozytenzahl resultiert der stets stark *erhöhte Hämatokrit*, der einen Wert von 0,6 l/l (60 %) und mehr erreichen kann. Bei etwa 75 % der Patienten mit P.v. finden sich auch die *Leukozyten vermehrt*, wobei die Werte im allgemeinen zwischen 10 000 und 15 000/µl schwanken, gelegentlich auch bis 100 000/µl ansteigen können. Auch die Thrombozytenzahl weist fast regelmäßig eine starke Vermehrung (bis zu 1 · 10^6/µl) auf. Im **Blutausstrich** sieht man eine leichte *Aniso-* und manchmal *Poikilozytose* sowie eine *Polychromasie* der Erythrozyten. Die Granulozyten zeigen oft eine *Linksverschiebung*, die aber nur selten über ganz vereinzelte Myelozyten hinausgeht. *Typisch* ist eine Eosino- und Basophilie. Die Lymphozyten sind stets relativ, häufig auch absolut vermindert. Die *Retikulozytenzahl* ist in der Mehrzahl der Fälle deutlich erhöht. Die *alkalische Leukozytenphosphatase* ist hochnormal bis stark erhöht. Einen wichtigen differentialdiagnostischen Hinweis gibt das Erythropoetin, das – im Gegensatz zu den sekundären Polyglobulien – bei der P.v. meist erniedrigt ist.

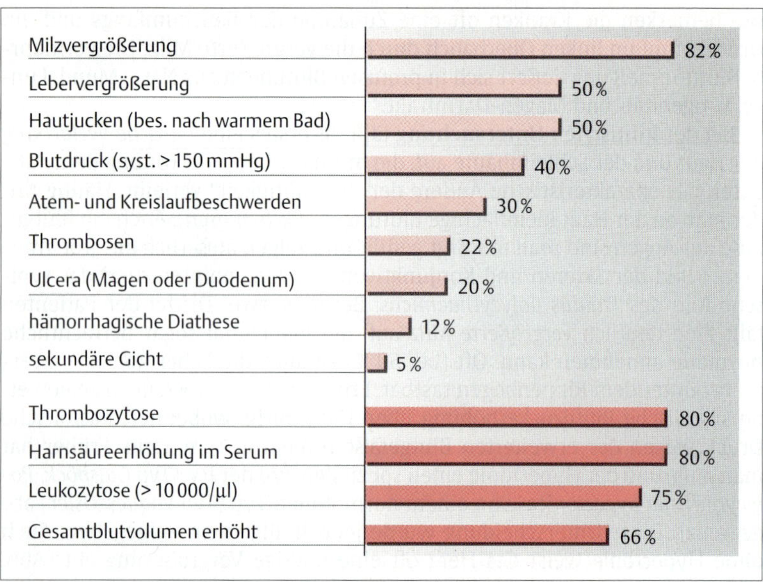

Abb. 1.**10** Häufigkeit wichtiger Symptome bei der Polycythaemia vera

Die **übrigen Laborbefunde** zeigen eine stark verlangsamte BSG, so daß Werte von 0/0 oder 0/1 mm n.W. fast die Regel sind. Harnsäure, LDH, GOT, die Muraminidase (Lysozym) sowie Vitamin B_{12} sind im *Serum* erhöht, Eisen erniedrigt.

Das **Knochenmark** ist immer sehr zellreich. Das zahlenmäßige *Verhältnis* der Erythrozytopoese zur Granulozytopoese ist dabei zugunsten der Erythrozytopoese (in manchen Fällen sogar recht beträchtlich) verschoben, wobei alle *Reifungsstufen* der roten Blutbildung in etwa gleichem Maße beteiligt sind. Stärkere qualitative Abweichungen der einzelnen Zellen finden sich nicht. Innerhalb der ebenfalls sehr zellreichen *Granulozytopoese* ist manchmal eine Linksverschiebung nachweisbar, die jedoch nie stärkere Ausmaße erreicht. Die Myeloblasten und Promyelozyten sind nur unwesentlich vermehrt. Typisch für die P.v. ist vor allem die sehr deutliche Vermehrung der *Megakaryozyten*, wobei diesem Befund eine gewisse differentialdiagnostische Bedeutung zukommt. Nach *knochenmarkhistologischen Befunden* lassen sich bei der P.v. 4 Untergruppen unterscheiden[34]:

- Klassischer **trilinearer Typ** mit Hyperplasie der erythrozytären, megakaryozytären und granulozytären Zellreihen,

- **bilinearer Typ** mit Überwiegen der Erythrozytopoese und Megakaryozytopoese,
- **bilinearer Typ** mit Überwiegen der erythrozytären und granulozytären Zellinien,
- **unilinearer Typ,** bei dem nur die Erythrozytopoese dominiert.

Erythrokinetische Untersuchungen zeigen eine normale oder, bei gesteigerter peripherer Hämolyse, verkürzte *Erythrozytenlebensdauer*. Durch die **Ferrokinetik** wird eine beschleunigte Abwanderung des Eisens aus dem Plasma nachgewiesen, der *Eisenturnover* ist deutlich gesteigert, die *Eisenutilisation* erhöht. Die **Gesamtblutmenge** ist immer vergrößert (*Plethora*). Sie ist allein durch die Vermehrung der Erythrozyten bedingt, während die Plasmamenge unverändert bleibt oder nur selten vermindert ist.

Zytogenetische Untersuchungen zeigen bei der Diagnosestellung nur bei relativ wenigen Patienten *klonale chromosomale Abnormitäten* (bei 17 %), die aber im Verlauf der Krankheit erheblich zunehmen, insbesondere bei Patienten, bei denen sich eine *Transformation* des Krankheitsbildes in eine myeloische Metaplasie, Myelofibrose oder Leukämie angebahnt hat (71–80 % der Patienten). Dabei zeigen Kranke, die mit myelosuppressiven *Medikamenten* und/oder Radioisotopen therapiert wurden, eine signifikant höhere Inzidenz an Chromosomenveränderungen verglichen mit Patienten, die nur mit Aderlässen behandelt wurden. Die hauptsächlichen Chromosomenabweichungen zeigen sich in Form von *strukturellen* und *numerischen Aberrationen* (Aneuploidie mit meist hyperdiploiden Klonen). Dabei wird am häufigsten eine *Deletion* des langen Armes von Nr. 5, Zunahme von Nr. 8, Nr. 9 und ein Fehlen des langen Armes von Nr. 20 gesehen. Darüber hinaus wurden Trisomien von Nr. 19, 8, 9 oder 9p beobachtet. Manche Abweichungen treten miteinander kombiniert auf. Eine konstante Chromosomenanomalie wie bei der chronischen myeloischen Leukämie besteht bei der P.v. nicht.

Therapie. Die Art der Behandlung richtet sich nach der *Schwere* der Erkrankung. Zur Verfügung stehen Aderlässe, Zytostatika und Radioisotopen (^{32}P).

Die **Aderlaßbehandlung** ist die primäre Behandlungsform der P.v., da sie das Blutvolumen und die Erythrozytenzahl und damit die *Blutviskosität* am schnellsten senkt. Sie wird anfangs 2–3mal pro Woche mit je 300–500 ml durchgeführt. *Behandlungsziel* ist ein Hämatokrit von unter 0,5 l/l (50 %). Später wird die Behandlung in größeren Zeitabständen (etwa 500 ml alle 4–6 Wochen) wiederholt, wenn der Hämatokrit über 0,5 l/l angestiegen ist. Als *unerwünschte Wirkung* können möglicherweise eine Zunahme der Thrombozytose und evtl. eine verstärkte Stimulation der Blutbildung durch den Blutverlust beobachtet werden. Effektiver als die Aderlaßbehandlung ist die großvolumige *Erythrozytapherese* mit Hilfe eines Zellseparators. Dabei kann ein Erythrozytenvolumen von ca. 1,5 l in 1–2,5 Stunden entfernt und das Plasma retransfundiert werden.

Bei der **zytostatischen Behandlung** ist *Hydroxyurea* das Mittel der ersten Wahl wegen seiner guten Verträglichkeit und vergleichsweise geringen Mutagenität. Es wird anfangs in einer *Dosierung* von 1–2 g, später in einer Erhaltungsdosierung von 0,5–1 g täglich gegeben. Das früher häufig verwendete Busulfan soll heute nur noch bei einem Versagen der Therapie mit Hydroxyurea wegen seiner doch erheblichen Nebenwirkungen genommen werden.

> ! Die Behandlung mit Zytostatika ist indiziert, wenn eine Aderlaßbehandlung von 2–3mal 500 ml pro Monat nicht den gewünschten Erfolg bringt oder aus verschiedenen Gründen nicht durchführbar ist.

Auch ein Anstieg der Thrombozytenzahl auf über $1{,}5 \cdot 10^6/\mu l$ kann eine zytostatische Behandlung notwendig machen.

Eine **Behandlung mit radioaktivem Phosphor (^{32}P)** wird heute nur noch selten und dann fast ausschließlich bei älteren Patienten durchgeführt, nachdem Nachuntersuchungen ergaben, daß mit ^{32}P behandelte P.v.-Patienten innerhalb von 7–10 Jahren etwa 10mal häufiger an Leukämien erkranken als Patienten, die keine Radioisotopen erhalten hatten.

Auch **α-Interferon** zeigte bei der P.v. bezüglich der Blutbildveränderungen und der Milzgröße in einer Dosierung von $5\text{–}6 \cdot 10^6$ IE 3mal pro Woche subkutan eine gute Wirksamkeit. Diese Dosierung kann nach weitgehender Normalisierung der Blutwerte schrittweise auf eine individuelle Minimaldosis reduziert werden.

Die **Behandlung der sekundären Hyperurikämie** (Gicht) erfolgt mit Allopurinol (300–600 mg/d). Bei erhöhten Thrombozytenzahlen (über $1 \cdot 10^6/\mu l$) sollte nach Abwägung von Nutzen und Risiko durch eine vermehrte Blutungsneigung beispielsweise im Magen-Darm-Trakt eine *Thromboseprophylaxe* mit ASS (300 mg/d) oder Dipyridamol durchgeführt werden. Der lästige Juckreiz kann mit Antihistaminika (Terfenadin oder Cyproheptadin) behandelt werden. Auch die Anwendung des Histaminrezeptorenblockers Cimetidin brachte bei zahlreichen Patienten eine Besserung des Juckreizes.

Prognose und Verlauf. Die P.v. ist eine relativ *benigne* Erkrankung. Sie verläuft oft über viele Jahre ohne Symptome. Die Angaben über die Überlebenszeiten, besonders auch in Abhängigkeit von der Behandlungsweise, divergieren sehr stark. So wurde die *Überlebenszeit* nach Diagnosestellung bei unbehandelten Patienten mit durchschnittlich 18 Monaten angegeben, bei mit Aderlässen behandelten Patienten lagen die Angaben zwischen 3 und knapp

10 Jahren im Durchschnitt, und bei myelosuppressiv behandelten Kranken lag sie bei etwa 10 Jahren und höher.

Der Verlauf der Erkrankung ist von den **Komplikationen** bestimmt. An erster Stelle stehen *Störungen* von seiten des venösen und arteriellen Gefäßsystems mit Thrombosen, Embolien oder auch Blutungen. Insbesondere gehören das Nebeneinander von Thrombosen und Blutungen zum **klassischen Bild** der P.v. Die häufigsten unmittelbaren **Todesursachen** sind der Herzinfarkt und die Herzinsuffizienz, deren Entstehung auch durch andere Risikofaktoren wie vor allem der Hypertonie, aber auch von Arteriosklerose und Diabetes mellitus mit beeinflußt werden. Prädilektionsstellen für *Thrombosen* sind die Gefäße der unteren Extremitäten, doch treten sie nicht selten auch in den Mesenterial- bzw. den Milz- und Lebergefäßen auf (Milzinfarkt, Pfortaderthrombose, Budd-Chiari-Syndrom bei Thrombosierung der V. hepatica). Eine weitere *häufige* Komplikation ist die sekundäre Gicht, die zu sehr schmerzhaften Anfällen führen kann.

Andere **ungünstige Verlaufsformen** der P.v. werden durch die Wandlung des Krankheitsbildes geprägt. So geht sie bei etwa 10–15 % der Patienten in eine Leukämie, meist eine akute oder auch chronische myeloische, in seltenen Fällen auch in eine Erythroleukämie oder eine akute lymphoblastische Leukämie über. Der Übergang in eine Osteomyelofibrose kann nach jahrelangem Verlauf der P.v. bei einem ähnlich hohen Prozentsatz der Patienten beobachtet werden.

Symptomatische Polyglobulien

Die symptomatischen Polyglobulien entwickeln sich auf dem Boden verschiedener *Grunderkrankungen*. Durch die daraus bedingten Überschneidungen vielfältiger Symptomengruppen kann eine Abgrenzung gegen die echte Polycythaemia vera im Einzelfall recht schwierig sein, da sich die klinischen Bilder beider Erkrankungen sehr gleichen können. Der wesensmäßige Unterschied zwischen den beiden Krankheitsbildern besteht darin, daß bei der P.v. die Blutveränderungen alle drei Zellsysteme umfassen, während bei der Polyglobulie im wesentlichen nur die Erythrozytopoese betroffen ist.

Rein hämatologisch ergibt sich zwischen Krankheitsbildern der P.v. und der symptomatischen Polyglobulie insofern ein Unterschied, als bei den Polyglobulien in der Regel Leuko- und Thrombozyten und das Differentialblutbild uncharakteristisch sind. Dementsprechend findet man im Knochenmark bei der P.v. eine gleichzeitige Vermehrung der Erythro-, Leuko- und Thrombozytopoese, bei der Polyglobulie dagegen eine Steigerung überwiegend der Erythrozytopoese, wodurch diese prozentual stärker in den Vordergrund tritt als bei der Polyzythämie. Einen wichtigen differentialdiagnostischen Hinweis kann die Bestimmung des *Erythropoetins* im **Serum** geben, das bei der P.v. zumeist erniedrigt, bei den symptomatischen Polyglobulien dagegen hochnormal oder erhöht ist.

Hypoxische (kompensatorische) Polyglobulien

Die hypoxischen oder kompensatorischen Polyglobulien werden durch einen *äußeren* oder *inneren* Sauerstoffmangel oder durch eine Blockierung der sauerstoffübertragenden Funktion des Hämoglobins aufgelöst.

Das typische Beispiel für den *äußeren* Sauerstoffmangel ist die **Höhenpolyglobulie**. Sie wurde in großem Maße an den Bewohnern der Hochplateaus von Peru und Tibet untersucht, die in einer Höhe von 3 000 m und mehr über dem Meeresspiegel leben. Bei Menschen, die aus dem Tiefland in höhere Höhen kommen, treten die ersten Zeichen der Höhenpolyglobulie nach 1–2 Monaten auf, nach 7–8 Monaten sind die maximalen Werte erreicht. In ausgeprägten Fällen kann die Erythrozytenzahl auf Werte zwischen 7–8 · 10^6/μl ansteigen.

Polyglobulien infolge eines *inneren* Sauerstoffmangel entstehen bei **Erkrankungen des Herzens und der Lunge**. Besonders eindrucksvoll ist die Polyglobulie bei *angeborenen Herzfehlern* mit Rechts-links-Shunt, bei denen das venöse Blut unter Umgehung der Lungen in den großen Kreislauf gelangt. Dabei lassen sich Erythrozytenwerte bis zu 10 · 10^6/μl bei einem Hämatokrit von bis zu 0,85 l/l (85 %) finden. Später kommt es dann im Verlauf solcher Erkrankungen auf dem Boden einer Linksherzinsuffizienz zur Lungenstauung und zum Lungenödem mit sukzessiver Störung des Sauerstoffaustauschs. Die daraus resultierende Polyglobulie fällt jedoch weniger auf, da sie durch eine Zunahme des Plasmavolumens kompensiert bzw. kaschiert wird. Folgende angeborene Herzfehler gehen mit einer Polyglobulie einher:

- Pulmonalsklerose, evtl. mit Vorhof- oder Ventrikelseptumdefekt kombiniert,
- offenes Foramen ovale oder offener Ductus arteriosus Botalli,
- persistierender Truncus arteriosus,
- komplette Transposition der großen Gefäße,
- Fallot-Tetralogie,
- Fallot-Trilogie,
- Eisenmenger-Komplex.

Polyglobulien auf dem Boden einer respiratorischen Insuffizienz sind meist nicht so eindrucksvoll ausgeprägt wie bei den Herzvitien. Sie treten in unterschiedlichem Ausmaß bei den folgenden Lungenerkrankungen bzw. Störungen in Erscheinung:

- chronisches obstruktives Lungenemphysem,
- arteriovenöse Lungenfisteln,
- multiple Lungenembolien,
- Silikose,
- Pneumokoniose,
- alveoläre Hypoventilation z.B. bei Kyphoskoliose, beidseitigem Pneumothorax oder Pleuraerguß, bzw. neurologischen Störungen in Gehirn und Rückenmark mit Lähmung der Atemmuskulatur.

Schließlich kann eine kompensatorische Polyglobulie durch eine **Blockierung** der sauerstoffübertragenden Funktion des Hämoglobins entstehen. Angeborene Störungen wie die *Methämoglobinämie* bei der Hämoglobinopathie M (HbM, S. 133) bzw. durch Enzymdefekt oder *Hämoglobinanomalien* (z.B. Hb Yakima, Chesapeak, Rainier, Kempsey, Hiroshima) zeigen dabei besonders ausgeprägte Polyglobulien. Bei Vergiftungen mit Methämoglobinbildnern wird der Grad der Polyglobulie durch die Zeit der Einwirkung und die Stärke des O_2-Mangels bestimmt. Gleiches gilt bei der CO-Vergiftung.

Das **klinische Bild** und die **Laborbefunde** sind in erster Linie von der Grundkrankheit bestimmt. Im *Blutbild* findet sich lediglich eine Vermehrung der Erythrozyten, während Leukozyten und Thrombozyten im Normbereich liegen.

Die **Pathophysiologie** ist bei den kompensatorischen Polyglobulien, auch wenn die Grunderkrankungen sehr verschieden sind, im wesentlichen immer die gleiche: Durch O_2-Mangel wird in der Niere die Erythropoetinproduktion gesteigert, die eine vermehrte Bildung von Erythrozyten im Knochenmark stimuliert.

Reizpolyglobulie

Die Reizpolyglobulie wird durch sehr unterschiedliche Mechanismen, durch Substanzen wie körpereigene oder zugeführte Hormone, chemische Verbindungen und durch dienzephale Reizungen hervorgerufen.

Polyglobulien durch körpereigene **Hormone** sind meist nicht sehr ausgeprägt. Die Zahl der roten Blutkörperchen liegt oft nur wenig über der Norm. Die Wirkweise der Hormone auf das Knochenmark ist sehr unterschiedlich. Von *Thyroxin* wird angenommen, daß es durch eine Steigerung des peripheren Sauerstoffverbrauchs indirekt über einen Sauerstoffmangel in den Geweben wirksam wird. *Androgene* verursachen wahrscheinlich direkt über eine vermehrte Erythrozytenausschüttung aus dem Knochenmark eine Steigerung der Erythrozytopoese. So findet sich bei Patientinnen mit androgenbildenden Ovarialtumoren häufig eine Vermehrung der roten Blutkörperchen.

Langdauernde Zufuhr von *Glukokortikoiden* führt ebenfalls zu einer Polyglobulie, wenngleich diese beim M. Cushing eher ein seltener Befund ist.

Eine Reihe **chemischer Substanzen** verursacht entweder durch eine direkte Wirkung auf das Knochenmark oder indirekt über eine gesteigerte Erythropoetinbildung eine Polyglobulie. Dazu gehören Arsen, Phosphor, Mangan, Kobalt, Kupfer, Blei, Quecksilber, Anilin und Gummischellack. Besonders ausgeprägt ist die Erythrozytose durch Mangan, das offenbar das Knochenmark direkt und indirekt über eine vermehrte Ausschüttung von Erythropoetin stimuliert.

„Zentrogene Polyglobulien" wurden verschiedentlich als Folge **dienzephaler Reizungen** beobachtet. Zu erwähnen sind hier die epidemische Enzephalitis, die Huntington-Chorea, Tumoren im Bereich des dritten Ventrikels, die Dystrophia adiposogenitalis, die chronische Arachnitis und der Verschluß der A. cerebri media.

Polyglobulien durch vermehrte Erythropoetinbildung

Bei manchen Erkrankungen wird eine sekundäre Polyglobulie bei vermehrter Erythropoetinbildung beobachtet, wobei allerdings nicht immer der Mechanismus dieser Fehlsteuerung bekannt ist.

Besonders gehäuft treten sie bei **Nierenerkrankungen** auf, wobei wahrscheinlich das kranke Gewebe eine stimulierende Wirkung auf das gesunde Nierengewebe ausübt, zumal die Nieren der Hauptbildungsort des Erythropoetins sind. Polyglobulien wurden bei den folgenden Nierenkrankheiten gefunden: Nierentumoren (Hypernephrom, Sarkom, Adenom, Hämangiom), Hydronephrose, chronische Glomerulonephritis und Pyelonephritis, sklerosierende Glomerulonephritis, nephrotisches Syndrom, Nephrosklerose, Zystennieren, Nierenarterienstenose, Nierenamyloidose und -kalzinose. Oft verschwand die Polyglobulie nach operativer Entfernung der erkrankten Niere.

Auch bei **Lebererkrankungen**, in erster Linie bei *primären* und *sekundären* Leberzellkarzinomen, selten dagegen bei der Leberzirrhose, können Polyglobulien auftreten, bei denen gelegentlich ein erhöhter Erythropoetinspiegel nachgewiesen werden konnte. Der Pathomechanismus der vermehrten Erythropoetinbildung ist jedoch unklar.

Auch bei **Hämangioblastomen** des Kleinhirns und Phäochromozytomen wurden Polyglobulien mit Vermehrung des Serumerythropoetins beobachtet.

Pseudopolyglobulie

Die Pseudopolyglobulie (Abb. 1.**9**, S. 135) ist die Folge einer **Eindickung des Bluts** bei *schweren Flüssigkeitsverlusten*, vor allem bei chronischen Diarrhöen, lang anhaltendem Erbrechen, übermäßigem Schwitzen, Verbrennungen, Polyurie und/oder zu geringer Flüssigkeitszufuhr. Auch können *Wasserverschiebungen* innerhalb des Organismus, beispielsweise bei einem hochgradigen Lungenödem, Ileus oder Aszites, oder eine Hypoproteinämie über eine Plasmaverminderung zu einer Polyglobulie führen. Neben diesen *systemischen* Eindickungszuständen kennen wir auch solche *lokaler* Art infolge länger dauernder Kapillarstase bei Kältezyanose oder vasomotorischen Störungen gelähmter Organe. Diagnostisch können solche lokalen Pseudopolyglobulien durch Untersuchung des Bluts aus verschiedenen Gefäßabschnitten geklärt werden.

Auftreten erythropoetischer Zellen im peripheren Blut

Kernhaltige Vorstufen der Erythrozyten kommen im normalen Blutbild nicht vor (lediglich beim Neugeborenen in den ersten 4 Lebenstagen in einer Menge von 1–12 %). Bei *schweren Anämien* können derartige Zellen aber als Ausdruck einer gesteigerten Erythrozytopoese vereinzelt im peripheren Blut gesehen werden (z.B. bei hämolytischen Krisen, dekompensierten Perniziosafällen, schweren Blutungsanämien und der fetalen Erythroblastose). Auch bei allen *leukämischen Prozessen* kann man kernhaltige rote Vorstufen zeitweilig und in wechselnder Zahl im peripheren Blut beobachten. Sie überschreiten im allgemeinen jedoch nicht Werte bis zu 10 %, treten also zahlenmäßig gegenüber den Granulozyten und deren Vorstufen weit in den Hintergrund. Eine Ausnahme machen außer der *Osteomyelosklerose/-fibrose* (S. 181 ff.) die auf S. 180 und 199 besprochenen *Erythroleukämien*, die eine Art Zwischenstellung zwischen den Leukämien und den jetzt zu besprechenden Erythrämien einnehmen.

Zu beachten ist, daß das Auftreten kernhaltiger roter Vorstufen im peripheren Blut bei der Zählung der Leukozyten zu falschen Werten führt, da bei der Leukozytenzählung die kernhaltigen Roten als „Leukozyten" miterfaßt werden. Dementsprechend muß man sie später von der Gesamtzahl der vorher ausgezählten Leukozyten abziehen.

Erythrämien

Die Erythrämien sind maligne Hämoblastosen, die durch eine *gesteigerte Proliferation kernhaltiger roter Vorstufen* in den blutbildenden Organen und durch deren Auftreten im peripheren Blut charakterisiert sind, ohne daß die Granulozytopoese erheblich verändert ist. Klinisch steht eine mehr oder weniger ausgeprägte Anämie im Vordergrund. Nach dem klinischen Verlauf wird eine akute von einer chronischen Form unterschieden.

Akute Erythrämie

Eine Abtrennung von der akuten Erythroleukämie (AML-M6), die ausführlich auf S. 199 besprochen wird, erscheint heute nicht mehr sinnvoll, zumal oft fließende Übergänge zwischen beiden Krankheitsbildern bestehen und sie eher als unterschiedliche Verlaufsformen und Erscheinungsbilder einer Erkrankung angesehen werden können.

Chronische Erythrämie (chronische reine Erythroblastose des Erwachsenen Typ Heilmeyer-Schörner)

Die chronische Erythrämie ist eine seltene Erkrankung, von der besonders Erwachsene betroffen sind und die in ihrem Verlauf der chronischen myeloischen Leukämie vergleichbar ist.

Ätiologie und Pathogenese dürften den bei den Leukämien besprochenen, allgemeinen Mechanismen entsprechen.

Das **klinische Bild** entwickelt sich langsam schleichend mit zunehmender Schwäche, Ermüdbarkeit und Gewichtsabnahme. Oft besteht eine hämorrhagische Diathese. Bei der *Untersuchung* des Patienten fällt eine häufig strohige Blässe der Haut mit einem Subikterus der Skleren auf. Die Milz ist oft hochgradig vergrößert, weniger dagegen die Leber.

Im **Blutbild** findet sich eine mehr oder weniger *ausgeprägte Anämie*, die hypo- bis hyperchrom sein kann, mit einer Aniso- und Poikilozytose sowie einer Polychromasie der Erythrozyten. Die *Leukozytenzahl* scheint durch die mitgezählten kernhaltigen roten Vorstufen zunächst stark erhöht zu sein, ist jedoch nach deren Subtraktion normal bis leicht erhöht. Im *Differentialblutbild* ist die Anzahl meist reifer roter Vorstufen mit fortschreitendem Krankheitsverlauf zunehmend erhöht, lediglich im Anfangsstadium der Erkrankung können diese Zellen fehlen. Die *Retikulozyten* sind immer vermehrt (50–80 ‰). Die Thrombozytenzahl ist nur wenig vermindert.

Das **Knochenmark** zeigt ein gewaltiges Überwiegen der erythropoetischen Zellen, die oft inselförmig zusammenliegen, wobei sich die unreifen Zellen (vorwiegend Proerythroblasten) im Zentrum der Insel befinden und der Differenzierungsgrad nach außen zunimmt. Erst mit längerem Krankheitsverlauf treten zunehmend megaloblastoide Störungen dieser Zellen auf, die jedoch weniger ausgeprägt sind als bei der akuten Erythroleukämie.

Unter den **übrigen Laborbefunden** ist lediglich eine Erhöhung des indirekten Bilirubins als Symptom einer gesteigerten peripheren Hämolyse erhöht.

Die **Therapie** entspricht der chronischen Myelose mit Zytostatika und Blut- bzw. Erythrozytentransfusionen.

Die **Prognose** der Erkrankung ist infaust, ihr **Verlauf** jedoch protrahierter als bei der akuten Form. Die Überlebenszeit ist ähnlich wie bei der chronischen myeloischen Leukämie und beträgt ein bis mehrere Jahre.

Literatur

1 Kaboth W.: Anämien. Allgemeines. In Begemann H., Rastetter J. (Hrsg.) Klinische Hämatologie. 4. Aufl. Stuttgart: Thieme 1993; 237–42

2 Deutsche Gesellschaft für Hämatologie und Onkologie (Hrsg.): Diagnostik und Therapie hämatologischer Erkrankungen – Ein Beitrag zur Qualitätssicherung in Klinik und Praxis. Redaktion: Heimpel, Ulm und Fischer, Karlsruhe. Version 1.0 1994

3 Tschöp M., Folwaczny C., Schindlbeck N., Loeschke K.: Megaloblastäre Anämie durch Fehlernährung. Dtsch. med. Wschr. 1997; 122:820-4

4 Diem K., Lentner C., eds.: Documenta Geigy, Wissenschaftliche Tabellen. 7. Ausgabe. Stuttgart: Thieme 1975

5 Heinrich H.C.: Die Gesamtkörper-Radioaktivitätsmessung in medizinischer Forschung und klinischer Diagnostik. Therapiewoche 1967; 17:2099

6 Toh B.H., Driehl J.R. van, Gleeson P.A.: Pernicious Anemia. New Engl J Med. 1997; 337:1441-8

7 Bonsdorff B. V., Gordin R.: Castle's test (with Vitamin B_{12} and normal gastric juice) in the ileum in patients with genuine and patients with tapeworm pernicious anaemia. Acta med scand. 1980; 208:193

8 Lang N.J., Forstpointner R., Holler E.: Aplastische Anämie. Arzneimitteltherapie. 1998; 16:41-8

9 Kaboth W.: Andersartige Dysplasien des Knochenmarks. In Begemann H., Rastetter J. (Hrsg.) Klinische Hämatologie. 4. Aufl. Stuttgart: Thieme 1993; 609–29

10 Corzo D., Yunis J.J., Salazar M. et al.: The major histocompathibility complex region marked by HSP70-1 and HSP70-2 variants is associated with clozapine induced agranulocytosis in two different ethnic groups. Blood. 1995; 86:3835

11 Tamai H., Sudo T., Kimura A. et al.: Association between the DRBI*08032 histocompathibility antigen and methimazole induced agranulocytosis in Japanese patients with Graves disease. Ann Intern Med. 1996; 124:490

12 Young S.Y., Maciejewski J.: The pathophysiology of acquired aplastic anemia. New Engl J Med. 1997; 336:1365

13 Kaboth W.: Eisenutilisationsstörungen. In Begemann H., Rastetter J. (Hrsg.) Klinische Hämatologie. 4. Aufl. Stuttgart: Thieme 1993; 358–67

14 Lennert K., Oerkermann H.: Pathologische Anatomie der sideroachrestischen Anämie (Untersuchung von 4 Fällen. Beitr path Anat. 1967; 136:34

15 Gajdos J.A., Gajdos-Török M., Bénerd: Porphyries. Étude chimique et biologique. Paris. 1958

16 Salama A., Mueller-Eckhardt C.: Immunhämolytische Anämien. In Begemann H., Rastetter J. (Hrsg.) Klinische Hämatologie. 4. Aufl. Stuttgart: Thieme 1993; 313–35

17 Bryant N.J.: An introduction to immunohematology. 3d ed. Philadelphia: WB Saunders; 1994

18 Mueller-Eckhardt C.: Blutgruppen. In: Begemann H., Rastetter J., eds. Klinische Hämatologie. 4. Auflage. Stuttgart: Thieme; 1993: 179–221

19 Mueller-Eckhardt C.: Therapie mit Blut und Blutbestandteilen. In Begemann H., Rastetter J. (Hrsg.) Klinische Hämatologie. 4. Aufl. Stuttgart: Thieme; 1993: 202–20

20 Rastetter J.: Toxische hämolytische Anämie. In Begemann H., Rastetter J. (Hrsg.) Klinische Hämatologie. 4. Aufl. Stuttgart: Thieme 1993: 336–41

21 Rastetter J.: Verschiedenartige hämolytische Anämien. In Begemann H., Rastetter J. (Hrsg.) Klinische Hämatologie. 4. Aufl. Stuttgart: Thieme 1993: 342–47

22 Jakob R., Hiller E.: Morbus Moschcowitz. Pathophysiologische Modelle und abgeleitete Therapieansätze. Arzneimitteltherapie. 1996; 14:144–9

[23] Dietzfelbinger H.: Korpuskuläre hämolytische Anämien. Kugelzellanämie – Hereditäre Sphärozytose. In Begemann H., Rastetter J. (Hrsg.) Klinische Hämatologie. 4. Aufl. Stuttgart: Thieme 1993: 248–313
[24] Parker C.J.: Paroxysmal nocturnal hemoglobinuria and complement-mediated erythrocyte damage. Curr Opin hematol. 1994; 1:151–6
[25] Schubert J., Ostendorf T., Schmidt R.E.: Biology of GPI anchor and pathogenesis of paroxysmal nocturnal hemoglobinuria. Immunol Today. 1994; 15:299–301
[26] Alfinito F., Vecchio L. del, Rocco S., Boccuni P., Musto P., Rotoli B.: Blood cell flow cytometry in paroxysmal nocturnal hemoglobinuria: a tool for measuring the extent of an PNH clone. Leukemia. 1996; 10:1326–30
[27] Waller H.D., Löhr G.W.: Die Diagnostik enzymopenischer hämolytischer Anämien mit Mangel oder Instabilität des reduzierten Glutathions. Dtsch med Wschr. 1996; 91:1603–5
[28] Dacie I.V., Lewis S.M.: Practical Haematology. Orlando: Grune & Stratton; 1963
[29] Thein S.L.: β-Thalassaemia. Baillière's Clin Haematol. 1993; 6:151–75
[30] Tani K.: Nonimmune hemolytic anemia. In: Rakel R.E., ed. Conn's Current Therapy 1997. Philadelphia: Saunders; 1997. 355–358
[31] Higgs D.R.: α-Thalassaemia. Baillière's Clin Haematol. 1993; 6:177–50
[32] Nogouchi C.T., Schechter A.N., Rodgers G.P.: Sickle cell disease pathophysiology. Baillière's Clin Haemat 1993; 6: 57–91
[33] Bunn H.F.: Pathogenesis and treatment of sickle cell disease. New Engl J Med. 1997; 337:262–9
[34] Frisch B., Lewis S.M., Burkhardt R., Bartl R.: Beckenkammbiopsien – klinisch interpretiert. Berlin: Springer, 1987

2. Myelodysplastische Syndrome (MDS)

Als myelodysplastisches Syndrom (MDS) werden verschiedene heterogene Erkrankungen zusammengefaßt, die früher je nach *Erscheinungsbild* als sideroachrestische oder sideroblastische Anämie, Panzytopenie mit hyperplastischem Knochenmark, smouldering, subakute oder Präleukämie verstanden wurden. Sie sind charakterisiert durch *Zytopenien* (Mono-, Bi- oder Panzytopenie) im peripheren Blut und durch typische morphologische Veränderungen im Knochenmark in Form einer ineffizienten Hämatopoese mit Dyserythro-, Dysgranulo- und Dysmegakaryozytopoese sowie durch besondere zyto- und molekulargenetische Befunde.

Myelodysplastische Erkrankungen sind *erworbene, monoklonale Stammzellerkrankungen* des **Knochenmarks**. Über die Häufigkeit liegen nur wenige Angaben und Schätzungen vor, da zumindest die leichteren Formen häufig undiagnostiziert bleiben. In Deutschland und den USA wurden etwa 1–2 Erkrankungsfälle pro 100 000 Einwohner und Jahr geschätzt[1, 2]. Nach einer Untersuchung von Aul et al.[3] im Großraum Düsseldorf in den Jahren 1975–1990 und später lag die jährliche Inzidenz bei 4 Erkrankungen pro 100 000 Einwohner, berechnet auf die Altersgruppe der über 70jährigen jedoch bei 20 pro 100 000 und Jahr: Danach sind 80 % der Erkrankten bei Diagnosestellung über 60 Jahre alt[4]. Doch werden in letzter Zeit auch zunehmend mehr Erkrankungen bei jüngeren Erwachsenen, Jugendlichen und sogar Kindern beschrieben. Männer erkranken etwas häufiger als Frauen. Ausnahmen sind die chronische myelomonozytäre Leukämie, an der etwa 2–3mal so viele Männer als Frauen erkranken, und das 5q-Syndrom mit etwa doppelt so vielen weiblichen Erkrankungsfällen.

Ätiologie und Pathogenese

Die grundlegende Störung beim MDS liegt darin, daß die Zellen die Fähigkeit verloren haben, auszudifferenzieren, es besteht ein *Differenzierungsstopp*. Da der Ursprung dieses Defekts in einer pluripotenten Stammzelle zu suchen ist, können von den hämatologischen Veränderungen nur eine oder alle Blutzellinien betroffen sein. Blutzellen, die dem pathologischen Klon entstammen, können in ihrer Funktionsfähigkeit beeinträchtigt sein und sowohl im Knochenmark als auch im peripheren Blut eine *verkürzte Überlebenszeit* haben. Meist handelt es sich um einen instabilen Defekt, der durch die Abnahme der Differenzierungsfähigkeit zu einer zunehmenden Zytopenie und/ oder zu einer akuten myeloischen Leukämie führen kann.

Nach der auslösenden Ursache werden 2 Formen unterschieden:

- primäres („de novo") MDS (keine auslösende Noxe bekannt, 90 % der Krankheitsfälle),

➤ sekundäres MDS (Einwirkung leukämogener Substanzen [Zytostatika, besonders Epipodophyllinderivate und Cisplatin, oder organische Lösungsmittel, wie Benzol] oder nach Strahlenbehandlung bzw. kombinierter Strahlen-/Chemotherapie).

Klonale Chromosomenaberrationen können bei etwa 50 % der primären MDS nachgewiesen werden. Die häufigsten Abnormitäten sind die Deletion der Chromosomen 5 (–5/5q), 7 (–7/7q–), 20 (20q–) oder des Y-Chromosoms und eine Trisomie 8 (+8), wobei die Häufigkeit der einzelnen Veränderungen bei den verschiedenen Untergruppen variiert[5]. Bei den sekundären MDS liegt die Aberrationsrate im allgemeinen höher. Bisher sind 17 verschiedene *strukturelle* und 10 verschiedene *numerische* Veränderungen beschrieben worden, die z.T. auch für akute myeloische Leukämien charakteristisch sind, z.B. Monosomie 7, del (5q), t(1;3), t(1;7), inv(16). Die verschiedenen Anomalitäten lassen eine prognostische Einschätzung des Krankheitsverlaufs zu (Tab. 2.**1**).

Tabelle 2.**1** Zytogenetische Prognosefaktoren bei den MDS

Prognostische Kategorie	Chromosomen-aberration	mittleres Überleben (Monate)
gut	keine del (5q)	> 24
mittel	+8	18
schlecht	–7 oder del(7q) iso (17q) komplexe Anomalitäten del(20q)?	

Klinisches Bild

Die klinische Symptomatologie der MDS wird bestimmt durch die **Folgeerscheinungen** von Anämie, Granulo- und Thrombozytopenie. Oft wird die Diagnose auch bei fehlender Symptomatik zufällig aufgrund typischer Blutbildveränderungen gestellt. Im übrigen ist der **Beginn** schleichend mit zunehmender körperlicher Schwäche, Belastungsdyspnoe, Appetitlosigkeit, Gewichtsabnahme und Fieber. Dazu kommen Infektionen meist bakterieller Natur bevorzugt im Respirationstrakt.

Eine Splenomegalie findet sich bei etwa 10–20 % der Kranken, immer bei CMML-Patienten, die gelegentlich infolge **monozytärer Proliferation** auch eine Hypertrophie des Gaumens, eine Lymphadenopathie und seröse Pleura-, Perikard- und Gelenkergüsse sowie Aszites aufweisen. Selten finden sich zudem Hautinfiltrate bei der CMML und bei der RAEB/RAEB-t.

Morphologische Veränderungen und Einteilung der MDS

Schon im **peripheren Blutbild** fallen quantitative Veränderungen in allen drei Zellreihen auf. Immer liegt eine *Bi- oder Panzytopenie* mit Anämie, Granulo- und/oder Thrombozytopenie trotz normo- bis hyperzellulärem Knochenmark als Ausdruck einer *Dysmyelopoese* vor. Die morphologischen Veränderungen sind in Tab. 2.**2** zusammengefaßt.

Tabelle 2.**2** Morphologische Kriterien beim myelodysplastischen Syndrom (nach Dietzfelbinger[6])

	Dyserythrozytopoese	**Dysgranulozytopoese**	**Dysmegakaryozytopoese**
peripher	abnorme Erythrozyten: rote Vorstufen	abnorme Granulozyten: Pseudo-Pelger-Formen hypogranuläre und übersegmentierte Granulozyten	abnorme Thrombozyten: Riesenformen Anisozytose Mikromegakaryozyten
Knochenmark: hyper-, normo- oder hypozellulär	Kernanomalien: megaloblastische Veränderungen Mehrkernigkeit Kernfragmente Ringsideroblasten ≥ 15 % 5 % < Erythrozytopoese > 60 %	Veränderungen an Kern und Zytoplasma Hypogranulation Monozyten und Promonozyten Blasten Typ I Blasten Typ II mit Auer-Stäbchen	Mikromegakaryozyten große mononukleäre Formen übersegmentierte Formen Verminderung der Megakaryozyten

Von besonderer Bedeutung sind die **Zellatypien** innerhalb der Granulozytopoese. Zwei Arten von abwegigen Myeloblasten werden unterschieden:

- **Typ I:** Die Zellen variieren zwischen typischen Myeloblasten und Zellformen unterschiedlicher Größe, die als unklassifizierbar einzustufen sind. Zytoplasmagranula fehlen immer. Der Kern zeigt gut abgrenzbare Nukleolen und ein aufgelockertes Chromatingerüst. Das Kern-Zytoplasma-Verhältnis ist bei den kleineren Zellen größer als bei den größeren Zellen.
- **Typ II:** Die Zellen haben, zum Unterschied zu Typ I, einige wenige Primärgranula. Der Zellkern ist zentral gelegen, das Kern-Zytoplasma-Verhältnis etwas zugunsten des Zytoplasmas verschoben.

1982 hat eine französisch-amerikanisch-britische Arbeitsgruppe den Begriff der „myelodysplastischen Syndrome" geprägt und eine Einteilung nach morphologischen Kriterien in 5 Subtypen vorgeschlagen[7]. Es hat sich gezeigt, daß diese Einteilung auch für den Verlauf, Prognose und das klinische Bild der Erkrankungen von brauchbarer Bedeutung ist (Tab. 2.**3**):

1. Refraktäre Anämie (RA). Vorwiegend bei Patienten über dem 50. Lebensjahr. Hauptsymptom ist eine Anämie bei verminderter Retikulozytenzahl. Im *peripheren Blut* sind keine oder allenfalls weniger als 1 % Blasten vorhanden. Im normo- oder hyperzellulären *Knochenmark* überwiegen Erythro- und/ oder Dyserythrozytopoese; Granulo- und Megakaryozytopoese sind weitgehend normal. Die Zahl der Blasten liegt unter 5 %.

2. Refraktäre Anämie mit Ringsideroblasten (RARS, erworbene idiopathische sideroblastische Anämie). Symptome und Befunde wie bei der RA, jedoch über 15 % Ringsideroblasten im Knochenmark.

3. Refraktäre Anämie mit Blastenexzeß (RAEB). Im *peripheren Blut* findet sich eine Zytopenie mit Zellatypien aller 3 Zellinien, wenige Blasten (< 5 %). Das *Knochenmark* ist hyperzellulär mit unterschiedlicher Hyperplasie der Erythro- und Granulozytopoese, Dysmyelopoese in allen Zellinien. Ringsideroblasten können vorhanden sein, Anteil der Blasten (Typ I und II) 5–20 %.

4. Chronische myelomonozytäre Leukämie (CMML). Vorherrschend im *peripheren Blut* ist eine Monozytose mit mehr als 1 000 Zellen/µl ($1 \cdot 10^9$/l), meist zusammen mit einer Vermehrung reifer Granulozyten ohne oder mit Dysgranulozytopoese (hypogranulär, Pseudo-Pelger-Formen), meistens weniger als 5 % Blasten; manchmal besteht bei Kranken mit geringer Knochenmarksmonozytose aber ein RAEB-Bild mit Blastenvermehrung zwischen 5–20 %.

Tabelle 2.3 Myelodysplastische Syndrome – FAB-Klassifikation und mittlere Überlebenszeiten (nach Aul[8])

FAB-Klassifikation	Abkürzung	Blastenanteil im peripheren Blut	Blastenanteil im Knochenmark	mediane Überlebenszeit (Monate)
Refraktäre Anämie	RA	< 1 %	< 5 %	26–65
Refraktäre Anämie mit Ringsideroblasten	RARS	< 1 %	< 5 %, > 15 % Ringsideroblasten	27–> 60
Refraktäre Anämie mit Blastenexzeß	RAEB	> 5 %	5–20 %	9–16
Chronische myelomonozytäre Leukämie	CMML	> 5 % (Monozytose > 1 000/ µl)	5–20 % (Monoblasten, Promonozyten)	11,5–> 60
Refraktäre Anämie mit Blastenexzeß „in Transformation“	RAEB-t	≥ 5 %	20–30 % (> 30 % = Leukämie)	5–13

5. RAEB in Transformation (RAEB-t). Diese Form kommt in allen Lebensaltern vor. Sie stellt ein *Übergangsstadium* in eine AML von relativ kurzer Dauer dar. Das *periphere Blutbild* ist ähnlich wie bei der RAEB, aber mit einer Blastenvermehrung bis zu 20 %. Im *Knochenmark* findet sich ebenfalls eine deutliche Vermehrung der Typ-I- und -II-Blasten von 20–30 %. Bei einem Blastenanteil von über 30 % wird das Vorliegen einer AML angenommen.

Sekundäre MDS

Zu den meist gefürchteten Spätkomplikationen (Häufigkeitsgipfel bei 4 Jahren) nach einer erfolgreichen antineoplastischen Therapie gehört die Entwicklung von sekundären MDS oder AML (S. 201 f.). Diese treten besonders nach Behandlung mit Epipodophyllinderivaten und Cisplatin auf. Sie machen etwa 10–15 % aller MDS-Fälle aus. Die Patienten sind meist jünger und zeigen eine stärkere Ausprägung der peripheren Zytopenie und der dysplastischen Markveränderungen. In fast allen Fällen lassen sich z.T. multiple Chromosomenaberrationen nachweisen. Die Prognose ist bei den sekundären MDS erheblich schlechter als bei den De-novo-Erkrankungen, die mediane Überlebenszeit liegt bei 5–7 Monaten gegenüber etwa 2 Jahren.

Laborbefunde

Im **Blutbild** findet sich bei etwa 85 % der Patienten eine meist *makrozytäre Anämie*, wobei ein Vitamin-B_{12}- und Folsäuremangel immer ausgeschlossen werden müssen. Davon haben etwa die Hälfte eine Panzytopenie und ein Viertel eine Thrombo- oder Leukozytopenie. Im **Differentialblutbild** fällt oft eine *Monozytose* auf, die über Monate und Jahre bestehen kann. Die Granulozyten zeigen häufig die oben beschriebene Pseudo-Pelger-Anomalie. Die Blutplättchen können als Riesenformen oder mit verminderter Granulation auftreten.

Immunzytochemische Untersuchungen zeigen eine verminderte Expression der normalen Granulozyten-Oberflächenantigene. Natural-Killerzellen und CD4-positive T-Lymphozyten im peripheren Blut sind erniedrigt.

Molekulargenetisch lassen sich in Knochenmarkszellen bei etwa 50 % der De-novo-Erkrankungsfälle die oben bereits geschilderten Chromosomenanomalitäten nachweisen. Bei den sekundären MDS liegt die Aberrationsrate deutlich höher.

Das **Knochenmark** weist *zytologisch* einen normalen oder sogar gesteigerten Zellgehalt auf, doch erkennt man bei der Durchsicht der Präparate die als Dysmyelopoese bezeichneten qualitativen Zellveränderungen, deren Mannigfaltigkeit oben und in Tab. 2.**2**, S. 152 beschrieben ist. Als eine Besonderheit kann bei verschiedenen Formen der MDS auch die Verteilung der Vorläuferzellen im *histologischen Knochenmarkspräparat* angesehen werden:

Statt wie im normalen Knochenmark, wo die Granulozytopoese peripher an der endostalen Oberfläche stattfindet, kann man Anhäufungen von Myeloblasten und Promyelozyten in den zentralen intratrabekulären Bereichen des Knochenmarks, die normalerweise der Erythro- und Megakaryozytopoese vorbehalten sind, finden. Das Phänomen wird als *abnormal localisation of immature precursors (ALIP)* bezeichnet und als schlechter Prognosefaktor angesehen.

Unter den **übrigen Laborbefunden** fällt eine starke Beschleunigung der BSG auf, die Elektrophorese zeigt eine Vermehrung der α_2- und/oder der γ-Globuline. Häufig, besonders bei ausgeprägten Anämien, findet sich ein erhöhtes Erythropoetin. Es kann als Hinweis dafür gewertet werden, ob der Versuch einer Erythropoetinbehandlung (s.u.) erfolgversprechend ist.

Therapie

Eine spezifische Behandlungsweise der MDS gibt es bisher noch nicht. Bei den meisten Patienten wird sich der behandelnde Arzt darauf beschränken müssen, die **Symptome** der Markinsuffizienz zu bessern: *Erythrozytentransfusionen* „nach Maß", gezielte Gabe von *Antibiotika* und blutstillende Maßnahmen, evtl. Thrombozytentransfusionen. Bei Patienten mit günstiger Langzeitprognose und häufigen Erythrozytentransfusionen kann eine zusätzliche Behandlung mit *Desferrioxamin* zur Eisendeprivation angebracht sein. Die früher häufige Anwendung von Androgenen (z.B. Methenolon) und Glucokortikoiden hat eher zu enttäuschenden Ergebnissen geführt. Obwohl mit Androgenen manchmal günstige Effekte auf das subjektive Befinden und sogar die Erythrozytenzahl beobachtet wurden, so wurden doch häufig erhebliche **Nebenwirkungen** (Leberfunktionsstörungen, Virilismus, Miktionsbeschwerden u.a.) beobachtet. Glukokortikoide können bei etwa 10 % der Patienten die Zytopenie, insbesondere die Granulozytopenie verbessern.

Die *allogene Knochenmarktransplantation (KMT)* ist das einzige Therapieverfahren mit **kurativem Ansatz**. Sie sollte bei jüngeren Patienten (< 50 Jahre) erwogen werden, wenn ein geeigneter Spender zur Verfügung steht. Die Ergebnisse der *autologen KMT* sind bei MDS-Patienten deutlich schlechter als bei Patienten mit de novo-AML.

Zytokine wie G-CSF und GM-CSF können bei etwa 90 % der Patienten zu einem Leukozytenanstieg, Erythropoetin bei etwa einem Viertel zu einer Besserung der Anämie und Interleukin 3 bei knapp 60 % zu einem Ansteigen der Neutrophilen, bei einem Viertel der Patienten zu einer Retikulozyten- und bei einem Drittel zu einem Thrombozytenanstieg führen[8]. Der zu erwartende Erfolg eines Behandlungsversuchs mit Erythropoetin kann an der Höhe des Serumerythropoetins des Patienten abgeschätzt werden: Je höher der Wert, desto geringer die Erfolgsaussichten. Doch sind diese positiven Behandlungsergebnisse häufig nur von beschränkter Dauer und alles in allem eher enttäuschend, da das Konzept, die Ausreifungsstörung der Hämatopoese elegant an der „Wurzel des Übels" zu behandeln, in den meisten Fällen nicht erfüllt wurde.

Eine *niedrigdosierte Chemotherapie* (20 $mg/m^2/d$ Cytarabin über 2 Wochen) kann bei etwa 15–20 % der Patienten zu einer Vollremission führen, ist jedoch bei unkritischer Anwendung mit einem hohen Letalitätsfaktor (10–25 %) behaftet. Die **Indikation** kann bei älteren Patienten mit einem hohen Blastenanteil unter entsprechenden Vorsichtkautelen gegeben sein. Eine *aggressive Chemotherapie*, die in etwa den Induktionsprotokollen der AML entspricht, führt gelegentlich bei kritischer Patientenauswahl zu hohen Remissionsraten. In Frage kommen beispielsweise jüngere Kranke mit hohem Blastenanteil und anderen ungünstigen Prognosefaktoren.

Verlauf und Prognose

Der klinische **Verlauf** bei den MDS ist sehr unterschiedlich. Bei etwa der Hälfte der Patienten ist er relativ gutartig mit nur langsamer *Progredienz* oft über Jahre. Bei diesen Kranken sind häufig keine *Chromosomenanomalien* nachzuweisen. Sie gehören meistens zu den Untergruppen RA, CMML oder RARS und sterben nicht an den Folgen ihrer Knochenmarkserkrankung. Bei den übrigen Patienten kommt es entweder zu einer zunehmenden Panzytopenie mit fortschreitender *Dysmyelopoese* ohne Zunahme der Blasten oder zu einem mehr oder weniger raschen Ansteigen der Blastenzahl in Blut und Knochenmark und damit zu einem Übergang von der RA über die RARS und die RAEB-t bis hin zu einer AML. Diese Patienten sterben an ihrer *hämatopoetischen Insuffizienz*, ohne daß eine Leukämie diagnostiziert wurde, an Infektionen bzw. an einer akuten Leukämie.

Um eine Einschätzung der **Prognose** für den weiteren Verlauf der Erkrankung zu ermöglichen, wurden auf der Basis verschiedener *Prognosefaktoren* verschiedene Scoresysteme entwickelt, aus denen eine internationale Consensus-Konferenz einen derzeit allgemein anerkannten Internationalen Risikoscore erarbeitete[9] (Tab. 2.**4**).

Tabelle 2.4 Internationales Risikoscore zur prognostischen Bewertung von MDS-Patienten (nach Aul et al.[10])

	Punktzahl				
	0	0,5	2	1,5	2
Medullärer Blastenanteil	0–4	5–10	–	11–20	21–30
Anzahl der peripheren Zytopenien*	0–1	2–3	–		
Zytogenetische Risikogruppe†	niedrig	mittel	hoch	–	–

	Score
niedriges Risiko	0
mittleres Risiko I	0,5–1
mittleres Risiko II	1,5–2
hohes Risiko	≥ 2,5

* Thrombozyten < 100 000/µl, Hämoglobin < 10 g/dl, Granulozyten < 1 500/µl

† niedriges Risiko — normaler Karyotyp; 5q–, 20q–, –Y
hohes Risiko — komplexe Karyotypenveränderungen Chromosom-7-Defekte
mittleres Risiko — alle anderen Anomalien

Literatur

1 Oscier D.G.: Myelodysplastic syndroms. Baillière's Clin Haematol 1987; 1:389
2 Löffler H.: Myelodysplastische Syndrome. In: Ostendorf P.C., Hrsg.: Hämatologie. Inneren Medizin der Gegenwart, Bd. 8. München: Urban & Schwarzenberg 1991:326
3 Aul C., Gattermann N., Schneider W.: Age related incidence and other epidemiological aspects of myelodysplastic syndroms. Brit J Haematol 1992; 82:358–67
4 Aul C., Gattermann N., Schneider W.: Epidemiological und etiological aspects of myelodysplastic syndroms. Leuk Lymph 1995; 16:247–62
5 Greef G.E. de, Hagemeijer A.: Molecular and cytogenetic abnormalities in acute myeloid leukaemia and myelodysplastic syndromes. Baillière's Clin Haematol 1996; 9:1–18
6 Dietzfelbinger H.: Myelodysplastische Syndrome. In: Begemann H., Rastetter J. (eds). Klinische Hämatologie. 4. Aufl. Stuttgart: Thieme 1993:588–608
7 Bennett J.M., Catovsky D., Daniel M.-T. et al.: The French-American-British Cooperative Group: Proposals for the classification of the myelodysplastic syndromes. Brit J Haematol 1982; 51:189
8 Aul C., Germering U., Minning H. et al.: Stellenwert aggressiver Behandlungsstrategien im Therapiekonzept myelodysplastischer Syndrome. In Roth S.L., Ackermann R., Aul C. et al.: Klinische Onkologie '97. Bern: Huber 1997:173–9
9 Greenberg P., Cox C., Beau M.M. le et al.: International scoring system for evaluating prognosis in myelodysplastic syndrome. Blood 1997; 89:2079–88
8 Wörmann B.: Myelodysplastisches Syndrom und sekundäre Leukämie. Internist 1993; 34:518–25

3. Veränderungen des weißen Blutbildes

Das weiße Blutbild gibt Auskunft über mögliche pathologische Veränderungen der *Leukozyten*. Diese Veränderungen sind vor allem *numerischer* und *morphologischer* Natur. Vorbedingung für ihre Beurteilung ist die Kenntnis der Leukozytennormalwerte und deren physiologischer Schwankungsbreite. Im allgemeinen ist es gebräuchlich, die Werte des Differentialblutbildes, das die Verteilung der verschiedenen weißen Blutkörperchen widerspiegelt, nur in Prozenten anzugeben; weniger mißverständlich sind jedoch absolute Zahlen, die sich aus der Gesamtleukozytenzahl und den prozentualen Anteilen der verschiedenen Zellen errechnen lassen. So kann beispielsweise eine Lymphozytose von 50 % oder mehr bei gleichzeitiger Erniedrigung der Gesamtzahl der Leukozyten in Wirklichkeit sogar einer Verminderung der Lymphozyten entsprechen. Wie schon bei der Besprechung der Veränderungen des roten Blutbildes sollen auch hier die alten und die neuen, internationalen Maßeinheiten nebeneinander erscheinen. In Tab. 3.**1** sind daher die relativen und die absoluten Zahlenwerte nebeneinander aufgeführt.

Das weiße Blutbild

Die verschiedenen Reifungsstufen der neutrophilen, eosinophilen und basophilen Leukozyten werden als **Granulozyten** zusammengefaßt. Wegen der Vielgestaltigkeit ihres Kerns bezeichnet man diese Zellen als *Polymorphkernige*. Demgegenüber bilden die **Lymphozyten** und **Monozyten** zusammen die Gruppe der *mononukleären Zellen*.

Die Granulozyten entstammen der Hämatopoese des Knochenmarks. Sie werden nach ihrem färberischen Verhalten in der May-Grünwald-Giemsa-Färbung nach Pappenheim (S. 604) unterteilt in *neutrophile, eosinophile* und *basophile* Granulozyten. Die **Neutrophilen** teilen sich je nach Alter in *Stabkernige, Segmentkernige* und *Übersegmentierte* auf.

Die segmentkernigen Granulozyten von normalen weiblichen Personen zeigen in 1–17 % (im Mittel 3 %) einzelne Kernchromatinausstülpungen (*Drumsticks* oder *Barr-Körperchen*), die eine geschlechtsspezifische Chromatinstruktur darstellen und einem inaktiven pyknotischen X-Chromosom entsprechen. Sie sind zu unterscheiden von den *Pseudo-Drumsticks*, die man gelegentlich bei neutrophilen Granulozyten beider Geschlechter, allerdings in geringer Anzahl, findet. Bei Granulozyten männlicher Personen betragen diese Gebilde unter 1 %. *Echte* Barr-Körperchen finden sich nur dann, wenn mindestens 2 oder gar mehr X-Chromosomen vorhanden sind. Sie sind runde bis ovale Chromatinklümpchen von 1,5–2,3 μm, die über eine Chromatinbrücke mit der Kernsubstanz verbunden sind. Ihre klinische Bedeutung bei der Dif-

Tabelle 3.1 Normalwerte der Leukozyten (in der oberen Zeile sind die alten Werte/μl Blut, darunter die neuen offiziellen Werte pro Liter Blut angegeben)

		Erwachsene		Kinder		Säuglinge	
	Leukozyten	4 000–9 000/μl 4–9 · 10^9/l		8 000–12 000/μl 8–12 · 10^9/l		9 000–15 000/μl 9–15 · 10^9/l	
		%	**absolut**	%	**absolut**	%	**absolut**
Granulozyten (Polymorphkernige)	**Neutrophile**	55–70	2 200–6 300/μl 2,2–6,3 · 10^9/l	35–70	2 800–8 400/μl 2,8–8,4 · 10^9/l	25–65	2 250–9 750/μl 2,25–9,75 · 10^9/l
	Stabkernige	3–5	120–450/μl 0,12–0,45 · 10^9/l	0–10	– 1 200/μl – 0,12 · 10^9/l	0–10	– 1 500/μl – 0,15 · 10^9/l
	Segmentkernige	55–70	2 000–6 300/μl 2–6,3 · 10^9/l	25–65	2 000–7 800/μl 2–7,8 · 10^9/l	22–65	2 250–9 750/μl 2,25–9,75 · 10^9/l
	Eosinophile	2–4	80–360/μl 0,08–0,36 · 10^9/l	1–5	80–600/μl 0,08–0,6 · 10^9/l	1–7	90–1 050/μl 0,09–0,11 · 10^9/l
	Basophile	0–1	– 90/μl – 0,09 · 10^9/l	0–1	– 120/μl – 0,12 · 10^9/l	0–2	– 300/μl – 0,3 · 10^9/l
Mononu-kleäre	**Monozyten**	2–6	80–540/μl 0,08–0,54 · 10^9/l	1–6	80–720/μl 0,08–0,72 · 10^9/l	7–20	630–3000/μl 0,63–3,0 · 10^9/l
	Lymphozyten	25–40	1 000–3 600/μl 1–3,6 · 10^9/l	25–50	2 000–6 000/μl 2–6 · 10^9/l	20–70	1 800–10 500/μl 1,8–10,5 · 10^9/l

ferenzierung von Intersexformen, wie beispielsweise dem Klinefelter-Syndrom, ist seit der Einführung der Chromosomenanalysen in den Hintergrund getreten.

Die Herkunft der **Monozyten** war lange Zeit umstritten und wurde dem lymphatischen System zugeordnet. Inzwischen weiß man durch zytokinetische und enzymbiologische Untersuchungen, daß sie aus einer *pluripotenten Knochenmarkszelle* entstehen und sich über längere Zeit zusammen mit granulozytären Vorläuferzellen bis zu einer *bipotenten Progenitorzelle* (CFU-GM [colony forming unit – granulocyte and macrophage]) entwickeln. Nach einer kurzzeitigen Wanderung durch das periphere Blut siedeln sie sich in den Geweben an, übernehmen *Speicherfunktionen* und werden zu Makrophagen (S. 238 f.).

Die **Lymphozyten** werden ebenfalls im Knochenmark, vor allem aber auch in den lymphatischen Organen (Lymphknoten, Milz, Thymus und den lymphatischen Strukturen des Darms), produziert und differenziert. Wegen ihrer engen Beziehung zum *Immunsystem* sind sie inzwischen zur interessantesten und am besten untersuchten Zellpopulation des Blutes geworden. Sie werden im Zusammenhang mit dem lymphatischen System (S. 244 f.) ausführlich dargestellt.

> **!** Eine *Leukozytose* ist als eine Vermehrung, eine *Leukozytopenie* als eine Verminderung der Gesamtleukozytenzahl definiert.
> Granulozytose, Neutrophilie, Eosinophilie, Basophilie, Lymphozytose oder Monozytose weisen eine Vermehrung der jeweiligen Zellen auf; Granulozytopenie, Neutropenie, Eosinopenie, Basopenie, Lymphozytopenie oder Monozytopenie bezeichnet dagegen eine Verminderung der entsprechenden Zellen.

Differentialdiagnose der qualitativen und quantitativen Veränderungen im weißen Blutbild

Differentialdiagnostisches Vorgehen

Die **Anamnese** der Patienten ist meist weniger ergiebig als bei den Anämien. Zu erfragen sind vor allem Befindensstörungen, wie plötzlicher oder schleichender Leistungsabfall, Gewichtsabnahme, Symptome wie Fieber, Schmerzen u.ä. und Lebensumstände wie körperlicher und psychischer Streß, Rauchgewohnheiten. Bei der **Untersuchung** des Patienten ist in erster Linie auf Milz-, Leber- und Lymphknotenvergrößerungen zu achten.

Laboruntersuchungen

- Das **weiße Blutbild** umfaßt die Bestimmung der Gesamtleukozytenzahl (pro μl oder l) und das Differentialblutbild (s.o.);

- Veränderungen des **roten Blutbildes** und der **Thrombozytenzahl** können schon zu Anfang des Untersuchungsgangs erste Hinweise auf das Vorliegen einer myeloproliferativen oder myelodysplastischen Erkrankung liefern;
- der **Knochenmarkzytologie/-histologie** kommt bei der Beurteilung von Veränderungen des weißen Blutbildes eine wesentlich größere Bedeutung zu als bei Veränderungen des roten Blutbildes, da häufig nur hier Reifungs- und Proliferationsstörungen der weißen Reihe festgestellt werden können;
- **zytochemische, immunzytologische, zyto- und molekulargenetische** Untersuchungen an Blut- und Knochenmarkszellen sind insbesondere bei der Leukämie- und Lymphomdiagnostik unverzichtbar;
- **humorale Laboruntersuchungen**, die differentialdiagnostisch weiterhelfen können, sind BSG, CRP und LDH.

Leukozytose (Neutrophilie) mit reaktiver Linksverschiebung

Definition

Von einer *Leukozytose* spricht man bei einer Vermehrung der Gesamtleukozyten auf über 10 000/µl ($10 \cdot 10^9$/l), von einer *Neutrophilie* bei einem Anstieg der Neutrophilen auf über etwa 7 500/µl ($7{,}5 \cdot 10^9$/l). Dabei kommt es zu einer Vermehrung von Vorstufen der Neutrophilen im peripheren Blut, bei der reversiblen, *reaktiven* Linksverschiebung meist nur von Stabkernigen und Metamyelozyten (Abb. 3.**1**), während frühere Vorstufen in der Regel nur bei einer *pathologischen* Linksverschiebung auftreten (Abb. 3.**2**).

> **!** Die Begriffe „Links-“ bzw. „Rechtsverschiebung“ leiten sich aus der Verschiebung der Leukozytenverteilungskurve nach links oder rechts her: links sind die jugendlichen, rechts die alten Formen.

Vorkommen

- Physiologische Neutrophilie (S. 170),
- Infektionen (S. 170),
- nichtinfektiöse Entzündungen (S. 170),
- metabolische Störungen (S. 170),
- zentralnervöse Störungen (S. 170),
- medikamentös-toxische Ursachen (S. 170),
- andere Erkrankungen.

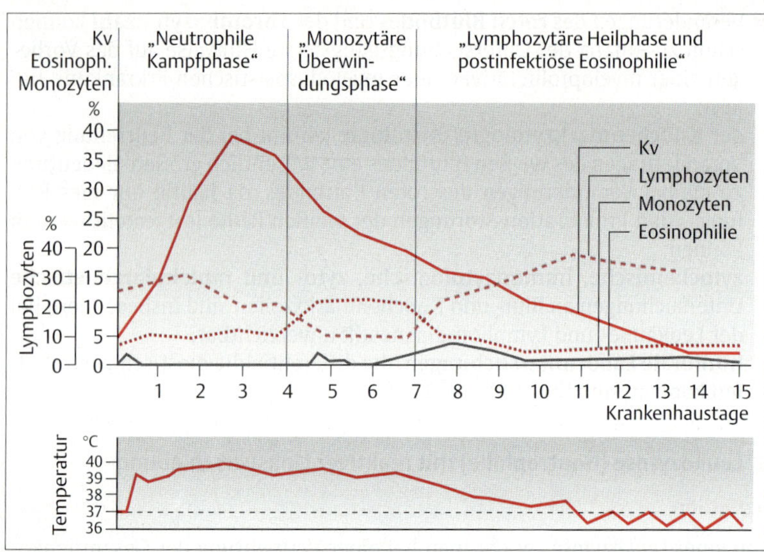

Abb. 3.1 Biologische Leukozytenverteilungskurve. Kv: „Kernverschiebung“, prozentualer Anteil der Stabkernigen und Metamyelozyten (nach Schilling).

Leukozytose mit pathologischer Linksverschiebung

Definition

Es besteht eine Vermehrung der Leukozyten auf Werte über 10 000/µl ($10 \cdot 10^9$/l) mit Auftreten von weißen Vorstufen (Metamyelozyten, Myelozyten, Promyelozyten, Myeloblasten) im peripheren Blut. Die Leukozytenzahl liegt in der Regel höher als bei der reaktiven Leukozytose, die Vorstufen sind unreifer.

Vorkommen

- Myeloproliferatives Syndrom:
  chronische myeloische Leukämie (S. 173 f.),
  Osteomyelofibrose bzw. -sklerose (S. 181 f.),
  Polycythaemia (rubra) vera (S. 136 f.),
- akute Leukämie (S. 183 f.),
- chronische Erythroleukämie (S. 180 f.).

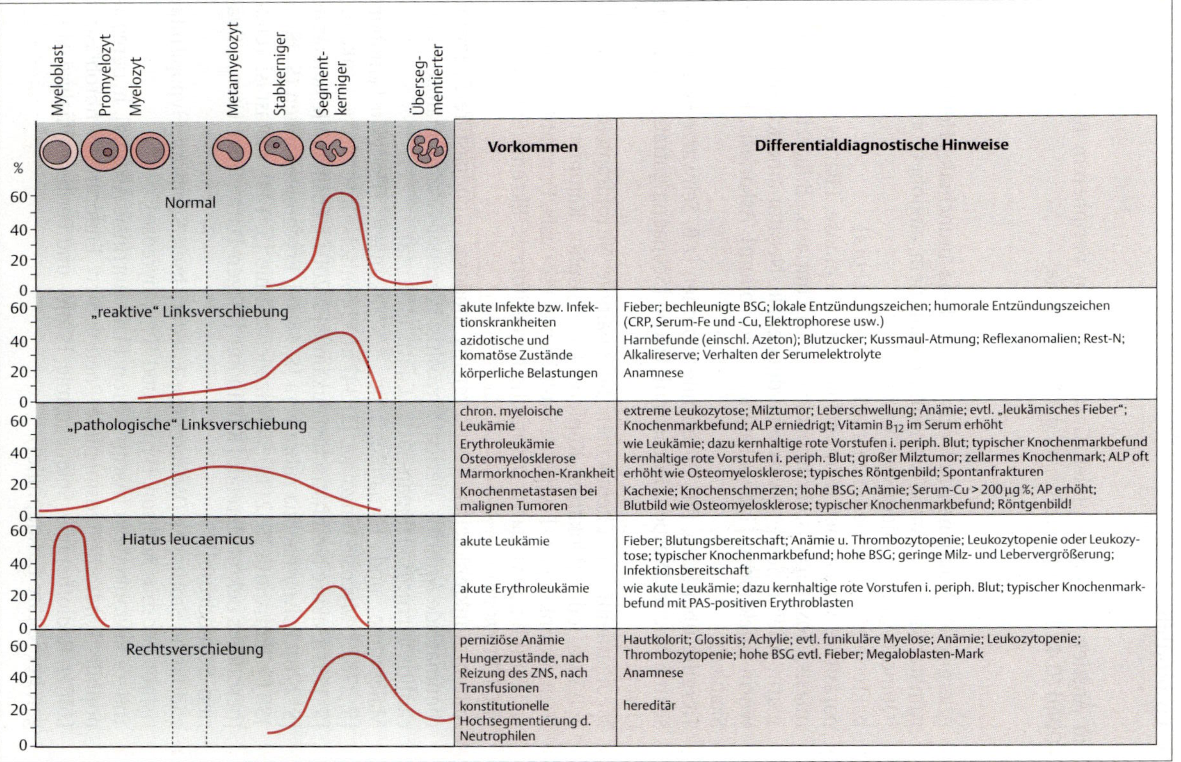

	Vorkommen	Differentialdiagnostische Hinweise
Normal		
„reaktive“ Linksverschiebung	akute Infekte bzw. Infektionskrankheiten	Fieber; bechleunigte BSG; lokale Entzündungszeichen; humorale Entzündungszeichen (CRP, Serum-Fe und -Cu, Elektrophorese usw.)
	azidotische und komatöse Zustände	Harnbefunde (einschl. Azeton); Blutzucker; Kussmaul-Atmung; Reflexanomalien; Rest-N; Alkalireserve; Verhalten der Serumelektrolyte
	körperliche Belastungen	Anamnese
„pathologische“ Linksverschiebung	chron. myeloische Leukämie	extreme Leukozytose; Milztumor; Leberschwellung; Anämie; evtl. „leukämisches Fieber“; Knochenmarkbefund; ALP erniedrigt; Vitamin B_{12} im Serum erhöht
	Erythroleukämie	wie Leukämie; dazu kernhaltige rote Vorstufen i. periph. Blut; typischer Knochenmarkbefund
	Osteomyelosklerose	kernhaltige rote Vorstufen i. periph. Blut; großer Milztumor; zellarmes Knochenmark; ALP oft erhöht
	Marmorknochen-Krankheit	wie Osteomyelosklerose; typisches Röntgenbild; Spontanfrakturen
	Knochenmetastasen bei malignen Tumoren	Kachexie; Knochenschmerzen; hohe BSG; Anämie; Serum-Cu > 200 µg %; AP erhöht; Blutbild wie Osteomyelosklerose; typischer Knochenmarkbefund; Röntgenbild!
Hiatus leucaemicus	akute Leukämie	Fieber; Blutungsbereitschaft; Anämie u. Thrombozytopenie; Leukozytopenie oder Leukozytose; typischer Knochenmarkbefund; hohe BSG; geringe Milz- und Lebervergrößerung; Infektionsbereitschaft
	akute Erythroleukämie	wie akute Leukämie; dazu kernhaltige rote Vorstufen i. periph. Blut; typischer Knochenmarkbefund mit PAS-positiven Erythroblasten
Rechtsverschiebung	perniziöse Anämie	Hautkolorit; Glossitis; Achylie; evtl. funikuläre Myelose; Anämie; Leukozytopenie; Thrombozytopenie; hohe BSG evtl. Fieber; Megaloblasten-Mark
	Hungerzustände, nach Reizung des ZNS, nach Transfusionen	Anamnese
	konstitutionelle Hochsegmentierung d. Neutrophilen	hereditär

Abb. 3.**2** Differentialdiagnose der Neutrophilenverschiebung im peripheren Blut.

Eosinophilie

Definition

Ein Anstieg der eosinophilen Granulozyten in peripherem Blut auf über 400/μl ($0{,}4 \cdot 10^9$/l) kennzeichnet die Eosinophilie.

Vorkommen

- Allergische Reaktionen (allergisches Asthma bronchiale, Heufieber, Serumkrankheit, Urtikaria, Arzneimittelexanthem, angioneurotisches Ödem [Quincke-Ödem], allergische Vaskulitis),
- bakterielle Infektionen (Scharlach, Cholera, Lepra),
- parasitäre Infektionen (Strongyloidiasis, Trichinose, Filariasis, Schistosomiasis, Toxokariasis, Echinokokkose, Trichuriasis, Bilharziose, Hakenwurm-Infektionen [Ancylostoma duodenale, Necator americanus], Bandwurm-Infektionen [Taenia saginata und solium], Askariasis, Faszioliasis, Skabies),
- Tiergifte über Stich, Biß, Berührung (Spinnen [z.B. Schwarze Witwe], Insekten [Biene, Wespen, Hornissen], Fische [Scopaena guttata, S. scopha], Octopus),
- Medikamente und Chemikalien (Sulfonamide, Nitrofurantoin, Azetylsalizylsäure, Jodid, Pilokarpin, Kupfersulfat, Phosphor, Kampfer),
- Hauterkrankungen (Erythema multiforme, Psoriasis, Dermatitis exfoliativa, Pemphigus vulgaris, Dermatitis herpetiformis, Ekzeme, Pityriasis rubra, Ichthyosis),
- Autoimmunkrankheiten (Periarteriitis nodosa, Goodpasture-Syndrom, rheumatoide Arthritis, Dermatomyositis, Wegener-Granulomatose, Endocarditis verrucosa Libman-Sacks, Colitis ulcerosa),
- Malignome und hämatologische Erkrankungen (Hodgkin-Lymphom [S. 278 f.], Mycosis fungoides [S. 347 f.], chronische myeloische Leukämie [S. 173 f.], akute lymphatische Leukämie [S. 200 f.], Eosinophilenleukämie [S. 220], Polycythaemia rubra vera [S. 136 f.], Erythroleukämien [S. 180 f., 199 f.], Perniziosa [S. 21 f.], Sichelzellenanämie [S. 124], metastasierende [besonders nekrotisierende] Karzinome [Magen-Darm-Trakt, Uterus, Ovarien, Schilddrüse]),
- endokrine Störungen (Waterhouse-Friederichsen-Syndrom, Hypopituitarismus, Morbus Addison, Hyper- und Hypothyreose),
- andere Erkrankungen (Asthma bronchiale [intrinsic Asthma], hypereosinophile Syndrome [eosinophile Pneumonien, Endocarditis fibroblastica Löffler, Radiotherapie, Splenektomie, Hämo- und Peritonealdialyse, Hunger, hereditäre Eosinophilie]).

Basophilie

Definition

Ein Anstieg der basophilen Granulozyten auf über 50–150/µl wird als eine Basophilie bezeichnet.

Vorkommen

- Malignome und hämatologische Erkrankungen (Myeloproliferative Erkrankungen [chronische myeloische Leukämie <S. 173>, Polycythaemia vera <S. 136 f.>, Osteomyelofibrose <S. 181 f.>, Basophilenleukämie <S. 221>], Mastozytose, sideroblastische Anämien [S. 48 f.], Karzinome, Hodgkin-Lymphom [S. 278 f.], einige hämolytische Anämien, nach Splenektomie),
- chronische Allergien (Nahrungsmittel, Medikamente, inhalative Allergene, Urtikaria, Hakenwurminfektion),
- Entzündungen (Colitis ulcerosa, rheumatoide Arthritis),
- Infektionen (Pocken, Windpocken, Influenza-Virusinfektionen, Tuberkulose),
- endokrine Störungen (Myxödem, Diabetes mellitus, Estrogen- und Thyreostatikabehandlung).

Monozytose

Definition

Anstieg der Monozyten im peripheren Blut auf mehr als 600–900/µl ($0{,}6–0{,}9 \cdot 10^9/l$), bei Säuglingen über 3 000/µl, bei Kindern über 1 000/µl.

Vorkommen

- Hämatologische Erkrankungen und Malignome (Myeloproliferative Erkrankungen [Polycythaemia vera <S. 136 f.>, Osteomyelofibrose <S. 181 f.>], akute myelomonozytäre und monozytäre Leukämie [M4 und M5 der FAB-Klassifikation, S. 198], chronische myelomonozytäre Leukämie [S. 153], Hodgkin-Lymphom [S. 278 f.], Non-Hodgkin-Lymphome [S. 296 f.], multiples Myelom [S. 369 f.], maligne Histiozytose, chronisch idiopathische Neutropenie, Agranulozytose in der Erholungsphase, hämolytische Anämien [S. 57 f.], Speicherkrankheiten [M. Niemann-Pick, M. Gaucher, M. Hand-Schüller-Christian, Karzinome <besonders Ovarien, Magen, Mamma>]),
- Entzündungen (rheumatoide Arthritis, systemischer Lupus erythematodes, Riesenzellarteriitis [Arteriitis temporalis], Myositis, Periarteriitis nodosa, Sarkoidose, Colitis ulcerosa, M. Crohn, Sprue),
- Infektionen („monozytäre Überwindungsphase" nach Schilling [Abb. 3.**1**, S. 164], Tuberkulose, Endocarditis lenta, Bruzellose, Hepatitis A, Pocken,

Typhus, Fleckfieber, Mumps, Malaria, Trypanosomiasis, Rückfallfieber, Kala-Azar, Orientbeule),
- Medikamente und Chemikalien (Tetrachloräthan, Glukokortikoide [hochdosiert]).

Lymphozytose und Lymphozytopenie

Eine ausführliche Darstellung dieser Veränderungen findet sich im Zusammenhang mit der Besprechung des lymphatischen Systems ab S. 244 f.

Neutropenie (Granulozytopenie, Agranulozytose*)

Definition

Ein Abfall der Neutrophilenzahl auf Werte unter 1 500/μl ($1{,}5 \cdot 10^9$/l) wird als die Neutropenie bezeichnet.

Vorkommen

- Hämatologische Erkrankungen (Leukämien, aplastische Anämie, megaloblastäre Anämie [S. 21 f.], Knochenmarkinfiltration bei soliden Tumoren, chronische idiopathische Neutropenie, zyklische Neutropenie, Steinbrinck-Chédiak-Higashi-Syndrom),
- Medikamente (in Tab. 3.**11**, S. 224 sind Medikamente zusammengestellt, die toxisch oder allergisch eine Neutropenie bzw. eine Agranulozytose auslösen können),
- ionisierende Strahlen,
- bakterielle Infektionen (Typhus, Paratyphus, Bruzellose, Miliartuberkulose, Sepsis, Peritonitis, Pneumonie, Pleuritis),
- Virusinfektionen (Masern, Hepatitis A, Röteln, Poliomyelitis),
- Protozoeninfektionen (Malaria, Kala-Azar, Rückfallfieber, Orientbeule),
- parasitäre Infektionen (Toxoplasmose, Histoplasmose, Trypanosomiasis),
- Autoimmunkrankheiten (systemischer Lupus erythematodes, Felty-Syndrom),
- Hypersplenismus (Leberzirrhose, Banti-Syndrom, M. Gaucher),
- Hämodialyse.

---

* Der Begriff „Agranulozytose“ ist insofern begrifflich falsch und mißverständlich, da nach der üblichen hämatologischen Nomenklatur darunter eine Vermehrung ungranulierter Zellen zu verstehen ist. Vielmehr handelt es sich jedoch um eine *starke Verminderung von Granulozyten.*

Leukozytose mit reaktiver Linksverschiebung

Reaktive Neutrophilie

Eine Neutrophilie liegt vor, wenn die Zahl der neutrophilen Granulozyten (Segmentkernige plus Stabkernige plus eventuell weitere neutrophile Vorstufen) im peripheren Blut etwa 7500–8000/μl (7,5–8 · 10^9/l) übersteigt.

Sie entsteht aufgrund verschiedener physiologischer und pathophysiologischer Mechanismen:

- Mobilisierung von Leukozyten aus dem Marginalpool in den zirkulierenden Pool,
- gesteigerte Freisetzung von Zellen aus der Knochenmarksreserve,
- vermehrte Produktion von Neutrophilen,
- verminderte Migration aus den Blutgefäßen in die Gewebe,
- verminderte Zerstörung in der Peripherie.

Die Mobilisierung des **Marginalpools** erfolgt innerhalb sehr kurzer Zeit, z.B. durch *physische* oder *psychische* Ereignisse wie Verletzungen, akuten Schmerz, starke Temperaturveränderungen, Epinephrin-Injektionen oder emotionale Streßsituationen. Eine Einschwemmung aus dem **Knochenmarkspool**, die meist nur zu einem mäßigen Leukozytenanstieg führt wird humoral ausgelöst durch Wachstumsfaktoren (growth factors, S. 542), die von aktivierten Makrophagen, Lymphozyten, Endothel- und Bindegewebszellen nach Stimulation mit Endotoxin, Antigen u.a. gebildet werden. Diese Zytokinwirkung führt auch zu einer gesteigerten Produktion von Leukozyten im Knochenmark.

Gewöhnlich sieht man bei einer reaktiven Neutrophilie eine Linksverschiebung der Zellen. Dabei kann von besonderer Bedeutung die Beobachtung der Leukozytenverteilungskurve und das Ausmaß der Linksverschiebung im Verlauf der Erkrankung sein, vor allem, wenn die Leukozytenzahl keine oder nur wenig charakteristische Veränderungen zeigt. So kann beispielsweise bei **unklaren Krankheitszuständen**, die ohne Fieber einhergehen können, eine ausgesprochene Linksverschiebung im Differentialblutbild das Vorliegen eines Infekts anzeigen und auf die Schwere der Erkrankung hinweisen. Man kennt Fälle, bei denen allein die Zunahme der Linksverschiebung (bei wiederholter Kontrolle, nötigenfalls in mehrstündigen Abständen) auf das Fortschreiten eines infektiös-eitrigen Prozesses und sogar die Notwendigkeit eines operativen Eingriffs hinwies. Das gilt insbesondere für unklare *abdominelle* Krankheitsbilder (perforierte Appendizitis, Gallenblasenempyem u.ä.), bei denen der subjektive Krankheitsverlauf keineswegs alarmierend erscheint und nicht der wirklichen Schwere des Geschehens entspricht.

Im folgenden sind die häufigsten **Ursachen** einer Neutrophilie systematisch zusammengefaßt, wobei man sich bewußt sein muß, daß die Neutrophilie bei verschiedenen Krankheitsabläufen polyätiologisch ist, z.B. beim Myokardinfarkt durch Nekrose und Schock oder bei der Meningitis infektiös und zentralnervös:

- **Physiologische Ursachen** (Kälte, Hitze, körperliche Anstrengung, Schwangerschaft, Geburt, Angst, Wut, chronisch idiopathische Leukozytose, hereditäre Leukozytose),
- **Infektionen, lokalisiert** (Abszeß, Phlegmone, Tonsillitis [DD: infektiöse Mononukleose], Cholangitis und Cholezystitis, Adnexitis, Pyelitis, Erysipel, Peritonitis, Appendizitis, Endokarditis, Meningitis),
- **Infektionen, generalisiert** (systemische Infektionen z.B. durch Bakterien, Pilze, Spirochäten, Plasmodien),
- **Entzündungen, nichtinfektiös** (Verbrennungen, Gewebenekrosen [Myokardinfarkt, Lungeninfarkt u.a.], nach Operationen, rheumatisches Fieber, rheumatoide Arthritis, Kollagenosen, Morbus Crohn, Colitis ulcerosa, Allergien),
- **metabolische Störungen** (diabetische Ketoazidose, Urämie, Coma hepaticum, Eklampsie, Thyreotoxikose, Gicht, Schock),
- **zentralnervöse Störungen** (Krampfanfälle, intradurale bzw. intrazerebrale Blutungen, bes. Ventrikelblutungen, Schädel-Hirn-Traumen, Delirium tremens, postenzephalitischer Parkinsonismus, nach Ventrikulographien),
- **medikamentös-toxische Ursachen** (Adrenalin, Histamin, Blei, Quecksilber, Benzol, Kohlenmonoxid, Azetanilid, Ätiocholanolon, Kortikosteroide, Digitalis, Phenazetin, Lithium, Chloramphenicol, Natriumchlorat, tierische Gifte [z.B. Schwarze Witwe]),
- **akuter Blutverlust** (bes. nach Milzruptur und Tubargravidität),
- **akute Hämolyse**.

Leukozytose mit pathologischer Linksverschiebung

Die pathologische Linksverschiebung ist aus differentialdiagnostischen Gründen von der reaktiven Form der Linksverschiebung streng abzugrenzen. Sie ist gekennzeichnet durch das konstante Auftreten *früher hämatopoetischer Reifungsstufen* im peripheren Blut. In der Regel handelt es sich dabei um primäre Erkrankungen des hämatopoetischen Systems, also im wesentlichen des Knochenmarks. Dabei nehmen die Leukämien eine besondere Stellung ein.

Leukämien (Leukosen)

Bei den unterschiedlichen Formen der Leukämien handelt es sich um sehr verschiedenartige Krankheitsbilder. Nach der Provenienz der malignen Zellen unterscheidet man zwischen *myeloischen* und *lymphatischen*, nach ihrer Entstehungsweise und Verlaufsform zwischen *chronischen* und *akuten Leukämien*. Aufgrund des klinischen Bildes und morphologischer Kriterien wird die **akute lymphatische Leukämie (ALL)** von der **chronischen lymphatischen Leukämie (CLL)** und die **akute myeloische (AML)** von der **chronischen myeloischen Leukämie (CML)** abgetrennt. Die lymphatischen Leukämien werden zu den *Non-Hodgkin-Lymphomen* gezählt, die CLL wird auch dort besprochen (S. 313 f.), während die ALL wegen der ähnlichen Klinik zusammen mit der AML abgehandelt wird (S. 183 f.).

Ätiologie und Pathogenese. Die **Ätiologie** der Leukämien ist ungeklärt. Wenn auch im Einzelfall das auslösende Agens nur selten identifiziert werden kann, so haben *epidemiologische Untersuchungen* in den letzten Jahren eine Reihe von Faktoren herausarbeiten können, die für die Entstehung einer Leukämie von Bedeutung sein können[1]. Ein gehäuftes Auftreten dieser Erkrankungen wurde einige Jahre nach den Atombombenexplosionen von Hiroshima und Nagasaki bei deren Überlebenden beobachtet, wobei sich ein direkter dosisabhängiger Zusammenhang zwischen der *Strahlenexposition* und der Häufigkeit der Leukämieerkrankungen ergab. Auch bei Röntgenärzten in den USA und bei therapeutisch bestrahlten Bechterew-Kranken fand sich eine erhöhte Leukämieinzidenz. *Chemikalien* mit erwiesener leukämieauslösender Wirkung sind Benzole, Phenylbutazon und verschiedene Zytostatika, vor allem alkylierende Substanzen, Anthrazykline und die Epipodophyllotoxin-Zytostatika (Teniposid und Etoposid) mit einem erhöhten AML-Risiko (insbesondere der FAB-Klassifikation M4/M5, S. 198 f.). Mehrere *genetische Erkrankungen*, wie angeborene Immundefektsyndrome, Trisomie 21, Fanconi-Anämie u.a., gehen mit einer erhöhten Leukämieinzidenz einher. Eine besondere Form der akuten T-Zell-Leukämie (T-ALL) wird durch das humane T-lymphotrope-Virus Typ I (HTLV-I) hervorgerufen. Schließlich soll langjähriges *Zigarettenrauchen* das Risiko, an einer akuten Leukämie zu erkranken, um das zwei- bis dreifache erhöhen[2].

Die **Pathogenese** der Leukämien erfolgt (wie auch die Entartung anderer Zellen zu Krebszellen) in mehreren Schritten, deren erster eine *Veränderung* in einem der *Genome* einer Zelle (hier einer hämatopoetischen Stammzelle) ist, die für die Regulation der Zellproliferation und -differenzierung verantwortlich sind. Diese Genome kodieren in überwiegender Mehrzahl für Proteine, die die Genaktivität der betroffenen Zelle steuern, und werden fälschlicherweise als „Onkogene" bezeichnet. Die Veränderungen am Genom können in Form einer Mutation, Deletion oder Translokation von Chromosomenfragmenten auftreten. Je nachdem welche dieser Onkogene von der *transformierenden Mutation* betroffen sind, kann es zu verschiedenartigen Regulationsstörungen, wie einer Dauerstimulation der Zelle, einer ungeregelten Zellproliferation (gestörter Feedback) oder dem Ausbleiben des programmierten Zelltodes (Apoptose) kommen. Folge ist letztendlich eine permanente Proliferation der entarteten Leukämiezelle (Übersichten bei Boehm[3], v. Schilling[4], Sawyers[5]). Charakteristisch bei der AL ist dabei, daß die entartete Zelle nicht wie bei der CML ausreift, sondern im Stadium einer Vorläuferzelle stehen bleibt: Es besteht ein *Reifungsstopp*.

Untersuchungen zur **Kinetik** der Leukämiezellen durch den Einbau von ^{3}H-Thymidin in die DNS proliferierender Zellen haben gezeigt, daß, wie auch bei anderen Tumorzellen, wider Erwarten die Proliferation maligner Zellen nicht gesteigert, sondern vermindert ist[6]. Bei AML-Zellen ist sowohl die *Mitosezeit* mit 1–2 Stunden (gegenüber 1 Stunde bei normalen Zellen) wie auch die gesamte *Generationszeit* mit 48–84 Stunden (gegenüber ca. 24 Stunden) verlängert. Auch bei der CML ist die *Erneuerungsrate* granulozytopoetischer Zellen wesentlich langsamer als bei Normalpersonen. Daß die Zahl der malignen Zellen dennoch zunimmt (bzw. der Tumor wächst) hängt mit der *verlängerten Lebensdauer* der Zellen durch die oben skizzierten Mechanismen (Dauerstimulation – fehlende Rückkopplung – gestörte Apoptose) zusammen. Damit nimmt aber auch die *Gesamtzahl* der teilungsfähigen Zellen im Verlauf der Erkrankung zu, so daß der Vergleich mit der Bildung einer Lawine naheliegt.

Der Zusammenhang zwischen **molekulargenetischen Veränderungen** und Pathogenese ist bei der CML am besten untersucht und relativ leicht zu verstehen. Er soll daher hier stellvertretend für die übrigen Leukämien etwas ausführlicher dargestellt werden. Die charakteristische **zytogenetische Veränderung** ist bei der CML der Nachweis des *Philadelphia-(Ph-)Chromosoms*, ein verkürztes Chromosom 22, das durch eine reziproke Translokation zwischen den langen Armen der Chromosomen 9 und 22, t(9;22)(q11;q34), entstand. Die *Bruchpunkte* liegen auf Chromosom 9 im Bereich des ABL-Protoonkogens, auf Chromosom 22 im Bereich des BCR-Gens (BCR-ABL-Translokation*). Unklar ist allerdings weiterhin die molekulare Ebene, auf der der Ph-positive Zellklon gegenüber normalen Stammzellen einen solchen *Wachstumsvorteil* hat, daß sich in der Regel schon bei der Diagnosestellung der CML in allen teilungsfähigen Knochenmarkszellen ein Ph-Chromosom nachweisen läßt. So soll das Genprodukt des BCR-ABL-Fusionsgens, in den meisten

* Das ABL-Gen hat seinen Namen von dem Retrovirus *Abelson murine leukemia virus*, das bei Mäusen Lymphosarkome induziert und in dessen Genom Sequenzen dieses humanen Onkogens nachgewiesen werden konnten. Unter physiologischen Bedingungen kodiert es beim Menschen eine tyrosinspezifische Proteinkinase. BCR ist die Abkürzung für *breakpoint cluster region*.

Fällen das 210 kDa schwere BCR-ABL-Protein (p210) *onkogene Potenz* haben und möglicherweise den malignen Zellklon zur Proliferation anregen[7, 8]. Im **Krankheitsverlauf** findet eine weitere *Transformation* der Ph-positiven Stammzellen statt, womit ein noch *malignerer Subklon* auftritt, welcher die Blastenpopulation des *Blastenschubs* produziert und damit den Übergang von der chronischen in die Blastenphase markiert. So werden bei Patienten mit progressiver Erkrankung beispielsweise eine Trisomie 8 (50 % der Patienten), ein doppeltes Ph-Chromosom (30 %), eine Isochromie 17q, eine Trisomie 19 (20 %) und andere Chromosomenanomalien gefunden. Abb. 3.**3** zeigt die stufenweise Entwicklung der chronischen myeloischen Leukämie durch *Deregulation* der Proliferations-/Differenzierungssignalkaskade[4].

Chronische myeloische Leukämie (CML, chronische Myelose, myeloische Leukose)

Die CML ist eine klonale myeloproliferative Erkrankung. Charakteristisch ist das Vorkommen *aller* granulozytären Vorstufen (von den Myeloblasten bis zu den Segmentkernigen) im peripheren Blut. In klassischen Fällen geht sie mit einer hochgradigen Leukozytose (bis zu mehreren 100 000 Leukozyten/µl) einher, seltener sind *aleukämische* Verlaufsformen (mit normalen oder nur geringgradig erhöhten Leukozytenwerten).

Die **Häufigkeit** der CML beträgt 10 Erkrankungen pro 1 Million Menschen und Jahr. Sie tritt bevorzugt im mittleren und höheren Lebensalter auf

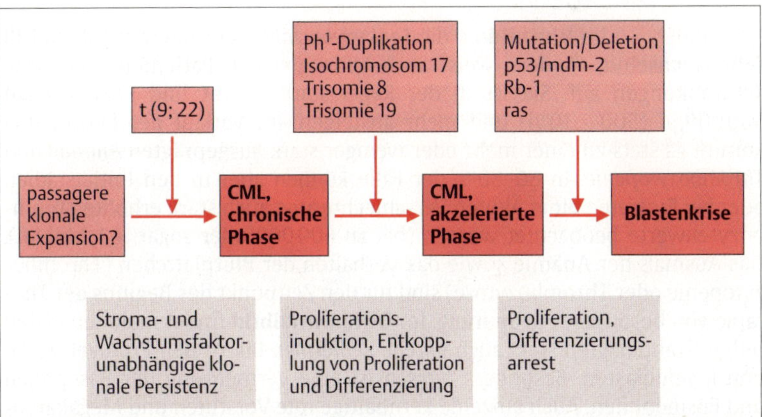

Abb. 3.**3** Stufenweise Entwicklung von Leukämien durch Deregulation der Proliferations-/Differenzierungssignalkaskade am Beispiel der chronischen myeloischen Leukämie (nach v. Schilling et al.[4]).

(Abb. 3.**4**), wobei beide Geschlechter gleichmäßig betroffen sind. Die CML ist bei Kindern außerordentlich selten, kommt aber vor. Dagegen ist die Diagnose einer „kongenitalen Leukämie" nur mit allergrößter Vorsicht zu stellen.

Klinisches Bild. Der Beginn der Erkrankung ist fast immer schleichend. Die **ersten Beschwerden** rühren oft von der zunehmenden *Milzvergrößerung* (Abb. 3.**5**) her: Druck und Völlegefühl im Oberbauch, manchmal Schmerzen, die in den Rücken ausstrahlen. Dazu kommen Atemnot, Müdigkeit, Schwäche, Gewichtsabnahme, Erbrechen und bisweilen Nachtschweiß; seltener sind Haut- und Zahnfleischblutungen oder auch eine allgemeine *Blutungsneigung* die alarmierenden Symptome. Öfters werden Knochenschmerzen angegeben. Auch ohne Infekte können bei den chronischen Leukosen subfebrile oder febrile Temperaturen vorkommen *(leukämisches Fieber)*.

Bei der **Untersuchung** des Patienten ist der Milztumor das hervorstechende Symptom. Er kann ein so erhebliches Ausmaß erreichen, daß er nach unten bis zum Beckenkamm reicht und nach rechts über die Nabellinie hinausgeht. Milzinfarkte, die äußerst schmerzhaft sein können, sind im Verlauf der Erkrankung keine Seltenheit. Meist ist auch die Leber vergrößert. Lymphknotenschwellungen sind selten. Myeloische Wucherungen können in allen Organen, vor allem in Lunge, Magen und Darm, den Tonsillen, der Haut, in Gehirn, Rückenmark und peripheren Nerven, im Innenohr und Augenhintergrund, auftreten. In gleicher Weise kommen Infiltrate auch in den Nieren vor. Als **Komplikation** aufgrund einer vermehrten Harnsäureproduktion wegen des gesteigerten Zellumsatzes besteht eine Neigung zu Nieren- und Blasensteinbildung (cave Anurie und Urämie!).

Laborbefunde. Im **Blutbild** ist die *Leukozytenzahl* nicht nur von Fall zu Fall sehr wechselnd, sondern weist auch beim gleichen Patienten erhebliche Schwankungen auf. Sie ist in der Regel stark erhöht und kann bis auf 500 000/μl ($500 \cdot 10^9$/l) und mehr ansteigen. Im Verlauf der Erkrankung kommt es stets zu einer mehr oder weniger stark ausgeprägten *Anämie* und *Thrombozytopenie*. In 60–80 % der Fälle können aber in den Initialstadien oder bei Eintreten einer akuten Verschlechterung auch stark erhöhte Thrombozytenwerte beobachtet werden (bis zu 600 000 oder sogar > 1 Mill./μl). Das Ausmaß der Anämie sowie das Verhalten der Blutplättchen (Thrombozytopenie oder Thrombozytose) sind für den Zeitpunkt des Beginns der Therapie von besonderer Bedeutung. Im **Differentialbild** findet man neben den reifen Granulozyten stets auch *unreife Zellformen* bis zu den Promyelozyten und Myeloblasten. Besonders typisch ist eine Vermehrung der Basophilen und Eosinophilen. Auch einzelne kernhaltige rote Vorstufen und Megakaryozytenkerne können im peripheren Blut auftreten.

Von differentialdiagnostischer Bedeutung für die Erkennung der CML ist das Verhalten der alkalischen Leukozytenphosphatase (Kap. Methodik,

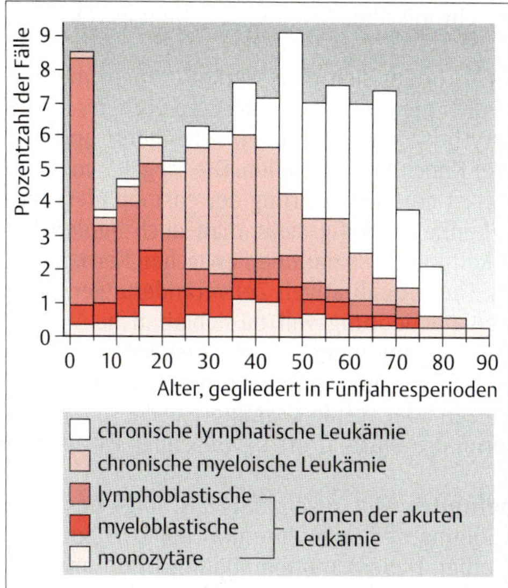

Abb. 3.**4** Altersverteilung der verschiedenen Leukämieformen (nach *Wintrobe*).

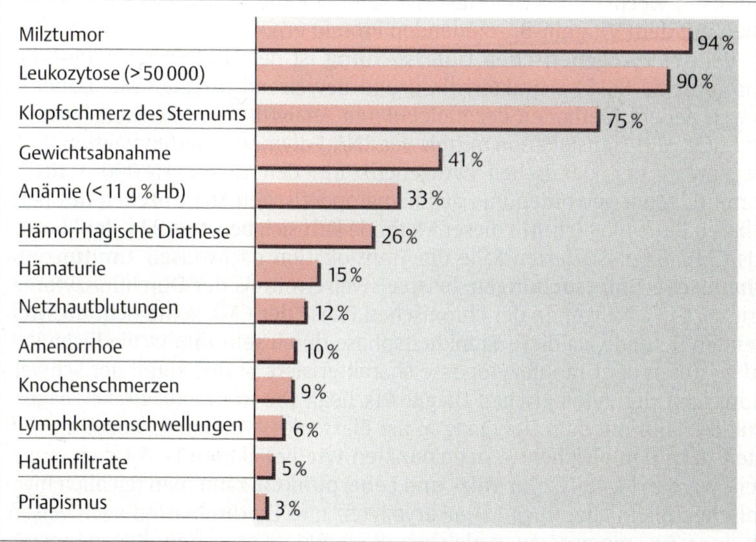

Abb. 3.**5** Symptomatologie der chronischen myeloischen Leukämie.

S. 608), deren Aktivität bei der chronischen Myelose regelmäßig stark erniedrigt ist oder völlig fehlt.

Im **Knochenmark** (Farbtafel II) findet sich eine starke Vermehrung der granulopoetischen Vorstufen, wobei die jüngeren Zellformen vorherrschend sind. Demgegenüber sind die erythropoetischen Zellen vermindert und betragen oft nur wenige Prozent der Knochenmarkszellen. Die Megakaryozyten sind bisweilen vermehrt, ebenso ist eine Vermehrung der eosinophilen und basophilen Vorstufen keine Seltenheit. Häufig sieht man auch *qualitative Zellveränderungen* in Form von Reifungsdissoziationen zwischen Kern, Zytoplasma und Plasmagranulation. Diese qualitativen Zellveränderungen sind differentialdiagnostisch aber wenig bedeutungsvoll, da sich ähnliche Ausreifungsstörungen auch bei anderen Erkrankungen mit stark gesteigerter Granulozytopoese finden. Bei noch nicht voll ausgeprägten Krankheitsbildern ist der Knochenmarkbefund im ganzen aber wenig charakteristisch, so daß im Beginn der Erkrankung das periphere Blutbild oft beweisender ist als der Markbefund.

Unter den **übrigen Laborbefunden** fällt regelmäßig als Folge des vermehrten Zellumsatzes eine Erhöhung der *Harnsäure* und der *LDH* auf. Die *BSG* ist immer deutlich beschleunigt. Dabei kann man häufig schon im Senkungsröhrchen einen Anhalt für die mehr oder weniger starke Vermehrung der Leukozyten im peripheren Blut gewinnen, da sich die Leukozyten als weiße Säule (buffy coat) über den Erythrozyten aufschichten. Das *Serumeisen* kann wechselnd stark erniedrigt sein, *Vitamin B_{12}* ist im Serum zusammen mit dem Vitamin-B_{12}-bindenden Protein erhöht.

Bei der **zytogenetischen Untersuchung** ist der Nachweis des Ph-Chromosoms (S. 172 f.) charakteristisch und beweisend für die CML. Dabei ist durch neuere Methoden der molekularen Analytik sein Nachweis bzw. der der BCR-ABL-Translokation mittels der RNA-Polymerasekettenreaktion (PCR) gegenüber der klassischen Zytogenetik um den Faktor 1:1000–1:10000 empfindlicher geworden und aus hämatopoetischen Stammzellen des peripheren Bluts möglich. Mit dieser Methode läßt sich bei etwa 92 % der klinisch als CML diagnostizierten Fälle die Translokation nachweisen. **Immunzytochemische Untersuchungen**, beispielsweise mittels der Durchflußzytometrie (S. 615), bringen in der chronischen Phase der CML keine richtungsweisenden Befunde, da diese Krankheitsphase durch sehr unterschiedliche Reifungsstufen der Granulozytopoese charakterisiert ist und somit der Schwerpunkt auf der zytologischen Diagnostik liegt. Die immunologische Diagnostik ist dann mit dem Übergang in die Blastenkrise indiziert, wobei die Blasten nach den gleichen Gesichtspunkten wie bei akuten Leukämien eingeteilt werden (S. 184 f.). Im **Milz- und Leberpunktat** kann man reichlich myeloische Zellen, aber auch Megakaryozyten und Erythroblasten nachweisen. In ihrer Zusammensetzung gleichen die Punktate etwa dem Knochenmarkbefund.

Therapie. Die Behandlung der CML wurde in den vergangenen Jahren ausgesprochen *komplex*. Busulphan wurde von Hydroxyurea, das sich bei einer niedrigeren Halbwertszeit besser steuern läßt und zudem weniger Nebenwirkungen zeigt, als *Zytostatikum* der ersten Wahl abgelöst. Dazu kamen neue Therapiemöglichkeiten wie die mit α-Interferon oder die Knochenmark- und Stammzelltransplantationen.

Eine **Indikation** zur Behandlung ist bei allen Patienten gegeben, bei denen ein Ph-Chromosom oder eine BCR-ABL-Translokation nachgewiesen wurde. Allerdings kann im *Anfangsstadium* der Erkrankung, wenn die Leukozytose nur mäßig ausgeprägt ist, keine Anämie besteht, die Milz nicht wesentlich vergrößert und das *Allgemeinbefinden* relativ gut ist, durchaus zugewartet werden, um mit dem Patienten die für ihn beste Behandlungsmöglichkeit zu finden.

> **!** So sollte bei Patienten unter 50 Jahre in erster Linie die Möglichkeit einer Knochenmarktransplantation erwogen werden, und eine HLA-Typisierung bei den nächsten Angehörigen (Geschwister) durchgeführt oder ein Fremdspender gesucht werden.

Auch wird vor Therapiebeginn eine Kryopräservierung mononukleärer Zellen aus dem peripheren Blut einschließlich hämatopoetischer Stammzellen empfohlen, die später als Autotransplantat oder Stammzellrescue im Falle einer therapieinduzierten Knochenmarksaplasie oder bei Nichtangehen eines allogenen Transplantats Verwendung finden können. Bei erheblicher Störung des Allgemeinbefindens, einer schweren Anämie, einem großen Milztumor oder einer Leukozytose von über 50000/μl ($50 \cdot 10^9$/l) sollte sofort mit der Behandlung begonnen werden.

Mittel der ersten Wahl zu Behandlung der CML ist *Hydroxyurea* (S. 522) in einer Anfangsdosierung von etwa 40 mg/kg/d oral. Die Leukozytenzahl fällt darunter relativ rasch ab, weshalb besonders in den ersten Behandlungswochen häufige Blutbildkontrollen erforderlich sind, um rechtzeitig die Dosis anzupassen. *Therapieziel* ist eine Leukozytenzahl von etwa 4000/μl ($4 \cdot 10^9$/l), wobei auch im Differentialblutbild zumeist keine Linksverschiebung der Leukozyten mehr besteht. Die *tägliche Erhaltungsdosis* liegt normalerweise zwischen 0,5 und 2 g. *Nebenwirkungen* treten relativ selten in Form von unspezifischen gastrointestinalen Symptomen oder Hauterscheinungen wie einer Haut- oder Nagelatrophie, einer Lichtdermatose sowie Wundheilungsstörungen auf. Läßt die Wirksamkeit von Hydroxyurea trotz Steigerung der Dosis nach, kann eine *Kombination* mit α-Interferon versucht werden.

Auch eine **primäre Monotherapie** mit *α-Interferon* (IFN-α, S. 542 f.) führt bei 70–80 % der Patienten zu stabilen hämatologischen Remissionen, wobei bei einem kleinen Teil (10–20 %) auch zytogenetisch keine Chromosomenanomalien mehr nachweisbar sind. Dabei haben die Patienten mit einer *zytogenetischen Remission* einen sicheren, die mit lediglich einer hämatologischen Remission einen möglichen Überlebensvorteil gegenüber Nonrespondern. Die *Anfangsdosierung* beträgt etwa 9 Mio. IE/d s.c. Sie wird bei einem Abfall der Leukozytenzahl auf eine *individuelle Erhaltungsdosis* reduziert, wobei das *Behandlungsziel* bei einer Leukozytenzahl zwischen 2000 und 4000/μl (2–4 · 10^9/l) oder einer zytogenetischen Remission besteht, bzw. bei Nichtansprechen nach zwei Wochen verdoppelt. Zu einer rascheren Zytoreduktion führt die Kombination von IFN-α mit Hydroxyurea. Eine **Therapieresistenz** ist anzunehmen, wenn sich die Leukozytenzahl nach achtwöchiger Behandlung nicht normalisiert hat. **Nebenwirkungen** treten unter der IFN-α-Therapie erheblich häufiger in Form von Myalgien, grippeähnlichen *Symptomen*, Appetitlosigkeit, Gewichtsabnahme, Haarausfall, peripheren Neuropathien oder depressiver Verstimmung in Erscheinung. Sie lassen sich z.T. durch Injektion am Abend oder die prophylaktische Gabe von Analgetika (z.B. 1 g Paracetamol etwa eine Stunde vor der IFN-α-Applikation) mildern.

Demgegenüber hat *Busulfan* (S. 517) seine Bedeutung in der Primärtherapie der CML wegen seiner erheblichen Nebenwirkungen verloren. Auch unter Standarddosierungen entwickelten sich nicht selten Knochenmarksaplasien und lebensbedrohliche Panzytopenien, Lungen- und Knochenmarksfibrosen sowie Gonadenschäden (Azoospermie bzw. sekundäre Amenorrhoe). Es findet nur noch Verwendung als Reservemedikament bei Unverträglichkeit oder fehlender Wirksamkeit von Hydroxyurea oder IFN-α. Wegen seiner schlechten Steuerbarkeit sollte die Leukozytenzahl nicht unter 20000/μl (20 · 10^9/l) abgesenkt werden.

Andere, bei der CML wirksame Zytostatika sind *Arabinosyl-Cytosin* (Cytarabin, Ara-C, S. 521), das in **Kombination** mit Hydroxyurea oder INF-α eingesetzt wird, sowie *Chlorambuzil, Zyklophosphamid* und *Prokarbazin*, die als „dritte Wahl“ betrachtet werden können.

> **!** Bei allen diesen therapeutischen Maßnahmen ist dringend eine Begleitmedikation mit Allopurinol (300 mg/d) zur Nierenstein- und Gichtprophylaxe indiziert.

Die **allogene Knochenmarktransplantation** (KMT) ist die einzige Behandlungsweise mit möglichem *kurativem* Anspruch, während die autologe KMT wegen der Kontamination des gewonnenen Knochenmarks mit Ph-positiven Stammzellen mit heutigen Techniken diese Option kaum erfüllen kann[9, 10]. Durch die *autologe* Transplantation von in der chronischen Phase gewonnenen, kryopräservierten Stammzellen kann allenfalls nach entsprechender Konditionierung und Retransfusion dieser Stammzellen im Blastenschub der Krankheitsprozeß in die chronische Phase zurückgeführt werden. Die Prinzipien der KMT werden an anderer Stelle ausführlich besprochen (S. 564f.).

Die **Strahlentherapie** spielt bei der Behandlung der CML keine wesentliche Rolle. Sie kann zur Bestrahlung der Milz, wenn diese sehr groß ist und erhebliche Beschwerden bereitet, oder von schmerzhaften Knocheninfiltaten indiziert sein.

Eine **Splenektomie** hat keinen grundsätzlichen Einfluß auf den Verlauf der Erkrankung. Zu erwägen ist diese Operation, wenn bei sehr starker Milzvergrößerung eine kaum beeinflußbare Anämie (innerer Erythrozytenverlust), ein schweres hämolytisches Syndrom oder eine bedrohliche Thrombozytopenie (Hyperspleniesyndrom) auftritt. Zuvor sollte jedoch durch eine Untersuchung mit Radioisotopen der gesteigerte zytoklastische Effekt der Milz gesichert werden.

Für die **Behandlung der akzelerierten Phase** sind keine einigermaßen gesicherten Vorschläge zu machen. Eine Primärbehandlung mit Hydroxyurea kann auf Busulfan umgestellt oder IFN-α mit Hydroxyurea kombiniert werden.

Die **Therapie der Blastenkrise** erfolgt nach den gleichen Gesichtspunkten wie bei der akuten myeloischen Leukämie (S. 204) oder der lymphatischen Leukämie (S. 213), wenn es sich um lymphatische Blasten handelt. Zwar erreichen nur wenige Patienten eine zweite chronische Phase, doch werden bei den meisten Patienten die Blastenzahl und das subjektive Befinden positiv beeinflußt.

Der im Verlauf von chronischen myeloischen Leukämien nicht sehr häufige *Priapismus* ist außerordentlich schwer beeinflußbar. Die Therapie der Wahl ist heute der perineale doppelseitige *kavernospongiöse Shunt*. Da der Priapismus bei längerem Bestehen fast immer mit einer definitiven Impotentia coeundi endet, ist ein rasches Handeln indiziert. Alle anderen Behandlungsversuche (präsakrale und peridurale Anästhesie, Radiotherapie des Genitalzentrums im Sakralmark oder des Penis, Spülungen der Corpora cavernosa mit physiologischer Kochsalzlösung) sind obsolet. Bei bestehendem Priapismus ist darauf zu achten, daß der Patient regelmäßig katheterisiert wird.

Prognose und Verlauf. Trotz der in den letzten Jahrzehnten entwickelten differenzierten Behandlungsverfahren ist die **Prognose** der CML auch heute noch ungünstig. Die durchschnittliche Lebenserwartung beträgt etwa 4–5 Jahre. Längere Verläufe bis zu 10–15 Jahren Dauer kommen vor, sind aber vergleichsweise selten.

Im **Verlauf** dieser *chronischen Phase* entwickelt sich – oft ohne auffallende klinische oder hämatologische Symptome – eine stärkere Zunahme der Myeloblasten mit zunehmender Resistenz gegenüber der Initialtherapie. Man spricht dann von einer *akzelerierten Phase* der Erkrankung (Prozentsatz der Myeloblasten im peripheren Blut über 20 %).

Über 80 % der Kranken mit CML gehen in eine *akute Phase* über. Daran konnten auch die modernen Behandlungsverfahren nichts ändern. Sie beginnt bei einigen Kranken *dramatisch* mit Fieber, rapidem Anstieg der Myeloblasten im peripheren Blut und Absinken der halbreifen und reifen Granulozyten sowie einem Abfall der Thrombozyten- und Erythrozytenwerte. Solche Zustände werden als **Blastenkrise** (oder auch als Myeloblastenschub oder myeloblastäre Metamorphose) bezeichnet.

Sie ist dadurch definiert, daß die Zahl der Myeloblasten und Promyelozyten mehr als 30 % aller kernhaltigen Zellen im peripheren Blut bzw. mehr als 50 % im Knochenmark ausmacht. Hinzu kommen meist *Fieber*, das nicht durch Infekte zu erklären ist, sowie die erwähnte Anämie und Thrombozytopenie.

Bemerkenswerterweise sind in etwa 1/3 der Krankheitsfälle im Blastenschub die Blasten grobschollig PAS-positiv, entsprechen also zytochemisch den Lymphoblasten. Auch ihre Oberflächenmarker (S. 300f.) können lymphozytische Merkmale aufweisen. Oftmals entwickeln sich *akute Schübe* erst in einzelnen Organen, wie Milz und Lymphknoten. Das Knochenmark kann dann noch längere Zeit die typischen Merkmale der CML aufweisen.

Chronische Erythroleukämie (chronische erythroleukämische Myelose, chronische Erythroleukose)

Finden sich außer den jungen Vorstufen der Granulopoese im Differentialblutbild auch konstant kernhaltige Vorstufen der Erythropoese in höherem Prozentsatz, so muß an eine chronische Erythroleukämie gedacht werden.

Sie unterscheidet sich von den chronischen myeloischen Leukämien lediglich dadurch, daß neben der Granulozytopoese auch die Bildung der roten Blutkörperchen von dem Krankheitsgeschehen ergriffen ist. Eine Abgrenzung ist nur durch das *Knochenmarkpunktat* möglich. Hier finden sich neben entsprechenden Veränderungen wie bei der CML auch innerhalb der Erythropoese *quantitative* und *qualitative* Abweichungen von der normalen Zusammensetzung (u.a. PAS-positive erythropoetische Vorstufen). Die Erythropoese ist stark gesteigert, bisweilen liegen die erythrozytopoetischen Zellen inselförmig in kleineren Synzytien zusammen. Von einer chronischen Erythroleukämie kann man jedoch nur dann sprechen, wenn der Prozentsatz der Erythroblasten im Knochenmark deutlich höher ist als im *peripheren Blut*.

Im klinischen Bild, in Verlauf, Therapie und Prognose unterscheiden sich die chronischen Erythroleukämien nicht von den chronischen myeloischen Leukämien.

Ähnliche periphere Blutbilder wie bei echten chronischen Erythroleukämien können auch im Verlauf **anderer Erkrankungen** vorkommen, die im übrigen mit den Leukämien nichts gemein haben (symptomatische Erythroleukämien, erythroleukämoide Reaktionen). Am häufigsten werden sie gesehen bei *Tumoren* mit Knochenmarkmetastasen (Karzinome, Sarkome, Hypernephrome, Myelome), ganz vereinzelt auch im Verlauf schwerer *hämolytischer Krisen*. Sie sind in der Regel Ausdruck einer extramedullären Blutbildung. In vielen Fällen gelingt es, durch eine Knochenmarkpunktion mit Nachweis entsprechender Tumorzellen die Ursache der beschriebenen Blutbildveränderungen zu klären.

Osteomyelosklerose/-fibrose (OMS)

Ätiologie und Pathogenese. Die Krankheit hat in ihrer Symptomatologie viel Ähnlichkeit mit der chronischen myeloischen Leukämie. Sie wird, ebenso wie diese, dem Formenkreis des *myeloproliferativen Syndroms* zugerechnet. Ihre wichtigsten **Symptome** sind eine zunehmende Fibrosierung bzw. Sklerosierung des blutbildenden Knochenmarks und eine infolge der metaplastischen Verlagerung der Blutbildung in Milz und Leber manchmal gigantische Vergrößerung dieser Organe sowie charakteristische Veränderungen des Blutbildes.

Von der Krankheit werden vorwiegend Erwachsene, vor allem jenseits des 40. Lebensjahres, betroffen. Männer und Frauen erkranken etwa gleich häufig.

Klinisches Bild. Der Beginn der Erkrankung ist schleichend mit zunehmender Anämie. Bemerkenswert ist, daß die Kranken in ihrer Anamnese gehäuft *rheumatische Beschwerden* und *unklare Fieberschübe* angeben. Die *Milz* nimmt meist im Verlauf mehrerer Jahre an Größe zu und kann schließlich solche Ausmaße erreichen, daß sie den ganzen Bauchraum ausfüllt. Auch die *Leber* ist in der Regel deutlich vergrößert. Es ist interessant, daß die Leber bei denjenigen Kranken, bei denen aus irgendeinem Grunde eine Splenektomie duchgeführt worden ist, infolge einer besonders intensiven metaplastischen Blutbildung ungewöhnlich große Ausmaße annehmen kann. Parallel zur Ausbildung einer metaplastischen Hämatopoese nimmt die Größe der betroffenen Organe (z.B. Niere) oft erheblich zu.

Laborbefunde. Im **Blutbild** zeigt sich eine mehr oder weniger ausgeprägte *normochrome Anämie*. Die *Leukozytenwerte* sind meist normal oder leicht erhöht. Doch gibt es auch Fälle, bei denen entweder lange Zeit eine Leukozytopenie oder sehr hohe Leukozytenwerte bis zu 100000/μl vorkommen. Desgleichen kann man bisweilen im Initialstadium jahrelang eine Überhöhung der roten Blutwerte beobachten, so daß dann die Abgrenzung gegen eine Polycythaemia vera schwierig ist. Im *Differentialblutbild* sieht man eine Aniso- und Poikilozytose. Typisch ist die pathologische Linksverschiebung mit Vorkommen aller jugendlichen Granulozytenformen von den Myeloblasten bis zu den Segmentkernigen (als Folge der metaplastischen Blutbildung in Milz und Leber!). Daneben sieht man immer *kernhaltige rote Vorstufen*. Die

Thrombozytenwerte sind in der Regel vermindert, aber nur selten so hochgradig, daß eine ausgesprochene Blutungsbereitschaft entsteht. In den Anfangsstadien können die Thrombozyten vorübergehend erhöht sein. Die *Retikulozyten* sind meist vermehrt.

Bei der **zytochemischen Untersuchung** ist die Aktivität der alkalischen Leukozytenphosphatase (ALP) meist erhöht oder normal.

Zytogenetische Untersuchungen zeigen keine chromosomalen Abweichungen. Es werden jedoch Chromosomenanomalien verschiedenster Art (Trisomien [besonders häufig in der C-Gruppe], Deletionen, Translokationen, Hyper- und Hypoploidie) beschrieben.

Das **Knochenmark** ist in den fortgeschrittenen Fällen sehr zellarm, weshalb bei der Knochenmarksaspiration nur wenig Material gewonnen wird. Daher ist die Knochenmarkbiopsie obligat. Der histologische Befund hängt vom Stadium der Erkrankung ab, wobei anfangs das Bild nicht von anderen Erkrankungen des myeloproliferativen Formenkreises zu unterscheiden ist. Man sieht bei einer vermehrten Zelldichte eine Steigerung der Erythro- und Granulozytopoese und Vermehrung oft atypischer Megakaryozyten (besonders Mikrokaryozyten). Dabei ist gelegentlich eine Verdickung einzelner Fasern als *Frühsymptom* zu erkennen. Im weiteren *Verlauf* kommt es zunehmend zu einer Faservermehrung, zur Umwandlung retikulärer in kollagene Fasern und zur Neubildung kollagener Fasern. Im *Endstadium* findet sich in den Markräumen zwischen der spongiösen Knochenstruktur ein lockeres, wirres, nur noch von wenigen Retikulinfasern durchsetztes kollagenes, zunächst noch zellreiches Bindegewebe, welches das blutbildende Knochenmark ersetzt hat.

Im **Milzpunktat** sieht man *zytologisch* neben den prozentual verminderten typischen Zellen der lymphatischen Reihe reichlich unreife Vorstufen der Erythro- und Granulozytopoese sowie Megakaryozyten. *Histologisch* ist die Milz teilweise erheblich umgebaut, so daß die ursprüngliche Follikelstruktur nicht mehr zu erkennen ist.

Unter den **übrigen Laborbefunden** ist die *BSG* meist mittelgradig beschleunigt; im Unterschied zu den chronischen myeloischen Leukämien ist der *Serumeisenwert* oft erhöht, der Vitamin-B_{12}-Spiegel normal.

Das **Röntgenbild** zeigt nur bei den mit Osteosklerose einhergehenden Formen typische Veränderungen: Diese sind gekennzeichnet durch Umbauerscheinungen des Knochens mit einem Nebeneinander von Abbau- und Anbauzonen. Es ergibt sich daraus ein für dieses Krankheitsbild typischer „Baustil", der röntgenologisch meist gut erkennbar ist.

Therapie. Eine spezifische Behandlung der OMS besteht nicht. Zur Verkleinerung der meist erheblich vergrößerten Milz und zur Verminderung der durch sie verursachten Symptome (Schmerzen, Hydronephrose, portale Hypertension, Hyperspleniesyndrom u.a.) kann eine **palliative Therapie** indiziert sein. Dabei ist man von der grundsätzlichen Abneigung gegen Zytostatika, deren Anwendung als kontraindiziert betrachtet wurde, abgekommen. Gerade mit *Hydroxyurea*, aber auch mit *Busulfan*, in Dosierungen, die niedriger sind als in der Behandlung anderer myeloproliferativer Erkrankungen, können gute Therapieerfolge erzielt werden. Auch die Gabe von *α-Interferon* (Initialdosis ca. 5 Mio. IE/d, später weniger) kann zu ähnlich guten Ergebnissen führen. Bei einer, die Chemotherapie verbietenden Granulo- und/oder Thrombozytopenie kann eine **Bestrahlung der Milz** durchgeführt werden. Sie wird prinzipiell mit sehr kleinen Einzeldosen begonnen, die später gesteigert werden. Bei allen diesen Therapiemaßnahmen sind häufige Blutbildkontrollen zwingend erforderlich.

Die **Splenektomie** kann nach dem Nachweis eines Hyperspleniismus mit Radioisotopen und einer genügenden Blutbildung in Leber und Knochenmark indiziert sein. Der Eingriff ist jedoch bei der für diese Erkrankung üblich großen Milz risikoreich. Auch wird ein nachhaltiger Dauererfolg der Milzextirpation besonders bezüglich der Lebenserwartung der Patienten in Frage gestellt.

Prognose. Sie ist relativ gut. Die typischen Fälle weisen einen verhältnismäßig langsamen Verlauf und eine Gesamtdauer von 1–2 Jahrzehnten auf. Daneben gibt es aber auch akute Formen, die sich rasch entwickeln, einen bösartigen Verlauf haben und innerhalb kurzer Zeit (1–2 Jahre) zum Tode führen.

Marmorknochenkrankheit (Albers-Schönberg)

Sie ist in ihren klinischen Erscheinungen der Osteomyelosklerose sehr ähnlich. Typisch ist der **Beginn** in der Kindheit. Im Verlauf der Erkrankung kommt es zu einer Ausfüllung der Markhöhle mit Knochensubstanz und einer Verdrängung des blutbildenden Markes. Schließlich kann die Kompakta die ganze Markhöhle einnehmen, so daß *typische Röntgenbilder* entstehen. Die Patienten zeigen eine Neigung zu Spontanfrakturen. Die aus dem Knochenmark verdrängte Blutbildung wird in Milz und Leber angesiedelt. Auf diese Weise bilden sich im Laufe der Erkrankung große Milztumoren heraus. Das *Blutbild* ist ähnlich wie bei den Osteomyelosklerosen. Die **Befunde** der Röntgenuntersuchung und der Knochenmarkpunktion sind oft diagnostisch wegweisend.

Akute Leukämien (AL, akute Leukosen, unreifzellige Leukosen)

Akute Leukämien sind maligne monoklonale Erkrankungen hämatopoetischer Stammzellen. Es sind auch heute noch prognostisch ernste, therapeutisch schwierige Erkrankungen mit stark wechselnden Symptomen. Ihr hervorstechendes **Charakteristikum** im Blutbild ist das Nebeneinander von einerseits reifen Granulozyten und Lymphozyten und andererseits ganz jungen Zellen der Granulo- oder Lymphozytopoese, während die halbreifen Vorstufen der weißen Blutkörperchen (vor allem Myelozyten und Metamyelozyten) meist fehlen (Hiatus leucaemicus, Abb. 3.**2**, S. 165). Nach dem **Ursprung** der entarteten Zelle werden *akute myeloische* von *lymphatischen* Leukämien unterschieden, die sich nach verschiedenen zytochemischen, zytogenetischen und immunologischen Kriterien weiter unterteilen lassen. Im **peripheren Blut** finden sich fast regelmäßig eine Anämie und eine Thrombozytopenie mit ihren Folgeerscheinungen; die Leukozytenzahl ist meistens erhöht, doch kann sie auch normal oder erniedrigt sein.

An einer akuten lymphatischen Leukämie erkranken 3–4 Menschen pro 100 000 und Jahr, wobei ein erster Altersgipfel unter 15 Jahre liegt und die Inzidenz nach dem 50. Lebensjahr wieder ansteigt. Bei der akuten myeloischen Leukämie beträgt die jährliche Inzidenz im Alter unter 40 Jahren bei 1:100 000 und steigt mit zunehmendem Alter auf 10:100 000 an[11]. Männer erkranken etwas häufiger als Frauen.

Einteilung der akuten Leukämien. Eine Einteilung der akuten Leukämien nach zytomorphologischen und zytochemischen, aber auch zytogenetischen, molekulargenetischen und immunologischen Kriterien ist für die Behandlungsstrategie und zur Beurteilung der Prognose von größter Bedeutung.

Die **zytomorphologischen und zytochemischen Methoden** beruhen auf einer lichtmikroskopischen Beurteilung der Zellen im nach verschiedenen Verfahren gefärbten *Blut-* und *Knochenmarksausstrich*. Die klassische und primär durchgeführte *Färbung* ist in der Regel die panoptische May-Grünwald-Giemsa-Färbung nach Pappenheim (S. 604) zur Beurteilung der Zellmorphologie und eventueller Zelleinschlüsse wie Granula oder Auer-Stäbchen. Mit zytochemischen Verfahren lassen sich für bestimmte Zellen spezifische intrazelluläre Enzymaktivitäten (Peroxidase und unspezifische Esterasen, S. 607 und S. 613) oder Glykogen (PAS-Färbung, S. 611) nachweisen. Auf der Synopsis dieser Befunde beruht die FAB-(French-American-British-)Klassifikation der akuten Leukämien[12] (Tab. 3.**2** u. Tab. 3.**3**).

Mit **zyto- und molekulargenetischen Methoden** lassen sich spezifische chromosomale Aberrationen und daraus resultierende molekulargenetische Veränderungen nachweisen. Der Nachweis von *Chromosomenanomalien* ist als Verlaufskontrolle für die Beurteilung des Therapieerfolgs und damit für die Prognose von entscheidender Bedeutung. Molekulargenetisch können beispielsweise mittels der *Polymerasekettenreaktion* (PCR) noch genetische Veränderungen nachgewiesen werden, wenn morphologisch und zytogene-

Tabelle 3.2 Morphologische Differenzierung der akuten myeloischen Leukämien (* nach Ludwig u. Thiel[14])

Erkrankung	FAB-Klassifikation	Zelltyp	Auer-Stäbchen	Granula	Häufigkeit (%)*
akute unreifzellige Leukämie	(AML-M0)	myeloblastär, minimal differenziert	–	–	2–10
akute myeloblastische Leukämie ohne Reifezeichen	AML–M1	myeloblastär, wenig differenziert	(+)	(+)	15–20
akute myeloblastische Leukämie mit Reifezeichen	AML–M2	myeloblastär, differenziert	+	+	30
akute Promyelozytenleukämie	AML-M3	promyelozytär	++	++	5–10
akute myelomonozytäre Leukämie	AML–M4	myeloblastär, monozytär	(+)	+	15–25
akute myelomonozytäre Leukämie	AML–M4Eo	wie M4 mit Eosinophilie (> 5 %)	(+)	+	
akute Monoblastenleukämie	AML–M5a	monoblastär	–	–	10–15
akute Monozytenleukämie	AML–M5b	monozytär	–	–	
akute Erythroleukämie	AML–M6	myeloblastär, erythroblastär	–	(+)	3–4
akute Megakaryozytenleukämie	AML-M7	megakaryoblastär	–	–	2–4

Tabelle 3.3 Zytochemische Differenzierung der akuten myeloischen und lymphatischen Leukämien

FAB-Bezeichnung	Peroxidase, Sudan-Schwarz	Periodic-Acid-Schiff (PAS)	α-Naphthyl-acetat-Esterase	Saure Phosphatase (ungehemmt)	Naphthol-AS-D Chlor-acetat-Esterase	TdT-Reaktion	Saure Phosphatase	α-Naphthyl-butyrat	β-Glucuronidase
						in Lymphozyten			
(M0)	0	negativ	< 3 %	< 3 %	0	–	–	–	–
M1	3–25 %	leicht diffus	0–15 %	< 3 %	0–15 %	–	–	–	–
M2	> 50 %	positiv diffus	3–25 %	0–15 %	15–30 %	–	–	–	–
M3	> 50 %	positiv diffus	15–30 %	3–25 %	> 50 %	–	–	–	–
M4	> 25 %	stärker positiv diffus	> 25 %	3–25 %	3–25 %	–	–	–	–
M5	0–15 %	stärker positiv diffus	> 50 %	0–15 %	0–15 %	–	–	–	–
M6	0	positiv schollig	15–30 %	3–25 %	0	–	–	–	–
M7	0	leicht feingranulär	0–15 %	0–15 %	0	–	–	–	–

Fortsetzung Tabelle 3.3

FAB-Bezeichnung	Peroxidase, Sudan Schwarz	Periodic-Acid-Schiff (PAS)	α-Naphthylacetat-Esterase	Saure Phosphatase (ungehemmt)	Naphthol-AS-D Chloracetat-Esterase	TdT-Reaktion	Saure Phosphatase	α-Naphthylbutyrat	β-Glucudase
						in Lymphozyten			
L1 und L2	0	positiv schollig	0–15 %	fokal über 25 % bei T-Zell-ALL	0	meist positiv	fokal positiv	fokal positiv bei T-ALL	fokal positiv
L3	0	positiv schollig	0–15 %	meist < 3 %	0	meist negativ	–	–	–

tisch keine pathologischen Zellen mehr gefunden werden können. Auf diesen Methoden beruht die MIC-(morphologic-immunologic-cytogenetic-) Klassifikation[13] (Tab. 3.**4**).

Immunologische Methoden lassen eine präzisere *Typisierung* mit morphologischen und zytochemischen Untersuchungsmethoden nur schwer einzuordnender myeloischer Leukämien zu, wobei hier die diagnostische Treffsicherheit von 80 % auf 95 % ansteigt. Die Domäne der Immunzytochemie ist allerdings die Einteilung der lymphatischen Leukämien in ihre *Subtypen* und *Zuordnung* zur B-, T- und sehr selten zur NK-Zellreihe (Tab. 3.**5**).

Klinisches Bild. Der **Beginn** ist im Gegensatz zu den chronischen Leukämien meist plötzlich und alarmierend. Die Kranken klagen über Mattigkeit, Abgeschlagenheit, Kopfschmerzen, Atemnot und Schlaflosigkeit. Als Folge der Verminderung reifer, funktionstüchtiger Leukozyten besteht eine erhöhte Infektionsbereitschaft, oft mit schwerer nekrotisierender Tonsillitis, Stomatitis, Zahnfleischnekrosen, Noma der Wangen und Gangrän des harten Gaumens. Nicht selten entwickeln sich schon zu Beginn der Erkrankung oder in deren Verlauf perianale Entzündungen und Abszesse, die häufig von entzündeten oder thrombosierten Hämorrhoidalknoten oder Schleimhautfisteln ausgehen, sehr schmerzhaft und quälend sein können und therapeutisch kaum beeinflußbar sind.

Aber auch ohne nachweisbare entzündliche Erscheinungen tritt oft hohes Fieber (Abb. 3.**6**) auf, meistens in Form einer Kontinua oder mit septischem Charakter. Häufig hat dieses, möglicherweise durch den Krankheitsprozeß selbst bedingte Fieber (*systemisches Fieber*) einen vom üblichen Fieberverlauf abweichenden Rhythmus: Die höchste Temperaturspitze fällt in die frühen Morgen- oder in die Vormittagsstunden, während das Fieber gegen Abend eine rückläufige Tendenz zeigt.

Gleichzeitig entwickelt sich sehr oft eine *Blutungsbereitschaft* mit Blutungen aus Zahnfleisch, Nase, Magen-Darm-Kanal und Urogenitaltrakt. Diese wird entweder durch eine bedrohliche Verminderung der Blutplättchen ausgelöst, durch einen Mangel an einzelnen oder mehreren Gerinnungsfaktoren (Faktor-XIII-Mangel), durch eine gesteigerte Fibrinolyseaktivität oder durch eine Verbrauchskoagulopathie.

Milz, Leber und Lymphknoten sind bei den verschiedenen Krankheitsformen im unterschiedlichen Maße vergrößert. Bei einem Teil der *lymphoblastären* Formen (ALL, S. 200) sind Lymphknoten- und Milzschwellungen oft vorhanden, während sie im Verlauf der *myeloblastären* Formen (AML, S. 197) selten sind. Da die makroskopische Schnittfläche infiltrierter Lymphknoten bei akuten Leukämien oft eine grünliche Verfärbung zeigt, wurden diese früher vielfach auch als *Chlorome* bezeichnet.

Oftmals sehr schmerzhafte, röntgenologisch nachweisbare *Skelettveränderungen* sind im Verlauf akuter Leukämien bei Kindern keine Seltenheit

Tabelle 3.**4** MIC-Klassifikation der akuten myeloischen Leukämien (nach Ludwig u. Thiel[15], v. Schilling, Duyster u. Herrmann[16], Second MIC Cooperative Group[17])

MIC-Klassifikation	Morphologie FAB-Subtyp	Immunphänotypische-Merkmale	Chromosomen-Anomalien	Häufigkeit (%)
M1/t(9;22)	M1 (M2, M4)		t(9;22)(q34;q11)	2
M1/inv(3)	M1 (M2, M4, M7)		inv(3)(q21;q26)	> 1
M2/t(8;21)	M2 (M1, M4)	CD19+, CD34+, CD56+, CD117+	t(8;21)(q22;q22)	12
M2/t(6;9)	M2 oder M4 mit Basophilie		t(6;9)(p23;q34)	1
M2Baso/t(12p)	M2 (M2, M4, M6) mit Basophilie		t/del(12)(p11;p13)	3
M3/t(15;17)	M3/M3V	HLA-DR-, CD34-, CD2±, CD9±	t(15;17)(q22;q11)	12
M4/+4	M4 (M1, M2)		+4	1–2
M4Eo/inv(16)	M4Eo (M5, M2)	CD2+	inv/del(16)(p13;q22)	9
M5a/t(11q)	M5 (M4, M1, M2)		t/del(11q23)	5–6
M5b/t(8/16)	M5 (M4) mit Phagozytose	CD14+, CD64+	T(8;16) (p11;p13)	< 1

Tabelle 3.**5** Immunologische Subtypen der akuten lymphatischen Leukämie (nach U. Creutzig, M. Schrappe[15]; D. Hoelzer, N. Gökbuget, R. Arnold[16]; D. Ludwig, E. Thiel[14]; A. Thews[17])

Zeichenerklärung: ±: Antigenexpression ist variabel, **cy:** intrazytoplasmatische Genexpression, **TdT:** terminal deoxynukleotidyl transferase (ungeclustert), **TCR:** T-Zell-Rezeptor (ungeclustert)

Subtyp	**Oberflächen-antigene**	**Zytogenetik/ Molekulargenetik**	**FAB-Klassifikation**	**Häufigkeit (%) Kinder**	**Erwachsene**
B-Vorläufer-ALL					
Prä-Prä-B-ALL	CD19+, CD34+, TdT+	t(4;11)(q21;q23)	L1 oder L2	5	11
Common-ALL	CD19+, CD10+, CD34±, TdT±	t(9;22)(q34;q11); del(6q), t/del(9p); t/del(12p), t/dic(9;12)(p11–12; p11–12); hyperdiploid (>50 Chr.)	L1 oder L2	65	51
Prä-B-ALL	cyμ+, CD19+ CD10+, CD20±	t(1;19)(q23;p13); t(9;22)(q34;q11); del(6q); hyperdipoid (> 50 Chr.)	L1 (selten L2)	15	10
reife B-ALL	IgM+, κ/λ+, CD19+, CD20+, CD10±	t(8;14)(q24;q32); t(8;22)(q24;q11); t(2;8)(q24;q11)	L3	3	4

Fortsetzung Tabelle 3.5

Subtyp	Oberflächen-antigene	Zytogenetik/ Molekulargenetik	FAB-Klassifikation	Häufigkeit (%) Kinder	Erwachsene
T-Linien-ALL					
Prä-Prä-T-ALL	CD5+, CD7+, CD34+, CD10±		L1 oder L2	5	6
Common-ALL	cyCD3+, CD2+, CD5+, CD7+, TdT+, CD4±, CD8±, CD10±, CD34±	t(11;14)(p13;q11); t(10;14)(q24;q11); t(8;14)(q24;q11); del(6q); t/del(9p)	L1 oder L2		
frühe T-ALL	CD1+, CD2+, CD5+, CD7+, CD3±, CD4±, CD8±, CD10±		L1 oder L2	6	
reife T-ALL	CD2+, CD3+, CD5+ CD7+, CD4±, CD8±		L3	2	18
Akute Leukämien der NK-Zellreihe (LGL-Leukämien)					
T-LGL-Leukämie	CD3+, CD16+, CD8 oder CD4+, αβ- oder γδ-TCR+				
NK-LGL-Leukämie	CD16+, CD56+, CD57±, CD3–				

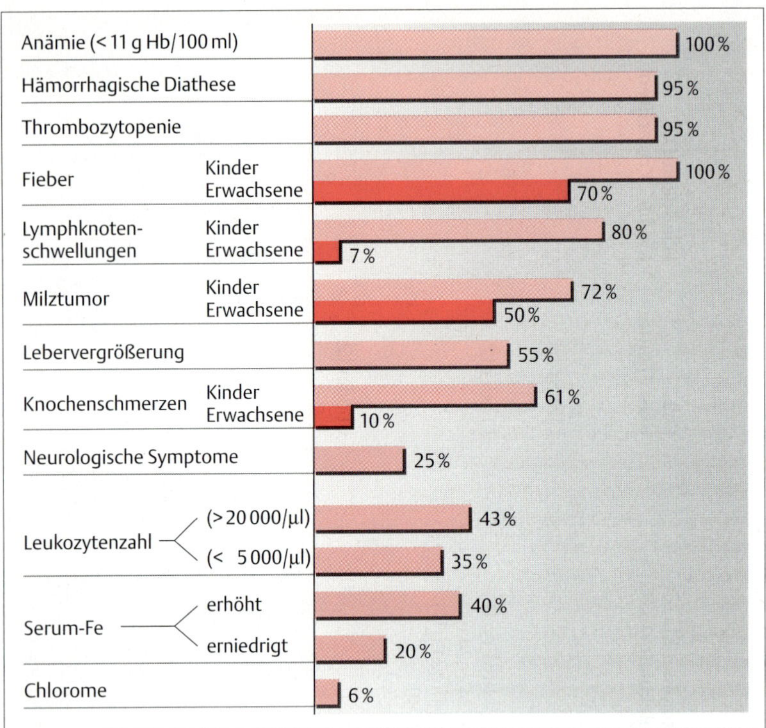

Abb. 3.**6** Symptomatologie der akuten Leukämie.

(25–76 % aller Kinder). Bei Erwachsenen ist eine Knochenbeteiligung viel seltener.

Leukämische Infiltrate können sich in sämtlichen Organen entwickeln. In der Haut ist ihr Nachweis einfach. Doch können auch die verschiedensten neurologischen Symptome mit Herdzeichen und charakteristischen Allgemeinerscheinungen durch leukämische Infiltrate im Zentralnervensystem ausgelöst werden.

Das *Sensorium* der Kranken trübt sich in fortgeschrittenen Stadien mehr und mehr. Unmittelbare **Todesursache** sind entweder schwere, unbeherrschbare Infekte oder eine unbeeinflußbare Blutungsbereitschaft, die schließlich eine Gehirnblutung zur Folge haben kann.

Eine spezielle **Komplikation** der akuten (vor allem lymphoblastischen) Leukämie ist die *Meningiosis leucaemica*, zu der es während der spezifischen Behandlung in bis zu 60 % der Krankheitsfälle besonders dann kommt, wenn eine *Teil-* oder *Vollremission* eingetreten ist. Die Kranken klagen über Kopfschmerzen oder andere Allgemeinsymptome. Hinzu kommen bald eine Nackensteifigkeit und ein Meningismus. Beweisend ist das *Lumbalpunktat*, das eine mehr oder weniger ausgeprägte Pleiozytose und eine Eiweißvermehrung zeigt. Eine klare Entscheidung ermöglicht die zytologische Untersuchung des Liquors, in dem sich im positiven Fall eine große Anzahl unreifer Blutzellen nachweisen läßt.

Eine ebenfalls häufige Komplikation, die ca. 10 % der männlichen Kinder mit ALL betreffen soll, ist der Befall der Hoden. Auch sie entwickelt sich vorwiegend bei Langzeitremission.

Laborbefunde. Im **Blutbild** kann die *Leukozytengesamtzahl* normal, erhöht oder vermindert sein. Bei typisch verlaufenden Erkrankungen findet sich eine Leukozytose mit durchschnittlich 30 000 Zellen/µl ($30 \cdot 10^9$/l). Werte bis 100 000/µl sind nicht selten. Bei etwa einem Viertel der Kranken besteht eine Verminderung der Leukozytenzahl unter 500/µl ($0{,}5 \cdot 10^9$/l). Die *Blutplättchen* sind meist bereits zur Zeit der ersten Untersuchung vermindert. Die Zahl der *roten Blutkörperchen* ist so gut wie immer von vornherein stark vermindert. Anämiesymptome gehören daher zu den Initialerscheinungen der meisten Kranken mit akuter Leukämie.

Im *Blutausstrich* sieht man, abhängig vom Ausmaß der vorhandenen Anämie, eine ausgeprägte Aniso- und Poikilozytose der Erythrozyten. Das weiße Blutbild zeigt den oben erwähnten Hiatus leucaemicus mit dem Nebeneinander von gut ausgereiften und ganz unreifen Leukozyten, wobei sich – wenn nicht im normalgefärbten Ausstrich – mit verschiedenen zytochemischen Färbungen Myelo- und Lymphoblasten unterscheiden lassen.

Oft findet man im Zytoplasma der myeloischen Vorstufen bei der üblichen panoptischen Färbung rötlichviolette stäbchenförmige Einschlüsse, die *Auer-Stäbchen* genannt werden und ausschließlich bei der AML vorkommen. Trotz der Vielfalt der Einzelzellen wirkt das Gesamtbild relativ uniform.

Ein wesentliches Unterscheidungsmerkmal sind **zytochemische Enzymdarstellungen**, die bei leukämischen Fällen im Blutbild, aber auch im Knochenmarkausstrich durchführbar sind. Wie aus Tab. 3.**3**, S. 186 ersichtlich, spielen dabei die Peroxidase-, die Esterase- und die PAS-Reaktion eine führende Rolle, wobei ein positiver Ausfall der Peroxidasereaktion der myeloblastären, der Esterasereaktion der monoblastären bzw. -zytären und eine grobschollige PAS-Reaktion der lymphoblastären Genese zugeschrieben wird. Krankheitsbilder, deren vorherrschende Zellen keine dieser Reaktionen geben, werden als akute undifferenzierte Leukämien (AUL) bezeichnet.

Auch das **Knochenmark** ist in typischen Fällen sehr eintönig. Auf dem Höhepunkt der Erkrankung wird es von den beschriebenen *unreifen weißen Vorstufen* völlig beherrscht. Reife Granulozyten und erythrozytopoetische Vorstufen treten in diesem Stadium der Erkrankung ganz in den Hintergrund

(Farbtafel II). Lediglich zu Beginn der Erkrankung kann das Knochenmark bei oberflächlicher Betrachtung einen fast normalen Eindruck machen. Bei aufmerksamer Betrachtung fällt aber auch dann schon eine starke Linksverschiebung der Granulozyten mit zahlreichen qualitativen Zellveränderungen (vor allem der Blasten) auf. Oftmals liegen pathologische Paramyeloblasten inselförmig zusammen.

Aber auch *megaloblastäre Zellen* können vorherrschen, so daß Veränderungen wie bei der perniziösen Anämie entstehen (initiale Megaloblastenphase), die dann aber im Verlauf der Krankheit mehr und mehr in das Vollbild der akuten Leukämie oder der akuten Erythrämie übergehen.

Zytogenetische und molekulargenetische Befunde haben in den letzten 15 Jahren zum Verständnis der Leukämiegenese beigetragen, zumal sich zeigte, daß eine Vielzahl numerischer und struktureller Chromosomenaberrationen immer wieder bei bestimmten Leukämieformen reproduzierbar in Erscheinung treten. Sie sind Bestandteil der die FAB-Klassifikation erweiternden und ergänzenden MIC-Klassifikation (Tab. 3.**4**, S. 189). Zum Teil lassen diese Befunde auch eine prognostische Aussage zu (Tab. 3.**6**) und tragen zur Wahl der für den Patienten geeignetsten Therapie bei. Von entscheidender Bedeutung sind die molekulargenetischen Befunde jedoch zur Beurteilung des Therapieerfolgs durch den Nachweis restlicher Leukämiezellen in der Remission (*z.B. minimal residual disease*).

Die **Immuntypisierung** spielt bei der Diagnostik und Einteilung der lymphatischen Leukämien eine wesentlich gewichtigere Rolle als bei den myeloischen. Sie kann jedoch nützlich sein zur Abgrenzung einer AML von einer ALL oder AUL, wenn der Anteil Myeloperoxidase-(MPO-)positiver Blasten gering ist. Dabei kann der Nachweis charakteristischer Oberflächenantigene für die myeloische (z.B. CD13, CD14, CD15, CD33) bzw. die lymphatische Reihe (z.B. CD19, CD10 und CD20 auf B-Zell-Blasten oder TCR, CD2, CD5, CD7 und variabel CD4 oder CD8 auf T-Zell-Blasten) von wegweisender Bedeutung sein, wobei die Expression der Antigene mit dem Reifungsgrad der Blasten variieren kann. Allerdings ist auch zu bedenken, daß der frühe T-Zell-Marker TdT (terminal deoxynucleotidyl transferase) wie auch andere, für T-Zellen spezifische Oberflächenantigene (z.B. CD2, CD5 und CD7) auch auf myeloischen Blasten nachgewiesen werden können. Die Tab. 3.**4** u. Tab. 3.**5** (S. 189 u. S. 190) zeigen die wesentlichen immunologischen Befunde bei den AL im Kontext mit morphologischen und zyto- bzw. molekulargenetischen Befunden.

Die **übrigen Laborbefunde** zeigen meist schon zu Beginn der Erkrankung eine stark beschleunigte BSG. Auf ihrem Höhepunkt finden wir maximale Senkungsbeschleunigungen (> 100/1. Stunde). Im *Elektrophoresediagramm* sind die α_2-Globuline meist deutlich vermehrt. Das *Gesamteiweiß* im Blut ist anfangs meist noch normal, fällt dann aber mit zunehmender Verschlechterung der Erkrankung ab. Das *Serumeisen* kann – vor allem wenn schwere Infekte die Erkrankung komplizieren – niedrig sein, ist oft aber auch, vor allem

Tabelle 3.6 Prognostische Faktoren der akuten myeloischen Leukämie (nach Rowe u. Liesveld[18])

A. Faktoren für das Überleben einer intensiven Therapie		
		1. Alter 2. Leistungsfähigkeit 3. Leberfunktion 4. Nierenfunktion 5. Gerinnung
B. Faktoren für das Erreichen einer kompletten Remission		
Zytogenetik	Ansprechrate gut	1. t(8;21)(q22;q22) 2. inv(16)(p13;q22)
	mittel	1. t(15;17) 2. normaler Karyotyp
	schlecht	1. −5, −7 2. 5q−, 7q− 3. 11q− 4. +8 5. 11q23 Abnormitäten 6. 3q21 Abnormitäten 7. 3q26 Abnormitäten
Ansprechen auf Therapie	bessere Prognose	1. rasche Zellreduktion 2. ein Zyklus zur Vollremission
Immunphänotypen	bessere Prognose	1. niedriges CD13, CD14, CD34 2. kein HLA-DR
	schlechte Prognose	1. CD13, CD14, CD34 2. biphänotypisch (≥ 2 lymphatische Marker) 3. CD11b, CD11c
Morphologie	bessere Prognose	M3, M4Eo, Auer-Stäbchen
	schlechte Prognose	M0, M5, M6, M7
Vorgeschichte	schlechte Prognose	1. vorausgehende hämatologische Erkrankungen 2. therapiebedingte Leukämie
Klinischer Befund bei Diagnosestellung	schlechte Prognose	1. Leukozyten über 100 000/µl 2. Markfibose 3. ZNS-Beteiligung 4. extramedullärer Befall
Alter	höheres Alter ist unabhängig ein schlechter Prognose-Faktor	

wenn die Begleitanämie hochgradig ist – erhöht. Das *Serumkupfer* ist meist erhöht. Transaminasen, alkalische Phosphatase, γ-GT und Cholinesterase werden je nach dem Grad der Mitbeteiligung der Leber in den pathologischen Bereich verschoben.

Prognose und Verlauf. Die **Prognose** der akute Leukämien konnte in den letzten Jahrzehnten deutlich verbessert werden, ist aber jetzt noch sehr ernst und hängt von verschiedenen Faktoren ab (Tab. 3.**6**). So ist beispielsweise für Kinder und jugendliche Erwachsene durch eine Intensivierung der **Therapie** eine Heilung, und für ältere Erwachsene durch eine risikoadaptierte Behandlung eine Langzeitremission erreichbar. Unbehandelt führt die Krankheit jedoch innerhalb weniger Wochen oder Monate zum Tod.

Kranke, die durch die Therapie in eine *komplette* oder *partielle Remission* gebracht werden können, haben hinsichtlich der Lebenserwartung einen eindeutigen Gewinn. Erstes **Ziel** jeder Behandlung ist daher das Erreichen einer Remission. Dabei wird eine *Vollremission* meistens als ein Zustand definiert, in dem sämtliche Krankheitssymptome verschwunden, Blutbild und Knochenmark vollständig normalisiert sind, wobei ein Blastenanteil im Knochenmark von 5 % aller kernhaltigen Zellen toleriert wird (das entspricht noch immer einer absoluten Gesamtzahl von etwa 10^9 Blasten). Meist sind diese Zellen dann auch morphologisch nicht mehr als krankhaft zu differenzieren.

Eine genaue Beurteilung ist allerdings mit molekulargenetischen Methoden möglich. Werden Krankheitsbild, Blut- und Knochenmarkveränderungen lediglich gebessert, ohne daß der Zustand einer Vollremission erreicht wird, so spricht man von einer mehr oder weniger guten *Teilremission.*

Auch **Remissionen** sind labile Zustände, die sehr oft wieder in ein Rezidiv übergehen.

> **!** Die folgenden Remissionen sind schwieriger erreichbar als die Erstremission und meist auch von kürzerer Dauer.

Aus diesem Grund ist die Beantwortung der Frage nach dem therapeutischen Vorgehen während der Remissionen von größter Wichtigkeit.

Die Möglichkeit, eine Remission auszulösen, ist bei den einzelnen Untertypen von akuten Leukämien sehr verschieden. Patienten mit *ALL* kommen leichter in eine Remission als Kranke mit *AML.* Auch sind die ALL-Remissionen länger dauernd als die bei AML. Da die **ALL** bei *Kindern* viel häufiger ist als bei *Erwachsenen*, ist die Prognose der kindlichen akuten Leukämie im ganzen deutlich gebessert worden. Nach verschiedenen Statistiken kommen etwa 90 % aller Kinder mit ALL in eine erste Remission, von denen 25–30 % (einige Autoren sprechen sogar von etwa 50 %) auch nach 6 Jahren noch in dieser Erstremission sind.

Von einer Heilung wird erst dann gesprochen, wenn eine Remission ohne Unterbrechung mindestens 10 Jahre angehalten hat.

Die Prognose der **AML** ist wesentlich ungünstiger. Kranke mit dieser Variante der akuten Leukämie kommen weit seltener in eine Remission. Außerdem sind Remissionen labiler und kurzfristiger als bei einer ALL. Zudem wird man in Rechnung stellen müssen, daß die Prognose aller Formen der akuten Leukämie mit zunehmendem Lebensalter der Patienten schlechter wird.

Gewisse Rückschlüsse auf den **Verlauf** der Erkrankung ergeben sich auch aus dem *initialen Blutbild*. Leukozytenzahl und Lebensdauer korrelieren umgekehrt miteinander. Die Prognose ist ungünstig bei Kranken, die bei der Erstuntersuchung bereits mehr als 25 000 Leukozyten/μl haben. Doch ist der Krankheitsverlauf auch bei Vorliegen sehr niedriger initialer Leukozytenzahlen (unter 2 000/μl) weniger günstig als bei Leukozytenwerten zwischen 2 000 und 25 000/μl. Von vornherein stark erniedrigte Erythrozyten- und Thrombozytenwerte sind ebenfalls prognostisch ungünstig.

Einen wesentlichen Einfluß auf die Beurteilung der Prognose haben bestimmte zytogenetische und immunologische Befunde, durch die Leukämietypen charakterisiert werden. Dadurch ist es bei einigen Leukämieformen möglich, eine für diese besonders erfolgversprechende **Therapie** durchzuführen, beispielsweise hochdosiert *Cytarabin* bei t(8;21) oder Veränderungen an Chromosom 16(p13;q23), entsprechend einem Subtyp der AML-M2 bzw. AML-M4Eo, oder *All-Trans-Retinsäure (ATRA)* zusammen mit hochdosierten *Anthrazyklinen* bei t(15;17), der AML-M3. Andererseits scheinen bestimmte Oberflächenmerkmale, wie z.B. die Expression des Glykoproteins p170, das die Elimination von Anthrazyklinen und Etoposid aus der Zelle fördert, auf eine **Resistenz** gegen bestimmte Medikamente (multidrug resistance [MDR]) hinzuweisen.

Akute myeloische Leukämie (AML)

Die jetzt zu besprechenden **Subtypen** der akuten Leukämie unterscheiden sich klinisch nicht grundsätzlich voneinander. Auch bei der AML können regionale, multiple oder generalisierte Lymphknotenschwellungen und deutlich tastbare Milzvergrößerungen vorkommen, ausgelöst durch eine hochgradige Infiltration mit pathologischen Blutzellen.

Doch sind generalisierte Lymphome und Splenomegalien bei der AML wesentlich seltener als bei der ALL.

Die AML kommt vorwiegend bei Erwachsenen vor. Die Häufigkeitsrelation von AML zu ALL ist bei Kindern und Erwachsenen fast umgekehrt. Rechnet man im allgemeinen bei Kindern mit über 80 % ALL und nur wenig mehr als 15 % AML, so finden wir bei erwachsenen Kranken mit akuter Leukämie etwa 80 % AML und nur 15 % ALL (Abb. 3.**4**, S. 175).

Auch die AML im Erwachsenenalter ist keineswegs ein einheitliches Krankheitsbild. Je nach vorherrschendem Zelltyp werden verschiedene Untertypen unterschieden (Tab. 3.**2** u. Tab. 3.**3**, S. 185 u. S. 186):

Akute myeloblastische Leukämie ohne Differenzierung (AML-M1). Die vorherrschenden Zellen sind groß (oftmals sogar größer als die normalen Myeloblasten), fast ausnahmslos ungranuliert. Der Kern zeigt ein oder mehrere diskrete Kernkörperchen (Farbtafel II), 3 %–25 % dieser Blasten sind *peroxidasepositiv*. Auer-Stäbchen kommen nur sehr selten vor.

Myeloblastische Leukämie mit Differenzierung (M2). Die Zellen sind im Vergleich zur M1-Leukämie weiter, bis zu den Promyelozyten und darüber hinaus, ausgereift. Mehr als 50 % der Zellen sind jedoch Myeloblasten und Promyelozyten. In der Regel sind Auer-Stäbchen vorhanden. Bei der *kindlichen* AML-M2 ist die initiale Leukozytenzahl von prognostischer Relevanz, wobei der Schnittpunkt bei 20000/µl ($20 \cdot 10^9$/l) gesehen wird. Morphologisch kann eine seltene *Variante* M2Baso abgegrenzt werden, die eine Basophilendifferenzierung bei gleichzeitiger *Translokation* oder *Deletion 12* – t/del(12)(p11–13) – zeigt.

Akute Promyelozytenleukämie (AML-M3). Sie wird zytologisch von Zellen beherrscht, die den normalen Promyelozyten sehr ähnlich sind. Doch ist die Zahl der in den einzelnen Zellen vorkommenden Zytoplasmagranula stark vermehrt. Diese Zellen sind dann oft noch größer als normale Promyelozyten. In weniger stark granulierten Zellen kommen häufig einzeln oder in kleinen Gruppen liegende Auer-Stäbchen vor. Die Promyelozytenleukämie besitzt eine sehr aktive Peroxidasereaktion (Peroxidasetyp III, Tab. 3.**3**, S. 186, Farbtafel II). Deutliche Nukleolen, zahlreiche Auer-Stäbchen und eine positive Peroxidasereaktion sind für diesen Typ charakteristisch.

Akute Myelomonozytäre Leukämie (M4). Morphologisch ähnelt diese AML-Entität der M2-Leukämie, wobei jedoch der Anteil monozytärer Zellen im Knochenmark oder peripherem Blut über 20 % liegt. Klinisch ist bemerkenswert, daß etwa ein Drittel der Fälle aus *präleukämischen* Stadien hervorgeht, die über Jahre bestehen können. In dieser Zeit entwickeln sich eine Panzytopenie oder Anämie, Thrombozytopenie, Monozytose und ein hyperzelluläres Knochenmark mit abnormen monozytoiden Zellen und megaloblastischen erythrozytopoetischen Vorstufen. Außerdem besteht häufig ein extramedullärer Organbefall außerhalb des ZNS. Es kann ein *Subtyp* (M4Eo) mit Knochenmarkseosinophilie (≥ 3 %) abgegrenzt werden, der molekulargenetisch eine *Deletion* oder *Inversion 16* – inv/del (16)(q22) – aufweist. Die Patienten dieses Subtyps sollen eine bessere Prognose haben.

Akute Monozytenleukämie (AMoL, M5). Sie wurde früher als eigenständige Krankheitsform aufgefaßt und gilt heute ebenfalls als *Untertyp* der AML. Sie läßt sich wiederum unterteilen in die Monoblastenleukämie (AML-M5a) und die Monozytenleukämie (AML-M5b). Morphologisch sind sie durch das Vorherrschen von mononukleären Zellen charakterisiert, die zum Teil den reifen Monozyten entsprechen, zum Teil aber auch den undifferenzierten Monoblasten. Das Zytoplasma der pathologischen Zellen ist relativ breitleibig und zeigt gelegentlich *zarte Azurgranula*. Die Peroxidasereaktion ist nur in wenigen Zellen (< 25 %) positiv. Typisch ist die starke Aktivität der *unspezifischen Esterasen* (Esterasetyp, Tab. 3.**3**, Farbtafel II), besonders der α-Naphthylacetatesterase. Auch die Monoblastenleukämie ist prognostisch wenig günstig. Im klinischen Bild kommen häufig polsterartige Schwellungen des Zahnfleisches vor, die zum Teil sehr schmerzhaft sind und leicht bluten.

Akute Erythroleukämie (akute erythroleukämische Myelose, AML-M6). Hämatologisch ist sie dadurch charakterisiert, daß im **peripheren Blutbild** neben den Myeloblasten auch kernhaltige erythropoetische Zellen in größerer Anzahl auftreten. Dementsprechend findet sich im **Knochenmark**, im Gegensatz zu den übrigen akuten Leukämien, keine Verminderung, sondern eine oft hochgradige Steigerung der Erythrozytopoese mit ausgesprochenen Zellatypien (Paraerythroblasten, Riesenformen, megaloblastoide, z.T. PAS-positive Erythroblasten). Im peripheren Blut bestehen meist eine schwere Anämie und Thrombozytopenie, bisweilen mit hämorrhagischer Diathese. Die Zahl der Leukozyten schwankt zwischen verminderten über normale bis zu deutlich erhöhten Werten (aleukämische und leukämische Formen). Im **Differentialblutbild** finden sich beim Vollbild der Erkrankung neben den kernhaltigen roten Vorstufen (in typischen Fällen > 50 %) zahlreiche Myeloblasten bzw. Paramyeloblasten, doch können sie in den Anfangsstadien zunächst fehlen. Im übrigen gleicht das klinische Bild dem der akuten Leukämie.

Eine **Besonderheit** dieser Erkrankung liegt darin, daß ein Teil der Fälle mit einem *Blutbild* wie bei einer perniziösen Anämie beginnt. Auch der Knochenmarksbefund kann anfangs dem einer unbehandelten Perniziosa (S. 21 f.) fast völlig entsprechen. Das einzige, was in solchen Initialstadien der Erkrankung eine Unterscheidung von der Perniziosa ermöglicht, sind *klinische Symptome*, in erster Linie der Nachweis einer tastbar vergrößerten Milz und eines normalen Vitamin-B_{12}- bzw. Folsäure-Befundes im *Serum*. Auch reagieren die Patienten nicht auf eine *Behandlung* mit Vitamin B_{12} oder Folsäure. Im weiteren **Verlauf** der Erkrankung erscheinen dann im peripheren Blut Paramyeloblasten. Im *Knochenmarkausstrich* treten die anfangs vorherrschenden erythropoetischen Zellen, unter ihnen auch viele Megaloblasten, mehr und mehr in den Hintergrund zugunsten von mehr oder weniger atypischen Myeloblasten. Im **finalen Stadium** der Erkrankung sieht man im *Knochenmarkausstrich* nur noch myeloblastische Vorstufen, während die Megaloblasten und normalen erythropoetischen Zellen wie bei der Paramyeloblastenleukämie zahlenmäßig ganz in den Hintergrund gedrängt werden.

Akute Megaloblastenleukämie (AMegL, M7). Für diese Form der akuten Leukämien wurden erst 1985 FAB-Kriterien festgelegt. Ihr können eine myeloproliferative Erkrankung (Pv, CML, OMF), ein myelodysplastisches Syndrom oder eine paroxysmale nächtliche Hämoglobinurie vorangehen. Alte Bezeichnungen sind *akute Myelofibrose* oder *maligne Myelosklerose*. Sie ist durch einen akuten Beginn und raschen, deletären Verlauf innerhalb weniger Monate charakterisiert. Im **Knochenmark** findet sich nach Punctio sicca histologisch eine ausgeprägte Fibrose mit Reduktion der Hämatopoese und auch des Fettmarks sowie eine Vermehrung von mononukleären, undifferenzierten oder monozytär imponierenden Blasten, die in der Regel myeloperoxidasenegativ sind, weshalb diese Form der AML früher häufig als unreifzellige Leukämie (AUL) angesehen wurde. Doch finden sich auch einzelne Blastenpopulationen mit positiver MPO-Aktivität. Zur Diagnostik ist der Nachweis der *Oberflächenantigene* CD41 und CD61 von Nutzen. Im **Blutbild** findet sich häufig eine Trizytopenie, jedoch auch Leukozytosen bis 20 000/μl, gelegentlich mit einem Blastenanteil von 80 %.

Akute lymphatische Leukämie (ALL)

Diese Form der akuten Leukämie kommt vorwiegend bei *Kindern*, aber auch bei Erwachsenen vor. In der Systematik der malignen Lymphome wird sie als leukämische Variante des lymphoblastischen Lymphoms eingeordnet.

Sie ist prognostisch ungleich günstiger als alle Formen der AML, Remissionen sind bei ihr häufiger und länger dauernd. Doch ist die Prognose der ALL zusätzlich vom Lebensalter der Kranken abhängig. Kinder mit ALL reagieren auf therapeutische Maßnahmen besser als erwachsene ALL-Kranke. Auch unter dem Oberbegriff ALL verbergen sich verschiedene Varianten, die sich morphologisch, immunologisch und prognostisch voneinander unterscheiden (Tab. 3.**5**, S. 190).

Bei den **Laborbefunden** herrscht in der *panoptischen Färbung* des Blut- und Knochenmarkausstrichs meist ein einheitlicher Zelltyp vor, der oft nicht von myeloischen Leukämien abzutrennen ist. Der Kern ist rund oder leicht eingebuchtet von einem schmalen blauen Zytoplasmasaum umgeben. Meistens ist nur ein Kernkörperchen erkennbar. Dieser Zelltyp ist bei den einzelnen Kranken hinsichtlich Kern, Zytoplasmabreite und -färbung sowie der gelegentlich vorkommenden zarten Azurgranula unterschiedlich. Charakteristisch für die ALL ist ein im Zytoplasma schollig oder granulär verteiltes Glykogen, das durch die *PAS-Reaktion* sichtbar gemacht werden kann (Farbtafel II). Dieses morphologische Symptom soll allerdings nur dann verwertbar sein, wenn die Peroxidase- und Esterasereaktionen negativ ausfallen.

Diese *morphologischen und zytochemischen Kriterien* lassen eine Unterteilung der ALL zu, wonach sich nach der FAB-Klassifikation die Untergruppen L1, L2 und L3 ergeben. Doch hat sich die Einteilung nach *immunologischen Kriterien* als für die Klinik relevanter gezeigt. Danach lassen sich zunächst drei große Gruppen voneinander abgrenzen: B-Linien-ALL, reife B-ALL und T-Linien-ALL, die jeweils wiederum in Untergruppen unterteilt werden können (Tab. 3.**5**, S. 190) und sich auch im Hinblick auf ihre klinischen Merkmale, Verlauf und Prognose mit Konsequenz für die Therapieplanung unterscheiden. Mit immunologischen Methoden können 98 % der akuten lymphatischen Leukämien dem B- oder T-Zelltyp zugeordnet werden. Die Diagnose einer 0-ALL, bei der weder B- noch T-Zell-typische Oberflächenmerkmale nachzuweisen sind, wird nur noch selten gestellt. Diese lassen sich dann meist als NK- oder LGL-Zell-Leukämien identifizieren.

Die *zyto- und molekulargenetische Diagnostik* zeigt bei etwa zwei Drittel der ALL-Patienten strukturelle oder numerische chromosomale Aberrationen. Von besonderem klinischen Interesse ist dabei der Nachweis (oder Ausschluß) des Philadelphia-(Ph-)Chromosoms oder des aus der Translokation hervorgegangenen BCR-ABL-Fusionsgens mittels der PCR. Die Patienten mit einer Ph/BCR-ABL-positiven ALL – etwa die Hälfte aller erwachsenen ALL-Kranken – haben eine besonders schlechte Prognose mit nur kurz andauernden Remissionen und deutlich verkürzter Lebenserwartung. Wie auch bei der AML ist der molekulargenetische Nachweis genetischer Veränderungen zur Kontrolle der *minimal residual disease* geeignet. Bei weiterhin positivem Nachweis von Gen-Rearrangements muß trotz klinischer Vollremission von der Existenz persistierender Blasten ausgegangen werden, die die Quelle für ein neues Rezidiv sein können.

Unter den **klinischen Befunden** ist gegenüber der AML ein gehäuftes Auftreten von Lymphknotenschwellungen (bei ca. 60–70 % der Patienten) bemerkenswert, wobei ein mediastinaler Befall besonders bei der T-Linien-ALL gesehen wird. Während sich bei den Patienten mit einer B-Vorläufer-ALL nur selten ein extramedullärer bzw. extralymphatischer Befall findet, tritt dieser relativ häufiger bei der T-Linien- und der reifen B-ALL (8 bzw. 13 % Befall des ZNS oder 15 bzw. 32 % anderer Organe) auf[16].

Sekundäre Leukämien

Die moderne **Behandlung** maligner Erkrankungen hat die potentielle Heilbarkeit und die Lebenserwartung der Patienten mit solchen Erkrankungen deutlich verbessert. Bei einer Reihe von Krebserkrankungen im Kindesalter, beim Hodgkin-Lymphom, hochmalignen Non-Hodgkin-Lymphomen und beim Hodenkrebs ist eine *Heilung* möglich. Aber auch bei anderen Karzinomen, etwa der Mamma, der Ovarien oder des Dickdarms hat mit einer aggressiven adjuvanten, evtl. *kombinierten* Chemo- und/oder Strahlentherapie die Lebenserwartung deutlich zugenommen.

! Der Preis einer erhöhten Lebenserwartung durch die moderne Krebstherapie ist ein deutlich höheres Risiko einer zweiten bösartigen Erkrankung.

Insbesondere Chemotherapieregime mit Alkylantien, Topoisomerase-II-Inhibitoren (Epipodophyllotoxine) und, wenn auch in geringerem Ausmaß, ionisierende Strahlen werden für diese verstärkte Karzinogenese verantwortlich gemacht. Bevorzugt werden akute myeloische Leukämien und myelodysplastische Syndrome (MDS) als **Zweitmalignome** nach Chemo- oder Radiotherapien in einem Zeitraum von 20 Jahren mit einem Gipfel bei ca. 10 Jahren nach Behandlungsbeginn beobachtet. Man schätzt, daß ca. 5–15 % aller neu diagnostizierten AML/MDS in der Folge solcher Behandlungsmaßnahmen zu sehen sind. Dabei sollen mehr als die Hälfte der Leukämien nach Alkylantientherapie aus einem MDS hervorgehen, während nach Epipodophyllotoxinbehandlung eine AML nach einem kürzeren Induktionszeitraum von 2–3 Jahren im Mittel ohne vorangehendes MDS entstehen und zudem auch eine bessere Prognose haben soll als die „klassische" Alkylantien-induzierte AML. Auch zytogenetische Untersuchungen zeigen die Verwandtschaft der Alkylantien-AML mit dem MDS. Es finden sich verschiedenartige **Chromosomenaberrationen**, so an erster Stelle den *Verlust* der ganzen Chromosomen 5 und/oder 7 oder verschiedener Teile des langen Arms dieser Chromosomen. Auch *Deletionen* von Teilen des kurzen Arms der Chromosomen 12 und 17, oder des langen Arms von Chromosom 20 oder Verlust des ganzen Chromosoms 18 wurden beobachtet. Morphologisch erscheinen sie als AML-Typen M1 und M2 der FAB-Klassifikation. Dagegen finden sich bei Epipodophyllin-AML *Translokationen* an den Chromosomen 11 und 21. Diese Chromosomenaberrationen sind häufiger assoziiert mit den AML-Typen M4 oder M5.

Die **leukämoide Wirkung** ionisierender Strahlen hängt von verschiedenen Faktoren wie der Strahlendosis auf blutbildendes Knochenmark und der Menge des bestrahlten, aktiven Knochenmarks ab. Dabei weiß man aber noch wenig über den Effekt der *Dosisfraktionierung*, doch scheinen kleine Einzeldosen eine höhere leukämoide Wirkung zu haben als große Einzeldosen. Dieses Phänomen wird dadurch erklärt, daß hohen Dosen potentielle Leukämiezellen eher inaktivieren oder abtöten als niedrige Strahlendosen. Leukämien nach Strahlentherapie treten einige Jahre nach Exposition mit einem Maximum nach 6–8 Jahren auf (Übersicht bei v. Leeuwen[19]).

Die Prognose dieser therapieinduzierten akuten Leukämien ist alles in allem erheblich schlechter als die der de novo Leukämien. Die meisten sekundären Leukämien sind gegenüber Chemotherapie resistent[20].

Bei kompletten Remissionsraten von nur 25–50 % werden durchschnittliche Remissionsdauern von lediglich 10 Monaten erreicht.

Therapie der akuten Leukämien

Durch Intensivierung und Systematisierung der Behandlung akuter leukämischer Erkrankungen sind in den vergangenen Jahren beachtliche *Erfolge* erzielt worden. Großen Anteil an dieser Entwicklung hat die Bildung überregionaler, kooperativer Behandlungsgruppen (multizentrische Studien), die konsequent erfolgversprechende medikamentöse Kombinationen auf ihre Wirksamkeit prüften und gegeneinander hinsichtlich Nutzen und Risiko abwägten. Auf diese Weise wurden in großer Zahl **therapeutische Schemata** erarbeitet, deren Wirksamkeit beim einzelnen Kranken trotz aller wissenschaftlichen Vorarbeit individuell getestet werden muß. Letzten Endes sind auch die hier aufgeführten Schemata nur Vorschläge.

Dosierung, zeitliche Folge und Rhythmus der einzelnen Applikationen müssen den individuellen Gegebenheiten des einzelnen Kranken angepaßt werden.

Initiale Blutwerte vor der Therapie, Alter des *Kranken*, sein Allgemeinzustand, seine seelische Verfassung, Vorhandensein oder Fehlen von Komplikationen und Zweiterkrankungen, der Funktionszustand des Immunsystems und anderer wichtiger Organe sind **Kriterien**, deren Reaktion auf die einzelnen Medikamente einkalkuliert werden müssen. Der *Arzt* sollte daher Wirkungsmechanismen und Nebenwirkungen der angebotenen antileukämischen Wirkstoffe möglichst genau kennen.

In der Besonnenheit der Planung zytostatischer Therapien, ihrer individuellen Gestaltung und der Reaktion auf erwünschte und unerwünschte Wirkungen erweisen sich allgemeine ärztliche Qualitäten.

Die **Behandlung** von Kranken mit akuten Leukämien ist mit großen *Nebenwirkungen* belastet (S. 528). Auswahl und Einleitung der notwendigen Therapie sollten in Kliniken oder Ambulanzen erfolgen, deren Ärzte spezielle Erfahrungen haben. Im übrigen wird man versuchen, die Kranken, soweit es irgendwie vertretbar ist, in ihrer *häuslichen Umgebung* zu belassen. Eine sorgfältige hausärztliche Überwachung und Behandlung kann manchen Klinikaufenthalt überflüssig machen und dem Kranken eine verbesserte **Lebens-**

qualität vermitteln. Die enge, vertrauensvolle *Kooperation* von Klinik- und Hausärzten ist eine wesentliche Voraussetzung für die Effektivität der gewählten Therapie.

> **!** Heilungen lassen sich bei den akuten Leukämien nur durch eine intensive, stark myelosuppressive Polychemotherapie, evtl. durch Einsatz myeloablativer Therapien mit anschließender Knochenmarktransplantation erreichen.

Die Behandlung der akuten Leukämien bedarf einer gründlichen **Planung**, bei der besonders der *Leukämietyp*, bei jüngeren Patienten die Möglichkeit einer Knochenmarktransplantation durch einen HLA-identischen Spender (Geschwister), prognostische und Risikofaktoren, wie auch – gerade bei Älteren – das Alter und der Gesundheitszustand des Patienten (Leber- und Nierenerkrankungen) Berücksichtigung finden müssen. Unter den derzeitigen Bedingungen läßt sich bei 60–80 % der AML-Patienten, die jünger als 60 Jahre sind, eine komplette *Remission* erreichen, wobei mit entsprechender **Konsolidierungstherapie** eine 3-Jahres-Rezidivfreiheit bei 30–45 % der jüngeren Patienten (unter 45 Jahre) erwartet werden kann[18]. Bei Kindern, bei denen, wie oben bereits erwähnt, häufiger akute lymphatische Leukämien anzutreffen sind, liegen die *Überlebenszeiten* noch deutlich besser. Die Wahrscheinlichkeit, die Krankheit zu überleben, liegt bei den jungen Patienten bei etwa 80 %[15]. Die Behandlung setzt sich aus mehreren Schritten zusammen:

Medikamentöse Behandlungsschritte der akuten Leukämien

1. **Induktionstherapie**
2. **Postremissionstherapie** nach Erreichen einer Vollremission, die in einer, der Induktionsbehandlung an Intensität ähnlichen **Konsolidierungs-** und einer niedrig dosierten **Erhaltungstherapie** besteht,
3. bei einem möglichen Rezidiv Versuch einer **Reinduktionstherapie**, um wiederum eine Vollremission zu erreichen.

Die gültigen Kriterien für das Vorliegen einer **Remission** sind in Tab. 3.**7** zusammengefaßt. Allerdings sind hier neue, molekulare Untersuchungsverfahren wie die Polymerasekettenreaktion (PCR) oder die FISH-(fluorescence in situ hybridization-)Technik, die 10000–100000fach sensiblere Methoden zum Nachweis restlicher Leukämiezellen (minimal residual disease) darstellen als konventionelle morphologische Untersuchungsverfahren, nicht berücksichtigt[21].

Chemotherapie der akuten myeloischen Leukämie. Ziel der **Induktionstherapie** ist das Erreichen einer kompletten Remission, die schon bei knapp der Hälfte der AML-Patienten mit einer *Monotherapie* erzielt werden kann. Die wichtigsten dieser allein wirksamen Zytostatika gehören den Gruppen der

Tabelle 3.7 Remissionskriterien bei der AML (nach Ellison et al.[22])

	Knochenmark	Blut	extramedullär
Vollremission (CR)	normozellulär < 5 % Blasten (M1-Mark) bzw. 0 % Blasten (M0-Mark) > 15 % Erythrozytopoese > 25 % Granulozytopoese keine Auer-Stäbchen	keine Blasten > 1 000 Granulozyten/µl > 100 000 Thrombozyten/µl	keine Manifestationen
Teilremission (PR)	normozellulär 6–25 % Blasten (M2-Mark) > 10 % Erythrozytopoese > 25 % Granulozytopoese	keine Blasten > 1 000 Granulozyten/µl > 50 000 Thrombozyten/µl	keine Manifestationen
Therapieversagen	> 25 % Blasten (M3-Mark) oder > 50 % Blasten (M4-Mark) keine Regeneration der normalen Hämatopoese oder extramedulläre Manifestation	Blasten	

Antimetabolite (Cytarabin, 5-Azacytidin, 5-Mercaptopurin u.a.) und der Anthrazykline (Daunorubicin, Doxorubicin, Idarubicin, Aclarubicin u.a.) an. Doch ist die Kombination mehrerer Substanzen mit unterschiedlichen Wirkungsmechanismen (S. 513 f.) der Monotherapie eindeutig überlegen. Zur Induktionsbehandlung mit dem Ziel, eine Vollremission zu erreichen, werden daher heute bei allen akuten myeloischen Leukämien, mit Ausnahme der Promyelozytenleukämie (AML-M3, S. 198), nur noch Kombinationschemotherapien eingesetzt[18, 23, 24, 25]. Die in der *Ersttherapie* favorisierten Regime enthalten Daunorubicin kombiniert mit Cytarabin (evtl. zusätzlich mit Thioguanin: TAD-Schema) oder Mitoxantron (HAM-Schema). Neuere Studien konnten zeigen, daß das neue Anthrazyklin Idarubicin womöglich dem Daunorubicin überlegen ist. Zu den Substanzen mit guter Wirksamkeit gehört auch das Epipodophyllotoxin Etoposid (VP16). Dabei ist die optimale Dosierung der einzelnen Substanzen und die Dosiszeitintervalle noch Thema zahlreicher prospektiver klinischer Studien. Ziel dieser Studien ist es durch eine Intensivierung der Induktionstherapie, die Remissionsrate zu verbessern und die Remissionsdauer zu verlängern. Abb. 3.**7** zeigt das Design der Studie 1997 der deutschen AML Cooperative Group (AMLCG). Die derzeit gebräuchlichsten *Zytostatikakombinationen* zur Behandlung der AML sind in Tab. 3.**8** zusammengefaßt.

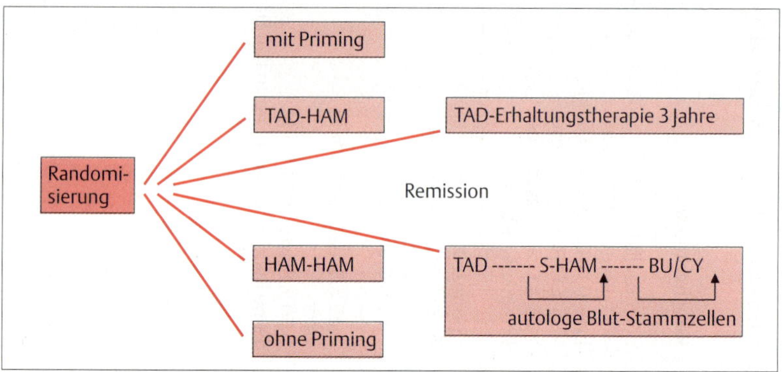

Abb. 3.**7** **Aktuelle Optionen der Therapie der AML im Design der Studie 1997 der deutschen AMLCG mit drei randomisierten Fragestellungen (nach Büchner[25]):**
1. Läßt sich die derzeitige Doppelinduktion mit TAD und HAM (Hochdosis Arac/Mitoxantrone) dadurch verbessern, daß HAM bereits den ersten Kurs bildet?
2. Läßt sich die Wirksamkeit der Chemotherapie durch priming verbessern, d.h. Gabe eines hämatopoetischen Wachstumsfaktors bereits zwei Tage vor Beginn und gleichzeitig mit jedem Chemotherapiekurs?
3. Läßt sich die derzeitige Postremissionstherapie mit TAD-Konsolidierung und dreijähriger Erhaltungstherapie verbessern durch zwei intensivierte Konsolidierungskurse jeweils mit Reinfusion autologer Stammzellen, diese Kurse anstelle der Erhaltungstherapie?

Tabelle 3.8 Zytostatikakombinationen zur Behandlung der akuten myeloischen Leukämien

Therapieschema	Zytostatikakombination	Dosierung		Zeitplan
7 + 3[26]	Daunorubicin	45 mg/m² KO	i.v.	Tag 1–3
	Cytarabin	100 mg/m² KO/d	kontin. i.v.-Infusion	Tag 1–7
TAD[27]	6-Thioguanin	100 mg/m² KO	p.o. alle 12 Stunden	Tag 1–7
	Cytarabin	100 mg/m² KO	i.v. alle 12 Stunden	Tag 1–7
	Daunorubicin	60 mg/m² KO	i.v.	Tag 5–7
TAD 9[28]	6-Thioguanin	100 mg/m² KO	p.o. alle 12 Stunden	Tag 3–9
	Cytarabin	100 mg/m² KO/d	kontin. i.v.-Infusion	Tag 1 und 2
		100 mg/m² KO	30-Minuten-Infusionen alle 12 Stunden	Tag 3–8
	Daunorubicin	60 mg/m² KO	i.v.	Tag 3–5
HAM[29]	Cytarabin	2 · 3 g/m² KO	3-Std.-Infusionen	Tag 1–3
	Mitoxantron	10 mg/m² KO	i.v.-Infusion (1/2 Std.)	Tag 3–5
Idarubicin + Ara-C[30]	Idarubicin	13 mg/m² KO	i.v.	Tag 1–3
	Cytarabin	100 mg/m² KO/d	kontin. i.v.-Infusion	Tag 1–7
HiDAC + DNR[31]	Cytarabin	2 · 3 mg/m² KO	2-Std.-Infusionen	Tag 1–6
	Daunorubicin	30 mg/m² KO	i.v.	Tag 7–9
LoDAC[32]	Cytarabin	2 · 10 mg/m² KO	s.c.	Tag 1–15 oder 21

Die **Postremissionstherapie** soll den erreichten Therapieerfolg festigen und erhalten. Die Notwendigkeit einer **Konsolidierungstherapie** ergibt sich aus der Überlegung, daß trotz Erreichens einer (nach morphologisch-quantitativen Kriterien) kompletten Remission (Tab. 3.**7**, S. 205) noch, mit konventionellen Methoden nicht nachweisbare Mengen an Leukämiezellen vorhanden sind. Erst durch molekularbiologische Methoden (PCR, FISH) konnte die Nachweisgrenze für noch eventuell vorhandene Leukämiezellen um ein Vielfaches gesenkt werden. Seit verschiedene Studien gezeigt haben, daß Konsolidierungstherapien, die an *Intensität* der Induktionsbehandlung entsprechen, die Remissionsdauer nicht oder nur unwesentlich verbessern, ging man dazu über, intensivierte Behandlungsschemata anzuwenden. Dabei konnte in einer Studie der Cancer and Leukemia Group B (CALGB) erstmals ein Dosiseffekt auf die Remissionsdauer gezeigt werden[33]. Nach Erreichen einer Vollremission erhielt eine Gruppe der Patienten 100, eine zweite 400 und die dritte 3 000 mg Cytarabin (Ara-C) pro m^2 Körperoberfläche und Tag. Nach vier Jahren waren entsprechend der ansteigenden Dosierung noch 24, 29 bzw. 44 % der Patienten in einer Vollremission. Allerdings sollte dabei nicht außer acht gelassen werden, daß diese offensichtlichen Vorteile einer *Therapieintensivierung* mit einem erheblichen *Komplikationsrisiko* behaftet sind. So sind hier noch viel Fragen offen, etwa ob Kombinationstherapien Hochdosismonotherapien überlegen sind oder welche Kombinationen ein Maximum an Erfolg bei einem Minimum an Schaden erzielen.

Zu einer **Erhaltungstherapie** existieren ähnliche Studienergebnisse wie zur Konsolidierungsbehandlung: *Niedrig dosierte Regime* bringen keine verbesserten Remissionsdauern, *hochdosierte Behandlungen* zeigen zwar bessere Ergebnisse bezüglich der Remissionen, sind jedoch wiederum mit einem größeren Komplikationsrisiko versehen. Auch hier werden derzeit laufende Studien zur Klärung beizutragen versuchen.

Knochenmarktransplantation (KMT). Die Transplantation von Knochenmark oder peripheren Stammzellen macht eine *zytoreduktive Chemotherapie* ohne Berücksichtigung knochenmarktoxischer Effekte möglich. Durch Infusion von hämatopoetischen Stammzellen, die aus dem Knochenmark oder dem peripheren Blut eines Spenders bzw. des Patienten gewonnen werden, kann das Knochenmark des Kranken rekonstruiert werden. Ihr geht eine sog. *Konditionierung* oder *ablative Therapie* voraus, bei der das verbliebene Knochenmark mit Zytostatika (hochdosiertes Busulfan, Zyklophosphamid und/oder Etoposid) und z.T. mit einer *Ganzkörperbestrahlung* in subletaler Dosis zerstört wird (S. 566 f.). Die KMT kann bei der AML als eine besonders intensive Form der **Postremissionstherapie** angesehen werden. Außerdem kann bei etwa einem Viertel der Patienten mit einer therapierefraktären AML durch eine KMT eine länger anhaltende Remission erreicht werden.

! Die Altershöchstgrenzen werden für eine allogene KMT mit Geschwistern als Spender z.Zt. bei etwa 50 Jahren, mit Fremdspendern bei ca. 40 Jahren festgesetzt. Die autologe KMT wird wegen der geringeren Nebenwirkungen bis etwa zum 60. Lebensjahr durchgeführt.

Doch sind diese Grenzen mehr oder weniger variabel, wobei sich die Indikation auch nach dem körperlichen Zustand des Patienten und seinen Begleiterkrankungen (biologisches Alter) richtet.

Mit einer **allogenen KMT** kann trotz einer hohen Komplikationsrate eine langanhaltende Remission bei bis zu 80 % der Kranken erreicht werden[34]. *Ideale Spender* sind HLA-identische Geschwister oder Familienangehörige. Steht ein solcher Spender zur Verfügung, bringt die Transplantation in der 1. kompletten Remission die besten Ergebnisse. Ist dies nicht der Fall und muß auf *Fremdspender* zurückgegriffen werden, sollte sie in der 2. Vollremission zu Beginn eines Rezidivs durchgeführt werden. Eine Ausnahme stellen Hochrisikopatienten mit prognostisch schlechten Chromosomenaberrationen dar (Tab. 3.**6**, S. 195), bei denen eine KMT auch schon in der ersten Vollremission erwogen werden sollte.

Die **autologe KMT** stellt eine Alternative dar, wenn kein histokompatibler Spender zur Verfügung steht. Auch mit ihr konnten gute, der alleinigen Chemotherapie überlegene Resultate erzielt werden[35]. Allerdings ist hier das Rezidivrisiko größer, nicht zuletzt wegen des fehlenden Graft-versus-leukaemia-(GvL-)Effekts, durch den (analog zur Graft-versus-host-Reaktion) bei der allogenen KMT verbliebene Leukämiezellen von immunkompetenten Spenderzellen zerstört werden.

! Die Erfolgschancen scheinen am besten zu sein, wenn die Behandlung während der 1. kompletten Remission erfolgt[36].

Die Gefahr, bei der autologen KMT Leukämiezellen zu reinfundieren, läßt sich durch sensible Nachweismethoden einer minimal residual disease (PCR, FISH), aber auch durch purging-Verfahren (S. 572), durch das das Transplantat in vitro von solchen Zellen befreit wird, vermindern[37].

Als Zusammenfassung des bislang zur Therapie der AML Referierten soll Tab. 3.**9** die Ergebnisse der EORTC-Gimema AML 8 Studie zeigen. In ihr wurden Remissionsraten nach allogener Knochenmarktransplantation, wenn HLA-identische Geschwister als Knochenmarkspender zur Verfügung standen, verglichen mit denen von Patienten, die nach Randomisierung entweder autologes Knochenmark transplantiert oder eine alleinige zytostatische Postremissionsbehandlung bekamen[35]. Ähnliche Daten wurden auch von Mayer et al.[33] aus verschiedenen Studien zusammengefaßt.

Tabelle 3.9 Ergebnisse der EORTC-Gimema AML 8 Studie[35]

	allogene KMT (%)	autologe KMT (%)	Chemotherapie (%)
Mortalitätsrate	17	9	7
Rezidivrate	24	49	57
4 Jahre krankheitsfreies Überleben	55	48	30
4 Jahre Überleben	59	56	46

Hämatologische Wachstumsfaktoren in der Behandlung der AML. Die Anwendung hämatologischer Wachstumsfaktoren (growth factors [GF] oder colony stimulating factors [CSF]) bei der AML basiert auf zwei Ansätzen, einem *supportiven* und einem *therapiemodulierenden* (Übersicht bei Estey[38]). So konnte in verschiedenen Studien gezeigt werden, daß die Gabe von GM-CSF oder G-CSF (S. 542) im Anschluß an die Chemotherapie die Phase der Neutropenie signifikant verkürzt, und so die **Infektionsrate** und damit auch die Mortalität vermindert. Der therapiemodulierende Ansatz basiert auf der Vorstellung, Leukämiezellen dadurch, daß sie zur verstärkten Zellteilung angeregt werden, für eine Chemotherapie *vulnerabler* zu machen. Die verschiedenen Studien zu diesem „priming" kommen zu unterschiedlichen Ergebnissen, die sowohl eine Verschlechterung als auch eine Verbesserung der Therapieerfolge beinhalteten (Übersicht bei Rowe u. Liesveld[18]). Der Einfluß von *priming* auf die Wirksamkeit der Chemotherapie ist auch eine Fragestellung der Studie 1997 der deutschen AMLG (Abb. 3.7, S. 206).

Immunmodulation. Immunmodulierende Substanzen wie Interleukin-2 (IL-2) oder Interferon (IFN), wurden bei der AML primär zur Behandlung der *minimal residual disease* nach Standardchemotherapien oder Knochenmarktransplantationen eingesetzt. Frühere Studien waren wegen der niedrigen Anzahl und der Heterogenität der Patienten schwierig zu beurteilen[39]. Doch scheint nach neueren Arbeiten die Gabe von IL-2 als Erhaltungstherapie nach Chemotherapie[40] und autologer KMT[41] eine, die Remission verlängernde Wirkung zu haben. Andere Untersuchungen wurden mit IL-1 und Infusionen von Spenderleukozyten im Rezidiv nach allogener KMT durchgeführt. Doch sind zu einer abschließenden Beurteilung der Wertigkeit dieser Behandlungsmodalitäten noch weitere Studien notwendig.

Behandlung älterer Patienten. Mehr als die Hälfte der AML-Patienten ist bei der Diagnosestellung älter als 60 Jahre, wobei die Inzidenz mit zunehmendem Alter ansteigt. Die Behandlung dieser Patienten stellt ein besonderes **Problem** dar, da bei der üblichen aggressiven Chemotherapie, wenn sie dem Patienten überhaupt zumutbar ist, die Remissionsrate bei deutlich zunehmender Komplikationsrate erheblich abnimmt. Die Gründe dafür sind *zusätzliche Erkrankungen* wie Herzinsuffizienz, Diabetes mellitus, Niereninsuffizienz und möglicherweise eine in höherem Alter schwächere Hämatopoese. Auch wird bei den älteren Patienten eine gegenüber jüngeren unterschiedliche Pathobiologie der AML vermutet. So findet man beispielsweise häufiger Chromosomenanomalien, wie sie beim myelodysplastischen Syndrom (MDS, S. 149 f.) und den sekundären Leukämien gesehen werden. Auch sekundäre Leukämien, die nach vorausgegangenen Chemo- und/oder Strahlentherapien aus myelodysplastischen Syndromen hervorgehen und wesentlich therapieresistenter sind als primäre oder de novo Leukämien, sind bei älteren Menschen sehr viel häufiger.

Verschiedene Studien über die Therapie der De-novo-AML älterer Menschen haben gezeigt, daß eine Dosisreduktion bei der Induktionsbehandlung zu sehr viel schlechteren Ergebnissen führt als die volle Dosis, und daß mit der vollen Dosierung ähnlich gute Remissionsraten und Remissionsdauern wie bei jüngeren Patienten erzielt werden können, allerdings bei einer höheren Komplikationsrate und Frühmortalität.

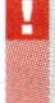

Mit dem TAD-Schema ohne Dosisreduktion wurde bei Patienten über 60 Jahre eine Remissionsrate von 58 % bei einer Frühsterblichkeit von ca. 30 % erreicht[42].

Bei älteren Patienten, denen eine intensive Induktionstherapie nicht zumutbar ist, kann eine Behandlung mit niedrig dosiertem Cytarabin (LoDAC, Tab. 3.**8**, S. 207) durchgeführt werden, die nach verschiedenen Studien bei bis zu 50 % der über 60jährigen Patienten mit einer De-novo-Leukämie zu einer Remission führen kann. Allerdings kann auch diese Behandlung zu nachhaltigen Knochenmarkaplasien führen.

Behandlung von therapierefraktären Leukämien und Rezidiven. Leukämien, bei denen mit der üblichen Induktionsbehandlung keine Vollremission erreicht wird, werden als therapierefraktär bezeichnet. Durch eine **Umstellung** der Therapie auf hochdosiertes Cytarabin kombiniert mit Daunorubicin, Mitoxantron oder Amsacrin kann es oft doch noch zu einer Remission kommen. Bei diesen Patienten sollte nach Möglichkeit und unter Berücksichtigung von *Kontraindikationen* bald nach Erreichen der Remission eine Knochenmarktransplantation durchgeführt werden.

> **!** Je früher ein Rezidiv nach Erreichen einer Vollremission eintritt und je häufiger es zu Rückfällen kommt, desto schlechter ist die Prognose.

Die *Behandlung der Rezidive* richtet sich nach der Remissionsdauer und der Induktions- und Postremissionsbehandlung. Bei Patienten, die nach langer erster Remission einen Rückfall erleiden (*Spätrezidiv*), kann eine **Wiederholung** nach dem primären Behandlungsschema zu einer erneuten Remission führen. Allerdings sollten zur erneuten Postremissionstherapie bisher noch nicht verwendete Substanzen herangezogen werden. Die Behandlung von *Frührezidiven* entspricht zum einen der der therapieresistenten AML mit hochdosiertem Cytarabin kombiniert mit Daunorubicin, Mitoxantron oder Amsacrin, zum anderen kann, besonders bei späteren Rezidiven, die Behandlung mit hochdosiertem Etoposid in Kombination mit hochdosiertem Zyklophosphamid durchgeführt werden. Auch diese *Hochrisikopatienten* sollten (wenn irgend möglich) einer Knochenmarktransplantation zugeführt werden.

Behandlung der akuten Promyelozytenleukämie. Die akute Promyelozytenleukämie (AML-M3, APL) ist ein spezifischer Typ der AML, charakterisiert durch die Morphologie seiner Blasten mit typischer promyelozytärer Granulation, eine Koagulopathie und eine spezielle *Chromosomenanomalie*, die Translokation t(15;17). An dieser Translokation ist das Gen für den Retinolsäurerezeptor (RARα) beteiligt. Nach dem Nachweis, daß APL-Zellen in vitro in Anwesenheit von All-Trans-Retinolsäure (ATRA) zu normalen Granulozyten ausdifferenzieren können, haben verschiedene Arbeitsgruppen mit einer *ATRA-Monotherapie* bei APL-Patienten hohe Remissionsraten erzielt. Allerdings waren diese Remissionen nur von unbefriedigender Dauer, so daß jetzt ATRA regelmäßig mit *Zytostatika* kombiniert gegeben wird, die auch schon früher eine hohe Ansprechrate bei der APL zeigten (wie z.B. Daunorubicin). Damit kann ein rezidivfreies Überleben bei über 70 % der Patienten nach 3 Jahren erreicht werden[43].

Ein besonderes **Problem** bei der Behandlung der APL stellt die hämorrhagische Diathese in Form einer *Verbrauchskoagulopathie* hervorgerufen durch die Freisetzung gerinnungsaktiver und proteolytischer Substanzen aus den Leukämiezellen dar. Schon bei der Diagnosestellung besteht eine signifikante Gerinnungsstörung bei 80 % der Patienten. Diese nimmt während der Behandlung noch deutlich zu. Es empfiehlt sich daher während der Behandlung gerade zu deren Beginn bis zum Erreichen der Knochenmarksaplasie eine intensive *Thrombozytensubstitution* und *Heparinbehandlung*[44].

Supportive Behandlung. Supportive Maßnahmen sollen (wie der Name schon sagt) die eigentliche Therapie unterstützen und dienen in erster Linie dazu deren Nebenwirkungen zu behandeln. Wie bereits erwähnt, besteht für die AML-Patienten in der Zeit während, besonders aber nach der intensiven zytostatischen Behandlung eine erhebliche Gefährdung durch die Knochenmarksaplasie, aber auch durch einen vermehrten Anfall von Stoffwechselprodukten, vor allem der Harnsäure, aber auch von Zytostatikametaboliten. Die wesentlichen supportiven Maßnahmen sind:

- Substitution von Thrombozyten und Erythrozyten,
- Infektionsprophylaxe,
- Antimikrobielle Behandlung,
- Flüssigkeitsbilanzierung,
- Hyperurikämieprophylaxe.

Die Indikation zur **Thrombozytentransfusion** von mindestens 4–6 Einheiten besteht bei einem Abfall der Plättchen unter 20000/µl (20 · 10^9/l), zur Transfusion von **Erythrozytenkonzentrat**, wenn der Hb-Gehalt etwa unter 8 g/dl, bei älteren Patienten unter 9 g/dl abfällt.

Eine Indikation zur **prophylaktischen antibiotischen Behandlung** besteht prinzipiell nicht. Doch kann möglichen Infektionen durch eine Dekontamination, vor allem des Darms beispielsweise mit Cotrimoxazol, Colistin, Polymycon B oder Chinolonen, bzw. mit Nystatin und Amphotericin B vorgebeugt werden. Auch wird gelegentlich die Gabe von Cotrimoxazol zur Prophylaxe von Pneumocystis-carinii-Infektionen während der Zeit der völligen Immunsuppression empfohlen.

Bei Auftreten von Fieber und anderen Infektionszeichen soll mit einer **antimikrobiellen Therapie** unverzüglich nach Abnahme von Untersuchungsmaterial (Abstriche, Blut-, Urin- und Stuhlkulturen) zur mikrobiologischen Untersuchung mit Resistenztestung begonnen werden, wobei sich die Wahl der Medikamente nach der Klinik (bakterielle, virale oder Pilzinfektionen) richtet und gegebenenfalls nach Vorliegen des Untersuchungsergebnisses (Antibiogramm) korrigiert werden muß.

Da durch die Chemotherapie die Schleimhäute des Mundes und übrigen Gastrointestinaltraktes häufig sehr mitgenommen sind, ist eine orale Zufuhr von Flüssigkeiten, wie auch von anderen Nährstoffen nicht immer gewährleistet. Es sollte daher auf eine ausreichende, nötigenfalls **parenterale Flüssigkeitszufuhr** geachtet werden, wobei die tägliche Urinmenge mindestens 2 l betragen sollte. Diese Ausscheidungsmenge dient nicht zuletzt der **Hyperurikämieprophylaxe** zur Unterstützung der Behandlung mit Allpurinol. Harnsäure fällt vermehrt durch die massive Zellzerstörung als Folge der Chemotherapie an. Die Gefahr besteht hier bei unzureichender Prophylaxe in der Bildung von Nierensteinen und im Nierenversagen.

Behandlung der akuten lymphatischen Leukämie der Erwachsenen. Auch die Behandlung der Patienten mit einer Erwachsenen-ALL gliedert sich in mehrere **Phasen**, die *Induktionstherapie*, der eine Vorphasetherapie vorausgehen kann, und die *Postinduktions-* oder Konsolidierungsbehandlung. Die zumeist in der Induktionsphase gegebenen **Medikamente** sind Vincristin, Dauno- oder Idarubicin, L-Asparaginase, Cytarabin, Zyklophosphamid, Methotrexat und Prednison, während sich zur Postinduktionsbehandlung Teniposid, Amsacrin, Mitoxantron und verschiedene Hochdosisschemata mit Methotrexat (unter anschließendem Leukovorin-Schutz), Cytarabin oder/und 6-Mercaptopurin bewährt haben. Da die überwiegende Mehrheit der Patienten im Rahmen von **multizentrischen Studien** behandelt wird, soll darauf im folgenden besonders eingegangen werden. Die **Therapieplanung** (nach dem derzeit aktuellen Protokoll der GMALL-Studie 05/93) ist komplexer als bei der AML, da in sie verschiedene *Risikofaktoren* einfließen: T-ALL/B-ALL/B-Vorläufer-ALL, wobei die B-Vorläufer-ALL wiederum in eine *Standard-* und eine *Hochrisikogruppe* unterteilt wird.

Risikogruppen der B-Vorläufer-ALL zur Therapieplanung

- **Standardrisiko**
  Alter über 50 Jahre, Philadelphia-Chromosom (BCR-ABL-Translokation) negativ, Leukozyten unter 30 000/µl ($30 \cdot 10^9$/l), Dauer zur kompletten Remission kürzer als 4 Wochen.
- **Hochrisiko**
  Prä-prä-B-ALL/Translokation t(4;11), Philadelphia-Chromosom (BCR-ABL-Rekombination) positiv, Leukozyten über 30 000/µl ($30 \cdot 10^9$/l), Dauer zur kompletten Remission länger als 4 Wochen.

Abb. 3.**8** zeigt einen Übersichtsplan der GMALL-Studie 05/93, die hier als Beispiel für eine *Behandlungssequenz* der ALL zitiert werden soll[16]. Es wird allerdings bewußt davon abgesehen, die einzelnen Zytostatikaschemata im Detail aufzulisten. Der dargestellte *Zeitplan* gibt Richtwerte vor, die sich in früheren Studienprotokollen als praktikabel bewährt haben. Durch länger anhaltende Zytopenien können *Abweichungen* eintreten.

Patienten mit großer Tumorzellmasse oder hoher Leukozytenzahl erhalten vor Beginn der eigentlichen Behandlung eine **Vorphasentherapie** beste-

Abb. 3.**8** (S. 215) Übersicht über die Therapie der ALL in der multizentrischen ALL-Studie 05/93 (nach Hoelzer et al.[16]). Dargestellt ist nur die Therapie im 1. Jahr nach Diagnosestellung. Ab dem 2. Jahr wird für Standardrisiko, T-ALL und Hochrisikopatienten eine randomisierte Erhaltungstherapie mit intensiviertem und konventionellem Arm durchgeführt. ARAC: Cytarabin, HD-ARAC: Hochdosis-Cytarabin, ASP: Asparaginase, CYCLO: Cyclophosphamid, MITOX: Mitoxantron, MTX: Methotrexat, HD-MTX: Hochdosis-Methotrexat, 6-MP: 6-Mercaptopurin, VM26: Teniposid, ZNS 24 Gy: fraktionierte ZNS-Bestrahlung.

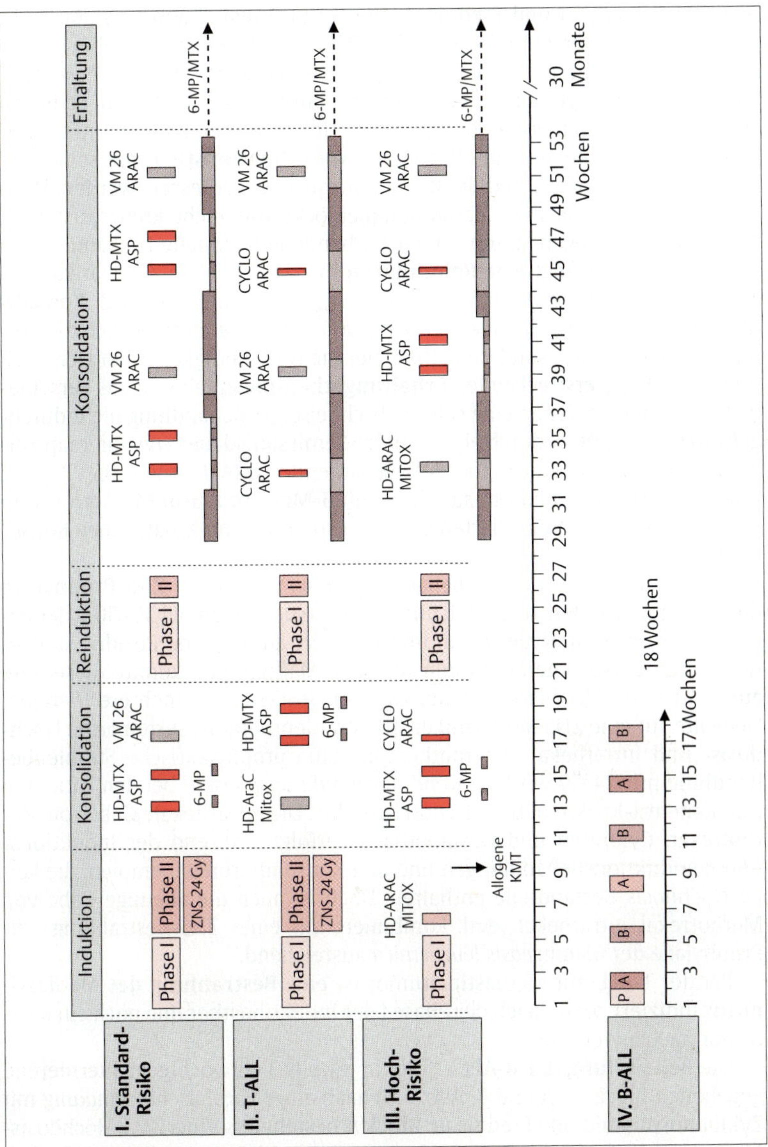

Text zur Abbildung siehe Seite 214

hend aus Vincristin und Prednison. Die **Induktionsbehandlung** der T-ALL und der B-Vorläufer-ALL gliedert sich in 2 vierwöchige Phasen, wobei in *Phase I* Prednison, Vincristin, Daunorubicin und Asparaginase und in *Phase II* Zyklophosphamid, Cytarabin und 6-Mercaptopurin gegeben werden. Lediglich Hochrisikopatienten erhalten in der Phase II Hochdosis-Cytarabin mit Mitoxantron. Durch die sich anschließende **Konsolidationstherapie** sollen die Vollremission erhalten und die Remissionsqualität verbessert werden. Dazu werden kurze, intensive Chemotherapieblöcke mit nicht kreuzresistenten Kombinationen gegeben, um immer vorhandene residuelle Leukämiezellen zu beseitigen. Ihr folgt eine **Reinduktion** mit den gleichen Zytostatikakombinationen, die in der Induktionsphase gegeben werden. In der **2. Konsolidationsbehandlung**, die über etwa 1/2 Jahr geht, wiederholen sich die Medikamente der 1. Konsolidationstherapie. Die Notwendigkeit einer sich noch über 1 1/2 Jahre erstreckenden **Erhaltungstherapie** ergab sich aus verschiedenen Studien, in denen eine solche abschließende Behandlung nicht durchgeführt wurde und dadurch eine mittlere Remissionsdauer von nur knapp einem Jahr erreicht wurde. Die derzeit laufende GMALL-Studie 05/93 prüft randomisiert die Standardbehandlung mit 6-Mercaptopurin/Methotrexat im Vergleich zu einer intensivierten Erhaltungstherapie mit zusätzlichen Konsolidierungszyklen.

Während der gesamten Behandlungszeit muß eine **ZNS-Prophylaxe** durchgeführt werden, da nach früheren Untersuchungen bei 30–50 % der Patienten im Zentralnervensystem und von dort ausgehende Rezidive auftreten. Durch entsprechende prophylaktische Maßnahmen konnte diese Rate auf 5–10 % gesenkt werden. In der zitierten Studie zielen mehrere *Therapieelemente* auf eine ZNS-Wirksamkeit ab: Strahlentherapie, systemische Hochdosis- und intrathekale Chemotherapie. Eine prophylaktische Strahlenbehandlung mit 24 Gy wird während der *Induktionsphase II* bei den Patienten mit Standard-Risiko- und T-ALL durchgeführt. Die intrathekale Gabe von Methotrexat, Cytarabin und Dexamethason erfolgt während der Induktions- und Reinduktionsbehandlungen und den Konsolidierungstherapien, die keine Hochdosis-Bestandteile enthalten. Doch ist auch die alleinige Gabe von Methotrexat intrathekal (evtl. kombiniert mit einer ZNS-Bestrahlung) zur Prophylaxe der *Meningeosis leucaemica* ausreichend.

Bei der T-ALL mit Mediastinaltumor ist eine **Bestrahlung des Mediastinums** indiziert, wenn nach der Phase I der Induktionstherapie noch ein Resttumor nachzuweisen ist.

Die **Behandlung der B-ALL** erfolgt in jeweils 3 einwöchigen, alternierend gegebenen Blöcken (A und B, Abb. 3.**8**) nach einer *Vorphasenbehandlung* mit Zyklophosphamid und Prednison. **Block A** besteht aus Vincristin, Hochdosis-Methotrexat, Ifosfamid, Teniposid, Cytarabin und Dexamethason, **Block B** aus Vincristin, Hochdosis-Methotrexat, Zyklophosphamid, Adriamycin und Dexamethason. Die Hochdosis-Methotrexatbehandlung muß unter Leukovorinschutz nach Methotrexatspiegelbestimmung durchgeführt werden. Die ZNS-Prophylaxe erfolgt in beiden Blöcken identisch mit Methotrexat, Cytarabin und Dexamethason. Eine Bestrahlung des ZNS ist nicht Routine, sollte aber bei anhaltendem Befall des ZNS durchgeführt werden. Eine Erhaltungstherapie ist nicht vorgesehen.

Bestehen bei Patienten Kontraindikationen, wie beispielsweise hohes Lebensalter oder schwerwiegende organische Störungen, gegen die hier beschriebenen intensiven Therapiemaßnahmen innerhalb der zitierten Studie, kann eine Behandlung auch außerhalb erfolgen. Entsprechende Therapieschemata finden sich in Tab. 3.**10**.

Tabelle 3.**10** Zytostatikakombinationen zur Behandlung der Erwachsenen ALL außerhalb von Studien (Erhaltungstherapie sowie ZNS-Prophylaxe bzw. -Therapie erfolgen in Anlehnung an das ALL-Studienprotokoll)

Aggressives palliatives Schema				
Vincristin		1,4 mg/m² KO		
	maximal	2 mg	i.v.	Tag 1, 8, 15, 22
Daunorubicin		45 mg/m² KO	i.v.	Tag 1, 8, 15, 22
Predniso(lo)n		60 mg/m² KO	p.o.	Tag 1–28, danach ausschleichen
Minimal aggressive Therapie				
Vincristin		1,4 mg/m² KO		
	maximal	2 mg	i.v.	1mal pro Woche
Predniso(lo)n		60 mg/m² KO	p.o.	täglich
Behandlungsdauer maximal 4–6 Wochen				

Die **Knochenmarktransplantation (KMT)** ist ein integraler Bestandteil der Behandlungsstrategien bei der Erwachsenen-ALL. Die **allogene KMT** ist für Hochrisikopatienten unter 50 Jahre derzeit nach der Induktionsbehandlung und dem Erreichen einer Vollremission die Therapie der Wahl, wenn ein geeigneter Spender (Geschwister) zur Verfügung steht. Die mittlere leukämiefreie Überlebensrate liegt bei diesen Patienten nach verschiedenen Literaturangaben um 45 %[45], allerdings um den Preis einer hohen, transplantationsbedingten Sterblichkeitsrate von 33 % im Mittel. Allogene KMT mit Fremdspendern wurden bisher in größerem Umfang nur bei Kindern mit guten Ergebnissen durchgeführt, während bei Erwachsenen noch wenig Erfahrungen damit vorliegen. Auch bei der **autologen KMT** liegen die Ergebnisse mit einem mittleren leukämiefreien Überleben mit 42 % ähnlich gut, doch ist die primäre Mortalitätsrate deutlich geringer. Das Hauptproblem ist die hohe Rezidivrate von 50 % (gegenüber 30 % bei der Allo-KMT). Doch scheint eine Reduzierung der Rückfallrate durch eine Weiterentwicklung der purching-Verfahren, das heißt der Entfernung restlicher Leukämiezellen mit Zytostatika und immunologischen Methoden (S. 572), verbessert werden zu können. Die **Transplantation peripherer Blutstammzellen** ist noch in einem experimentellen Stadium, doch scheint diese Methode bei der Philadelphia-positiven ALL ein neuer Ansatz zu sein, da sich gezeigt hat, daß die Dichte an Leukämiezellen im peripheren Blut geringer ist als im Knochenmark.

Die Mehrzahl der **Rezidive** bei der ALL tritt im *ersten und zweiten Jahr* der Erkrankung auf und geht meist vom Knochenmark aus. Doch können *Spätrezidive* auch nach 5 Jahren und mehr beobachtet werden. Bei 50–60 % der Patienten kann eine erneute Vollremission erreicht werden, wobei bei frühen Rezidiven Hochdosistherapieprotokolle Anwendung finden, während bei späten Rezidiven eine Wiederholung früher erfolgreicher Behandlungsmaßnahmen wieder von Nutzen sein kann.

Die **supportiven Maßnahmen** während der Therapie der ALL entsprechen im wesentlichen den oben bei der AML dargestellten. Hier ist zusätzlich noch daran zu denken, daß unter der Behandlung mit Asparaginase in der *Induktionsphase I* schwere Gerinnungsstörungen, in seltenen Fällen Hämorrhagien *und* Thrombosen auftreten können. Es ist daher eine engmaschige *Kontrolle* der Gerinnungsparameter erforderlich, um gegebenenfalls rechtzeitig Fibrinogen oder AT III zu substituieren.

Durch eine zusätzliche **Behandlung mit Wachstumsfaktoren (G-CSF)** konnten bei Patienten, die infolge der Chemotherapie zytopenisch waren, die Phase der Neutropenie und damit der *Infektionsgefährdung* und letztlich auch die dadurch bedingten *Therapiepausen* verkürzt werden.

Behandlung der akuten Leukämie bei Kindern. Auf die Behandlung der akuten Leukämien bei Kindern soll hier nur in Kürze der Vollständigkeit wegen eingegangen werden, da die angewandten Chemotherapieprotokolle von denen der Erwachsenenleukämien abweichen. Dabei sollen nur die bei uns gängigen Protokolle skizziert werden (Übersicht bei Creutzig u. Schrappe[15]).

In der **Behandlung der AML** bei Kindern wird, legt man die z.Zt. aktuelle Therapiestudie AML-BFM-93 zugrunde, eine *risikoadaptierte Therapie* versucht. Die Induktionsbehandlung wird relativ einheitlich mit Cytarabin, Etoposid und einem Anthrazyklin, nach Randomisation entweder Daunorubicin oder Idarubicin, durchgeführt. Danach erfolgt eine Einteilung in *Standardrisiko-* und *Hochrisikogruppen* nach morphologischen und responskinetischen Parameter, die die Grundlage für die Intensität der Postremissionsbehandlung bildet.

In der **Standardrisikogruppe**, die etwa 25–30 % der Fälle ausmacht, befinden sich die Patienten mit AML-M1, -M2 Auer, -M3 und -M4Eo der FAB-

Klassifikation, bei denen sich am Tag 15 der Induktionsbehandlung weniger als 5 % Blasten im Knochenmark finden lassen. Diese Patienten erhalten nur nach der Konsolidierungstherapie, die der Induktionsbehandlung entspricht, eine Intensivierung mit Hochdosis-Cytarabin und Etoposid, jedoch keine allogene KMT in der ersten Remission.

Bei den übrigen Patienten der **Hochrisikogruppe** wird eine frühe Intensivierung mit HAM (Tab. 3.**8**, S. 207) vor oder nach der Konsolidierungstherapie geprüft und eine allogene KMT in der ersten Remission angestrebt. Bei beiden Gruppen wird anschließend eine Erhaltungstherapie mit 6-Thioguanin und Cytarabin durchgeführt, deren Wert allerdings umstritten ist, da die Children's-Cancer-Group-(CCG-)Studie keinen Vorteil nach intensiver Postremissionstherapie zeigen konnte[45].

Die *Behandlung* einer subklinischen oder manifesten *meningeosis leucaemica* erfolgt mit Cytarabin und Methotrexat, evtl. in Kombination mit einem Glukokortikoid intrathekal und einer ZNS-Bestrahlung mit 24 Gy bei Kindern über 3 Jahre. Jüngere Kinder erhalten eine reduzierte Strahlendosis. Eine präventive ZNS-Bestrahlung ist umstritten, jedoch mit 18 Gy Bestandteil der AML-BFM-93-Studie.

Der genaue Stellenwert der *Knochenmarktransplantation* in der ersten Remission ist bei den Kindern aus den gleichen Gründen wie bei den Erwachsenen noch Diskussionsgegenstand. Die *allogene KMT* führt zwar zu besseren Remissionsraten, jedoch um den Preis einer hohen, transplantationsassoziierten Mortalität. Die *autologe KMT* läßt zwar eine intensive Postremissionsbehandlung mit myeloablativer Konditionierung und anschließender Gabe eigenen Knochenmarks zu, wobei das Problem auch hier in einer möglichen Retransfusion von residuellen Leukämiezellen besteht.

Auch bei der **Behandlung der ALL** bei Kindern wird eine *risikoadaptierte Therapie* angestrebt. Im Rahmen der ALL-BFM-Studien erfolgt die Therapiestratifizierung durch Zuordnung der Patienten zu drei **Therapiezweigen** (Standardrisiko [SR], mittleres Risiko [MR] und Hochrisiko [HR]). Die Einteilung basiert auf verschiedenen **Kriterien**: Zahl der Leukozyten im peripheren Blut bei Diagnose, Alter bei Diagnose, Zahl der Leukämiezellen im Blut am 8. Therapietag, Remissionsstatus am 33. Therapietag, chromosomale Translokation t(9;22) bzw. BCR-ABL-Rekombination oder t(4;11) bzw. MLL-AF4-Rekombination. *Kinder der MR-Gruppe*, etwa 50 % der Kinder-ALL-Patienten, erhalten nach dem Protokoll der ALL-BFM-95-Studie in der Induktionsphase 8 Medikamente (Prednison, Vincristin, Daunorubicin, L-Asparaginase, Zyklophosphamid, Cytarabin und intrathekal Methotrexat) über 9 Wochen. Für die Konsolidierungsphase wird randomisiert Hochdosis-Methotrexat und 6-Mercaptopurin gegen Hochdosis-Methotrexat mit Cytarabin über 8 Wochen geprüft. Die *Patienten der SR-Gruppe* bekommen als Induktionsbehandlung lediglich Daunorubicin (9 Wochen) und als Konsolidierungstherapie Hochdosis-Methotrexat und 6-Mercaptopurin. Die Reinduktionsbehandlung besteht bei beiden Gruppen aus einer ähnlichen Zytostatikakombination wie die Induktionsphase, jedoch verkürzt auf 7 Wochen. *Kinder der HR-Gruppe* bekommen nach einer modifizierten 4-wöchigen Anfangstherapie 3 Therapieelemente, die je zweimal in dreiwöchigen Abständen in sequentieller Folge gegeben werden. Hier wird neben hochdosiertem Methotrexat auch Hochdosis-Cytarabin und -L-Asparaginase, Zyklophosphamid, Ifosfamid, Etoposid und Dexamethason angewandt. Dem folgt eine Reinduktionsbehandlung wie bei den anderen Gruppen. Die *Dauerbehandlung* wird in allen Gruppen einheitlich bis zu einer Gesamtdauer von 24 Monaten mit 6-Mercaptopurin täglich und Methotrexat einmal wöchentlich durchgeführt. Lediglich Jungen der SR-Gruppe erhalten wegen des prolongierten Rezidivrisikos eine um 1 Jahr verlängerte Erhaltungstherapie.

Eine *ZNS-Bestrahlung* mit 12 Gy ist nur bei Patienten mit speziellem Risiko (T-ALL, HR-Gruppe) zur Prophylaxe einer Meningeosis leucaemica oder mit manifestem initialem ZNS-Befall nach Erreichen des 1. Lebensjahrs indiziert. Zusätzlich erhalten alle Patienten intrathekal Methotrexat – HR-Patienten kombiniert mit Cytarabin und Prednison – zur ZNS-Prophylaxe.

Eine *allogene KMT* ist nur bei Kindern mit eindeutig erhöhtem Rezidivrisiko in der ersten Remission indiziert, wenn ein HLA-identischer Familienspender zur Verfügung steht. Dazu gehören aus der HR-Gruppe u.a. alle Patienten mit den Translokationen t(9;22) oder t(4;11) bzw. den entsprechenden molekulargenetisch äquivalenten Rekombinationen und die, die am 33. Therapietag keine Remission erreicht haben.

Sonderformen der Leukämien

Eosinophile Leukämien

Die Existenz der Eosinophilenleukämie als eigenständige Erkrankung war lange Zeit umstritten, doch wird sie jetzt als solche gesehen. Ihre Abgrenzung von hochgradigen reaktiven Eosinophilien wird dadurch erschwert, daß auch bei diesen Lymphknotenschwellungen und eine Splenomegalie wie auch unreife Zellformen (eosinophile Myelozyten) im peripheren Blut in Erscheinung treten können. Diese Befunde können daher nicht als alleinige Kriterien für die Diagnosestellung genommen werden. Man sollte daher nur von einer eosinophilen Leukämie sprechen, wenn möglichst viele Leukämie-Symptome vorhanden sind. Ausschlaggebend sollten daher folgende Kriterien sein, wenn andere Ursachen für die Eosinophilie ausgeschlossen sind:

- Persistierende Leukozytose mit hochgradiger Eosinophilie,
- Zunahme unreifer Zellformen im Knochenmark und peripheren Blut,
- progredienter Verlauf mit fortschreitender Anämie und Thrombozytopenie,
- Einbeziehung anderer Organe (oft nur autoptisch zu verifizieren).

Zur CML und zu den akuten Leukämien bestehen sehr wahrscheinlich enge Beziehungen. So konnte in einzelnen Fällen der chronischen Eosinophilenleukämie ein Philadelphia-(Ph-)Chromosom nachgewiesen werden, wodurch die Annahme gestützt werden konnte, daß es sich bei der chronischen eosinophilen Leukämie um eine Sonderform der CML handelt. Daraus resultierte die Forderung, daß die Diagnose einer *chronischen* eosinophilen Leukämie durch den Nachweis des Ph-Chromosoms, einer Translokation t(9;22) bzw. der BCR-ABL-Gen-Rekombination zu sichern sei. Neben der chronischen Form mit Übergang in eine akute Myeloblastenkrise wurden auch primär *akute* Formen beschrieben, die im klinischen Bild und Verlauf einer akuten Leukämie entsprechen. Im peripheren **Blutbild** finden sich dann Eosinophile in von Fall zu Fall unterschiedlicher Anzahl, wobei die Leukozytenzahl bis 200 000/µl ($200 \cdot 10^9$/l) ansteigen kann. Oft kommen in verschiedenen Organen (Milz, Leber, Lymphknoten, Nieren, Hoden, Myokard) massive *eosinophile Zellinfiltrate* vor. **Prognose, Verlauf** und **Therapie** entsprechen der chronischen bzw. den akuten Leukämien.

Basophile Leukämien (Blutmastzell-Leukämie)

Die basophilen Leukämien sind noch seltener als Eosinophilenleukämien. Auch ist umstritten, ob es sich um eigenständige Krankheitsbilder handelt oder ob es sich nicht um besondere Verlaufsformen akuter oder chronischer Myelosen handelt. Erschwert wird diese Entscheidung dadurch, daß gerade im Verlauf der CML, besonders während zytostatischer oder Strahlentherapie, eine Basophilie beobachtet werden kann. Da aber ohnehin das **klinische Bild, Verlauf, Prognose** und **Therapie** den myeloischen Leukämien entsprechen, ist es eher ein semantisches Problem, ob die Basophilenleukämien Erkrankungen sui generis oder besondere Verlaufsformen der übrigen Leukämien sind. Als diagnostische Kriterien für das Vorliegen einer basophilen Leukämie werden folgende Kriterien gefordert:

- Basophilie mit reifen und unreifen Zellen in einer Menge von über 30 % im peripheren Blut, wobei die Gesamtzellzahl nicht unbedingt erhöht sein muß,
- hyper- oder hypo- bis aplastisches Knochenmark mit noch ausgeprägterer Basophilie als im peripheren Blut und vermehrt unreifen basophilen Vorstufen (Metamyelozyten, Myelozyten, Promyelozyten),
- Hepatosplenomegalie, die allerdings im Anfangsstadium der chronischen und bei der akuten Form fehlen kann.

Megakaryozytenleukämie (Megakaryoblastenleukämie)

Für die akute Form wurden 1985 FAB-Kriterien erstellt, und sie als AML-M7 bezeichnet (S. 200). Es werden jedoch auch chronische Verlaufsformen beschrieben, die in enger Beziehung zu den myeloproliferativen Erkrankungen gesehen werden. Allerdings findet sich eine Megakaryozytose häufig auch bei den einzelnen Erkrankungen dieser Krankheitsgruppe im Knochenmark und in den zur Blutbildung befähigten Organen, die die Annahme einer Megakaryozytenleukämie nahelegen könnte. Auch in solchen Fällen können bis zu 5 % Megakaryozyten oder Megakaryozytenkerne im Differentialblutbild gefunden werden.

Agranulozytose* und andere Neutropenien

Eine Verminderung von weißen Blutkörperchen kann bei verschiedenen Erkrankungen als passagere Reaktion auftreten. Diese reaktiven Leukozytopenien werden auf S. 168 besprochen. In diesem Kapitel sollen Krankheiten besprochen werden, bei denen eine *Verminderung der weißen Blutkörperchen das führende Leitsymptom* ist. Die Grenze zwischen ihnen und den früher besprochenen reaktiven Leukozytopenien ist fließend und oft willkürlich.

Die Ursachen dieser Neutropenien sind vielfältig. **Pathophysiologisch** kann ihnen eine verminderte Produktion oder ein gesteigerter Abbau zugrunde liegen.

Akute Agranulozytose (allergische Agranulozytose, medikamenteninduzierte Neutropenie)

Die ersten Fälle der akuten, früher als allergisch bezeichneten Agranulozytose wurden bei Patienten beobachtet, die bestimmte Medikamente, vor allem das *Schmerzmittel* Aminopyrin (Pyramidon) eingenommen hatten. Daraus ergab sich der Verdacht auf einen inneren Zusammenhang zwischen der Medikamenteneinnahme und der früher häufig tödlichen Erkrankung. Daraus, daß die Ursache als eine Überempfindlichkeit gegen das Medikament gedeutet wurde, leitet sich die in den meisten Fällen vom pathophysiologischen Entstehungsmechanismus her nicht korrekte Vorstellung einer „allergischen" Reaktion ab.

Ätiologie und Pathogenese. Nur eine kleinere Zahl an medikamentös bedingten Granulozytopenien kann als echte „allergische Agranulozytose" bezeichnet werden. Sie sind die Folge einer **immunologischen Reaktion** gegen

---

* S. Fußnote S. 168.

eine chemische Substanz (Arzneimittel u.ä.), die als Hapten nach Kopplung an ein Plasmaprotein die Bildung sehr *spezifischer Antikörper* hervorgerufen hat. Die Antigen-Antikörper-Komplexe binden an Granulozyten und zum Teil an Lymphozyten und führen zusammen mit Komplement zu einer Zerstörung dieser Zellen im MMS (S. 238 f.). Der Pathomechanismus entspricht dem des *Immunkomplex-* oder *Haptentyps* der medikamentinduzierten AIHA (S. 72 f.). Sie wird als *Typ-I-Agranulozytose* oder, nach einem der richtungsweisenden Medikamente, das zudem bei uns nicht mehr auf dem Markt ist, als *Aminopyrin-Typ* bezeichnet. Bei dieser Form der Agranulozytose tritt nach einer **Sensibilisierungsphase**, die Monate und gelegentlich sogar Jahre dauern kann, das Krankheitsbild akut in Erscheinung. Im Fall einer erneuten Einnahme der auslösenden Substanz kommt es durch die noch lange nachweisbaren Antikörper rasch zu einem erneuten Krankheitsschub.

Die *Typ-II-Agranulozytose*, nach seinem Prototyp auch als *Phenothiazin-Typ* bezeichnet, beruht nicht auf einem immunologisch-allergischen Geschehen, sondern auf **toxischen Mechanismen.** Hierbei entwickelt sich die Granulozytopenie allmählich und in Abhängigkeit von der zugeführten Dosis der auslösenden Substanz. Eine spätere Reexposition mit ihr braucht auch nicht unbedingt zu einer erneuten Agranulozytose zu führen. Es wird angenommen, daß durch das Medikament eine Hemmung der DNS-Synthese proliferierender Vorläuferzellen eintritt, also im Gegensatz zur Typ-I-Agranulozytose, weniger eine Zerstörung von Granulozyten stattfindet. Die Typ-II-Agranulozytose ist um einige Zehnerpotenzen häufiger als die echt allergische Form. In Tab. 3.**11** sind die wichtigsten eine Agranulozytose auslösenden Medikamente zusammengefaßt.

Klinisches Bild. Der **Beginn** der Erkrankung ist in der Regel sehr *plötzlich* ohne Prodrome mit hohem Fieber, das oft durch Schüttelfrost eingeleitet wird. Es entwickelt sich rasch ein *schweres Krankheitsbild* mit Hinfälligkeit, Kopfschmerzen, Übelkeit und Erbrechen, Gelenk- und Gliederschmerzen. Hinzu kommen oft Tachykardie und Dyspnoe und ein mehr oder weniger schwerer Kreislaufkollaps. Besonders charakteristisch sind Schleimhautnekrosen, die sich in der Mundhöhle, bevorzugt aber an den Tonsillen (*Angina agranulocytica*) und anderen Abschnitten des Waldeyer-Rachenrings häufig mit schmierig-grauen Belägen (*pseudodiphtherische Angina*) entwickeln. Häufig sind auch andere Übergangsbereiche von Epidermis zur Schleimhaut, wie Lippen, Bindehäute, Präputium, Vulva und Anus betroffen. Nicht selten greifen die Entzündungen auf innere Organe wie den Magen-Darm-Trakt oder die Lungen über. Milz und Lymphknoten sind oft, doch nicht regelmäßig vergrößert.

Laborbefunde. Im **Blutbild** ist die Zahl der weißen Blutkörperchen auf meist unter 2000/μl ($2 \cdot 10^9$/l) abgefallen, wobei im *Differentialblutbild* in erster Linie die Neutrophilen vermindert sind oder ganz fehlen. Auch die Basophilen

Tabelle 3.**11** Zusammenstellung der wichtigsten agranulozytoseauslösenden Medikamente (nach Rastetter[46])

Analgetika		Aminopyrin (Aminophenazon [Dipyrin-Pyramidon]) Metamizol Phenylbutazon Oxyphenbutazon Phenazetin Chinophen (Atophan) Paracetamol Tolmetin
Antibiotika, Chemotherapeutika u. Bakteriostatika	Antibiotika	Penicillin Streptomycin Chloramphenicol Tetrazykline Novobiozin Cephalosporin Oxacillin Vancomycin Teicoplanin Ziduvidin
	Sulfonamide	Sulfapyridin Salizylazosulfapyridin (Azulfidin) Sulfathiazol Sulfathiazin Sulfisoxazol Sulfamethoxypyridazin Sulfanilamid Sukzinylsulfathiazol Dapson
	Organische Arsenverbindungen und andere Metallverbindungen	Arsenbenzole Arsphenamine Salvarsan Neosalvarsan Goldsalze Wismut Glykobiarsol Stilbamidin Neostibosan Jodchlorhydroxychinolin Antimonverbindungen Metronidazol (Flagyl)

Fortsetzung Tabelle 3.11

Antituberkulotika	Thiosemikarbazon INH Rifampicin PAS
Malariamittel	Chinin Primaquin Plasmochin
Sedativa, Hypnotika, Psychopharmaka, Antikonvulsiva	Barbiturate Pyrithyldion (Persedon) Chlorpromazin Promazin Mepazin Imipramin (Tofranil) Prochlorperazin Promethazin Thioridazin (Melleril) Meprobamate (Miltaun) Hydantoin-Derivate Trimethadion Paramethadion Haloperidol Tiotixen Clozapin
Thyreostatika	Kaliumperchlorat Thiouracil (Methylthio-uracil, Propylthiouracil) Thiamazol (Favistan) Carbimazol
Antihistaminika	Phenothiazine Antergan (Neoantergan) Pyribenzamine Tripelenamine Metaphenylen Antistin Bromazin Thenalidin (Sandosten)
Antidiabetika	Karbutamid (Nadisan, Invenol) Chlorpropamid (Diabinese) Tolbutamid (Rastinon) Biguanide (Silubin)

→

Fortsetzung Tabelle 3.**11**

Diuretika	Chlorothiazid Azetazolamid Quecksilberdiuretika Metolazon
Verschiedenes	DDT-Pyrethrum-Aerosol Procainamid Hydralazin (Apresolin) D-Penicillamin Aescin Aprindin Clofibrat Captopril Bromocriptin Levamisol Laetril Cimetidin Ranitidin
Antikoagulantien	Dicumarol

fehlen häufig, während die Eosinophilen und die mononukleären Zellen kaum erniedrigt sind. Die gelegentlich noch spärlich vorhandenen Granulozyten zeigen eine Linksverschiebung bis hin zu den Myelozyten. Der Aktivitätsindex der alkalischen Leukozytenphosphatase (ALP) ist gesteigert. Das *rote Blutbild* und die *Thrombozytenwerte* sind in der Regel normal. Sind Erythrozyten und Thrombozyten vermindert, sollte daran gedacht werden, daß die auslösende immunologische Reaktion auch diese Zellstränge betrifft, so daß von einer allergischen oder immunologischen Panzytopenie gesprochen werden kann.

Das zellarme **Knochenmark** kann je nach Stadium der Erkrankung sehr unterschiedliche Bilder aufweisen. Im akuten Stadium fehlen oft die Granulozyten und ihre Vorstufen mehr oder weniger. Lymphoide, Retikulum- und Plasmazellen sind oft (nicht nur relativ, sondern auch absolut) vermehrt. Die Erythrozytopoese ist meist nicht wesentlich verändert. Gelegentlich sieht man im Gegensatz dazu jedoch auch ein volles, hyperplastisches Mark, wobei jedoch auch häufig die reifen Zellformen fehlen.

Die **übrigen Laborbefunde** zeigen eine meist erheblich bis maximal beschleunigte BSG. Auch CRP, Ferritin und α_2-Globuline sind deutlich erhöht. Ebenso können die Transaminasen vermehrt sein. Die Blutgerinnung ist ungestört.

Therapie. Die erste Maßnahme ist das **Absetzen** der auslösenden Substanz, wobei man oft auf Vermutungen angewiesen ist. Es muß aber auch dabei berücksichtigt werden, daß die Einnahme des entsprechenden Medikaments bereits eine bis zwei Wochen zuvor erfolgen kann. Eine spezifische, gegen die Substanz selbst gerichtete Therapie ist meist nicht möglich und nötig, da sie häufig schon metabolisiert und ausgeschieden ist. Nur bei Stoffen, die lange im Körper verweilen, wie Gold, Arsen oder Quecksilber sollte eine rasche Elimination wie etwa mit Kalziumäthylendiamintetraazetat (EDTA) angestrebt werden. Im übrigen bestehen die therapeutischen Möglichkeiten allein in supportiven Maßnahmen, wie beispielsweise die Gabe von **Antibiotika**, zweckmäßigerweise nach der Abnahme von Haut-, Rachen- und Analabstrichen sowie von Urin, Blut und Stuhl für mikrobiologische Untersuchungen, nach deren Ergebnis das Antibiotikum gegebenenfalls gewechselt werden kann. Bei schweren allergischen Schockzuständen können **Glukokortikoide** neben einer entsprechenden Schockbehandlung indiziert sein.

Verlauf und Prognose. Das *volle Krankheitsbild* mit den typischen Blutbildveränderungen entwickelt sich innerhalb von Stunden und wenigen Tagen. In der Zeit, bevor wirksame Antibiotika zur Verfügung standen, war die Prognose bei einer Mortalität von 70–90 % ausgesprochen schlecht. Aber auch heute muß die Krankheit noch als sehr ernst angesehen werden. Nach verschiedenen Statistiken aus den 70er Jahren (Rastetter[46]) lag die **Sterblichkeit** in dieser Zeit zwischen etwa 25 und knapp 50 %, doch wird die aktuelle Mortalität mit 5–10 % wesentlich geringer geschätzt. Die **Besserung** beginnt mit Absinken des Fiebers und Nachlassen der Allgemeinsymptome. Zunächst zeigt sich im Blutbild ein Anstieg der Lympho- und Monozyten, erst nach einigen Tagen steigen auch die Granulozyten an, wobei gelegentlich sogar ein überschießender Anstieg (in seltenen Fällen mit bis zu 100 000 Leukozyten pro µl [leukämoide Reaktion]) beobachtet werden kann. Daneben gibt es auch mehr *chronische Verlaufsformen*, bei denen die dramatischen Krankheitszeichen fehlen und mehr uncharakteristische Symptome wie Abgeschlagenheit und Müdigkeit bestehen.

Antikörperbedingte Granulozytopenien

Im Gegensatz zu den allergischen Granulozytopenien werden diese Granulozytopenien durch Antikörper hervorgerufen, die gegen die Granulozyten direkt gerichtet sind. Dabei unterscheidet man wiederum zwischen Autoantikörper und Allo- oder Isoantikörper.

Autoimmungranulozytopenien

Es handelt sich um eine seltene Form der Neutropenie, die durch antigranulozytäre Autoantikörper hervorgerufen wird. Man unterscheidet primäre von sekundären Granulozytopenien. Bei den primären Formen läßt sich eine Ursache nicht eruieren, während die sekundären durch Medikamente verursacht werden oder ätiologisch im Zusammenhang mit anderen Erkrankungen stehen. Die Antikörper sind gegen Strukturen der Zellmembran gerichtet und können auch mit fremden Granulozyten reagieren.

Das **klinische Bild** ist wenig dramatisch und von einer erhöhten *Infektanfälligkeit* besonders gegen Bakterien bestimmt. Das **Blutbild** wird durch eine *Leukozytopenie* charakterisiert, wobei die Zahl der weißen Blutkörperchen insgesamt meist zwischen 1 000 und 4 000/μl und die Zahl der Granulozyten nicht selten unter 1 000/μl liegt. Ein Absinken unter 500/μl wird als prognostisch schlecht angesehen. Im **Knochenmark** findet sich zumeist eine normale Zellzahl, doch kann diese auch erniedrigt sein. Charakteristisch ist eine *Linksverschiebung* der Granulozytopoese. Im **Serum** lassen sich agglutinierende und/oder zytotoxische *antigranulozytäre Antikörper* nachweisen. Außerdem findet sich eine BSG-Beschleunigung und eine Vermehrung der α_2-, β- und γ-Globuline in der Elektrophorese.

Eine **Therapie** ist bei einer Granulozytenzahl von über 1 000/μl nicht erforderlich. Im übrigen tritt meist eine Besserung nach der Gabe von *Glukokortikoiden* ein. Andere Möglichkeiten liegen in der Anwendung von Immunsuppressiva (z.B. Azathioprin, Zyklophosphamid). Bei Versagen der medikamentösen Maßnahmen kann eine *Splenektomie* erwogen werden.

Der **Verlauf** ist chronisch, ähnlich dem der zyklischen Granulozytopenie (S. 229) mit mehr oder weniger leukopenischen Phasen. Spontanremissionen können nach Monaten und Jahren auftreten.

Granulozytopenie beim Lupus erythematodes. Eine **Sonderform** der Autoimmungranulozytopenie stellt die Leukozytopenie beim disseminierten Lupus erythematodes (LE) dar. Bekanntlich hat etwa die Hälfte der LE-Patienten eine Neutropenie. Sie ist hervorgerufen durch *Autoantikörper*, die gegen zytoplasmatische und/oder nukleäre Antigene der Granulozyten gerichtet sind und die Zellen zerstören. Dabei treten die sog. LE-Zellen in Erscheinung. Sie entstehen dadurch, daß Kerntrümmer aus zerstörten Granulozyten von noch intakten Zellen phagozytiert werden.

Alloimmungranulozytopenien

Antigranulozytäre Alloantikörper entwickeln sich besonders häufig nach **Transfusionen** mit Blut, aus dem die Leukozyten nicht herausfiltriert wurden. Mit zunehmender Transfusionshäufigkeit nimmt die Gefahr ihrer Bildung zu. Auch nach nicht vollkompatiblen **Organtransplantationen** können antileukozytäre Antikörper gebildet werden. Die Alloantikörper können nicht mit eigenen Granulozyten reagieren und sind vor allem gegen HLA-Antigene gerichtet. Sie können bei der Gabe unfiltrierten Blutes zu Transfusionszwischenfällen führen. Selten kann es auch durch *mütterliche* Alloantikörper zu einer Zerstörung *kindlicher* Granulozyten (ähnlich wie beim M. haemolyticus neonatorum) kommen, den M. leucolyticus neonatorum.

Zyklische Neutropenie (periodische Agranulozytose)

Diese seltene Erkrankung manifestiert sich meist schon in der Kindheit. Frauen und Männer scheinen gleich häufig betroffen zu sein. Charakteristisch sind rezidivierende granulozytopenische Phasen.

Ätiologie und Pathogenese der Erkrankung sind weitgehend ungeklärt. Möglicherweise liegt ihr eine gewisse *genetische Disposition* zugrunde, da familiäre Häufungen beschrieben wurden. Auch die Milz scheint, zumindest in Einzelfällen, eine mögliche Rolle bei der Pathogenese zu spielen, da gelegentlich durch eine Splenektomie ein therapeutischer Erfolg erzielt werden konnte. Zellkinetische Untersuchungen lassen vermuten, daß die pathogene Störung auf der Ebene der Stammzellen zu suchen ist.

Das **klinische Bild** ist wenig charakteristisch. Während der *granulozytopenischen Phasen* tritt gelegentlich eine Leistungsminderung mit Müdigkeit, Appetitlosigkeit und leichten Fieberschüben auf. Es kann auch zu mehr oder weniger ausgeprägten Entzündungen der Haut und Schleimhäute, insbesondere zu einer Stomatitis oder Pharyngitis kommen.

Das **Blutbild** zeigt eine, meist in regelmäßigen Abständen von 20–22 Tagen (minimal 14, maximal 45 Tage) auftretende erhebliche Verminderung der Neutrophilen, die zeitweise auch ganz fehlen können. Diese Phasen haben eine Dauer von 2–8 Tagen. Die Gesamtleukozytenzahl fällt dann auf Werte um 2 000–4 000/µl ab. In der Kompensationsphase wird oft eine Eosinophilie gesehen. *Rotes Blutbild* und *Thrombozytenzahl* sind meist normal. Das **Knochenmark** zeigt während der neutropenischen Phasen eine Verminderung der gesamten Granulozytopoese. Die Regeneration des Knochenmarks geht der Normalisierung des Blutbildes voraus.

Die **Therapie** entspricht der Behandlung anderer Agranulozytosen und beschränkt sich meist auf supportive Maßnahmen, wie beispielsweise eine gezielte *antibiotische* Infektbekämpfung. Durch die Gabe von Wachstumsfaktoren (G-CSF, S. 542) kann die Phase schwerster Neutropenie und damit die Häufigkeit und Dauer von Infektionen deutlich verkürzt werden.

Die **Prognose** der Erkrankung ist gut, der **Verlauf** durch die meist milden, in den Regenerationsphasen voll ausheilenden Infektionen geprägt.

Splenopathische Neutropenie

Wie auch die Erythrozyten und Thrombozyten können die Granulozyten bei einer Splenomegalie vermindert sein. Die Vergrößerung der Milz tritt nur selten als eigenständige Erkrankung (primäre Form) auf, sondern in der überwiegenden Mehrzahl der Fälle im Rahmen anderer Erkrankungen (sekundäre Form, Hypersplenismus, S. 270 f.). Diese Granulozytopenie kann so ausgeprägt sein, daß schwere, meist bakterielle Infektionen mit Stomatitis, Anginen und anderen Entzündungen mit unterschiedlich hohem Fieber die Folge sind. Im **Blutbild** sind die *Neutrophilen* mehr oder weniger stark vermindert. Oft finden sich auch eine Anämie und Thrombozytopenie. Das **Knochenmark** ist meist normoplastisch, kann aber auch *hypo-* oder *hyperplastisch* sein, mit linksverschobener Granulozytopoese. Der **Verlauf** ist in Abhängigkeit von der Grunderkrankung meist protrahiert. **Therapie** der Wahl ist häufig die *Splenektomie.*

Angeborene Leukozytenanomalien und Defekte der Phagozytosefunktion

Die Kenntnis der hereditären Leukozytenanomalien ist – auch wenn sie symptomlos verlaufen – wichtig, um diagnostische Irrwege und Fehlentscheidungen zu vermeiden. Darüber hinaus hat sie auch eine gewisse Bedeutung bei genetischen Studien unterschiedlicher Art erlangt. Von den zahlreichen verschiedenen Leukozytenanomalien und -funktionsstörungen sollen hier nur die wichtigsten genannt werden.

Pelger-Huet-Kernanomalie

Es handelt sich hier um eine funktionell harmlose, *vererbbare* Mißbildung der Granulozyten, die beim Menschen praktisch nur in der heterozygoten Manifestation bekannt ist. **Morphologisch** ist sie dadurch gekennzeichnet, daß die neutrophilen Granulozyten einen eingebuchteten den Stabkernigen oder Eosinophilen ähnlichen Zellkern besitzen. Auf diese Weise kann eine Linksverschiebung vorgetäuscht werden, und man sieht ein *pseudoregeneratives* weißes Blutbild. Wo die Kerne segmentiert sind, bilden sich Neutrophile mit 2 und selten mit 3 Segmenten. Diese Segmente sind kurz, dick und chromatinreich.

Sind alle Neutrophilen von der Anomalie betroffen, so spricht man von *Vollträgern*, doch wurden auch *Teilträger* beschrieben, bei denen nur etwa 15–25 % der Neutrophilen diese Abweichung aufweisen. Auffällig ist die fast stets vorhandene toxische Granulation. Entsprechende Abweichungen zeigen nicht nur die neutrophilen, sondern auch die eosino- und basophilen Granulozyten sowie die Monozyten.

Interessant ist, daß bei schweren Infekten, aber auch im Verlauf von Leukämien vorübergehend ähnliche qualitative Kernveränderungen auch bei Patienten vorkommen können, die normalerweise ein unauffälliges Blutbild haben. Man spricht dann von **Pseudo-Pelger**.

Konstitutionelle Granulationsanomalie der Leukozyten nach Alder

Es handelt sich bei dieser Leukozytenanomalie um eine bezüglich der Granulozytenfunktion harmlose Mißbildung *aller* weißen Blutkörperchen. Die Granulozyten weisen dabei eine grobe, plumpe bläuliche Granulierung auf, besonders auffällig ist die Granulation der Eosinophilen, die nicht eosinophil sondern basophil erscheint. Auch Lymphozyten und Monozyten zeigen oft eine besonders grobe Azurgranulation. Die beschriebene Anomalie ist bereits in den Knochenmarkszellen nachweisbar. Besonders interessant ist, daß diese Granulationsanomalie gehäuft bei Kindern mit *Dysostosis multiplex (Pfaundler-Hurler-Krankheit, Gargoylismus)* vorkommt. **Ätiologisch** handelt es sich wahrscheinlich um eine Enzymschädigung mit konsekutiver Thesaurismose.

Steinbrinck-Chédiak-Higashi-Granulationsanomalie (Granulagigantismus der Leukozyten)

Die Erkrankung ist sehr selten und geht mit Leber-, Milz- und häufig Lymphknotenschwellungen einher. Die Kinder sterben meist im Alter von 6 Monaten bis 7 Jahren unter dem Bild einer Panzytopenie mit septischen Erscheinungen. Charakteristisch sind die *Riesengranula* (oft mit 2–5 μm Ø) in den neutrophilen und eosinophilen Granulozyten sowie den Monozyten und Lymphozyten. Auch im Knochenmark weisen die Promyelo- und Myelozyten im Zytoplasma große runde Körperchen auf, die oft von einem hellen Hof umgeben sind. Der Steinbrinck-Chédiak-Higashi-Anomalie liegt ein genetisch bedingter, schwerer zellulärer *Funktionsdefekt* zugrunde, der zu einer Unterfunktion der Natural-Killerzellen führt und interessanterweise durch Interferongaben paralysiert werden kann.

Chronische Granulomatose (progressive septische Granulomatose)

Es ist eine seltene, meist X-chromosomal, selten auch *autosomal vererbte* Störung der Granulozytenfunktion. Bei der X-chromosomal vererbten Variante erkranken nur Jungen, bei der autosomal vererbten Jungen und Mädchen gleichermaßen. Den verschiedenen Formen der Erkrankung liegt ein **Enzymdefekt** der Granulozyten (Nikotinamid-Adeninnukleosid-Phosphatoxidase [NADH], Zytochrom b, Gluthathionperoxidase) zugrunde, wodurch diese nicht in der Lage sind, aktive Sauerstoffverbindungen wie Wasserstoffperoxid u.a. zu bilden. Dadurch können die Granulozyten nicht für Gesunde relativ ungefährliche, katalasepositive Erreger (Staphylokokken, Serratia und E. coli) intrazellulär abtöten, wodurch es zur Bildung von Granulomen in verschiedenen Organen kommt. Die Patienten leiden an **chronischen Infektionen** mit Hepatosplenomegalie, eitrigen Lymphadenitiden und Pneumonien. Außerdem besteht häufig auch eine chronische Rhinitis, eine Stomatitis, Osteomyelitis und eine Diarrhoe. Beweisend ist der positive Ausfall des Nitroblau-Tetrazoliumtests, der auch als *Suchtest* bei Nichterkrankten hergenommen werden kann. Im *peripheren Blut* besteht eine Leukozytose und häufig eine Anämie. Spezifische **Behandlungsmöglichkeiten** bestehen nicht, so daß eine intermittierende oder kontinuierliche Gabe von *Antibiotika* nach Antibiogramm notwendig ist.

Glukose-6-Phosphatdehydrogenase-(G-6-PDH-)Mangel

Der G-6-PDH-Mangel wird ebenfalls X-chromosomal, aber auch autosomal rezessiv vererbt. Bei den Patienten ist die Endozytose und die *Abtötung von Bakterien* in den Granulozyten gestört. Als **Ursache** wird eine defiziente NADPH-Bildung dadurch diskutiert, daß G-6-PDH als reduziertes Äquivalent für die Oxidation vermindert ist oder fehlt. Die Patienten leiden an rezidivierenden und chronischen bakteriellen Infektionen, granulomatösen Organveränderungen und einer hämolytischen Anämie (S. 113). Der Schweregrad der Erkrankung variiert mit dem Grad des G-6-PDH-Mangels. Bei komplettem Fehlen des Enzyms entspricht das Krankheitsbild dem der *chronischen Granulomatose* (S. 231 f.) mit einer hämolytischen Anämie. Die **Diagnose** wird durch Bestimmung der G-6-PDH in Erythrozyten und Granulozyten gestellt. Die **Therapie** entspricht der bei der chronischen Granulomatose und richtet sich nach dem Schweregrad der Erkrankung.

Reaktive Veränderungen der Granulozytenmorphologie

Im Verlauf verschiedener exogener und endogener Erkrankungen kommt es zu morphologischen Veränderungen der Granulozyten. Gemeint sind hier nicht etwa die reaktive und pathologische Linksverschiebung im Differentialblutbild, die durch eine raschere Zellproliferation hervorgerufen und an anderer Stelle besprochen werden (S. 162 f.), sondern die Veränderungen des Zytoplasmas, der Zellkerne oder der Zellen insgesamt. Sie sind in der Regel reversibel, wenn die Ursache beseitigt oder die Grundkrankheit „unter Kontrolle“ ist. Bei sorgfältiger Musterung des Differentialblutbildes können sie u.U. von gewisser differentialdiagnostischer Bedeutung sein.

Unter den *erworbenen* Veränderungen der Granulozyten kommt den **toxischen Granulationen** eine besondere Bedeutung zu. Sie finden sich als mittelgrobe, meist dunkelviolett angefärbte Granula im Zytoplasma und kommen bei allen schweren *Infektionen* oder *toxischen Prozessen* vor, die die Zellbildung im Knochenmark beeinflussen. Aus Anzahl und Größe der Granula können bestimmte Rückschlüsse auf die Schwere des ablaufenden Krankheitsbildes gezogen werden. Die toxischen Granulationen sind einerseits als Zeichen der *Reifungsstörung* (Reste der promyelozytären Granulation), andererseits aber als Ausdruck der *Zellschädigung* zu werten. Möglicherweise sind sie aber Zeichen einer gesteigerten *Lysosomentätigkeit* infolge eines aktivierten Zellstoffwechsels.

Ähnlich wie die toxischen Granulationen können **Vakuolisierungen** des Zytoplasmas der Neutrophilen, die gelegentlich bei infektiös-toxischen Prozessen zu beobachten sind, interpretiert werden.

Zu beachten ist, daß nach der Einnahme bestimmter *Medikamente*, z.B. Chloroquin (Resochin, Weimerquin) *„toxische" Granulationen* zu finden sind. Dabei handelt es sich jedoch um Ablagerungen des Medikaments in der Zelle. Unter einer langdauernden Chloramphenikoltherapie beobachtet man häufig Vakuolisierungen im Zytoplasma der Granulozyten (aber auch der kernhaltigen roten Vorstufen im Knochenmark), wahrscheinlich aufgrund einer toxischen Knochenmarkschädigung.

Als **Döhle-Einschlußkörper** werden ovale oder längliche, 1–3 μm große basophile Schlieren im Zytoplasma der neutrophilen Granulozyten bezeichnet. Sie treten im Verlauf von *Infektionen* (besonders Scharlach), *Verbrennungen* und während einer zytostatischen Behandlung auf. Bemerkenswert ist, daß vereinzelt auch bei komplikationslosen *Schwangerschaften* Döhle-Körperchen beobachtet werden. Ebenso können sie bei der May-Hegglin-Anomalie (*polyphile Reifungsstörung*, S. 460) und bei der Steinbrinck-Chédiak-Higashi-Anomalie (S. 231) nachgewiesen werden. Sie lassen sich mit der Färbung nach May-Grünwald-Pappenheim und mit der Methylgrün-Pyronin-Färbung darstellen. Vermutlich sind sie Ausdruck einer *partiellen plasmatischen Reifungsstörung* und bestehen aus RNS, wahrscheinlich Messenger-RNS.

Auer-Stäbchen finden sich als schmale, stab- bis nadelförmige, rotviolette Einschlüsse im Zytoplasma von Myeloblasten oder Promyelozyten bei akuten myeloischen Leukämien (M1, M2 und M3 der FAB-Klassifikation, S. 198). Es sind wahrscheinlich mißgebildete azurophile Granula, deren Farbe sie (besonders auffällig in der Peroxidasefärbung) haben.

Sogenannte **Pseudo-Pelger-Zellen** können das Vorliegen einer Pelger-Huet-Anomalie vortäuschen. Man sieht sie im Verlauf von schweren Infektionen, bei Leukämien, myelodysplastischen Syndromen und, besonders bei ossal metastasierenden, Karzinomen, aber auch unter der medikamentösen Behandlung mit Sulfonamiden oder Colchicin. Die Segmentanomalie der Granulozytenkerne bilden sich nach Abklingen der Erkrankung oder nach

Absetzen der Medikamente wieder zurück. Über die Ursache ist nichts bekannt, mit der Pelger-Anomalie dürften sie nichts gemein haben.

Unter **Riesengranulozyten** versteht man vergrößerte (im Durchmesser über 15 µm große), häufig zudem übersegmentierte neutrophile Granulozyten. Sie finden sich als Folge einer Reifungsstörung durch Vitamin-B_{12}- oder Folsäuremangel bei der perniziösen Anämie (S. 21, 29) und treten im peripheren Blut schon vor der Makrozytose der Erythrozyten in Erscheinung. Riesengranulozyten sieht man auch gelegentlich bei chronischen Infektionen, myeloproliferativen Erkrankungen wie der CML und unter zytostatischer Behandlung mit Antimetaboliten (z.B. Hydroxyurea, Methotrexat, 6-Mercaptopurin und Cytarabin).

Beachtung verdienen auch die **Kernpyknosen** der neutrophilen Granulozyten, die meist ihre Ursache in einem infektiös-toxischen Prozeß haben.

Literatur

1 Greaves M.F.: Aetiology of acute leukaemia. Lancet 1997; 349:344–49

2 Severson R.K., Davis S., Heuser L. et al.: Cigarette smoking and acute nonlymphocytic leukemia. Am J Epidemiol 190; 132:418–22

3 Boehm T.: Ätiologie und Pathogenese der Leukämien. Internist 1993; 34:491–7

4 Schilling Ch. v, Duyster J., Herrmann F.: Fortschritte im Verständnis der Leukämieentstehung. Internist. 1996; 37: 971–81

5 Sawyers Ch.L.: Molecular genetics of acute leukaemia. Lancet 1997; 349:196–200

6 Kaboth W.: Leukämien. Allgemeine Gesichtspunkte. In: Begemann H., Rastetter J. eds.: Klinische Hämatologie. 4. Aufl. Stuttgart: Thieme 1993:480–2

7 Melo J.V.: BCR-ABL gene variants. Baillière's Clin Haematol 1997; 10:203–22

8 Sawyers Ch.L.: Signal transduction pathways involved in BCR-ABL transformation. Baillière's Clin Haematol 1997; 10:223–31

9 Clift R.A., Anasetti C.: Allografting for chronic myeloid leukaemia. Baillière's Clin Haematol 1997; 10:319–36

10 O'Brien S.G.: Autografting for chronic myeloid leukaemia. Baillière's Clin Haematol 1997; 10:369–88

11 Cartwright R.A., Staines A.: Acute leukaemias. Baillière's Clin Haematol 1992; 5:1–26

12 Bennet J.M., Catovsky, D., Daniel M.T. et al.: Proposals for the classification of the acute leukemias. Brit J Haematol 1976; 33:451

13 Second MIC cooperative study group. Morphologic, immunologic and cytogenetic (MIC) working classification of the acute myeloid leukaemias. Brit J Haematol 1988; 68:487–92

14 Ludwig W.-D., Thiel E.: Diagnostik der akuten Leukämien mit morphologischen, immunologischen und zytogenetischen Verfahren. Internist. 1993; 34:498–510

15 Creutzig U., Schrappe M.: Akute Leukämien im Kindesalter. Internist 1996; 37:982–93

16 Hoelzer D., Gökbuget N., Arnold R. et al.: Akute lymphatische Leukämie des Erwachsenen. Internist 1996; 37:994–1007

17 Thews A.: Immunologische Diagnostik akuter Leukämien und Blastenkrisen myeloproliferativer Syndrome. Monographie der Firma Coulter o.J.

18 Rowe J.M., Liesveld J.L.: Treatment and prognostic factors in acute myeloid leukaemia. Baillière's Clin Haematol 1996; 9:87–105

19 Leeuwen F.E. v.: Risk of acute myelogenous leukaemia and myelodysplasia following cancer treatment. Baillière's Clin Haematol 1996; 9:57–85

20 Kantarijan H.M., Keating M.J., Walters R.S. et al.: Therapy-related leukemia and myelodysplastic syndrome: clinical, cytogenetic and prognostic features. J Clin Oncol 1986; 4:1748

[21] Sanz M.A., Sempere A.: Immunophenotyping of AML and MDS and detection of residual disease. Baillière's Clin Haematol 1996; 9:35–55

[22] Ellison R.R., Holland J.F., Weil M. et al.: Arabinosyl cytosine: A useful agent in the treatment of acute leukemia in adults. Blood 1968; 32:507–23

[23] Burnett A.K., Eden O.B.: The treatment of acute leukaemia. Lancet 1997; 349:270–5

[24] Büchner T.: Akute myeloische Leukämie. Internist 1993; 34:511–7

[25] Büchner T.: Akute myeloische Leukämie. Internist 1996; 37:1008–12

[26] Yates J., Glidewell O., Wiernik P. et al.: Cytosine arabinoside with daurorubicin or adriamycin for therapy of acute myeloid leukemia: a CALGB study. Blood 1982; 60:454–62

[27] Gale R.P., Foon K.A., Cline M.J., Zighelboim J.: Intensive chemotherapy for acute myelogenous leukemia. Ann Intern Med 1981; 94:753–7

[28] Büchner T., Urbanitz D., Hiddemann W. et al.: Intensified induction and consolidation with or without maintenance chemotherapy for acute myeloid leukemia (AML): two multicenter of the German AML Cooperative Group. J Clin Oncol 1985; 3:1583–9

[29] Hiddemann W., Kreutzmann W., Staif H. et al.: High dose cytosine-arabinoside and mitoxantrone: a highly effective regimen in refractory acute myeloid leukemia. Blood 1987; 69:744

[30] Wiernik P.H., Banks P.L.C., Case D.C. et al.: Cytarabine plus idarubicin or daunorubicin as induction or consolidation therapy for previously untreated adult patients with acute myeloid leukemia. Blood 1992; 79:313–9

[31] Herzig R.H., Lazarus H.M., Wolff S.N., Phillips G.N., Herzig G.P.: High dose cytosine arabinoside therapy with and without anthracycline antibiotics for remission induction of acute nonlymphoblastic leukemia. J Clin Oncol 1985; 3:992–7

[32] Degos L., Castaigne S., Tilly H., Sigaux F., Daniel M.T.: Treatment of leukemia with low dose ara-c: a study of 160 cases. Semin Oncol 1985; 12(Suppl. 3): 196–9

[33] Mayer R.J., Davis R.G., Schiffer C.A. et al.: Intensive postremission chemotherapy in adults with acute myeloid leukemia. New Engl J Med 1994; 331:896–903

[34] Link H., Ehninger G., Schönrock-Nabulsi P. et al.: Allogeneic bone marrow transplantation compared with high-dose-Ara-C postremission therapy in acute myeloid leukemia. Blood 1996; 88:684a

[35] Zittoun R.A., Mandelli F., Willemze R. et al.: Autologous and allogenic bone marrow transplantation compared with intensive chemotherapy in acute myelogenous leukemia. New Engl J Med 1995; 332:217–23

[36] Link H.: Die Transplantation hämatopoetischer Stammzellen. Onkologe 1997; 3 (Suppl. 1): S1–11

[37] Laporte J.P., Douay L., Lopez M. et al.: One hundred twenty-five adult Patients with primary acute leukemia autografted with marrow purged by mafosfamide: a 10-year single institution experience. Blood 1994; 84:3810–18

[38] Estey E.H.: Use of colony-stimulating factors in the treatment of acute myeloid leukemia. Blood 1994; 83:2015–8

[39] Mandelli F., Vignetti S., Tosti S. et al.: Interleukin-2 treatment in acute myelogenous leukemia. Stem Cells 1993; 11:263–8

[40] Bergmann L., Heil G., Kolbe K. et al.: Interleukin-2 bolus infusion as late consolidation therapy in 2nd remission of acute myeloblastic leukemis. Leuk Lymph 1995; 16:271–9

[41] Hamon M.D., Prentice H.G., Gottlieb D.J. et al.: Immunotherapy with interleukin-2 after ABMT in AML. Bone Marrow Transplantation 1993; 11:399–401

[42] Büchner T., Hiddemann W.: Treatment strategies in acute myeloid leukemia (AML). Blut 1990; 60:61

[43] Degos L., Dombret H., Chomienne C. et al.: All-trans-retinoic acid as a differentiating agent in the treatment of acute promyelocytic leukemia. Blood 1995; 85:2643–53

[44] Fernaux P., Degos L.: Treatment of acute promyelocytic leukaemia. Baillière's Clin Haematol 1996; 9:107–28

[45] Wells R.J., Woods W.G., Buckley J.D. et al.: Treatment of newly diagnosed children and adolescents with acute myeloid leukemia: A Childrens Cancer Group Study. J Clin Oncol 1994; 12:2367–77

[46] Rastetter J.: Agranulozytose und andere Neutropenien. In Begemann H., Rastetter J. (Hrsg.): Klinische Hämatologie. 4. Aufl. Stuttgart: Thieme. 1993:456–76

4. Erkrankungen mit Reaktion des Monozyten-Makrophagen-Systems

Der Begriff Monozyten-Makrophagen-System (MMS) wurde 1975 von Meuret für eine Gruppe morphologisch und funktionell definierter Zellen und Gewebe eingeführt, deren Hauptaufgabe die ständige Reinigung des Organismus von belebten und unbelebten Fremd- und Eigensubstanzen mittels der ihnen eigenen **Phagozytosefähigkeit** sowie Verdauung, Adaptierung und gegebenenfalls Reutilisierung der gespeicherten Materialien. Es ist in Teilen identisch mit dem früheren, von Aschoff so genannten, *retikuloendothelialen System (RES)*, das durch die morphologische Gemeinsamkeit der Retikulumbildung verschiedener Zellsysteme in verschiedenen Organen (Lymphknoten, Milz, Leber und Knochenmark) definiert war. Dem MMS gehören dagegen nur *phagozytierende Zellen* an. Grundlage dieser Einteilung ist der gemeinsame Ursprung der Zellen aus einer hämatopoetischen Stammzelle des Knochenmarks und ihre Funktion, die Fähigkeit zur Phagozytose. Die Zellen werden der Reihe der Makrophagen/Monozyten zugeordnet. Dazu gehören die *Monoblasten* und *Promonozyten* des Knochenmarks, die *Monozyten* des peripheren Bluts und die *Makrophagen* in den verschiedenen Geweben mit ihren oft unterschiedlichen **Erscheinungsformen**:

- Kupffersche Sternzelle der Leber,
- Alveolarmakrophagen der Lunge,
- Knochenmark-, Lymphknoten- und Milzmakrophagen (z.B. die rote Milzpulpa),
- Histiozyten der Haut (Langerhans-Zelle),
- Osteoklasten des Knochens u.a.

Frei bewegliche Makrophagen gibt es in Pleura, Peritoneum, Synovia, Milz und Lymphknoten. *Aktivierungsformen* der Makrophagen sind Epitheloidzellen, mehrkernige Riesenzellen (Langhans-Riesenzelle) und Fremdkörperriesenzellen (Granulome).

Reaktionen mit bekanntem und unbekanntem Auslöser, die überwiegend vom **monohistiozytären System** getragen werden, zeigen eine Reihe von gemeinsamen Zügen, die auf die verschiedenen pathophysiologischen Eigenheiten dieses Zellsystems zurückführbar sind. Dabei ist z.B. die Interaktion zwischen Lymphozyten (insbesondere den T-Zellen) und Makrophagen essentiell. Das Resultat einer chronisch entzündlichen Reaktion des Immunsystems mit Aktivierung der Monozyten-Histiozyten durch T-Lymphozyten bzw. deren Mediatoren ist das histologische **Granulom**, so daß Erkrankungen mit Überwiegen dieser Komponente auch als „granulomatöse Erkrankungen" bezeichnet wurden. In Tab. 4.**1** sind Phänomene und Ursachen monohistiozytärer Reaktionen zusammengefaßt.

Tabelle 4.1 Phänomene und Ursachen monohistiozytärer Reaktionen (nach Theml[1])

Klinische und pathoanatomische Phänomene	Pathophysiologische Ursachen
Granulombildung mit vielkernigen Riesenzellen	Labilität der Makrophagenmembran, Stimulation der Makrophagenfusion durch Lymphokine
Hämophagozytose	aktiver Makrophagen-Fc-Rezeptor für IgG auf den Zelloberflächen von hämatopoetischen Zellen
Osteolysenbildung	aktive Makrophagenosteolysine, Makrophagen induzieren einen Lymphozytenfaktor, der Osteoblasten aktiviert
Hautinfiltrationen	Aktivierung einer Subpopulation von Makrophagen mit der Charakteristik von Langhans-Zellen der Haut
Fieber	endogene Pyrogene aus Makrophagen
destruktive Arthritiden	Kollagenase und Elastase aus Makrophagen
Pannikulitis	Kollagenase, Elastase und Lipase aus Makrophagen
Gewebeinfiltration mit Eosinophilen	Makrophagen induzieren in Lymphozyten einen chemotaktischen Faktor für Eosinophile
tubuläre Dysfunktion der Niere	Lysozymurie

Infektionskrankheiten

An einer Reihe von Infektionskrankheiten mit bekannten Erregern ist neben dem lymphatischen das monohistiozytäre System auffallend beteiligt. So treten histologisch in **lymphatischen Geweben** beispielsweise bei der Tuberkulose (S. 259), Bruzellose, Listeriose, Toxoplasmose (S. 266) und Leishmaniose für die jeweilige Erkrankung typische *granulomatöse Reaktionen* in Erscheinung, die sich aus Histiozyten, Riesenzellen, Lymphozyten, Plasmazellen, eosinophilen Granulozyten und Gewebsbasophilen zusammensetzen, wobei das Mengenverhältnis dieser Zellen untereinander stark variieren, und der eine oder andere Zelltyp fehlen kann. Im einzelnen soll hierauf jedoch nicht eingegangen werden.

Sarkoidose (Morbus Boeck)

Die Erkrankung wird ab S. 268 ausführlich besprochen.

Lipidspeicherkrankheiten

Diese Erkrankungen des Säuglings- und Kleinkindesalters beruhen auf genetisch bedingten Abbaustörungen bestimmter Lipide. In monohistiozytären Makrophagen reichern sich die nicht abbaubaren Lipide an und induzieren eine Hyperproliferation dieser Zellreihe mit nachfolgenden *Organomegalien, Osteolysen* und einer komplexen Klinik.

Der **Morbus Gaucher** beruht auf einem autosomal-rezessiv vererbtem Abbaudefekt für Glukozerebrosid. Die *Monohistiozytenproliferation* führt zu gewaltigen Hepatosplenomegalien, Osteolysen und Knochennekrosen (speziell im Hüftkopf). Das Knochenmark kann von vakuolären Makrophagen infiltriert sein (Gaucher-Zellen). Diese Zellen speichern auch Eisen, das sie offenbar nicht an die Erythropoese abgeben, worin neben dem Hypersplenismus eine Ursache für *hypochrome Anämien* liegt. Therapeutisch sind zur Zeit nur Splenektomie und orthopädische Palliativoperationen möglich.

Die **Niemann-Pick-Krankheit** mit ebenfalls autosomal-rezessivem Erbgang beruht auf einem Defekt der Sphingomyelinase. Hier sind neben Leber und Milz auch Lymphknoten von der Proliferation „schaumiger" Histiozyten betroffen. Die erkrankten *Kinder* leiden außer an diesen Organomegalien an multiplen neurologischen Störungen. Eine *Therapie* steht ebenfalls nicht zur Verfügung.

Histiozytose X

Unter dem Begriff der Histiozytose X ist eine Reihe sehr seltener, aber gut definierter Erkrankungen mit überwiegend monohistiozytärer Proliferation zusammengefaßt, die hinsichtlich ihrer Auslöser noch als idiopathisch-reaktiv anzusehen sind. Man unterscheidet **drei Formen**: das *eosinophile Knochengranulom*, die *Hand-Schüller-Christian-Krankheit* und die *Abt-Letterer-Siwe-Krankheit*. Zwischen diesen Erkrankungen scheint es vielfältige Übergangsformen zu geben.

Das **eosinophile Knochengranulom** ist die häufigste Krankheit aus diesem Komplex, betroffen sind – von einzelnen Ausnahmen abgesehen – Kinder und Jugendliche zwischen dem 5. und 16. Lebensjahr. Die nächsthäufige Erkrankung ist die **Hand-Schüller-Christian-Krankheit**, die ihren Häufigkeitsgipfel zwischen dem 2. und 5. Lebensjahr hat. Am seltensten ist die **Abt-Letterer-Siwe-Krankheit**, die fast ausnahmslos bei Säuglingen und Kleinkindern vorkommt. Beide Geschlechter sind von diesen Erkrankungen gleich häufig betroffen. Die chronischen Verlaufsformen dürften wesentlich häufiger sein als die akuten.

Abt-Letterer-Siwe-Krankheit. Es handelt sich dabei um eine foudroyant sepsisartig verlaufende Erkrankung, die innerhalb weniger Monate bis Jahre zum Tod führt. Sie ist durch eine Vergrößerung von Leber, Milz und Lymphknoten charakterisiert. Daneben findet man röntgenologisch multiple zystische Knochenherde, hämorrhagische oder ekzemartige Hauteffloreszenzen und kleinfleckige Lungenveränderungen. Im **Blutbild** bestehen eine Anämie, Thrombozytopenie und normale oder nach oben und unten schwankende Leukozytenwerte. Trotz häufiger Gewebseosinophilie ist eine Vermehrung dieser Zellen im peripheren Blut eher eine Seltenheit. Das **histologische** und **zytologische Bild** ist recht einförmig und durch eine exzessive Akkumulation von großen Rundzellen gekennzeichnet, die sich zytochemisch und immunologisch als Histiozyten identifizieren lassen. Elektronenmikroskopisch können in diesen Zellen in ihrer Natur zwar noch ungeklärte Einschlüsse (x-bodies) nachgewiesen werden, die aber den Strukturen entsprechen, wie man sie in den Langerhans-Zellen der Haut findet. Diese X- oder Langerhans-Granula haben eine weitgehend differentialdiagnostische Signifikanz. Auch immunzytochemisch lassen sich die Zellen durch ihre Expression des CD1-Antigens und von C3- und Fc-Rezeptoren von den Langerhans-Zellen ableiten. Pathognomonisch sind jedoch die massenhaft eingewanderten *eosinophilen Granulozyten*, durch deren Zerfall im Gewebe sogar *Charkot-Leyden-Kristalle* entstehen können.

Eosinophiles Knochengranulom. Die lokalisierte Form der Abt-Letterer-Siwe-Krankheit kommt öfter auch im Erwachsenenalter zur Diagnose. Es tritt in etwa zwei Drittel der Fälle monolokulär, sonst in Form multipler Krankheitsherde in Erscheinung. Die Knochenherde sind stets osteolytisch und röntgenologisch meist scharf abgegrenzt. Betroffen sind häufiger Oberschenkel, Rippen, Wirbelkörper oder Becken, aber auch der Schädel. Die Herde können Schmerzen verursachen und führen oft zu lokalen Schwellungen mit entzündlicher Rötung und Überwärmung. **Extraossäre Manifestationen** sind selten, doch ist das *eosinophile Granulom der Lunge* gut definiert. Es betrifft meist jüngere Erwachsene, Hauptsymptom ist chronischer Husten. Die Röntgenaufnahme zeigt diffuse mikronoduläre und interstitielle Infiltrate, die den Recessus costodiaphragmaticus (Sinus phrenicocostalis) auffällig aussparen. Das **Blutbild** ist meist normal.

Hand-Schüller-Christian-Krankheit. Ihr Verlauf ist chronischer. Sie ist gekennzeichnet durch typische Knochenveränderungen („Landkartenschädel"), Diabetes insipidus und Exophthalmus. Doch wird diese klassische Trias nur selten bei ein und demselben Patienten beobachtet. Infolge der Knochenherde kann es zu Spontanfrakturen kommen. Weitere wichtige Symptome und Befunde sind auf humorale Störungen, in erster Linie infolge Zerstörung der Hypophyse, zurückzuführen: Zwergwuchs, genitale Unterfunktion und hypophysäre Fettsucht. Das **Blutbild** ist wenig charakteristisch und zeigt zumeist als Folge des Hypersplenismus und der Panmyelopathie in fortgeschrittenen Stadien eine Anämie, Thrombo- und Granulozytopenie. Das **zytologische** und **histologische Bild** entspricht dem der Abt-Letterer-Siwe-Krankheit, typisch sind jedoch im Vergleich dazu *cholesterinspeichernde Schaumzellen*, in die sich die Histiozyten nach längerem Krankheitsverlauf umwandeln. Besonders aussichtsreich für den Nachweis dieser Zellen ist die Punktion der Schädelknochen, die am häufigsten betroffen sind.

Literatur

1 Theml, H.: Reaktionserkrankungen mit Überwiegen des monohistiozytären Systems (einschließlich Histiozytose X und Speicherkrankheiten). In: Begemann H., Rastetter J., Hrsg.: Klinische Hämatologie. 4. Aufl. Stuttgart: Thieme; 1993:662–72

5. Lymphozyten und lymphatische Organe

Während in den bisherigen Abschnitten des Buches reaktive und pathologische Blut- und Gewebeveränderungen besprochen wurden, die von erythro- und granulozytopoetischen Zellen und ihrem Muttergewebe ausgehen, wird im folgenden Kapitel die Rede sein vom lymphatischen System, das zwar mit dem blutbildenden Knochenmark zytogenetisch und funktionell in mannigfacher Weise verzahnt ist, seine aktuellen Aktivitäten aber vorwiegend in *Lymphknoten* und *Milz*, im ausgedehnten *intestinalen Lymphgewebe* und im *Thymus* entfaltet. Über den alles verbindenden Blutweg und die in ihm kreisenden Lymphozyten ist das lymphatische System überall gegenwärtig und funktionsbereit. Eine möglichst gründliche Kenntnis der vielfältigen und außerordentlich differenzierten *immunologischen Funktionen*, an denen außer dem (stets führenden) lymphatischen System auch andere Zellsysteme beteiligt sind, ist eine wichtige Voraussetzung für das Verständnis der Pathologie des lymphatischen Systems.

Der allgemeinen Gliederung unseres Buches folgend werden zunächst Reaktionen und morphologische Veränderungen besprochen, die sich bereits im peripheren Blut erkennen lassen. Es folgen die durch Schwellungen von Lymphknoten und Milz gekennzeichneten krankhaften Störungen und zuletzt das inzwischen ausgedehnte Kapitel der malignen Lymphome, die ihrerseits wiederum die engen funktionalen Beziehungen zwischen dem lymphatischen und anderen Zellsystemen (vor allem dem monozytären) aufzeigen.

Lymphozyten des peripheren Blutes

Die *Lymphozyten* machen beim erwachsenen Menschen normalerweise 25–40 % der Gesamtleukozyten aus (1 000–3 600 Zellen/μl, s. Tab. 3.**1**, S. 161). Bei Kindern liegen die **Normalwerte** höher, eine Tatsache, die wahrscheinlich mit einem dem zunehmenden Alter parallel gehenden Aktivitätsverlust des lymphatischen und Immunsystems zusammenhängen dürfte. Die Blutlymphozyten sind die im ganzen Körper wirksamen Agenten des lymphatischen Systems. Sie durchstreifen alle Gewebe und kehren wieder in die lymphatischen Organe zurück (*Rezirkulation*). Sie vermitteln zentropetal Botschaften über die Anwesenheit von (immunogenen) Schadstoffen, produzieren *Antikörper* oder greifen selbst in den Prozeß der *zellulären Abwehr* ein; sie fungieren als *Helfer* oder *Unterdrücker* immunologischer Reaktionen.

Die im Blut kreisenden Lymphozyten machen mit ca. 4 % nur einen kleinen Teil des gesamten **Lymphozytenpools** aus. Etwa 70 % aller Lymphozyten befinden sich in den *lymphatischen Organen* (Thymus, Lymphknoten, Milz, Tonsillen, darmassoziiertes lymphatisches Gewebe), etwa 10 % halten sich im *Knochenmark* und 15 % in den übrigen Geweben auf. Die **Gesamtmasse** aller

Lymphozyten wird beim Erwachsenen auf 460 · 10^9 Zellen (ca. 300 g) geschätzt.

> **!** Lymphozyten sind also weniger Blut-, als Gewebezellen.

Trotzdem spielen quantitative und qualitative Veränderungen der Blutlymphozyten eine wichtige Rolle in der Hämatologie.

> **!** Die Lymphozyten zählen zu den differenziertesten und wandelbarsten Zellen des Organismus.

Ihre scheinbar einfache und gleichförmige Struktur entspricht nicht ihrer funktionalen Vielfalt. Trotzdem kann man schon bei der üblichen *lichtmikroskopischen* Betrachtung zwischen kleinen, großen und mittelgroßen, zwischen ungranulierten und granulierten Zellen unterscheiden. Auch die **Lebensdauer** der einzelnen Zellen ist sehr unterschiedlich: die kurzlebigen haben eine *Halbwertzeit* (HWZ) von 2–5 Tagen, die langlebigen von mehreren Jahren oder sogar Jahrzehnten. Die wichtigste Unterscheidung bezieht sich aber auf ihren Entwicklungsgang. Danach unterscheidet man zwischen *B- und T-Lymphozyten*. Der Name **B-**Lymphozyten entstammt ursprünglich der tierexperimentellen Forschung. Man hatte erkannt, daß ein Teil der Lymphozyten bestimmte Entwicklungsschritte in der **B**ursa Fabricii machen muß, die es allerdings nur bei Vögeln gibt. Bei den Säugern scheint die Bursa-Funktion vor allem vom Knochenmark übernommen worden zu sein (**B**one marrow), wahrscheinlich aber auch vom lymphatischen Darmgewebe und vielleicht sogar von der Leber. Die **T**-Lymphozyten müssen bestimmte Entwicklungsschritte im **T**hymus vornehmen (Farbtafel I).

Nach Reife- und Aktivitätszustand können in und auf den Lymphozyten verschiedene Oberflächenrezeptoren bzw. -antigene nachgewiesen werden. Abb. 5.**1** gibt einen Überblick über den Wandel der zytoplasmatischen und Oberflächenmerkmale der B- und T-Lymphozyten.

B-Lymphozyten

Als *immunkompetente Zellen* differenzieren sie sich auf einen Antigenreiz zu antikörperproduzierenden Zellen (schließlich zu Plasmazellen). Allerdings erfolgen diese Reifungsschritte nur nach Kontakt mit bestimmten T-Lymphozyten, die daher als *T-Helferzellen* bezeichnet werden. Alle B-Zellen tragen an ihrer Oberfläche Immunglobulinmoleküle, die Strukturelemente der Zellmembran sind und der Antigenerkennung dienen, *Fc-Rezeptoren*, die spezifisch das Fc-Fragment von IgG-Molekülen (s. Abb. 7.**1**, S. 362) oder Antigen-

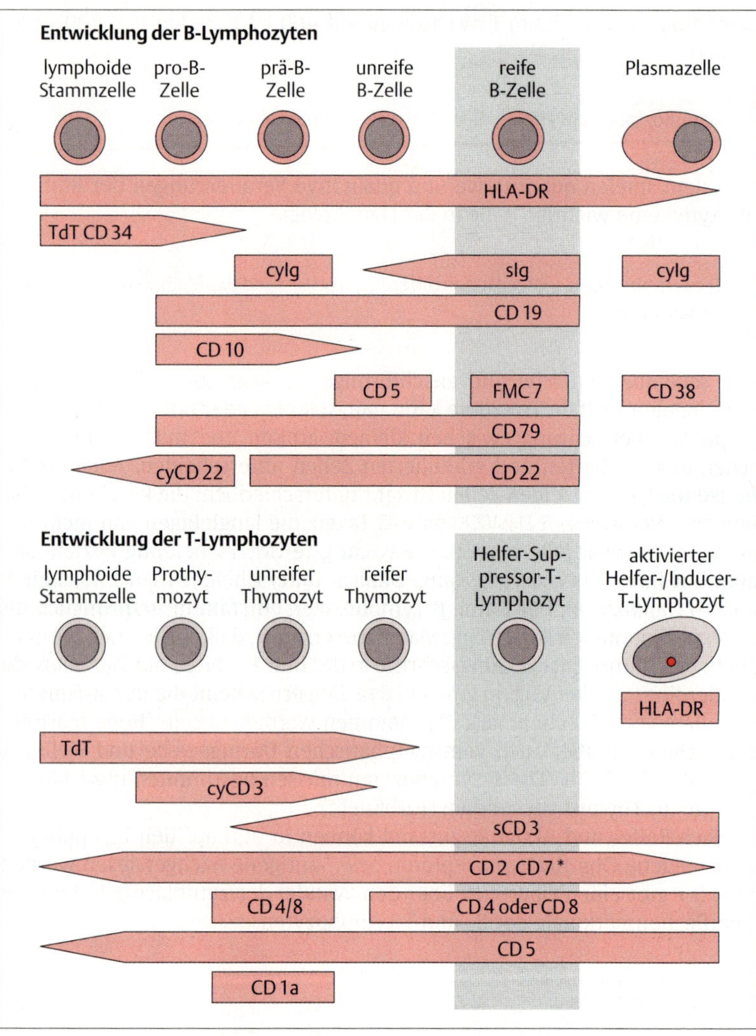

Abb. 5.**1** Immunphänotypen während der Lymphozytendifferenzierung (n. Rothe et al.[1]) (Erläuterungen: Die grauen Balken markieren die Phänotypen, die normalerweise im peripheren Blut gefunden werden. * CD7 verschwindet während der Entwicklung von T-Memory-Zellen; cy... = zytoplasmatische Expression; slg = Oberflächen-Immunglobulin).

Antikörper-Komplexe binden können, und *C_3-Rezeptoren*, welche die Zelle befähigen, mit Antigen-Antikörper-Komplexen zu reagieren, die bereits Komplement gebunden haben. B- und T-Lymphozyten besiedeln jeweils bestimmte Areale in Lymphknoten und Milz.

T-Lymphozyten

Sie bilden das größte Kontingent der kreisenden Lymphozyten. Sie sind in besonderer Weise an der Steuerung von Immunreaktionen beteiligt. Diese Aufgabe erfüllen sie durch die Bildung von *Zytokinen*, die wegen ihres Ursprungs auch als *Lymphokine* bezeichnet werden. Sie übermitteln Informationen auf andere Zellen, meist ebenfalls des lymphatischen, aber auch des hämatopoetischen oder des Monozyten-Makrophagen-Systems (MMS, S. 238 f.) und beeinflussen die Funktion dieser Zielzellen. Zu den **Lymphokinen** gehören verschiedene *Interleukine, Gamma-Interferon (IFNγ), transforming growth factor beta (TGFβ)* und der *Tumornekrosefaktor beta (TNFβ).* Nach ihrer Funktion werden die folgenden T-Zellgruppen unterschieden:

Helfer-T-Zellen. Sie stimulieren die *humorale* und *zelluläre* Immunantwort, nachdem sie durch den Kontakt mit dem auf einer antigenpräsentierenden Zelle (z.B. Makrophage) fixierten Antigen aktiviert werden. Auf ihrer Zelloberfläche tragen sie das für sie charakteristische *CD4-Antigen* und werden daher auch als *CD4- oder T4-Lymphozyten* bezeichnet. Sie lassen sich nochmals in *T_{H0}–, T_{H1}–* und *T_{H2}-Zellen* unterteilen. **T_{H1}-Klone** produzieren die Lymphokine IL-2 und IFNγ, die die zelluläre Immunantwort und die Produktion von IgM und IgG_2 durch B-Lymphozyten stimulieren sowie Makrophagen aktivieren. **T_{H2}-Lymphozyten** sezernieren IL-4 und IL-5, Zytokine, die die IgG_1- und IgE-Reaktionen verstärken und zu einer lokalen und/oder generalisierten Eosinophilie führen können. T_{H0}-Klone haben das Lymphokin-Profil sowohl der T_{H1}- wie auch der T_{H2}-Zellen.

Suppressor-Lymphozyten. Sie werden nach ihrem charakteristischen Oberflächenantigen auch als CD8- oder T8-Zellen bezeichnet und unterdrücken, hemmen oder beenden Immunreaktionen. Allerdings weiß man über die zellulären und humoralen Mechanismen der Immunsuppression durch diese Zellen so wenig, daß gelegentlich *Zweifel* an der Existenz spezieller Suppressorzellen bestehen. So ist es vorstellbar, daß verschiedene, früher den Suppressorzellen zugesprochene Phänomene eher die Heterogenität der Helferzellen und die pleiotropen Effekte der Zytokine widerspiegeln. Beispielsweise *stimulieren* T_{H1}-Lymphozyten mittels IFNγ die zelluläre Immunantwort. Da aber IFNγ andererseits die Funktion der T_{H2}-Zellen und damit die Produktion von IgG_1 *hemmt*, kann ein Hinweis darauf sein, daß T_{H1}-Lymphozyten auch Suppressorzellen sind.

Zytotoxische Lymphozyten. Tc-Zellen (CTL) spielen eine wichtige Rolle beispielsweise bei der **Abwehr** von Virusinfektionen, der Transplantatabstoßung und einigen Autoimmunkrankheiten. Sie reagieren auf die Erkennung eines Antigens mit der Zerstörung der antigentragenden Zelle. CTLs sind CD8 positiv und erkennen das **Antigen** in Verbindung mit Klasse-I-MHC-Molekülen (HLA-DR). Wie bei anderen Interaktionen zwischen Lymphozyten und antigenpräsentierenden Zellen (APC) sind für den ersten Kontakt zwischen CTL und dem Antigen Adhäsionsmoleküle notwendig. Als Folge einer spezifischen Bindung des T-Zell-Rezeptors (TCR) mit dem MHC-Antigen-Komplex werden **Signale** übertragen, die zu einer vermehrten Expression von Adhäsionsmolekülen auf beiden Zellen und damit zu einem innigeren Kontakt zwischen diesen Zellen führen. Die CTL tötet dann die **Zielzelle** durch mindestens einen von zwei unterschiedlichen Mechanismen. Eine Möglichkeit ist die Bildung und Freisetzung zytotoxischer Proteine, wie z.B. Perforin (früher Zytolysin) und eine Familie von 4 Serinproteasen, die als *granzymes* bezeichnet werden. Diese Eiweißstoffe zerstören die Zielzellen. Alternativ können CTL bestimmte Zielzellen durch einen bislang nicht bekannten Mechanismus zur **Apoptose**, dem programmierten Zelltod, stimulieren.

Natural killer cells. NK-Zellen sind eine kleine Gruppe von Lymphozyten, die weder den B- noch den T-Lymphozyten zuzuordnen sind. Es sind große Lymphozyten, die zytoplasmatische Granula enthalten. Ihre physiologische **Funktion** ist nicht vollständig aufgeklärt, ihren Namen haben sie der Fähigkeit zu verdanken, in vitro-Tumorzellen und virusinfizierte Zellen abzutöten. Die Zielzellen werden ohne vorherige Sensibilisierung, im Gegensatz zur Zytolyse durch CTL, und, ohne daß der TCR dabei eine Rolle spielt, zerstört. NK-Zellen können durch verschiedene *Zytokine* stimuliert werden, besonders durch *IL-2*, die Hauptquelle für die *lymphokine activated killer-(LAK-)Zellen* (S. 543). Außerdem sind sie in der Lage mit Immunglobulinen beladene Zellen zu lysieren (antibody dependent cell mediated cytotoxicity [ADCC]). Die **Antikörper** binden mit ihrer Fc-Region an den *NK-Zell-Fc-Rezeptor CD16.* Ein anderer, für NK-Zellen typischer **Rezeptor** ist *CD56*, der nicht auf anderen Lymphozyten gefunden wird. NK-Zellen produzieren nach Stimulation mit IL-2 oder mit *CD16-Liganten* IFNγ, TNFα sowie die myelopoetischen *Wachstumsfaktoren* GM-CSF (granulocyte macrophage colony stimulating factor) und *M-CSF* (macrophage colony stimulating factor). Die Produktion dieser Zytokine mag darauf hindeuten, daß die NK-Zellen nicht nur eine destruktive Aufgabe haben, sondern auch die **Hämatopoese** modulieren. Tatsächlich spielen sie eine wesentliche Rolle bei der Regulation der extramedullären Blutbildung.

Die Zugehörigkeit der einzelnen Zellen zu den verschiedenen Lymphozytentypen ist nur durch Spezialmethoden zu bestimmen. Die bis vor wenigen Jahren noch üblichen Verfahren wie die spontane Rosettenbildung mit Schaferythrozyten oder die Transformation von Lymphozyten in der Kultur nach Zugabe von Phytohämagglutinin (PHA) oder anderen Mitogenen haben durch immunologisch-morphologische Verfahren sehr an Bedeutung verloren. Die **Klassifizierung** der Lymphozytentypen erfolgt heute weitgehend durch eine immunzytologische Differenzierung, wobei die Zählung der Zellen nach Fluoreszenzfärbung gewöhnlich durchflußzytometrisch (S. 615), aber auch mit dem Fluoreszenzmikroskop durchgeführt werden kann. Um das auszuufern drohende Wirrwarr der großen Zahl der bis dahin durch ihre Oberflächenantigene charakterisierten T-Zell-Populationen ein wenig aufzuhellen und die Verständigung zu erleichtern, wurde auf mehreren internationalen Workshops seit 1983 eine Typisierung von „Clusters of Differentiation" vorgeschlagen. Eine Auflistung der für die Lymphozytentypisierung wichtigsten CD-Typen gibt Tab. 5.**1**.

Obwohl inzwischen bekannt ist, daß die simple Einteilung der T-Lymphozyten in Helfer- und Suppressor-Zellen für wissenschaftliche Arbeiten zu grob ist, haben sich in den letzten Jahren für einzelne Krankheitsbilder bestimmte *Konstellationen* im quantitativen Verhältnis dieser beiden wichtigen Lymphozytentypen zueinander ergeben. Sie sind in Tab. 5.**2** aufgeführt[2].

Differentialdiagnose der Lymphknoten- und Milzvergrößerungen

Lymphknotenschwellungen (Lymphome)

Unter Lymphomen versteht man entzündliche (benigne) und neoplastische (maligne) Vergrößerungen von Lymphknoten, die durch Inspektion, Palpation, Sonographie oder Röntgenuntersuchungen festgestellt werden. Ab welcher *Größe* Lymphknoten als vergrößert gelten, ist nicht exakt festgelegt. Schon unter normalen Bedingungen variiert ihre Größe stark. So finden sich z.B. normalerweise schon submandibulär bis ca. 1 cm große flache, meist bohnenförmige Gebilde entlang der V. jugularis, im hinteren Halsdreieck und nuchal etwa 0,5 cm große linsenförmige Knötchen, in der Inguinalregion sogar bis zu 1,5 cm längliche, „dattelkernartige" Gebilde. Wichtig für die Annahme normaler Beschaffenheit ist die relativ weiche und elastische *Konsistenz*.

Differentialdiagnostisches Vorgehen

Bei der Beurteilung einer Lymphknotenschwellung, die **anhaltend** und **progredient** über das Maß des Normalen hinausgeht, hilft die Berücksichtigung

Tabelle 5.1 Differenzierung der T- und NK-Zellen (nach Stites[2], Kranz[3] u. Knapp et al.[4])

CD-Bezeichnung	Antikörper-Bezeichnung	Zelltyp	Bemerkungen
CD1	OKT6 Leu 6	kortikale Thymozyten	unreife T-Zellen, assoziiert mit β_2-Mikroglobulin, nicht auf peripheren T-Zellen, auch auf Langerhans-Zellen
CD2	OKT11 Leu 5 T 11	unreife und reife T-Zellen, die meisten NK-Zellen	pan-T-Antigen, aktivierte T-Zellen, T-Zell-Rezeptor für Schaferythrozyten (SRBC-Rezeptor)
CD3	Leu 4	reife T-Zellen	assoziiert mit dem T-Zell-Rezeptor (TCR $\alpha\beta$ oder $\gamma\delta$), auch Zellen der T-ALL und des kutanen T-Zell-Lymphoms
CD4	OKT4 Leu 3 T 4	Helfer-/Inducer-Zellen	Helfer-Lymphozyten, erkennt MHC-Klasse-II-Moleküle, Rezeptor für das HIV (S. 412)
CD5	OKT1 Leu 1 T 1 T 101	Thymozyten, reife T-Zellen, Untergruppe der B-Zellen	pan-T-Antigen, B-Zell-Untergruppe in Lymphknoten, B-Zellen bei CLL und nach KMT
CD6	T 12	Thymozyten, reife T-Zellen, Untergruppe der B-Zellen	maligne T-Zellen

Fortsetzung Tabelle 5.1

CD-Bezeichnung	Antikörper-Bezeichnung	Zelltyp	Bemerkungen
CD7	Leu 9 3 A 1	unreife und reife T-Zellen, NK-Zellen	nicht-aktivierte T-Zellen, bei T-Zell-Leukämien, Fc-Rezeptor für IgM?
CD8	OKT8 Leu 2 T 8	Suppressor- und zytotoxische Zellen, Untergruppe der NK-Zellen	unreife und reife T-Zellen, erkennt MHC-Klasse-I-Moleküle
CD16	Fc-γRIIIA FC-γRIIIB	NK-Zellen, Granulozyten, Makrophagen	schwacher IgG-Rezeptor
CD56	CAM NKH-1	NK-Zellen, einige T-Zellen	homotypische Adhäsion

Tabelle 5.2 Helfer/Suppressor-Zellen-Verhältnis im peripheren Blut (nach Stites[2])

Vermindert bei	Erhöht bei
SLE mit renaler Beteiligung	rheumatoide Arthritis
akute Zytomegaliovirus-Infektion	Typ I insulinabhängiger Diabetes
Verbrennungen	SLE ohne Nierenbeteiligung
Sonnenbrand und UV-Bestrahlung	primäre biliäre Zirrhose
Myelodysplasie-Syndrome (MDS)	atopische Dermatitis
ALL in Remission	Sézary-Syndrom
Erholung nach KMT	Psoriasis
ARC und AIDS	chronische Autoimmun-Hepatitis
Herpes-Infektionen	
infektiöse Mononukleose	
Masern	
schwere körperliche Belastung	

verschiedener Faktoren vor dem Einsatz breitgestreuter Laboranalysen und technischer Untersuchungen weiter:

Alter des Patienten. Das Alter kann schon den Verdacht in eine bestimmte Richtung lenken. So reagiert das lymphatische System in der Kindheit stärker als später im Leben. Die meisten Infektionen mit lymphotropen Viren kommen bei Kindern und Jugendlichen vor, während neoplastische Erkrankungen (maligne Lymphome und Karzinommetastasen) eher bei Erwachsenen, mit zunehmendem Alter häufiger, anzutreffen sind (Tab. 5.**3**).

Krankheitsbeginn. Ein plötzlicher Beginn und ein rasches Aufschießen der Lymphknotenschwellungen deutet eher auf ein viral oder bakteriell entzündliches Geschehen hin, während ein zunächst unbemerkt schleichendes Wachstum von Lymphknoten eher bei Lymphadenomen oder Karzinommetastasen, aber auch bei der Tuberkulose und der Aktinomykose gesehen wird.

Kontakt mit Tieren. Bei Umgang mit Tieren in bestimmten Berufen und in der Freizeit muß an Zoonosen wie Aktinomykose, Bruzellose, Tularämie, Katzenkratzkrankheit oder Toxoplasmose gedacht werden.

Tabelle 5.3 Prädilektionalter der wichtigsten Lymphknotenerkrankung (nach Theml[5])

Kinder	Erwachsene		
	junge		ältere
Lymphocytosis infectiosa acuta	Infektiöse Mononukleose	Non-Hodgkin-Lymphome	Chronische lymphatische Leukämie
Lymphatische Begleitreaktion	Epitheloidzell-Lymphadenitis (Piringer-Kuchinka)	Lupus erythematodes visceralis	Metastasen solider Tumore
Lymphknoten-Tbc	Sarkoidose	Felty-Syndrom	
Still-Chauffard-Krankheit	Lymphadenitis mesenterialis		
Endokarditis Libman-Sacks	Hodgkin-Lymphom		
Akute lymphatische Leukämie			

Palpation. Durch Kapselspannung des oder der befallenen Lymphknoten hervorgerufener **Druck-** oder **Spontanschmerz** wird eher bei entzündlichen als bei malignen Prozessen beobachtet. Ausgenommen sind wiederum die Tuberkulose und die Aktinomykose, aber auch der luetische Bubo. Eine Zwischenstellung nimmt das Hodgkin-Lymphom ein, das in manchen Fällen den Kranken über lange Zeit keinerlei Lokalbeschwerden macht, in anderen schon sehr früh durch Schmerzhaftigkeit der betroffenen Lymphknoten auffällt. Die **Verschieblichkeit** der einzelnen Lymphknoten im subkutanen Gewebe ist infolge periglandulärer Entzündungen bei Karzinomen, Sarkomen und dem Hodgkin-Lymphom im fortgeschrittenen Stadium, aber auch bei der Tuberkulose und der Aktinomykose aufgehoben. Die **Konsistenz** der Lymphknoten ist auffallend hart bei Lymphadenomen, Karzinommetastasen und verkalkender Tuberkulose, mittelhart und wechselnd bei entzündlichen Ereignissen und beim M. Hodgkin. Weiche und fluktuierende Lymphknoten sind verdächtig auf Gewebeeinschmelzungen wie bei der Tuberkulose oder anderen bakteriellen Infektionen.

Lokalisation der Lymphknotenschwellung. Es ist differentialdiagnostisch nur wenig ergiebig, ob diese regional oder generalisiert ist. Unilokuläre Lymphknotenschwellungen finden sich zumeist im Lymphabflußgebiet viraler oder bakterieller Infekte, aber auch in frühen Stadien beim Hodgkin-Lymphom, manchen Non-Hodgkin-Lymphomen (CB-CC, CC, IM u.a., S. 326 f.) und als Karzinommetastasen (Tab. 5.**4**).

Körpertemperatur. Ein differentialdiagnostisch wichtiges Symptom bei der Beurteilung von Lymphknotenschwellungen ist die Körpertemperatur. Einen groben Überblick über Lymphknotenerkrankungen mit und ohne Fieber gibt Tab. 5.**5**. Unberücksichtigt sind darin manche Erkrankungen, die wie beispielsweise die Tuberkulose, die Toxoplasmose und die Katzenkratzkrankheit oder auch Leukämien und Karzinome mit subfebrilen Temperaturen einhergehen können. Als charakteristisch für das Hodgkin-Lymphom gilt zwar

Tabelle 5.**4** Lokalisation der Lymphadenopathie

regionale Lymphadenopathie	generalisierte Lymphadenopathie
alle lokalen bakteriellen Infektionen	Bruzellose
Tularämie	Leptospirose
Lues I	Miliartuberkulose
Tuberkulose	Histoplasmose
Herpes simplex	infektiöse Mononukleose
Herpes zoster	Lues II
Katzenkratzkrankheit	Toxoplasmose
Lymphogranuloma venereum	Röteln
Rattenbißfieber	HIV-Infektionen
Pest	systemischer Lupus erythematodes
Kawasaki-Syndrom	rheumatoide Arthritis
Karzinommetastasen	Sarkoidose
Non-Hodgkin-Lymphome (Anfangsstadium)	Serumkrankheit
Hodgkin-Lymphom (Anfangsstadium)	Hydantoin-Lymphome
	Non-Hodgkin-Lymphome (Spätstadium)
	Hodgkin-Lymphom (Spätstadium)

Tabelle 5.**5** Beispiele für febrile und afebrile Lymphknotenerkrankungen

Ohne Fieber	**Subfebrile Temperaturen**	**Mit Fieber**
Sarkoidose	Tuberkulose	Viruserkrankungen
Lymphknoten-Tbc	Toxoplasmose	bakterielle Lymphadenitis
Aktinomykose	Katzenkratzkrankheit	Toxoplasmose
epitheloidzellige Lymphadenitis	Leukämien	Malaria
Hodgkin-Lymphom (initial)	Karzinome	Endokarditis Libman-Sacks
Non-Hodgkin-Lymphome (initial)		Hodkin-Lymphom (Spätstadium)
Karzinommetastasen		Non-Hodgkin-Lymphome (Spätstadium)
		akute Leukämie

Sonderformen: Hodgkin-Lymphom: Periodisches Fieber vom Pel-Ebstein-Typ (ca. 20–30 %)
Malaria: Periodische Fieberschwankungen mit unterschiedlicher Frequenz

das periodische Fieber vom Pel-Ebstein-Typ, das sich aber tatsächlich nur bei etwa einem Drittel der Patienten findet. Typische Fieberschwankungen zeigen auch die verschiedenen Entitäten der Malaria.

Milzbeschaffenheit. Bei der körperlichen Untersuchung kommt auch der Milzgröße und -konsistenz eine Bedeutung bei der Diagnosestellung zu (S. 270 f.). Eine weiche Milz findet man besonders bei rasch entstandener, infektbedingter Splenomegalie. Sie kann bei der Untersuchung leicht übersehen werden. Eine derbe Milz weist auf eine länger schon andauernde Erkrankung hin. Eine besonders harte Milz findet sich bei Leukämien und dem Hodgkin-Lymphom, um hier nur die Erkrankungen zu nennen, die mit Lymphknotenschwellungen einhergehen.

Laboruntersuchungen

Weißes Blutbild. Eine sorgsam durchgeführte *quantitative* und *qualitative* Analyse des weißen Blutbildes kann schon erste, diagnosereife Resultate zeitigen. In Tab. 5.**6** sind die wesentlichen Veränderungen des Blutbildes bei häufigen Lymphadenopathien aufgelistet.

Blutkörperchensenkungsgeschwindigkeit. Die BSG ist im allgemeinen wenig charakteristisch. Eine *stark beschleunigte* BSG spricht gegen das Vorliegen eines unkomplizierten lymphotropen Virusinfektes, während sie bei bakteriellen Infekten abhängig von der Größe des Entzündungsherdes stark beschleunigt sein kann. Wechselhaft in Abhängigkeit von der Aktivität der Erkrankung verhält sich die BSG bei der Sarkoidose, dem Hodgkin-Lymphom und anderen niedrigmalignen Non-Hodgkin-Lymphomen mit Ausnahme des

Tabelle 5.**6** Veränderungen des peripheren Blutbilds bei häufigen Lymphadenopathien (nach Theml[5])

Blutbildveränderungen	Krankheit
Leukozytose	bakterielle Lymphadenitis chronische lymphatische Leukämie Lymphocytosis infectiosa acuta Hodgkin-Lymphom
Leukozytopenie	Kollagenosen Sarkoidose Hodgkin-Lymphom
Linksverschiebung	bakterielle Lymphadenitis Hodgkin-Lymphom
Lymphozytose	Virusinfekte Sarkoidose Kollagenosen „lymphatische Konstitution“ chronische lymphatische Leukämie
Lymphozytopenie	Hodgkin-Lymphom manche Non-Hodgkin-Lymphome
Monozytose	Monozytenleukämie Hodgkin-Lymphom
Eosinophilie	Lymphocytosis infectiosa acuta allergische Lymphadenopathien Felty-Syndrom Hodgkin-Lymphom

Plasmozytoms und des sekretorischen Immunozytoms (M. Waldenström), bei denen, wie auch bei den akuten Leukämien und dem systemischen Lupus erythematodes, die BSG maximal beschleunigt sein kann.

Serumelektrophorese. Diese Untersuchungsmethode zeigt bei verschiedenen Erkrankungen des lymphatischen Systems typische Veränderungen, die in Tab. 5.**7** zusammengefaßt sind.

Serologische und immunologische Untersuchungen. Diese haben für die Erkennung von Lymphadenopathien eine große Bedeutung. Das gilt in erster Linie für die **Infektionsserologie** (KBR, Enzym-Immuno-Assay [ELISA], Western- und Southern Blot u.a.), bei der der Nachweis von spezifischen IgG-, IgM- bzw. IgA-Antikörper gegen einen bestimmten Erreger (z.B. Epstein-Barr-, Herpes-simplex-, Cytomegalie-Viren oder Toxoplasmose) zwischen

Tabelle 5.**7** Bluteiweißveränderungen bei Lymphadenopathien (nach Theml[5])

Art der Eiweißveränderung	Krankheit
Hyperproteinämie	Plasmozytom sekretorisches Immunozytom HIV-Infektion
Hypoproteinämie	maligne Lymphome mit exsudativer Enteropathie
α_2-Globulinämie	Hodgkin-Lymphom Non-Hodgkin-Lymphome metastasierende Malignome entzündliche Lymphadenitis Kollagenosen seltene Paraproteinämien
β-Globulinämie	Hodgkin-Lymphom Kollagenosen chronisch entzündliche Lymphadenitis Plasmozytom (monoklonal) sekretorisches Immunozytom (monoklonal)
Hypergammaglobulinämie	Plasmozytom (monoklonal) chronische Viruserkrankungen (polyklonal) HIV-Infektion (polyklonal)

früher durchgemachten und akuten Infekten unterscheiden läßt. Der Nachweis antinukleärer (ANA) und gegen Doppelstrang-DNS gerichteter Antikörper beweist das Vorliegen eines Lupus erythematodes.

Der **kutane Tuberkulintest** zeigt bei der Lymphknotentuberkulose in der Regel eine stark positive Reaktion, während sie beim Hodgkin-Lymphom und der HIV-Infektion in Abhängigkeit vom bestehenden Immundefekt nur schwach positiv oder negativ ausfällt, auch dann, wenn sie früher positiv war.

Durch die **Durchflußzytometrie** können die verschiedenen Lymphozytenpopulationen nach den von ihnen exprimierten Oberflächenantigenen identifiziert und quantitativ dargestellt werden (S. 615).

Übrige biochemische Laboruntersuchungen. Andere Laboruntersuchungen geben zumeist keine wesentlichen differentialdiagnostischen Hinweise auf die *Ursache* der Lymphknotenschwellung. Je nach der Art und dem Grad der Erkrankung kommt lediglich den *Akute-Phase-Proteinen* (C-reaktives Protein [CRP], Ferritin, Haptoglobin u.v.a. und [negativ] das Transferrin) eine gewisse Bedeutung zu. Haptoglobin und Ferritin sind, bei erniedrigtem Serumeisen und Transferrin, bei nahezu allen schweren rheumatischen, bakteriellen und viralen Entzündungen sowie malignen Erkrankungen erhöht, während das CRP bei rheumatischen Entzündungen und bakteriellen Infekten stärker, bei Malignomen und Viruserkrankungen eher weniger oder gar nicht erhöht ist.

Histologische oder zytologische Untersuchung des Lymphknotens. In den meisten Fällen, in denen die Diagnose aus der klinischen Situation in Zusammenschau mit Blutbildveränderungen und evtl. serologischen Befunden gestellt werden kann, sind diese Untersuchungen nicht erforderlich.

Lediglich bei den malignen Hodgkin- und Non-Hodgkin-Lymphomen (mit Ausnahme der chronischen lymphatischen Leukämie und dem sekretorischen Immunozytom [Makroglobulinämie Waldenström]), bei der Sarkoidose (M. Boeck) und Metastasen occulter Neoplasien kann die Diagnose nur so gesichert werden.

> **!** Als Faustregel gilt: Jeder vergrößerte Lymphknoten, der nicht plausibel durch einen bestehenden oder bekannten Krankheitsprozeß erklärt und der innerhalb von 4 Wochen progredient ist, sollte einer histologischen Diagnostik zugeführt werden.

Fehlen von außen zugängliche Lymphknotenschwellungen, kann beim Befall *mediastinaler* Lymphknoten die Mediastinoskopie oder die Punktion peritrachealer Lymphknoten transbronchial oft weiterhelfen. Schwer angehbar sind *intraabdominelle* Lymphknoten, von denen durch Ultraschall- oder CT-geleitete Punktion oder laparoskopisch ein Materialgewinn angestrebt werden kann.

Bildgebende Untersuchungsverfahren. Konventionelles Röntgen, Sonographie, Computertomographie, Magnetresonanztomographie und Lymphangiographie (die Lymphknotenszintigraphie ist heute nicht mehr aktuell) *dokumentieren* zunächst in erster Linie Größe und Verteilung der Lymphknotenschwellungen oder liefern einen Hinweis auf einen bis dato unbekannten Primärtumor. Nur selten bieten sich so charakteristische Bilder wie die symptomatische polyzyklische Lymphknotenvergrößerung bei der Sarkoidose oder die „schornsteinartige" Mediastinalverbreiterung wie beim Hodgkin-Lymphom oder auch bei hochmalignen Non-Hodgkin-Lymphomen.

Keinesfalls sollten jedoch „typische" röntgenologische Bilder dazu verleiten, aus ihnen eine spezifische endgültige Diagnose zu stellen.

Im folgenden sollen nur die mit Lymphknotenschwellungen einhergehenden Erkrankungen besprochen werden, die möglicherweise Schwierigkeiten in der Abgrenzung gegen die hämatologischen Krankheitsbilder im engeren Sinn machen können. Einige Erkrankungen werden an anderer Stelle dieses Buches abgehandelt. Siehe dazu die Seitenverweise in Tab. 5.**8**, die eine Übersicht über die Differentialdiagnose der Lymphknotenschwellungen gibt.

Bakterielle Infektionen

Tuberkulose

Die tuberkulöse Lymphknotenschwellung entwickelt sich regelmäßig im Gefolge eines *Primäraffektes* und bildet mit diesem den *Primärkomplex.* Früher kam es häufig zu Infektionen der Tonsillen oder des Waldeyerschen Rachenrings durch nicht pasteurisierte mykobakterienverseuchte Kuhmilch, heute gelegentlich durch Genuß von Rohmilchprodukten (Käse).

Klinisches Bild. Die Lymphknotenschwellungen treten häufig zunächst submandibulär oder zervikal auf. In seltenen Fällen kann es zu einer Generalisation kommen, bei der dann auch eine Milzvergrößerung beobachtet wird. Die vergrößerten Lymphknoten sind nur wenig schmerzhaft bis indolent, palpatorisch prall-elastisch oder weich fluktuierend durch zentrale Einschmelzung. Das umgebende Gewebe ist gewöhnlich nicht überwärmt. Es besteht eine Neigung zu Fistelbildung, durch die der Eiter nach außen entleert wird und die nur schwer therapeutisch zu beeinflussen ist. Sie ist diffe-

Tabelle 5.8 Differentialdiagnose der Lymphknotenschwellungen

Bakterielle Infektionen	• durch Streptokokken • durch Staphylokokken • Salmonellosen • Tuberkulose • Bruzellose • Lues • Katzenkratzkrankheit • Tularämie
Virusinfektionen	• Zytomegalie • infektiöse Mononukleose • Röteln • Lymphocytosis infectiosa acuta • Masern • HIV-Infektion (S. 411)
Infektionen durch andere Erreger	• Aktinomykose • Toxoplasmose • Histoplasmose • Kokzidioidomykose • Malaria • Leishmaniose
Rheumatische Erkrankungen	• Rheumatoide Arthritis • Dermatomyositis • systemischer Lupus erythematodes • Felty-Syndrom
Medikamentös induzierte Lymphome	• Serumkrankheit • Hydantointherapie • Perchlorattherapie
Lipidspeicherkrankheiten	• M. Niemann-Pick (S. 240) • M. Gaucher (S. 240)
Benigne Lymphome unklarer Ätiologie	• Sarkoidose • Castleman-Lymphom • Kawasaki-Syndrom
Maligne Lymphknotenschwellungen	• Hodgkin-Lymphom (S. 278 f.) • Non-Hodgkin-Lymphome (S. 296 f.) • akute Leukämie (S. 183 f.) • Karzinome

rentialdiagnostisch wichtig bei der Abgrenzung zum Hodgkin-Lymphom, der chronischen lymphatischen Leukämie und dem M. Boeck. Im Narbenstadium kommt es zu einer charakteristischen Kalkeinlagerung in die Lymphknoten, die auch röntgenologisch nachweisbar ist. Verkalkte Lymphknoten sieht man außer bei der Tuberkulose auch bei der Silikose.

Laborbefunde. Das **weiße Blutbild** bietet lediglich Zeichen einer Entzündung mit deutlicher Linksverschiebung. Oft sieht man im Verlauf von diffusen Lymphknotenschwellungen Leukozytopenien. **BSG** und **CRP** sind je nach Ausdehnung mäßig bis deutlich beschleunigt bzw. erhöht.

Histologisch und **zytologisch** findet man in den Lymphknoten charakteristischerweise Langhans-Riesen- und Epitheloidzellen sowie eine zentrale Verkäsung.

Lues

Im **Stadium I** tritt im Lymphabflußbereich des Primäraffekts eine *indolente Lymphknotenschwellung (Bubo)* meist inguinal, gelegentlich auch submandibulär (zervikal) bei Primäraffekt im Mund-Rachenbereich auf. Die Diagnose wird durch direkten Erregernachweis aus dem Primäraffekt oder serologisch gesichert.

Im **Stadium II** zeigt sich eine *generalisierte Lymphadenopathie* mit Schwerpunkt im Bereich des Primäraffekts, der in der Regel in diesem Stadium nicht mehr nachweisbar ist. Außerdem finden sich ein typisches Hautexanthem, von dem auch Handflächen und Fußsohlen betroffen sind, und Condylomata lata.

Katzenkratzkrankheit (maladie des griffes de chat)

Bei dieser Erkrankung kommt es vorwiegend bei Kindern etwa 3–8 Wochen nach Biß- und Kratzverletzungen durch Katzen zu einer regionär manifestierten Lymphknotenschwellung, die jedoch auch generalisieren kann, evtl. mit Fieber, Kopf- und Gliederschmerzen. Man nimmt heute meist Erreger an, die den *Chlamydien* oder *Rothia-Bakterien* nahestehen, da komplementfixierende Antikörper gegen Gruppenantigene nachweisbar sind. Die Lymphome haben eine gewisse Neigung zu Einschmelzungen, so daß Abszesse und Fistelbildungen keine Seltenheit sind.

Tularämie

Der die Krankheit verursachende Keim, *Francisella tularensis*, gelangt über den Verdauungstrakt, Verletzungen, Inhalation oder Kontamination in den menschlichen Körper. F. tularensis *Typ A*, der für den Menschen gefährlicher ist, findet sich bei Hasen, *Typ B* bei Nagetieren. Besonders gefährdet sind Jäger, Metzger, Bauern, Pelzverarbeiter und Laborpersonal. Eine Übertragung von Mensch zu Mensch wurde noch nie beobachtet.

Der **Erkrankungsbeginn** ist plötzlich, 1–10 Tage nach Exposition mit Schüttelfrost, Fieber, Kopfschmerzen, Übelkeit, Erbrechen und schwerem Erschöpfungszustand. Bei der *ulzeroglandulären* und *okuloglandulären* Form entwickelt sich innerhalb von 24–48 Stunden an der Eintrittsstelle eine entzündete Papel, die schnell purulent wird und exulzeriert. Die regionären Lymphknoten sind schmerzhaft vergrößert, können ebenfalls exulzerieren und eitern. Gelegentlich findet sich auch eine Splenomegalie.

Der **Keimnachweis** ist aus der Läsion, Lymphknoten oder Sputum (Vorsicht: Der Keim ist hochansteckend) möglich, ein **serologischer Nachweis** nach etwa 10 Tagen. Das **histologische Lymphknotenbild** ähnelt dem der Tuberkulose und Sarkoidose.

Vier Formen der Tularämie

- **Ulzeroglanduläre Form:** 87 %; Primärläsion an den Händen oder Fingern (exulzerierende Papel an der Inokulationsstelle, regionäre, oft eitrige Lymphadenitis),
- **Okuloglanduläre Form:** 3 %; konjunktivale Eintrittspforte, Übertragung wahrscheinlich mit infiziertem Finger o.ä. (gleichseitige periaurikuläre und zervikale Lymphadenitis),
- **Glanduläre Form:** 2 %; regionale, meist zervikale Lymphadenitis ohne Primärläsion deutet auf orale Aufnahme hin,
- **Typhoidale Form:** 8 %; schwere systemische Erkrankung mit Bauchschmerzen, Fieber, evtl. Pneumonie und evtl. letalen Komplikationen (Lungenabszesse, Mediastinitis und Meningitis).

Virusinfektionen

Zu Lymphknotenschwellungen kommt es bei Infektionen mit **lymphotropen Viren**. Das sind in erster Linie Viren, die zur Familie der Herpesviridae zählen:

- Epstein-Barr-Virus (EBV),
- Zytomegalie-Virus (CMV),
- Herpes-Virus Typ 6.

Lymphome finden sich aber auch bei Röteln (hier bevorzugt nuchal) und der HIV-Infektion (S. 411).

Infektiöse Mononukleose (Pfeiffersches Drüsenfieber, Monozytenangina, Lymphoidzellenangina, IM)

Die IM ist eine Infektionskrankheit, die durch das EBV ausgelöst wird und einen komplizierten Infektionsmodus hat. Charakteristisch ist eine von kranial nach kaudal fortschreitende, leicht druckdolente Lymphknotenschwellung und eine oft erhebliche Leukozytose mit Auftreten von Zellen im peripheren Blut, die morphologisch eine Mittelstellung zwischen Lymphozyten und Monozyten einnehmen, tatsächlich aber *stimulierte Lymphozyten* sind.

Die Krankheit kommt in erster Linie bei *Kindern* und *jungen* Erwachsenen bis etwa zum 30. Lebensjahr vor (80 % der Fälle zwischen dem 15. und 30. Lebensjahr). Jenseits dieser Grenze wird sie viel seltener.

Klinisches Bild. Die Krankheit beginn nach geringen **Prodromalerscheinungen** wie Appetitlosigkeit, Kopf-, Nacken- und Gliederschmerzen meist akut mit einem Fieberanstieg. Das *Fieber* schwankt zwischen 38° und 39°C und hält in der Regel 4–7 Tage an. Gleichzeitig mit ihm treten mittelgroße, zumeist schmerzhafte *Lymphknotenschwellungen* (Abb. 5.**2**) häufig zuerst am Hals und im Okzipitalbereich auf, von wo sie kaudalwärts generalisieren können. Während im Kindesalter diese Lymphknotenschwellungen im Vordergrund stehen, beherrschen bei Erwachsenen meist *Halsentzündungen* mit katharrhalischen oder diphterieähnlichen, pseudomembranösen oder mehr ulzerösen Anginen das klinische Bild. Dabei bestehen oft auch andere *Schleimhautentzündungen* (Konjunktivitis, Rhinitis, Gingivitis oder aphthöse Stomatitis). An der Haut sieht man bisweilen makulöse, papulöse oder skarlatiniforme *Exantheme*; ein purpuraähnliches *Enanthem*, das meist am Übergang vom weichen zum harten Gaumen auftritt, gilt als charakteristisch für die IM. Eine *Splenomegalie* ist bei etwa der Hälfte der Patienten zu tasten, bei ca. 80 % sonographisch zu belegen. Gelegentlich kommt es auch zu einer Mitbeteiligung der Leber, der Nieren und des Herzmuskels, während *Meningitiden* und enzephalitische Erscheinungen eher selten sind.

Laborbefunde. Im **Blutbild** findet sich in der Mehrzahl eine deutlich erhöhte Leukozytenzahl mit Werten zwischen 10 000 und 30 000/µl und darüber, aber, wenn auch seltener, auch darunter, mit einem Höhepunkt zwischen dem 5. und 10. Krankheitstag. Das **Differentialblutbild** ist mit 60–80 % beherrscht von mononukleären Zellen, die morphologisch als ein Mittelding aus Lymphozyten und Monozyten erscheinen (Lymphomonozyten, Virozyten, Farbtafel II) und ein buntes Zellbild bieten. Die Zellkerne sind im allgemeinen polymorph gestaltet, oft nierenförmig oder gelappt, mit aufgelockerter und grobmaschiger Kernstruktur und einem oder mehreren

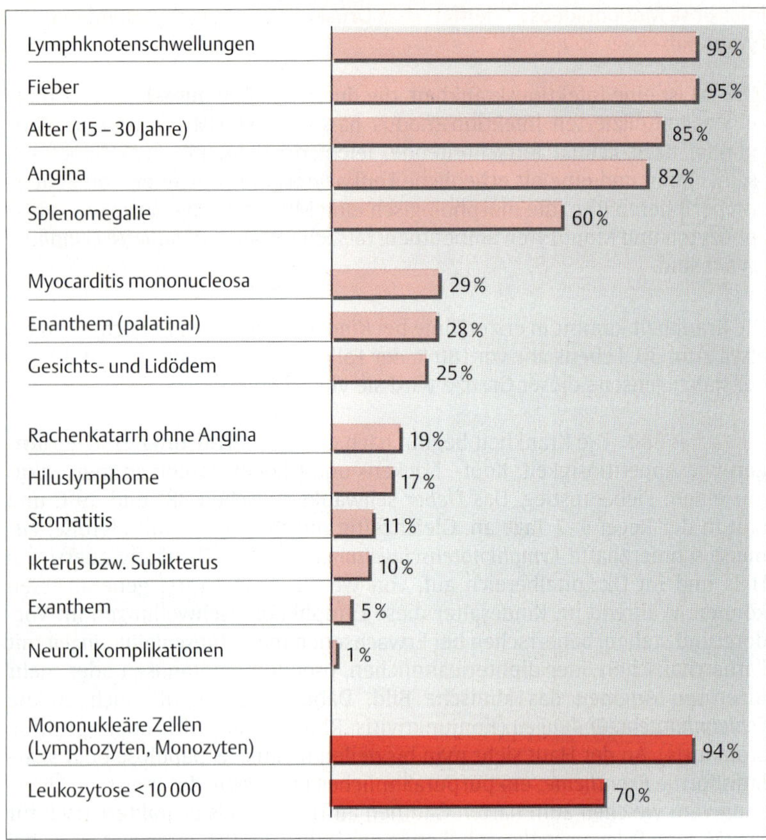

Abb. 5.**2** Infektiöse Mononukleose – Klinische Symptomatologie

Kernkörperchen. Das Zytoplasma ist hell- oder graublau, relativ homogen mit Azurgranula in einzelnen Zellen. Charakteristisch sind auch Vakuolisierungen im Zytoplasma (fenestrated forms, Downey-Zellen).

Das **rote Blutbild** und die **Thrombozytenzahl** sind meist im Normbereich, wenngleich auch Thrombozytopenien, gelegentlich sogar mit einer hämorrhagischen Diathese und Purpura, vorkommen können.

Der **Knochenmarksbefund** ist von Fall zu Fall verschieden, oft ohne nennenswerte Veränderung, manchmal auch mit einer Linksverschiebung und Plasmazellvermehrung, selten einer Infiltration mit das periphere Blutbild beherrschenden Zellen.

Im **Lymphknotenpunktat** wird das Bild beherrscht von mononukleären Zellen, die denen des peripheren Blutes entsprechen oder ähneln. Weiterhin sieht man Epitheloidzellen und „gereizte" basophile Zellen mit Nukleolen. Diese qualitativen Veränderungen können so erheblich sein, daß eine Verwechslung mit den Granulomzellen des Hodgkin-Lymphoms möglich ist.

Serologisch lassen sich in der Frühphase *IgM*-Antikörper gegen das *EBV-Early-Antigen (EA)*, später auch *IgG*-Antikörper gegen EA und gegen das *EBV-nukleäre-Antigen (EBNA)* nachweisen. Während das EA-IgG später aus dem Serum verschwindet und erst wieder bei einer Reaktivierung nachweisbar wird, bleibt das EBNA-IgG nach einer durchgemachten IM zeitlebens nachweisbar. Diese Tests sind spezifischer und sensitiver als der früher durchgeführte Nachweis von Antikörper gegen das Viruskapsid-Antigen (VCA). Bei Patienten unter Immunsuppression oder mit Immundefekten kann ein DNA-Nachweis mittels PCR eine EBV-Infektion beweisen oder ausschließen.

Differentialdiagnose. Die oft anfangs bestehende *„Monozytenangina"* muß von einer *eitrigen Angina* abgegrenzt werden, was bei Betrachtung des Differentialblutbildes (Lymphomonozytose – linksverschobene Neutrophilie) nicht schwerfällt. In seltenen Fällen erinnern die Blutbildveränderungen auch an eine akute Leukämie. Für eine IM sprechen das bunte, vielgestaltige Zellbild und der andersartige Knochenmarkbefund sowie das Fehlen einer Anämie. Große Ähnlichkeit kann das Krankheitsbild mit der Listeriose, den Röteln und anderen Virusinfekten haben. In diesen Fällen ist oft das Ergebnis der serologischen Untersuchung maßgebend.

Therapie. Eine spezifische Behandlung ist bisher nicht möglich. Bemerkenswert ist, daß speziell IM-Kranke besonders häufig allergisch gegen Penizilline reagieren, z.B. wenn die zu Anfang bestehende Angina als Streptokokken-Tonsillitis gedeutet wurde.

Lymphocytosis infectiosa acuta

Die Krankheit tritt meist in Form kleiner Epidemien in Kinderheimen, Internaten oder Schulen auf. Charakteristisch ist das Blutbild: Es findet sich eine mehr oder weniger ausgeprägte Leukozytose mit Werten bis zu 30000/µl, in seltenen Fällen bis 100000/µl und darüber. Der Erreger der Erkrankung ist nicht bekannt, der Krankheitsverlauf läßt an eine Virusinfektion denken, möglicherweise durch Entero- oder Adenoviren.

Von der Krankheit sind fast nur Kinder und Jugendliche betroffen, nur in seltenen Ausnahmefällen erkranken auch ältere Menschen. Betroffen sind beide Geschlechter in etwa gleicher Häufigkeit.

Klinisches Bild. Die Erkrankung beginnt in vielen Fällen mit hohem Fieber. Subjektiv klagen die Patienten über Kopfschmerzen und Erbrechen. Bei der **Untersuchung** findet sich eine Konjunktivitis, Pharyngitis, Tonsillitis ohne Beläge und Bronchitis. Bisweilen tritt im Gesicht oder am Rumpf, manchmal auch an den Extremitäten ein masern- oder scharlachähnliches Exanthem auf. In den meisten Fällen findet sich eine diffuse Lymphknotenschwellung, wobei die Vergrößerung der einzelnen Lymphknoten jedoch meist nicht erheblich ist. Die Milz ist fast nie vergrößert. Enzephalitische oder meningitische Symptome sind selten.

Laborbefunde. Das **Blutbild** zeigt die oben bereits erwähnten *Charakteristika*: Leukozytose mit relativer und absoluter Lymphozytose und Eosinophilie. Unter den Lymphozyten finden sich viele vom kleinzelligen Typ, daneben aber auch zahlreich große Zellformen, vielfach azurgranuliert, und Plasmazellen. Erythrozyten- und Thrombozytenwerte sind normal.

Prognose. Die Krankheit ist immer gutartig. Die Blutbildveränderungen verschwinden im allgemeinen ohne eine spezielle Therapie nach 4–6 Wochen.

Infektionen durch andere Erreger

Aktinomykose. Erreger ist der Strahlenpilz *Actinomyces israelii* zusammen mit anderen aeroben und anaeroben Krankheitskeimen. Es findet sich meist nur eine Schwellung und Beteiligung der regionären Lymphknoten. Die darüberliegende Haut macht einen entzündeten Eindruck. Nicht selten kommt es zur Einschmelzung mit *Fistelbildung*. Die **Diagnose** kann durch Nachweis von Drusen im Punktat oder Eiterabstrich gesichert werden.

Toxoplasmose. Erreger ist das Protozoon *Toxoplasma gondii*. Bei der lymphoglandulären Verlaufsform der Toxoplasmose kommen multiple Lymphknotenschwellungen, bisweilen mit Leber- und Milzvergrößerung, vor. **Histologisch** sieht man Granulome aus lymphozytären, endothelialen und histiozytären Zellen, Nekrosen und Verkalkungen. Häufig gelingt bereits histologisch oder **zytologisch** der Nachweis der Erreger. Im übrigen kann die **Diagnose** serologisch durch die Bestimmung von IgA-, IgG- und IgM-Antikörper oder durch Erregernachweis im Plasma mittels PCR gesichert werden.

Epitheloidzellige Lymphadenitis (Piringer-Kuschinka). Diese seltene Erkrankung stellt meist eine besonders blande verlaufende Form der Toxoplasmose dar. Außerdem werden **ätiologisch** *lymphotrope Viren* und eine besondere Reaktionslage bei verschiedenen Erregern diskutiert. Bei den Kranken treten multiple, schmerzhafte Lymphknotenschwellungen fast ausnahmslos im Bereich der oberen Körperhälfte auf, wobei das Allgemeinbefinden meist nur wenig gestört ist. **Histologisch** findet sich eine Lymphadenitis mit starker

Vermehrung der Sinushistiozyten. Selten sind Riesenzellen vom Langhans-Typ nachweisbar.

Lymphknotenschwellungen bei rheumatischen und allergischen Krankheiten

Sie sind im allgemeinen nicht sehr stark ausgeprägt und stehen nur selten im Vordergrund des Krankheitsbildes. In der Regel ist dann auch eine Milzvergrößerung vorhanden.

Rheumatoide Arthritis und Kollagenosen. Bei der rheumatoiden Arthritis kommen besonders axilläre und zervikale, seltener inguinale Lymphknotenschwellungen von mäßiger Größe vor. Ausgeprägter kann die Beteiligung des lymphatischen Systems bei den Kollagenosen sein, insbesondere beim systemischen und viszeralen *Lupus erythematodes* und der *Endokarditis Libman-Sacks*. Das Blutbild zeigt in diesen Fällen oft eine Leuko- und Thrombozytopenie. Außerdem gehören zu diesem Krankheitsbild eine Perikarditis und Herdnephritis, manchmal auch eine Pleuritis oder Polyserositis und als Komplikation eine Vaskulitis der Haut. Differentialdiagnostisch ist die Lupus-Serologie (antinukleäre bzw. gegen Doppelstrang-DNS gerichtete Antikörper [ANA und anti-DNS-Ak]) von ausschlaggebender Bedeutung.

Felty-Syndrom. Auch diese Erkrankung geht in etwa zwei Drittel der Fälle mit einer generalisierten Lymphknotenschwellung einher, die vor allem in den Spätstadien ausgeprägter ist. Im übrigen ist sie charakterisiert und differentialdiagnostisch abgrenzbar durch das gleichzeitige Bestehen einer *rheumatischen Polyarthritis* und einer *Splenomegalie*, die ihrerseits wiederum zu einer Verminderung der Granulozyten bis hin zu einer Agranulozytose – bisweilen in Form einer zyklischen Agranulozytose – führen kann (S. 222 f.). Meist besteht eine sekundäre Anämie und seltener eine Thrombozytopenie, zuweilen auch eine mäßige oder deutliche Eosinophilie. Das **Knochenmark** zeigt keine spezifischen Veränderungen, gelegentlich wird eine lymphatische Infiltration beobachtet. Stets findet sich eine schwere, polyklonale **Dysproteinämie** mit starker Vermehrung der Gammaglobuline und einer beschleunigten BSG.

Still-Chauffard-Krankheit. Sie kommt vorwiegend im Kindesalter vor und zeigt im wesentlichen die gleichen Symptome und Befunde wie das Felty-Syndrom. Die Lymphombildung ist jedoch ausgeprägter. Im Vordergrund des klinischen Bildes steht jedoch eine **Endokarditis**.

Endocarditis parietalis fibroblastica (Löffler). Auch hier beherrscht die wandständige Endokarditis eher das klinische Bild als die häufig auftretenden Lymphknotenschwellungen und die Milzvergrößerung. Im Gegensatz zur Still-Chauffard-Krankheit besteht jedoch meist eine Leukozytose mit ausgeprägter Eosinophilie.

Allergische Erkrankungen. Bei einem großen Teil der Erkrankungen auf dem Boden allergischer Reaktionen, die z.T. unter dem Bild des **eosinophilen Leukämoids** verlaufen können, finden sich neben einer Milzvergrößerung oft multiple Lymphknotenschwellungen, wie überhaupt hochgradige Allergien vorübergehend ausgeprägte Lymphknotenschwellungen zeigen können. Das *zytologische Bild* solcher Lymphome kann an ein Hodgkin-Lymphom (S. 278 f.), der *histologische Befund* an ein zentrozytisch-zentroblastisches Non-Hodgkin-Lymphom (CB-CC, S. 332 f.) erinnern. Der grundsätzliche Unterschied dieser Erkrankung zur „hyperergischen Lymphknotenhyperplasie" liegt in der ausgeprägten Gewebseosinophilie, die beim CB-CC immer fehlt, und dem Vorhandensein von Makrophagen (evtl. Sternhimmelzellen).

Medikamentös induzierte Lymphome

Serumkrankheit. Die Serumkrankheit ist eine akute, generalisierte Immunkomplexkrankheit nach erstmaliger, vor allem aber wiederholter parenteraler Gabe von artfremdem (*xenogenem*), seltener auch artgleichem (*allogenem*), Eiweiß, wie etwa Immunseren tierischer Provenienz. Die Symptomatik mit Rötung, Infiltrat und Nekrose an der Injektionsstelle (*Arthus-Phänomen*), multiformem oder morbilliformem Hautausschlag, lokalen bis generalisierten Lymphknotenschwellungen, Fieber, Polyarthritis mit periartikulären Ödemen und Nephritis tritt zumeist dem 6. und 11. Tag nach der Applikation auf. Gelegentlich ist auch die Milz vergrößert. Akut kann es zum *Serumschock* kommen.

Ähnliche Symptome und Befunde können nach längerer Einnahme von **Medikamenten** auftreten. Das klassische Beispiel ist das Antiepileptikum *Hydantoin*. Aber auch andere Stoffe wie *Perchlorat, Penizilline* oder das *Sulfonyldianilin Dapson*, das zur Lepra- und Malariabehandlung eingesetzt wird und im Verdacht steht, maligne Lymphome zu induzieren, können eine derartige Reaktion zeigen.

Benigne Lymphknotenschwellungen unklarer Ätiologie

Sarkoidose (Lymphogranulomatosis benigna, Morbus Besnier-Boeck-Schaumann)

Der Morbus Boeck hat in seiner klinischen Erscheinungsform, dem Röntgenbild der Lunge und dem histologischen und zytologischen Befund große Ähnlichkeit mit der Tuberkulose, mit der er möglicherweise ätiologisch verwandt ist, jedoch differentialdiagnostisch streng getrennt werden kann. Seine Genese ist völlig ungeklärt.

Differentialdiagnostisch ist wichtig, daß „käsige" Einschmelzungen bei den klassischen Boeck-Fällen nicht vorkommen. Mikromorphologisch fehlen meist die Langhans-Riesenzellen, wogegen *Epitheloidzellen* das zytologische und histologische Bild beherrschen. Auch der negative oder erst bei einer höheren Tuberkulinkonzentration positive Ausfall der *Mendel-Mantoux-Reaktion*, der Nachweis von Boeck-Manifestationen in anderen Organen (z.B. Ostitis multiplex cystoides, Augenbefund, Leber- bzw. Milzhistologie) und der Nachweis des *Angiotensin I converting enzymes (ACE)* im Serum sind von wegweisender Bedeutung. In gewissen Grenzen ist der *Röntgenbefund des Thorax* mit den symmetrischen, polyzyklisch begrenzten mediastinalen Lymphknotenschwellungen charakteristisch.

Castleman-Lymphom (benignes angiofollikuläres Lymphom, Zwiebelschalenlymphom)

Bei meist jüngeren Erwachsenen *ohne klinische Symptome* kann zufällig bei einer **Röntgenuntersuchung des Thorax** eine monozyklische, homogene, scharf begrenzte Verschattung des oberen Mediastinums oder des Lungenhilus entdeckt werden, die an ein Thymom erinnert. Bei einem Drittel der Patienten finden sich zudem periphere (nuchal, zervikal, inguinal), intraabdominelle oder retroperitoneale Lymphome. Zur Sicherung der Diagnose sind eine Mediastinoskopie oder *Thorakotomie* erforderlich, wenn keine peripheren Lymphknoten greifbar sind. **Histologisch** sieht man eine starke Vaskularisation des Lymphknotengewebes, in dem *zwiebelschalenähnlich* angeordnete Lymphozytenschichten Follikel bilden. Richtungweisende Laborbefunde existieren nicht.

Kawasaki-Syndrom (mukokutanes Lymphknotensyndrom)

In unseren Breiten ist diese Erkrankung sehr selten. Auslösende Mechanismen sind nicht bekannt, möglicherweise handelt es sich um eine abnorme Reaktion auf einen exogenen Erreger, genetische Faktoren scheinen jedoch eine Rolle zu spielen. Meist erkranken **Kinder** unter dem 14. Lebensjahr (selten bis Mitte 20) mit antibiotikaresistentem Fieber, Lymphknotenschwellungen am Hals, Konjunktivitis, Stomatitis (scharlachähnliche Zunge), diffusem, später schuppendem Exanthem und Palmarerythem. Die **Lymphknotenhistologie** zeigt einen uncharakteristischen, reaktiven Befund.

Maligne Lymphknotenschwellungen

Karzinom- oder Sarkommetastasen

Vor allem Malignome der Mammae, der Bronchien, des Magens und Pankreas sowie der Schilddrüse führen gelegentlich zu steinharten, indolenten

Lymphknotenvergrößerungen zervikal, supra- und infraklavikulär sowie axillär. Besonders wenn der *Primärtumor* bekannt ist, kann die Diagnose klinisch vermutet werden, jedoch nur durch **Biopsie** oder **Feinnadelpunktion** gesichert werden.

Maligne Lymphome

Die ausführliche Besprechung der malignen Lymphome findet sich ab S. 278.

Milzschwellung (Splenomegalie)

Eine Milzvergrößerung ist immer ein *pathologischer Befund*, der klinisch abgeklärt werden muß. Als vergrößert wird die Milz angesehen, wenn ihr Längendurchmesser (am besten sonographisch bestimmt) 12 cm überschreitet. Eine unter dem linken Rippenbogen tastbare Milz ist immer vergrößert, wenngleich nicht jede vergrößerte Milz, z.B. bei weicher Konsistenz, tastbar ist. Eine Splenomegalie ist nur selten durch einen lediglich dieses Organ betreffenden pathologischen Prozeß bedingt, Ursache können verschiedene hämatologische, metabolische oder zu einem erhöhten Milzvenendruck führende Erkrankungen sein.

■ Differentialdiagnostisches Vorgehen

Anamnese und klinische Symptomatologie

Bei der Abklärung einer Splenomegalie wird man zunächst nach anderen **Leitsymptomen** suchen. Derartige Symptome sind Fieber, Lymphknotenschwellungen, Hinweise auf eine Lebererkrankung, auf eine hämorrhagische Diathese oder eine Hämolyse. Bei fieberhaften Erkrankungen kann der *Fiebertyp* wichtige Hinweise geben. Auch die Schmerzhaftigkeit der Milz, die sich entweder spontan oder erst bei der Palpation äußert, kann wegweisend sein.

Untersuchungsbefund

Palpation. Die Palpation der Milz darf bei keiner gründlichen Untersuchung fehlen, und die Beurteilung ihrer **Größe** ist ein klinisch wichtiger Befund. Normalerweise überragt das Organ auch bei tiefer Inspiration nicht den Rand des linken Rippenbogens und ist daher nicht tastbar. Eine palpable Milz ist bereits pathologisch vergrößert. Weitere differentialdiagnostischen Hinweise gibt bei tastbarem Organ die Feststellung seiner **Konsistenz**:

- Eine *weiche Milz* tastet man besonders bei einer rasch entstandenen infektiösen Splenomegalie; sie kann bei der klinischen Routineuntersuchung leicht übersehen werden,
- eine *derbe Milz* weist auf eine länger dauernde Erkrankung hin,
- eine besonders *harte Milz* findet sich bei Leukämien, Osteomyelosklerosen, Hodgkin-Lymphomen, chronischen Stauungen und chronisch entzündlichen Prozessen wie dem Malabsorptionssyndrom und Kala-Azar, beim familiären hämolytischen Ikterus sowie bei den übrigen konstitutionellen hämolytischen Anämien.

Perkussion. Die *Milzdämpfung* kann normalerweise zwischen der 9. und 11. Rippe perkutorisch ermittelt werden. Eine Größenzunahme des Organs zeigt sich entweder in einer *Vergrößerung* seiner Dämpfung, wobei die Diagonale mehr als 7 cm messen sollte, oder in einem intensiveren Dämpfungsschall infolge Zunahme der Milzdicke.

Auskultation. Über der Milz ist diese gewöhnlich unergiebig. Nur beim Vorliegen einer *Perisplenitis*, meist als Folge eines Milzinfarktes, ist ein typisches atemabhängiges Reibegeräusch zu hören.

Technische Untersuchungen

Sonographie. Hiermit können mit 90%iger Sicherheit *Milzvergrößerungen* und größere *Strukturdefekte* dokumentiert werden. Speziell in der Diagnostik von Milzzysten parasitärer oder posttraumatischer Genese, bei Lymphangiomen oder Hämangiomen ist das Sonogramm richtungweisend. Es zeigt auch *Stauungszeichen* im Pfortadersystem auf.

Computertomographie. Die CT kann darüber hinaus ergänzende Auskünfte bei Verdacht auf Strukturinhomogenitäten normal großer Milzen geben.

Milzszintigraphie. Dieser Untersuchung kommt kaum noch eine diagnostisch weiterführende Bedeutung zu.

Laboruntersuchungen

Blutbild. Hier lassen sich bei hämatologischen Erkrankungen differentialdiagnostisch wegweisende Befunde gewinnen:

- **Myeloproliferative Erkrankungen** (CML, Polycythaemia vera, essentielle Thrombozythämie und Osteomyelosklerose) zeigen pathognomonische Blutbildveränderungen,
- **korpuskuläre Hämolysen** als Ursache der Splenomegalie können bei Betrachtung der Erythrozytenmorphologie als wahrscheinlich gelten,

- **niedrigmaligne Non-Hodgkin-Lymphome** – insbesondere die milzdominanten Erkrankungen Haarzell- und Prolymphozytenleukämie, aber auch die chronische lymphatische Leukämie – schwemmen zu einem Großteil typische lymphatische Zellen in das periphere Blut aus, während die milzdominante Form des Immunozytoms ebenso wie die meisten hochmalignen Lymphome unauffällige Differentialblutbilder zeigen können. Das **Hodgkin-Lymphom**, das allerdings nur selten mit einer Splenomegalie ohne Lymphombildung einhergeht, ist nie aus dem Blutbild zu diagnostizieren.

Serologische Laborbefunde. Diese können insbesondere bei folgenden Erkrankungen hilfreich sein:

- **Lebererkrankungen** (Transaminasen, Bilirubin, Hepatitis-Serologie),
- **hämolytischen Erkrankungen** (Bilirubin, Haptoglobin, Coombs-Test, Kälteagglutinine, Hämoglobin-Elektrophorese u.a.),
- **Virusinfektionen** (Nachweis spezifischer IgM- und IgG-Antikörper).

Direkte Lymphknotendiagnostik. Die Zytologie und Histologie (s.o.) ist bei gleichzeitig bestehender Lymphknotenvergrößerung der nächste diagnostische Schritt, wenn das Blutbild keinen aussagekräftigen Befund ergab.

Knochenmarkzytologie oder -histologie. Diese Untersuchungen sind bei Verdacht auf eine hämatologische Systemerkrankung oder auf eine Speicherkrankheit (Gaucher-Zellen beim *M. Gaucher*, „Schaumzellen" beim *M. Niemann-Pick*) indiziert.

Gezielte Milzpunktion. Unter sonografischer Kontrolle kann eine Milzpunktion angezeigt sein, wenn alle anderen Untersuchungen zu keinem zufriedenstellenden Ergebnis führten, jedoch sonst nicht erklärbare Allgemeinsymptome wie Fieber, Nachtschweiß oder Gewichtsverlust auf eine Abklärung drängen. Dabei können auch umschriebene Herde direkt angegangen werden. Zuvor müssen Erkrankungen, die eine **Kontraindikation** gegen diesen Eingriff darstellen, ausgeschlossen werden: Vasale Ursachen (portale Hypertension, Milzvenenthrombose oder -kompression durch ein Lymphom oder einen Tumor, Hämangiome, Lymphangiome, Hämangioendotheliome) und Milzzysten (z.B. Echinokokkus [Serologie]).

Die **Krankheitsbilder**, die mit einer *Splenomegalie* einhergehen, sind in Tab. 5.**9** zusammengefaßt. Die meisten dieser Erkrankungen werden an anderer Stelle abgehandelt, siehe dazu die Seitenhinweise in der Tabelle.

Tabelle 5.9 Differentialdiagnose der Milzschwellung

Entzündliche Krankheitsbilder	
1. Akute und chronische Infektionen durch Viren	• infektöse Mononukleose (S. 263 f.) • akute Hepatitis • Zytomegalie • Röteln • HIV-Infektion (S. 411 f.)
durch Bakterien	• Endocarditis lenta • Miliartuberkulose • Lues (S. 261) • Bruzellose • Typhus abdominalis • Paratyphus
durch Rickettsien	• Leptospirose • Flecktyphus • Q-Fieber • Wolhynisches Fieber
durch Parasiten	• Malaria • Bilharziose • Kala-Azar
2. Rheumatische Erkrankungen	• Rheumatoide Arthritis • Felty-Syndrom (S. 267) • Lupus erythematodes
3. Sarkoidose	(S. 268 f.)
Hämatologische Erkrankungen	
1. Lympho- und myeloproliferative Erkrankungen	• Hodgkin-Lymphom (S. 277 f.) • niedrigmaligne NHL CLL (S. 313 f.) Prolymphozytenleukämie (S. 322 f.) Haarzell-Leukämie (S. 323) Immunozytom (S. 326 f.) Plasmozytom (S. 369 f.) Sézary-Syndrom (S. 347 f.) u.a. • myeloische Leukämien akute Leukämie (S. 183 f.) CML (S. 173 f.)

→

Fortsetzung Tabelle 5.9

	• Osteomyelosklerose (S. 181 f.) • Polyzythaemia vera (S. 136 f.)
2. Hämolytische Anämien	• korpuskuläre hämolytische Anämien Sphärozytose (S. 98 f.) Elliptozytose (S. 106 f.) • Hämoglobinopathien Thalassämie (S. 116 f.) Sichelzellenanämie (S. 124 f.) kongenitale Heinz-Körper-Anämie (S. 128) • Enzymopathien Pyruvatkinase-Mangel (S. 115)
sonstige Erkrankungen	
1. Speicherkrankheiten	• Lipidspeicherkrankheiten M. Gaucher (S. 240) M. Niemann-Pick (S. 240) • Amyloidose
2. Histiozytosis X	• Abt-Letterer-Siwe-Krankheit (S. 241) • Hand-Schüler-Christian-Krankheit (S. 241)
3. Chronische Milzstauung	• Leberzirrhose • Thrombose der Portal- oder Milzvenen • Kompression der Portal- oder Milzvenen
4. Milztumore	• Hämangiom • Lymphangiom • Hämangioendotheliom • Milzzysten • Echinokokkose • Milzabszess • Milzhämatom

Literatur

1 Rothe G., Schmitz G., Adolf D. et al.: Consensus protocol of the flow cytometric immunophenotyping of hematopoietic malignancies. Leukemia 1996; 10:877–95

2 Stites D.P.: Clinical laboratory methods for detection of cellular immune function. In: Stites D.P., Stobo J.D., Wells J.V. (eds.): Basic and clinical Immunology. 6th ed. East Norwalk: Appleton & Lange 1987

3 Kranz B.R.: Immunzytochemischer Nachweis von Zelloberflächen- und intrazellulären Antigenen. In: Begemann H., Rastetter J. (Hrsg.): Atlas der klinischen Hämatologie. 4. Aufl. Berlin: Springer 1987:23–7

4 Knapp W., Dörken B., Gilks W.R. et al. (Eds.): Leukocyte typing IV. White cell differentiation antigens. Oxford, Oxford University Press. 1989:1076–93

5 Theml H.: Benigne und maligne Erkrankungen des lymphatischen und monohistiozytären Systems. Systematik und Diagnosegang. In H. Begemann, J. Rastetter (Hrsg.): Klinische Hämatologie, 4. Aufl. Stuttgart: Thieme; 1993:630–47

6. Maligne Lymphome

Unter dieser Bezeichnung wird eine Gruppe von sehr unterschiedlichen Krankheiten zusammengefaßt, deren Gemeinsamkeit in ihrer Abstammung von lymphatischen Zellen besteht. Das Attribut „maligne“ soll zunächst einmal als Eigenschaft des klinischen Verlaufs verstanden werden und auf die Schwierigkeiten ihrer therapeutischen Beeinflussung hinweisen. Unter den malignen Lymphomen nimmt das **Hodgkin-Lymphom** eine nosologische Sonderstellung ein. Ihm werden die übrigen bösartigen Erkrankungen des lymphatischen Systems als maligne **Non-Hodgkin-Lymphome** gegenübergestellt.

Hodgkin-Lymphom (Morbus Hodgkin, Lymphogranulomatose, Morbus Sternberg-Paltauf, malignes Granulom)

Das Hodgkin-Lymphom (HL) ist eine maligne monoklonale Erkrankung des lymphatischen Systems unbekannter Ätiologie. *Leitsymptome* und *-befunde* sind indolente Lymphknotenschwellungen einer oder mehrerer meist benachbarter Regionen und Fieber. Histologisch und zytologisch zeigen die befallenen Lymphknoten ein typisches Granulationsgewebe mit einkernigen Hodgkin- und mehrkernigen Sternberg-Reed-Riesenzellen.

Das Hodgkin-Lymphom ist keine seltene Erkrankung. Man rechnet aufgrund der jährlichen Todesfälle an dieser Erkrankung annäherungsweise mit 35 Neuerkrankungen auf eine Million Einwohner pro Jahr. Die Krankheit kann in jedem Lebensalter auftreten, bevorzugt sieht man sie im 2.–4. Lebensjahrzehnt, was aber möglicherweise mit dem zahlenmäßigen Überwiegen dieser Altersgruppe in der Gesamtbevölkerung zusammenhängen mag. Männer erkranken etwas häufiger als Frauen.

Ätiologie und Pathogenese

Die Pathobiologie der Lymphgranulomatose hat Generationen von Wissenschaftlern beschäftigt. Das histologische Bild des HL erinnert mehr an eine Infektions- oder Autoimmunkrankheit als an ein Malignom. Die pathognomonischen Hodgkin- und Sternberg-Zellen machen normalerweise kaum 5 %, manchmal sogar weniger als 1 % der Tumormasse aus und lassen sich auch bei anderen Erkrankungen wie beispielsweise der Infektiösen Mononukleose finden. Trotz großer Anstrengungen mit modernsten zytologischen, immunologischen und biochemischen Untersuchungsmethoden gelang es erst in letzter Zeit, ihre **Ursprungszelle** sicher zu identifizieren. Nach dem heutigen Wissensstand ist die Hodgkin- und die aus ihr sich ableitende Sternberg-Zelle das Produkt der *monoklonalen Entartung* einer Keimzentrums-B-Zelle[1]. Durch die Produktion einer Vielzahl von Zytokinen locken sie die sog. **Bystander-Zellen** (B- und T-Lymphozyten, wobei es sich vorwiegend um CD-4-positive Helferzellen handelt, Monozyten/Makrophagen und Histiozyten) an, die die Haupttumormasse ausmachen. Die produzierten Zytokine, IL-6, IL-9 und zahlreiche andere, sind auch für die B-Symptome (s.u.) verantwortlich.

Seit Jahren mehren sich Beobachtungen, die eine mögliche kausale Beziehung des *Epstein-Barr-Virus (EBV)* bei der Entstehung des HL belegen. Doch sind die genauen pathobiologischen Mechanismen und die Rolle verschiedener EBV-Antigene wie des Kern-Antigen 2 (EBNA2) oder des *latent membran protein (LMP)*, dem sowohl onkogene als auch für die Wirtszelle immunprotektive Funktionen nachgewiesen werden konnten, nicht geklärt. Immerhin wird geschätzt, daß in der westlichen Welt 40 bis 60 % und in Entwicklungsländern über 90 % der HL-Fälle EBV-assoziiert sind (Übersicht bei Tesch et al.[2]).

Klinisches Bild

Der Beginn der Erkrankung ist meist schleichend. Bei den meisten Patienten fallen als **erster Befund** *indolente Lymphknotenschwellungen* besonders zervikal, seltener axillär oder inguinal auf. Bei etwa 10 % der Patienten findet sich ein solitärer intrathorakaler (mediastinaler oder hilärer) Lymphknoten entweder als **Zufallsbefund** oder aufgrund von *hinweisenden Symptomen* wie Reizhusten, obere Einflußstauung u.a. Seltener noch ist ein isolierter primärer intraabdomineller Lymphknotenbefall. Auch extralymphatische Organe (Schilddrüse, Leber, Haut oder Magen) können, wenn auch nur vereinzelt, Sitz der Erstmanifestation sein.

Der **Allgemeinzustand** kann lange Zeit gut sein, doch kommt es im weiteren Verlauf der Erkrankung mit zunehmender Generalisierung zu stärkerer Gewichtsabnahme bis hin zur Kachexie. Bei fast allen Hodgkin-Patienten tritt im Verlauf der Erkrankung Fieber auf, nur bei etwa einem Drittel das durch seinen wellenförmigen (mit einer Periodik von 3–20 Tagen) Temperaturverlauf charakterisierte *Pel-Ebstein-Fieber*. Seltener klagen die Patienten über Juckreiz oder den immer wieder genannten „Alkoholschmerz", der nach dem Genuß von Alkohol auch in geringen Mengen in den befallenen Lymphknotenpaketen bisweilen sehr heftig auftreten kann.

Bei der **Untersuchung** des Patienten bilden die *Lymphknotenschwellungen* das herausragendste und wesentliche Lokalsymptom der Erkrankung (Abb. 6.**1**). Sofern nicht Nerven und Gefäße beeinträchtigt sind, sind die Lymphome nicht schmerzhaft. In der Regel ist zunächst nur *eine* Lymphknotengruppe betroffen, der bald weitere folgen, so daß mit zunehmender Krankheitsdauer schließlich ein mehr oder weniger generalisierter Lymphknotenbefall

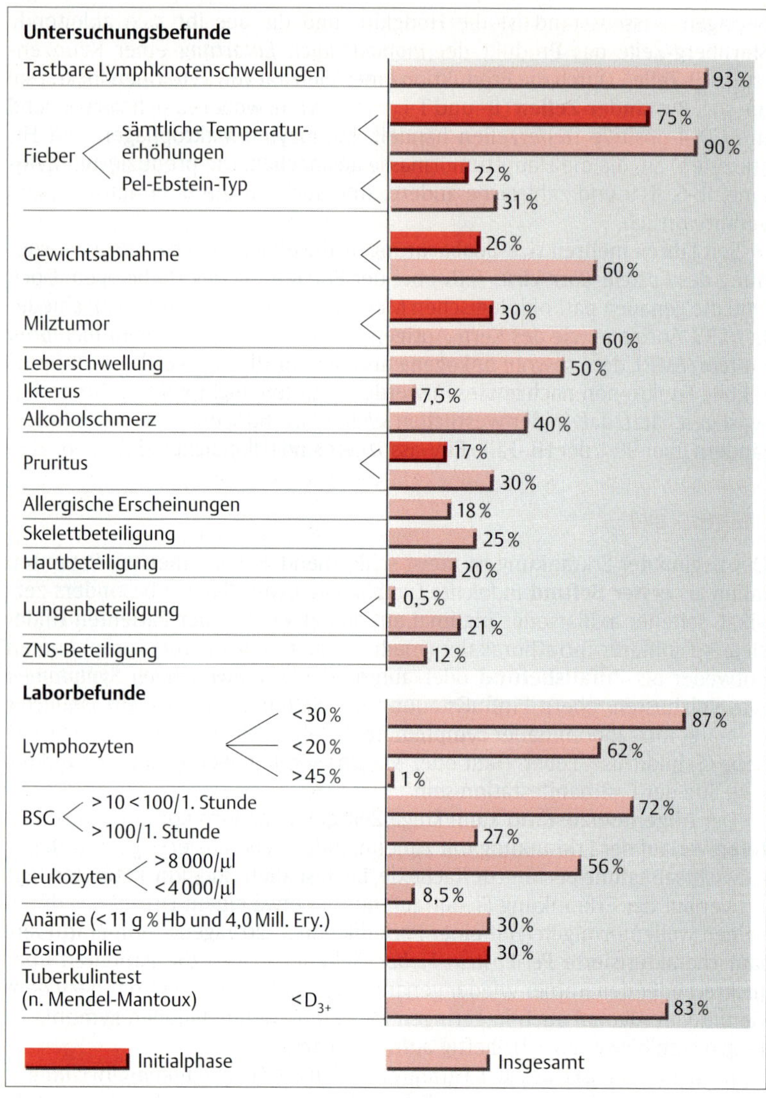

Abb. 6.**1** Die klinische Symptomatologie des Hodgkin-Lymphoms.

besteht. Häufig, in der **Anfangsphase** bei 30 %, später bei 60 % der Patienten, besteht eine *Splenomegalie*, auch ohne daß die Milz befallen sein muß. Andererseits schließt eine normale Milzgröße einen Befall nicht sicher aus. Bei etwa der Hälfte der Kranken wird auch eine *Leberbeteiligung* gefunden. Eine *pulmonaler Befall* entwickelt sich in der Regel durch das Übergreifen hilärer oder mediastinaler Herde auf die Lungen, ein primärer Befall ist selten. In etwa 20 % der Hodgkin-Fälle werden *Pleuraveränderungen* beobachtet, die zu einem serofibrinösen Erguß mit Lymphozyten, eosinophilen Granulozyten und bisweilen Hodgkin-Zellen führt. Herde im *Skelettsystem* machen sich durch einen lokalisierten, intermittierenden oder anhaltenden **Schmerz** bemerkbar, der der röntgenologischen Nachweisbarkeit um Monate vorausgehen kann, da diese erst ab einer gewissen Ausdehnung röntgenologisch erfaßbar sind. Dabei lassen sich osteolytische, osteoblastische und periostale Veränderungen, zuweilen nebeneinander bei einem Patienten, unterscheiden. Eine Beteiligung des *Nervensystems* tritt bei etwa 10 % der Kranken auf und ist zumeist Folge einer Kompression des Rückenmarks oder peripherer Nerven durch epandierendes Hodgkin-Gewebe. **Symptome** sind Schmerzen, Parästhesien bis hin zu einer Querschnittsymptomatik. Durch eine Beteiligung der Hirnhäute kann es zu einer *lymphomatösen Leptomeningitis* mit Kopfschmerzen, Lähmung der Hirnnerven und Meningismus kommen.

Laborbefunde

Das **Blutbild** ist beim HL nicht pathognomonisch verändert, doch weist der Verlauf der Erkrankung Veränderungen auf, die Rückschlüsse auf Aktivität und Schweregrad der Erkrankung erlauben.

Hämoglobinwerte und *Erythrozytenzahl* können lange Zeit normal bleiben, doch kommt es mit fortschreitender Erkrankung zu einer zumeist hypochromen Anämie mit – wie bei Tumor- und Infektanämien – erniedrigten Serumeisen- und erhöhten Ferritinwerten. Eine normochrome Anämie kann Folge einer Markverdrängung durch Hodgkingewebe oder aber einer *Autoimmunhämolyse* durch Wärme- oder Kälteantikörper sein.

Die *Leukozytenzahl* ist während der aktiven Krankheitsstadien zumeist deutlich erhöht, Werte bis zu 20000/μl sind keine Seltenheit, wobei in fieberhaften und leukozytotischen Stadien eine Linksverschiebung mit Vermehrung der Stabkernigen und auch der Metamyelozyten besteht. Fast konstant findet sich eine Lymphozytopenie. Mit zunehmender Dauer und Schwere der Erkrankung ist dieser Befund ausgeprägter. Die Zahl der Eosinophilen ist bei etwa einem Drittel der Patienten erhöht.

Auch die **sonstigen Laboruntersuchungen** sind wenig typisch. Die BSG-Beschleunigung geht mit der Krankheitsaktivität einher und kann ein Rezidiv nach Remission ankündigen. Weitere ebenfalls unspezifische Veränderungen sind ein erniedrigtes Serumeisen bei erhöhtem Ferritin und eine Erhöhung der LDH und der AP. Eine Vermehrung der α_2-Globuline in der Elektrophorese deutet auf eine schlechte Prognose hin.

Im **Knochenmark** finden sich nur selten, eher noch histologisch, im zytologischen Ausstrich kaum granulomatöse Veränderungen. Meist werden nur reaktive Veränderungen mit gesteigerter und linksverschobener Granulozytopoese gesehen. Plasmazellen und eosinophile Granulozyten können vermehrt sein. In der Erythrozytopoese ist meist eine gewisse Reifungshemmung festzustellen.

Die **histologische Untersuchung** eines Lymphknotens, wobei nach Möglichkeit ein vollständiger Lymphknoten entnommen und untersucht werden sollte, stellt die einzige Möglichkeit dar, die **Diagnose** zu sichern. Beweisend für die Erkrankung sind die charakteristischen einkernigen *Hodgkin-Zellen* und die mehrkernigen *Sternberg-Riesenzellen* (Abb. 6.**2**) in Verbindung mit einem bunten histologischen Bild, das von Stadium zu Stadium und von Fall zu Fall sehr wechseln kann. Das vollentwickelte histologische Bild des HL entspricht dem eines chronisch-entzündlichen Granulationsgewebes von eigenartigem **Aufbau**: Die Struktur des Lymphknotens ist zerstört, von der Kapsel her ziehen faserreiche Bindegewebszüge durch das Granulationsgewebe, das in wechselndem Ausmaß Lymphozyten, neutrophile und eosinophile Granu-

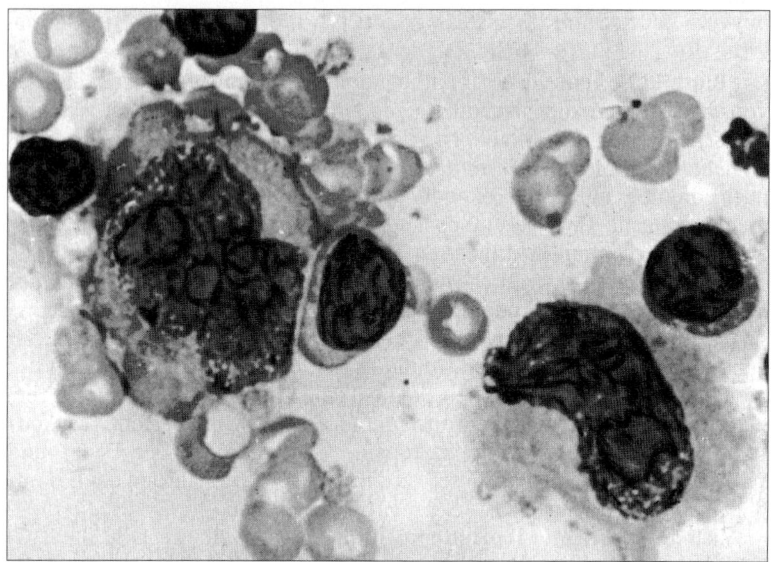

Abb. 6.**2** Lymphknotenpunktat bei Hodgkin-Krankheit. Links mehrkernige Sternberg-Riesenzelle, rechts einkernige Granulomzelle. Vergrößerung ca. 1:1 000.

lozyten sowie reichlich Plasmazellen enthält; nicht selten sieht man kleine Nekroseherde.

Das **Hauptcharakteristikum** der Granulom- oder *Hodgkin-Zelle* ist das große, tiefblau tingierte Kernkörperchen, das in einem fast farblosen Kern liegt und daher besonders scharf abgegrenzt erscheint. Aus der einkernigen Hodgkin-Zelle entwickeln sich durch endomitotische und amitotische Kernteilung und Kernabschnürungen die *Sternberg-Riesenzellen*, in denen bis zu 8 und mehr unregelmäßige Kerne zu sehen sind. Sie haben die gleiche Kernstruktur wie ihre einkernigen Vorstufen. Das Zytoplasma ist meist heller als das der Hodgkin-Zellen.

Zur **histologischen Klassifizierung** des HL hat sich eine von Lukes et al. 1966 vorgeschlagene Einteilung bewährt, der auch prognostische Bedeutung zukommt:

1. Lymphozytenreicher Typ (LP). Histologisch ist die Struktur des Lymphknotens durch eine homogene, benigne erscheinende Lymphozytenpopulation zerstört. Es finden sich nur sehr wenige Hodgkin- und Sternberg-Zellen. Faserelemente sind kaum vorhanden. Es werden zwei Untergruppen unterschieden, die nach Lennert u. Mohr als *noduläres* und als *diffuses Paragranulom* bezeichnet werden. Von einigen Autoren wird der LP-Typ als eigene Entität der malignen Lymphome vom HL abgegrenzt.

2. Nodulär-sklerosierender Typ (NS): Histologisch sieht man eine Vermehrung von kollagenen Fasern, die faserarme Areale von Hodgkin-Gewebe umschließen und damit unterschiedlich große Knoten abgrenzen. In den faserarmen Geweben finden sich *lacunar cells*, große Retikulumzellen mit weitem wasserhellem Zytoplasma, das bei der Fixierung schrumpft, so daß um die Zellen herum scharf ausgestanzt erscheinende Lakunen sichtbar werden. Diese Zellen sind typisch für den NS-Typ.

3. Mischtyp (MC): Er entspricht dem „klassischen“ HL und stellt einen histologisch uneinheitlichen Sammeltopf dar. Der Lymphozytengehalt wechselt, häufig sind eosinophile und neutrophile Granulozyten eingelagert. Hodgkin- und Sternberg-Zellen sind mit großen Nukleolen vorhanden, nodulär-sklerosierende Elemente fehlen jedoch. Es kommen auch Nekrosen vor.

4. Lymphozytenarmer Typ (LD): Histologisch finden sich nur sehr wenige Entzündungszellen. Dagegen ist der Anteil an Hodgkin- und Sternberg-Zellen wesentlich höher. Der LD-Typ läßt sich in drei Untergruppen einteilen:

- retikulumzellreiches HL,
- diffuses Fibrom,
- Hodgkin-Sarkom.

Immunologische Befunde. Beim HL besteht ein *zellulärer Immundefekt*. Die kutane Reaktion gegen *recall-Antigene*, die normalerweise wie z.B. der Tuberkulintest eine allergische Hautreaktion vom Spättyp auslösen, ist abgeschwächt oder fehlt. Oft besteht eine Lymphozytopenie, wobei vor allem die T-Lymphozyten und hier insbesondere die CD4-positiven Helfer-Lymphozyten betroffen sind. Dieser Befund nimmt im Verlauf der Erkrankung zu. Die in vitro-Stimulation durch T-Zell-Mitogene (z.B. PHA und Concanavalin-A) ist ebenfalls vermindert. Die humorale Immunreaktivität ist nicht oder nur wenig gestört, die Zahl der B-Lymphozyten meist normal.

Immunzytochemisch exprimieren die Hodgkin- und Sternberg-Zellen die Oberflächenmarker CD15, CD25, CD30 und CD71, jedoch keine Antigene, die eine eindeutige Zuordnung zu einer hämatopoetischen Differenzierungsreihe erlauben. Beim lymphozytenreichen Typ des HL finden sich auch regelmäßig die B-Zell-typischen Marker CD19 und CD20.

Stadieneinteilung (Staging)

Um die sehr wechselvollen Krankheitsverläufe des HL für therapeutische und prognostische Fragen durchsichtiger zu machen, wird die Krankheit nach Stadien der anatomischen Ausbreitung unter Einbeziehung krankheitstypischer Symptome („B-Symptome") unterteilt. Die ursprüngliche Rye-Stadieneinteilung von 1965 wurde mehrfach überarbeitet. Die letzte und heute **gültige Version** ist die nach dem *Cotswolds meeting* 1989 benannte Stadieneinteilung.

Cotswolds-Stadieneinteilung des Hodgkin-Lymphoms (nach Urba et al.[3])

Stadium I	Befall einer einzelnen Lymphknotenregion oder eines lymphatischen Organs,
Stadium II	Befall zweier und mehrerer Lymphknotenregionen auf der gleichen Seite des Zwerchfells (das Mediastinum wird als eine Region angesehen, während die Hilus-Lymphknoten zu jeder Seite zugehörig als zwei Regionen gerechnet werden). Die Anzahl der befallenen anatomischen Regionen sollte als Subskript angegeben werden (z.B. II_3),
Stadium III	Befall von Lymphknotenregionen oder lymphatischen Organen auf beiden Seiten des Zwerchfells,
III_1	Mit oder ohne Befall der Milzhilus-, zöliakalen oder portalen Lymphknoten,
III_2	Mit Befall der paraaortalen, iliakalen und mesenterialen Lymphknoten,
Stadium IV	Befall eines oder mehrerer extranodaler Organe, die nicht unter die Bezeichnung „E" fallen (s. unten).

Zusatzbezeichnung zu jedem Krankheitsstadium

A Keine Symptome,
B Fieber > 38 °C, Nachtschweiß, unerklärte Gewichtsabnahme von > 10 % des Körpergewichts innerhalb von sechs Monaten,
X großer Mediastinaltumor (Mediastinalverbreiterung auf über ein Drittel des Thoraxdurchmessers oder Lymphknotenmasse mit einem Maximaldurchmesser > 10 cm),
E Befall eines einzelnen extranodalen Organs, angrenzend an einen befallenen Lymphknoten,
CS klinisches Stadium,
PS pathologisches Stadium (bestimmt nach Laparotomie).

Da der genauen Festlegung des Krankheitsstadiums bei den einzelnen Hodgkin-Kranken eine große Bedeutung für die Therapiewahl zukommt, wird dem Staging ein hoher Stellenwert innerhalb der Diagnostik beigemessen. Das **klinische Stadium (CS)** basiert auf folgenden Untersuchungen:

- Anamnese zur Erfassung der A- und B-Symptomatik,
- gründliche körperliche Untersuchung,
- Labordiagnostik (komplettes Blutbild, BSG, Serum-Elektrophorese, Immunglobuline quantitativ, LDH, AP, Leber- und Nierenstatus, Cholesterin, Kalzium, Serumeisen und Ferritin),
- Röntgenaufnahmen des Thorax in zwei Ebenen; bei Verdacht auf hiläre oder mediastinale Lymphknotenschwellungen ein Thorax-CT,
- CT oder Sonogramm des Abdomens, bei negativem Befall eine doppelseitige Lymphangiographie, wenn eine infradiaphragmale Bestrahlung geplant ist,
- Skelett-Szintigramm bei Verdacht auf Knochenherde (AP und/oder Kalzium erhöht), ggf. gezielte Röntgenaufnahmen bestimmter Skelettabschnitte,
- Beckenkammbiopsie,
- Leberblindpunktion bei allen Patienten, bei denen keine Laparotomie mit offener Leber-PE durchgeführt wird.

Beim **pathologischen Staging (PS)** kommt zu diesen Untersuchungen noch die diagnostische Laparotomie mit *Splenektomie*. Über Sinn und Nutzen dieser Maßnahme, der bis vor etwa 20 Jahren fast alle Hodgkin-Patienten zugeführt wurden, gehen auch heute noch die Ansichten auseinander. Von ihren Befürwortern wird sie derzeit für die Patienten gefordert, bei denen lediglich eine Strahlentherapie vorgesehen ist und sich durch die Entdeckung eines intraabdominellen Befalls bei der Laparotomie das Krankheitsstadium und damit die Therapiestrategie ändern würde. Das sind im wesentlichen Patienten der *Stadien I und II* mit supradiaphragmalen Befall. Doch können bei dieser nicht leicht zu nehmenden Indikationsstellung Kriterien herangezogen werden, die bei einem supradiaphragmalem Befall eine Mitbeteiligung unterhalb des Zwerchfells so gering wahrscheinlich machen, daß sich eine explorative Laparotomie mit Splenektomie erübrigen wird.

Kriterien gegen eine explorative Laparotomie beim Hodgkin-Lymphom

➤ **Klinisches Stadium I**	Frauen bei allen histologischen Entitäten, Männer mit lymphozytenreichem HL, ausschließlich mediastinaler Befall, Männer mit hochzervikalem Befall ohne B-Symptome.
➤ **Klinisches Stadium II**	Frauen unter 27 Jahre und mit höchstens drei befallenen Lymphknotenregionen.

Nur bei weniger als 10 % der Patienten, auf die diese Kriterien zutreffen, würde eine Laparotomie mit Splenektomie eine Einstufung in ein höheres Stadium zur Folge haben[4, 5].

Von den Gegnern der explorativen Laparotomie mit Splenektomie wird auf die operationsbedingte *Morbidität* von etwa 10 %, wobei infektiöse Komplikationen an erster Stelle stehen, und eine *Mortalität* von ca. 1 % verwiesen. Bei Kindern besteht ein *erhöhtes Infektionsrisiko* besonders durch Pneumokokken. Der Therapiebeginn verzögert sich um Wochen. Schließlich werden zahlreiche pro- und retrospektive Studien zitiert, die einen Schaden der splenektomierten verglichen mit nichtlaparotomierten Patienten belegen konnten. So zeigte eine 1983 publizierte Untersuchung des Sloan Kettering Cancer Center in New York, daß Hodgkin-Patienten in den Stadien I und II nach diagnostischer Laparotomie mit Splenektomie und einer folgenden extended-field-Bestrahlung (S. 287) hinsichtlich ihrer krankheitsfreien Überlebenszeit schlechter abschneiden als Patienten der gleichen Stadien ohne Laparotomie nach einer involved-field-Bestrahlung und konsekutiver MOPP-Therapie[6]. Eindeutiger noch sind die Aussagen zweier weiterer, ebenfalls prospektiver Studien des Roswell Park Memorial Institute[7] und der British National Lymphoma Investigation[8].

! In beiden Veröffentlichungen wird eindeutig festgehalten, daß Hodgkin-Patienten der klinischen Stadien I und II A durch eine explorative Laparotomie mit Splenektomie keinerlei prognostische Vorteile zu erwarten haben.

Diese Ergebnisse wurden auch durch die H-7-Studie der EORTC bestätigt, die keinen Unterschied im krankheitsfreien Überleben von Patienten in frühen

Krankheitsstadien nach pathologischem oder lediglich klinischem Staging nachweisen konnte[9].

Zudem sollen splenektomierte Hodgkin-Kranke ein doppelt so hohes Risiko haben, an einer akuten Leukämie zu erkranken, als Nichtsplenektomierte[10]. In anderen Therapieprotokollen wird auch in den frühen Stadien eine alleinige Chemotherapie durchgeführt, womit sich die Laparotomie mit Splenektomie erübrigt. Alles in allem sollte auch hier die Entscheidung vom verantwortlichen Arzt nicht schematisch, sondern *individuell* zum Wohl des Patienten gefällt werden.

Therapie

Die Behandlung des HL wird je nach seiner *Ausdehnung* und *Schwere* unterschiedlich sein. Ihre zentralen Bestandteile sind *ionisierende Strahlen* und *zytostatische Substanzen*. Beide Formen der Behandlung werden je für sich allein und in **Kombination** miteinander verabfolgt. Eine Optimierung der Therapie sucht man seit mehreren Jahrzehnten durch meist multizentrische, kontrollierte Studien zu ermitteln. Danach wurden von der Deutschen Hodgkin-Studiengruppe hinsichtlich des therapeutischen Vorgehens wichtige **Leitlinien** erarbeitet, die derzeit in fast allen hämatologischen Zentren ähnlich gehandhabt werden[11, 12, 13].

Strahlentherapie. Die Strahlentherapie ist beim HL ausgesprochen effektiv und die Therapie der Wahl in den frühen Stadien der Erkrankung. Die Bestrahlung soll bei sehr hohen Energien zwischen 6 und 10 MeV mit *Linearbeschleuniger* oder als *Telekobald-60-Bestrahlung* durchgeführt werden. Die übliche Herddosis, bei der die Rezidivrate nur wenig über 1 % ist, liegt bei 45 Gy (Gray), wobei täglich je nach Feldgröße und subjektiver Verträglichkeit zwischen 1,8 und 2 Gy verabreicht werden. Es ist dabei wichtig, daß jeden Tag sowohl das anteriore als auch das posteriore Feld bestrahlt werden. Eine prophylaktische Bestrahlung nicht befallener Regionen (*extended-field-Bestrahlung*) erfolgt mit 36 Gy.

Je nach der **Behandlungsstrategie** werden einzelne oder mehrere Strahlenfelder bestrahlt (Abb. 6.**3**):

- **Involved field (IF):** Bestrahlung der befallenen Regionen,
- **Extended field (EF):** Bestrahlung der befallenen und diesen benachbarten Regionen,
- **Mantelfeld:** Bestrahlung der zervikalen, supraklavikulären und axillären Lymphknoten mit Mediastinum und Lungenhili,
- **Umgekehrtes Y:** Bestrahlung der paraaortalen, iliakalen und inguinalen Lymphknotenregionen und des Milzhilus,

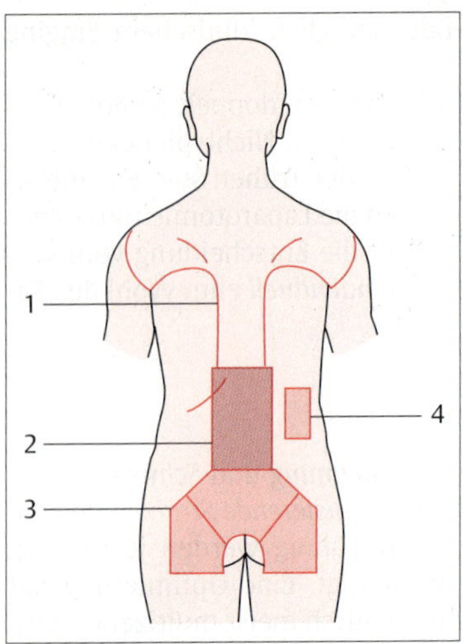

Abb. 6.**3** Bestrahlungsfelder bei der Radiotherapie der Hodgkin-Krankheit: 1 Mantelfeld, 2 Spatenfeld, 2 und 3 umgekehrtes Y-Feld, 4 Milzfeld.

- **Spatenfeld (spade field):** Bestrahlung der paraaortalen oder oberen iliakalen Lymphknoten mit Milz oder Milzhilus,
- **Total nodal irradiation (TNI):** Mantelfeld und umgekehrtes Y.

Verschiedene, akut während der Bestrahlung aufgetretene **Nebenwirkungen** wie Haarausfall in der bestrahlten Region, Dysphagie, trockener Husten, gelegentlich Übelkeit und Erbrechen bessern sich normalerweise innerhalb einiger Wochen nach Ende der Bestrahlung. Als subakute und chronische oder **Spätkomplikationen** kann es zu einer Strahlenpneumonitis, -karditis oder -perikarditis kommen. Eine relativ *häufige Komplikation* nach einer Mantelfeldbestrahlung ist eine Hypothyreose. Auch Herpes zoster tritt häufig während der Bestrahlung auf. Als sehr unangenehm wird die Mundtrockenheit nach Bestrahlung der submandibulären Lymphknoten empfunden.

Zytostatische Behandlung. Die zytostatische Behandlung des HL wird üblicherweise als Polychemotherapie durchgeführt. Dabei haben sich besonders zwei **Therapieprotokolle** bewährt: Das *COPP-Schema* (Tab. 6.**1**), das durch Ersetzen von Stickstofflost (Mustard) durch Zyklophosphamid aus dem von de Vita vor über 30 Jahren eingeführten *MOPP-Schema* modifiziert wurde, und das *ABVD-Schema*. **Hauptnebenwirkungen** des COPP-Schemas sind neben den üblichen Nebenwirkungen einer zytostatischen Behandlung (S. 528) häufig eine Schädigung der Keimdrüsen und eine relativ hohe Inzidenz von Zweitmalignomen (S. 295). Bei Patienten, die nach dem ABVD-Schema behandelt wurden, traten weniger Fertilitätsstörungen und Zweitmalignome

Tabelle 6.1 Zytostatikakombinationen zur Behandlung des Hodgkin-Lymphom

Therapie-schema	Zytostatika-kombination	Dosierung	Zeitplan
COPP (C-MOPP)	Zyklophosphamid	650 mg/m^2 KO i.v. (Kurzinfusion)	Tag 1 und 8
	Vincristin	1,4 mg/m^2 KO i.v. maximal 2 mg	Tag 1 und 8
	Procarbacin	100 mg/m^2 KO p.o.	Tag 1–14
	Predniso(lo)n	40 mg/m^2 KO p.o.	Tag 1–14
			Wiederholung Tag 29
ABVD	Adriamycin (Doxorubicin)	25 mg/m^2 KO i.v.	Tag 1 und 15
	Bleomycin	10 mg/m^2 KO i.v. (Kurzinfusion)	Tag 1 und 15
	Vinblastin	6 mg/m^2 KO i.v.	Tag 1 und 15
	Dacarbacin (DTIC)	375 mg/m^2 KO i.v.	Tag 1 und 15
			Wiederholung Tag 29
CBVD	CCNU	120 mg/m^2 KO p.o.	Tag 1
	Bleomycin	15 mg/m^2 KO i.v. (Kurzinfusion)	Tag 1 und 22
	Vinblastin	6 mg/m^2 KO i.v.	Tag 1 und 22
	Dexamethason	3 mg/m^2 KO p.o.	Tag 1–22
			Wiederholung Tag 42

↓

Fortsetzung Tabelle 6.1

Therapie-schema	Zytostatika-kombination	Dosierung	Zeitplan
CEVD	CCNU	80 mg/m² KO p.o.	Tag 1
	Etoposid (VP 16)	80 mg/m² KO i.v. oder 120 mg/m² KO p.o.	Tag 1–5 **und** 22–26
	Vindesin	3 mg/m² KO i.v.	Tag 1–8
	Dexamethason	3 mg/m² KO p.o.	Tag 1–8
		1,5 mg/m² KO p.o.	Tag 9–26
			Wiederholung Tag 43
BEACOPP	Bleomycin	10 mg/m² KO i.v. (Kurzinfusion)	Tag 8
	Etoposid (VP 16)	100 mg/m² KO i.v.	Tag 1–3
	Adriamycin	25 mg/m² KO i.v.	Tag 1
	Zyklophosphamid	650 mg/m² KO i.v. (Kurzinfusion)	Tag 1
	Vincristin	1,4 mg/m² KO i.v. maximal 2 mg	Tag 8
	Procarbacin	100 mg/m² KO p.o.	Tag 1–7
	Predniso(lo)n	40 mg/m² KO p.o.	Tag 1–14
			Wiederholung Tag 22
Dexa-BEAM	Dexamethason	3 · 8 mg p.o.	Tag 1–10
	BCNU	60 mg/m² KO i.v.	Tag 2
	Etoposid (VP 16)	75 mg/m² KO i.v.	Tag 4–7
	Ara-C	2 · 100 mg/m² KO i.v.	Tag 4–7
	Melphalan	20 mg/m² KO i.v.	Tag 3
			Wiederholung nach Blutbilderholung

auf, jedoch steigt das Risiko kardiopulmonaler Schäden mit den verabreichten Dosen von Adriblastin und Bleomycin.

> **!** Da beide Behandlungsregime (COPP- und ABVD-Schema) gleich gute Ergebnisse zeigten, hat sich als Standardtherapie die alternierende Gabe der beiden Schemata bewährt.

Allerdings sollte bei Patienten, bei denen eine der Chemotherapie folgende Bestrahlung des Mediastinums vorgesehen ist, möglicherweise auf die ABVD-Gabe verzichtet werden, da die Häufigkeit schwerer kardialer und pulmonaler Schäden durch eine Bestrahlung nach ABVD-Behandlung signifikant zunimmt[14].

Knochenmarktransplantation. Die Knochenmarktransplantation spielt beim HL im Vergleich zu den Leukämien nur eine untergeordnete Rolle. Da schon primär eine Heilungsrate von etwa 75 % durch Chemo- und/oder Strahlentherapie erreicht werden kann, steht sie als Therapiemaßnahme der ersten Wahl nicht zur Diskussion, sondern sollte für *jüngere Patienten* erwogen werden, die ein Rezidiv des HL bekamen. Dabei profitieren jedoch nur diejenigen Kranken von einer ultrahohen Chemotherapie mit nachfolgender autologer Transplantation von Knochenmark oder angereicherten peripheren Stammzellen (S. 570), die auf eine konventionelle Rezidivbehandlung erneut angesprochen haben. Daher kommt diese Behandlung für Patienten mit primär therapieresistenter Erkrankung allenfalls nur in Ausnahmefällen in Betracht. Etwa die Hälfte der transplantierten Patienten erreicht eine komplette Remission, die bei 30–50 % anhält.

Immuntherapie. Hierzu liegen bisher vielversprechende Ergebnisse aus Phase-I-Studien vor. Die Hodgkin- und Reed-Sternberg-Zellen exprimieren auf ihrer Oberfläche die lymphoiden Aktivierungsmarker CD25 oder CD30 im Gegensatz zu anderen Körperzellen in großer Dichte. Diese Oberflächenantigene können als Target für Immuntoxine[14], Verbindungen aus einem monoklonalen Antikörper und einem Zellgift wie beispielsweise Ricin A, oder für bispezifische Antikörper[15], artifizielle Antikörper, die gegen zwei verschiedene Antigene, wie z.B. CD16 und CD30, gleichzeitig gerichtet sind, dienen.

Stadiengerechte Behandlung. Patienten im **Stadium I und II** werden in 2 Gruppen unterteilt, je nachdem ob einer der folgenden Risikofaktoren vorliegt oder nicht:

Risikofaktoren im Stadium I und II des Hodgkin-Lymphoms

- Großer Mediastinaltumor (≥ 1/3 der Thoraxbreite in der p.a.-Aufnahme),
- extranodaler Befall,
- massiver Milzbefall (≥ 5 Knoten oder diffuser Befall),
- BSG ≥ 50 mm in der ersten Stunde, bzw. ≥ 30 mm beim Vorliegen von B-Symptomen,
- drei oder mehr befallene Lymphknotenareale.

Patienten ohne Risikofaktoren (limitierte Stadien) werden einer alleinigen Strahlentherapie zugeführt. Dabei müssen die den befallenen Regionen benachbarten Lymphknotenareale mitbestrahlt werden. Das bedeutet für das Stadium I eine „extended-field-Bestrahlung" (Erklärung s.o.), im Stadium II bei supradiaphragmalem Befall eine „Mantelfeldbestrahlung" und bei infradiaphragmalem Befall eine „umgekehrte-Y-Bestrahlung". Mit dieser Behandlungsweise wird bei über drei Viertel der Patienten ein rezidivfreies Überleben über einen Beobachtungszeitraum von 10 Jahren erreicht.

Bei **Patienten der Stadien I und II mit Risikofaktoren (intermediäre Stadien)** wird gewöhnlich mit einer zytostatischen Behandlung bestehend aus insgesamt 4 Zyklen der üblichen Therapieprotokolle (COPP und alternierend/oder ABVD, Tab. 6.**1**, S. 289) begonnen. Im Anschluß daran erfolgt eine *extended-field-Bestrahlung* der primär betroffenen Regionen mit 30 Gy, bei *bulky disease* mit 40 Gy.

Patienten im **Stadium III und IV** des HL erhalten, wenn man die großen Therapiestudien zugrunde legt, generell eine *Polychemotherapie*, zumeist sechs Zyklen COPP oder ABVD oder jeweils drei Zyklen dieser Behandlungsregime im Wechsel, wobei bei diesem Vorgehen die kumulativen Nebenwirkungen auf Gonaden, Herz und Lungen geringer gehalten werden können. So läßt sich bei etwa drei Viertel der Kranken eine Vollremission erreichen. Restlymphome oder Lymphome mit einer initialen Größe von mehr als 5 cm (bulky disease) werden zusätzlich im Anschluß an die medikamentöse Therapie *nachbestrahlt*. Abweichend hiervon kann bei Patienten im Stadium $IIIA_1$ der Cotswolds-Klassifikation (S. 284) ohne Risikofaktoren eine alleinige Strahlentherapie aller Lymphknotenregionen (*subtotal* oder *total nodal irradiation*) wie in den limitierten Stadien I und II zu einer nachhaltigen kompletten Remission führen[16].

Rezidivbehandlung. Tritt ein Rezidiv später als etwa ein Jahr (*Spätrezidiv*) nach erfolgreicher Primärbehandlung ein, empfiehlt es sich, einen erneuten Versuch mit den ursprünglich angewandten Therapieschemata zu unternehmen. Bei primärem Versagen von COPP und/oder ABVD stehen **Alternativ-**

protokolle zur Verfügung, die in Tab. 6.**1**, S. 289 f. aufgelistet sind. Im Rahmen der Deutschen Hodgkin-Studiengruppe wird meist das Dexa-BEAM-Protokoll für die Patienten bevorzugt, für die bei einem erneuten Ansprechen (*sensitive relapse*) eine anschließende **Hochdosischemotherapie** mit folgender autologer **Transplantation** von Knochenmark bzw. angereicherter peripherer Stammzellen indiziert sein könnte (s. oben). In anderen Fällen kann beispielsweise das weniger toxische CEVD-Schema genommen werden.

Die **Prognose** der Erkrankung ist jedoch nach Auftreten eines Rezidivs generell als schlecht zu beurteilen, desto schlechter je kürzer die Remissionsdauer war. Das gilt insbesondere für *Frührezidive*, die innerhalb eines Jahres nach Erreichen einer Remission auftreten, und für die Fälle, die auf eine primäre Chemotherapie nicht angesprochen haben. Besser ist die Prognose allerdings für Patienten mit einem Rezidiv nach alleiniger initialer Strahlentherapie, da diese durch eine Standardchemotherapie in eine komplette Remission gebracht werden können.

Nachsorge. Eine regelmäßige Nachsorgeuntersuchung sollte bei HL-Patienten, die eine Remission erreicht haben, in regelmäßigen, anfangs *engmaschigen Abständen* lebenslang erfolgen. Dabei muß in der ersten Zeit das Augenmerk auf das Auftreten eines Rezidivs, später dann auf die Entwicklung eines möglichen Zweitmalignoms gerichtet sein. Die Untersuchungen umfassen außer der gründlichen Anamnese (B-Symptome) und körperlichen Untersuchung Laboruntersuchungen (BSG, Blutbild, LDH, alkalische Phosphatase und nach Bestrahlung der Halsregion T4 und TSH), Sonographie des Abdomens und, je nach Primärmanifestation, Röntgenuntersuchungen des Thorax und Computertomographie des Abdomens.

Verlauf und Prognose

Die Prognose des HL hat sich in den letzten Jahrzehnten deutlich gebessert. Wurde früher eine durchschnittliche *Überlebenszeit* von 20–40 Monaten angegeben, wird heute durch verbesserte Therapiestrategien von einer *Heilungsrate* von 75 % ausgegangen[3]. Die Prognose hängt neben der Therapie auch noch von verschiedenen anderen Faktoren ab, die in Tab. 6.**2** zusammengefaßt sind.

Der Verlauf der Erkrankung ist nur in Ausnahmefällen sehr stürmisch und führt trotz aller therapeutischer Maßnahmen innerhalb weniger Monate unaufhaltsam zum Tod (*akute Lymphogranulomatose*). In der Regel ist er aber mehr *chronisch-progredient*, wobei die durch die Therapie erzielten Remissionen eine unterschiedliche Dauer haben.

! Je kürzer die erste Remission ist, desto rascher ist der Verlauf der Erkrankung.

Tabelle 6.2 Faktoren, die die Prognose der Lymphogranulomatose des Hodgkin-Lymphoms beeinflussen (nach H. Begemann[17])

Einflußfaktoren	günstige Prognose	ungünstige Prognose
Lebensalter	20–30 Jahre	älter
Geschlecht	weiblich	männlich
Ausbreitung	unilokulär	generalisiert bulky disease
Befall	zervikal und mediastinal	abdominell massiver Milzbefall
Gesamtzustand	reaktionsfrei	schwere Allgemeinsymptome
Histologie	lymphozytenreich nodulär	retikulumzellreich disseminiert
BSG	wenig beschleunigt	> 60 mm/h
Elektrophorese		α_2-Globuline > 14 rel.%

Aber auch ohne Behandlung kann es in seltenen Fällen zu einer *Spontanrückbildung* der Lymphknotenschwellungen kommen, was zu Fehlbeurteilungen Anlaß geben kann.

Komplikationen. Durch eine Durchsetzung der Leber mit granulomatösen Herden oder durch eine Abflußbehinderung im Bereich der Gallenwege kann es zu einem *posthepatischen Ikterus* kommen. Dann sind γGT, alkalische Phosphatase und das direkte Bilirubin erhöht. Ein *hämolytischer Ikterus* mit raschem Abfall der Erythrozytenzahl und des Hämoglobins bei einer Erhöhung der LDH und des indirekten Bilirubins ist in manchen Fällen Folge einer Autoantikörperbildung, der Coombs-Test (S. 645) ist dann häufig positiv, und das Haptoglobin erniedrigt. Ausgedehnte Knochenherde können zu *Spontanfrakturen* und durch Wirbelkörpereinbrüche zu Alterationen des Nervensystems bis zum Bild einer *Querschnittlähmung* führen. Häufiger werden Querschnittlähmungen jedoch durch einen Befall der Dura des Rückenmarkkanals oder durch Eindringen lymphogranulomatösen Gewebes durch Foramina intervertebralia ausgelöst. Durch Kompression der V. cava superior kann eine obere *Einflußstauung* mit bisweilen massiver Anschwellung des Halses, der Arme und der Brust beobachtet werden. Stärkere abdominelle Lymphknotenschwellungen rufen gelegentlich eine „exsudative Enteropathie" mit zunehmender und oft schwerer Hypalbuminämie hervor.

Eine weitere, sowohl durch den **krankheitsimmanenten Immundefekt** als auch durch die immunsuppressive Wirkung der Zytostatika und Glukokortikoide verursachte Komplikation sind häufige *opportunistische bakterielle, Virus- und Pilzinfektionen*. Unter den komplizierenden Viruserkrankungen ist in erster Linie der Herpes zoster zu nennen. Er tritt bei HL häufiger auf als bei anderen Erkrankungen des hämatopoetischen Systems. Hepatitisinfektionen sind oft Folge vorangegangener Bluttransfusionen. Auch Impfungen mit Lebenderregern können zu schweren *Impfreaktionen* führen. Bei den opportunistischen Pilzerkrankungen haben die Kryptokokkose und die Candidiasis eine besondere Bedeutung. Candida-Infektionen, insbesondere hervorgerufen durch C. albicans, aber auch durch C. krusei und C. glabrata, treten relativ häufig in Form von Mundsoor, der sich auch auf den Ösophagus ausbreiten kann, in Erscheinung. Schwerwiegender sind Infektionen mit Kryptokokken (Cryptococcus neoformans), auch als Torulose oder „europäische Plastomykose" bezeichnet. Sie treten zumeist in fortgeschrittenen, seltener in den *frühen Stadien* der Erkrankung auf und leiten dann oft das *Finalstadium* ein, wobei meningeale Torulosen am häufigsten sind.

Zweitmalignome nach Therapie. Wie oben bereits erwähnt, können etwa drei Viertel der Hodgkin-Patienten mit einer *Heilung* oder einer langdauernden *Vollremission* rechnen. Der Preis für dieses gute Ergebnis ist eine Komplikation, die ohne Frage ursächlich zum überwiegenden Teil der vorangegangenen Chemo- und/oder Strahlentherapie, zu einem anderen Teil sicherlich auch dem besonderen immunologischen Status der Patienten zuzuschreiben ist. Nach Arbeiten aus jüngerer Zeit erkranken etwa 10 % der Hodgkin-Kranken innerhalb von 15 Jahren nach Ende der Therapie an einem Zweitmalignom[18].

Während solide **Tumore** nicht häufiger auftreten, als statistisch zu erwarten wäre, werden vermehrt Hämoblastosen, in erster Linie akute Leukämien, und maligne Lymphome beobachtet[10]. Bei Frauen, die wegen eines HL in der Kindheit bestrahlt wurden, fand sich auch eine deutlich höhere Häufigkeit an Mammakarzinomen[19].

> **!** Es ist daher vorrangiges Ziel bei der Nachsorge von Hodgkin-Patienten neben der Suche nach einem Rezidiv auch die erhöhte Inzidenz anderer maligner Erkrankungen im Auge zu haben.

Maligne Non-Hodgkin-Lymphome

Unter dem **Sammelbegriff** „maligne Non-Hodgkin-Lymphome" (NHL) werden alle bösartigen Krankheiten des lymphatischen Systems mit Ausnahme des Hodgkin-Lymphoms zusammengefaßt. Es handelt sich um eine sehr *heterogene Gruppe* von Erkrankungen, was sich auch in der Vielzahl von Versuchen widerspiegelt, eine weltweit gültige, auf einer wie auch immer fundierten **Systematik** basierende Nomenklatur zu entwickeln. Erst die Entwicklung neuer immun- und molekularbiologischer Methoden in den letzten Jahren hat viel zu einem besseren Verständnis dieser Erkrankungen beigetragen, und jeweils die malignen Zellen hinsichtlich ihrer Zugehörigkeit zu einer bestimmten Lymphozytenpopulation, ihres Reifegrades und ihrer Aktivitätsmerkmale neu zu definieren. Auf diesen **Kriterien** basiert die letzte Version der 1967 erstmals von Lennert vorgeschlagenen und seither immer wieder aktualisierten und erweiterten *Kiel-Klassifikation*, die sich in Europa weitgehend durchgesetzt hat (Tab. 6.**3**). Neben der Kiel-Klassifikation wurden verschiedene weitere Klassifikationen wie die von Rappoport von 1966 oder die von Lukes und Collins von 1975 und 1977, die vor allem im anglo-amerikanischen Schrifttum Anwendung fanden, zur Diskussion gestellt. Um einen Vergleich der verschiedenen Nomenklatursysteme bemühte sich erstmals eine Arbeitsgruppe der WHO 1980 in Palo Alto und entwickelte eine als „Übersetzungshilfe" gedachte *working formulation*, die allerdings durch die Entwicklung der letzten Jahre an Aktualität eingebüßt hat. 1994 stellte schließlich die International Lymphoma Study Group ihre *revised European-American classification of lymphoid neoplasms (REAL)* vor, die erstmals auf morphologischen, immunologischen und genetischen Charakteristika der malignen Lymphome basiert[20] (Tab. 6.**4**).

Häufigkeit, Altersverteilung und Ätiologie

NHL treten bis zu dreimal so häufig auf wie Hodgkin-Lymphome. Nach größeren Studien werden etwa neun Neuerkrankungen pro 100 000 Einwohner und Jahr registriert, wobei in den USA die weiße Bevölkerung knapp doppelt so häufig betroffen ist wie die farbige. Frauen erkranken seltener als Männer (ca. 2:3). Niedrigmaligne NHL sind etwas häufiger als hochmaligne, nur etwa 10 % der Erkrankungen sind T-Zell-Lymphome.

Zur **Ätiologie** der NHL weiß man wenig, doch sind bestimmte Risikofaktoren bekannt:

Tabelle 6.3 Aktualisierte und ergänzte Kiel-Klassifikation der NHL (1992)

B	T
Lymphome von niedrigem Malignitätsgrad	
Lymphozytisch	Lymphozytisch
chronische lymphatische Leukämie (B-CLL)	chronische lymphatische Leukämie (T-CLL)
Prolymphozytenleukämie (B-PLL)	Prolymphozytenleukämie (T-PLL)
Haarzell-Leukämie (HZL)	
	Kleinzellig-zerebriform
	Mycosis fungoides
	Sézary-Syndrom
Lymphoplasmozytisch/-zytoid (Immunozytom, IC)	Lymphoepitheloid (Lennert-Lymphom)
Plasmozytisch	Angioimmunoblastisch (AILD, LgrX)
Zentroblastisch-zentrozytisch (CB-CC)	T-Zonenlymphom
follikulär ± diffus	
diffus	
Zentrozytisch (CC)	Pleomorph, kleinzellig (HTLV1±)
Monozytoid, einschl. Marginalzonenzellen	
Lymphome von hohem Malignitätsgrad	
Zentroblastisch (CB)	Polymorph, mittelgroßzellig und großzellig (HTLV1±)
Immunoblastisch (IB)	Immunoblastisch (HTLV1±)
Großzellig anaplastisch (CD 30+, ALCL)	Großzellig anaplastisch (CD30+, ALCL)
Burkitt-Lymphom	
Lymphoblastisch (LB)	Lymphoblastisch
Seltene Typen	Seltene Typen

Tabelle 6.**4** Revidierte europäisch-amerikanische Klassifikation lymphatischer Neoplasien (R.E.A.L.). Die entsprechende Entität in der Kiel-Klassifikation findet sich *(kursiv in Klammer)*

B-Zell-Neoplasien

I. B-Zell-Vorläufer-Neoplasien
Vorläufer-B-Zell-lymphoblastisches Lymphom/Leukämie *(B-lymphoblastisches Lymphom)*

II. Periphere B-Zell-Neoplasien

1. chronische lymphatische Leukämie vom B-Zell-Typ *(B-CLL)*/Prolymphozytenleukämie *(B-PLL)*/kleinzelliges lymphozytisches Lymphom *(lymphoplasmozytoides IC)*
2. Lymphoplasmozytoides Lymphom/Immunozytom *(IC)*
3. Mantelzell-Lymphom *(CC, Untergruppe des CB-CC)*
4. Follikuläres Keimzentrum-Lymphom *(follikuläres CB-CC)*
   Provisorische zytologische Graduierung: I (kleinzellig), II (gemischt klein- und großzellig), III (großzellig)
   Provisorischer Subtyp: diffus, vorwiegend kleinzelliger Typ *(diffuses CB-CC)*
5. Marginalzonen-B-Zell-Lymphom
   Extranodal (MALT-Typ +/- monozytoide Zellen)
   Provisorischer Subtyp: nodal (+/– monozytoide Zellen) *(teilweise IC)*
6. Provisorische Entität: Marginalzonen-B-Zell-Lymphom der Milz (+/– villöse Lymphozyten)
7. Haarzell-Leukämie *(HZL)*
8. Plasmozytom/Myelom
9. Diffuses großzelliges B-Zell-Lymphom* *(CB)*
   Subtyp: primär mediastinales großzelliges B-Zell-Lymphom (des Thymus)
10. Burkitt-Lymphom
11. Provisorische Entität: hochmalignes B-Zell-Lymphom, Burkitt-ähnlich*

T-Zell- und putative NK-Zell-Neoplasien

I. T-Zell-Vorläufer-Neoplasien
Vorläufer-T-Zell-lymphoblastisches Lymphom *(T-lymphoblastisches Lymphom)*

II. Periphere T-Zell- und NK-Zell-Neoplasien

1. chronische lymphatische Leukämie vom T-Zell-Typ *(T-CLL)*/Prolymphozytenleukämie *(T-PLL)*

Fortsetzung Tabelle 6.**4**

2. Large-granular-lymphocyte-Leukämie (LGL) *(T-CLL)*
   T-Zell-Typ
   NK-Zell-Typ
3. Mykosis fungoides/Sézary-Syndrom
4. Periphere T-Zell-Lymphome, unspezifiziert* *(T-Zonenlymphom)*
   Provisorische zytologische Kategorien: mittelgroßzellig, gemischt mittelgroß- und großzellig, großzellig, lymphoepiteloidzellig
   Provisorischer Subtyp: hepatosplenes γ-δ-T-Zell-Lymphom
   Provisorischer Subtyp: subkutanes pannikulitisches T-Zell-Lymphom
5. Angioimmunoblastisches T-Zell-Lymphom (AILD, *LgrX*)
6. Angiozentrisches Lymphom
7. Intestinales T-Zell-Lymphom (+/– Begleitenteropathie)
8. Adultes T-Zell-Lymphom/Leukämie (ATL/L) *(Pleomorphes kleinzelliges T-Zell-Lymphom, HTLV1+)*
9. Anaplastisches großzelliges Lymphom (ALCL), CD30+, T- und Null-Zell-Typen *(großzellig anaplastisches T-Zell-Lymphom, CD30+)*
10. Provisorische Entität: anaplastisch großzelliges Lymphom, Hodgkin-ähnlich

* Diese Kategorien enthalten möglicherweise mehr als eine Krankheitsentität

Ionisierende Strahlen. Radioaktive Strahlung kann die Entstehung von NHL induzieren. So traten etwa 15 Jahre nach dem Atombombenabwurf in Hiroshima gehäuft Lymphosarkome auf. Besonders betroffen waren Personen, die bei der Explosion unter 25 Jahre alt waren und die mit mehr als 1 Gy Strahlung belastet waren. Andererseits ist bei der Strahlensensitivität der lymphatischen Zellen anzunehmen, daß Zellen, die mit höheren Strahlendosen belastet werden, absterben, bevor eine genetische Transformation den Anstoß zur Onkogenese gibt.

Viren. Das *Epstein-Barr-Virus (EBV)* wird schon seit etwa 30 Jahren mit der Entstehung des zentralafrikanischen „endemischen" Burkitt-Lymphoms (BL, S. 342 f.) in Zusammenhang gebracht. In den Zellen dieses Tumors findet sich, im Gegensatz zum nicht endemischen BL oder „Burkitt-like-Lymphoma" (BLL) in Europa und den USA, ein EBV-Genom. Welche Rolle jedoch das Virus in der Onkogenese spielt, ist bislang noch nicht sicher. Das *human T lymphocyte virus 1 (HTLV 1)*, ein Retrovirus, wurde aus Zellen von etwa 90 % der Patienten mit einer Erwachsenen-T-Zell-Leukämie (ATLL, S. 201 f.) isoliert. Es ist endemisch in den Häufungsgebieten dieser Erkrankung (Teile von Japan,

Afrika, Süd- und Mittelamerika). *HTLV2* wurde aus Zellen der seltenen T-Zell-Variante der Haarzell-Leukämie isoliert.

Angeborene und erworbene Immundefekte. Bei Kindern mit *angeborenen Immundefekten* sind maligne Erkrankungen die zweithäufigste Todesursache. Gut die Hälfte dieser Malignome sind NHL, wobei sich die Erkrankung mit Bevorzugung beispielsweise im Zentralnervensystem, dem Magendarmtrakt, der Lunge oder diffus in den Weichteilen entwickelt. Das Durchschnittsalter dieser an NHL erkrankten Kinder liegt bei 7 Jahren. Eine Häufung von Neoplasien mit einer deutlich höheren Rate an NHL findet sich auch nach *immunsuppressiven Behandlungen* beispielsweise mit Azathioprin, Cyclosporin A oder dem monoklonalen Antikörper OKT3 bei Patienten mit rheumatischen Erkrankungen bzw. nach Organ- oder Knochenmarktransplantation. Während hier die Malignom- und Lymphomgenese *medikamentös-toxisch* begründet ist, wird die erhöhte Inzidenz von malignen NHL (insbesondere hochmalignen B-Zell-Lymphomen) bei *AIDS-Patienten* auf eine zunächst massiv gesteigerte polyklonale B-Zellvermehrung mit nachfolgender monoklonaler Entartung zurückgeführt.

Nomenklatur, histologische und immunologische Klassifikation

Die malignen Lymphomzellen leiten sich pathogenetisch von normalen Zellen des lymphatischen Systems ab. Diesen Zellen ähneln sie morphologisch und tragen das gleiche Spektrum an immunhisto- bzw. -zytologisch nachweisbaren **Oberflächenmarkern** wie diese (Abb. 6.**4**). Auf diesen Fakten beruht, von wenigen Ausnahmen abgesehen, die Nomenklatur der *Kieler Klassifikation*: Entspricht beispielsweise die Tumor- oder Lymphomzelle morphologisch und immunologisch den Zentrozyten des Lymphfollikels, so liegt ein zentrozytisches NHL vor. Die Unterteilung nach dem **Malignitätsgrad** basiert auf der Beobachtung des natürlichen Verlaufs der jeweiligen Erkrankung: Je weniger differenziert die entartete Stammzelle des Lymphoms ist, desto rascher (maligner) ist der Krankheitsverlauf. So sind alle großzelligen (blastischen) Lymphome hochmaligne, alle kleinzelligen (zytischen) dagegen von niedrigem Malignitätsgrad. Allerdings ist diese Einteilung recht grob, da sie zum einen nicht berücksichtigt, daß biologisch einheitliche Lymphome einen unterschiedlichen Malignitätsgrad haben können (Grading), und da sie zum anderen keine Aussage über die therapeutische Beeinflußbarkeit der jeweiligen Lymphome zuläßt:

> **!** So sind hochmaligne Lymphome häufig auch in fortgeschrittenem Stadium noch potentiell heilbar, während manche niedrig maligne Lymphome kaum therapierbar sind und relativ rasch zum Tode des Patienten führen können.

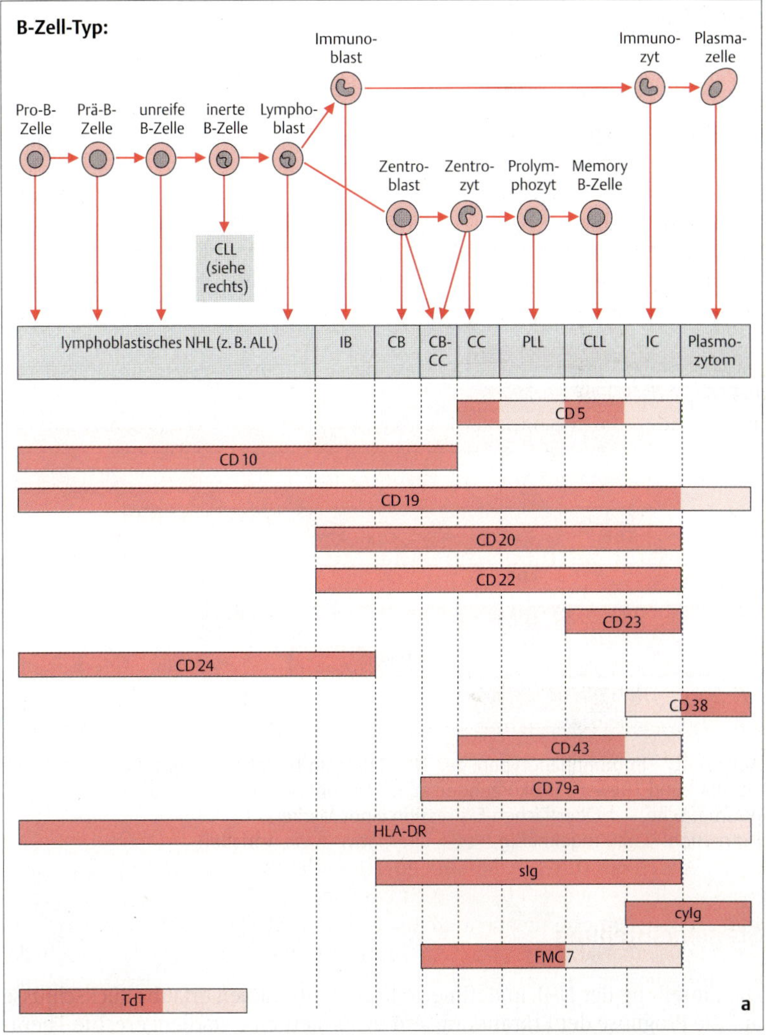

Abb. 6.**4a** Immunphänotypen der Non-Hodgkin-Lymphome vom B-Zell-Typ (nach Hastka[22] u. Thews[21]) (Abkürzungen zu den Lymphomentitäten s. Tab. 6.**3**.
cyIG: zytoplasmatische Expression, **sIG**: Oberflächenexpression von Immunglobulinen; Expression: regelmäßig, variabel).

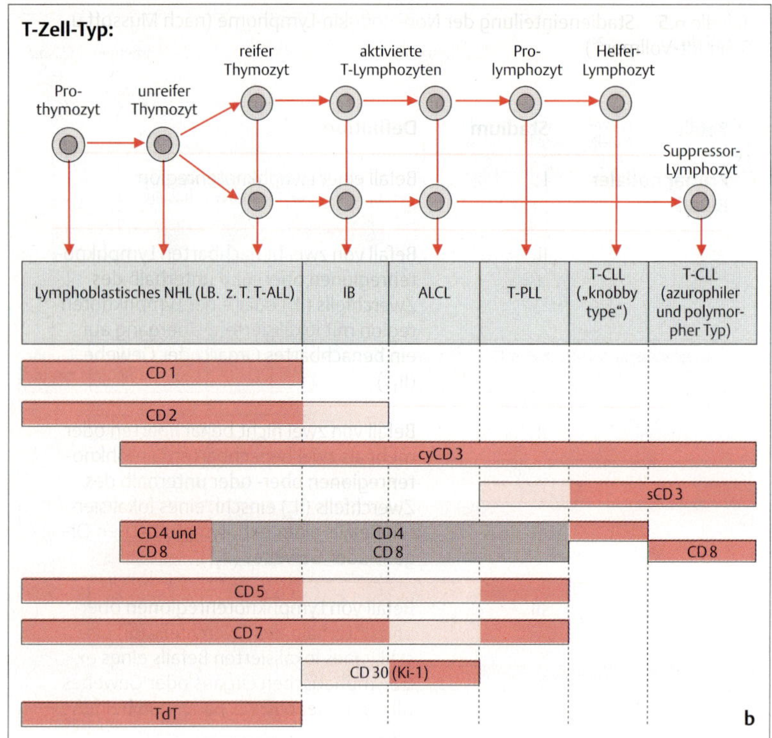

Abb. 6.**4b** Immunphänotypen der Non-Hodgkin-Lymphome vom T-Zell-Typ (nach Hastka[21] und Thews[22]) (Abkürzungen zu den Lymphomentitäten s. Tab. 6.**3** cy...: zytoplasmatische, s...: Oberflächen-Expression eines Markers;
Expression: regelmäßig, alternativ, variabel)

Stadieneinteilung

Die Einteilung der NHL in definierte Krankheitsstadien erlaubt Rückschlüsse auf die Prognose der Erkrankung. Auf ihr basiert eine stadiengerechte Therapieplanung. Sie folgt, außer bei den malignen Lymphomen mit leukämischer Verlaufsform (z.B. chronische lymphatische Leukämie, Prolymphozytenleukämie, Haarzell-Leukämie), den Prinzipien der für das Hodgkin-Lymphom entwickelten **Ann-Arbour-Stadieneinteilung** und wird üblicherweise in der von Mussoff und Schmidt-Vollmer 1975 vorgeschlagenen Fassung, die in Tab. 6.**5** wiedergegeben ist, praktiziert.

Tabelle 6.5 Stadieneinteilung der Non-Hodgkin-Lymphome (nach Mussoff u. Schmidt-Vollmer[24])

Befall	Stadium	Definition
Primär nodaler Befall	I	Befall einer Lymphknotenregion
	II_1	Befall von zwei benachbarten Lymphknotenregionen ober- und unterhalb des Zwerchfells (II_1) oder einer Lymphknotenregion mit lokalisiertem Übergang auf ein benachbartes Organ oder Gewebe (II_{1E})
	II_2	Befall von zwei nicht benachbarten oder mehr als zwei benachbarten Lymphknotenregionen ober- oder unterhalb des Zwerchfells (II_2) einschl. eines lokalisierten Befalls eines extralymphatischen Organs oder Gewebes (II_{2E})
	III	Befall von Lymphknotenregionen ober- und unterhalb des Zwerchfells (III) einschl. eines lokalisierten Befalls eines extralymphatischen Organs oder Gewebes (III_E) oder der Milz (III_S) oder von beiden (III_{SE})
	IV	Lymphknotenbefall mit diffusem oder disseminiertem Befall extralymphatischer Organe und Gewebe
Primär extranodaler Befall	I	Befall eines extralymphatischen Organs oder Gewebes (I_E)
	II_1	Befall eines extralymphatischen Organs einschl. der regionalen Lymphknoten oder eines weiteren benachbarten extralymphatischen Organs ober- oder unterhalb des Zwerchfells (II_{1E})
	II_2	Befall eines extralymphatischen Organs und Lymphknotenbefall, der über die regionalen Lymphknoten hinausgeht und

→

Fortsetzung Tabelle 6.5

Befall	Stadium	Definition
		auch einen weiteren lokalisierten Organbefall einschließen kann (II_{2E})
	III	Befall eines extralymphatischen Organs und Lymphknotenbefall ober- oder unterhalb des Zwerchfells einschl. eines weiteren lokalisierten Befalls eines extralymphatischen Organs oder Gewebes (III_E) oder der Milz (III_S) oder von beiden (III_{SE})
	IV	Diffuser oder disseminierter Organbefall mit oder ohne Lymphknotenbefall

Unterteilung in A- und B-Kategorien wie bei der Ann-Arbor-Klassifikation: Die B-Klassifikation wird gegeben bei Gewichtsverlust von mehr als 10 % des Körpergewichts in den letzten 6 Monaten und/oder bei Fieber über 38 °C und/oder bei Nachtschweiß ohne anderen Grund.

Die Untersuchungen zur Stadieneinteilung entsprechen denen beim HL, wobei jedoch die *explorative Laparotomie* nicht den gleichen Stellenwert hat und bei den NHL kaum jemals durchgeführt wird. Im wesentlichen geht es darum, ein disseminiertes Stadium III oder IV auszuschließen bzw. zu beweisen, da sich daraus bei den meisten Entitäten Konsequenzen für das therapeutische Vorgehen ergeben. Durch ein schrittweises Vorgehen bei der Diagnostik sollten die invasiveren Untersuchungsmaßnahmen möglichst vermieden oder auf ein Minimum reduziert werden.

Sequentieller Diagnosegang zur Stadieneinteilung der NHL (nach Theml[23])

1. ➤ Anamnese und körperlicher Untersuchungsbefund
   ➤ Hämatologische und klinisch-chemische Untersuchungen einschließlich der Immunelektrophorese (Immunfixation) und der quantitativen Immunglobulinbestimmung im Serum
   ➤ Markeranalyse der Blutlymphozyten (Durchflußzytometrie)
   ➤ Röntgenuntersuchung des Thorax (gegebenenfalls CT), evtl. von Skelett und Magen (alternativ Gastroskopie)
   ➤ Sonographie des Abdomens

- ➤ evtl. CT des Abdomens
- ➤ HNO-ärztliche Untersuchung
- ➤ bei lymphoblastischem Lymphom: Liquorbestimmung
- ➤ zytologische Knochenmarksuntersuchung

Wenn kein disseminierter Organbefall (Stadium IV):

2. ➤ histologische Knochenmarksuntersuchung

Wenn kein Stadium IV (und therapeutische Konsequenzen):

3. ➤ perkutane Leberbiopsie

Wenn kein Stadium IV (und therapeutische Konsequenzen):

4. ➤ Laparoskopie mit multiplen Leber- sowie evtl. Lymphknoten- und Milzbiopsien

Wenn kein Stadium IV vorliegt und die Art der Therapie abhängt vom „pathologischen Staging" (kaum je denkbar):

5. ➤ Explorative Laparotomie: Exploration des Abdomens, Splenektomie, Keilexzisionen aus beiden Leberlappen, multiple Lymphknotenbiopsien (Retroperitoneum, Mesenterium, Milz- und Leberhilus), ggf. Ovarienverlagerung im Generationsalter bei vorgesehener Bestrahlung.

Behandlungsstrategien

Wie oben bereits angedeutet wird die Richtung des therapeutischen Vorgehens von der histologischen Klassifikation und dem Krankheitsstadium bestimmt. Von ihnen wird die Indikation zur Strahlen- und/oder Chemotherapie vorgegeben. Vorschläge für das therapeutische Procedere sind in Abb. 6.**5** zusammengefaßt.

Strahlentherapie. Die Strahlentherapie ist als alleinige Behandlungsform bei den *niedrigmalignen Lymphomen* in den *Stadien I und II* oder bei isoliertem Befall einer Tonsille indiziert. Hier können durch eine lokale Bestrahlung mit 40 Gy bei 60–90 % der Kranken langanhaltende Remissionen erreicht werden. Allerdings werden niedrigmaligne NHL in diesen frühen Stadien nur selten diagnostiziert. Weitere **Indikationen** zur Strahlentherapie bestehen bei einem Befall des ZNS, zur palliativen Bestrahlung (z.B. befallener Wirbelkörper zur Stabilisierung oder Schmerzbekämpfung), zur Reduktion großer Tumormassen, evtl. im Rahmen einer kombinierten Strahlen- und Chemotherapie, und bei der *depletorischen Milzbestrahlung*, bei der nicht nur eine Verkleinerung der Milz sondern auch vergrößerter, nicht bestrahlter Lymphknoten durch eine Reduktion der Gesamtlymphozytenzahl im peripheren Blut und folglich im gesamten lymphatischen System erreicht werden kann.

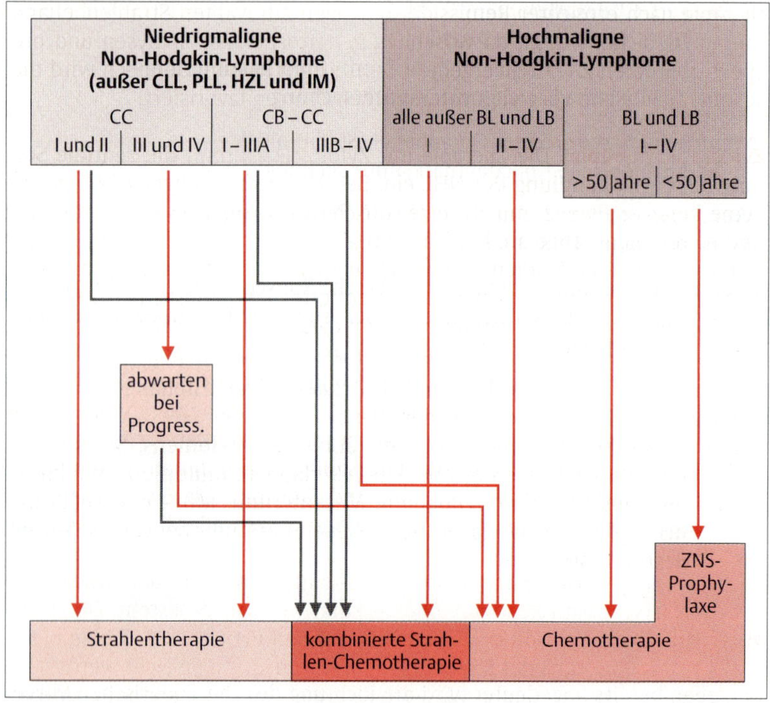

Abb. 6.**5** Vorschläge für Behandlungsstrategien bei den Non-Hodgkin-Lymphomen (zusammengestellt nach Trenn et al.[25], Freund et al.[26], Wörmann et al.[27]). (Abkürzungen der Entitäten: s. Tab. 6.**4**, BL: Burkitt-Lymphom, rote Pfeile: Hauptindikationen, schwarze Pfeile: Ausnahmeindikationen.)

Hochmaligne Lymphome sind hoch strahlensensibel. Eine alleinige Strahlentherapie als *extended-field-Bestrahlung* (S. 287) führt zu stabilen, langanhaltenden Remissionen bei den streng begrenzten Stadien (*I bzw.* I_E), wenn diese zuvor *pathologisch*, d.h. durch eine **explorative Laparotomie**, gesichert wurden, während anderenfalls ein erhebliches Risiko zumeist infauster Rezidive besteht. Gleich gute Ergebnisse können in diesen nur *klinisch* definierten Stadien (I und I_E) unter Vermeidung der Staging-Laparotomie durch eine, der **Strahlentherapie** vorausgehende oder ihr nachfolgende **Chemotherapie**, evtl. mit verminderter Anzahl von Zyklen, erreicht werden. Bei diesem Vorgehen genügt normalerweise eine *involved-field-Bestrahlung* (S. 287) mit einer Herddosis von 40 Gy. Bei der Behandlung der übrigen Stadien der hochmalignen NHL (*II–IV*) ist der prognostische Nutzen einer, der Chemotherapie nach erreichter Remission folgenden adjuvanten Strahlenbehandlung nicht sicher belegt, da verschiedene retrospektive Analysen und prospektive Studien z.T. zu divergenten Ergebnissen kamen. Dennoch wird dieses therapeutische Vorgehen von manchen Zentren favorisiert.

Zytostatikatherapie. Die Therapie mit Zytostatika nimmt die zentrale Stellung bei der Behandlung der NHL ein. Bei den *niedrigmalignen NHL* hat sie keine kurative Potenz, mit ihr erreichte Remissionen sind selten komplett und halten nicht lange an. Ein frühzeitiger Therapiebeginn bei Patienten in fortgeschritteneren Stadien (III und IV) zeigte keine besseren Langzeitergebnisse als ein abwartendes, symptomorientiertes Vorgehen. Eine **Indikation** für eine zytostatische Behandlung besteht daher nur bei rascher Progredienz mit Auftreten von störenden Lymphommassen, Allgemeinsymptomen, Anämie und/oder Thrombozytopenie. Sie sollte zunächst mit den weniger aggressiven Medikamentenkombinationen (Knospe-Schema, Chlorambucil-Dauerbehandlung oder COP, Tab. 6.**6**) begonnen werden. Eine hohe Ansprechrate und länger anhaltende Remissionen zeigen in den letzten Jahren entwickelte *Punin-Analoga* (Fludarabin und Cladribin, Tab. 6.**6**). Wegen ihrer T-Zell- und Myelotoxizität werden diese Substanzen allerdings bislang nur zur „second-line"-Therapie empfohlen.

Hochmaligne NHL sprechen so gut auf eine Polychemotherapie an, daß auch in fortgeschrittenen Stadien eine kurative Chance besteht. Durch das zumeist als Kombination der ersten Wahl genommene CHOP-Schema (Tab. 6.**7**), kann bei 50–60 % der Patienten eine Vollremission erreicht werden, die bei etwa zwei Drittel stabil ist. Danach liegt die Langzeitüberlebens- und damit „Heilungsrate" zwischen 30 bis knapp 50 %. Ob und wieweit dieses Resultat durch eine adjuvante Strahlentherapie, evtl. nach reduzierter Zykluszahl, verbessert werden kann, darüber besteht noch kein Konsens, ist aber Thema weiterer Studien (s.o.). Vorschläge für das therapeutische Procedere bei den malignen NHL sind in Abb. 6.**5** zusammengefaßt.

Immuntherapie. Die Therapie mit monoklonalen Antikörper stellt die neueste und in ihrem ganzen therapeutischen Umfang nur zu erahnende Behandlungsmöglichkeit der malignen Lymphome und in Zukunft wohl auch anderer Hämoblastosen dar. Als Arzneimittel ist bislang nur der Antikörper gegen das CD20-Antigen, ein fast allen B-Zell-Lymphomen gemeinsamer Oberflächenmarker (Abb. 6.**4a**, S. 301), unter der generischen Bezeichnung *Rituximab* zur Behandlung des zentroblastisch-zentrozytischen Lymphoms (S. 335) zugelassen. Doch ist er auch bei anderen B-Zell-Lymphomen gut wirksam. Durch die Verbindung mit dem CD20-Antigen auf Lymphomzellen, aber auch auf reifen B-Lymphozyten und deren späten Vorstufen, wird sowohl eine antikörperabhängige, zellvermittelte Zytotoxizität als auch eine komplementabhängige Zytolyse induziert.

Tabelle 6.6 Zytostatikakombinationen zur Behandlung der niedrig-malignen Non-Hodgkin-Lymphome

Therapie-schema	Zytostatika-kombination	Dosierung	Zeitplan
Knospe-Schema	Chlorambucil*	0,4 mg/kg KG p.o. oder 18 mg/m² KO	Tag 1 oder auf 3 Tage verteilt
	Predniso(lo)n	75 mg p.o. 50 mg p.o. 25 mg p.o.	Tag 1 Tag 2 Tag 3 * Die Chlorambucil-Dosis wird von Zyklus zu Zyklus um 0,1 mg/kg KG oder um 5 mg/m² KO bis zum Wirkungseintritt oder Auftreten von Nebenwirkungen gesteigert. Wiederholung Tag 15
Fludarabin	Fludarabin	25 mg/m² KO Inf.	Tag 1–5 Wiederholung Tag 22–29
Chlorambucildauer-therapie	Chlorambucil oder	10 mg p.o., täglich:	Woche 1–6, 9–10, 13–14, 17–18
	Chlorambucil	0,1 mg/kg KG p.o., täglich fortlaufend nach Blutparametern	
Chlorambucil-Predniso(lo)n	Chlorambucil Predniso(lo)n	6 mg/m² KO p.o. 60 mg/m² KO p.o.	Tag 1–14 Tag 1–14 Wiederholung Tag 29

Fortsetzung Tabelle 6.**6**

Therapie-schema	Zytostatika-kombination	Dosierung	Zeitplan
Cyclophosphamid-Predniso(lo)n	Cyclophosphamid	100 mg/m² KO p.o.	Tag 1–14
	Predniso(lo)n	60 mg/m² KO p.o.	Tag 1–14
			Wiederholung Tag 29
COP	Cyclophosphamid	400 mg/m² KO p.o.	Tag 1–5
		oder 800 mg/m² KO i.v. (Kurzinfusion)	Tag 1
	Vincristin	1,4 mg/m² KO (max. 2 mg) i.v.	Tag 1
	Predniso(lo)n	100 mg/m² KO p.o.	Tag 1–5
CHOP	Cyclophosphamid	750 mg/m² KO i.v. (Kurzinfusion)	Tag 1
	Adriamycin	50 mg/m² KO i.v.	Tag 1
	Vincristin	2 mg i.v.	Tag 1
	Predniso(lo)n	100 mg p.o.	Tag 1–5
			Wiederholung Tag 29
CHOP (dosisreduziert bei CLL)	Cyclophosphamid	300 mg/m² KO p.o.	Tag 1–5
	Adriamycin	25 mg/m² KO i.v.	Tag 1
	Vincristin	1 mg/m² KO (max. 2 mg) i.v.	Tag 1
	Predniso(lo)n	40 mg/m² KO p.o.	Tag 1–5
			Wiederholung Tag 29
Cladribin	Cladribin	0,1 mg/kg KG/d	kontinuierlich über 7 Tage
		oder 0,12 mg/kg KG Inf. (2 Std.)	Tag 1–5

Tabelle 6.7 Zytostatikakombinationen zur Behandlung der hoch-malignen Non-Hodgkin-Lymphome

Therapie-schema	Zytostatika-kombination	Dosierung	Zeitplan
CHO(E)P	Cyclophosphamid	750 mg/kg KO i.v. (Kurzinfusion)	Tag 1
	Adriamycin	50 mg/m² KO i.v.	Tag 1
	Vincristin	2 mg i.v.	Tag 1
	(Etoposid (VP 16)	100 mg/m² KO Infusion (60 min.)	Tag 1)
	Predniso(lo)n	100 mg p.o.	Tag 1–5
			Wiederholung Tag 22
COPBLAM	Cyclophosphamid	400 mg/m² KO i.v. (Kurzinfusion)	Tag 1
	Vincristin	1 mg/m² KO i.v. maximal 2 mg	Tag 1
	Predniso(lo)n	40 mg/m² KO p.o.	Tag 1–10
	Bleomycin	15 mg i.v. (Kurzinfusion)	Tag 14
	Adriamycin	60 mg/m² KO i.v.	Tag 1
	Procarbacin	100 mg/m² KO p.o.	Tag 1–10
			Dosissteigerung von Zyklophosphamid und Adriamycin je nach Myelotoxizität
			Wiederholung Tag 22
IMVP-16	Ifosfamid (unter Uroprotektion mit Mesna)	1 000 mg/m² KO i.v.	Tag 1–5
	Methothrexat	30 mg/m² KO i.v.	Tag 3 und 10
	Etoposid (VP 16)	100 mg/m² KO i.v.	Tag 1–3
			Wiederholung Tag 22

Fortsetzung Tabelle 6.7

Therapie-schema	Zytostatika-kombination	Dosierung	Zeitplan
m-BACOD	Bleomycin	4 mg/m² KO i.v.	Tag 1
	Adriamycin	45 mg/m² KO i.v.	Tag 1
	Cyclophosphamid	600 mg/m² KO i.v. (Kurzinfusion)	Tag 1
	Vincristin	1 mg/m² KO i.v. maximal 2 mg	Tag 1
	Dexamethason	6 mg/m² KO p.o.	Tag 1–5
	Methotrexat	200 mg/m² KO i.v.	Tag 8 und 15
	Leukovorin	10 mg/m² KO p.o.	alle 6 Stunden, insgesamt 8mal, beginnend 24 Stunden nach Methotrexat Wiederholung Tag 22
MACOP-B	Adriamycin	50 mg/m² KO i.v.	Woche 1, 3, 5, 7, 9, 11
	Cyclophosphamid	350 mg/m² KO i.v.	Woche 1, 3, 5, 7, 9, 11
	Vincristin	1,4 mg/m² KO i.v. maximal 2 mg	Woche 2, 4, 6, 8, 10, 12
	Bleomycin	10 mg/m² KO i.v.	Woche 4, 8, 12
	Predniso(lo)n	75 mg p.o.	Woche 1–12
	Methotrexat	400 mg/m² KO i.v.	Woche 2, 6, 10
	Leukovorin	15 mg p.o.	alle 6 Stunden, insgesamt 8mal, beginnend 24 Stunden nach Methotrexat Wiederholung Tag 29

→

Fortsetzung Tabelle 6.7

Therapie-schema	Zytostatika-kombination	Dosierung	Zeitplan
ProMACE-CytaBOM	Cyclophosphamid	650 mg/m² KO i.v. (Kurzinfusion)	Tag 1
	Adriamycin	25 mg/m² KO i.v.	Tag 1
	Etoposid (VP 16)	120 mg/m² KO i.v.	Tag 1
	Predniso(lo)n	60 mg/m² KO i.v.	Tag 1–15
	Cytavabin	300 mg/m² KO i.v.	Tag 8
	Bleomycin	5 mg/m² KO i.v.	Tag 8
	Vincristin	1,4 mg/m² KO i.v. maximal 2 mg	Tag 8
	Methotrexat	120 mg/m² KO i.v.	Tag 8
	Leukovorin	25 mg/m² KO p.o.	alle 6 Stunden, insgesamt 4mal, beginnend 24 Stunden nach Methotrexat
			Wiederholung Tag 22
DICE	Dexamethason	10 mg i.v.	Tag 1–4
	Ifosfamid (unter Uro-protektion mit Mesna)	1 000 mg/m² KO Inf. (15')	Tag 1–4
	Cisplatin	25 mg/m² KO Inf. (60')	Tag 1–4
	Etoposid (VP 16)	100 mg/m² KO Inf. (60')	Tag 1–4
			Wiederholung Tag 22–29

Chirurgische Therapie. Chirurgisch-therapeutische Maßnahmen sind, mit Ausnahme der Gastrektomie beim niedrigmalignen MALT-Lymphom des Magens (S. 336 f.), kaum indiziert.

Therapie mit Zytokinen. Mit *Interferonen*, besonders dem α-Interferon, können bei einigen niedrigmalignen NHL, wie der Haarzell-Leukämie, der chronischen lymphatischen Leukämie, den zentroblastisch-zentrozytischen und einigen T-Zell-Lymphomen, Remissionsraten von bis zu 70 % (und mehr bei der Haarzell-Leukämie) erreicht werden.

Knochenmarktransplantation. Die *autologe* bzw. *allogene* Transplantation von *Knochenmark* oder *peripheren Stammzellen* zur Rezidivbehandlung der NHL wird derzeit in zahlreichen Studien untersucht. Erste Ergebnisse, besonders der autologen Stammzelltransplantation zeigen ermutigende Ergebnisse. Doch bleibt abzuwarten, inwieweit diese Behandlungsstrategien die langfristige Prognose der Patienten wirklich verbessern können.

Maligne B-Zell-Lymphome

Chronische lymphatische Leukämie (chronische Lymphadenose, B-CLL)

Die CLL* ist eine stets generalisierte Erkrankung des lymphatischen Gewebes, die in ihrer klassischen Verlaufsform mit monoklonaler Vermehrung von Lymphozyten im peripheren Blut und einer abnormen Wucherung lymphatischer Zellen in den Geweben einhergeht, wobei es sich in 98 % der Krankheitsfälle um B-Lymphozyten handelt (B-CLL). Wesentliche Leitsymptome und -befunde sind eine Blut- und Knochenmarklymphozytose, Lymphknotenschwellungen, Milzvergrößerung und ein sekundäres Antikörpermangelsyndrom.

Die CLL ist die häufigste Leukämieform der westlichen Welt. Im Durchschnitt erkranken im Jahr drei von 100 000 Menschen daran. Das Prädilektionsalter der Erkrankung ist das 4.–7. Lebensjahrzehnt, doch kann die Krankheit in jedem Lebensalter vorkommen, ist aber in der Kindheit extrem selten. Männer sind etwas häufiger als Frauen betroffen (Abb. 6.**6**).

* Wenn im folgenden von CLL die Rede ist, ist die B-CLL, die den größten Teil aller chronischen Lymphadenosen ausmacht, gemeint. Auf die T-CLL wird auf S. 344 f. eingegangen.

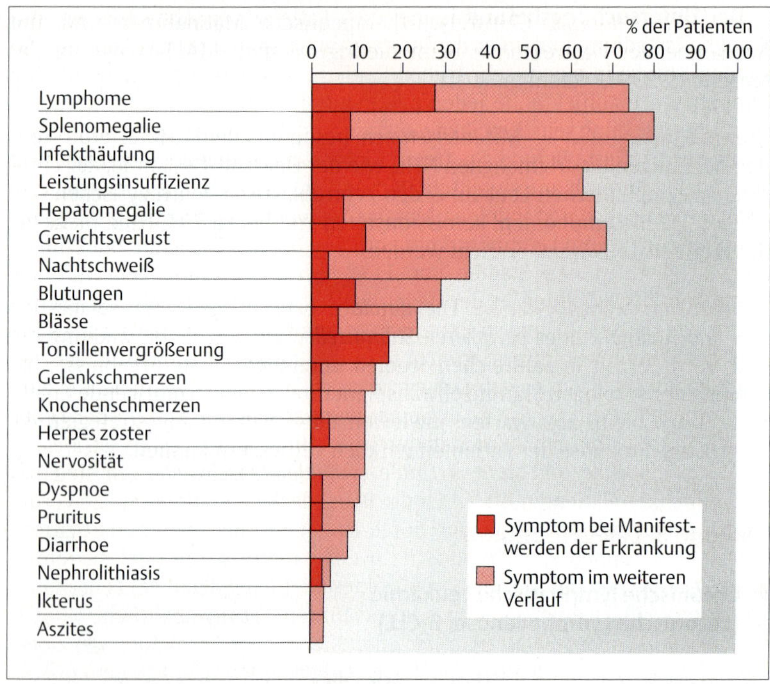

Abb. 6.**6** Häufigkeit von Symptomen bei CLL als Erstsymptom und im Gesamtverlauf (nach Theml[23]).

Klinisches Bild

Die Erkrankung beginnt meist schleichend und uncharakteristisch. Es ist daher kaum möglich, einen genauen Krankheitsbeginn festzulegen. Vielfach wird sie zufällig bei einer Routineuntersuchung entdeckt. Oft bestehen schon über eine längere Zeit uncharakteristische **Beschwerden** wie Müdigkeit, verminderte Leistungsfähigkeit, Gewichtsabnahme oder Kopfschmerzen, um nur die häufigsten zu nennen. Auch, in der Regel nicht schmerzhafte, Lymphknotenschwellungen, meist zuerst am Hals und im Nacken oder in den Achselhöhlen und den Leistenbeugen bemerkt, führen den Patienten zum Arzt. Gelegentlich können sie aber auch durch Druck auf die Umgebung, je nach Lokalisation der vergrößerten Lymphknoten unterschiedliche Beschwerden, wie etwa Neuralgien, Atemnot, Husten, Verdauungsbeschwerden und andere, hervorrufen. Viele Kranke klagen auch über häufig rezidivierende, hartnäckig andauernde oder schwer verlaufende Infekte.

Der **Untersuchungsbefund** ist bei dem Patienten in Abhängigkeit vom Krankheitsstadium, in dem er den Arzt aufsucht, sehr variabel (Abb. 6.**6**). So können Kranke in einem sehr frühen Stadium, bei denen durch Zufall eine Lymphozytose auffiel, ohne jeden pathologischen Befund bei der körperlichen Untersuchung sein. *Lymphknotenschwellungen* sind bei der Erstuntersuchung der häufigste Befund. Sie treten meist in mehreren Regionen auf, sind dort eher zahlreich, im Durchschnitt bohnen- bis eichelgroß, mittelderb, leicht verschieblich und indolent. Massive Schwellungen wie beim Hodgkin-Lymphom oder beim Lymphosarkom kommen bei der CLL kaum oder nur in sehr fortgeschrittenen Stadien vor. Eine *Milzvergrößerung* geht mit der Lymphknotenschwellung in der Regel parallel und findet sich fast ebenso häufig wie diese. Sie kann in Extremsituationen Ausmaße wie bei der CML oder der Osteomyelofibrose erreichen. In den fortgeschrittenen Stadien ist eine *Hepatomegalie* fast regelmäßig vorhanden, besonders wenn bereits eine Splenomegalie besteht. Sie ist auf eine lymphatische Infiltration der Leber zurückzuführen, deren Funktion dadurch allerdings kaum gestört ist. *Mesenteriale, paraaortale* und *paravertebrale Lymphknotenschwellungen* sind bei sehr schlanken Patienten oft durch die Bauchdecke zu palpieren. Sie verursachen gelegentlich Beschwerden durch Druck auf die ihnen benachbarten Organe und können so reflektorisch zu einer motorischen oder sekretorischen Dysfunktion des Magen-Darm-Traktes oder – bei Befall der Leberhilus-Lymphknoten – zu einem Stauungsikterus führen. *Extralymphatische Manifestationen* mit einem Befall der Haut, der Nieren, der Hirnhäute, der Speicheldrüsen u.a. treten bei der B-CLL wesentlich seltener in Erscheinung als bei anderen NHL.

Laborbefunde

Blutbild. Im peripheren Blut findet sich in den klassischen Fällen eine *Leukozytose*, die normalerweise nicht so hohe Werte erreicht wie bei der CML, doch kommen auch hier Leukozytenwerte bis zu mehreren Hunderttausend pro µl vor. Andererseits gibt es Patienten, die jahrelang Leukozytenzahlen zwischen 10000 und 20000/µl aufweisen. Selten sind *aleukämische Formen* mit normalen Leukozytenzahlen, doch zeigen diese dann in der Regel ein typisches Differentialblutbild. Nur ganz vereinzelt scheint es darüber hinaus Fälle zu geben, die bei normaler Leukozytenzahl auch ein regelrechtes Differentialblutbild aufweisen.

Das **Differentialblutbild** ist gekennzeichnet durch eine intensive Vermehrung der Lymphozyten (bis zu 99 % der ausgezählten weißen Zellen). Sie gehören dabei zum größten Teil dem kleinen, „reifen“ Zelltyp an und unterscheiden sich in der üblichen Pappenheim-Färbung (S. 604) nicht sicher von den Lymphozyten Gesunder. Doch kann eine kompaktere Struktur des scholligen Chromatins mit umschriebenen Verdichtungen auffallen, was sich elektronenmikroskopisch bestätigen läßt. Die Größenvariabilität der Lymphozyten ist relativ gering, doch kommen auch größere, atypische Zellformen vor. Bemerkenswert ist, daß sich azurgranulierte Lymphozyten dabei nur selten finden. Besonders typisch ist das Auftreten von plasmalosen, chromatinfarbenen ausgestrichenen Zellkernen, die als *Gumbrecht-Kernschatten* oder *Gumbrecht-Schollen* bezeichnet werden.

Das **rote Blutbild** ist in den frühen Stadien normal. Später tritt dann regelmäßig eine normo- bis hypochrome, mit Fortschreiten der Erkrankung zunehmende *Anämie* mit *Anisozytose* der Erythrozyten auf. Die Schwere der Anämie korreliert in der Regel mit dem Ausmaß der Knochenmarkinfiltration und kann als Parameter der Krankheitsausdehnung gewertet werden, wie es auch in klinischen Progressionsbewertungen (z.B. nach Rai oder Binet) geschieht. Dazu kommen im Verlauf der Krankheit nicht selten *autoimmunhämolytische Anämien* mit positivem Coombs-Test vor. Auch bei ausgeprägter Splenomegalie ist mit einer Verkürzung der Erythrozytenlebenszeit zu rechnen; hier ist der *Hypersplenismus* ein wesentlicher Faktor der Anämiegenese.

Die Zahl der **Thrombozyten** ist meist lange Zeit normal. Erst in späteren Krankheitsstadien bildet sich mit zunehmender lymphatischer Knochenmarkinfiltration durch Verdrängung und daraus resultierender Minderproduktion eine Thrombozytopenie aus. In allen Stadien können auch *Autoimmunthrombozytopenien*, deren Entstehungsmechanismus dem der Autoimmunhämolysen entspricht, auftreten. Mit zunehmender Milzvergrößerung kommt es auch durch einen vermehrten Abbau bzw. eine Sequestrierung von Thrombozyten in der Milz zu einer Verminderung der Blutplättchen.

Knochenmarkzytologie und -histologie. Das Knochenmark ist im allgemeinen zellreich und zeigt eine starke Durchsetzung mit lymphatischen Zellen, die morphologisch den Blutlymphozyten entsprechen. Ihr Anteil an der Gesamtzahl der kernhaltigen Knochenmarkzellen schwankt zwischen 40 und 90 %. Zu Beginn der Erkrankung oder auch im Verlauf von **Remissionen** kann die lymphatische Markinfiltration so gering sein, daß die Diagnose aus dem Knochenmarkbefund kaum zu stellen ist. Andererseits kann ein typischer Knochenmarkbefund bei sub- oder aleukämischen Fällen, die keinen eindeutigen Blutbefund aufweisen, oft wichtige *diagnostische Hinweise* geben. Ein wichtiges differentialdiagnostisches Kriterium zur Unterscheidung vom Immunozytom, das ein ähnliches Knochenmarkbild zeigt, ist das weitgehende Fehlen von Plasmazellen und Gewebsbasophilen. Eine lymphatische Infiltration des Knochenmarks kommt bei Erwachsenen im Verlauf anderer Erkrankungen kaum vor, im Gegensatz zu Kindern, die bei verschiedenen Infektionskrankheiten (Lymphocytosis infectiosa acuta, Keuchhusten) einen hohen Lymphozytengehalt im Knochenmark haben.

Lymphknotenhistologie und -zytologie. Im **histologischen Präparat** findet sich die Struktur der CLL-Lymphknoten vollständig zerstört. In den meisten Fällen sind nestförmige Ansammlungen größerer und hellerer proliferierender Lymphozyten zu sehen. Innerhalb dieser „Pseudofollikel" finden sich mittelgroße und große Zellen (Lymphoblasten), wobei die großen Zellen einen zentralen Nukleolus und ein breites helles Zytoplasma haben. Von hier aus sind die Lymphknoten diffus mit kleinen Lymphozyten infiltriert, wie wir sie auch im peripheren Blut sehen. **Lymphknotenpunktate** bieten ein sehr einförmiges Bild, das fast ausschließlich von Lymphozyten beherrscht wird mit ähnlichen morphologischen und zytochemischen Charakteristika wie die des peripheren Blutes. Mitosen werden nur selten angetroffen. **Zytochemisch** weist ein großer Teil der Zellen eine deutliche, meist grobe PAS-Granulation auf (S. 611).

Immunzytochemie. Die Lymphozyten der B-CLL exprimieren an ihrer Zelloberfläche neben den typischen B-Zell-Markern (CD19, CD20, CD21 und CD24), MHC-Klasse-II-Antigen, Fc- und Komplementrezeptoren sowie nur schwach monoklonales Immunglobulin. In über 90 % der Fälle lassen sich auch CD5, die Aktivierungsmarker CD23 und CD25 in 70 % bzw. 65 % nachweisen.

Übrige Laborbefunde. Die übrigen Laborbefunde sind wenig charakteristisch. Bei langem Verlauf entwickelt sich fast regelmäßig ein Antikörpermangelsyndrom mit Verminderung aller Immunglobulinklassen. Tymidin-Kinase und β_2-Mikroglobulin sind parallel zur Aktivität der Erkrankung erhöht und können als *Aktivitätsindizes* genommen werden.

Therapie

Stadieneinteilung und Therapieindikation. Die allgemein gebrauchten Stadieneinteilungen sind die von Rai et al. 1975 und von Binet et al. 1981 erarbeiteten Klassifikationen, wobei die verschiedenen Stadien in Korrelation zu einer statistischen medianen Überlebenszeit gesetzt wurden.

Stadieneinteilung der CLL nach Rai[28] und medianes Überleben nach Diagnose

Stadium 0	Blutlymphozytose von über 15 000/μl und Knochenmarkinfiltration über 40 % Lymphozyten (> 150 Monate),
Stadium I	Stadium 0 mit zusätzlicher Lymphknotenvergrößerung (101 Monate),
Stadium II	Stadium 0 oder I mit Leber- und/oder Milzvergrößerung (71 Monate),

Stadium III Stadium 0 bis II mit Anämie (Hb < 11 g/dl) (19 Monate),
Stadium IV Stadium 0 bis III mit Thrombozytopenie (< 100000/µl) (19 Monate).

Stadieneinteilung der CLL nach Binet[29] und medianes Überleben nach Diagnose

Stadium A Blutlymphozytose von über 4000/µl, Knochenmarkinfiltration über 40 % Lymphozyten, Hämoglobin über 10 g/dl, Thrombozyten über 100000/µl und Befall von weniger als drei der folgenden Lymphknotenregionen: zervikal, axillär, inguinal, Leber und Milz (> 7 Jahre),
Stadium B wie A, jedoch drei und mehr Lymphknotenregionen befallen (< 5 Jahre),
Stadium C Anämie (Hb < 10 g/dl bei Frauen und < 11 g/dl bei Männern) und/oder Thrombozytopenie (< 100000/µl) und beliebige Zahl befallener Lymphknoten (< 2 Jahre).

Die zur **Stadieneinteilung** der CLL erforderliche Diagnostik besteht in:

- Ausführlicher Anamnese und klinischem Befund,
- Blutbild mit Differentialblutbild und Retikulozyten,
- Immunphänotypisierung,
- Knochenmarkzytologie oder -histologie,
- Biochemisches Profil (LDH, Transaminasen, Elektrolyte, Bilirubin, Harnsäure, Kreatinin),
- Elektrophorese,
- Immunelektrophorese (Immunfixation), Immunglobuline quantitativ,
- β_2-Mikroglobulin,
- Antiglobulin-(Coombs-)Test,
- Sonographie des Abdomens (evtl. Computertomographie),
- Röntgenthorax.

Da die Therapie der CLL keinen kurativen Anspruch erheben und allenfalls palliativ sein kann und da es keinen sicheren Beweis dafür gibt, daß eine Behandlung die Lebenserwartung von CLL-Patienten zu verlängern vermag und aus der therapeutischen Wiederherstellung eines günstigeren Krankheitsstadiums die gleiche günstigere Prognose resultiert, ist die Indikation für eine Chemotherapie immer unter Berücksichtigung der Gesamtsituation zu stellen. Für die Mehrzahl der Patienten stellt sich die Frage nach therapeutischer Verbesserbarkeit ihres Befindens im Verlauf einer über längere Zeit engmaschig beobachteten Erkrankung. Allgemein akzeptierte **Indikationen** zum Therapieeinsatz sind hier aufgeführt:

- Anämie und/oder Thrombozytopenie (entsprechend den Rai-Stadien III und/oder IV bzw. Binet C),
- starke B-Symptome wie Fieber, Nachtschweiß, Gewichtsabnahme,
- subjektive Belastung durch Lymphknotenkonglomerate oder ausgeprägte Splenomegalie,
- gehäufte bakterielle Infekte,
- Autoimmunhämolysen,
- extreme Leukozytose ab 500 000/μl wegen drohender Leukostasesymptome.

Chemotherapie. Die zytostatische Behandlung ist die effektivste Behandlungsweise der CLL. Das **Standardmedikament** ist Chlorambucil, ein Alkylans, das kontinuierlich oder intermittierend, als *Monotherapie* oder in *Kombination* mit Glukokortikoiden eingesetzt wird. Die Suppression der Hämatopoese scheint bei intermittierender Gabe von Chlorambucil geringer zu sein, so daß sich das Vorgehen von Knospe et al.[30] durchgesetzt hat. Die wie im Knospe-Schema (Tab. 6.**6**, S. 309) vorgesehene Kombination mit Predniso(lo)n zeigt zwar gegenüber der Monotherapie eine bezüglich dem Erreichen von Remissionen größere Wirksamkeit, ein Vorteil im Überleben konnte jedoch nicht festgestellt werden[31]. Es sollte daher von Fall zu Fall individuell entschieden werden, ob dem Kranken mit seinem ohnehin schon nur beschränkt funktionsfähigen Immunsystem durch die Gabe von Glukokortikoiden mehr Schaden als Nutzen entsteht.

> **!** Sicher sind Glukokortikoide bei Autoimmunphänomenen, wie beispielsweise bei einer Autoimmunhämolyse indiziert.

Als weitere **Zytostatikakombinationen**, die bei mangelhaftem Ansprechen der Chlorambuciltherapie eingesetzt werden können, kommen Zyklophosphamid plus Predniso(lo)n allein (CP) oder in Kombination mit Vincristin (COP) oder ein in seiner Dosis erheblich reduziertes CHOP-Protokoll (Tab. 6.**6**, S. 309) in Frage. In letzter Zeit hat sich in der *Sekundärbehandlung* der CLL die Monotherapie mit Fludarabin (Tab. 6.**6**) empfohlen. Die Substanz ist ein Purinanalogon, das auch in der G_0-Phase des Zellzyklus wirksam ist und nach einigen Zyklen langanhaltende Remissionen zeigt. Bei der Behandlung hiermit ist allerdings seine myelosuppressive und T-zelltoxische Wirkung zu beachten, durch die es bei den Patienten gelegentlich zu schweren opportunistischen Infektionen (Pneumozystis, Mykobakterien, Mykosen) kommen kann.

Hochdosischemotherapie und Knochenmarktransplantation. Die Transplantation von autologem oder allogenem Knochenmark bzw. peripherem

Stammzellkonzentrat nach Hochdosischemotherapie wird derzeit in klinischen Studien als *potentiell kurative Maßnahme* bei der CLL geprüft. Durch diese Behandlungsform können komplette Remissionen erreicht werden. Allerdings wird sie wegen des hohen Erkrankungsalters der Patienten eher die Ausnahme bleiben, zumal die obere Altersgrenze für diese Maßnahme zwischen dem 50. und 60. Lebensjahr angesetzt wird.

Zytokine. Zwar spricht die CLL in frühen Stadien auf die Behandlung mit α-Interferon an, jedoch konnten bislang keine kompletten Remissionen erreicht werden. So ist noch unklar, ob die Behandlung in diesem Stadium einen Vorteil für den Patienten bringt. Enttäuschend waren die Ergebnisse einer Erhaltungstherapie mit α-Interferon bei Patienten, die nach Fludarabin-Behandlung in eine komplette Remission kamen. Weder konnte eine Verlängerung der Remissionsdauer erreicht, noch eine endgültige Elimination residueller Lymphomzellen noch eine Verbesserung immunologischer Parameter (Immunglobuline und Zahl CD4-positiver Lymphozyten im peripheren Blut) beobachtet werden[32].

Strahlentherapie. Das lymphatische Gewebe gerade bei der CLL ist ausgesprochen strahlensensibel, so daß schon mit relativ geringen Strahlendosen (5–10 Gy) große Lymphknotenpakete nachhaltig beeinflußt werden können. Eine besondere Stellung nimmt die *fraktionierte Milzbestrahlung* ein, da durch das ausgeprägte lienale Pooling der Blutlymphozyten mit niedrigen Dosen (3–8 Gy in Einzeldosen von 0,15–0,25 Gy) neben einer Verkleinerung der Milz eine deutliche Reduktion der Lymphozyten im peripheren Blut und eine Größenreduktion vergrößerter Lymphknoten erzielt werden kann.

Supportive Therapie. In fortgeschrittenen Stadien der CLL wird regelmäßig eine Hypo- oder Agammaglobulinämie beobachtet, die bislang durch keine antiproliferative Therapie gebessert werden konnte. Sie trägt zumindest teilweise neben der Granulozytopenie zu der erheblichen Infektanfälligkeit der Patienten in diesen Stadien bei. In verschiedenen klinischen Studien konnte gezeigt werden, daß die Häufigkeit bakterieller Infektionen durch die intravenöse Substitution von *Immunglobulinen* deutlich reduziert werden kann. Die empfohlene Dosis schwankt in den verschiedenen Studien zwischen 10 g alle 3 Wochen, 250 mg/kg alle 4 Wochen und 400 mg/kg alle 3 Wochen, wobei die niedrigeren Dosierungen einen ähnlich guten Effekt zeigten wie die höheren.

Prognose und Verlauf

Die **Prognose** der Erkrankung ist im allgemeinen günstiger als die der chronischen Myelose. Es muß jedoch zwischen *benignen, asymptomatischen* und *aggressiven* Verlaufsformen unterschieden werden. Die **benignen Formen** können jahrzehntelang mit normalen oder nur wenig erhöhten Lymphozytenzahlen, normalem roten Blutbild, nur geringfügigen Lymphknotenschwellungen und unbedeutender Hypogammaglobulinämie bei ungestörtem Allgemeinbefinden verlaufen. Demgegenüber zeigen die **aggressiven Verlaufsformen** oft von vornherein eine Neigung zu höhergradiger Leukozytose mit Anämie und Thrombozytopenie, eine stark beschleunigte BSG, erhebliche Lymphknotenschwellungen, deutliche Hypogammaglobulinämie und ein schwer gestörtes Allgemeinbefinden. Ihr Verlauf ist viel kürzer und beträgt meist nur wenige Jahre. Zwischen diesen beiden extremen gibt es alle möglichen Verlaufsformen, die gutartigen gehen oft in aggressive über. Eine Hilfestellung, die Prognose eines Kranken einzuschätzen, sollen die von Rai et al. 1975 und die von Binet et al. 1981 inaugurierten *Stadieneinteilungen* der CLL (S. 317) darstellen. Das Dilemma dieser Klassifikationen, die auf einer Kombination verschiedener Befunde basieren, ist ihre Statik. So stellt das Stadium, in dem bei einem Kranken eine CLL diagnostiziert wird, immer nur eine Momentaufnahme dar und gibt keine Auskunft darüber, wie lange die Erkrankung schon besteht. Aussagen über eine primäre *endogene Dynamik* sind nur bei Unterstellung einer vergleichbaren diagnostischen Latenzzeit möglich. Das macht prognostische Aussagen im Einzelfall schwierig oder gar unmöglich, wenn nicht die *individuelle Krankheitsdynamik* berücksichtigt wird. Eine Möglichkeit, diese individuelle Krankheitsdynamik abzuschätzen, stellt die Beobachtung des Lymphozytenanstiegs im peripheren Blut pro Zeiteinheit dar.

! Danach korreliert die **Lebenserwartung** des Patienten sehr eng mit der *Lymphozytenverdopplungszeit*[33].

So liegt das mediane Überleben für Patienten mit einer Lymphozytenverdopplungszeit unter 12 Monate bei 5 Jahren, während es bei längerer Verdopplungszeit 12 Jahre beträgt[34]. Auch das histologische Muster der Knochenmarkbeteiligung läßt eine prognostische Aussage zu[35], wonach Patienten mit nodulärer oder gemischt diffuser und nodulärer Infiltration eine bessere Prognose haben als mit interstitieller oder diffuser Infiltration.

Im allgemeinen wird der **Verlauf** der Erkrankung und damit das Schicksal des Patienten durch die zunehmende Hypogammaglobulinämie bestimmt. Die stete Progredienz dieses *Antikörpermangelsyndroms* ist unabhängig von allen zytologischen Parametern und ist durch keine Behandlungsform – mit Ausnahme der Immunglobulinsubstitution vorübergehend – zu bessern. Angesichts dieser Tatsache muß der Begriff der Remission, zumindest in seiner bisher üblichen Definition, in bezug auf die CLL relativiert oder sogar aufgegeben werden[36]. Die aus der humoralen Situation resultierende *Infektionsbe-*

reitschaft wird durch den Mangel an Granulozyten verstärkt. Erst an letzter Stelle ist als prägender *Risikofaktor* die Thrombozytopenie zu nennen. Allerdings sterben nur etwa 10 % der CLL-Kranken an thrombozytopenischen Komplikationen.

In seltenen Fällen, jeweils etwa 1–2 % aller CLL, kann die Erkrankung in eine *Prolymphozytenleukämie* oder ein *immunoblastisches NHL* mit entsprechend aggressiverem Verlauf übergehen. Letztere Transformationsform wird als *Richter-Syndrom* beschrieben.

Prolymphozytenleukämie (B-PLL)

Im Vergleich zur B-CLL ist die B-PLL durch eine höhere Zellzahl im peripheren Blut charakterisiert. Die Leukämiezellen sind größer als bei der CLL, haben ein dunkleres Zytoplasma und ein sehr deutlich erkennbares, großes, helles scharf begrenztes Kernkörperchen. Die Patienten haben meist einen auffällig großen Milztumor, jedoch kaum Lymphknotenschwellungen. Die Erkrankung spricht schlecht auf Alkylantien an.

Etwa 1–2 % aller chronischen lymphatischen Leukämien sind dieser Form zuzurechnen. Der Altersmedian liegt etwas niedriger als bei der klassischen CLL. Männer sind etwas häufiger betroffen als Frauen.

Klinisches Bild

Die oft gigantische *Milzvergrößerung* steht im Vordergrund der Beschwerden und des klinischen Befundes, wobei sich kaum nennenswerte Lymphknotenschwellungen finden lassen. Damit ähnelt die PLL der Haarzell-Leukämie, von der die differentialdiagnostische Abgrenzung im übrigen nicht schwierig ist.

Laborbefunde

Das **Blutbild** ist in der Regel hochleukämisch mit einer Leukozytenzahl von über 100 000/µl. Das Knochenmark ist dicht infiltriert. Die vorherrschenden Zellen sind etwas größer als die CLL-Lymphozyten, haben einen weiteren und dunkleren Zytoplasmasaum und zeigen ein bis zwei scharf abgegrenzte helle Nukleolen. Sie sind nach der Analyse der **Oberflächenmarker** monoklonalen Ursprungs und weiter ausgereift als die Zellen der B-CLL. Das Oberflächen-Ig und das auf reife B-Lymphozyten beschränkte Oberflächenantigen FMC7 sind stärker exprimiert, dafür bilden sie keine Rosetten mit Mauserythrozyten wie die CLL-Lymphozyten; auch die Aktivierungsmarker CD23 und CD25 sind schwächer bzw. nicht nachweisbar.

Therapie

Die Behandlung mit Alkylantien hat zumeist ein enttäuschendes Ergebnis. Der Einsatz von *Fludarabin* oder *Anthrazyklinen* zeigte dagegen ein gutes Ansprechen. Die Bestrahlung der Milz ist meist nur von geringer und kurzer Effizienz. Eine Splenektomie sollte, sofern zumutbar, bei den Kranken erwogen werden, bei denen die Milzvergrößerung eine krankheitsdominierende Rolle spielt (z.B. Hypersplenismus).

Haarzell-Leukämie (Hairy-cell-Leukämie, leukämische Retikulohistiozytose, HZL)

Die HZL ist eine seltene, oft leukämisch verlaufende Sonderform der B-lymphozytischen NHL. Das Krankheitsbild weist klinisch keine charakteristischen Besonderheiten auf, es ist durch eine mehr oder weniger stark ausgeprägte Anämie und eine deutliche Splenomegalie bestimmt. Die krankheitsspezifischen Haarzellen (hairy cells) zeigen eine typische Morphologie.

Die HZL ist eine trotz ihrer Seltenheit klinisch einprägsame Erkrankung, die in allen großen Kollektiven 1–2 % aller NHL ausmacht. Die Altersverteilung weist einen Median in der ersten Hälfte des 6. Lebensjahrzehnts auf, Männer erkranken mindestens dreimal so oft wie Frauen.

Klinisches Bild

Unter den **Beschwerden** stehen unspezifische, anämietypische Allgemeinsymptome wie Müdigkeit, Leistungsschwäche und Gewichtsverlust bei der Mehrzahl der Patienten im Vordergrund. In zweiter Linie werden Beschwerden im Zusammenhang mit der sich langsam, aber stetig vergrößernden Milz angegeben. Etwa 15 % der Patienten bemerken Blutungszeichen.

Bei der **Untersuchung** des mehr oder weniger anämisch-blassen Patienten steht die Splenomegalie völlig im Vordergrund, nur etwa 10 % der Kranken haben keine klinisch erfaßbare Milzschwellung, die jedoch mit *bildgebenden Verfahren* (Sonographie, Computertomographie) auch in diesen Fällen im Anfangsstadium nachweisbar ist. Die Größe der Milz kann in Abhängigkeit von Krankheitsdauer und -stadium sehr unterschiedlich sein, entsprechend einem Milzgewicht zwischen 300 und 4500 g. Die Milz ist in der Regel derb und scharfrandig tastbar. Bei der Hälfte der Patienten findet sich auch eine Vergrößerung der Leber. Demgegenüber sind sichere Lymphknotenvergrößerungen nur bei einem kleinen Prozentsatz der Patienten zu tasten. Allerdings lassen sich mit *indirekten Methoden* (Sonographie, Computertomographie oder Lymphknotenszintigraphie) doch in drei Viertel der Fälle retroperitoneale Lymphome (jedoch ohne therapeutische Konsequenz) nachweisen.

Laborbefunde

Im peripheren **Blutbild** stehen eine Anämie, Neutropenie und Thrombozytopenie im Vordergrund. Das *Differentialblutbild* wird mehr oder weniger beherrscht von Zellen, die Lymphozytengröße haben oder etwas größer sind. Deren Kern ist meist oval bis bohnenförmig mit etwas feinerem Chromatin als dem der Lymphozyten. Nur selten ist ein kleines Kernkörperchen erkennbar. Das graublaue Zytoplasma erscheint feinwabig, enthält keine Granula und ist unregelmäßig begrenzt mit feinen, oft haarförmigen Ausläufern (Haarzellen, Abb. 6.**7**). **Zytochemisch** verhalten sich diese Zellen ähnlich wie Lymphozyten, jedoch ist die *PAS-Reaktion* schwächer und kann gelegentlich auch ganz fehlen. Typisch ist die starke Aktivität der *sauren Phosphatase*, die durch Tartrat nicht hemmbar ist.

Die **Knochenmarkhistologie** ist durch eine diffuse, lockere Durchsetzung des gesamten Markraums mit den aus dem Differentialblutbild bekannten, ovaloiden Zellen geprägt. Daneben fällt eine starke Fibrose durch eine Vermehrung argyrophiler Fasern auf. Von den übrigen Zellfraktionen ist die Granulozytopoese am meisten eingeschränkt. Bei der Knochenmarkaspiration wird wegen der erheblichen Markinfiltration und -fibrose meist kein oder nur sehr wenig verwertbares Material gewonnen.

Immunzytochemisch exprimieren die Haarzellen neben den typischen B-Zell-Markern (CD19, CD20, CD21 und CD24) stark monoklonales Immunglobulin und MHC-II-Klasse-Antigen. Daneben lassen sich auch stark CD22, CD25, FMC7 und schwächer als bei der CLL CD23 nachweisen. Das Antigen B-ly7, das normalerweise nur auf einer kleinen B-Zell-Population des Knochenmarks gefunden wird, ist sehr spezifisch auf Haarzellen exprimiert und eignet sich zum immunologischen Nachweis, der häufig dem zytologischen überlegen ist, auch kleiner Haarzellpopulationen.

Therapie

Im Gegensatz zu den übrigen malignen Lymphomen sind bei der HZL konventionelle *Zytostatika* und *Glukokortikoide* wenig wirksam und nicht indiziert. Vor der Ära der neuen Purinanaloga und Zytokine war neben einer reinen symptomatischen Behandlung die *Splenektomie* die einzige Therapiemöglichkeit, die eine kurze Besserung herbeiführte. In den letzten Jahren hat allerdings ein neues Zytostatikum, das Purinanalogon *Cladribin (2-CDA)* erstaunliche Therapieerfolge gezeigt: Nach einer einmaligen Therapiephase über 5–7 Tage können bei etwa 70–80 % der Patienten lang anhaltende kom-

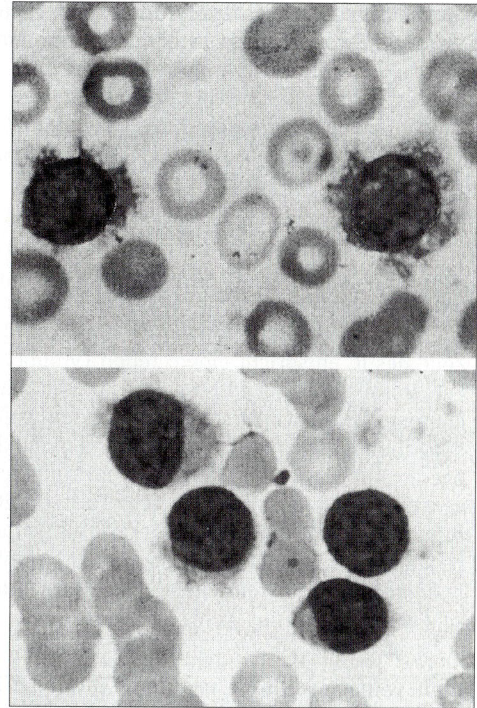

Abb. 6.**7** Blutbild bei Haarzellenleukämie. Typisch ist das unregelmäßig begrenzte feinwabige Zytoplasma mit zarten, oft haarförmigen Ausläufern.

plette Remissionen erzielt werden[37] (Tab. 6.**6**, S. 309). Nicht ganz so gut wirksam ist die Behandlung mit dem ADA-Hemmer *2'-Deoxycoformin (Pentostatin)*. Sehr gut wirksam ist auch *α-Interferon* (3–6 Mio E, s.c. 2–3mal/w), das bei 70–80 % der Kranken zu einer partiellen oder kompletten Remission führt, und vor der Einführung von Cladribin Therapie der ersten Wahl war. Bei einem Ansprechen der IFN-Behandlung, das nach 2–3 Monaten zu beurteilen ist, muß die Behandlung allerdings zeitlebens durchgeführt werden.

Prognose und Verlauf

Die HZL ist eine *chronische* Erkrankung, bei der die stetige Progredienz eine *individuelle Dynamik* hat und auch subakute und akute Verläufe vorkommen können. So verstarben in den meisten Kollektiven etwa 40 % der Patienten in den ersten zwei Jahren unabhängig von einer Therapie. Danach führten die günstigeren Verlaufsformen zu einer 10-Jahres-Überlebensrate von 50 %. Das

Krankheitsgeschehen wird von zunehmender Infektionsneigung, Anämie und gelegentlich auch Thrombozytopenie bei zunehmender Milzgröße bestimmt.

Immunozytom (lymphoplasmozytoides Lymphom, lymphoplasmozytisches Lymphom, z.T. Makroglobulinämie Waldenström)

Das Immunozytom (IC) ist ein malignes Non-Hodgkin-Lymphom der B-Zell-Reihe, das mit und ohne Paraproteinämie auftreten kann. In den meisten Fällen entspricht es klinisch einer etwas rascher progredienten symptomenreicheren, in der Regel weniger leukämischen chronischen Lymphadenose, zum anderen Teil dem klassischen M. Waldenström. Die maligne Zelle des IC entspricht einem reifen Lymphozyten, welcher die Fähigkeit zur Immunglobulinsynthese hat. Dieses monoklonale Immunglobulin kann intrazytoplasmatisch nachgewiesen werden und wird in etwa 30 % der Fälle als Paraprotein, überwiegend monoklonales IgM, sezerniert. Wie bei der B-CLL und beim Plasmozytom sind die normalen Immunglobuline vermindert. Die nichtsekretorische Form des IC wird auch als *lymphoplasmozytoides NHL* und die sekretorische als *lymphoplasmozytisches Lymphom* bezeichnet, dessen IgM-sezernierender Variante die klassische *Makroglobulinämie Waldenström* entspricht. Klinisch ergibt sich aus dieser Unterscheidung jedoch nur wenig Relevanz.

Das IC ist nach der B-CLL und dem CB-CC (S. 332) mit 16–19 % das dritthäufigste NHL. Der Altersdurchschnitt liegt bei etwa 63 Jahren, jedoch erkranken öfter als an der CLL auch Patienten im jüngeren und mittleren Erwachsenenalter. Männer erkranken nur geringfügig häufiger als Frauen.

Klinisches Bild

Anamnese und **Symptomatik** sind in der Regel uncharakteristisch. Oft führen Fieber, allgemeine Schwäche, Gewichtsverlust und Nachtschweiß den Kranken zum Arzt. Die Patienten klagen häufig auch über „rheumatische" Beschwerden, Hautjucken und raynaudartige Symptome.

Die **Untersuchung** zeigt bei etwa 80 % der Patienten, mehr als bei der CLL lokalisierte Lymphknotenschwellungen, die jedoch selten größer als 5 cm sind. Bei etwa der Hälfte ist die Milz mäßig vergrößert relativ derb tastbar. Hyperviskosität des Blutes führt zu Zirkulationsstörungen in den kleinen Gefäßen mit zentralnervöser Symptomatik und spezifischen Augenhintergrundsbefunden wie venöse Stase in den Venen, Netzhautödem und -blutungen (*Fundus paraproteinaemicus*). Differentialdiagnostisch muß beim Auftreten zentralnervöser Symptomatik mit Kopfschmerzen, Reizbarkeit und

Persönlichkeitsveränderung auch an eine Gehirnbeteiligung mit perivaskulärer Infiltration durch maligne Zellen gedacht werden. Beim *extralymphatischen Typ* treten vorwiegend oder ausschließlich beispielsweise in der Haut und Muskulatur (besonders der Extremitäten), retrobulbär in der Orbita und sogar gelegentlich in der Iris lokalisierte Tumoren (*okulokutaner Typ*) in Erscheinung.

Laborbefunde

Blutbild. Im peripheren Blut finden sich bei den meisten Kranken normale, leicht erniedrigte oder nur mäßig erhöhte Leukozyten- bzw. Lymphozytenwerte, nur etwa die Hälfte hat leukämische Werte über 10 000 pro μl. Dann überwiegen im *Differentialblutbild* Lymphozyten, die meist etwas größer sind als normale Lymphozyten: Das Zytoplasma ist breiter, sehr zart bis tiefer basophil und oft vakuolisiert, bisweilen Plasmazellen ähnlich; die Kernstruktur ist zwar kondens, doch gliedert sich das Chromatin in feineren Schollen als bei der CLL, Nukleolen sind allenfalls diskret ausgeprägt (Abb. 6.**8**). *Rotes Blutbild* und *Thrombozyten* verhalten sich bei IC-Kranken ähnlich wie bei CLL-Patienten.

Humorale Laborbefunde. Bei etwa einem Viertel der Patienten fällt in der *Serumelektrophorese* eine schmalbasige Zacke im γ-Globulinbereich (gelegentlich auch im β-Bereich) auf, die sich in der *Immunelektrophorese bzw. -fixa-*

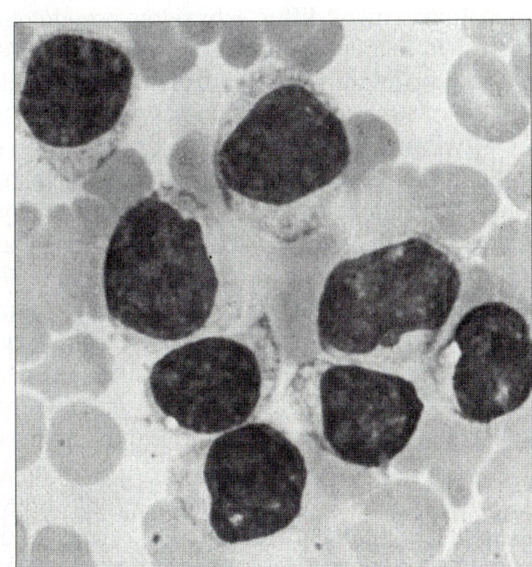

Abb. 6.**8** Blutbild bei leukämischem lymphoplasmozytoidem Immunozytom (ca. 1 500 x). Die Zellen sind im ganzen größer, ihr Zytoplasma breiter, heller und oft vakuolisiert, ihr Kern größer und lockerer als bei der CLL.

tion als monoklonal erweist: 75 % dieser monoklonalen Paraproteine sind IgM, 19 % IgG und 6 % IgA. Die Sekretion von Makroglobulin kann zum Teil (meist allerdings erst im fortgeschrittenen Krankheitsverlauf) zu einer starken Zunahme der *Serumviskosität* und damit zu einer Störung der *Blutgerinnung* führen. Ein derartiges Bild darf aber nicht verwechselt werden mit der hypergammaglobulinämischen Purpura, einer *polyklonalen* immunologischen Begleitreaktion bei Autoaggressionskrankheiten und anderen Entzündungsphänomenen. Ähnlich wie bei der CLL sind oft schon initial die polyklonalen „normalen" Immunglobuline im Sinne eines *Antikörpermangelsyndroms* vermindert. Bei etwa einem Drittel der Patienten lassen sich *inkomplette Wärmehämolysine* mit positivem Coombs-Test nachweisen, die bei etwa 10 % zu einer effektiven hämolytischen Anämie führen können.

Knochenmarkzytologie und -histologie. Das Knochenmarksbild ist meist weniger monoton von lymphatischen Zellen bestimmt als bei der CLL. Außer bei fortgeschrittenen hochleukämischen Verlaufsformen hat man eher das Bild eines bunten Nebeneinanders von Hämatopoese und plasmozytoiden Zellen. Auch typische Plasmazellen finden sich mehr oder weniger vermehrt. Besonders in Fällen, in denen die Anzahl der Blutlymphozyten nicht auffällig vermehrt ist, muß die Knochenmarkzytologie besonders sorgfältig durchgeführt werden, da hier die plasmozytoide Zellinfiltration oft nur in wenigen umschriebenen Arealen zu verifizieren ist, analog dem netzförmigen Muster, das bei der histologischen Knochenmarkuntersuchung auffällt.

Lymphknotenhistologie und -zytologie. Das Lymphknotengewebe ist in seinem Aufbau meist diffus, sehr selten pseudolobulär. Die *Zellzusammensetzung* bietet ein relativ buntes Bild, in dem kleine Zellen deutlich überwiegen: Es sind z.T. unauffällige Lymphozyten, zu einem kleineren Teil lymphoide Zellen mit relativ weitem basophilem Zytoplasma. Die diese Zellen *morphologisch* eine Zwischenstellung zwischen Lymphozyten und Plasmazellen einnehmen, können sie als *„lymphoplasmozytoide Zellen"* bezeichnet werden, was in der Kieler Nomenklatur zu der Bezeichnung *„lymphoplasmozytoides Immunozytom"* führte. In anderen Fällen sind typische Plasmazellen mit tiefbasophilem Zytoplasma auffallend vermehrt, woraus die Benennung als *„lymphoplasmozytisches Immunozytom"* resultierte. Seltener sind kleine und große Keimzentrumszellen wie beim *„polymorphen Immunozytom"* beigemengt.

Das *zytologische* Bild weist eine analoge Zusammensetzung auf. Bei dieser Technik kann nicht selten zunächst die Abgrenzung von einer reaktiven reifzelligen Lymphadenopathie differentialdiagnostisch schwierig sein.

Immunmorphologie. *Immunhistologisch* zeigen sich in der PAS-Färbung (S. 611) im Zytoplasma und in den Zellkernen kugelförmige Einschlüsse. Sie entsprechen dem Glykogenanteil gespeicherter IgM-Moleküle. Beim M.

Waldenström tragen die Lymphozyten und die plasmozytoiden Zellen das gleiche Immunglobulin an der Zellmembran, das sich im Serum monoklonal nachweisen läßt. Analog ist beim nichtsekretorischen IC eine Immunglobulinklasse (meist μ- und κ-Ketten) an oder in allen Zellen nachweisbar.

Immunzytochemisch läßt sich das lymphoplasmozytoide IC, dessen Lymphomzellen an der Oberfläche CD23 und CD38 coexprimieren, vom lymphoplasmozytischen IC, dessen Zellen nur CD38, nicht aber CD23 tragen, eindeutig unterscheiden. Außerdem lassen sich bei beiden Untergruppen die B-Zell-Marker CD19 und CD20 regelmäßig nachweisen. Die fehlende Coexpression von CD5 grenzt wiederum das IC von der B-CLL ab.

Therapie

Therapeutisch ergeben sich beim IC ähnliche Gesichtspunkte wie bei der CLL. Auch hier wird im Auftreten einer Anämie und/oder Thrombozytopenie, entsprechend den Stadien III und IV nach Rai, die Indikation für den Beginn einer **zytostatischen Behandlung** gesehen, wobei sich das *Knospe-Schema* (S. 308) durchaus bewährt hat. Bei unzureichendem Effekt kann die Behandlung auf COP umgestellt werden. Auch die Gabe von Fludarabin kann (besonders beim M. Waldenström) gute Erfolge zeigen.

Eine **Strahlenbehandlung** kann in sehr frühen Stadien (I und II der Ann-Arbor-Klassifikation) oder bei umschriebenen extranodalen Erscheinungsformen mit kurativem Therapieziel eingesetzt werden. Die Indikation für eine palliative Bestrahlung der Milz stellt sich eher weniger. Vielmehr sollte bei ausgeprägtem Hypersplenismus die **Splenektomie** erwogen werden.

Bei Komplikationen durch die Hyperviskosität ist eine **Plasmapherese** oder ein Plasmaaustausch evtl. mit gleichzeitigem Beginn einer zytostatischen Behandlung angezeigt.

Prognose und Verlauf

Bei der überwiegenden Mehrzahl der Patienten besteht zur Zeit der Diagnosestellung eines IC bereits ein Knochenmarkbefall, teilweise mit leukämischer Ausschwemmung der Lymphozyten, also das Stadium IV der Ann-Arbor-Klassifikation. Da sich jedoch gezeigt hat, daß bei den sehr individuellen Krankheitsverläufen die Einschränkung der Hämatopoese mit Anämie und Thrombozytopenie für eine prognostische Einschätzung und damit für die Indikationsstellung zum Beginn der Therapie viel eher geeignet ist als die Einteilung nach Anzahl der befallenen Lymphknotenstationen oder befallenen Organen, wird von den meisten Zentren die *Stadieneinteilung nach Rai* wie bei der CLL der Ann-Arbor-Klassifikation vorgezogen.

Zur **Prognose** der Erkrankung hat der histologische Subtyp keinen sicheren Bezug, auch ergibt sich kein Unterschied zwischen sekretorischen und asekretorischen Verlaufsformen. Das Vorliegen deutlicher *B-Symptome* (Fieber, Nachtschweiß und Gewichtsabnahme) allerdings deutet zumeist auf eine rasche Progredienz und eine schlechte Prognose hin. Die wenigen Patienten mit primär umschriebener *Krankheitsausbreitung*, meist in Form kutaner oder splenomegaler Auspägung, heben sich durch über lange Zeit ausbleibende Progression oder völlige Krankheitsfreiheit nach Therapie von den übrigen Verläufen deutlich ab.

Der **Krankheitsverlauf** ist (wie auch schon bei der CLL beschrieben) bei der Mehrzahl der Kranken durch die fortschreitende *lymphatische Expansion* bestimmt. Deren direkte Auswirkungen führen einerseits durch die *Infiltration* des Knochenmarks zu Anämie und Thrombozytopenie, können aber auch im Verlauf zunehmend häufiger durch Befall *extranodaler Regionen*, wie z.B. des zentralen oder peripheren Nervensystems, des Gastrointestinaltraktes oder der Nieren, kaum vorhersehbare lokale Probleme nach sich ziehen. Bei zunehmender Makroglobulinämie können eine zunehmende Herz- und Kreislaufbelastung oder zerebrale Durchblutungsstörungen als Folge der *Hyperviskosität* des Blutes auftreten. Daneben führt bei vielen Patienten ein zunehmendes *Antikörpermangelsyndrom* zu häufigen und schwer verlaufenden Infekten. Besonders beim sekretorischen, lymphoplasmozytischen IC wird überproportional häufig die Entwicklung von *Zweittumoren* beobachtet.

Zentrozytisches Lymphom (Zentrozytom, Mantelzell-Lymphom, Marginalzell-Lymphom, CC)

Das CC ist ein relativ seltenes malignes Lymphom der B-Zell-Reihe und leitet sich von den kleinen Keimzentrumszellen der Sekundärfollikel ab. Eine einheitliche Chromosomentranslokation t(11;14) ist nachweisbar. Es ist charakterisiert durch seine schlechte Prognose bei einer hohen Inzidenz eines primären extranodalen Befalls (Waldeyer-Rachenring, Knochenmark, Gastrointestinaltrakt, Leber und Milz).

Das CC macht zwischen 5 und 10 % aller NHL aus. Der Altersgipfel liegt im 7. Lebensjahrzehnt. Männer erkranken etwa dreimal so häufig wie Frauen.

Klinisches Bild

Unter den **Beschwerden**, die den Patienten zum Arzt führen, stehen wechselnd deutlich ausgeprägte Allgemeinsymptome, unter denen Gewichtsabnahme das häufigste ist, und ein relativ rasches Lymphknotenwachstum besonders zervikal und axillär im Vordergrund.

Bei der **Untersuchung** des Patienten finden sich selten in nur einer einzelnen, häufiger in mehreren Regionen mittelgroße, verschiebliche Lymphknoten. Die Milz ist bei etwa drei Viertel, die Leber bei der Hälfte der Kranken vergrößert tastbar. Auch eine isolierte Splenomegalie ohne palpable Lymphknoten kann auftreten. Öfter als bei anderen kleinzelligen Lymphomen läßt sich auch ein extranodaler Befall bevorzugt im Magen-Darm-Trakt, der Lunge und Pleura feststellen.

Laborbefunde

Im **Blutbild** findet sich bei etwa je einem Viertel der Kranken eine mittelgradige Anämie und Thrombozytopenie und/oder eine Leukozytose von über 10 000/µl. Die Leukozytenzahl kann bis maximal 70 000–80 000/µl ansteigen (Lymphosarkomzellenleukämie). Aber auch schon bei normalen Leukozytenwerten können im *Differentialblutbild* zu einem gewissen Anteil unregelmäßig konfigurierte Lymphozyten mit gelegentlich deutlicher Kernfurchung (cleaved cells, Abb. 6.**9**) auffallen.

Eine *Paraproteinämie* wird extrem selten, eine *Dysproteinämie* als Antikörpermangelsyndrom meist vom IgM-Typ bei etwa einem Viertel der Patienten beobachtet. Selten kommt es auch zu coombspositiven Hämolysen.

Die **Lymphknotenhistologie** zeigt eine gleichmäßige, fast immer diffuse Proliferation kleiner bis mittelgroßer variabler Zellen. Die Größe des Zellkerns kann von Fall zu Fall schwanken. Auffällig sind scharfe Kernkerben und -furchen. *Zyto-* und *histochemisch* findet sich eine nur geringgradig positive PAS-Färbung, die saure Phosphatase ist negativ.

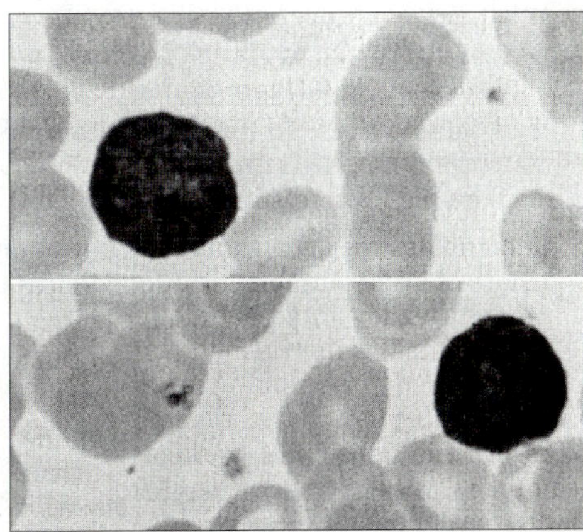

Abb. 6.**9** Zwei cleaved cells bei Zentrozytom. Man erkennt in beiden Zellen den scharfen Kerneinschnitt und die Kernlappung.

Die **Immunzytochemie** zeigt eine starke Expression von Oberflächen-IgM, gelegentlich auch von -IgD, dazu FMC7 und die B-Zellantigene CD19 und CD20. Charakteristisch ist auch der positive Nachweis von CD5 bei negativem CD23 und die Expression des Adhäsionsmoleküls CD54 (ICAM-1).

Therapie

Die Indikationsstellung zur Strahlen- oder Chemotherapie des CC setzt eine exakte Stadieneinteilung voraus, wobei der Wert eines pathologischen Stagings nicht unumstritten ist. In nur klinisch gesicherten Stadien I und II beträgt nach alleiniger **extended-field-Bestrahlung** die Rezidivfreiheit etwa 50 % gegenüber bis zu 80 % bei pathologischem Staging, wobei allerdings die verschiedenen Studien nicht sicher miteinander vergleichbar sind.

In den fortgeschrittenen Stadien ist eine **Chemotherapie** indiziert, wobei mit dem *Knospe-Schema* allenfalls Teilremissionen zu erzielen sind. *COP* und *CHOP* sind in ihren Auswirkungen auf die Überlebenszeit gleichwertig, wobei allerdings der Überlebenszeitunterschied zwischen kompletten und partiellen Remissionen nicht signifikant ist.

Mit **α-Interferon** (5 Mio E, s.c., 3mal pro Woche) lassen sich bei 20–30 % der Kranken Remissionen erreichen.

Prognose und Verlauf

Die **Prognose** des CC ist schlechter als die aller übrigen niedrigmalignen NHL. Die mittlere Überlebenszeit der Patienten beträgt etwa 2,5 Jahre. Eine Ausnahme stellen die seltenen Fälle dar, in denen die Diagnose in einem frühen Stadium der Erkrankung (I und II der Ann-Arbor-Klassifikation) gestellt wurde und die Patienten einer Strahlentherapie zugeführt werden konnten. Bei den primär generalisierten Formen war der **Krankheitsverlauf** rasch progredient mit deutlicher Einschränkung der Hämatopoese und diffuser Infiltration extralymphatischer Organe. Patienten mit ausgeprägter Leukämie scheinen keine wesentlich schlechtere Prognose zu haben als in anderen disseminierten Stadien.

Zentroblastisch-Zentrozytisches Lymphom (Morbus Brill-Symmers, großfollikuläres Lymphoblastom, CB-CC)

Das CB-CC ist ebenfalls ein B-Zell-Lymphom niedriger Malignität. Es leitet sich von den Keimzentrums-Lymphozyten und -Lymphoblasten der Sekundärfollikel ab. Häufig ist eine Chromosomentranslokation t(14;18) nachweisbar. Es ist ein symptomarm, langsam wachsendes Lymphom, das häufig mit großen Tumormassen diagnostiziert wird.

Das CB-CC ist mit 15–22 % eines der häufigsten NHL. Die Erkrankung wurde bei Patienten zwischen dem 20. und dem 88. Lebensjahr mit einem Meridian um 52 Jahre diagnostiziert. Frauen erkranken etwas häufiger als Männer.

Klinisches Bild

Nur etwa ein Drittel der Patienten geht wegen Allgemeinsymptomen wie Fieber, Nachtschweiß oder Gewichtsverlust zum Arzt, bei ungefähr 20 % wird die Diagnose zufällig bei einer Routineuntersuchung gestellt. Häufig wird über langsam wachsende, nicht schmerzhafte Lymphknotenschwellungen, die in allen Regionen auftreten können und deren Entwicklung oft anamnestisch über einen längeren Zeitraum, im Schnitt ca. 6 Monate, zurückverfolgt werden kann, geklagt. Nur selten treten ohne periphere Lymphknotenschwellungen Symptome eines gastrointestinalen Befalls wie diffuse Leibschmerzen bis hin zu Tenesmen oder Diarrhöen auf.

Bei der **Untersuchung** ist der Allgemeinzustand des Patienten nur selten beeinträchtigt. Im Vordergrund des Befundes stehen nicht schmerzhafte *Lymphknotenschwellungen*, die nur selten an einer, häufiger an 2 oder 3 Regionen zu tasten sind. Sie sind meist von mittlerer Größe (etwa pflaumengroß), mittelderber Konsistenz, meist gut verschieblich und können zu Konglomeraten verbacken. Bevorzugte Regionen sind Hals und Leisten, weniger die Axillen. Bei einem Drittel der Patienten ist die Milz tastbar, mit indirekten Verfahren (Sonographie, Computertomographie, Szintigraphie) bei 40 % der Kranken vergrößert darstellbar. Eine Splenomegalie ohne Lymphknotenschwellungen ist selten. Bei etwa der Hälfte der Patienten mit Splenomegalie bei der Diagnosestellung läßt sich histologisch auch eine Leberbeteiligung nachweisen. Ein umschriebener *extranodaler Befall* findet sich bei etwa einem Viertel der Patienten mit auffälliger Schwellung der Parotiden (*Mikulicz-Syndrom*), bulbärer Protrusion, im Waldeyer-Rachenring, den Mammae oder im Bereich des Gastrointestinaltrakts.

Laborbefunde

Das **Blutbild** bietet – weitgehend im Gegensatz zu den übrigen NHL – keine richtungsweisenden Befunde. Sehr selten findet sich eine dann meist *hypochome Anämie* von unter 10 g/dl Hb, eine Thrombozytopenie mit weniger als 100 000/µl ist eine Rarität. Gesamtleukozyten und Lymphozyten sind bei etwa nur 10 % der Patienten mäßiggradig erhöht, bei 5 % läßt sich eine leukämische Verlaufsform mit 10 000–30 000 Leukozyten/µl beobachten. Im **Differentialblutbild** sieht man bei genauer Durchmusterung der Präparate auch schon bei normalen oder nur leicht erhöhten Lymphozytenzahlen atypische Lymphozyten mit gekerbtem Kern und unruhiger Chromatinstruktur. In der Regel kann das Auftreten dieser *Zentrozyten* im peripheren Blut als

Hinweis auf einen Knochenmarkbefall gedeutet werden. *Zentroblasten* sind im peripheren Blut nicht zu erwarten.

Die **übrigen Laborparameter** sind auch nur unwesentlich verändert; die BSG ist zwar stets, jedoch kaum extrem beschleunigt; die Immunglobuline sind bei 80 % der Patienten bei Diagnosestellung und im Verlauf normal, eine monoklonale Gammopathie stellt eine seltene Ausnahme dar.

In der **Lymphknotenhistologie** bestimmen bei Zerstörung der normalen Strukturen auffallende, meist große Follikelbildungen, die über Mark und Rinde verstreut sind, das Bild. Sie setzen sich überwiegend aus kleinen Zentrozyten zusammen, die polygonal sind und einen gekerbten Kern haben. Daneben gibt es auch (wie beim CC) eine Variante mit größeren Zellen. Dazwischen sind relativ wenig Zentroblasten eingestreut, die mit einem nur schmalen Zytoplasmasaum etwa 4mal größer sind als die Zentrozyten und keine Kernkerbung, jedoch randständige Nukleolen haben. Ihre Zahl macht nur selten ein Viertel der Keimzentrumszellen aus. Ihr prozentualer Gehalt resultiert negativ mit der Prognose.

Immunzytochemisch exprimieren die Tumorzellen monoklonales Ig, zumeist IgM, seltener IgD und die anderen Klassen, dazu FMC7, der Prae-B-Zellmarker CD10 und die übrigen typischen B-Zellmarker CD19 und CD20. Variabel finden sich die *Aktivierungsmarker* CD23 und CD25. **Molekularbiologisch** kann mittels PCR und Suthern blot das neu entstandene Fusionsgen bc12/IG als Folge der Chromosomentranslokation t(14;18) nachgewiesen und für die Diagnose der Lymphomzellen herangezogen werden.

Staging

Da im Gegensatz zu den übrigen niedrigmalignen NHL auch im Stadium III nach der Ann-Arbor-Klassifikation mit geringer Tumormasse die Strahlentherapie mit einem kurativen Anspruch eingesetzt werden kann, ist gerade im klinischen Stadium III ein sehr kritisches **Staging** erforderlich, um dem Kranken mit unerkanntem Stadium IV eine unnötige totale nodale Strahlentherapie zu ersparen. Die Staging-Untersuchungen sollten daher neben der beidseitigen Beckenkammbiopsie evtl. auch eine Leberhistologie und im Zweifelsfall auch eine explorative Laparotomie umfassen.

Therapie

Eine alleinige **Strahlentherapie** hat in den Stadien I und II eine kurative Potenz mit einem rezidivfreien 5-Jahres-Überleben bei 70–80 % der Patienten. Auch im Stadium III kann die totalnodale Bestrahlung eine *„Heilungsrate"* nach 5jähriger Beobachtungszeit von 60 % und nach 10 Jahren von 40 % aufweisen. Dies gilt allerdings nur für Patienten mit niedriger Tumormasse. Für Kranke mit großen Lymphommassen ist die Prognose mit alleiniger Bestrahlung erheblich schlechter. Diese Patienten sollten daher wie die Kranken im Stadium IV einer primären **Chemotherapie** zugeführt werden.

Für den Beginn einer primären Chemotherapie gibt es keine festen Richtlinien.

> ! Da aber bisherige Studien gezeigt haben, daß ein frühzeitiger Therapiebeginn für die Patienten keinen Überlebensvorteil bringt, sollte mit der Behandlung erst beim Auftreten progredienter Lymphommassen mit Beeinträchtigung von Organfunktionen, Zytopenien durch Knochenmarkinfiltration oder Allgemeinsymptomen begonnen werden.

Die gängigsten Therapieschemata für die Primärbehandlung sind das nach Knospe oder COP. *Therapieziel* ist eine gute Teilremission, komplette Remissionen sind in der Regel nicht von Dauer. Fast alle Patienten in den höheren Ausbreitungsstadien erleiden Rezidive. Bei längerem *krankheitsfreiem Intervall* kann mit der primären Chemotherapie bis zum Progress fortgefahren werden. Bei kurzem Intervall oder bei Progress sollte auf eine Anthrazyklin-Monotherapie oder auf anthrazyklinhaltige Therapieschemata (Tab. 6.**6**, S. 308 f. und Tab. 6.**7**, S. 310 f.) oder auf Purinanaloga (Fludarabin) umgestellt werden.

Mit **α-Interferon** (5 Mio. E, S.c., 3mal/W) lassen sich bei 20–30 % der Kranken Remissionen erreichen.

Ein gegen das CD20-Antigen gerichteter **monoklonaler Antikörper** (Rituximab) wurde erst kürzlich zur Behandlung des chemotherapieresistenten CB-CC bzw. zur Rezidivbehandlung zugelassen. Die bisher veröffentlichten Behandlungsergebnisse sind vielversprechend: Bei intensiv vorbehandelten Patienten konnte durch nur vier Infusionen in wöchentlichen Abständen mit einer Dosierung von jeweils 375 mg/m^2 eine Remissionsrate von über 50 % erzielt werden, wobei die Remissionsdauer im Durchschnitt über ein Jahr betrug.

Prognose und Verlauf

Die **Prognose** ist im ganzen ungünstig, wenngleich der Verlauf mehr chronisch und langsam progredient ist und das Krankheitsbild zunächst gutartig erscheint. Die *Krankheitsdauer* schwankt im allgemeinen zwischen 5 und 10 Jahren, doch sind auch längere Verläufe keine Seltenheit. Bei etwa einem Viertel der Patienten kommt es im **Verlauf** zu einem Übergang zu einem hochmalignen NHL, meist einem sekundären zentroblastischen Lymphom (CB, S. 338) mit raschem Aufschießen der Lymphknoten. Unter den allgemeinen Prognosefaktoren ist in erster Linie das primäre Ausbreitungsstadium nach der modifizierten Ann-Arbor-Klassifikation (Tab. 6.**5**, S. 303) zu nennen. Hinzu kommt, daß in allen Stadien, speziell im Stadium IV die Prognose durch das Auftreten von B-Symptomen nur in geringem Umfang negativ beeinflußt wird. Eine relativ schlechte Prognose haben Patienten mit großen abdominellen Tumoren. Unter den Laborwerten scheinen eine hohe LDH und ein erhöhtes β_2-Mikroglobulin Indikatoren für eine schlechte Prognose zu sein.

Monozytoides B-Lymphom

Das monozytoide Lymphom ist mit einer Häufigkeit von 0,3 % aller NHL sehr selten und kann in mittlerem und höherem Lebensalter auftreten kann. Befallen sind einzelne oder mehrere Lymphknotenregionen. Sehr selten kommt es zu einer leukämischen Ausschwemmung. In einem relativ hohen Prozentsatz zeigen sich extralymphatische Manifestationen wie beispielsweise am Magen oder den Speicheldrüsen.

Histologisch sieht man mittelgroße helle pleomorphe (monozytoide) Zellen zunächst in den Lymphknotensinus, später darüber hinaus. Daneben findet sich meist eine immunozytomartige Infiltration der Lymphknotenpulpa mit zentrozytoiden und Plasmazellen. **Immunhistochemisch** zeigt sich, daß alle diese Zellen monoklonalen Ursprungs sind.

Im **Verlauf** ähnelt das monozytoide Lymphom dem eines aktiven IC, doch scheint seine **Prognose** bezüglich Rezidivfreiheit nach Strahlen- oder Chemotherapie schlechter zu sein als die des IC.

Maligne Lymphome der mukosaassoziierten lymphatischen Gewebe (mucosa associated lymphatic tissue [MALT-]Lymphome)

MALT-Lymphome sind zumeist niedrigmaligne, kleinzellige vorwiegend B-Zell-Lymphome, die den Immunozytomen verwandt sind, sich jedoch primär extranodal in den schleimhautassoziierten lymphatischen Geweben des Magen-Darmtrakts, der Speichel- und Orbitadrüsen, der Lunge oder der Schilddrüse diffus, uni- oder multifokal entwickeln. Das Wachstum einiger MALT-Lymphome soll in den frühen Stadien durch Antigenkontakt (z.B. Helicobacter pylori) ausgelöst und gefördert werden.

50 bis 80 % der MALT-Lymphome finden sich im Magen, 15–20 % im Dünndarm und der Ileozökalregion und 2–16 % im Kolon. Die übrigen Lokalisationen (Schild-, Speichel- und Orbitadrüsen sowie Lunge bzw. Bronchialsystem) sind sehr selten.

Klinisches Bild

Die **Symptomatik** und Befunde der MALT-Lymphome wird von deren *Lokalisation* vorgegeben. Das des Magens wird pathophysiologisch oft im Zusammenhang und als Folge einer Helicobacter-pyloripositiven chronischen Gastritis gesehen, das des Dünndarms entsteht häufig auf dem Boden einer vorbestehenden Spue. Sie treten diffus, multi- oder unilokulär auf und wachsen langsam. Wenn sie generalisieren, führen offensichtlich „Homing"-Eigenschaften der Zellen zu *Neubesiedlung* im gleichen Epitheltyp oder anderen Schleimhäuten des MALT-Systems. So streuen gastrointestinale MALT-Lymphome bevorzugt in den Waldeyer-Rachenring bzw. nasopharyngeale oder thyreoidale Lymphome in den Magen. Selten und spät werden Lymphknoten befallen.

Die **Stadieneinteilung** erfolgt nach der von Musshoff und Schmidt-Vollmer modifizierten Ann-Arbor-Klassifikation für primär extranodale Lymphome (Tab. 6.**5**, S. 303 f.).

Laborbefunde

Blutbild und **Labor** liefern keine richtungweisende Befunde. Die Diagnosestellung erfolgt in der Regel endoskopisch mit **Biopsie**, radiologisch (Röntgen des Dünn- und Dickdarms, Computertomographie), sonographisch (Schild- und Speicheldrüsen) mit nachfolgender Biopsie histologisch.

Histologie. Es findet sich eine Infiltration der jeweiligen Schleimhautzellverbände durch Lymphomzellen, das Bild wurde auch als *lymphoepitheliale Läsion* beschrieben, die zentrozytenartig (centrocyte like, CCL) erscheinen, sind jedoch häufig größer als diese und haben auffallende Nukleolen, können aber dennoch nicht den blastischen Zellpopulationen zugeordnet werden. Außerdem finden sich reichlich monoklonale, neoplastische Plasmazellen.

Immunhistochemisch können die MALT-Lymphomzellen des Magens der B-, die des Dünndarms der T-Zell-Reihe zugeordnet werden.

Therapie

Sofern eine Infektion mit Helicobacter pylori nachgewiesen wurde, sollte als **erste Maßnahme** eine *antibiotische Eradikation* erfolgen, da nach dieser Maßnahme Rückbildungen der Lymphome beobachtet wurden[38, 39]. Anschließend sollten lediglich engmaschige Kontrollen durchgeführt werden, um rechtzeitig ein Rezidiv zu erkennen.

Bei den **niedrigmalignen MALT-Lymphomen** in den Stadien I_E und II_{1E} ist die *operative Entfernung* des Lymphoms mit kurativem Ansatz die Therapie der Wahl. Auch eine alleinige *Radiotherapie* hat, wo eine radikale Operation schwer möglich ist, ein hohes kuratives Potential. Bei großen Tumoren (> 5 cm) und im Stadium II_{2E} ist eine kombinierte *Strahlen-Chemotherapie*, in den höheren Stadien III_E und IV_E eine alleinige *Chemotherapie* indiziert. Diese entspricht der beim CB-CC beispielsweise mit COP.

Für die **hochmalignen MALT-Lymphome** in den niedrigen Stadien ist postoperativ eine adjuvante bzw. additive *Chemotherapie* als etabliertes Behandlungsverfahren mit günstigen Ergebnissen anzusehen. In den höheren Stadien ist wiederum die alleinige Chemotherapie nach den Behandlungsprinzipien der hochmalignen NHL indiziert.

Prognose und Verlauf

Die niedrigmalignen MALT-Lymphome können in hochmaligne übergehen, wobei dieser Übergang kontinuierlich erfolgt: Etwa 34 % der hochmalignen Magenlymphome (meist vom zentroblastischen oder immunoblastischen Typ) weisen noch niedrigmaligne Anteile auf und sind als sekundär hochmaligne anzusehen[40].

Zentroblastisches Lymphom (CB)

Das CB ist ein hochmalignes Lymphom der B-Zellreihe. Es kann *primär* oder *sekundär*, d.h. aus oder neben einem CB-CC, entstehen. Unbehandelt führt es relativ rasch zum Tode.

Die **Häufigkeit** liegt bei etwa 10 % aller NHL, wobei das primäre CB etwa 10mal häufiger als das sekundäre ist. Die **Altersverteilung** zeigt eine weite Streuung mit einem Meridian bei etwa 65 Jahren (19–88 Jahre). Die meisten Patienten erkranken jenseits des 60. Lebensjahrs, Frauen gleich häufig wie Männer.

Klinisches Bild

Etwa die Hälfte der Patienten mit **primärem CB** weist eine etwa vierteljährige Anamnese mit Temperaturerhöhungen unklarer Genese, Nachtschweiß oder Gewichtsverlust auf. Viele klagen auch über Abgeschlagenheit und verminderte Leistungsfähigkeit und das Auftreten rasch sich vergrößernder (Verdoppelung der Größe innerhalb von 3 Monaten) zervikaler, axillärer oder inguinaler Lymphknotenschwellungen. Bei Patienten mit **sekundärem CB** geht die im Durchschnitt 20 (1–27) Monate lange CB-CC-Erkrankung mit kaum oder nur langsam anschwellendem Lymphknoten voraus. Innerhalb weniger Wochen kommt es dann zu einer raschen Vergrößerung der alten und auch neuer Lymphome.

Bei der **Untersuchung** des Patienten bieten sich außer den vergrößerten Lymphknoten keine wesentlichen pathologischen Befunde; die Milz ist bei nur 15 % der Patienten mäßiggradig vergrößert.

Röntgenologisch findet sich bei nur etwa 8 % der Patienten eine mediastinale und selten **sonographisch** oder **computertomographisch** eine abdominelle Lymphknotenbeteiligung.

Laborbefunde

Das **Blutbild** ist kaum einmal pathologisch, gelegentlich findet sich in fortgeschrittenen Stadien eine mäßige Anämie. Zentroblasten sieht man im *Differentialblutbild* vereinzelt bei den 20 % der Patienten, die einen Knochenmarkbefall haben, eine leukämische Aussaat mit Anstieg der Gesamtleukozyten ist eine extreme Seltenheit.

Unter den **humoralen Laborbefunden** fällt gelegentlich eine mittelgradige polyklonale Ig-Vermehrung auf, eine Ig-Verminderung dagegen nur selten. Nur bei 6 % der Patienten sieht man ein monoklonales Immunglobulin.

Das **Knochenmark** ist zytologisch und histologisch nur bei 20 % der Patienten zum Zeitpunkt der Diagnosestellung mit Blasten infiltriert. Die Zellen sind polymorph, etwa 10–13 µm groß mit schmalem basophilem Zytoplasmasaum.

Die **Lymphknotenhistologie** zeigt ein meist diffuses Wachstumsmuster mit variabel großen Blasten. Der Zellkern ist in der Regel rund bis oval und enthält charakteristischerweise randständige Nukleolen. Die genaue Differenzierung kann vier **Subtypen** unterscheiden:

- monomorpher Subtyp (18 % der CB),
- polymorpher Subtyp (49 %),
- gelapptkerniger („multilobated") Subtyp (12 %),
- zentrozytoider Subtyp (20 %).

Therapie

Die Indikation zur alleinigen **Strahlentherapie** (extended-field-Bestrahlung) kann im Stadium I gestellt werden und im Stadium II_1 vertretbar sein, da sich dieses Stadium prognostisch als deutlich günstiger erwiesen hat als II_2. In allen anderen Stadien (II_2–IV) ist eine **Chemotherapie** (S. 310 f. und Tab. 6.**7**, S. 307), bei großen Lymphommassen (> 5 cm) in Kombination mit einer Strahlentherapie indiziert.

Primär auf die Therapie ansprechende Patienten zeigen bei einem *Rezidiv* häufig ein erneutes Ansprechen auf die Primärbehandlung. Problematischer ist allerdings die Behandlung bei einem primären Versagen doxorubicinhaltiger Schemata. Hier scheint der Einsatz *Cis-Platin-*, *Etoposid-* und *Ifosphamidhaltiger Schemata* (DICE-Schema, IMVP-16-Schema) angezeigt.

Prognose und Verlauf

Die **Prognose** hängt stark vom Stadium nach der Ann-Arbor-Klassifikation und von der histologischen Subtypisierung ab: Patienten mit einer monomorphen Variante zeigen einen wesentlich günstigeren Verlauf als mit polymorphen oder zentrozytoiden histologischen Typen. Kein prognostisch relevanter Unterschied besteht zwischen dem Krankheitsverlauf beim primären und sekundären CB.

Immunoblastisches Lymphom vom B-Typ (B-IB)

Das B-IB ist eine hochmaligne Neoplasie der B-Zell-Reihe. Etwa 20 % dieser Erkrankungen entwickeln sich aus einem vorbestehenden lymphozytischen Lymphom (B-CLL oder IC). Es wird im Gegensatz zu den niedrigmalignen NHL öfter in einem umschriebenen Stadium diagnostiziert und weist seltener als andere Lymphome eine Knochenmarksbeteiligung auf. Häufig manifestiert es sich extranodal, eine leukämische Aussaat ist sehr selten. Unbehandelt ist der Verlauf rasch progredient generalisierend.

Das B-IB stellt etwa 5 % aller NHL. Die Erkrankung kann in jedem Lebensalter auftreten, jedoch erkrankt die Hälfte der Patienten in einem Alter jenseits des 65. Lebensjahres. Frauen und Männer sind gleich häufig betroffen.

Klinisches Bild

Die **Anamnese** ist meist sehr kurz, über die Hälfte der Patienten bemerkt nur kurze Zeit vor der Diagnosestellung starke *Allgemeinsymptome* wie Fieber, Nachtschweiß und Gewichtsverlust, wobei diese 3 *B-Symptome* häufig auch gemeinsam auftreten. Dazu kommt als entscheidender Befund das rasche Auftreten von gelegentlich schmerzhaften Lymphknotenschwellungen in mehreren Regionen mit zervikaler Betonung.

Bei der **Untersuchung** der Patienten fällt häufig (bei ca. 40 %) deren stark reduzierter *Allgemeinzustand* auf. Bei über der Hälfte zeigt sich in einer bis drei Regionen deutlich (bis zu Apfelgröße) vergrößerte Lymphknoten, wobei diese wegen ihres raschen Wachstums oft druckdolent sind. Röntgenologisch findet sich bei etwa 17 % der Patienten eine Mediastinalbeteiligung und bei ungefähr einem Viertel eine Milzvergrößerung. Bemerkenswert ist auch die häufige Beteiligung des Gastrointestinaltrakts und des ZNS.

Die **Stadieneinteilung** erfolgte nach der modifizierten Ann-Arbor-Klassifikation. Ein „pathologisches Staging" ist in der Regel nicht indiziert.

Laborbefunde

Im **Blutbild** findet sich bei etwa einem Viertel der Patienten eine *Anämie* (< 10 g/dl) und eine Thrombozytopenie (< 100 000/μl). Auffallend ist bei etwa 22 % der Patienten im *Differentialblutbild* eine Lymphozytopenie. Eine leukämische Ausschwemmung ist selten (ca. 5 %).

Die übrigen **Laborbefunde** zeigen eine typische *Entzündungs-Tumor-Konstellation* mit BSG-Beschleunigung, Verschiebung der *Kupfer-Eisen-Relation* und einer Vermehrung der α_2-Globuline bei einer Hypalbuminämie in der Elektrophorese, wobei eine Hypogammaglobulinämie eher seltener beobachtet wird. Eine monoklonale Gammopathie geringen quantitativen Ausmaßes (häufiger vom IgM- als vom IgG-Typ) findet sich bei ca. 15 % der Patienten.

Im **Knochenmark** zeigen bei der Diagnosestellung nur 15–20 % der Kranken eine lockere Infiltration mit Immunoblasten. Wie auch in der **Lymphknotenzytologie** und **-histologie** sieht man dort große Blasten mit ausgeprägten zentralen Nukleolen und einem weiten basophilen Zytoplasmasaum. Im Lymphknoten können zudem Epitheloidzellgruppen und Makrophagen, aber auch Plasmoblasten, Plasmazellen und Lymphozyten in unterschiedlicher Menge eingelagert sein.

Therapie

Für das IB gelten die selben Behandlungsansätze wie für das CB (S. 339). Bei einem Befall des ZNS ist eine hochdosierte **Strahlentherapie** des Neurokraniums und eine anschließende Chemotherapie erforderlich.

Prognose und Verlauf

Das IB ist in Verlauf und Prognose maligner als das CB. Für eine Lebensverlängerung ist das Erreichen einer Vollremission Voraussetzung.

Großzellig-anaplastisches Lymphom vom B-Zell-Typ (Ki-1-Lymphom) und ähnliche Lymphome

Das morphologische Substrat dieses seltenen Lymphoms entspricht dem des großzellig-anaplastischen Lymphoms vom T-Zell-Typ (S. 351). Nur ein kleiner Teil dieses NHL stammt von der B-Zell-Reihe ab. Ähnliche Lymphome, die Pan-B-Zellmarker (CD19, CD22), aber nicht CD30 (Ki-1) exprimieren, sind als **unklassifizierbare großzellige B-Zell-Lymphome** einzuordnen. **Klinik** und **Therapie** all dieser Krankheitsbilder entsprechen denen aggressiv wachsender blastischer B-Zell-Lymphome (wie CB und IB).

Endemisches und nichtendemisches Burkitt-Lymphom (BL)

Das endemische und nichtendemische BL sind nach Lennert (zusammen mit dem Nicht-Burkitt-B-lymphoblastischen Lymphom) *Untergruppen des lymphoblastischen Lymphoms (LB) vom B-Zell-Typ*. 1958 beschrieb Burkitt einen endemisch in Zentralafrika vorkommenden Tumor, der später als B-Zell-Lymphom charakterisiert wurde. In allen Tumorzellen dieses Lymphoms ließ sich ein Epstein-Barr-Virus-(EBV-)Genom nachweisen. Bei morphologisch gleichen nichtendemischen Lymphomen in Europa und Nordamerika fiel der EBV-Nachweis regelmäßig negativ aus. Daraus ergab sich die Unterscheidung des *endemischen* Burkitt-Lymphom vom *nichtendemischen* Burkitt-like-lymphoma. Bei etwas unterschiedlicher Manifestationsform dieser beiden Entitäten ergibt sich zytogenetisch und morphologisch kein konstanter Unterschied.

Ätiologie

Das *endemische* BL, das sich auf Zentralafrika zwischen dem 20. Breitengrad nördlicher und südlicher Breite und Neuguinea beschränkt tritt, in hoher Inzidenz (bis zu 8 Erkrankungsfälle auf 100 000 Einwohner pro Jahr) auf, während es in Europa und Nordamerika nur höchstens 1 ‰ aller malignen Lymphome ausmacht. Das *nichtendemische* BL findet sich in Europa in einer Größenordnung von 0,7–2,1 % aller NHL. Allerdings sind bei europäischen Kindern 25–40 % aller NHL dem BL zuzurechnen, womit es das *häufigste kindliche maligne Lymphom* darstellt. Das mittlere Erkrankungsalter der afrikanischen BL-Fälle liegt bei 9 Jahren, das der kindlichen weißen BL-Fälle bei 12 Jahren. Während das endemische BL im *Erwachsenenalter* eine Seltenheit ist, werden nichtendemische BL-Fälle auch jenseits des 20. Lebensjahres bis ins hohe Alter hinein beobachtet. Die Geschlechterverteilung ist durch ein deutliches Überwiegen männlicher Erkrankungsfälle in der ersten Lebenshälfte und eine Prävalenz erkrankter Frauen im Alter gekennzeichnet.

Klinisches Bild

Während die **endemische, afrikanische Erkrankung** durch ein rasches Aufschießen von derben Schwellungen im Kiefer-Orbitabereich, die ein monströses Ausmaß annehmen können, und durch intraabdominelle Tumore ohne Prodrome charakterisiert ist, stehen bei der **nichtendemischen Form** abrupt beginnende diffuse abdominelle Schmerzen im Vordergrund. Erst in zweiter Linie führen Lymphknotenschwellungen und seltener noch schmerzhafte Auftreibungen im Bereich der Kiefer zum Arzt. Im Gegensatz zu den extralymphatischen Tumoren sind die Lymphome von langsamer Progredienz. Bei *Frauen* sind in 50–80 % der Fälle die Ovarien der Ort der Primärmanifestation. Zudem kommt es vorwiegend (50–70 %) zu einem Befall abdomineller Lymphknoten, die wegen ihrer Größe „wie ein Kartoffelsack" im Mittel- und Oberbauch tastbar sind. Schwellungen im Bereich des Gesichts sind in unseren Breiten mit nur 10–30 % weniger häufig. Bei etwa 10 % der Patienten kommt es zu einem ZNS-Befall mit wechselnden neurologischen Ausfällen. Die **Stadieneinteilung** erfolgt nach der Ann-Arbor-Klassifikation.

Laborbefunde

Das **Blutbild** ist nur selten auffällig verändert. Im fortgeschrittenen Verlauf führt eine zunehmende Knochenmarkinfiltration zu einer *Anämie* und *Thrombozytopenie*. Eine Leukozytose, bei der allerdings lymphatische Zellen weder absolut noch relativ vermehrt erscheinen, tritt bei etwa einem Drittel der Patienten auf. Die Entwicklung einer *leukämischen Ausschwemmung* bei 5–10 % der europäischen Erkrankungsfälle ist weit seltener als eine *Knochenmarkinfiltration* (ca. 65 %). Diese seltenen Fälle eines leukämischen BL entsprechen einer akuten Lymphoblasten-Leukämie vom B-Zell-Typ (B-ALL) bzw. dem L_3-Typ der ALL nach der FAB-Klassifikation (S. 186 f.) und machen 2–8 % der ALL aus.

Die **humoralen Laborbefunde** zeigen keine charakteristischen Veränderungen. Im Gegensatz zum europäischen nichtendemischen BL finden sich beim afrikanischen endemischen BL regelmäßig *Antikörper gegen sämtliche EBV-Antigene*, wobei dem Titer des gegen das *early antigen* (EA) gerichteten Antikörpers eine besondere Bedeutung zukommt: Je höher dieser Titer ist, desto größer ist die Tumormasse und desto schlechter die Prognose.

Die **Lymphknotenhistologie** zeigt ein diffuses Wachstum von mittelgroßen Zellen mit relativ schmalem, tiefbasophilem Zytosplasma, das häufig Vakuolen aufweist. Der Zellkern ist von unruhiger Chromatinstruktur in kohäsiver Dichte und hat 1–2 membranferne Nukleolen. Daneben finden sich reichlich Makrophagen mit Kerntrümmerphagozytose (Sternhimmelzellen).

Therapie

Aufgrund ihrer besonders hohen Proliferationsaktivität und raschen Generalisationstendenz ist die Prognose des BL ungünstiger als die des CB bzw. des IB. Therapeutisch wird dem Rechnung getragen, daß jüngere Patienten (≤ 50 Jahre) in *gutem Allgemeinzustand* nicht nach den Protokollen der hochmalignen NHL, sondern nach intensiven Mehrphasenprotokollen, einschließlich *prophylaktischer Bestrahlung* des Gehirns und intrathekaler Gabe von *Methotrexat*, in Anlehnung an die Therapie der B-ALL (S. 216 f.) behandelt werden. Ältere Patienten und jüngere in *schlechtem Allgemeinzustand* erhalten eine **Polychemotherapie** nach den üblichen hochmalignen NHL-Protokollen.

Verlauf und Prognose

Der *Spontanverlauf* der Erkrankung ist unbehandelt rasch progredient und von lokoregionalen Verdrängungsbeschwerden der Lymphome bestimmt. Das mittlere *Überleben* vor der Ära der Chemotherapie lag bei 6 Monaten seit Auftreten der ersten Symptome.

B-lymphoblastisches (Nicht-Burkitt-) Lymphom

Dieses hochmaligne NHL stellt die reine Lymphom-Ausprägung der B-ALL dar und ist in dieser aleukämischen Form mit 1 % aller NHL selten.

Die Erkrankung kann in jedem Lebensalter auftreten und unterscheidet sich in ihrem Krankheitsbild und klinischem Verlauf ohne speziellen Organbefall kaum von den übrigen hochmalignen NHL (CB und IB).

Die **Lymphknotenhistologie** zeigt ein relativ monotones Bild mit mittelgroßen Blasten, die einen schmalen Zytoplasmasaum haben. Die Zellkerne sind meist rundlich, selten gekerbt und haben diffus verteilt Nukleolen. Sog. Sternhimmelmakrophagen wie beim BL sind eher rar. Die **Therapie** erfolgt nach den gleichen Grundsätzen wie beim BL (S. 343).

Maligne T-Zell-Lymphome und -Leukämien (T-NHL)

In der westlichen Welt stammt die überwiegende Mehrzahl der malignen Lymphome von der B-Zell-Reihe ab. Im allgemeinen herrscht die Meinung vor, daß T-Zell-Lymphome eine schlechtere Prognose als die B-NHL haben. Zwar scheinen die T-NHL in gleicher Weise gut auf die klassischen Behandlungsprotokolle wie die B-NHL anzusprechen, doch neigen die T-NHL zu häufigeren Rezidiven und kürzeren Remissionsdauern. Abgesehen von den klassischen Lymphomen konnten in den letzten zehn Jahren einige bislang als immunologisch oder granulomatös definierte Krankheitsbilder – wie das „Midline Granuloma", die lymphomatoide Granulomatose Liebow der Lunge und die angioimmunoblastische Lymphadenopathie mit Dysproteinämie (AILD, LgrX) – als maligne Lymphome insbesondere der T-Zell-Reihe neu definiert werden.

Chronische lymphatische T-Leukämie (T-CLL)

Ein geringer Prozentsatz der CLL wurde schon immer als ungewöhnlich aggressiv mit meist hochleukämischem Verlauf, geringer Lymphomausprägung und erheblicher Splenomegalie beobachtet, ohne daß eine Trennung vom übrigen Krankheitsbild der CLL möglich war. Erst mit der Möglichkeit der Lymphozytentypisierung Anfang der 70er Jahre konnte diese Form der CLL als T-CLL von der B-CLL getrennt werden.

Die T-CLL ist mit 2 % aller CLL eine seltene Erkrankung. Die Altersverteilung zeigt mit einem Meridian bei 58 Jahren einen deutlich früheren Gipfel als die B-CLL. Männer erkranken wesentlich häufiger als Frauen.

Klinisches Bild

Vorgeschichte und Beschwerdebild sind meist uncharakteristisch. Bei der **Untersuchung** des Patienten fällt vor allem die deutliche bis gewaltige Milzvergrößerung auf, während periphere, eher diskrete Lymphknotenschwellungen nur bei der Hälfte der Patienten zu beobachten sind. Etwa 40 % der Patienten hat verschiedenartige Hautsymptome wie Erythrodermien u.ä.

Laborbefunde

Im **Blutbild** fällt in erster Linie bei der Mehrzahl der Kranken eine ausgeprägte Leukozytose mit über 50 000, oftmals über 100 000/µl, mit wechselnd ausgeprägter *Anämie* und Thrombozytopenie auf. Die **Immunglobuline** sind seltener als bei der B-CLL vermindert, doch werden gelegentlich Hypergammaglobulinämien und monoklonale IgM-Paraproteinämien gesehen.

Morphologisch in dünnen Ausstrichen des *Differentialblutbildes* und **immunzytochemisch** lassen sich 3 Typen von Zellen unterscheiden:

Typ I. Wegen seiner unregelmäßigen Kernbuckelungen und -knospungen in der anglo-amerikanischen Literatur wird er als *knobby type* bezeichnet. Das Zytoplasma ist schmal und nicht granuliert. Immunologisch entpuppen sich diese Zellen als CD4-positive Helfer-Lymphozyten.

Typ II. Homogene runde Kerne und ein relativ breites hellbasophiles Zytoplasma mit ausgeprägter Azurgranulation zeichnen Typ II aus. Diese Zellen entsprechen den *large granular lymphocytes* (LGL). Immunzytochemisch lassen sie sich wiederum in zwei Gruppen unterteilen: T-LGL mit CD2-, CD3-, CD8- und CD56-Coexpression bei variabler Expression von CD16 und CD57 und NK-LGL mit CD2-, CD56- und CD57-Coexpression, jedoch ohne Expression von CD3 und CD8. Die entsprechenden Leukosen werden als **T-γ-Lymphadenose**, die von reaktiven Lymphozytosen bei Virusinfekten abzugrenzen ist, und **NK-Zell-Leukose**, die im engeren Sinn keine Lymphadenose ist, bezeichnet.

Typ III. Dieser Typ ist pleomorph mit irregulären, tief gekerbten Kernen und graublauem Zytoplasma ohne Azurgranulation. Sie exprimieren *CD8* und ähneln der HTLV-I-positiven T-Zell-ALL (S. 200).

Zytochemisch findet sich bei *Typ I* eine punktförmige Reaktion der sauren Esterase, bei *Typ II* eine granuläre Reaktion der sauren Phosphatase.

Knochenmark und **Lymphknoten** sind histologisch und zytologisch von den im Blut nachgewiesenen Zellen infiltriert, das Knochenmark jedoch weniger homogen und dicht als bei der B-CLL. In der Lymphknotenhistologie finden sich im Vergleich zur B-CLL Venolen vermehrt, die z.T. von pleomorphen T-Lymphozyten penetriert werden.

Therapie

Die Behandlung entspricht der der B-CLL mit *Alkylantien* und *Glukokortikoiden*, doch kommt es nach Aussetzen der Therapie häufiger und rascher zu Rezidiven. Bessere Therapieerfolge scheint der Einsatz von Purinanaloga (z.B. Fludarabin) bzw. des ADA-Inhibitors *2'-Deoxycoformycin* zu bringen.

Verlauf und Prognose

Der Krankheitsverlauf der *Typ I-* und der *Typ III-T-CLL* ist bestimmt von der raschen Lymphozytenexpansion mit folgender Panzytopenie der myeloischen Zellreihen, von der Hepatosplenomegalie und nicht selten von infiltrativem Wachstum in ZNS, Lunge, Perikard u.a. Häufiger als bei der B-CLL stehen danach krankheitsspezifische **Todesursachen** nach einem durchschnittlichen Überleben von nur 1 1/2 Jahren im Vordergrund. Sehr heterogen ist dagegen die Entwicklung bei der T-CLL vom Typ II mit häufig sehr langem, kaum progredientem Verlauf, allerdings mit einer deutlich vermehrten Inzidenz von Autoimmunerkrankungen. Dabei scheint der Verlauf der T-γ-Lymphadenose aggressiver zu sein als der der NK-Leukose.

T-Prolymphozytenleukämie

Diese sehr seltene Erkrankung soll hier hauptsächlich aus Gründen der Systematik aufgeführt werden. Das **klinische Bild** ist bestimmt von Lymphknotenschwellungen, einer deutlichen Splenomegalie und – bei einem Drittel der Patienten – Hautinfiltraten. Die **Prognose** ist mit einer mittleren Überlebenszeit von nur 12 Monaten sehr schlecht. **Morphologisch** haben die Lymphozyten prominente Nukleolen und exprimieren **immunzytochemisch** CD2, CD4, CD5, CD25 und gelegentlich CD3, auch eine Coexpression von CD8 wurde beschrieben.

Mycosis fungoides und Sézary-Syndrom

Mycosis fungoides (MF) und Sézary-Syndrom sind als kutane T-Zell-Lymphome verwandte dermatologische Krankheitsbilder, die früher oder später lymphatische Gewebe einbeziehen können, wobei das Sézary-Syndrom als besondere (leukämische) Verlaufsform der MF zu betrachten ist. Die Bezeichnung *Mycosis fungoides* ist irreführend und stammt aus der Zeit, als die Krankheit als mögliche Pilzerkrankung angesehen wurde.

Zwar hat die MF in Europa die höchste Inzidenz innerhalb der Gruppe der T-Zell-Lymphome, ist jedoch mit weniger als 1 % der NHL eine seltene Erkrankung. Die meisten MF-Patienten erkranken zwischen dem 40. und 60. Lebensjahr.

Klinisches Bild

Der Krankheitsverlauf weist drei Phasen der **Hauptmanifestation** auf:

- prämykotische Phase mit unspezifischen Hautveränderungen,
- infiltrative Phase mit bandförmigen Infiltraten in der oberen Epidermis,
- tumoröse Phase mit multiplen, teilweise bizarr knotigen und lividen Infiltraten der Epidermis.

Laborbefunde

Das **Blutbild** zeigt bei der MF, im Gegensatz zum Sézary-Syndrom, keine pathologischen Veränderungen. Allerdings können bei intensiver Suche im *Differentialblutbild* Zellen auffallen, die denen beim Sézary-Syndrom ähnlich sind, jedoch etwas größer erscheinen (*Lutzner-Zellen*). Beim Sézary-Syndrom finden sich diese lymphoiden Zellen mit typischem zerebriformem Zellkern deutlich vermehrt im peripheren Blut.

Die **Histologie der Epidermis** wird von diesen Zellelementen bestimmt. Sie liegen zumeist in intradermalen Nestern (*Pautrier-Pseudoabszesse*) zusammen. Unterhalb der Epidermis bilden sie bandförmige Aggregate, von wo aus sie im tumorösen Stadium der Erkrankung die Epidermis infiltrieren können. Auffallend, wenn auch unspezifisch ist die Beteiligung makrophagenartiger Zellen (*Langhans-Zellen*).

Die **Lymphknotenhistologie** ist beherrscht von Zellinfiltraten, die vom Marginalsinus und von der Parakortikalregion ausgehen. Die Zellen sind größer als Lymphozyten und haben einen zerebriformen (eingebuchteten) Kern. **Immunzytochemisch** exprimieren diese Zellen CD2, CD3, CD4 und CD5.

Therapie

Eine kurative Behandlungsmöglichkeit besteht nicht. Zur Linderung des häufig quälenden Juckreizes können bei umschriebenen Hautbefall zunächst Glukokortikoide und/oder Zytostatika (Stickstofflost) topisch verabreicht oder eine **UVA-Bestrahlung** nach *Photosensibilisierung* mit 8-Methoxy-Psoralen (PUVA) durchgeführt werden. Diese Behandlung hat allerdings nur im prämykotischen Stadium Erfolg, Plaques und Tumorbildungen werden nicht erreicht. Dickere Hautinfiltrate können mit weichen **Röntgen- oder Elektronenstrahlen** behandelt werden. Ein anhaltender Effekt kann beispielsweise mit einer fraktionierten Ganzkörperbestrahlung mit einer Gesamtdosis von 35 Gy erzielt werden. In fortgeschritteneren Stadien ist dann eine **zytostatische Behandlung** wie bei den übrigen niedrigmalignen NHL indiziert. Auch mit **α-Interferon** kann bei etwa einem Drittel der Patienten eine Remission erreicht werden.

Verlauf

Besonders in den **späteren Phasen** werden vor allem periphere, aber auch abdominelle Lymphknoten sowie die Milz mitbefallen. Durchschnittlich dauert es 31 Monate von den ersten Symptomen bis zur Entwicklung eines generalisierten Lymphknotenbefalls. Im Gegensatz zu anderen Hautlymphomen besteht bei der MF im tumorösen Stadium eine Neigung zur Ulzeration.

Lymphoepitheloides Lymphom (LeL, Lennert-Lymphom)

Das LeL ähnelt der epitheloidzellreichen Variante des Hodgkin-Lymphoms und ist von diesem nur mit immunologischen Verfahren zu trennen. Es ist der AILD (S. 349) verwandt und kann von ihr nicht immer differentialdiagnostisch abgegrenzt werden.

Das LeL macht etwa 1 % aller NHL aus. Es tritt vom 3. bis zum 7. Lebensjahrzehnt mit steigender Häufung auf.

Das **klinische Bild** ist meist von multilokulären Lymphknotenschwellungen und B-Symptomen, oft auch Milz- und Lebervergrößerung geprägt. Spezifische **Laborbefunde** fehlen.

Die **Lymphknotenhistologie** zeigt kleinherdige Epitheloidzellreaktionen vor einem monotonen Hintergrund aus kleinen lymphoiden Zellen. Diese Zellen exprimieren bei der **immunzytochemischen Untersuchung** CD2, CD3, CD4 und CD5. Daneben kommen T-Immunoblasten und gelegentlich Sternberg-Riesenzellen vor, so daß das histologische Bild dem Hodgkin-Lymphom ähneln kann.

Eine stadiengerechte **Therapie** analog der Behandlung des Hodgkin-Lymphoms erzielt nur teilweise befriedigende Ergebnisse. Eine *Strahlentherapie* sollte daher auf das Stadium I beschränkt bleiben, die Patienten in den übrigen Stadien mit einer *Polychemotherapie* behandelt werden, sofern es deren Alter und Allgemeinzustand zulassen.

Der **Verlauf** ist, ähnlich wie beim aggressiven Hodgkin-Lymphom mit B-Symptomen, meist rasch progredient.

Angioimmunoblastische Lymphadenopathie mit Dysproteinämie (AILD, Lymphogranulomatosis X, LgrX)

Die AILD ist ein niedrigmalignes Lymphom und mit 3 % aller NHL das häufigste periphere T-Zell-Lymphom. Es ist charakterisiert durch generalisierte Lymphknotenschwellungen häufig verbunden mit einer oft coombspositiven Anämie und einer polyklonalen Immunglobulinvermehrung.

Der Altersmeridian liegt bei 61 Jahren, wobei der jüngste Patient 16 und der älteste 84 Jahre alt waren. Männer erkranken nur wenig häufiger als Frauen (1,2:1).

Klinisches Bild

Unspezifische **Beschwerden** wie Leistungsabfall, Appetitverlust, Gewichtsabnahme, Nachtschweiß u.a. gehen häufig generalisierten Lymphknotenschwellungen voraus. Oft besteht ein diffuser Pruritus und eine erhöhte Infektanfälligkeit mit subfebrilen Temperaturen.

Bei der **Untersuchung** des Patienten stehen *generalisierte Lymphknotenschwellungen* von mittlerer Größe im Vordergrund, nur knapp ein Drittel der Fälle haben lokalisierte Lymphome. Außerdem fallen häufig Tonsillenschwellungen und eine Hepatosplenomegalie auf. Ein Drittel der Patienten hat Lymphödeme und etwa die Hälfte variable Hauterscheinungen, meist ein urtikarielles oder makulopapulöses Exanthem oder eine Erythrodemie. Schwere Exantheme treten besonders häufig nach Antibiotikagabe auf. Röntgenologisch können Lungeninfiltrate zur Darstellung kommen.

Laborwerte

Im **Blutbild** besteht in der Regel eine mäßige Leukozytose, wobei das *Differentialblutbild* bunt ist mit einer linksverschobenen Granulozytenreihe, einer Lymphozytopenie und – häufig – einer Monozytenvermehrung. Gelegentlich können auch Lymphozyten, die Azurgranula haben und immunzytochemisch CD8-positiv sind, und plasmozytoide Zellen vermehrt sein. Die meisten Patienten haben auch eine Anämie, die aplastisch oder hämolytisch sein kann,

serologisch findet sich bei einem Viertel der Patienten ein positiver Coombstest. Außerdem lassen sich häufig auch andere Autoantikörper (Rheumafaktoren, Kälteagglutinine, antinukleäre Antikörper) nachweisen. In der **Elektrophorese** fällt oft eine polyklonale, in einzelnen Fällen auch eine monoklonale Gammaglobulinvermehrung auf.

Die **Lymphknotenhistologie** zeigt ein buntes Zellbild, wobei die Lymphknotenstruktur regelmäßig völlig zerstört ist und aktive Keimzentren fehlen. Die spezifischen lymphoiden Zellen sind klein bis mittelgroß, rundkernig mit schmalen hellgrauem, gelegentlich wasserhellem Zytoplasmasaum. Daneben finden sich einzelne basophile Blasten, manchmal auch mehrkernige Riesenzellen vom Sternbergtyp und mehr oder weniger stark eingestreut polyklonale Plasmazellen, Eosinophile und Epitheloidzellen. Das **Knochenmark** zeigt keine Infiltration mit pathognomonischen T-Zellen, sondern nur eine (polyklonale) Plasmazellvermehrung, die an ein multiples Myelom erinnern kann.

Therapie

Die Therapie ist nicht unumstritten. Oft können schon mit niedrigdosierten Gaben von **Glukokortikoide** langanhaltende Remissionen erzielt werden. Bei der Mehrzahl der Patienten ist allerdings eine **Polychemotherapie** (z.B. COPBLAM gefolgt von IMVP-16, Tab. 6.**7**, S. 310) erforderlich. Eine **Bestrahlung** ist bei großen Lymphknotenpaketen indiziert. **α-Interferon** wurde ebenfalls mit Erfolg eingesetzt, wobei, möglicherweise durch eine Suppression der Zytokinproduktion in den Lymphomzellen, auch eine Besserung der Allgemeinsymptome beobachtet wurde.

Prognose und Verlauf

Verlauf und Prognose sind bestimmt von der schlechten Abwehrsituation. 38 % der Patienten versterben an bakteriellen Infektionen, 16 % an einer unbeherrschbaren lymphatischen Generalisation und 10 % an einer allgemeinen Kachexie. Etwa 10 % der AILD gehen in ein hochmalignes T-Zell-Lymphom (pleomorph-großzellig, großzellig-anaplastisch oder immunoblastisch) über. Die mediale Überlebenszeit beträgt etwa 11 Monate nach Diagnosestellung. Bei ebenfalls ca. 10 % der Patienten wurde eine Spontanremission beobachtet. Die *differentialdiagnostische Abgrenzung* gegenüber reaktiven Lymphadenopathien ist nicht immer einfach.

Pleomorph mittelgroßzelliges und großzelliges T-Lymphom

Dieses mit 2,5 % aller NHL relativ seltene Lymphom ist durch pleomorphe, oft bizarr gekerbte Zellen verschiedener Größe charakterisiert. Die Krankheit tritt meist im hohen Alter auf, kann jedoch auch schon in der Jugend beginnen.

Das **klinische Bild** entspricht dem vor allem in Japan endemisch durch HTLV1 (Human T-cell lymphotropic virus typ 1) hervorgerufenen adulten T-Zell-Leukämie, ist in unseren Breiten jedoch HTLV1-negativ. Die Erkrankung tritt überwiegend akut auf mit Lymphknotenschwellungen und häufig mit Infiltration im Waldeyer-Rachenring, in der Haut, im Magen und in anderen diffusen extranodalen Regionen.

Das **Blutbild** zeigt eine mittel-, selten hochgradige Leuko-/Lymphozytose. Die Zellen exprimieren in der immunzytochemischen Charakterisierung die T-Zell-typischen Marker CD2, CD3, CD4 und CD5, gelegentlich auch den IL-2-Rezeptor CD25.

Die **Therapie** wird bei dem aggressiven Verlauf der Erkrankung entsprechend den Protokollen der hochmalignen NHL (Tab. 6.**7**, S. 310 f.) durchgeführt.

Immunoblastisches T-Lymphom

Dieses seltene (1 % aller NHL) Lymphom entspricht klinisch, laborchemisch und morphologisch dem analogen immunoblastischen B-Lymphom (S. 340 f.). Die Lymphomzellen exprimieren die Marker der frühen T-Zell-Reihe, gelegentlich auch CD8.

Großzelliges anaplastisches T-Lymphom (CD30+)

Es gehört mit einer Inzidenz von 1,3 % aller NHL zu den seltenen Lymphomen. Aufgrund seines **histologischen Bildes** mit einer histiozytenähnlichen Lagerung der pathognomonischen Zellen in Verbänden und z.T. mehrkernigen Riesenzellen sowie durch teilweise Erythrophagozytose entspricht es weitgehend der früher beschriebenen *malignen Histiozytose* und wurde erst in den letzten Jahren als eigene Lymphomentität eingestuft. Seine Zellen exprimieren neben anderen T-Zell-spezifischen Markern das Antigen CD30 (Ki-1).

Das **klinische Bild** ist charakterisiert durch sehr rasches („explosives") nodales und extranodales Wachstum. Seine **Prognose** und **Therapie** entsprechen dem der übrigen großzellig-blastischen T-Lymphome.

T-Lymphoblastisches Lymphom (Convoluted-cell-Typ, T-LB)

Dieses Lymphom tritt vorwiegend bei Kindern und Jugendlichen auf. Bei Erwachsenen kommt es jedoch noch häufiger vor als das B-LB. Das männliche Geschlecht ist etwa doppelt, bei Kindern sogar fast 5mal so oft betroffen wie das weibliche. Die Grenzziehung zwischen dem T-LB und der T-ALL (S. 200) erfolgt nach klinischen Gesichtspunkten: Bei dem T-LB finden sich im Knochenmark maximal 2 %, im peripheren Blut keine Blasten, liegt der Blastenanteil jeweils höher, besteht eine T-ALL.

Klinisches Bild

Das Beschwerdebild ist charakterisiert durch zunehmende Atemnot, auch Schluckbeschwerden mit Fieber, Nachtschweiß und Gewichtabnahme. Etwa die Hälfte der Patienten bemerkte auch Lymphknotenschwellungen.

Bei der **Untersuchung** des Patienten fällt häufig eine obere Einflußstauung auf, die durch eine im Röntgenbild des Thorax auffallende Mediastinalverbreiterung durch einen Thymustumor hervorgerufen wird. Etwa drei Viertel der Patienten haben Lymphknotenschwellungen und eine Milzvergrößerung, bei einem Viertel treten ein Pleura- und gelegentlich auch ein Perikarderguß auf. Bei etwa einem Drittel der Patienten kommt es zu einer meningealen Infiltration.

Laborwerte

Das **Blutbild** zeigt bei etwa 50 % der Patienten, bei Kindern sogar um 80 % atypische Blasten, die jedoch nicht immer die für die Blasten im Lymphknoten typische gyriforme Kernstruktur aufweisen.

Sie sind zu 80 % fokal saure-Phosphatase- und zu 50 % grobschollig PAS-positiv. Eine *Blastenausschwemmung* in das periphere Blut korreliert in der Regel mit einem ausgedehnten Knochenmarksbefall. Allerdings kann bei einem *Knochenmarksbefall* die leukämische Ausschwemmung ins periphere Blut fehlen. Bei Erwachsenen geht eine Blastenausschwemmung nur in etwa 50 % der Fälle mit einem Anstieg der Leukozytenzahl einher, während bei *Kindern* die Leukozytenzahl auf Werte bis zu 300 000/μl ansteigen kann. Nur bei etwa der Hälfte der Patienten besteht in fortgeschrittenen Stadien auch eine Anämie und/oder Thrombozytopenie.

Die **Knochenmarkhistologie und -zytologie** sind beherrscht von kleinen bis mittelgroßen Zellen, kaum größer als reife Lymphozyten. Im Gegensatz zu diesen haben sie ein feinstrukturiertes Zytoplasma und oft solitäre Nukleolen, die besonders gut auf Ausstrichen auffallen. Die Kerne sind ovaloid und z.T. eingebuchtet. Die Reaktion der sauren Phosphatase ist bei 80 % der Zellen fokal perinukleär positiv.

Immunzytochemisch exprimieren die Zellen das Thymus-assoziierte CD1-Antigen sowie CD5 und CD7. Zytoplasmatisch kann TdT, ein Enzym unreifer Lymphozyten nachgewiesen werden. Das CD10-Antigen ist variabel exprimiert.

Therapie

Als **Therapie** wird in der Regel in jedem Stadium der Erkrankung die spezifische systemische Polychemotherapie mit ZNS-Prophylaxe wie bei der adulten ALL (S. 216) empfohlen. Hiermit kann bei 70–80 % der Patienten eine Vollremission erreicht werden.

Prognose und Verlauf

Der **Verlauf** der Erkrankung ist rasch progredient und expansiv. Die **Prognose** soll mit zunehmendem Alter besser werden.

Literatur

1 Hansmann M.-L.: Biologie und molekulare Pathologie des Morbus Hodgkin. Internist 1997; 38:108–12

2 Tesch H., Bohlen H., Wolf J., Engert A.: Pathogenese und Therapie des Hodgkin-Lymphoms. Med Klin 1998; 93:82–90

3 Urba W.J., Longo D.L.: Hodgkin's Disease. New Engl J Med 1992; 326: 678

4 Leibenhaut M.H., Hoppe R.T., Efron B. et al.: Prognostic indicators of laparotomy findings in clinical stage I–II supradiaphragmatic Hodgkin's disease. J Clin Oncol 1989; 7:81

5 Mauch P., Larson D., Osteen R. et al.: Prognostic factors for positive surgical staging in patients with Hodgkin's disease. J Clin Oncol 1990; 8:257

6 Lee B.J.: Early stage Hodgkin's disease. In: Current Concepts in Medical Oncology II. Syllabus of the Postgraduate Course. Memorial Sloan Kettering Cancer Center, New York 1983

7 Gomez G.A., Reese P.A., Nava N. et al.: Staging laparotomy and splenectomy in early Hodgkin's disease. No therapeutic benefit. Amer J Med 1984; 77:205

8 Haybittle J.L., Hayhoe F.G.J., Easterling M.J. et al.: Review of British National Lymphoma Investigation studies of Hodgkin's disease and development of prognostic index. Lancet 1985; 1:967

9 Cosset J.M., Henry-Amar M., Meerwald J.H. et al.: The EORTC trials for limited stage Hodgkin's disease. Eur J Cancer. 1992; 28:1847–50

10 Kaldor J.M., Day N.E., Clarke E.A. et al.: Leukemia following Hodgkin's Disease. New Engl J Med 1990; 322:7

11 Diehl V., Engert A.: An overview on the second international symposium on Hodgkin's disease. Ann Onc 1992; 3 (Suppl. 4):1

12 Lathan B., Pfreundschuh M., Diehl V.: Therapiestrategien des Morbus Hodgkin. Internist 1993; 34:146

13 Rosenthal D.I., Glatstein E.: Hodgkin's disease. In: Brain M.C., Carbone P.P. (Eds.): Current therapy in hematology-oncology. 5th Ed., St. Louis: Mosby 1995:292

14 Engert A., Diehl V., Schnell R., Radszuhn A. et al.: A phase-I study of an anti-CD25 ricin A-chain immunotoxin (RFT5-SMPT-dgA) in patients with refractory Hodgkin's lymphoma. Blood. 1997; 89:403–10

15 Hartmann F., Renner C., Jung W., Sahm U., Pfreundschuh M.: Treatment of Hodgkin's disease with bispecific antibodies. Ann Oncol 1996; 7 (Suppl. 4):143–6

16 Bonadonna G.: Hodgkin's disease: Chemotherapie. In: Brain M.C., Carpone P.P. (Eds.): Current therapy in hematology-oncology. 5th Ed., St. Louis: Mosby; 1995:301

17 Begemann H.: Hodgkin-Krankheit. In: Begemann H., Rastetter J. (Hrsg.): Klinische Hämatologie. 4. Aufl., Stuttgart: Thieme; 1993: 672–703

18 Valagussa P.: Second neoplasms following treatment of Hodgkin's disease. Curr Opin Oncol 1993; 5:805

19 Bhatia S., Robinson L.L., Oberlin O. et al.: Breast cancer and other neoplasms after childhood Hodgkin's disease. New Engl J Med 1996; 334:745

20 Harris N.L., Jaffe E.S., Stein H. et al.: A revised European-American classification

of lymphoid neoplasms: a proposal of the International Lymphoma Study Group. Blood 1994; 84:1361

21 Hastka J.: Immunzytologie. Stuttgart: Schattauer; 1997:92–111

22 Thews A.: Immunologische Diagnostik von Non-Hodgkin-Lymphomen und monoklonalen Gammopathien. Monographie der Firma Coulter o.J.

23 Theml H.: Maligne Non-Hodgkin-Lymphome. In: Begemann H., Rastetter J. (Hrsg.): Klinische Hämatologie. 4. Aufl. Stuttgart: Thieme; 1993:703–79

24 Mussoff K., Schmidt-Vollmer H.: Prognosis of non-Hodgkin's lymphomas with special emphasis on staging classification. Z Krebsforsch 1975; 83:323

25 Trenn G., Engelhard M., Brittinger G.: Hochmaligne Non-Hodgkin-Lymphome. In: Seeber S., Schütte J. (Hrsg.): Therapiekonzepte Onkologie. 2. Aufl. Berlin: Springer 1995:269–302

26 Freund M., Heußner P.: Non-Hodgkin-Lymphome niedriger Malignität. In: Seeber S., Schütte J. (Hrsg.): Therapiekonzepte Onkologie. 2. Aufl. Berlin: Springer 1995:189–268

27 Wörmann B., Unterhalt M., Hiddemann W.: Therapiestrategien niedrig-maligner Non-Hodgkin-Lymphome. Internist 1993; 34:132–8

28 Rai K., Sawitsky A., Cronkite E.P., Chanana A.D., Levy R.N., Patsrenack B.S.: Clinical staging of chronic lymphocytic leukemis. Blood 175; 46:219

29 Binet J.L., Catovsky D., Chandra P. et al.: Chronic lymphocytic leukaemia: proposals for a revised prognostic staging system. Brit J Haematol 1981; 48:365

30 Knospe W.H., Loeb V., Huguley C.M.: Biweekly chlorambucil treatment in chronic lymphocytic leukemia. Cancer (Philad.). 1974; 33:555

31 Han T., Ezdinli E.Z., Shimaoka K., Desai D.V.: Chlorambucil vs. combined chlorambucil-corticosteroid therapy in chronic lymphocytic leukemia. Cancer. 1973; 31:502

32 O'Brian S., Kantarijan H., Beran M., et al.: Interferon maintenance therapy for patients with chronic lymphocytic leukemia in remission after fludarabin therapy. Blood. 1995; 86:1298

33 Theml H., Ziegler H.W.L.: Management of CLL and allied disorders in view of their immunology and proliferation kinetics. In: Thiel, Thierfelder (Hrsg.): Recent Results in Cancer Research. Band XCII, Berlin: Springer 1984

34 Montserrat E., Sanchez-Bisone J., Vinolas N., Rozman C.: Lymphozyte doubling time in chronic lymphocytic leukaemia: an analysis of is prognostic significance. Brit J Haematol 1986; 62:567

35 Bernhards J., Döhler U., Freund M., Rastetter J., Georgil A.: Die Bedeutung der Histopathologie des Knochenmarks für die Lebenserwartung von Patienten mit chronischer lymphatischer Leukämie. Med Klin 1988; 83:637

36 Theml H., Begemann H.: Altersgemäße therapeutische Ziele und Ansätze bei chronischen lymphatischen Leukämien. 5. Arb.-Tgg. d. L.-Bolzmann-Inst. f. Leukämieforschung und Hämatologie, Wien, März 1981

37 Kath R., Knauf W.U., Mitrou P.S., Rummel M., Höffken K., Peters H.D.: Cladribin (2-CdA). Pharmakologisches Profil und klinische Anwendung. Onkologe 1995; 1:614–26

38 Wotherspoon A.C., Doglioni C., Diss T.C. et al.: Regression of primary low-grade B-cell gastric lymphoma of mucosa-associated lymphoid tissue after eradication of *Helicobacter pylori*. Lancet 1993; 242:575

39 Thiede C., Morgner A., Alpen B. et al.: What role does Helicobacter pylori eradication play in gastric MALT and gastric MALT lymphoma? Gastroenterol. 1997; 113:61–64

40 Fischbach W., Kirchner T.: Gastrointestinale Lymphome. Deutsches Ärzteblatt 91 (1994) A-3114

7. Dysproteinämien und monoklonale Gammopathie

Als *Dysproteinämie* wird eine quantitative Verschiebung innerhalb der einzelnen Serumeiweißfraktionen bezeichnet, während man ursprünglich unter einer *Paraproteinämie* das Auftreten neuer, blutfremder Eiweißmoleküle verstand. Da sich jedoch gezeigt hat, daß diese Annahme unrichtig ist, spricht man jetzt von einer Paraproteinämie, wenn ein bestimmtes Immunglobulin exzessiv vermehrt im Blut auftritt. Dieser Begriff wird inzwischen synonym mit dem von Waldenström geprägten Terminus *monoklonale Gammopathie* benützt.

Normale Plasmaproteine

Das Blutplasma setzt sich aus mehr als 100 unterschiedlichen Eiweißkörpern (Proteinen) zusammen. Der Gesamteiweißgehalt des menschlichen Plasma beträgt normalerweise 6,5–8,0 g/100 ml (65–80 g/l). Diese Proteine lassen sich nach chemischen, physikalischen und immunologischen Gesichtspunkten einteilen. Einen Überblick über die Plasmaproteine des Menschen und ihre klinische Bedeutung gibt Tab. 7.**1**.

Die auch heute noch gebräuchlichste Trennmethode ist die (Papier-) oder **Azetatfolienelektrophorese** (S. 634 f.), mit der sich bereits fünf Eiweißfraktionen unterscheiden lassen: Albumine, α_1-, α_2-, β- und γ-Globuline. Kombiniert mit einer immunologischen Präzipitationsreaktion, lassen sich durch die **Immunelektrophorese** (S. 637 f.) bereits über 20 verschiedene Proteine identifizieren. Dabei ist hier von besonderem Interesse, daß sich die γ-Globulinfraktion im wesentlichen aus Immunglobulinen zusammensetzt. Durch **Ultrazentrifugation** (S. 635) des Blutplasmas mit einer Zentrifugalkraft, die dem 10^4–10^6fachen der Erdgravitation entspricht, lassen sich die Plasmaeiweiße nach ihrer *Sedimentationsgeschwindigkeit* auftreten. Dabei lassen sich 3 *Fraktionen* unterscheiden: A = 4 S, G = 7 S und M = 19 S, wobei S für Svedberg-Einheit steht. Außerdem findet sich eine je nach dem Lösungsmittel mehr oder weniger flottierende Lipoproteinfraktion (ca. 5,6 %). Ein weiteres, heute häufig verwendetes Verfahren zur Quantifizierung einzelner Plasmaproteine stellt die **Laser-Nephelometrie** bzw. die **Turbidimetrie** dar. Dabei wird das zu untersuchende Plasma mit einem gegen ein bestimmtes Protein spezifisches Antiserum inkubiert. Die daraus resultierende Immunkomplexbildung führt zu einer Trübung der Flüssigkeit (*Tynall-Effekt*), die photometrisch gemessen werden kann und quantitativ mit der Menge des gesuchten Proteins in der Probe korreliert. Früher angewandte sog. **Eiweißlabilitätsproben** (Weltmann-Band, Thymoltrübungsreaktion, Takata-Reaktion, Kadmiumsulfatreaktion u.a.) haben heutzutage im klinischen Alltag diagnostisch keine Bedeutung mehr.

Tabelle 7.**1** Die Plasmaproteine des Menschen und ihre klinische Bedeutung (nach Plasmaderivate „Behringwerke“, 1960, ergänzt nach Deutsch u. Geyer)

Protein (Anteil vom Ges.-Eiweiß im Plasma Gesunder)	**Funktion**	**Vermehrt bei**	**Vermindert bzw. fehlt bei**
Tryptophanreiches Präalbumin (28–35 mg %)	unklar thyroxinbindend	Schwangerschaft	Neugeborenen, Agammaglobulinämie, Plasmozytom, Makroglobulinämie, Waldenström, Leberkrankheiten
Albumin (3,4–4,6 g%)	Aufrechterhaltung des kolloidosmot. Druckes, Transportfunktionen für Vitamine, Hormone, Pharmaka, Eiweißreserve	Hyperbilirubinämie	Leberkrankheiten, Verbrennungen, Hunger, Ernährungsstörungen, Darmkrankheiten, Blutverlusten, Nephrose, Analbuminämie
α-Globuline			
α_1-Seromukoid (106 mg%)	unklar Verlängerung der Gerinnungszeit, Einfluß auf Struktur der Kollagenfasern	entzündlichen und neoplastischen Prozessen, die mit Gewebszerfall einhergehen	Einnahme von Ovulationshemmern
α_1-Lipoprotein (360 mg%)	siehe bei β-Lipoprotein		Leberzirrhosen, Hepatitis, Familiärer Analphalipoproteinämie (Tangier-Krankheit)

↓

Fortsetzung Tabelle 7.1

Protein (Anteil vom Ges.-Eiweiß im Plasma Gesunder)	**Funktion**	**Vermehrt bei**	**Vermindert bzw. fehlt bei**
Coeruloplasmin (32–44 mg%)	Kupferenthaltendes Protein, Oxydaseaktivität	akuten entzündlichen Prozessen, Neoplasmen, Myokardinfarkt, Schwangerschaft n. Ovulationshemmern, Neugeborenen, versch. Krankheiten, zunehmendem Alter	nephrotischem Syndrom, Wilson-Krankheit, Eiweißmangelzuständen, exsudative Enteropathie, Leberzirrhose
α_2-Makroglobulin (240–290 mg%)	Inhibitor von Proteinasen	Neugeborenen, Agammaglobulinämie (mäßig), Nephrose (stark), Diabetes, Porphyrin cutanea tarda	chron. Leberkrankheiten
Haptoglobin (30–190 mg%)	Bindung von Hämoglobin, Schutz des Körpers vor Verlusten an Hämoglobineisen	entzündlichen, neoplastischen oder degenerativen Veränderungen des Gewebes, Herzinfarkt, Cholangitis, Verschlußikterus	hämolyt. Anämie, Hämoglobinurien, hepatozellulären Störungen, Neugeborenen, Polyzythämie

Fortsetzung Tabelle 7.1

Protein (Anteil vom Ges.-Eiweiß im Plasma Gesunder)	**Funktion**	**Vermehrt bei**	**Vermindert bzw. fehlt bei**
β-Globuline			
β_1-Lipoprotein (210–500 mg%)	Transportfunktion für Fette, Lipoide, fettlösliche Vitamine und Hormone	Lipoidnephrose, Hyperlipämie, Myxödem, Arteriosklerose	Abetalipoproteinämie (Akanthozytose) Diabetes mellitus (Azidose oder Koma)
β_1-eisenb. Globulin (= Transferrin, Siderophilin) (250–400 mg%)	Transportfunktionen für Eisen, Schutz des Körpers vor Verlusten an ionisiertem Eisen, Resistenzfaktor?	blutenden Geschwüren, Lymphosarkom, Medikation mit oralen Kontrazeptiva, Eisenmangelzustände	Infekt und Tumoranämien, Leberkrankheiten, Infekten, Nephrosen, Atransferrinämie
Fibrinogen (290–590 mg%)	Blutgerinnung	akuten und chronischen entzündlichen Prozessen, insbes. solchen mit Gewebszerfall, Morbus Hodgkin, Karzinome, Verschlußikterus, Schwangerschaft, orale Kontrazeptiva	angeborene oder erworbene Verminderung der Produktion, intravasale Gerinnung, intravasale Fibrinolyse, Leberkrankheiten, Leukämien, Knochenmarkmetastasierung, vorzeitiger Lösung der Plazenta, Lungenoperationen

→

Fortsetzung Tabelle 7.1

Protein (Anteil vom Ges.-Eiweiß im Plasma Gesunder)	**Funktion**	**Vermehrt bei**	**Vermindert bzw. fehlt bei**
γ-Globuline (1,2–1,45 g%) IgG (900–1400 mg%) IgA (120–310 mg%) IgM (75–220 mg%) IgD (~ 5 mg%) IgE (~ 0,03 mg%)	Immunglobuline (Antikörper)	entzündlichen Prozessen, Kollagenosen, Paraproteinämien, chron. Leberkrankheiten	Neugeborenen, Säuglingen, nephrot. Syndrom, chron. lymphal. Leukämien, Amyloidose, Hypo- bzw. Agammaglobulinämien

Immunglobuline

Wie oben bereits erwähnt, wandern die Immunglobuline zum größten Teil in der γ-Globulinfraktion. Wir kennen **fünf Klassen** von Immunglobulinen, das IgG, IgA, IgM, IgD und IgE. Ihre chemische Grundstruktur (Abb. 7.**1**) entspricht im wesentlichen der des IgG, das, wie auch das IgD, IgE und das monomere IgA, aus zwei *schweren* (**H**:**h**eavy) und zwei *leichten* (**L**:**l**ight) Ketten zusammengesetzt ist. Das sekretorische IgA- und das IgM-Molekül sind Di- bzw. Pentamere des Grundmoleküls. Die verschiedenen Immunglobuline unterscheiden sich in der Struktur ihrer H-Ketten voneinander. Diese werden mit griechischen Buchstaben γ (gamma), α (alpha), μ (my), δ (delta) und ε (epsilon) je nach ihrer Zugehörigkeit zum IgG-, IgA-, IgM-, IgD- und IgE-Molekül bezeichnet und haben ein Molekulargewicht von 53 000–55 000 D. Jeweils zwei H-Ketten sind durch Disulfidbrücken miteinander verbunden. Die L-Ketten, κ (kappa) und λ (lambda), sind ebenfalls mit Disulfidbrücken an jeweils einer H-Kette fixiert, haben ein Molekulargewicht von 25 D und kommen bei allen Immunglobulinklassen vor, wobei jedes Ig-Molekül nur einen L-Ketten-Typ hat (Tab. 7.**2**). Die L-Ketten entsprechen dem sog. *Bence-Jones-Protein*, das bei einigen Paraproteinämien wegen seiner geringen Molekülgröße über die Nieren ausgeschieden und im Urin nachgewiesen werden kann.

Weitere, hämatologisch interessante Serum- bzw. Plasmaproteine

Haptoglobin (Hp) findet sich in der Gruppe der α_2-Globuline. Es lassen sich drei Typen unterscheiden, die aus verschiedenen Eiweißketten aufgebaut sind, jedes Molekül aus zwei α- und zwei β-Ketten. Das *Molekulargewicht* der β-Kette beträgt einheitlich 34 000 D, das der α-Kette monomer 9 000 D, dimer 18 000 D. Außer den beiden β-Ketten hat Hp1-1 zwei monomere, Hp2-1 eine monomere und eine dimere und schließlich Hp2-2 zwei dimere α-Ketten. Das Haptoglobin bildet mit freiem Hämoglobin einen *Komplex*, der vom MMS (S. 238 f.) resorbiert und abgebaut wird. Es läßt sich daher bei Hämolysen erniedrigt ($< 0,7$ g/l) im Serum nachweisen. Außerdem ist es ein **Akute-Phase-Protein**, wird also bei entzündlichen Erkrankungen erhöht ($> 3,8$ g/l) im Serum gefunden.

Transferrin (Siderophilin) wandert mit den β-Globulinen. Es ist das eisenbindende Protein des Serums; seine Aufgabe besteht darin, Eisen aus den Mukosazellen des Darmes oder aus den Eisenspeichern **(Ferritin)** in Milz, Leber und Knochenmark aufzunehmen und den frühen Zellen der Erythrozytopoese zur Hämsynthese zuzuführen. Es ist zusammen mit dem Serum-Ferritin ein sensibler Indikator für einen Eisenmangel: Beim „echten" Eisenmangel wird das Transferrin erhöht, das Ferritin dagegen erniedrigt nachge-

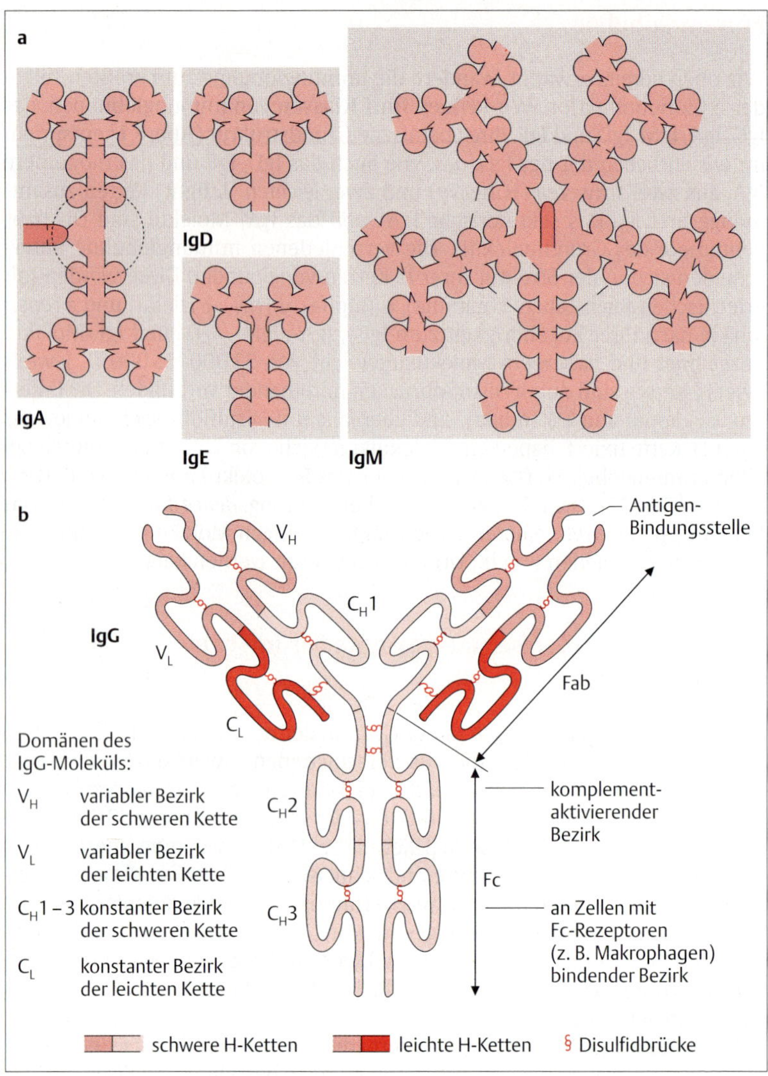

Abb. 7.**1** Struktur der Immunglobuline

Tabelle 7.2 Eigenschaften der Immunglobuline

Immunglobulin	H-Ketten	L-Ketten	Molekülformel	Serumkonzentration (mg/dl)	Molekulargewicht (D)	Svedberg-Konstante	Elektrophoretische Mobilität
IgG	γ	κ oder λ	$\gamma_2\kappa_2$ oder $\gamma_2\lambda_2$	1 200	155 000	7	γ-(β)-Globulin
IgA	α	κ oder λ	$\alpha_2\kappa_2$ oder $\alpha_2\lambda_2$	250	170 000	7 (9, 11, 13)	β-Globulin
IgM	μ	κ oder λ	$\mu_2\kappa_2$ oder $\mu_2\lambda_2$	120	850 000	19	γ-β-Globulin
IgD	δ	κ oder λ	$\delta_2\kappa_2$ oder $\delta_2\lambda_2$	3	180 000	7	γ-β-Globulin
IgE	ε	κ oder λ	$\varepsilon_2\kappa_2$ oder $\varepsilon_2\lambda_2$	0,03	200 000	8	γ-β-Globulin

wiesen, während umgekehrt bei akut- oder chronisch-entzündlichen Prozessen der Transferrinwert niedrig, der des Ferritin jedoch hoch ist. Damit ist die Transferrin/Ferritin-Konstellation zur differentialdiagnostischen Unterscheidung von echten zu entzündungsbedingten Eisenmangelzuständen sehr hilfreich.

Hämopexin gehört ebenfalls zur β-Globulinfraktion. Es besitzt die Fähigkeit selektiv Hämin zu binden und ist daher – wie das Haptoglobin – bei Hämolysen vermindert oder nicht mehr als freies Protein im Serum nachzuweisen. Seine Serumkonzentration beträgt 50–120 mg/dl.

β_2-Mikroglobulin ist die leichte Kette der Klasse-I-MHC-Proteine (HLA-A-, -B- und -C-Moleküle) und wandert ebenfalls mit den β-Globulinen. Es kann bei gesteigertem Stoffwechselumsatz vermehrt im Serum und Urin nachgewiesen werden und ist als Indikator für die Aktivität eines Plasmozytoms (S. 369 f.), einiger anderer Non-Hodgkin-Lymphome (S. 296 f.) oder von HIV-assoziierten Erkrankungen (S. 411 f.) von diagnostischem Nutzen. Sein Normalwert im Serum beträgt 1,2–2,5 mg/l bei intakter Nierenfunktion.

Auch die **Komplementfaktoren** (S. 394 f.) finden sich – außer dem C8, das mit der γ-Globulinfraktion wandert – bei den β-Globulinen.

In der *Plasmaelektrophorese* wandern die **Gerinnungsfaktoren** II, VII und X in der α_1-Globulinfraktion, die Faktoren VIII und IX sowie das Antithrombin III und das α_2-Antiplasmin mit den α_2-Globulinen und schließlich Fibrinogen, die Faktoren V und XII und das Plasminogen in der β-Globulinfraktion. Zur Funktion dieser an der Blutgerinnung beteiligten Plasmaproteine siehe S. 432 f.

Dysproteinämien

Im allgemeinen sind die bei den hämatologischen Krankheitsbildern mittels der Elektrophorese gewonnenen Befunde nicht krankheitsspezifisch, so daß ihnen auch differentialdiagnostisch bis auf wenige Ausnahmen nur eine geringe Bedeutung zukommt. In manchen Fällen erlauben jedoch die Veränderungen der Serumeiweißfraktionen gewisse prognostische Rückschlüsse:

- Beim **Hodgkin-Lymphom** (S. 278 f.) spricht eine anhaltende Albuminverminderung bei stark erhöhten α_2-Globulinwerten für eine akute Verlaufsform mit relativ schlechter Prognose. Eine starke *polyklonale* Hyper-γ-Globulinämie kann auf begleitende immunologische Vorgänge (z.B. auf eine hämolytische Anämie durch Autoantikörper) hinweisen, soll im übrigen aber prognostisch günstiger sein.
- Beim **zentroblastisch-zentrozytischen Non-Hodgkin-Lymphom** (CB-CC, S. 332 f.) scheint eine Zunahme der α_2-Globuline für eine Transformation zum prognostisch schlechteren zentroblastischen NHL (S. 338 f.) zu sprechen.

- Bei den **hämolytischen Anämien** gibt das Verhalten der γ-Globuline bisweilen Anhalt für den Grad der Antikörperproduktion und erlaubt somit ebenfalls gewisse prognostische Aussagen je nach ihrer Änderung unter einer entsprechenden Therapie.
- Bei einer **HIV-Infektion** (S. 411 f.) sieht man häufig schon in frühen Stadien, lange bevor ein zellulärer Immundefekt nachweisbar ist, eine mehr oder weniger ausgeprägte polyklonale Hyper-γ-Globulinämie.

Monoklonale Gammopathien

Im Unterschied zu den *Dysproteinämien* ist bei den *Paraproteinämien* selektiv ein einziges Immunglobulin im Serum vermehrt, was sich in der üblichen Serumelektrophorese in einer schmalbasigen, mehr oder weniger hohen Zacke (**M-Gradient** oder **M-Protein**) im Bereich der γ- oder auch der β- und selten der α-Globuline äußert (Abb. 7.**2**). Da diese Immunglobuline von einer einzigen Plasmazellfamilie gebildet werden, werden die Paraproteinämien nach Waldenström als monoklonale Gammopathien bezeichnet. Der Nachweis eines Paraproteins ist mittels der üblichen Elektrophorese allein nicht möglich, gelingt aber mit der Immunelektrophorese bzw. der Immunfixation (S. 637 ff.).

Differentialdiagnose und diagnostisches Vorgehen

Der Verdacht auf das Vorliegen einer monoklonalen Gammopathie wird häufig zuerst durch das typische Bild der Routine-Serum-Elektrophorese (**Papierelektrophorese**) erregt. Die **BSG** ist bei der *benignen monoklonalen Gammopathie* nicht oder nur wenig, beim Plasmozytom (S. 369 f.) und dem sekretorischen Immunozytom (S. 326 f.) jedoch zumeist maximal beschleunigt und bei den sekundären Formen von der Grundkrankheit abhängig. Im **Blutbild** besteht beim Plasmozytom und dem sekretorischen Immunozytom im Gegensatz zur benignen monoklonalen Gammopathie meist eine Anämie. Weiterführende Untersuchungen sind dann:

- **Immunelektrophorese** des Serums und Urins (Frage, bzw. Bestätigung: monoklonale Gammopathie),
- **quantitative Bestimmung** der Immunglobuline,
- **Knochenmarkspunktion** oder besser, da aussagekräftiger, **Knochenmarksbiopsie** (Plasmazellinfiltration des Knochenmarks),
- **Ultraschalluntersuchung** des Abdomens (Lymphknoten, Milz)
- konventionelle **Röntgenuntersuchung** des Skeletts (Schädel, knöcherner Thorax, Wirbelsäule, Becken, Oberarm- und Oberschenkelknochen). Ein Skelettszintigramm ist beim Plasmozytom deutlich weniger aussagekräftig (Osteolysen).

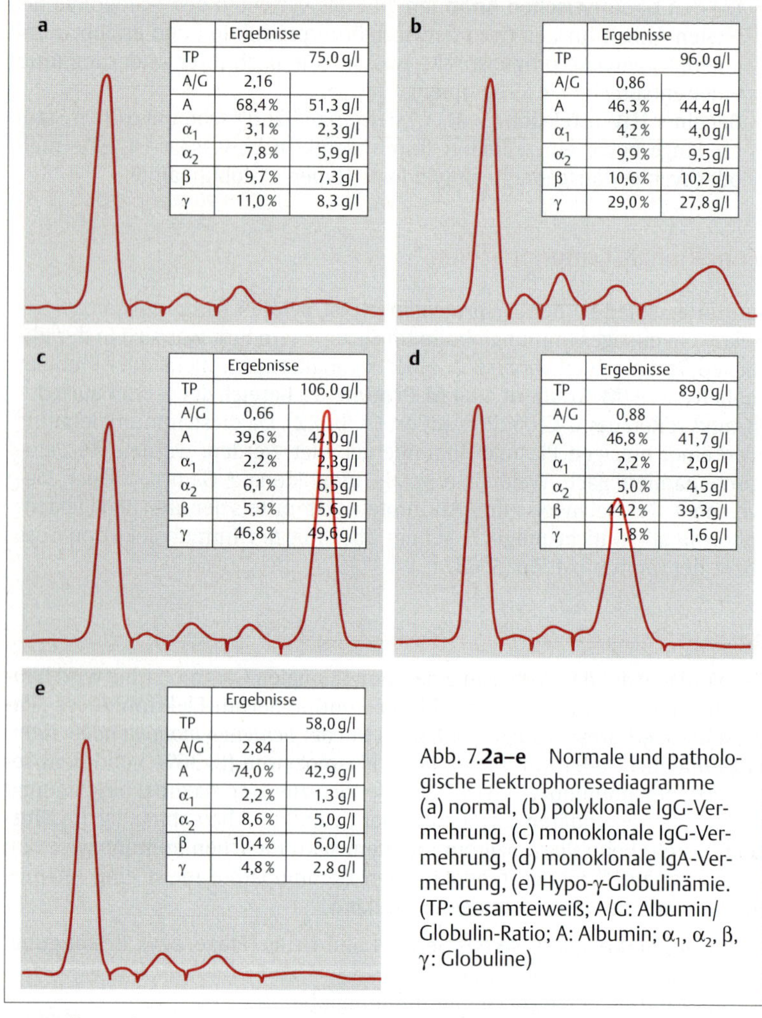

a
Ergebnisse
TP 75,0 g/l
A/G 2,16
A 68,4 % 51,3 g/l
α1 3,1 % 2,3 g/l
α2 7,8 % 5,9 g/l
β 9,7 % 7,3 g/l
γ 11,0 % 8,3 g/l
b
Ergebnisse
TP 96,0 g/l
A/G 0,86
A 46,3 % 44,4 g/l
α1 4,2 % 4,0 g/l
α2 9,9 % 9,5 g/l
β 10,6 % 10,2 g/l
γ 29,0 % 27,8 g/l
c
Ergebnisse
TP 106,0 g/l
A/G 0,66
A 39,6 % 42,0 g/l
α1 2,2 % 2,3 g/l
α2 6,1 % 6,5 g/l
β 5,3 % 5,6 g/l
γ 46,8 % 49,6 g/l
d
Ergebnisse
TP 89,0 g/l
A/G 0,88
A 46,8 % 41,7 g/l
α1 2,2 % 2,0 g/l
α2 5,0 % 4,5 g/l
β 44,2 % 39,3 g/l
γ 1,8 % 1,6 g/l
e
Ergebnisse
TP 58,0 g/l
A/G 2,84
A 74,0 % 42,9 g/l
α1 2,2 % 1,3 g/l
α2 8,6 % 5,0 g/l
β 10,4 % 6,0 g/l
γ 4,8 % 2,8 g/l

Abb. 7.**2a–e** Normale und pathologische Elektrophoresediagramme (a) normal, (b) polyklonale IgG-Vermehrung, (c) monoklonale IgG-Vermehrung, (d) monoklonale IgA-Vermehrung, (e) Hypo-γ-Globulinämie. (TP: Gesamteiweiß; A/G: Albumin/Globulin-Ratio; A: Albumin; α_1, α_2, β, γ: Globuline)

Normalbereiche

TP		66–86 g/dl
A/G	2,3– 1,6	
A	60,0–72,0 %	39,6–61,9 g/l
α_1	1,7– 4,4 %	1,1– 3,8 g/l
α_2	4,5–10,5 %	3,0– 9,0 g/l
β	7,9–12,0 %	4,6–11,2 g/l
γ	8,0–15,0 %	5,3–15,5 g/l

Monoklonale Gammopathie unsicherer Signifikanz (MGUS, benigne monoklonale Gammopathie)

In der Vergangenheit wurde die *benigne* monoklonale Gammopathie vom Plasmozytom als der *malignen* Form unterschieden. Da sich aber gezeigt hat, daß über Jahre verfolgt nicht wenige benigne in maligne Erkrankungen übergingen, wurde der Begriff der „monoklonalen Gammopathie unsicherer (oder unklarer) Signifikanz" geprägt. **Leitsymptom** ist eine monoklonale Gammopathie bei im übrigen unauffälligen Befunden (Tab. 7.**3**). Übersicht bei Kyle[1].

Eine monoklonale Gammopathie ohne die typische Befundkonstellation eines Plasmozytoms (S. 369 f.) oder einer anderen lymphoproliferativen Erkrankung kann zahlreiche Ursachen haben. Im Rahmen von umfangreichen Feldstudien in Skandinavien, Frankreich und den USA fanden sich bei 1–4 % der Bevölkerung, bei mit steigendem Alter zunehmender Progredienz, monoklonale Gammopathien, denen keine maligne lymphoproliferative Erkrankung zugrunde lag. 1994 wurde an der *Mayo-Klinik* in Rochester/Minessota bei 971 Patienten eine bis dato unbekannte monoklonale Gammopathie festgestellt. Bei 26 % der Untersuchten fand sich als Ursache ein Plasmozytom,

Tabelle 7.**3** Differentialdiagnose zwischen benignen und malignen Paraproteinämien

Befund	**benigne** monoklonale Gammopathie	**maligne** monoklonale Gammopathie
BSG	normal	normal bis stark beschleunigt
Hämoglobin	normal	oft erniedrigt
M-Gradient	< 2–3 g/dl	> 2–3 g/dl
Zunahme des M-Gradienten im Verlauf	nein	ja
Serumalbumin	normal	erniedrigt
Plasmazellinfiltration des Knochenmarks	nein (< 10 %)	ja (> 20 %)
leichte Ketten	$\kappa < \lambda$	$\kappa > \lambda$
Osteolysen	nein	häufig

bei 3 % ein lymphoplasmozytoides Immunozytom, bei 12 % eine primäre systemische Amyloidose und bei 7 % konnte der Befund einer anderen Grundkrankheit zugeordnet werden, während bei 52 % der Patienten die Ursache nicht aufgedeckt wurde. Hier wie auch bei anderen Untersuchungen war das Paraprotein meistens vom Typ IgG, während sich bei Plasmozytomen diese Ig-Klasse nur in etwa der Hälfte der Fälle findet. Ursache für die Gammopathie ohne faßbare Grunderkrankung könnte eine primäre Störung der Immunreaktivität, möglicherweise durch eine defekte T-Zellregulation sein, woraus aber gleichzeitig auch ein erhöhtes Risiko für die Entwicklung neoplastischer Erkrankungen resultiert. Tatsächlich entwickelt sich jedoch nach einer *Langzeitstudie* ebenfalls der Mayo-Klinik während eines Beobachtungszeitraums von 24–38 Jahre bei 26 % dieser Patienten oft nach jahrelangem Verlauf ein Plasmozytom, ein Immunozytom, eine systemische Amyloidose oder ähnliche Erkrankung. Danach muß die bei uns häufig noch als „benigne monoklonale Gammopathie" bezeichnete Störung zumindest als potentiell oder prämalignes Phänomen angesehen werden. Es setzt sich daher auch bei uns nach dem im angloamerikanischen Sprachraum gebräuchlichen Begriff der „monoclonal gammopathy of undetermined significance" (MGUS) durch, dieses Phänomen als „monoklonale Gammopathie unsicherer Signifikanz" zu bezeichnen.

Benigne monoklonale Gammopathien (nach Carter 1980)

1. **Begleitgammopathie (sekundäre monoklonale Gammopathie)**
   verschiedene Infekte 5 %
   Autoimmunprozesse 20 %
   myeloproliferative Krankheiten 12 %
   solide Malignome 9 %
   kardiovaskuläre Erkrankungen 9 %
   Morbus Gaucher 5 %
   verschiedene Krankheiten 3 %
2. **Idiopathische Gammopathie (primäre monoklonale Gammopathie)**
   ohne Grundkrankheit 34 %

Monoklonale γ-Globulinvermehrungen finden sich auch bei verschiedenen anderen Erkrankungen. Offenbar werden im Rahmen von Infektions-, Autoimmun- oder anderen chronischen Krankheiten einzelne Plasmazellklone im Sinne einer überschießenden, mehr oder weniger entkoppelten Regulation zu einer gesteigerten Proliferation stimuliert. Die daraus resultierende *sekundäre* monoklonale Gammopathie ist bei akuten Infekten in der Regel reversibel, bei chronischen Erkrankungen eher persistierend, zumeist jedoch nicht progredient. Tritt eine monoklonale Gammopathie im Zusammenhang mit einem malignen Tumor auf, könnte dieses Phänomen Ausdruck einer frustranen Immunantwort gegen ein Tumorantigen sein. Eindeutige Beweise für diese Hypothese gibt es jedoch nicht. Dennoch sollte eine asymptomatische Gammopathie immer Anlaß für eine erweiterte Tumorsuche sein.

Maligne Gammopathien

Die malignen Gammopathien gehören zu den lymphoproliferativen Erkrankungen. In dieser Gruppe ist das Plasmozytom die häufigste Krankheit, gefolgt von der Makroglobulinämie Waldenström. Seltener sind die Kälteagglutininkrankheit (S. 387 f.) und die verschiedenen Formen der Schwerkettenkrankheit.

Plasmozytom (multiples Myelom [MM], M. Kahler)

Das Plasmozytom ist eine maligne Erkrankung, die durch die autonome Vermehrung monoklonaler Plasmazellen auf dem Boden einer irreversiblen Transformation einer hämatopoetischen Stammzelle charakterisiert ist. *Phänotypisch* stellt es sich als terminal differenzierte Neoplasie der lymphatischen B-Zellreihe dar, ist jedoch *pathogenetisch* eine Stammzellerkrankung. Es ist damit den niedrig-malignen Non-Hodgkin-Lymphomen zuzuordnen. **Leitsymptome** dieser Krankheit sind eine ausgeprägte BSG-Beschleunigung, der Nachweis monoklonaler Immunglobuline im Serum und/oder deren Bruchstücke (l-Ketten oder Bence-Jones-Protein) im Urin, Knochendestruktionen und ein typischer Knochenmarksbefund (Abb. 7.**3**). Die Erkrankung ist bislang in der Regel unheilbar, komplette Remissionen nach Chemotherapie sind selten.

Von der Krankheit sind Männer im Verhältnis 3:2 etwas häufiger betroffen als Frauen. Bei jüngeren Menschen (unter 30 Jahre) ist die Erkrankung extrem selten, steigt dann in ihrer Häufigkeit fast kontinuierlich an und erreicht ihr Maximum in der Mitte des 8. Lebensjahrzehnts.

Klinisches Bild. Der Beginn der Erkrankung ist schleichend mit uncharakteristischen Symptomen wie allgemeines Schwächegefühl, Müdigkeit, zunehmende Blässe, bisweilen Nachtschweiß, Unruhe, Appetitlosigkeit und Gewichtsabnahme. Vielfach werden rheumatische Beschwerden, oft als Lumboischialgie oder Interkostalneuralgie mißgedeutet, von den Patienten angegeben.

Bei der **körperlichen Untersuchung** des Patienten fällt meist eine mehr oder minder stark ausgeprägte Blässe auf. Oft besteht eine Druckschmerzhaftigkeit des Skeletts mit Klopfschmerz besonders der Wirbelsäule und des

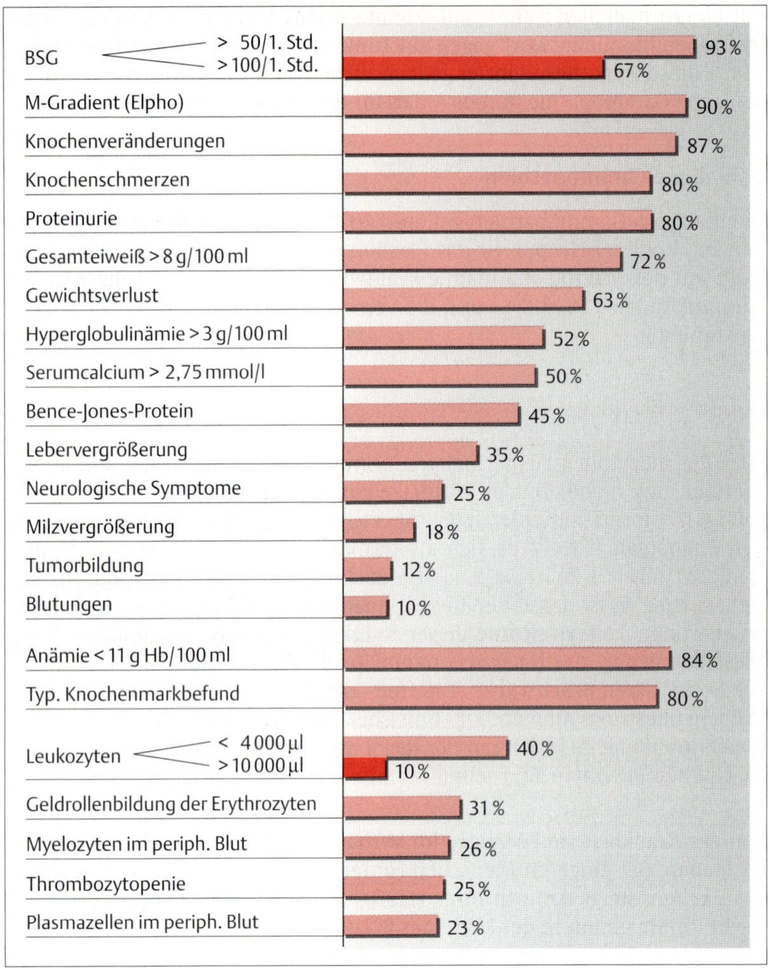

Abb. 7.**3** Häufigkeit der Symptome beim Plasmozytom

knöchernen Thorax, seltener der Extremitäten. Zuweilen finden sich bei sorgfältiger Palpation Deformierungen und harte Auftreibungen an Knochen, besonders am Schädel, an Rippen oder einzelnen Wirbelkörpern. Auch in der Haut, den Brustdrüsen oder Lymphknoten können (wenn auch im Anfangsstadium selten) mehr oder weniger harte Knoten getastet werden. Die Leber ist bei etwa 35 %, die Milz nur bei ca. 20 % der Patienten tastbar vergrößert.

Weitere Hinweise kann eine **Röntgenuntersuchung** (weniger aussagekräftig ist die Szintigraphie) des Skelettsystems geben. Beim Plasmozytom finden sich fast immer Zeichen einer ausgeprägten Kalzipenie der Knochen, wobei diese röntgenmorphologisch oft nicht von einer Osteoporose zu unterscheiden sind. Daher muß bei jeder klinisch festgestellten Osteoporose ein Plasmozytom durch eine **Immunelektrophorese** bzw. **-fixation** ausgeschlossen werden. Spontanfrakturen, Zusammensinterungen und Deckplatteneinbrüche der Wirbelkörper (*Fischwirbel*) bieten ein häufig gefundenes Bild. Dagegen sind nur in etwa der Hälfte der Fälle primäre Osteolysen, einzelne oder multiple scharf begrenzte Knochendefekte, mit Vorliebe in der Schädelkalotte (*Schrotschußschädel*), den Rippen, der Wirbelsäule und dem Becken, aber auch den proximalen Abschnitten der Oberarm- und Oberschenkelknochen zu sehen. Im Bereich dieser Knochendestruktionen und der nicht seltenen pathologischen oder Spontanfrakturen lassen sich periostale Reaktionen oder Knochenneubildungen so gut wie nie finden.

Neurologische Störungen treten bei etwa 10–20 % der Patienten meist in Form distal betonter sensomotorischer Ausfälle durch immunpathologische Interaktionen des Paraproteins[2] mit den Nervenscheiden oder als Folge von Wirbelkompressionen zumeist der unteren thorakalen und der lumbalen Segmente auf.

Laborbefunde. Typisch für die Erkrankung ist die *monoklonale Immunglobulinvermehrung* und *Hyperproteinämie* mit Gesamteiweißwerten von 80–100 g/l, in Extremfällen bis 200 g/l, wofür bereits die deutlich bis maximal *beschleunigte BSG (Sturzsenkung)* erster Ausdruck ist. Lediglich beim reinen Leichtkettenplasmozytom ist die BSG häufig normal oder nur wenig beschleunigt. Diese Hyperproteinämie fehlt nur in sehr seltenen Fällen, beispielsweise bei isolierten Plasmozytomen. Sie ist fast ausschließlich durch Vermehrung der Immunglobuline bedingt, während die Albuminfraktion eher vermindert ist. Das wird charakteristischerweise schon im üblichen Elektrophoresediagramm deutlich, in dem sich der schmalbasige, spitze *M-Gradient*, der durch die oft gewaltige Vermehrung des monoklonalen Immunglobulins zustande kommt (Abb. 7.**2c**, S. 366) und – in abnehmender Häufigkeit – in der Zacke der γ-Globuline, der β-Globuline und – sehr selten – der α_1- oder α_2-Globuline wandern kann. Vereinzelt gibt es Plasmozytome, bei denen zwei und mehr monoklonale Immunglobuline nachweisbar sind. Es finden sich dann zwei (oder mehr) M-Gradienten, mitunter in verschiedenen Bereichen des Elektropherogramms. Man spricht dann von einer *Doppel-, Drei- oder Mehrfachparaproteinämie* bzw. einem **bi-, tri- oder oligoklonalen Plasmozytom**. Der M-Gradient kann in der Elektrophorese oft lange vor dem Auftreten anderer Krankheitssymptome vorhanden sein, was dann die Unterscheidung zur „benignen monoklonalen Gammopathie" (S. 367) schwierig gestaltet (Tab. 7.**3**, S. 367). Beim **smouldering Myelom** kann das

Paraprotein über lange Zeit ohne therapeutische Maßnahmen unverändert bleiben oder ganz geringfügig ansteigen und signalisiert dann durch seine rasche Zunahme den Übergang in ein therapiebedürftiges Plasmozytom.

> ! Andererseits gibt es Plasmozytome, bei denen keine Paraproteinämie im Elektrophoresediagramm zu finden ist.

Es handelt sich dann meistens um Krankheitsbilder, bei denen statt eines monoklonalen Immunglobulins nur leichte Ketten (L-Ketten), also Bruchstücke von Immunglobulinen gebildet werden, die Dank ihres geringen spezifischen Gewichts von 22 000 D vollständig durch die Nieren ausgeschieden werden und dann als *Uroparaprotein* in der Urinelektrophorese nachweisbar sind. Diese Erkrankungen werden als **Bence-Jones-** oder **Leichtketten-Plasmozytome** bezeichnet. Plasmozytome ohne Hyperproteinämie, ohne monoklonale Immunglobuline und ohne Bence-Jones-Proteine im Urin, die **asekretorischen Plasmozytome** (S. 386), sind nur sehr selten.

Weitere Aufschlüsse über die Natur der Immunglobuline gibt dann die **Immunelektrophorese** (S. 637 f.) bzw. die in letzter Zeit zunehmend häufiger angewandte **Immunfixation** (S. 639), wobei der Vorteil letzterer darin liegt, daß die Methode technisch einfacher ist, das Ergebnis schneller vorliegt und die Nachweisempfindlichkeit für Immunglobuline ca. 50–100fach höher ist. Mit beiden Methoden kann zwischen den einzelnen Plasmozytomentitäten (IgA-, IgG-, IgM- u.a.) unterschieden und eine Zuordnung zum Leichtkettentyp (Typ κ oder Typ λ) getroffen werden.

Herrschen normalerweise die λ-Ketten vor (κ:λ = 1:2,5), so finden sich beim Plasmozytom etwa doppelt so oft κ- wie λ-Ketten (2:1).

Bei einigen Patienten lassen sich im Serum abnorme Proteine nachweisen, die als **thermolabile Paraproteine** bezeichnet werden. Hierzu gehören die *Kryoglobuline*, die für Kältelabilitätsphänomene bei Temperaturen unter der Körpertemperatur verantwortlich sind.

> ! Sie führen beim abkühlenden Blut früher oder später zu einer Koagulation des Blutes, manchmal schon bei der Blutentnahme, gelegentlich auch erst bei Zimmertemperatur oder im Kühlschrank. Blutuntersuchungen bei Kryoglobulinämie müssen daher, um Artefakte zu vermeiden, mit angewärmtem Blut, Reagenzien und Materialien erfolgen.

Wegen der *hohen Viskosität* der Kryoglobuline kann es durch die Verlangsamung des Blutstroms in den Arteriolen zu peripheren Durchblutungsstörungen kommen, die besonders in den Augen und im Gehirn gefürchtet sind.

Unabhängig vom beschriebenen Bence-Jones-Plasmozytom läßt sich ungefähr bei der Hälfte der Plasmozytomkranken ein **Bence-Jones-Protein** im

Urin nachweisen. Diese Patienten haben gegenüber den Patienten ohne Bence-Jones-Protein eine, statistisch gesehen, schlechtere Prognose. Bence-Jones-Proteine lassen sich nicht mit den im Routinelabor üblichen Urin-Teststreifen erfassen, da diese nur Albumine nachweisen. Daher muß bei Plasmozytompatienten der Urin mittels *Urinelektrophorese* oder *-immunelektrophorese* bzw. *Immunfixation* auf das Vorliegen dieser Eiweißkörper hin untersucht werden.

Das **Blutbild** zeigt in der Regel eine in Abhängigkeit vom Krankheitsstadium mehr oder weniger starke zumeist *hypochrome normozytäre Anämie*, die im Verlauf, besonders terminal stark zunehmen kann. Irreführende Ergebnisse finden sich bei der Anwesenheit von Kryoglobulinen und Kälteagglutininen, die zu Rollenbildung der Erythrozyten und damit zu Artefakten im Labor führen können.

! Daher sollte die Untersuchung mit angewärmten (37 °C) Materialien und Reagenzien erfolgen.

Die *Leukozyten* sind oft vermindert, verbunden mit einer relativen Lymphozytose. Manchmal können im *Differentialblutbild* vereinzelt und erst nach längerem Suchen auch Plasmazellen gefunden werden. In den seltenen Fällen, in denen Plasmazellen in großer Zahl ins periphere Blut ausgeschwemmt werden, spricht man von einer *Plasmazellenleukämie* (S. 386). Die *Thrombozytenzahl* ist ebenfalls abhängig vom Stadium der Erkrankung normal bis vermindert.

Durch die zytologische und/oder histologische Untersuchung des **Knochenmarks** (Abb. 7.**4**) kann die Diagnose meist schlagartig geklärt werden. Jedoch schließt ein *negativer Befund* ein Plasmozytom nicht aus, da bei einem Teil der Patienten das Knochenmark nur herdförmig von Plasmazellen durchsetzt ist. Die pathologischen Plasmazellen (Myelomzellen) sind meist etwas größer als normale Plasmazellen, die Kern-Plasma-Relation ist zugunsten des Kerns verschoben. Mehrkernige Zellen sind keine Seltenheit. Die Kernstruktur ist meist lockerer als die der normalen Plasmazellen. Fast alle Myelomzellen zeigen ein oder mehrere, deutlich erkennbare Kernkörperchen. Im Zytoplasma fallen häufig mehr oder weniger zahlreiche Vakuolen (*cellules de mott* oder *Morulazellen*) und Zelleinschlüsse in Form der *Russel-Körperchen* oder nadelförmige Proteinkristalle auf. Gelegentlich sind die Zellen morphologisch den Lymphozyten sehr ähnlich. Es ergeben sich dann oft auch klinische Übergänge zum Immunozytom (S. 326 f.).

In den **Anfangsstadien** der Erkrankung braucht sich das Knochenmark nicht von stärkeren reaktiven Plasmazellvermehrungen, wie sie vor allem im Verlauf von entzündlichen Prozessen und Tumoren beobachtet werden, zu unterscheiden. Im allgemeinen wird eine Vermehrung der Plasmazellzahl

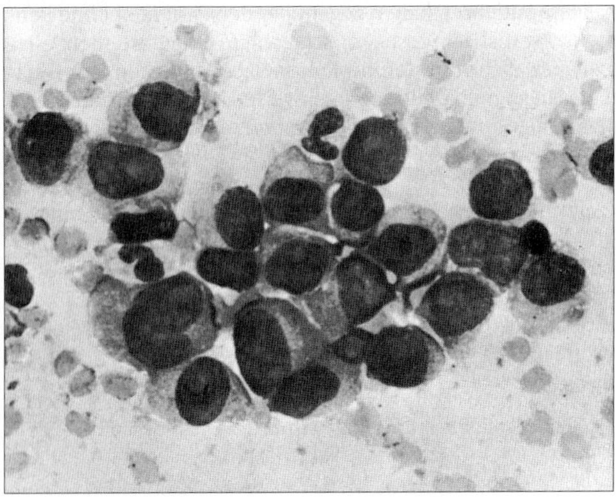

Abb. 7.4 Knochenmarkpunktat bei Plasmozytom.

von bis zu 20 % noch als Ausdruck eines reaktiven Geschehens angesehen, während ein höherer Prozentsatz für ein Plasmozytom sprechen soll. Doch ist diese Begrenzung etwas willkürlich, wobei es Schwankungen in beiden Richtungen gibt. Beim *solitären Plasmozytom* und den sehr seltenen *extramedullären Plasmozytomen* ist der Knochenmarksbefund vollkommen normal.

Auch das **morphologische Bild** und der dabei festgestellte *Differenzierungsgrad der Myelomzellen* (hoch-, intermediär- und geringdifferenziert) ist von prognostischer Bedeutung, wobei der Malignitätsgrad der Erkrankung mit abnehmender Differenzierung zunimmt. Dazu verwertbare Zellparameter sind Zellkerngröße und -kerbung, Zytoplasmareife und Zellpolymorphie, die eine **morphologische Gliederung** zwischen *plasmazytisch* (Marschalko, niedriger Malignitätsgrad) und *plasmablastisch* (hoher Malignitätsgrad) zulassen[3,4].

Einteilung der Plasmozytome (nach Mohr, Groß u. Bartl[4])

nach der Lokalisation:

Solitäres Plasmozytom
- ossär
- extraossär

Generalisiertes Plasmozytom
- ossär
- ossär mit paraskelettalen Manifestationen
- extraossär
- ossär und extraossär

nach dem Zelltyp:

niedriger Malignitätsgrad
- plasmazytisch (Marschalko)
- kleinzellig

intermediärer Malignitätsgrad
- cleaved
- polymorph
- asynchron

hoher Malignitätsgrad
- plasmablastisch

nach der Proteinanomalie und Häufigkeit (%):

- IgG-Plasmozytom (50–65 %)
- IgA-Plasmozytom (ca. 20 %)
- Bence-Jones-Plasmozytom (Leichtkettenkrankheit) (3,5–6 %)
- IgD-Plasmozytom (ca. 1 %)
- IgM-Plasmozytom (< 1 %)
- IgE-Plasmozytom(< 1 %)
- Biklonales Plasmozytom (Doppelparaproteinämie) (0,5 %)
- Plasmozytom ohne monoklonales Immunglobulin (< 1 %)

Zytochemische und immunzytologische Untersuchungen. Zytochemische Färbemethoden spielen bei der Diagnostik des Plasmozytoms eine nur untergeordnete Rolle. Myelomzellen weisen eine mit der Unreife der Zellen weitgehend parallel gehende Aktivität der *unspezifischen Esterasen* auf. Differentialdiagnostische Schlüsse auf die Dignität der Erkrankung (reaktiv – benigne – maligne) lassen die Befunde allerdings nicht zu. Auch die Aktivität von sauren Hydrolasen (saure Phosphatase, β-Glukoronidase) ist bei Myelom-Plasmazellen nicht spezifisch erhöht. Alkalische Phosphatase, Naphthol-AS-Chlorazetatesterase und Peroxidase sind nicht vorhanden.

Die **Immunphänotypisierung** von Plasmazellen mit monoklonalen Antikörpern hat in der klinischen Routinediagnostik wegen des methodischen Aufwands und der im Verhältnis dazu relativ geringen Aussagekraft bislang keinen wesentlichen Stellenwert. Zudem kommen verschiedene Untersuchungsreihen über den prognostischen Wert verschiedener Oberflächenmarker, wie beispielsweise die CD10- und CD20-Antigene auf Plasmazellen, zu diskrepanten Ergebnissen[5]. Auch kann durch den Nachweis einer *monoklonalen B-Zell-Fraktion*, die die gleiche Immunglobulinstruktur wie die vermehrten Plasmazellen exprimiert, zwischen einem (monoklonalen) Plasmozytom und einer (polyklonalen) Plasmazellvermehrung unterschieden werden. Prognostisch verwertbare Befunde dagegen sind beim multiplen Myelom eine mittels der Durchflußzytometrie (S. 615) feststellbare quantitative Vermehrung der CD8-positiven Suppressor-T-Lymphozyten und eine Verminderung der CD4-positiven Helferzellen im peripheren Blut, wobei die Abnahme der Helferlymphozyten mit einem Anstieg des β_2-Mikroglobulins korreliert.

Staging. Die Stadieneinteilung der Plasmozytome erfolgt nach Durie und Salmon (Tab. 7.**4**). Sie beruht auf der Beobachtung, daß die Gesamtmasse monoklonaler Plasmazellen ein wesentliches prognostisches Kriterium darstellt. Nach ihr kann die Indikation zur Einleitung einer Behandlung gestellt werden.

Therapieindikation und -ziel. In *frühem Stadium* (IA nach Durie u. Salmon) und bei schleichendem Verlauf (smouldering myeloma) ohne Einschränkung der Nierenfunktion besteht keine Veranlassung zu therapeutischem Vorgehen. Ausnahme davon sind solitäre *extraossäre* und *ossäre* Plasmozytome, durch deren Destruktionen die Skelettstatik gefährdet ist. Bei den solitären extraossären Myelomen hat sich meist schon mit der **chirurgischen** Entfernung aus diagnostischen Gründen eine weitere Therapie erübrigt. Eine Indikation für einen **medikamentösen** Behandlungsbeginn besteht:

- in allen B-Stadien, wenn die Niereninsuffizienz auf das Plasmozytom zurückzuführen ist,
- bei Bence-Jones-Proteinurie
- im Stadium IIA bei rascher Progression,
- im Stadium IIIA,
- bei myelombedingter Hyperkalzämie,
- bei ausgeprägtem Hyperviskositätssyndrom,
- bei paraneoplastischer Polyneuropathie.

Tabelle 7.4 Klinische Stadieneinteilung des Plasmozytoms (nach Durie u. Salmon)

Stadium	Kriterien	Tumorzell-masse/m^2KO
I	alle der folgenden ➤ Hb-Wert > 10 g/100 ml ➤ Serum-Ca-Wert normal (≤ 5 mval/l) ➤ röntgenologisch normales Knochenskelett oder nur ein solitär im Knochen lokalisiertes Plasmozytom ➤ geringe Konzentration an Paraprotein IgG < 5 g/100 ml IgA < 3 g/100 ml leichte Ketten im Urin < 4 g/24 h	$< 0{,}6 \cdot 10^{12}$
II	weder zu Stadium I noch zu Stadium III passend	$0{,}6–1{,}2 \cdot 10^{12}$
III	eines oder mehrere der folgenden ➤ Hb-Wert < 8,5 g/100 ml ➤ Serum-Ca-Werte > 4,5 mval/l ➤ fortgeschrittene osteolytische Knochenveränderungen ➤ hohe Konzentration an Paraprotein IgG > 7 g/100 ml IgA > 5 g/100 ml leichte Ketten im Urin > 12 g/24 h	$> 1{,}2 \cdot 10^{12}$
Subklassifizierung	**A:** relativ normale renale Funktion (Serumkreatininwerte < 2,0 mg/100 ml) **B:** gestörte renale Funktion (Serumkreatininwerte ≥ 2,0 mg/100 ml)	

Das **Ziel** der Behandlung kann lediglich in einer Reduktion der Plasmazellmasse und der damit statistisch korrelierenden Verlängerung der Lebenserwartung liegen, eine Heilung ist nicht möglich. So haben Untersuchungen an einer großen Patientenzahl sichere Überlebensvorteile bei folgenden **Remissionskriterien** erbracht:

➤ Reduktion des M-Gradienten um 75 % des Ausgangswertes bzw. auf mindestens 2,5 g/dl,

- Reduktion einer Leichtkettenproteinurie auf Werte unter 200 mg/d,
- Anstieg des Hb um mindestens 2 g/dl (auf mindestens 9 g/dl) und
- Normalisierung der Serumkalzium- und Serumkreatininwerte.

Eine *Teilremission* bestünde bei einer Reduktion des M-Gradienten um 50 %. Mit dem Erreichen einer Remission oder eines stabilen Krankheitsstadiums (*stable disease*) sollte die Behandlung beendet und erst dann wieder aufgenommen werden, wenn es zu einer *erneuten Progression* kommt. Es gelten dann dieselben Indikationskriterien wie bei Behandlungsbeginn (s.o.).

> ! Zwar verlängert eine zytostatische Erhaltungs- oder Dauertherapie das Intervall bis zu einem Rezidiv, doch sprechen ohne eine solche viele Patienten mit einem Relaps auf eine erneute MP-Therapie wieder gut an.

Chemotherapie. Beim multiplen Myelom ist eine Chemotherapie (Übersicht bei D.E. Bergsagel[6]) mit **alkylierenden Substanzen** (Melphalan und Zykophosphamid) und **Glukokortikoiden** die Therapie der ersten Wahl. Anthrazykline (Doxorubicin und Epirubicin) zeigen zwar eine gewisse zytostatische Aktivität, verbessern aber in Kombination mit Alkylantien und Steroiden die Prognose des Patienten bezüglich seiner Lebenserwartung nach bisher vorliegenden Studien nicht. Für Antimetabolite (z.B. Methotrexat und Cytarabin) und Vincaalkaloide (Vincristin, Vinblastin und Vindesin) konnte bislang keine Wirksamkeit beim Plasmozytom nachgewiesen werden[7]. Metaanalysen von 18 randomisierten Studien, in denen die Melphalan/Prednisolon-Behandlung mit Kombinationstherapien bestehend aus verschiedenen Zytostatika verglichen wurde, zeigten keinen Vorteil für diese Kombinationen[8]. So bleibt die orale Behandlung mit Melphalan und Prednisolon (MP) nach Alexanian nach wie vor die **Standardtherapie** (Tab. 7.**5**). Falls diese Behandlung nicht anspricht und auch keine **Nebenwirkungen** zeigt, man also von einer enteralen Resorptionsstörung gegenüber dem Melphalan ausgehen kann, sollte auf die intravenöse Gabe von Melphalan übergegangen werden.

> ! Nach Beendigung der Primärbehandlung bei Erreichen einer Remission (s.o.) kommt es bei fast allen Patienten nach einem mehr oder weniger langen Zeitraum zu einem Rezidiv.

Liegt das Ende der MP-Therapie mehr als ein halbes Jahr zurück, kann erneut ein Versuch mit diesem **Behandlungsschema** unternommen werden, das bei 60–70 % der Patienten zu einem deutlichen Rückgang des Paraproteins (um mehr als 50 %) führt. Erst wenn diese Maßnahme nicht zu dem erwünschten Erfolg führt oder wenn die Remission weniger als sechs Monate

Tabelle 7.5 Zytostatikakombinationen zur Behandlung des Plasmozytoms

Therapieschema	Zytostatikakombination	Dosierung	Zeitplan
MP („Alexanian I")	Melphalan Predniso(lo)n	0,25 mg/kg KG p.o. 2,0 mg/kg KG p.o. Wenn die Leukozytenzahl im Intervall zwischen den Zyklen nicht unter 3 000/µl und die Thrombozytenzahl nicht unter 100 000/µl abfällt, kann die Melphalan-Dosis um 0,05 mg/kg KG gesteigert werden.	Tag 1–4 Tag 1–4 Wiederholung Tag 43
MP intravenös	Melphalan Predniso(lo)n Melphalan-Dosis an Nierenfunktion anpassen!	16 mg/m² KO Inf. (30 min.) 60 mg/m² KO p.o.	Tag 1 Tag 1–4 Wiederholung Tag 43
CP	Cyclophosphamid Predniso(lo)n	0,25 mg/kg KO p.o. 200 mg p.o.	Tag 1–4 Tag 1–4 Wiederholung Tag 22
Bendamustin-Prednisolon	Bendamustin Prednisolon	100 mg/m² KO Infusion 80 mg/m² KO p.o. 60 mg/m² KO p.o. 40 mg/m² KO p.o. 20 mg/m² KO p.o. 10 mg/m² KO p.o.	Tag 1 Tag 1–4 Tag 5 Tag 6 Tag 7 Tag 8 Wiederholung Tag 22

→

Fortsetzung Tabelle 7.5

Therapieschema	Zytostatikakombination	Dosierung	Zeitplan
VMCP	Vincristin	1 mg i.v.	Tag 1
	Melphalan	5 mg/m² KO p.o.	Tag 1–4
	Cyclophosphamid	100 mg/m² KO p.o.	Tag 1–4
	Predniso(lo)n	60 mg/m² KO p.o.	Tag 1–4
			Wiederholung Tag 22
VCAP	Vincristin	1 mg i.v.	Tag 1
	Cyclophosphamid	100 mg/m² KO p.o.	Tag 1–4
	Doxorubicin (Adriamycin)	25 mg/m² KO i.v.	Tag 1
	Predniso(lo)n	60 mg/m² KO p.o.	Tag 1–4
		Wenn die Leukozytenzahl im Intervall zwischen den Zyklen nicht unter 2 000/µl und die Thrombozytenzahl nicht unter 80 000/µl abfällt, kann die Zyklophosphamid- und die Doxorubicin-Dosis um jeweils 10 % gesteigert werden.	Wiederholung Tag 22

Fortsetzung Tabelle 7.5

Therapieschema	Zytostatikakombination	Dosierung	Zeitplan
VMCBP („M_2“)	Vincristin	2 mg i.v.	Tag 1
	Melphalan	0,25 mg/kg KG p.o.	Tag 1–4
	Cyclophosphamid	10 mg/kg KG i.v.	Tag 1
	BCNU (Carmustin)	1 mg/kg KG i.v.	Tag 1
	ab 3. Zyklus	0,5 mg/kg KG	
	Predniso(lo)n	1 mg/kg KG p.o.	Tag 1–7
		0,5 mg/kg KG	Tag 8–14
		0,25 mg/kg KG	jeden 2. Tag
			Wiederholung Tag 36 oder 42
VAD	Vincristin	0,4 mg 24-Stunden-Infusion	Tag 1–4
	Doxorubicin (Adriamyzin)	9 mg/m² KO 24-Stunden-Infusion	Tag 1–4
	Dexamethason	40 mg p.o.	Tag 1–4, 9–12 und 17–20
			Wiederholung Tag 22 oder 29
ViD	Vincristin	2 mg i.v.	Tag 1
	Idarubicin	10 mg/m² KO p.o.	Tag 1–4
		Die Dosis wird nach dem Grad der Myelosuppression in den Folgezyklen reduziert oder gesteigert auf maximal 13 mg/m².	
	Dexamethason	40 mg p.o.	Tag 1–4, 8–12 und 17–20
			Wiederholung Tag 29

andauerte, besteht, wie auch bei einem primären Versagen der MP-Behandlung, eine Indikation für eine *second-line-Polychemotherapie* (Tab. 7.**5**).

Hochdosierte Steroidtherapie. Bei etwa einem Viertel der primär oder sekundär zytostatikarefraktären Patienten kann die hochdosierte Steroidtherapie zu einer objektiven Besserung der Befunde führen. Die Behandlung erfolgt entweder mit 40 mg Dexamethason/d für 4 Tage beginnend mit Tag 1, 9 und 17 alle 4 Wochen[9] oder mit 100 mg Predniso(lo)n jeden zweiten Tag[10].

Hochdosis-Chemotherapie. Die *myeloablative* Behandlung, bei der beispielsweise bis zu 200 mg/m^2 Melphalan intravenös gegeben wird (gelegentlich kombiniert mit einer Ganzkörperbestrahlung, mit anschließender Infusion CD34-positiver Stammzellen, S. 564 f.), stellt eher noch eine *experimentelle* Therapieform dar. Bisherige Studien zeigen höhere Remissionsraten und länger anhaltende, auch komplette Remissionen. Bei jüngeren Patienten sollte daher diese Behandlung in Erwägung gezogen werden.

Lokale chirurgische und Strahlentherapie. Das Plasmozytom ist, wie alle anderen malignen Lymphome auch, sehr strahlensensibel. Eine **lokale Bestrahlung** ist neben der medikamentösen Zytostase immer dann indiziert, wenn durch große Destruktionen besonders im Bereich der Wirbelsäule oder des Beckens *neurologische* Komplikationen drohen. Auch starke Schmerzen durch *Osteolysen* können eine Indikation zur Bestrahlung sein. Dagegen ist die **operative Versorgung** von Defekten, durch die die Stabilität der langen Röhrenknochen gefährdet ist, und von pathologischen Frakturen, zumeist mit folgender Nachbestrahlung die Behandlungsmethode der Wahl.

Zytokine. Die **Monotherapie** des Plasmozytoms mit Zytokinen, vor allem mit *α-Interferonen*, die noch die beste Wirksamkeit zeigten, ist eher enttäuschend und der konventionellen Behandlung unterlegen. Andererseits wird diskutiert, ob Interferone als **Erhaltungstherapie** eine remissionsverlängernde Wirkung haben[11]. Bei Patienten mit transfusionsbedürftiger Anämie kann die Gabe von *Erythropoetin* (150 U/kg 3mal pro Woche s.c.) die Abstände zwischen den Bluttransfusionen verlängern oder diese ganz überflüssig machen.

Sonstige Therapiemaßnahmen. **Bisphosphonate** (Clondronat und Pamidronat) hemmen die Tätigkeit der Osteoklasten und scheinen beim Plasmozytom die fortschreitende Knochendestruktion zu verlangsamen oder gar zu verhindern. Auf diese Weise lindern sie regelmäßig verabreicht (Clondronat täglich oral oder Pamidronat alle 3–4 Wochen als Infusion) die Knochenschmerzen. Auch zur *Akutbehandlung einer Hyperkalzämie* sind sie neben der üblichen Therapie mit forsierter Diurese und Glukokortikoiden geeignet. In ähnlicher Weise verhindert **Kalzitonin** die Bildung und das Fortschreiten von Osteolysen. Die nasale Einnahme mittels Dosierspray ist im Vergleich zur s.c.-Injektion nebenwirkungsarm und wirkt synergistisch mit den Bisphosphonaten. Die intravenöse Infusion von **Immunglobulinen** ist bei Patienten mit einem sekundären Antikörpermangelsyndrom und daraus resultierenden häufigen Infektionen indiziert (Prophylaxe: 0,1–0,2 g/kg alle drei Wochen). Die Behandlung von spezifischen Komplikationen ist in Tab. 7.**6** zusammengefaßt.

Verlauf und Prognose. Die Prognose der Erkrankung ist ungünstig, die Krankheitsdauer liegt zwischen wenigen Monaten und 15 Jahren, wobei die

Tabelle 7.**6** Therapie plasmozytomspezifischer Komplikationen

Komplikationen	Therapie
Niereninsuffizienz	Chemotherapie, bevorzugt mit Cyclophosphamid-haltigen Therapieschemata forcierte bilanzierte Diurese Vermeidung weiterer, die Nierenfunktion beeinträchtigender Faktoren (Exsikkose, Hyperurikämie, Infekte) evtl. Hämo- oder Peritonealdialyse
Hyperkalzämie	forcierte bilanzierte Diurese Glukokortikoide (40–100 mg Predniso(lo)n oder 4–12 mg Dexamethason über etwa 10 Tage) Infusion von Bisphosphonaten (z.B. Chlodronat 200–400 mg pro Tag als Dauerinfusion)
Hyperviskosität	akut: Plasmapherese Chemotherapie
Wirbelkörper-Kompressionsfrakturen	Bestrahlung evtl. mit hochdosierter Gabe von Glukokortikoiden Chemotherapie Infusion von Bisphosphonaten evtl. Stützkorsett
Anämie	Chemotherapie evtl. Bluttransfusionen evtl. Erythropoetin

Angaben über die *mittlere Überlebenszeit* zwischen 48 und 58 Monaten schwanken. Sie ist neben anderen Faktoren (s.u.) im wesentlichen abhängig vom Krankheitsstadium zum Zeitpunkt der Diagnosestellung. Die bewährte Stadieneinteilung von Durie und Salmon[12, 13] (Tab. 7.**4**, S. 377) basiert auf der Beobachtung, daß die Gesamtmasse monoklonaler Plasmazellen ein wesentliches prognostisches Kriterium darstellt. Diese korreliert mit der Paraproteinmenge, der Einschränkung der Hämatopoese und der osteolytischen Aktivität. Die *durchschnittliche Lebenserwartung* von Patienten im Stadium I beträgt 64 Monate, im Stadium II 32 Monate und im Stadium III 6–12 Monate[14]. Andere pathobiologische Faktoren von prognostischem Wert sind der histologische bzw. zytologische Befund (S. 375) und auch der monoklonale Immunzelltyp. Hier ergibt sich die folgende Reihenfolge abnehmender Dignität: IgG > IgA > Bence-Jones-κ-Typ > Bence-Jones-λ-Typ > IgD. Eine besonders hohe prognostische Bedeutung kommt auch dem β_2-Mikroglobulin zu, Patienten mit deutlich erhöhten Serumwerten haben eine erheblich geringere Lebenserwartung. Die wesentlichen prognostischen Faktoren des Plasmozytoms sind in Tab. 7.**7** zusammengefaßt.

Die **Krankheitsentwicklung** hängt von verschiedenen, im Verlauf auftretenden Komplikationen ab. Die Knochendefekte, die, wie oben bereits er-

Tabelle 7.**7** Prognostische Faktoren beim Plasmozytom

Faktoren	günstig	ungünstig
Gesamtmasse der monoklonalen Myelomzellen	$< 0{,}6 \cdot 10^{12}/m^2$	$> 1{,}2 \cdot 10^{12}/m^2$
Stadieneinteilung nach Durie und Salmon	I	III
Morphologie	plasmazytisch	plasmaplastisch
Typ des monoklonalen Paraproteins	IgG	IgD
Hämoglobin	> 10 g/dl	< 8,5 g/dl
Serumkreatinin	< 1,1 mg/dl	> 1,5 mg/dl
Serumkalzium	< 2,6 mmol/l	> 2,6 mmol/l
Zunahme des Paraproteins pro Zeiteinheit	langsam	rasch
Bence-Jones Proteinurie	negativ	positiv
β_2-Mikroglobulin	< 2,5 mg/l	> 2,5 mg/l
Albumin im Serum	> 3,7 g/dl	< 3,7 g/dl
Osteolysen	keine	> 3

wähnt, häufig die ersten und zum Arzt führenden Symptome herbeiführen, können *Spontanfrakturen* oder *Wirbelkörpereinbrüche* zur Folge haben, die wiederum gefährliche *neurologische Störungen* bis hin zu einer Querschnittsymptomatik hervorrufen können. Parallel zum Knochenabbau steigt das Serumkalzium an. Die resultierende *Hyperkalzämie* zeigt ihrerseits ein typisches klinisches Bild mit Appetitlosigkeit, Übelkeit und Erbrechen, Muskelschwäche und psychische Störungen und kann zu einem hyperkalzämischen Koma führen.

Besonders häufig kommt es durch **Ablagerungen** von *Bence-Jones-Proteinen* in der Niere zu einem fortschreitenden Nierenversagen (*Plasmozytomniere*). Eine Hyperkalzämie und Hyperkalzurie, bei der sich Kalzium in der Niere ablagert, kann zu einer Nephrokalzinose führen. Auch Nierensteine können sich bilden.

Parallel zur vermehrten monoklonalen Immunglobulinbildung wird die Produktion polyklonaler Immunglobuline aller Klassen zunehmend eingeschränkt, die Folge ist ein **sekundäres Antikörpermangelsyndrom**. Bakterielle und virale Erkrankungen wie beispielsweise Pneumonien oder Herpes zoster sind daher häufig.

Gefürchtet sind auch **Komplikationen**, die durch eine *Hyperviskosität* des Blutes auf dem Boden der Hyperproteinämie und der Kryoglobulinämie herbeigeführt werden. Es kommt zu *zentralnervösen Durchblutungsstörungen* und konsekutiven Schwindelzuständen, zu einer verminderten Seh- (Fundus paraproteinaemicus) und Hörfähigkeit bis hin zum *Coma paraproteinaemicum* (Encephalopathia paraproteinaemica).

Bei etwa 10–20 % der Patienten treten *Amyloidablagerungen* in verschiedenen Geweben und Organen auf. Am auffälligsten sind diese in der Haut in der Form von unterschiedlich großen Papeln, bei ausgedehntem Hautbefall kann das Vorliegen einer Sklerodermie vorgetäuscht werden. Das auffälligste Symptom des Paramyloids ist die *Makroglossie*, hervorgerufen durch die Ablagerung der Eiweißsubstanz in den Muskelfasern der Zunge. Ablagerungen in der Herzmuskulatur führen zu einer *Herzinsuffizienz.*

Obwohl verbesserte therapeutische Möglichkeiten in den letzten 25 Jahren die Lebenserwartung verdreifacht haben, sterben die meisten Myelompatienten mit progredientem Verlauf an dieser Erkrankung. Bei den **Todesursachen** liegen Infektionen bei etwa einem Drittel der Kranken an erster Stelle gefolgt von Nierenversagen bei ca. 20 %. Bei ungefähr einem Viertel der Patienten steht die Todesursache in keinem Zusammenhang mit der Grunderkrankung oder bleibt unbekannt.

Besondere Erscheinungsformen des Plasmozytoms

Solitäres Plasmozytom des Knochens. Diese Form des Plasmozytoms hat eine günstige **Prognose**, obwohl schon bei der Erstdiagnose möglicherweise die Frühphase eines diffusen Plasmozytoms vorliegt. Zur Sicherung seiner **Diagnose** sollen folgende Voraussetzungen erfüllt sein:

- Einzelherde im Knochensystem,
- Fehlen einer Hyperglobulinämie und Bence-Jones-Proteinämie,
- multilokulär normaler Knochenmarksbefund.

Sie sind häufig in Wirbelkörpern, Rippen, aber auch im Schädelknochen lokalisiert und können zu erheblichen neurologischen und funktionellen **Beschwerden** führen. Die **Therapie** besteht in einer Bestrahlung der Herde.

Extramedulläres solitäres Plasmozytom. Diese Erscheinungsform hat ebenfalls eine relativ gute **Prognose**, da es wegen seiner *exponierten Lokalisation* meist relativ früh im Vergleich zum medullären solitären Myelom gefunden und in der Regel operativ entfernt werden kann. Es breitet sich bevorzugt (ca. 70 %) im subepithelialen Gewebe des oberen Respirationstrakts (Nasennebenhöhlen, Nase, Tonsillen und Pharynx) und des Magen-Darm-Trakts (ca. 10 %) aus. Aber auch in anderen **Organen** wie Ovarien, Hoden, Nieren etc. können Herde auftreten. Ein *Paraprotein* läßt sich selten im Serum nachweisen.

Primäre akute Plasmazellenleukämie. Sie ist mit 1 % aller Myelome eine seltene Form des Plasmozytoms. Sie muß differentialdiagnostisch abgegrenzt werden von der *sekundären Plasmazellenleukämie*, bei der es im **Verlauf** eines Plasmozytoms mit starker Infiltration des Knochenmarks meist im Terminalstadium der Erkrankung zu einer Ausschwemmung von Plasmazellen ins periphere Blut kommt. Im Blut finden sich über 3000 (bis 20000 und mehr) Plasmazellen/μl, eine *schwere Anämie* und deutlich erhöhte β_2-Mikroglobulinwerte, außerdem besteht eine *Hepatosplenomegalie*. Wenn sich im Serum der Patienten kein monoklonales Immunglobulin findet, läßt es sich gewöhnlich immunzytologisch im Zytoplasma der zirkulierenden Zellen nachweisen. Die **Prognose** ist die schlechteste aller Myelome mit einer durchschnittlichen Überlebenszeit von nur 6 Monaten.

Asekretorisches Plasmozytom. Dieses ist mit einer Inzidenz von 1 % aller Plasmozytome ebenfalls eine sehr seltene Erkankung. Hierbei besteht eine Sekretionsstörung der Myelomzellen, wobei sich das monoklonale Immunglobulin intrazytoplasmatisch gespeichert nachweisen läßt. In **Verlauf** und **Prognose** unterscheidet es sich nicht von den „normalen“ Plasmozytomen.

Makroglobulinämie (M. Waldenström)

S. Immunozytom, S. 326 f.

Schwerkettenkrankheiten (H-Kettenkrankheiten, heavy chain disease, HCD)

Die Schwerkettenkrankheiten sind seltene, monoklonale *B-Zellerkrankungen*, bei denen sich das Paraprotein aus zwei defekten Schwerketten der γ-Globuline zusammensetzt. Bislang sind drei *Typen* beschrieben worden, die γ-, α- und μ-Kettenkrankheit. γ, α und μ stehen hier für die Schwerkettenanteile der IgG-, IgA- und IgM-Moleküle.

Als Folge von Deletion, Insertion und Mutation der Schwerkettengene sind die Spleißstellen auf der mRNS verändert, was zu einer Verkürzung des Moleküls und zu Strukturveränderungen am aminoterminalen Ende (V-Region, Fd-Segment) der H-Ketten führt. Die Diagnose wird mit Hilfe der Immunelektrophorese bzw. der Immunfixation gesichert, wobei sich die in typischer Weise deformierten Präzipitationslinien in der Immunelektrophorese bzw. die Präzipitationsbande bei der Immunfixation nur mit polyvalentem Antihumanserum oder mit monospezifischen Antiseren gegen die einzelnen H-Ketten, jedoch nicht mit Antiseren gegen L-Ketten darstellen lassen.

γ-Kettenkrankheit (Franklin's disease, γ-chain-disease, γ-CD). Die **Klinik** entspricht in vielerlei Zügen der des Immunozytoms, häufig mit Neigung zu rekurrierenden, vor allem bakteriellen Infektionen. Eine Pneumonie und Sepsis ist zumeist auch die unmittelbare Todesursache. Bei der körperlichen Untersuchung finden sich regelmäßig Fieber, Lymphknotenschwellungen, eine Hepato- und gelegentlich auch eine Splenomegalie. Doch können sich diese Befunde gelegentlich im Verlauf der Erkrankung vorübergehend zurückbilden. Bei manchen Patienten zeigte sich eine auffallende, nach einigen Tagen wieder abflauende Schwellung und Rötung im Bereich des Gaumens und Zäpfchens (Palatum- und Uvulaödem). Besondere Veränderungen am Skelettsystem wurden nicht beschrieben. Der **Verlauf** der Erkrankung ist sehr variabel mit Überlebenszeiten von einigen wenigen Monaten bis zu über 5 Jahre. Vereinzelt wurden auch Spontanremissionen beobachtet.

Die **BSG** ist meist nur wenig beschleunigt. Nur bei etwa 60 % der Fälle findet sich in der **Elektrophorese** ein M-Protein im Bereich der langsamen β- oder der schnellen γ-Globuline und dann zumeist nicht sehr ausgeprägt; die normalen γ-Globuline und die Albumine sind mäßig bis stark vermindert. Der Nachweis erfolgt in der **Immunelektrophorese** oder **-fixation** mit spezifischen, gegen γ-Schwerketten gerichteten Antiseren. Im Knochenmark findet sich eine Infiltration mit atypischen Lymphozyten und Plasmazellen und eine Eosinophilie. Das pathologische Paraprotein läßt sich regelmäßig auch im **Urin** nachweisen.

Die **Behandlung** der Erkrankung ist im ganzen unbefriedigend. Mit Therapieprotokollen wie bei anderen malignen Lymphomen kann kaum mehr erreicht werden, als eine Progredienz zu verhindern oder zu verlangsamen.

α-Kettenkrankheit (α-CD). Bisher wurden von dieser Erkrankung kaum einhundert Fälle beschrieben, wobei es sich bei den Kranken vorwiegend um Araber und nichteuropäische Juden im Alter zwischen 20 und 25 Jahren handelte. Da die Krankheitsfälle überwiegend in Gegenden mit schlechten hygienischen Verhältnissen auftraten, wurden auch infektiöse Faktoren als Ursache oder Auslöser vermutet. Epidemiologie und Klinik entsprechen weitgehend dem nur unscharf definierten *mediterranen intestinalen Lymphom*, wobei sich die Grenzen zwischen beiden Krankheitsbildern verwischen.

Das **klinische Bild** ist beherrscht von einem schweren Malabsorptionssyndrom mit Fieber, Erbrechen und Diarrhöen. Die Krankheit beginnt zumeist plötzlich und verläuft chronisch. Im weiteren Verlauf entwickelt sich eine Anämie und Hypokalzämie. Während Leber, Milz und periphere Lymphknoten in der Regel nicht vergrößert sind, sind das lymphatische System des Darmes (Peyer-Plaques) und die abdominellen Lymphknoten angeschwollen. Die **Laboruntersuchungen** einschließlich der Elektrophorese und der Knochenmarkszytologie ergeben keine richtungsweisenden Befunde, lediglich in der *Immunelektrophorese bzw. -fixation* lassen sich mit monospezifischen Antiseren α-H-Ketten, jedoch keine L-Ketten vermehrt nachweisen. Typisch ist der histologische Befund der Dünndarmschleimhaut und der mesenterialen Lymphknoten, die ein buntes, plasmazellreiches Bild bieten, das weitgehend dem *lymphoplasmozytoiden Immunozytom* ähnelt. Die **Therapie** besteht zunächst in einer Substitution mit Flüssigkeit, Elektrolyten und Vitaminen. In einzelnen Fällen konnte eine **Remission** mit einer kombinierten Zytostatikatherapie und Glukokortikoiden, in anderen Fällen mit Antibiotika (ein Hinweis auf eine mögliche reaktive Ursache der Erkrankung) erreicht werden.

μ-Kettenkrankheit (μ-CD). Die Erkrankung wurde bisher nur sehr selten beobachtet und beschrieben. Das **Krankheitsbild** ähnelt dem der *chronischen lymphatischen Leukämie* mit Hepatosplenomegalie, jedoch ohne Lymphknotenvergrößerungen. Die **Serumelektrophorese** ist mit einer Hypalbuminämie und einer Hypogammaglobulinämie bei einer Vermehrung der α-Globuline ohne M-Gradienten uncharakteristisch, während die **Immunelektrophorese** eine Präzipitationslinie zeigt, die dem normalen IgM entspricht. Knochenmark und Lymphknoten sind mit atypischen Plasmazellen (mit Vakuolen) und Lymphozyten infiltriert. Die **Therapie** entspricht der der niedrigmalignen Non-Hodgkin-Lymphome.

Dysproteinämien ohne monoklonale Gammopathie

Hypo- und Agammaglobulinämie

S. Immundefekterkrankungen, S. 397.

Hypo- und Analbuminämie

Die *primäre Analbuminämie* wurde bisher nur in einzelnen Fällen beschrieben. Sie wird autosomal rezessiv vererbt. Die **klinischen Symptome** sind spärlich, lediglich bei Frauen kommt es häufig zu einer prämenstruellen Ödemneigung. Die *sekundäre Hypalbuminämie* ist die Folge einer verminderten Albuminproduktion (z.B. bei der Leberzirrhose) oder eines vermehrten Eiweißverlustes (z.B. beim nephrotischen Syndrom oder der exudativen Enteropathie). In der **Elektrophorese** findet sich eine mehr oder weniger starke Verminderung der Albuminfraktion mit (bei erniedrigtem Gesamteiweiß) relativ vermehrten Globulinen. Die **BSG** ist gewöhnlich stark beschleunigt.

Hypo- und Ahaptoglobinämie

Die *hereditäre Ahaptoglobinämie* spielt klinisch keine Rolle. Sie findet sich gehäuft in Nigeria, wo sie sich bei etwa einem Drittel der Bevölkerung ohne besondere Symptome oder Funktionseinschränkungen nachweisen läßt. Ein wichtiges diagnostisches Kriterium ist dagegen die *symptomatische Ahaptoglobinämie* bzw. *Hypohaptoglobinämie*, da das Haptoglobin bei einer Hämolyse erniedrigt nachgewiesen wird (S. 57). Als Akutes-Phasen-Protein findet es sich vermehrt bei entzündlichen Erkrankungen.

Analphalipoproteinämie (Tangier-Krankheit)

Die *familiäre* Analphalipoproteinämie ist eine seltene autosomal rezessiv vererbte Erkrankung, die bisher nur in Nordamerika, England und der Schweiz beobachtet wurde. Der Krankheit liegt wahrscheinlich eine spezifische **Synthesestörung** des Apoproteins zugrunde, das die α_1-Lipoproteine von anderen Lipoproteinen unterscheidet. Heterozygote Merkmalsträger zeigen neben normalen α_1-Lipoproteinen Spuren von Tangier-α_1-Lipoproteinen. Während diese lediglich eine mäßige α_1-Lipoproteinverminderung haben, wird das Vollbild der Erkrankung nur bei homozygoten Trägern gesehen. Auffallende **Befunde** sind eine Hepatosplenomegalie und Lymphknotenvergrößerungen, daneben eine Polyneuropathie und eine fleckig-diffuse Hornhauttrübung, die Tonsillen sind vergrößert und gelb verfärbt. Im Verlauf der Erkrankung kann es zu einem *Hyperspleniesyndrom* mit den Zeichen einer gesteigerten Hämolyse und einer Thrombozytopenie kommen, die eine Splenektomie erforderlich machen kann. Histologisch finden sich in lymphatischen Organen, Knochenmark, Haut und Schleimhäuten *Schaumzellen*, die Cholesterinester gespeichert haben. Die Diagnose wird durch das Fehlen oder eine Verminderung der α_1-Lipoproteine oder der high density-Lipoproteine (HDL) im **Serum** gestellt. Gesamtcholesterin und die Phospholipide sind erniedrigt, während die Triglyzeride normal oder erhöht sind. **Therapeutisch** kann eine Substitution mit α-Lipoproteinen durchgeführt werden.

Abetalipoproteinämie

Die seltene Erkrankung wird autosomal-rezessiv vererbt. Sie ist charakterisiert durch schwere steatorrhöische Durchfälle, eine Retinitis pigmentosa mit zunehmender Erblindung und eine ataktische Neuropathie. Als frühes Zeichen findet sich im **Blutbild** eine Akanthozytose (Stechapfelbildung) der Erythrozyten und eine stark verlangsamte BSG (< 1 mm/h). Durch die deutlich verminderte Lebenszeit der Akanthozyten besteht eine erhebliche Hämolyse mit Verminderung der osmotischen, mechanischen, der Wärme- und Lysolezithinresistenz der Erythrozyten, eine Retikulozytenvermehrung im **peripheren Blut** und eine erhebliche Steigerung der Erythropoese im **Knochenmark**. Bestätigt wird die Diagnose durch das Fehlen oder eine Verminderung der β-Lipoproteine, Gesamtlipide, freien Fettsäuren und des Cholesterins. Auch die Phospholipide, Vitamin A und die Karotine sind erniedrigt. Als **Therapie** wird eine fettarme Diät (3–4 g Fett/d) und die Gabe der Vitamine A, K, D und E empfohlen.

Weitere Dys- und Defektproteinämien

Der α_1**-Antitrypsinmangel** tritt hereditär auf und kann zu Lungenerkrankungen (zystische Degeneration, Bronchiektasen) und zu einer Leberzirrhose führen. Die **Azäruloplasminämie** ist ursächlich für die Wilson-Erkrankung, einer Kupferspeicherkrankheit. Das Fehlen des **thyroxinbindenden Globulins (TBG)** wurde ebenfalls, jedoch ohne signifikante klinische Symptome beschrieben. Informationen zur **Dysfibrinogenämie** sind auf S. 473 zu finden.

Literatur

1 Kyle R.A.: Monoclonal gammopathy of undetermined significance (MGUS). Baillière's Clinical Haematology 1995; 8:761

2 Fateh-Moghadam A.: Paraproteinämische Hämoblastosen. In: Begemann H., ed.: Handbuch der Inneren Medizin, Bd. II/5, 5. Aufl. Berlin: Springer, 1974

3 Bartl R., Frisch B., Diem H., Mündel M., Fateh-Moghadam A.: Bone marrow histology and serum beta 2 microglobulin in multiple myeloma – a new prognostic strategy. Europ. J. Haematol. 43, Suppl. 1989; 51:88

4 Bartl R., Frisch B., Wilmanns W.: Morphology of multiple myeloma. In: Malpas J.S., Bergsagel D.E., Kyle R.A., eds.: Myeloma: Biology and Management. Oxford: Oxford University Press; 1995:82

5 San Miguel J.F., García-Sanz R., Gonzales M., Orfao A.: Immunephenotype and DNA cell content in multiple myeloma. Baillière's Clinical Haematology 1995; 8:237

6 Bergsagel D.E.: The role of chemotherapy in the treatment of multiple myeloma. Baillière's Clinical Haematology 1995; 8:783

7 Bergsagel D.E.: Chemotherapy of myeloma. In: Malpas J.S., Bergsagel D.E., Kyle R.A., eds.: Myeloma: Biology and management. S. 273. Oxford: Oxford University Press; 1995:273

8 Gregory M.W., Richards M.A., Malpas J.S.: Combination chemotherapy versus melphalan and prednisolone in the treatment of multiple myeloma: an overview of published trials. J. Clin. Oncol. 1992; 10:334

9 Alexanian R., Barlogie B., Dixon D.: High-dose glucocorticoid treatment of resistant myeloma. Ann. Int. Med. 1986; 105:8

10 Buzaid A.C., Durie B.G.: Management of refractory myeloma: a review. J. Clin. Oncol. 1988; 6:889

11 Avvisati G., Petrucci M.T., Mandelli F.: The role of biotherapies (interleukins, interferons and erythropoietin) in multiple myeloma. Baillière's Clinical Haematology 1995; 8:815

12 Durie, B.G.M., Salmon S.E.: A clinical staging system for multiple myeloma. Cancer 1975; 36:842

13 Durie, B.G.M., Salmon S.E., Moon T.E.: Pretreatment tumor mass, cell kinetics, an prognosis in multiple myeloma. Blood 1980; 55:364

14 Wilmanns W., Fateh-Moghadam A., Brücher H., Huhn D., Deicher H.: Monoklonale Gammopathien. Dtsch. Ärzteblatt 1986; 83:2874

8. Angeborene und erworbene Immundefekte

Einteilung und Diagnose

Die **Immunantwort** gegen infektiöse Organismen involviert T-Lymphozyten, B-Lymphozyten, Phagozyten (neutrophile Granulozyten, Monozyten und Makrophagen) und deren humorale Produkte, die Lymphokine (z.B. Interleukine und Interferone) und die Immunglobuline sowie das Komplementsystem, bestehend aus mehr als zwanzig Plasmaproteinen, die zum überwiegenden Teil in Leberparenchymzellen und Makrophagen gebildet werden.

> ! Qualitative oder quantitative Defekte im einen und/oder anderen dieser Systeme führen zu einer erhöhten Anfälligkeit gegenüber infektiösen Agenzien wie Bakterien, Viren, Protozoen oder Pilzen.

Diese **Immundefekte** können daher auf Grund pathophysiologischer Kriterien in Störungen der *spezifischen* und der *unspezifischen* Immunabwehr, in humorale und zelluläre oder in angeborene und erworbene oder in primäre und sekundäre Immundefekte eingeteilt werden (Abb. 8.**1**).

Die Beteiligung der verschiedenen **Komponenten** an der Infektabwehr variiert jeweils mit der Natur des infizierenden **Agens**. Daher prädisponieren spezifische Immundefekte für Infektionen mit bestimmten Organismen. In Tab. 8.**1** sind verschiedene Krankheitserreger den Hauptabwehrsystemen, deren Defekt zur Erkrankung führt, gegenübergestellt.

> ! Die Art der bevorzugt auftretenden Infekte kann somit einen Hinweis auf die Natur des Immundefekts geben.

Neben gründlicher Anamnese- und Befunderhebung, die schon erste Hinweise auf die Natur des Immundefekts zulassen, werden in verschiedenen in vivo- und in vitro-Tests einzelner immunologische Funktionszustände und Funktionsabläufe die Art und das Ausmaß des immunologischen Defekts eingegrenzt.

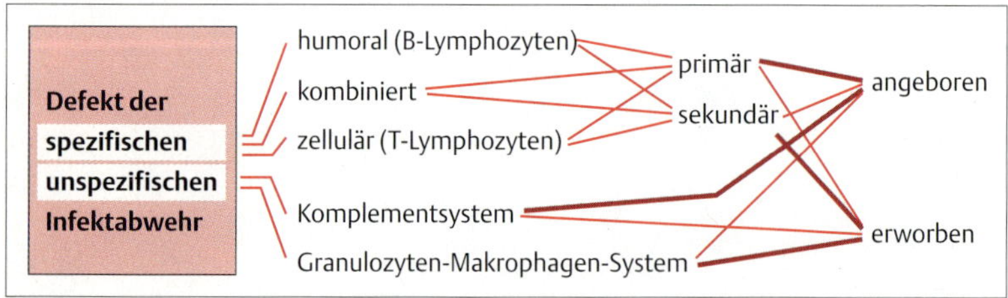

Abb. 8.**1** Einteilung der Immundefekte.

Tabelle 8.1 Immundefekt und Infektionen (nach Kemp[1])

Defekt	Krankheitserreger
humoral (B-Lymphozyten)	Streptococcus pneumoniae, Haemophilus, Neissaria meningitidis
zellulär (T-Lymphozyten)	Zytomegalie-Virus, Herpes-Viren, Masern-Virus, Varicella-Zoster-Virus, Candida, Pneumocystis
Komplement	Neisseria meningitidis, Neisseria gonorrhoeae
Granulozyten-Makrophagen	Staphylococcus aureus, Candida, Escherichia coli, Pseudomonas

Wichtige klinisch-immunologische Untersuchungen

In vivo-Tests:

- Kutantest auf Allergie vom Spättyp (Multitest Mérieux)
- Kutantest auf Allergie vom Soforttyp
- Induktion von Antikörperbildung, z.B. gegen Tetanus

In vitro-Tests:

Granulozyten

- Zahl und Morphologie im peripheren Blut
- Knochenmarkzytologie und -histologie
- *Chemilumineszens*
- *Migrationstest*
- *Chemotaxis*
- *Adhärenz*
- *Phagozytose*
- *NBT-Test*
- *Granulozytenenzyme*

Lymphozyten

- Zahl und Morphologie im peripheren Blut
- Elektrophorese, Immunglobuline quantitativ Immunelektrophorese
- Isohämagglutinine
- Durchfluß-Zytometrie
- *Lymphozytenstimulation*

→

B-Zellen: PWM
T-Zellen: PHA, ConA, MLC

- *Lymphozytentoxizität (CML-Test)*
- *Immunglobulinsekretion der B-Lymphozyten*
- *Lymphokinbildung (IL 2, IL 3, Interferone)*
- *Histologie von Lymphknoten, Thymus, Peyerschen Plaques*

Monozyten/Makrophagen

- Zahl und Morphologie im peripheren Blut
- Oberflächenmarker
- *Migrationstest*
- *Phagozytose und Abtötung von Bakterien*
- *Makrophagenenzyme*
- *Cytokinbildung (IL 1, Interferone, Prostaglandine)*

Komplement

- CH 50 (Globaltest für klassischen Weg)
- AP 50 (Globaltest für alternativen Weg)
- C3, C4 und Faktor B qualitativ
- C1-Inhibitor qualitativ und funktionell
- *Einzelkomponenten qualitativ und funktionell*

Weitere Untersuchungen

- Akute Phase-Proteine
- zirkulierende Immunglobuline
- Autoantikörper und Rheumaserologie

NBT-Test: Nitroblautetrazolium-Test, PWM: Pockweed-Mitogen, PHA: Phythämagglutinin, ConA: Concanavalin A, MLC: Mixed lymphocyte culture (gemischte Lymphozytenkultur), CML: Cell-mediated lympholysis IL 1, IL 2, IL 3: Interleukin 1, 2 und 3, C1, C3, C4: Komplementkomponenten 1, 3 und 4. Normalschrift: primäre Tests, *kursiv:* weiterführende Tests.

Primäre Immundefekte

Ihnen liegen zumeist angeborene, gelegentlich auch erworbene Störungen der Organe des Immunsystems (Lymphknoten, Knochenmark, Thymus, Peyersche Plaques) zugrunde, während *sekundäre* Immundefekte in der Folge anderer Erkrankungen auftreten.

Die *primären* Immundefekte lassen sich nach pathophysiologischen Gesichtspunkten zunächst global in Defekte der *humoralen* und solche der vorwiegend *zellulären* Immunantwort einteilen. In dieses Schema passen nicht die *variablen* Immundefekte (common variable immunodeficiency), eine heterogene Gruppe von Krankheitsbildern, die einen Antikörpermangel bei Störung der B- oder T-Zell-Funktion gemeinsam haben, wobei Erstmanifestation und Klinik des Immundefekts variabel sind. Immundefekte, die mit anderen embryonalen Mißbildungen einhergehen, sind ebenfalls schlecht einzusortieren. Die Einteilung der primären Immundefekte in Tab. 8.**2** orientiert sich an einer 1983 im Meeting Report der WHO vorgegebenen Klassifikation. Aus Gründen der Übersichtlichkeit wurden jedoch einige seltene Krankheitsbilder wie die x-chromosomal vererbte Hypogammaglobulinämie mit Wachstumshormonmangel (von der bisher 4 Fälle beschrieben wurden), κ- und λ-Leichtkettendefekte (5 Patienten), das Immunmangelsyndrom mit Normo- oder Hyperimmunglobulinämie, die infantile transitorische Hypogammaglobulinämie sowie der kombinierte Immundefekt mit vorwiegendem T-Zell-Defekt und die Purin-Nukleosid-Phosphorylase-Mangelkrankheit (PNP-Mangel) nicht aufgeführt (Übersicht bei Belohradsky[2]).

Agammaglobulinämie

Das wohl am besten bekannte Krankheitsbild dieser Gruppe ist die Agammaglobulinämie (Bruton), eine rezessiv, X-chromosomal gebundene Krankheit, die ausschließlich Jungen betrifft. Sie tritt bei 1–13 Kindern von je einer Million Lebendgeborener auf. Durch die Möglichkeit, diese Kinder mit intravenös applizierbaren nebenwirkungsarmen **Immunglobulinpräparaten** und **Antibiotika** zu behandeln, erreichen die Betroffenen jetzt in der Regel das Erwachsenenalter. Trotzdem bleiben sie ständig durch *Infektionen* gefährdet. Obwohl die T-Zellen-Funktion weitgehend intakt ist, verlaufen Virusinfekte (vor allem Varicella-Zoster- und Entero-Virusinfektionen) meist schwerer als üblich.

! Da fatale Komplikationen nach Impfung mit Polio-Lebendvakzinen beschrieben wurden, ist die Polioschluckimpfung bei den betroffenen Kindern kontraindiziert.

Essentielle Lymphozytophthise

Diese sehr seltene Krankheit gehört ebenfalls zu den angeborenen Immundefekten (von Glanzmann u. Riniker 1950 beschrieben). Im Gegensatz zur Agammaglobulinämie ist der Erbgang nicht geschlechtsgebunden. Die Krankheit ist durch ein fast völliges *Fehlen des lymphatischen Gewebes* in Lymphknoten, Milzfollikeln, Peyer-Plaques und Solitärfollikeln des Darms

Tabelle 8.2 Primäre Immundefekte (nach Kemp[1] u. Belohradsky[2])
↓ = vermindert, ↑ = vermehrt, n = normal, Ø = nicht nachweisbar, X = X-chromosomaler, AR = autosoma

	Erkrankung	Serum-Immunglobuline	Zirkulierende B-Zellen	T-Zellen	Zellul. Immunantwort	Komplement
1.	**Primäre Defekte der humoralen Immunantwort (B-Zell-System)**					
1.1	Infantile geschlechtsgebundene Agammaglobulinämie (XLA)	alle Isotypen ↓	Ø	n	n	n
1.2	Autosomal rezessiv vererbte Agammaglobulinämie	alle Isotypen ↓	↓	n	n	n
1.3	Hyper-IgM-Syndrom	IgG und IgA ↓ IgM und IgD ↑	n- ↓	n	n	n
1.4	Selektiver IgA-Mangel	IgA ↓ IgM und IgG n	unreife sIgA-B-Zellen	n	n	n
1.5	Selektiver Defekt von Ig-Klassen und -Subklassen	IgM oder IgG1, -2, -3 oder -4 ↓	n	n	n	n
1.6	Immundefekt mit Thymom	alle Isotypen ↓	Ø- ↓	↓– ↑	↓	n

zessiver, AD = autosomal-dominanter Erbgang, ? = nicht bekannt bzw. möglicherweise

eutr. ranulozyten	Vererbung	Art des Defekts	Klinik	Weiterführende Diagnostik	Therapie
	X	Differenzierungsdefekt der Prä-B- zu reifen B-Lymphozyten	häufige, vorwiegend bakterielle Infekte, nur Jungen	Elektrophorese, Immunelektrophorese, Lymphozytendifferenzierung, evtl. pränatale Diagnostik	Immunglobulinsubstitution, Antibiotikagabe
	AR	wie 1.1	wie 1.1, jedoch auch Mädchen (J:M = 1.:1)	Elektrophorese, Immunelektrophorese, Lymphozytendifferenzierung, evtl. pränatale Diagnostik	Immunglobulinsubstitution, Antibiotikagabe
	X, AR, AD, ?	fehlende oder mangelhafte Umschaltung von IgM- auf IgG-Produktion	bakterielle Infekte, Hepatosplenomegalie, maligne lymphoproliferative Erkrankungen	Elektrophorese, Immunelektrophorese, Lymphozytendifferenzierung HLA-Typisierung	Immunglobulinsubstitution, Antibiotikagabe
	?, AR, AD	Reifungsdefekt der IgA-B-Lymphozyten	keine Symptome oder pulmonale Infekte, Atopie, Sprue, Autoimmunerkrankungen	Elektrophorese, Immunelektrophorese, pränatale Diagnostik	
		Differenzierungsdefekt von B-Zellen zu isotypenspezifischen Plasmazellen	respiratonsche Infekte, Otitiden, Autoimmunphänome (SLE, M. Werlhoff, Typ-I-Diabetes-mellitus)	Elektrophorese, Immunelektrophorese, pränatale Diagnostik	Immunglobulinsubstitution
	Ø	unbekannt, ? defekte Stammzellenentwicklung, ? exzessive Suppressor-Zell-Aktivität	ältere Patienten, Autoimmunphänomene	Blutbild, Differentialblutbild, Elektrophorese, Immunelektrophorese, Lymphozytendifferenzierung, Röntgen und CT des Thorax	operative Entfernung des Thymoms

→

Fortsetzung Tabelle 8.2

	Erkrankung	Serum-Immun-globuline	Zirkulierende B-Zellen	T-Zellen	Zellul. Immun-antwort	Komple-ment
2.	**Variable Immundefekte**					
2.1	Variable Immun-defekte durch B-Zell-Defekte	↓	n	↓–↑	↓–↑	n
2.2	Variable Immun-defekte durch T-Zell-Defekte					
2.2.1	Störung der Hel-fer-Lymphozyten	↓	n	n–↓	n–↓	n
2.2.2	Gesteigerte Suppressor-Lymphozyten-Aktivierung	↓	n	n–↓	n–↓	n
3.	**Primäre Defekte vorwiegend der zellulären Immunantwort (T-Zell-System)**					
3.1	Schwerer kombi-nierter Immunde-fekt (SCID)					
3.1.1	Adenosin-Deami-nase-(ADA-) Mangel	↓	↓	↓	↓	n
3.1.2	Retikuläre Dysgenesie	↓	↓	↓	↓	n
3.1.3	ohne T- und B-Zellen („Schweizer Typ“)	↓	↓	↓	↓	n

Neutr. Granulozyten	Vererbung	Art des Defekts	Klinik	Weiterführende Diagnostik	Therapie
	?, AR, AD	B-Zell-Differenzierungsdefekte: Reifungsstörung von Prä-B- zu reifen B- oder von B- zu Plasmazellen	klinische Symptome selten vor dem 6. Lebensjahr, Rezidivierende Infektionen: Pneumonien, Enteritiden, Malabsorption, Hepatosplenomegalie, Autoimmunphänomene: Perniziosa, M. Werlhoff, SLE, Polyarthritis, Granulome, Amyloidose, Malignomneigung	pränatale Diagnostik Blutbild, Differentialblutbild, Elektrophorese, Immunelektrophorese, Lymphozytendifferenzierung	Immunglobulinsubstitution, Antibiotikagabe, symptomatische Behandlung
	?	T-Zell-Differenzierungsdefekte: Reifungsdefekt von Thymozyten zu Helfer-Zellen		pränatale Diagnostik Blutbild, Differentialblutbild, Elektrophorese, Immunelektrophorese, Lymphozytendifferenzierung	
	?	Störung der Immunregulation durch T-Zellen, Ursache?			
	AR	T-(und B-)Zell-Defekt durch toxische Metalite bedingt durch Enzymdefekt	Wachstumsstörung, Infekte	pränatale Diagnostik: ADA-Aktivität in Fruchtwasserfibroblasten und fetalen Erythrozyten; Heterozygotentest	Knochenmarktransplantation
	AR	Defekt der lymphomyeloischen Reifung: T- und B-Zell-Differenzierungsdefekt	aplastische Anämie, Leukopenie	pränatale Diagnostik: Analyse der fetalen Leukozyten mit monokonalen Ak	Knochenmarktransplantation
	X, AR	Reifungsdefekt der T- und B-Lymphozyten	Wachstumsstörung, Infekte	pränatale Diagnostik: Differenzierung fetaler Lymphozyten mit monoklonalen Ak; IgM und IgA im Fruchtwasser	Knochenmarktransplantation

→

Fortsetzung Tabelle 8.2

	Erkrankung	Serum-Immun-globuline	Zirkulierende B-Zellen	T-Zellen	Zellul. Immun-antwort	Komple-ment
3.1.4	mit B-Zellen (Nezelof-Syndrom)	↓	n	↓	↓	n
3.1.5	„Bare lymphocyte syndrome"	↓	↓	↓	↓	n
3.2	X-chromosomal gebundene lymphoprolifera-tive Erkrankung (Purtilo-Syndrom)	↓	↓	n CD4/ CD8 ↓	n	n
4.	**Primäre Immundefekte assoziiert mit anderen Störungen**					
4.1	Wiskott-Aldrich-Syndrom	IgA und IgE ↑ IgM ↓	n	↓–↓↓	↓–↓↓	n
4.2	Ataxia teleangiec-tasia (Louis-Bar-Syndrom)	IgG, IgE ↓ IgA Ø-↓ IgM ↓	n	↓ CD4-Defekt CD8 n	↓	n
4.3	Di-George-Syndrom	Ign, Ak ↓	n	↓	↓	n

Neutr. Granulozyten	Vererbung	Art des Defekts	Klinik	Weiterführende Diagnostik	Therapie
	X, AR	Reifungsdefekt der T-Lymphozyten	Wachstumsstörung, Infekte	wie 3.1.3	Knochenmarktransplantation, Antibiotika
	AR	Differenzierungsdefekt mit Fehlen von HLA-Determinanten an B- und T-Lymphozyten	Wachstumsstörung, Infekte, bes. Enteritiden	pränatale Diagnostik: Nachweis von HLA-Determinanten und β_2-Mikroglobulin auf fetalen Leukozyten	Knochenmarktransplantation, Antibiotika
	X, AR	unbekannt, Auftreten bei Epstein-Barr-Virus-Infekten	tödlich oder chronisch verlaufende infektiöse Mononukleose, aplastische Anämie, lymphoproliferatives Syndrom	Elektrophorese, Immunelektrophorese, Lymphozytendifferenzierung, Fehlen von EBV-Ak	EBV-spezifisches Immunglobulin, Interferon
	X	Zellmembrandefekt aller hämatopoetischer Stammzellen	Thrombozytopenie, Ekzem, Infektionen, lymphoproliferatives Syndrom	pränatale Diagnostik: Anzahl fetaler Thrombozyten; fehlende Oberflächenproteine auf fetalen Lymphozyten	Knochenmarktransplantation, Antibiotika
	AR	Defekt der T-Zell-Reifung und der Gewebedifferenzierung, DNS-Reparaturdefekt	zerebellare Ataxie, Teleangiektasien, Gonadenhypoplasie, Infekte, Neoplasien, Kleinwuchs	Elektrophorese, Immunelektrophorese, Lymphozytendifferenzierung	nur symptomatisch
	Ø	Thymus-Mißbildung (Bildungsstörung der 3. und 4. Kiementasche)	kardiovaskuläre und Gesichtsmißbildungen, Hypoparathyreoidismus	Elektrophorese, Immunelektrophorese, Lymphozytendifferenzierung	Thymustransplantation, Vitamin-D- und Calciumgabe

charakterisiert. Im **Blutbild** findet sich eine hochgradige Lymphozytopenie und eine Monozytose. Zudem fehlen die humoralen Immunglobuline weitgehend. Die Immunreaktion vom verzögerten Typ ist nicht ausgebildet, so daß allogene Organtransplantationen toleriert werden. Die **Prognose** der Erkrankung ist infaust. Trotz aller möglichen Behandlungsversuche sterben die Kinder in den ersten beiden Lebensjahren an unbeeinflußbaren *Infekten*.

Das **frühkindliche Antikörpermangelsyndrom** ist ein passagerer Zustand nach Abnahme der von der Mutter stammenden Immunglobuline aus dem Serum des Kindes. Es besteht solange, bis sich die Bildung der kindlichen Immunglobuline normalisiert hat.

Primäre (hereditäre) Komplementdefekte

Diese gehören per definitionem nicht zu den primären Immundefekten, sollen jedoch, da sie wie diese überwiegend angeboren sind, an dieser Stelle abgehandelt werden. Die **Erscheinungsbilder** der primären Komplementmangelzustände lassen sich begründet auf der Funktion der einzelnen Komplementkomponenten in 3 Gruppen einteilen:

Defekte der frühen Komponenten (C1, C4 und C2) des klassischen Reaktionswegs. Diese sind nicht mit einem erhöhten Infektrisiko assoziiert, sondern mit dem Auftreten von Immunkomplexerkrankungen und Autoimmunkrankheiten wie systemischer Lupus erythematodes (SLE), Vaskulitiden u.a.

Defekte von C3. Defekte der zentralen Komplementkomponente, wo sich der klassische und der alternative Weg treffen, sowie Hauptkomponente der Opsonierung und damit der Phagozytose von Krankheitserregern, führt zu gehäuften fieberhaften bakteriellen Infekten, z.B. mit Pseudomonas und Haemophilus.

Defekte der letzten Komponenten (C6, C7 und C8). Diese Defekte sind assoziiert mit rezidivierenden Neisseriainfekten wie Meningitis und Gonorrhoe, aber auch mit Autoimmunphänomenen.

Tab. 8.**3** gibt einen Überblick über die mit Komplementdefekten assoziierten Krankheiten und Symptome, wobei diese jedoch nicht zwangsläufig auftreten. Die Komplementdefekte können auch symptomlos bleiben.

Angeborene Defekte der Phagozytenfunktion

Angeborene Defekte der Phagozytenfunktion sind selten. Es finden sich abhängig von den verschiedenen Funktionsschritten bei der Abtötung von Mi-

Tabelle 8.3 Mit Komplementdefekten assoziierte Erkrankungen (nach Belohradsky[2])

Defekt	Vererbung	Klinik
1. Komplementkomponenten		
C1q	AR	SLE-Syndrom, Vaskulitis, schwere kombinierte Immundefekte
C1r	AR	SLE- und SLE-ähnliches Syndrom, Glomerulonephritis
C1s	AD	SLE- und SLE-ähnliches Syndrom
C4	AR, HLA-B8, -B12, -B40, -Bw35	SLE-Syndrom
C2	AR, HLA-A10, -B18, -Dw2	SLE- und SLE-ähnliches Syndrom, diskoider LE, Dermatomyositis, Vaskulitis, Polyarthritis, rezidivierende Infekte, Hodgkin-Lymphom, CLL
C3	AR, AD	rezidivierende Infekte, Vaskulitis, Lipodystrophie
C5	AR, AD	rezidivierende Neisseria-Infektionen, SLE- und SLE-ähnliches Syndrom, Vaskulitis, Nephritis
C6	AR	rezidivierende Neisseria-Infektionen, Raynaud-Syndrom
C7	AR	rezidivierende Neisseria-Infektionen, Raynaud-Syndrom, Sklerodaktylie, Morbus Bechterew, Teleangiektasien
C8	AR	rezidivierende Neisseria-Infektionen, SLE-Syndrom, Xeroderma pigmentosum, Thalassämie
C9		keine Symptome
2. Komplementregulierende Faktoren		
C1-Inhibitor	AD	hereditäres Angioödem, SLE-Syndrom, diskoider LE
C3b-Inhibitor	AR	rezidivierende bakterielle Infekte, Sepsis, Urtikaria
C3a-Inhibitor		Angioödem, Urtikaria

AR: autosomal-rezessiver, AD: autosomal-dominanter Erbgang, SLE: systemischer Lupus erythematodes, CLL: chronische lymphatische Leukämie.

kroorganismen Störungen der *Motilität* und *Adhärenz* von Phagozyten und Defekte der *Endozytose* und *Keimabtötung*. In der ersten Gruppe finden sich so seltene **Anomalien** wie Aktin-Dysfunktion, GP 110/180-Membrandefekt, GP 115-Membrandefekt, die bisher jeweils bei weniger als 10 Patienten beschrieben wurden. Öfter wurde über Störungen der Endozytose und intrazellulären Keimabtötung berichtet. Die häufigsten dieser Defekterkrankungen sind in Tab. 8.**4** aufgeführt.

Die *erworbenen* Störungen dieses Systems, besonders die pathogenetisch vielfältigen Neutropenien, werden an anderer Stelle dieses Buches im Zusammenhang mit Erkrankungen des myeloischen Systems abgehandelt.

Sekundäre Immundefekte

Sie entstehen im Verlauf und als Folge zahlreicher Erkrankungen. Ihre **Ursachen** und pathogenetischen Mechanismen sind vielfältig. In der täglichen Praxis werden sie wesentlich häufiger gesehen als *primäre* Immundefekte. Tab. 8.**5** gibt einen Überblick über verschiedene, das Immunsystem in seiner Funktion beeinträchtigende Erkrankungen, wobei im folgenden die einzelnen Gruppen (abgesehen von AIDS, das im Anschluß ausführlicher abgehandelt wird) an einigen ausgewählten Beispielen kommentiert werden sollen.

Infektionen

Während und nach **Virusinfektionen**, besonders mit Masern- und Influenza-Viren, kommt es zu einer vorübergehenden Störung der T-Zell-Funktion, die sich im negativen Ausfall des Tuberkulintests und in vitro (Tab. 8.**6**) nachweisen läßt. *Kongenitale Röteln* können je nach Schweregrad der Erkrankung zu einem mehr oder weniger ausgeprägten IgG- oder IgA-Mangel führen, während IgM gewöhnlich vermehrt ist. Ursache ist wahrscheinlich ein Infekt der B-Lymphozyten im Entwicklungsstadium.

> ! Die Immunglobuline normalisieren sich, wenn das Virus eliminiert ist.

Bei Infektionen mit *Mykobakterien* (Mycobacterium leprae und Mycobacterium tuberculosis) lassen sich in vivo und in vitro T-Zell-Defekte nachweisen.

Hämatologische Erkrankungen

Zahlreiche hämatologische Krankheiten, besonders die *malignen Lymphome*, sind mit einer geschwächten Immunabwehr assoziiert. Während dem Im-

Tabelle 8.4 Angeborene Störungen des Granulozyten-Makrophagen-Systems (nach Hayward[3] u. Ammann[4]) (AD: autosomal dominant; AR: autosomal rezessiv; X: X-chromosomaler Erbgang)

Erkrankung	Vererbung	Art des Defekts	Klinik	Diagnostik	Immunologie	Therapie
Chronische Granulomatose	X, AR?	Defekt des oxidativen Stoffwechsels – gestörter Abbau phagozytierter Bakterien	bakteriell-eitrig-abzedierende Entzündungen, granulomatöse Organveränderungen	pränatale Diagnostik: NBT-Test, Chemilumineszenz; Leukozytose	IgG, IgM, IgA ↓ zelluläre Immunologien	Antibiotika Knochenmarktransplantation (?)
Primärer Myeloperoxidasemangel	AR, AD, erworben bei myeloproliferativen Syndromen	Störung der Bakterizide in Granulo- und Monozyten	gehäuft, bes. Candida-Infektionen	Peroxidasefärbung	keine Störungen	Antibiotika, evtl. Knochenmarktransplantation
Glucose-6-Phosphat-Dehydrogenasemangel	X, AR	Störung der Endozytose und Bakterizidie in Granulozyten	rezidivierende Infektionen, granulomatöse Läsionen, hämolytische Anämie	G-6-PDH in Erythrozyten	keine Störungen	Antibiotika, evtl. Knochenmarktransplantation
Chédiak-Steinbrinck-Higashi-Syndrom	AR	Störung der Chemotaxis und Bakterizidie der Granulo- und Monozyten sowie der NK-Zellen	rezidivierende Infektionen, Albinismus, Lymphadenopathie, Splenomegalie, Anämie, Thrombozytopenie	pathologische Granula in Neutrophilen	keine Störungen	Splenektomie, Antibiotika, Interferon, Knochenmarktransplantation

Tabelle 8.5 Sekundäre Immundefekte

Infektionen	Virusinfekte	angeborene Röteln, Masern, Influenza, Zytomegalie, HIV, multiple und/oder chronisch rezidivierende Virusinfekte
	bakterielle Infekte	Tuberkulose, Lepra
Hämatologische Erkrankungen	Morbus Hodgkin	
	Nicht-Hodgkin-Lymphome	CLL Plasmozytom Immunozytom
	Leukämien	
	Agranulozytose und aplastische Anämie	
	Sichelzellenanämie	
Autoimmun-erkrankungen	systemischer Lupus erythematodes	
	rheumatoide Arthritis	
Stoffwechsel-krankheiten	Diabetes mellitus	
	alkoholische Leberzirrhose	
	Urämie	
Proteinverlust	nephrotisches Syndrom	
	Enteropathie	hypertrophische Gastritis M. Crohn Zöliakie und einheimische Sprue intestinale Lymphangiektasie
Iatrogene Ursachen	immunsuppressive Therapie	Corticoide Zytostatika Anti-Lymphozyten-Globulin Cyclosporine Phenytoin Penicillamin
	operative Maßnahmen	Splenektomie Thymektomie
	Strahlentherapie	
Andere Ursachen	Unterernährung	
	Zinkmangel	
	Sarkoidose	
	Down-Syndrom	
	Früh- und Neugeborene	
	Alter	

Tabelle 8.6 Charakteristische Veränderungen der Lymphozytensubpopulationen bei Infekten (nach Arndt u. Keeser[5])

Erreger	Lymphozyten-subpopulation	Veränderung	Dauer
HIV	CD4 CD8	↓ ↑	permanent passager
Zytomegalie-Virus	CD4 CD8	↓ ↑	passager Monate – Jahre
Epstein-Barr-Virus	CD8	↑	bis zur Konvaleszenz
Masern-Virus	CD4	↓	bis zur Konvaleszenz
schwere bakterielle Infektionen	CD4	↑	passager
progressive Tuberkulose	CD4	↓	permanent

mundefekt beim *M. Hodgkin* eine bislang ungeklärte **Störung der T-Lymphozyten** (nachweisbar in T-Zell-Funktionstests wie PHA-Stimulation und MLC) zugrunde liegt, finden sich bei anderen lymphatischen Erkrankungen Störungen der B-Zellen und Antikörperbildung bei weitgehend intaktem T-Zell-System. So haben Patienten mit einer *chronischen lymphatischen Leukämie* in fortgeschrittenem Stadium ein **Antikörpermangel-Syndrom**, eine Verminderung von IgM und IgG, die durch Verdrängung normaler Lymphozyten in Knochenmark und lymphatischen Geweben durch pathologische Lymphozytenklons verursacht ist. Auch Patienten mit *Plasmozytom* haben in der Regel sehr niedrige Serumspiegel von polyklonalem (Nicht-Paraprotein-)Immunglobulin mit einer Störung der Produktion spezifischer Antikörper, wie Test-Immunisierungen zeigen. Wie auch bei der *CLL* fällt gewöhnlich der IgM-Spiegel zuerst ab. Beim *IgA-Plasmozytom* konnte gezeigt werden, daß die Hypogammaglobulinämie sowohl durch eine verminderte Produktion von Nicht-Paraprotein-IgG und IgM als auch durch eine beschleunigte Katabolisierung von IgG bedingt ist.

Die Immunabwehrdefekte bei myeloischen Erkrankungen wie bei den *myeloischen Leukämien* und der *Agranulozytose* sind vor allem durch qualitative und quantitative Funktionsstörungen dieses Systems, also durch unzureichende Phagozytose und Keimabtötung, hervorgerufen.

Autoimmunerkrankungen

Bei Autoimmunerkrankungen wie beim *systemischen Lupus erythematodes (SLE)* oder bei der *rheumatoiden Arthritis (RA)* finden sich sowohl Defekte der T-Zell- und der B-Zell-Funktion als auch des Komplementsystems. So ist beim SLE die kutane Reaktion vom Spättyp vermindert, wie auch (in vitro) die Lymphozytenproliferation nach PHA-Stimulation oder in der gemischten Lymphozytenkultur (MLC) reduziert ist. Außerdem lassen sich eine Hypergammaglobulinämie und häufig angeborene Komplementmängel nachweisen. Auch bei der RA sind die T-Zell-Reaktivität in vivo und in vitro vermindert, die Immunglobuline und, im Gegensatz zum SLE, die Komplementkomponenten vermehrt.

Stoffwechselkrankheiten

Bei Stoffwechselerkrankungen finden sich häufig Defekte der *T-Zell*-Funktion, nachweisbar durch in vitro-Stimulationstests, während nur gelegentlich das Phagozytosesystem durch gestörte Chemotaxis (z.B. Diabetes mellitus) oder das Komplementsystem durch Bildungsstörung einzelner Komponenten (z.B. Leberzirrhose) Defekte zeigen. Das *B-Zell*-System und damit die Immunglobulinproduktion sind in der Regel intakt.

Proteinverlust

Hypogammaglobulinämien, die durch Protein- und Immunglobulinverlust durch Darm oder Nieren hervorgerufen sind, werden normalerweise von einer *Hypalbuminämie* begleitet. Das IgM ist meist proportional weniger vermindert als IgG und IgA, wobei hier beim renalen Verlust die unterschiedliche Molekülgröße eine Rolle zu spielen scheint. Beim intestinalen Verlust kommt es auch zu einem Verlust von Lymphozyten. So ist bei der *intestinalen Lymphangiektasie* die Hypogammaglobulinämie von einer Lymphozytopenie und einer verminderten Lymphozytenreaktivität in vitro begleitet. Bei Kindern können allein schwere, protrahierte Gastroenteritiden zu einem Immundefekt führen.

Iatrogene Ursachen

Die iatrogenen Ursachen für Immundefekte sind so mannigfaltig und zahlreich wie die Möglichkeiten ärztlicher Tätigkeit. In den höher zivilisierten Ländern sind die am meisten beobachteten Immundefekte **Haupt-** und **Ne-**

benwirkungen von Chemo-, Strahlen- und chirurgischer Therapie. So führen chirurgische Eingriffe unter *Allgemeinnarkose* zu zeitweiligen Störungen des Immunsystems, z.B. zu einer verminderten T-Zellreaktivität in vivo und in vitro für 1–2 Wochen. Als eine ernst zu nehmende Ursache für Immundefekte muß die *Splenektomie* angesehen werden wegen der herabgesetzten Eliminationsrate von Mikroorganismen aus der Zirkulation. Splenektomierte *Kinder* (besonders jünger als 5 Jahre) erkranken wesentlich häufiger an schweren Septikämien mit Klebsiella pneumoniae und Haemophilus influencae b. Dagegen führt die *Thymektomie* (in Abhängigkeit vom Alter des Patienten) zwar zu einer meßbaren Veränderung von Laborparametern, jedoch selten zu einer erhöhten Infektgefährdung. Die immunsuppressive Wirkung von Zytostatika, Kortikosteroiden und anderen Chemotherapeutika sowie der Strahlentherapie ist allgemein bekannt und häufig auch Zweck der *Therapie*.

Unterernährung

Weltweit ist Unterernährung die häufigste Ursache für Immundefekte. Schwerer **Proteinmangel** führt zu Thymusinvolution, Lymphozytopenie und Zellverminderung in den T-Zell-abhängigen Regionen der lymphatischen Gewebe mit verminderter Lymphozytenreaktivität in vivo und in vitro. Alleinige **Kalorienreduktion** bei ausreichender Proteinreserve hat weniger gravierende Wirkungen auf das Immunsystem, während die kombinierte **Kalorien-Eiweiß-Unterernährung** zu schwerwiegenden Defekten der T-Lymphozyten führt, die Immunglobulinsynthese jedoch weitgehend ungestört bleibt. Bei unterernährten *Kindern* ist die Situation noch komplizierter, da bei ihnen die – infolge der Unterernährung – gehäuft auftretenden Infekte (vor allem Enteritiden) per se eine Immunosuppression im Gefolge haben, so daß der sich auf diese Weise ergebende *Circulus vitiosus* zu einem raschen Fortschreiten der desolaten Abwehrsituation führt.

Erworbenes Immundefektsyndrom (AIDS)

1981 wurden die ersten Fälle des erworbenen Immundefektsyndroms (**Ac**quired **i**mmuno**d**eficiency **s**yndrome [AIDS] von den Centers for Disease Control (CDC) in Atlanta beobachtet. Als sein Erreger wurde ein **Retrovirus** beschrieben, das die Bezeichnung **h**uman **i**mmunodeficiency **v**irus (HIV) erhielt (Montagnier u. Gallo 1983/84). In der Folgezeit nahm die Zahl der Erkrankten zunächst in der westlichen Welt, dann aber fast explosionsartig in den Ländern der sog. Dritten Welt zu. Anfangs erkrankten in erster Linie homo- und bisexuelle Männer, i.v.-injizierende Drogenabhängige, Empfänger von Bluttransfusionen und Blutprodukten (z.B. Bluter nach Gerinnungsfaktorsubstitution) und die heterosexuellen Partner dieser Risikogruppen. Seit Mitte der 80er Jahre, nachdem die Ursache der Erkrankung aufgedeckt war, gibt es (zumindest in Deutschland) keine nennenswerten Ansteckungen mehr durch **Blut** und **Blutprodukte**. Durch verändertes **Sexualverhalten** ist auch bei den homo- und bisexuellen Männern der zunächst hochgerechnete Anstieg (Verdoppelung der Fälle pro Jahr) seit etwa 1988 nicht mehr in diesem Ausmaß zu beobachten, sondern eher in ein Plateau übergegangen. Auch bei den **Drogenabhängigen** zeigt sich in den letzten Jahren kein weiteres Ansteigen der HIV-Infektionen und AIDS-Erkrankungen mehr. Eine katastrophale Entwicklung hat die Epidemie allerdings in den **Ländern Afrikas** südlich der Sahara und **Süd- und Südostasiens** genommen, wo nach Schätzungen der WHO (1996) 62 bzw. 23 % der Bevölkerung HIV-infiziert sind. Ein besonderes Problem in diesen Ländern stellt zudem die **vertikale Übertragung** des Virus von der Mutter auf das Kind während der Schwangerschaft, der Entbindung und der Stillzeit dar. So sind beispielsweise in Kenia nach WHO-Berechnungen von 1995 zwischen 40 und 45 % der Neugeborenen infiziert.

Ätiologie und Pathogenese

Erreger der Infektion sind zwei **HIV-Typen**: HIV-1 und HIV-2-Lentiviren, die den Retroviren zugezählt werden. Infektionen mit dem Typ 1 sind weltweit häufiger. Das **Ausbreitungsgebiet** von HIV-2 beschränkt sich mehr oder weniger auf das westliche Afrika, Angola und Mozambique. Der **Ansteckungsmodus** bei beiden Typen ist ähnlich, die Krankheitsbilder unterscheiden sich nicht. HIV wird auf drei Wegen übertragen:

- Geschlechtsverkehr,
- Blut und Blutprodukte,
- von der Mutter auf das Kind.

Etwa 75 % der HIV-Ansteckungen erfolgen durch Sexualverkehr, weshalb die Infektion als venerische Krankheit anzusehen ist. Hier liegt auch ein, wenn auch häufig frustraner Ansatz, die Ausbreitung durch Aufklärung einzudämmen.

Der **Infektionsweg** des HIV ist in Abb. 8.**2** dargestellt. Die *viralen Oberflächenantigene* gp120/gp41 regieren mit CD4-Antigenen, die vor allem auf

Abb. 8.**2** (siehe Seite 413) **A:** Schematische Darstellung eines HIV, **B:** Infektionsweg eines T4-Lymphozyten und Vermehrung des HIV, **C:** Legende zu B sowie hypothetische und praktizierte Behandlungsmöglichkeiten der HIV-Infektion.
Abkürzungen: **A:** RT = reverse Transkriptase, OFM = Oberflächenmembran der Wirtszelle, p = Protein, gp = Glykoprotein. Die Zahlen geben das Molekulargewicht der einzelnen Antigene in Kilodalton an: gp41 und gp120 (Oberflächenantigene), p17 und p24 (Strukturproteine). **B:** T4 = T4-Rezeptor, tat = Steuerprotein, env = Oberflächenprotein.

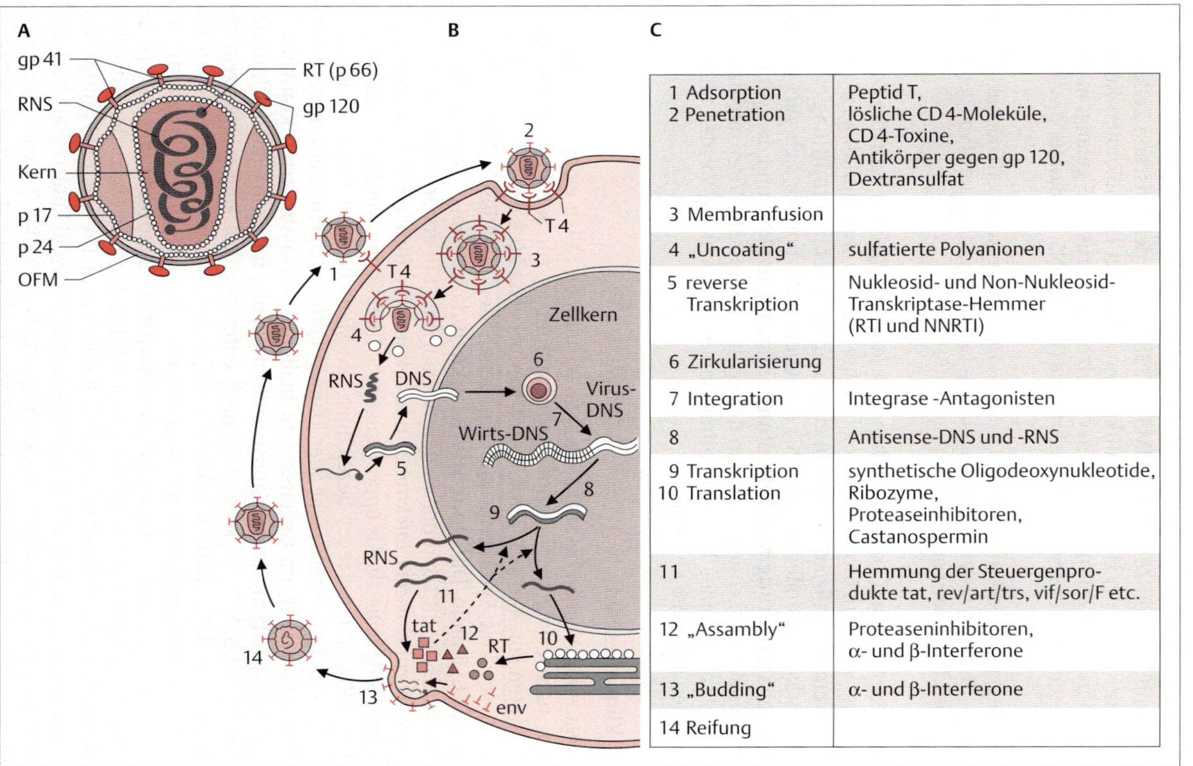

1 Adsorption 2 Penetration	Peptid T, lösliche CD 4-Moleküle, CD 4-Toxine, Antikörper gegen gp 120, Dextransulfat
3 Membranfusion	
4 „Uncoating“	sulfatierte Polyanionen
5 reverse Transkription	Nukleosid- und Non-Nukleosid-Transkriptase-Hemmer (RTI und NNRTI)
6 Zirkularisierung	
7 Integration	Integrase -Antagonisten
8	Antisense-DNS und -RNS
9 Transkription 10 Translation	synthetische Oligodeoxynukleotide, Ribozyme, Proteaseinhibitoren, Castanospermin
11	Hemmung der Steuergenprodukte tat, rev/art/trs, vif/sor/F etc.
12 „Assambly“	Proteaseninhibitoren, α- und β-Interferone
13 „Budding“	α- und β-Interferone
14 Reifung	

Abb. 8.**2**

Helfer-Lymphozyten und Makrophagen/Monozyten exprimiert sind, aber auch auf anderen Zellen des MMS (S. 238 ff.) wie dentritischen Zellen, Langerhans-Zellen der Haut und follikulären Zellen der Lymphknoten-Keimzentren; Virus und Zellmembran verschmelzen, die Virus-RNS gelangt in die Zelle, wo sie von der *reversen Transkriptase* (RT) in DNS „umkopiert" wird.

> ! Diese Kopie der Virus-RNS wird dann mit Hilfe der viruseigenen Endonuklease in die DNS der Wirtszelle eingebaut und ist fortan fester Bestandteil von deren Genom. Die Zelle ist nunmehr zeitlebens infiziert.

In diesem Zustand der *chronischen* oder *latenten Infektion* kann die Zelle lange Zeit (Wochen, Monate, vielleicht Jahre) ruhen, ohne auffällig zu werden. Erst wenn die *infizierte Zelle* von einem Antigen unter Vermittlung einer Antigenpräsentierenden Zelle (APC) stimuliert wird, teilt sie sich. Aus den bei der **Zellaktivierung und Zellteilung** entstandenen RNS und den gebildeten *Virusproteinen* formieren sich an der Zellmembran neue Viren, die dann unter Mitnahme eines Teils der Zellmembran ausgeschleust werden und *andere Zellen infizieren* können.

Klinisches Bild

Etwa zwei Wochen bis sechs Monate, in seltenen Fällen wohl auch über ein Jahr nach erfolgter Virusinokulation kommt es zur **Serokonversion**, dem Auftreten von *Anti-HIV-Antikörpern*. Nur bei etwa 20 % der Infizierten treten in dieser Zeit Symptome auf, die denen der infektiösen Mononukleose (S. 263 f.) ähneln. Die **akute HIV-Krankheit** dauert einige Tage bis Wochen. Das klinische Bild und der weitere Verlauf hängt in erster Linie vom Auftreten *opportunistischer Infektionen* und sekundärer, für die HIV-Infektion typischer *Malignome* ab. Als opportunistische Infektionen werden Erkrankungen durch Krankheitserreger bezeichnet, die Menschen mit einem funktionierenden Immunsystem nicht oder kaum gefährden. Die Inzidenz dieser Infektionen korreliert, im Gegensatz zu malignen HIV-assoziierten Krankheiten (z.B. maligne Lymphome, Kaposi-Sarkom), häufig mit dem Grad des Immundefekts (Abb. 8.**3**). So kommt es nach *unterschiedlich langer Latenzzeit*, die Monate bis Jahre dauern kann und wahrscheinlich von verschiedenen pathogenetischen Kofaktoren und genetischen Prädispositionen mitbestimmt ist, zu den *Vorstadien* **LAS (Lymphadenopathie-Syndrom)** und **ARC (AIDS related complex)** bzw. zum *Vollbild* von **AIDS**. Auch die Dauer der einzelnen Stadien kann individuell sehr unterschiedlich sein. Die seit 1993 gültige Stadieneinteilung nach der CDC-Definition, in der sowohl klinische als auch immunologische Parameter berücksichtigt sind, ist in Abb. 8.**4** wiedergegeben. Diese *Stadieneinteilung* hat prognostischen Aussagewert, was das Auftreten von AIDS beziehungsweise die Überlebenszeit der Patienten nach Zuordnung

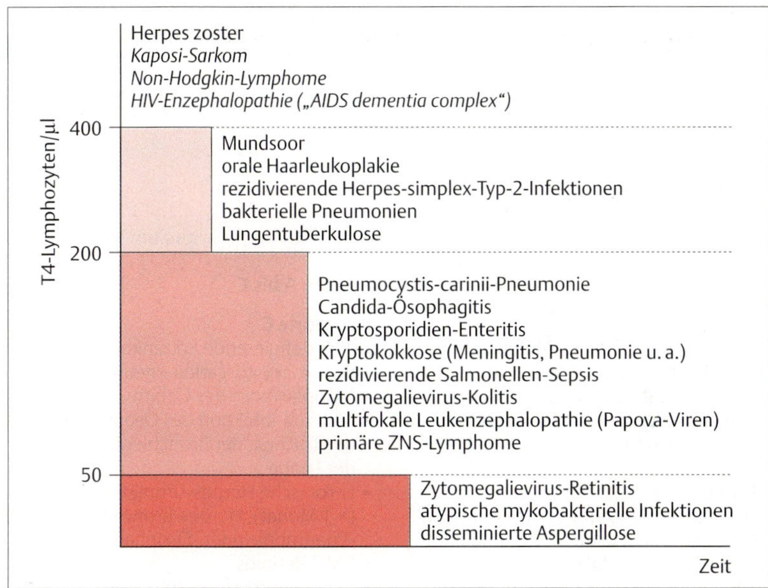

Abb. 8.**3** Mit AIDS in Abhängigkeit vom Grad des Immundefekts assoziierte Erkrankungen. Kursiv: Erkrankungen, die auch ohne Immundefekt auftreten können, aber dennoch die Voraussetzung für die Diagnose „AIDS" nach der CDC-Definition erfüllen.

zu einer der neun Untergruppen betrifft. Die heute gängige Bestimmung des *virus load*, d.h. der Menge der HIV-RNS-Kopien im Blut als Maß für die Virusvermehrung, ging in die Einteilung noch nicht ein, da die Methode 1993 für die Routine noch nicht verfügbar war.

Laborbefunde

Der **Anti-HIV-Antikörpertest**, der „HIV"- oder „AIDS-Test", ist ein Untersuchungsverfahren zum Nachweis von HIV. Als Suchtest dient der sehr sensitive *Enzyme-Immuno-Assay* (EIA), der allerdings den Nachteil häufiger, falsch positiver Befunde hat. Ein positives Ergebnis muß daher in einem zweiten, vom ersten unterschiedlichen Test bestätigt werden. Dazu hat sich der *Immunoblot* (Western blot) bewährt, in dem Antikörper gegen die unterschiedlichen HIV1- (gp160, gp120, gp41, p66, p52, p34, p55, p40, p24 und p18) und HIV2-Antigene (gp140, gp105, p68, p56, gp36 und p26) nachgewiesen werden können.

Laborkategorien		Klinische Kategorien		
	CD4-Zellzahl	A	B	C
1	≥ 500/µl	A1	B1	C1
2	200–499/µl	A2	B2	C2
3	< 200/µl	A3	B3	C3
Stadium I (LAS)		Stadium II (ARC)		Stadium III (AIDS)

Die klinischen Kategorien A bis C

Kategorie A
- asymptomatische HIV-Infektion
- persistierende generalisierte Lymphadenopathie
- akute, symptomatische (primäre) HIV-Infektion

Kategorie B
(Krankheitssymptome oder Erkrankungen, die nicht in die AIDS-definierende Kategorie C fallen, jedoch der HIV-Infektion ursächlich zuzuordnen sind oder auf eine Störung der zellulären Immunabwehr hinweisen)
- bazilläre Angiomatose
- oropharyngeale Candida-Infektion
- vulvovaginale Candida-Infektion, die entweder chronisch (> 1 Monat) oder schlecht therapierbar ist
- Dysplasien oder Carcinomata in situ der Cervix
- Fieber > 38,5 °C oder Diarrhoe > 1 Monat
- orale Haarleukoplakie
- Herpes zoster mehrerer Dermatome oder rezidivierend in einen Dermatom
- idiopathische thrombozytopenische Purpura
- Listeriose
- Entzündungen im kleinen Becken, besonders bei Komplikationen eines Adnexabszesses
- periphere Neuropathie

Kategorie C
(AIDS-definierende Erkrankungen)
- Pneumocystis-carinii-Pneumonie
- Toxoplasmose des Gehirns
- Candida-Infektion des Ösophagus, der Trachea, der Bronchien oder/und der Lunge
- chronische Herpes-simplex-Ulcera (> 1 Monat), Herpes-Bronchitis, -Pneumonie oder -Ösophagitis
- CMV-Retinitis
- generalisierte CMV-Infektion (außer Leber und Milz)
- rezidivierende Salmonellen-Septikämien
- rezidivierende Pneumonien innerhalb eines Jahres
- extrapulmonale Kryptokokken-Infektionen
- chronische intestinale Kryptosporidien-Infektion
- chronische intestinale Isospora-belli-Infektion
- disseminierte oder extrapulmonale Histoplasmose
- Tuberkulose
- disseminierte oder extrapulmonale Infektionen mit M. avium complex oder M. kansasii
- Kaposi-Sarkom
- maligne Lymphome
- invasives Zervix-Karzinom
- HIV-Enzephalopathie
- progressiv multifokale Leukenzephalopathie
- „Wasting-Syndrom“

Abb. 8.**4** Die CDC-Klassifikation der HIV-Erkrankungen

> ! Der Test ist positiv, wenn sich eine Reaktion mit mindestens einem viralen Glykoprotein (gp) und einem anderen HIV-Gen-kodierten Protein (p) nachweisen läßt, und fraglich bei einer Reaktion nur mit viralen Glykoproteinen.

Eine Untersuchung, die in der letzten Zeit an Bedeutung gewonnen hat, da sie gute prognostische Aussagen erlaubt, ist die **Viruslastbestimmung (virus load)**. Dabei können mit unterschiedlichen Testverfahren zellfreie HIV-RNS-Sequenzen *quantitativ* im Plasma nachgewiesen werden. Das Testergebnis wird in *Viruskopien/ml* angegeben. Höhere HIV-RNS-Spiegel korrelieren mit einem raschen Abfall der Helferzellen oder niedrigen CD4-Zellzahlen und zeigen eine rasche *Krankheitsprogression* an.

> ! Die Untersuchung der Viruslast gehört zum Standard bei der Betreuung HIV-Infizierter.

Immunologische Befunde. Der für den **Grad des Immundefekts** charakteristische Befund ist die *Verminderung der CD4-positiven Helferlymphozyten*. Sie lassen sich mittels der Durchflußzytometrie (S. 615) ermitteln. Als „kritische Grenze" und als prognostisch ungünstig wird eine Zellzahl von unter 400/µl angesehen. Vielfach korreliert die Konzentration der CD4-Zellen mit dem Auftreten verschiedener opportunistischer Infektionen (Abb. 8.**3**, S. 415). Doch finden sich auch in frühen Stadien immunologische Veränderungen, wie beispielsweise eine *Vermehrung CD8-positiver Suppressorzellen*, woraus eine *Erniedrigung des T4/T8-Quotienten* resultiert. Dieser Wert wurde in früheren Jahren häufig in seiner prognostischen Wertigkeit überschätzt. Eine Verminderung der T4/T8-Ratio findet sich auch bei anderen lymphotropen Virusinfekten, die mit einer Vermehrung der CD8-positiven Zellen einhergehen, z.B. mit CMV, EBV oder HSV (Tab. 8.**6**, S. 409). Außerdem fällt häufig schon recht früh vor dem Vorliegen eines manifesten Immundefekts eine polyklonale IgG- und/oder IgA-Vermehrung auf. Eine prognostisch verwertbare Bedeutung kommt möglicherweise auch einem *erhöhten Neopterin-Wert* (ein Produkt aktivierter Makrophagen) und dem *β_2-Mikroglobulin* zu. Schließlich lassen sich vermehrt Immunkomplexe und ein erniedrigter IL-2-Spiegel nachweisen.

Hämatologische Befunde. Mit fortschreitender Schwere der Infektion findet sich eine zunehmende Verminderung von Erythrozyten, Thrombozyten und Leukozyten, wo-von nicht nur die Lymphozyten, sondern auch die Granulozyten betroffen sind.

Blutbild. Die **Anämie**, die sich bei 5 % der Kranken im LAS-Stadium und bei 80 % der unbehandelten AIDS-Kranken findet, ist *normochrom und normozytär*. Doch entwickelt sich unter einer antiretroviralen Behandlung oft schon bald eine Makrozytose. Häufig (bei ca. 40 % der AIDS-Kranken) fällt der *direkte Antiglobulin-(Coombs-)Test* positiv aus, ein unspezifischer Befund infolge der Bindung von IgG und/oder Komplement an Erythrozyten. Auch die im *Blutausstrich* häufig beobachtete Bildung von Geldrollen dürfte eine Folge der Hypergammaglobulinämie sein.

Bei etwa einem Drittel der Patienten mit LAS und bei zwei Drittel bis drei Viertel der mit AIDS findet sich eine konstante **Leukozytopenie**. Dabei kann (vor allem in den frühen Stadien) eine relative und absolute *Lymphozytose* bestehen. Häufig lassen sich in diesen Krankheitsphasen *antilymphozytäre* und *antigranulozytäre Antikörper* nachweisen. Da die Granulozyten oft eine Hyposegmentierung bei relativer Vermehrung der Stabkernigen und auch Pseudo-Pelger-Formen (S. 233 f.) zeigen, wird eine Linksverschiebung vorgetäuscht.

Eine **Thrombozytopenie** zeigt sich bei ca. 5–10 % der asymptomatischen HIV-Infizierten und bei 25–50 % der AIDS-Kranken. Als mögliche Ursachen kommen verschiedene Mechanismen wie antithrombozytäre Antikörper, Immunkomplexe, Sequestrierung in der Milz u.a. in Betracht. Die Lebenszeit der Thrombozyten ist in kinetischen Studien deutlich verkürzt.

Knochenmark. Das Knochenmark zeigt nur unspezifische Veränderungen. Es kann hypo- und hyperzellulär sein. Oftmals werden morphologische Dysplasien aller Zellreihen gesehen, die an Veränderungen wie beim myelodysplastischen Syndrom erinnern. Bei verkürzter Lebenszeit der Thrombozyten sind die Megakaryozyten meist vermehrt, können sonst jedoch auch vermindert sein. Außerdem besteht oft eine Vermehrung von Lymphozyten und Plasmazellen. Mit zunehmender Schwere der Erkrankung finden sich Veränderungen mit dem Bild einer retikulären Fibrose, Nekrose oder fettigen Degeneration, die diffus oder fokal auftreten können.

Lymphknotenhistologie

Histologisch werden in Abhängigkeit vom Schweregrad der Infektion und des Immundefekts verschiedene morphologische Veränderungen gefunden, die sich in fünf Hauptmuster einteilen lassen[6]:

- irreguläre, follikuläre Hyperplasie (IFH),
- Follikelumbau mit beginnender Follikeldestruktion (bFD),
- progressive Follikeldestruktion (pFD),
- Follikelinvolution und Atrophie (FA) und schließlich,
- Verlust der Lymphknotenstruktur (VLS).

Die Veränderungen lassen sich grob den **klinischen Stadien** zuordnen: IFH und bFD finden sich beim LAS, bFD, pFD und FA beim ARC und pFD, FA und VLS beim AIDS.

Gerinnung

Neben den zellulären Veränderungen treten auch häufig **plasmatische Gerinnungsstörungen** auf. Bei 50 % der AIDS-Patienten sind die Prothrombinzeit (PT) und die partielle Thrombinzeit (PTT) verlängert, hervorgerufen durch Phospholipid-Antikörper (S. 492 f.). Trotz dieser pathologischen Gerinnungstests besteht meist keine verstärkte Blutungs- oder Thrombophilieneigung.

Übrige Laborbefunde

Weitere Befunde sind nur uncharakteristisch verändert. Wie häufig bei chronischen Erkrankungen sind das Serumeisen und das Ferritin erniedrigt, das Transferrin vermehrt. Die BSG ist oft mäßig bis stark beschleunigt bei erhöhtem *CRP*. Viele pathologische Laborwerte wie beispielsweise die Leberenzyme, Amylase und Lipase sind auch eine Folge der in den letzten Jahren immer intensiver gewordenen Therapie. Gerade in den fortgeschrittenen Krankheitsstadien unter antiretroviraler Behandlung lassen sich die Laborveränderungen oft nicht der Krankheit oder ihrer Behandlung zuordnen.

Therapie

Seit 1995 hat die Entwicklung der **Chemotherapie** von HIV-Infektionen einen stürmischen Verlauf genommen. Nachdem jahrelang nur drei Medikamente aus nur einer Wirkstoffgruppe auf dem Markt waren, die einzeln und in verschiedenen Kombinationen zur Anwendung kamen, gibt es nun über zehn Arzneimittel, die sich in ihrer Wirkung ergänzend in *verschiedenen Kombinationen* eingesetzt werden können. Die *unterschiedlichen Ansatzpunkte* für eine mögliche Behandlung der HIV-Infektion sind im rechten Abschnitt der Abb. 8.**3**, S. 415 skizziert. **Ziel** der Behandlung ist es, die Viruslast auf Werte unter der Nachweisgrenze zu reduzieren. Die zur Zeit angewandten Substanzen gehören drei *Wirkstoffgruppen* an und sind in Tab. 8.**7** mit Dosierungsanleitung und Nebenwirkungen zusammengefaßt.

Obwohl verschiedene Studien eine besonders hohe Effizienz von **Dreierkombinationen** dieser Medikamente gezeigt haben, wird die Behandlung derzeit häufig (zumindest bei den asymptomatisch Infizierten) als eine **Zweierkombination** begonnen, da wegen des *komplizierten* Einnahmemodus der verschiedenen Substanzen (vor, während oder nach Mahlzeiten) eine gute *Compliance* kaum oder nur mit größter Disziplin gewährleistet werden kann und die Bereitschaft dazu von asymptomatischen Patienten kaum

Tabelle 8.7 Antiretrovirale Medikamente

Substanz	Dosierung*	Hauptnebenwirkungen
Nukleosid-Reverse-Transkriptase-Hemmer (NRTI)		
a) Zidovudin (AZT, Retrovir®)	2mal tgl. 250 mg	Übelkeit
b) Stavudin (d4T, Zerit®)	2mal tgl. 15–40 mg	periphere Neuropathie, Pankreatitis
c) Zalcitabin (ddC, Hivid®)	3mal tgl. 0,375–0,75 mg	periphere Neuropathie
d) Didanosin (ddI, Videx®)	2mal tgl. 100–200 mg	Diarrhoe, Pankreatitis
e) Lamivudin (3TC, Epivir®)	2mal tgl. 150 mg	Hautausschläge, Schlaflosigkeit, Kopfschmerzen
Non-Nukleosid-Reverse-Transkriptase-Hemmer (NNRTI)		
a) Delavirdine (Rescriptor®)	3mal tgl.400 mg	Hautausschläge
b) Nevirapine (Viramune®)	2mal tgl. 200 mg einschleichend beginnen	allergische Reaktionen bis zum Stevens-Johnson-Syndrom
Protease-Inhibitoren (PI)		
a) Indinavir (Crixivan®)	3mal tgl. 800 mg	Nierensteine, Kristallurie
b) Nelfinavir (Viracept®)	3mal tgl. 750 mg	gastrointestinale Beschwerden
c) Ritonavir (Norvir®)	2mal tgl. 600 mg einschleichend beginnen	gastrointestinale Beschwerden
d) Saquinavir (Invirase®)	3mal tgl. 600 mg	gastrointestinale Beschwerden

* Patient ca. 70 kg, normale Nierenfunktion

erwartet werden kann. Dazu stören die großen *Tablettenmengen*, besonders bei den Proteaseinhibitoren (600 mg Ritonavir entsprechen 6 Kapseln), und die oft nicht unerheblichen **Nebenwirkungen** die Mitarbeit des Patienten.

! Gängige Zweierkombinationen sind AZT + ddI, AZT + ddC, AZT + 3TC, d4T + 3TC und d4T + ddI. Eine Kombination von d4T und ddC sollte wegen einer Verstärkung der Hauptnebenwirkungen nicht gegeben werden.

Da keine der bisher verfügbaren Substanzen, bzw. deren Kombinationen zu einem absoluten Sistieren der Virusreplikation führt, kommt es früher oder später zur Entwicklung von *Resistenzen* gegen das eine oder andere Medikament, die zur **Therapieumstellung** zwingen können. Diese Resistenzentwicklung äußert sich in einer *Zunahme der Viruslast* im Plasma oder in einer *Abnahme der CD4-Zellen* unter laufender Therapie. Als andere Gründe für eine Therapieumstellung kommen Unverträglichkeiten und **Nebenwirkungen** in Frage. In Tab. 8.**8** sind Beispiele für die Medikamentenwahl bei der Umstellung nach Versagen von Zweier- bzw. von Dreierkombinationen zusammengefaßt. Bei der Wahl der einzelnen antiretroviralen Substanzen und der Begleittherapie ist streng auf die **Interaktion** der einzelnen Medikamente zu achten. Übersichten zur Behandlung der HIV-Infektion finden sich bei Goebel u. Bogner[7], Carpenter et al.[8], Stellbrink[9], Brockmeyer[10], Flexner[11] sowie bei Gazzard et al.[12]

Die **Indikation** für den Beginn der retroviralen Behandlung wurde vielfach diskutiert, die Ergebnisse in verschiedenen Empfehlungen zusammengefaßt. Als wichtigster Befund für diese Entscheidung wird die *Viruslast* angesehen, wobei nach den Empfehlungen der amerikanischen AIDS-Gesell-

Tabelle 8.**8** Vorschläge für die Medikamentenwahl bei der Umstellung nach Versagen von Zweier- bzw. von Dreierkombinationen (nach Goebel u. Bogner[7], Carpenter et al.[8]) (Abkürzungen: s. Tab. 8.**7**, S. 420)

Zweierkombination		**Dreierkombination**	
Initial-behandlung	**Alternativ-behandlung**	**Initial-behandlung**	**Alternativ-behandlung**
AZT + 3TC	d4T + ddI (+ PI)	AZT + 3TC + PI	d4T + ddI + PI
AZT + ddI	d4T + 3TC (+ PI)		d4T + ddI + NNRTI
AZT + ddC	d4T + 3TC (+ PI)		Ritonavir + Saquinavir + NRTI
d4T + 3TC	AZT + ddI (+ PI)		
d4T + ddI	AZT + 3TC (+ PI) oder Ritonavir + Saquinavir + NRTI	AZT + ddI + PI	d4T + 3TC + PI d4T + 3TC + NNRTI Ritonavir + Saquinavir + NRTI
		AZT + ddI + NNRTI	d4T + 3TC + PI AZT + 3TC + PI
		d4T + 3TC + PI	AZT + ddI + PI AZT + ddI + NNRTI Ritonavir + Saquinavir + NRTI
		d4T + ddI + PI	AZT + ddI + PI AZT + ddi + NNRTI Ritonavir + Saquinavir + NRTI

schaft der Therapiebeginn bei über *5000–10000 Genkopien/ml* unabhängig von der CD4-Zellzahl erfolgen sollte[8, 9], während die deutschsprachigen Fachgesellschaften noch die doppelte Zahl akzeptieren, wenn die CD4-Zellzahl 350–500/µl nicht unterschreitet[10].

> ! Andererseits ist man sich auch einig, daß ein früherer Beginn der antiretroviralen Behandlung die Gesamtprognose verbessert.

Weitere Indikationen für den Behandlungsbeginn sind *HIV-assoziierte Symptome* wie Herpes zoster, Soorstomatitis, Gewichtsabnahme und Fieber unklarer Genese sowie alle AIDS-definierenden Krankheiten unabhängig von der CD4-Zellzahl und der Viruslast. Auch die akute HIV-Infektion und die Serokonversion, die beide jedoch nur verhältnismäßig selten diagnostiziert bzw. erfaßt werden.

Gegenüber der antiretroviralen Chemotherapie treten **andere Behandlungswege** in den Hintergrund. Bei HIV-infizierten *Kindern* ist die Wirksamkeit intravenös verabreichter polyvalenter *Immunglobuline* erwiesen, bei *Erwachsenen* wurde sie früher propagiert, heute nicht mehr generell empfohlen. Immunmodulatorische Maßnahmen, beispielsweise mit *Interleukinen* sind Gegenstand von Studien[13]. Große Hoffnungen liegen auf der Entwicklung von *Vakzinen* zur Impfung mit verschiedenen Virusantigenen, um eine Stärkung der körpereigenen HIV-spezifischen Immunität zu erreichen[14]. Durch Zytokine, besonders hämatopoetische Wachstumsfaktoren (Erythropoetin, G-CSF und GM-CSF) kann häufig die, z.T. auch therapiebedingte Zytopenie gebessert werden.

Begleitend zur antiretroviralen Therapie sollte in Abhängigkeit von der CD4-Zellzahl eine primäre **Prophylaxe** zur Vermeidung opportunistischer Infektionen durchgeführt werden. Wie oben bereits erwähnt, kann die Gefahr, an einer opportunistischen Infektion zu erkranken, bestimmten CD4-Zellzahlen zugeordnet werden (Abb. 8.**3**, S. 415). Dabei hat vor allem die Morbidität und Mortalität an *Pneumcystis-carinii-Pneumonien* seit Einführung einer prophylaktischen Behandlung drastisch abgenommen.

> ! Die Behandlung sollte bei einer CD4-Zellzahl von weniger als 250/µl aufgenommen werden.

Standardsubstanzen sind *Pentamidin* (200 mg alle zwei Wochen oder 300 mg alle 4 Wochen als Inhalation) oder *Cotimoxazol* (3 · 960 mg/Woche p.o.), das zudem den Vorteil hat, auch zur *Toxoplasmose*-Prophylaxe wirksam zu sein. Als Ausweichsubstanz kann beispielsweise bei Unverträglichkeiten der genannten Medikamente *Dapson* (2 · 100 mg/Woche p.o.) eingenommen werden. Die Primärprophylaxe der *CMV*-Infektionen mit oralem Ganciclovir wird derzeit in klinischen Studien untersucht.

Vorschläge zur **Behandlung** und **Sekundärprophylaxe** der opportunistischen Infektionen sind in Tab. 8.**9** zusammengefaßt.

Prognose und Verlauf

> **!** Das Immunsystem reagiert auf eine Infektion mit dem HIV mit einer starken Immunantwort, meßbar an der Bildung HIV-spezifischer Antikörper und T-Lymphozyten, die die initial sehr hohen Virustiter der Primärinfektion deutlich reduzieren.

Dennoch gelingt es dem Virus, im Organismus zu überleben und letztendlich eine fortschreitende Immunschwäche hervorzurufen. Dabei kann die **Zeitspanne** bis zum Auftreten von AIDS von Patient zu Patient erheblich variieren. In verschiedenen Studien lag der zeitliche Median zwischen 6 und 10 Jahren, bzw. der Abfall der Helferlymphozyten nach Serokonversion auf Werte unter 200/µl im Mittel zwischen 7 und 10 Jahren[18, 19]. Doch finden sich sowohl *fulminante Verläufe* mit der Ausbildung von AIDS innerhalb weniger Monate als auch *kaum progrediente Entwicklungen*, bei der die Patienten mehr als 10 Jahre klinisch ohne Symptome und ohne Hinweis auf einen Immundefekt blieben (*long term survivors* oder *non-progressers*). Plausible Erklärungen für diese unterschiedlichen Verläufe gibt es bislang noch nicht.

Die **Prognose** der Erkrankung läßt sich nach verschiedenen Studien gut an der Viruslast (s.o.) ablesen. Nach den von Mellors et al. auf der XI. International Conference on Aids 1996 vorgelegten Daten beträgt die mediane Zeit bis zur Entwicklung von AIDS oder bis zum Tod bei einer Viruslast von weniger als 3000 Kopien/ml über 10 Jahre, bei 3000–10000 Kopien/ml 8,3 Jahre, bei 10000–30000 Kopien/ml 5,5 Jahre und bei mehr als 30000 Kopien/ml nur noch 2,8 Jahre.

Sekundäre Neoplasien beim AIDS

Das **Kaposi-Sarkom** (KS) ist die häufigste AIDS-assoziierte Neoplasie. Bei etwa 15–20 % *homosexueller* AIDS-Kranker tritt es als Erstmanifestation der Immunschwächekrankheit unabhängig vom Immunstatus auf. Im Laufe der Erkrankung werden etwa 40 % dieses Patientenkreises davon befallen, dagegen nur etwa 3 % der *drogenabhängigen* und *anderen* Patienten[20].

> **!** Danach wird das KS als sexuell übertragbare Erkrankung angesehen, wobei als infektiöses Agens das Herpes-Virus Typ 8 diskutiert wird[21].

Daneben scheint aber auch eine *genetische Disposition* (z.B. HLA-DR5) mit auslösend zu sein. Es tritt in der Regel zunächst als multifokale, hell- bis dun-

Tabelle 8.9 Therapie opportunistischer Infektionen (nach Weber u. Mitarb.[15], Stille u. Helm[16], Wofsy u. Sande[17])

Erkrankung	Medikament	Dosierung	Therapiedauer	Rezidivprophylaxe
Bakterien				
Tuberkulose	Isoniazid + Rifampicin + Pyrazinamid oder + Ethambutol	300 mg/d p.o. 10–15 mg/kg/d p.o. 25 mg/kg/d p.o. 20–25 mg/kg/d p.o.	ca. 9 Monate	keine
Mycobacterium-avium-Infektionen	Ansamycin + Ethyambutol + Clofazimin oder + Ciprofloxacin oder + Amikacin oder + Isoniazid	450–600 mg/d p.o. 20–25 mg/kg/d p.o. 100 mg/d p.o. 1 500 mg/d p.o. 15 mg/kg/d i.v. 300 mg/d p.o.	Dauertherapie?	
Salmonellen-Sepsis	Ciprofloxacin oder Ofloxacin oder andere Breitbandantibiotika (z.B. Trimethoprim + Sulfamethoxazol oder Chloramphenicol)	0,5–1 g/d p.o. bzw. 200–400 mg/d i.v. 400 mg/d p.o.		
Viren				
Herpes-simplex-Viren				
mukokutan	Aciclovir	1–2 g/d p.o.	7–10 Tage	keine, evtl. 0,5–1 g/d p.o.
disseminiert	Aciclovir	15–20 mg/kg/d i.v.	1–2 Wochen	1 g/d p.o.
viszeral	Aciclovir	30 mg/kg/d i.v.	10 Tage	1 g/d p.o.

Fortsetzung Tabelle 8.9

Erkrankung	Medikament	Dosierung	Therapiedauer	Rezidivprophylaxe
Varizella/Zoster-Virus				
primäre Varizellen	Aciclovir	4 g/d p.o. oder 30 mg/kg/d i.v.	7–10 Tage	keine
segmentaler Zoster	Aciclovir	4 g/d p.o.	7–10 Tage	keine
disseminierter Zoster	Aciclovir	30 mg/kg/d i.v.	1–2 Wochen	1–2 g/d p.o.
Zytomegalie	Ganciclovir oder	10 mg/kg/d i.v.	2 Wochen	5 mg/kg/d i.v.
	Foscarnet	180 mg/d i.v.	2 Wochen	?
	evtl. Kombination mit CMV-Hyperimmunserum			
Protozoen				
Pneumocystis-carinii-Pneumonie	Trimethoprim + Sulfamethoxazol	15–20 mg/kg/d i.v. 100 mg/kg/d p.o./i.v.	3 Wochen	2 · 160 mg/d + 2 · 800 mg/d p.o.
	oder +			
	Dapson oder	100 mg/d p.o.	3 Wochen	
	Pentamidin	4 mg/kg/d i.v.	3 Wochen	300 mg/Monat als Aerosol
Zerebrale Toxoplasmose	Pyrimethamin + Clindamycin oder +	25–75 mg/d p.o. 3,6 g/d p.o.	4–8 Wochen	25–50 mg/d + 900–1 350 mg/d p.o. oder +
	Sulfadiazin + Folinsäure	4–6 g/d p.o. 5–15 g/d p.o.	4–8 Wochen	3 g/d + 5 mg/d
Isosporiasis	Trimethoprim + Sulfamethoxazol	640 mg/d + 3 200 mg/d p.o.	2 Wochen	2 · 160 mg/d + 2 · 800 mg/d p.o.

→

Fortsetzung Tabelle 8.**9**

Erkrankung	Medikament	Dosierung	Therapiedauer	Rezidivprophylaxe
	Pyrimethamin + Sulfadiazin (Fansidar)			50 mg + 1 000 mg (2 Tabletten)/ Woche
Pilze				
Candida-Stomatis	Amphotericin B oder	Suspension oder Lutschtabletten	1–2 Wochen	bei Bedarf
	Ketoconazol oder	400 mg/d p.o.	1 Woche	200 mg/d p.o. bei Bedarf
	Fluconazol	150 mg p.o. Einmaldosis		150 mg p.o. einmalig bei Bedarf
Candida-Ösophagitis	Ketoconazol oder	400 mg/d p.o.	2–3 Wochen	200 mg/d p.o.
	Fluconazol	400 mg p.o. Einmaldosis oder		400 mg p.o. einmalig bei Bedarf oder
		100 mg/d p.o.	1 Woche	100 mg p.o. 1–3 mal/w
	Itraconazol	100–200 mg/d p.o.	1–2 Wochen	
Kryptokokken-Meningitis	Amphotericin B	0,5–0,8 mg/kg/d i.v.	6–8 Wochen	
	Fluconazol			200 mg/d p.o.
	Itraconazol	400 mg/d p.o.	8–10 Wochen	200 mg/d

kelbraune Effloreszenz der Haut, seltener der Schleimhäute auf und kann im Verlauf der Erkrankung, in Abhängigkeit vom Immunstatus, auch Lymphknoten und innere Organe befallen. Die **Therapie** der Wahl bei Patienten mit wenigen, langsam progredienten und indolenten Effloreszenzen sind *lokale* Maßnahmen wie Bestrahlung, Exzision, Unterspritzung mit Zytostatika (z.B. Vinblastin), Laser- oder Kryotherapie. Eine *systemische* Behandlung bei multifokalem oder generalisiertem Befall, wenn eine lokale Therapie nicht möglich ist, kann mit α-Interferon oder/und Zytostatika (Daunorubicin, Doxorubicin, Vincristin, Vinblastin, Bleomycin, Etoposid und Paclitaxlel) als Mono- oder Polychemotherapie durchgeführt werden.

Auch **maligne Lymphome** (NHL und HL) treten bei HIV-Infizierten ebenfalls unabhängig vom Immunstatus gehäuft auf, wobei beim NHL wiederum *homo- und bisexuelle Männer* mit etwa 18,5 % häufiger betroffen sind als *Drogenabhängige* (14 %) und *Frauen* (11 %); das HL tritt bei etwa 6–8 % der Patienten auf[22]. Das klinische Bild der malignen Lymphome weist bei HIV-Patienten insofern Besonderheiten auf, als häufiger hochmaligne Formen (LB, CB, IB) und vermehrt primär extranodale Manifestationen, insbesondere des Magen-Darm-Trakts und des ZNS beobachtet werden[23]. Die **Therapie** entspricht der bei nicht-HIV-infizierten Lymphompatienten.

Literatur

1 Kemp A.S.: Infections and immunodeficiency. In: Wells J.V., Nelson D.S., eds.: Clinical immunology illustrated. Baltimore: Williams & Wilkins 1986

2 Belohradsky B.H.: Primäre Immundefekte. Stuttgart: Kohlhammer, 1986

3 Hayward A.: Immunodeficiency. In: Lachman P.J., Peters D.K., eds.: Clinical aspects of immunology. 4th ed. Oxford: Blackwell, 1982

4 Ammann A.J.: Immunodeficiency diseases. In: Stites D.P., Stobo J.D., Wells J.V., eds.: Basic and clinical Immunology. 6th ed. Norwalk: Appleton & Lange, 1987

5 Arndt R., Keeser D.: Immundefektsyndrom – erworbene Formen. In: Ostendorf P.C., Hrsg.: Hämatologie. Innere Medizin der Gegenwart Bd. 8. München: Urban & Schwarzenberg, 1990

6 Müller H., Falk St.: Pathologische Anatomie bei AIDS. In: L'age-Stehr J., Helm E.B.: AIDS und die Vorstadien. Berlin: Springer. 1992: V.5.1–45

7 Goebel F.-D., Bogner J.R.: Kombinationsbehandlung der HIV-Infektion. Internist 1997; 38:1146–53

8 Carpenter C.C.J., Fischl M.A., Hammer S.M.: Antiretroviral therapy for HIV infection in 1997. Updated recommendations of the International AIDS Society-USA panel. JAMA 1997; 277:1962–9

9 Stellbrink H.-J.: Chemotherapie der HIV-Infektion. Dt Ärztebl 1997; 94:A-2497–503

10 Brockmeyer N.: Rationale für die antiretrovirale Therapie. Dt Ärztebl 1998; 95:A-400–3

11 Flexner C.: HIV-protease inhibitors. New Engl J Med. 1998; 338:1281–92

12 Gazzard B., Moyle G.: on behalf of the BHIVA Guidlines Writing Committee. 1998 revision to the British HIV Association guidelines for antitiretroviral treatment of HIV seropositive individuals. Lancet 1998; 352:314–16

13 Harrer T.H.: Immuntherapie der HIV-Infektion mit Interleukin-2. In: Jäger H. (Hrsg.): AIDS. Neue Perspektive. Therapeutische Erwartungen. Die Realität 1997. Landsberg: Ecomed 1997:304–6

14 Harrer Th.: Entwicklung einer immuntherapeutischen Vakzine zur Behandlung der

HIV-Infektion. In: Jäger H. (Hrsg.). AIDS. Neue Perspektive. Therapeutische Erwartungen. Die Realität 1997. Landsberg: Ecomed 1997:307–10

15 Weber R., Jost J., Lüthy R., Siegenthaler W.: HIV-assoziierte opportunistische Erkrankungen: Diagnose und therapeutische Möglichkeiten in Klinik und Praxis. Internist 1990; 31:553–66

16 Sille W., Helm E.B.: Behandlungsmöglichkeiten opportunistischer Infektionen. In: L'age-Stehr J., Helm E.B., Hrsg.: AIDS und die Vorstadien. Berlin: Springer 1990

17 Wolfsy C.B., Sande M.A.: Infections associated with AIDS. In: Cohen P.T., Sande M.A., Volperding P.A. eds.: The AIDS knowledge base. The Medical Publishing Group Waltham. 1990

18 Rutherford G.W., Lifson A.R., Hessol N.A. et al.: Course of HIV-1 infection in a cohort of homosexual and bisexual men: an 11 year follow up study. Br Med J 1990; 301:1183–8

19 Veugelers P.J., Schechter M.T., Tindall B. et al.: Differences in the time from HIV seroconversion to CD4+ lymphocyte endpoints and AIDS in cohorts of homosexual men. Aids 1993; 7:1325–9

20 Mitrou P.S., Helm E.B., Brodt H.-R.: Mit einer HIV-Erkrankung assoziierte Neoplasien. Teil II: Epidemisches Kaposi-Sarkom bei HIV-Infizierten (EKS). In L'age-Stehr J., Helm E.B.: AIDS und die Vorstadien. Berlin: Springer. 1996:III.9.II.1–12

21 Lorenzen T., Kunz M., Meyer T. et al.: Humanes Herpesvirus 8 und Kaposi Sarkom – Analyse des peripheren Blutes von 237 HIV-positiven Patienten auf HHV8-DNA mittels nested-PCR sowie die retrospektive Nachbeobachtung hinsichtlich Auftreten von Kaposi Sarkomen. In: Jäger H. (Hrsg.): AIDS. Neue Perspektive. Therapeutische Erwartungen. Die Realität 1997. Landsberg: Ecomed 1997:139

22 Mitrou P.S., Helm E.B.: Mit einer HIV-Erkrankung assoziierte Neoplasien. Teil I: Maligne Lymphome und andere Malignome. In L'age-Stehr J., Helm E.B.: AIDS und die Vorstadien. Berlin: Springer. 1995:III.9.I.1–16

23 Straus D.J.: Human immunodeficiency virus-associated lymphomas. Med Clin North America 1997; 81:495–510

9. Blutgerinnungsstörungen

Die Fähigkeit des Bluts, im Bedarfsfall (z.B. nach Verletzungen) lokal in einen festen Zustand überzugehen, ist lebensnotwendig. Ebenso notwendig ist auf der anderen Seite auch, daß die Gerinnungsfähigkeit nicht mißbraucht wird. An diesem Fließgleichgewicht sind verschiedene Systeme beteiligt:

- die Blutgefäße mit ihren Endothelien,
- die Thrombozyten,
- die plasmatischen Gerinnungsfaktoren und
- das fibrinolytische System.

Ist das Zusammenspiel der komplexen Wechselwirkung der Systeme unausgeglichen, führt dies entweder zur Blutungsneigung oder zur Thrombose. Zeitlich laufen die Vorgänge nahezu parallel ab und greifen so ineinander, daß sie sich einer reihenden Darstellung entziehen.

Mechanismen der Blutstillung

Bei einer Gefäß- bzw. Gewebsverletzung erfolgt zunächst eine **Vasokonstriktion** durch die glatte Muskulatur im präkapillaren Bereich. Da Kapillaren keine glatte Muskulatur zur Gefäßkonstriktion besitzen, werden im Kapillarbereich, dem ausgedehntesten Blutstromgebiet, die Blutstillungsmechanismen durch direkten Blut-Gewebe-Kontakt ausgelöst. In beiden Fällen führt der Kontakt mit Kollagen und Thrombin, das als Folge einer durch Gewebsphospholipide ausgelösten Aktivierung des Gerinnungssystems gebildet wird, zu einer Aktivierung und Agglutination von Thrombozyten am Wundrand und zur Bildung eines **primären Plättchenpfropfs**. Da aktivierte Thrombozyten ihrerseits ein potenter Thrombinaktivator sind, kommt es rasch zu einer massiven Thrombin- und sukzessiven Fibrinbildung. Die **Fibrinfäden** kontrahieren sich und ziehen die Wundränder zusammen. Mit der nahezu gleichzeitigen Bindung von Plasminogen an Fibrin, das später in Plasmin umgewandelt werden kann, erfolgt der erste Schritt zur Fibrinolyse, einem Abbau des Fibrins. Es besteht ein konstantes **Gleichgewicht** zwischen Gerinnung und Thrombolyse.

Wege der Blutgerinnung

Obwohl, wie oben bereits angedeutet, Aktivierung und Inaktivierung des Gerinnungssystems, Fibrinbildung und Fibrinolyse nahezu gleichzeitig durch positive und negative Rückkopplungs-(Feedback-)Mechanismen ablaufen, sollen die Abläufe im folgenden als aneinandergereihte Ereignisse dargestellt werden.

Endothelzellen. Die normalen Endothelzellen der Blutgefäße haben primär *thrombophobe Eigenschaften*. Durch eine gleichsinnige elektrische Ladung der Endothelzellen und Thrombozyten werden die Blutplättchen abgestoßen, so daß zwischen ihnen und der Gefäßwand ein Plasmafilm besteht. Außerdem bilden die Endothelzellen Stoffe, die der Blutgerinnung entgegenwirken:

- *Prostacyclin* (PGI_2), ein Prostaglandin, hemmt die Plättchenadhäsion und -aggregation,
- *Thrombomodelin* bindet und inaktiviert Thrombin,
- *Heparansulfat* bindet Antithrombin III (AT III), wodurch lokal wiederum Thrombin gehemmt wird,
- *Plasminogenaktivator (t-PA)*, der der Thrombogenese entgegenwirkt.

Im Falle einer Endothelläsion, etwa durch Verletzung oder auch durch arteriosklerotische Plaques bilden Endothelien *von-Willebrand-Faktor (vWF,* S. 474), durch den erst eine Plättchenadhäsion möglich wird, und *Plasminogenaktivator-Inhibitor*.

> **!** Das Wechselspiel dieser Faktoren ermöglicht zum einen eine prompte Blutstillung im Verletzungsfall und zum anderen eine strenge Lokalisation des Gerinnungsprozesses.

Thrombozyten. Eine Gefäßverletzung führt zu einer Adhäsion mit folgender Aggregation von Thrombozyten. Aber nicht nur „*zufällig* vorbeikommende" Plättchen werden in diesen Prozeß mit einbezogen, sondern auch solche, die in einem gewissen Abstand von der Verletzungsstelle vorbeifließen, werden durch ein elektrisches Signal, einen sog. **strömungselektrischen Strom**, der durch die ausgeprägte Differenz der Dielektrizitätskonstante zwischen dem subendothelialen Kollagen und Plasma zustandekommt, in Richtung auf die Läsionstelle gelenkt. *Primär* werden die Plättchen von Thrombin, das in kleinen Mengen an der Verletzungsstelle entsteht, und von dem Kollagen selbst aktiviert. *Sekundär* werden die Thrombozytenaktivatoren Thromboxan A_2 (TXA_2), plättchenaktivierender Faktor (PAF) und Adenosindiphosphat (ADP) freigesetzt. Weiterhin fördert der **„Flip-Flop"-Mechanismus** der Thrombozytenmembran die Gerinnselbildung: Prokoagulatorische Phospholipide (besonders Phosphatidylserin), die sich normalerweise an der Innenseite der Plättchenmembran befinden, werden in Anwesenheit von Kollagen und Thrombin an deren Außenseite „umgestülpt" und bieten so an ihrer Oberfläche zahlreiche **Bindungsstellen** für die aktivierten plasmatischen Gerinnungsfaktoren IXa, VIIa, Xa und Va, so daß der Tenase- und Prothrombinkomplex (s.u.) sofort dort gebildet werden kann. Der **Komplex** der an die Thrombozytenaußenseite gelangten Phospholipide wird auch als *Plättchenfaktor 3 (PF3)* bezeichnet. Gleichzeitig werden aus den agglutinierten Thrombozyten verschiedene **Speichergranula** entleert:

- *α-Granula* beherbergen verschiedene Plasmaproteine wie Albumin, IgG, Glykoproteine (Fibronektin und Thrombospondin) und Gerinnungsfaktoren (Va, VIII und Fibrinogen), plättchenspezifische Eiweißstoffe wie den Plättchenfaktor 4 (PF4), β-Thromboglobulin und Proteoglykan sowie kationische Proteine, die als mitogener, bakterizider, chemotaktischer und Permeabilitätsfaktor bezeichnet werden,
- *Lysosomen* enthalten saure Hyaluronidasen wie β-Hexosaminidasen, β-Glukuronidase, β-Galaktosidase und α-Arabinosidase,
- *dense bodies* (elektronendichte Granula) beinhalten ADP, ATP, GDP, GTP, Serotonin, Kalzium, Magnesium und Phosphate.

Zur **Stabilisation** des Plättchenpfropfs polymerisiert *Thrombin*, welches in relativ großer Menge in ihm gebildet wird, Fibrinogen zu Fibrin, das den Pfropf retrahiert und gegebenenfalls auch die Wundränder zusammenzieht.

Gerinnungssysteme. Zentraler Mechanismus der **plasmatischen Gerinnung** ist die Bildung von *Thrombin*, das seinerseits Fibrinogen zu Fibrin polymerisiert. Sie wird durch ein System positiver und negativer Feedback-Mechanismen gesichert. So beeinflußt Thrombin seine eigene Bildung und Hemmung. Die Thrombinbildung kann über zwei Reaktionswege erfolgen, das *Extrinsic-* und das *Intrinsic-System*, an denen jeweils mehrere Gerinnungsfaktoren beteiligt sind, die sich kaskadenartig aktivieren. Der **exogene Gerinnungsweg** ist der physiologisch wichtigere und wird bei einer Gewebeläsion durch die Freisetzung von Gewebephospholipiden (*Gewebethromboplastin*), das den Gerinnungsfaktor VII aktiviert, gestartet. Der aktivierte Faktor VII (F VIIa) aktiviert seinerseits zusammen mit Kalzium und Phospholipiden den Faktor X. Faktor Xa bildet mit Faktor V, Kalziumionen und Phospholipiden einen Komplex, der durch proteolytische Spaltung Prothrombin zu Thrombin umwandelt. Der **endogene Weg** wird durch Gefäßwandschädigung und Freisetzung von Plättchenphospholipiden, die den Faktor XII aktivieren, ausgelöst. Faktor XIIa aktiviert zusammen mit *hochmolekularem Kininogen (HMWK)* als Helferprotein *Präkallikrein* zu *Kallikrein*, das wiederum den Faktor XII aktiviert. Faktor XIIa aktiviert Faktor XI, der den Faktor IX aktiviert. Faktor IXa aktiviert zusammen mit Kalziumionen, dem Faktor VIII und Phospholipid den Faktor X. Der restliche Weg entspricht dann dem des endogenen Systems. Alle Gerinnungsfaktoren, die sich an dieser Reaktionskaskade beteiligen, sind im inaktiven Stadium Proenzyme von Serinproteasen, die durch Aktivierung in Serinproteasen transformiert werden. Am Ende beider Wege steht die Abspaltung der Fibrinopeptide A und B vom Fibrinogen. Diese löslichen Fibrinmonomere bilden spontan ein lösliches Polymer, das durch den von Thrombin aktivierten Faktor XIII und Kalziumionen zu einem unlöslichen Fibrinpolymer wird. In Abb. 9.**1** sind die wesentlichen Schritte des Gerinnungsvorgangs schematisch dargestellt.

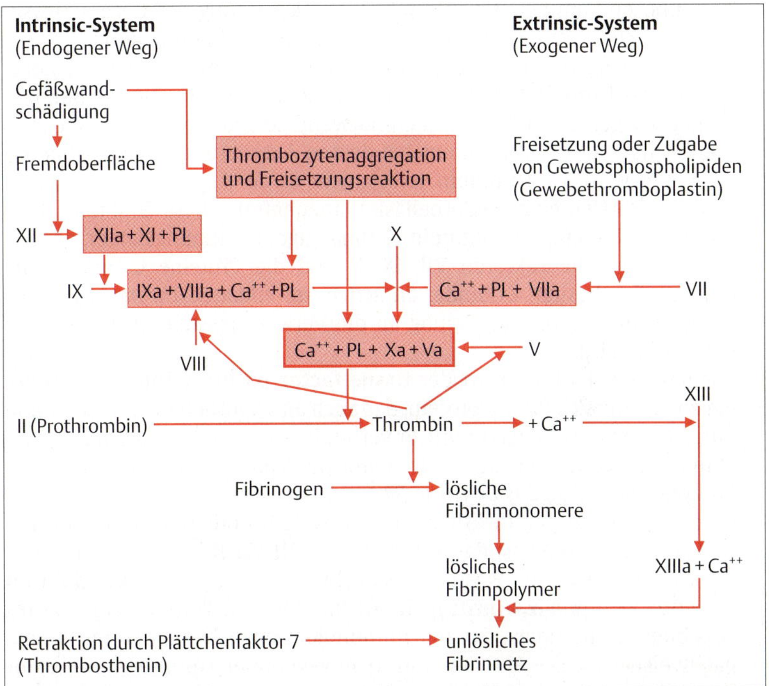

Abb. 9.1 Schematische Darstellung der wesentlichen Schritte des Gerinnungsvorgangs. → Aktivierung oder Umwandlung in (s. Text); umrandet sind die gerinnungsaktiven Komplexe (nach Woitinas[1])

Inhibitoren der Gerinnung. Wie oben bereits ausgeführt, ist das Ziel des Gerinnungsvorgangs die *umschriebene* Reparatur an einer Gefäßläsion. Eine *generalisierte* Gerinnungsaktivierung kann nicht im Sinne des Individuums sein, wie Ereignisse dieser Art unter pathologischen Bedingungen (z.B. die disseminierte intravasale Koagulopathie, S. 480f.) zeigen. Ihr wirken verschiedene Inhibitoren der Gerinnung entgegen. Sie sind lokal und generalisiert wirksam:

- An gesunden Endothelien bindet *Thrombomodelin* Thrombin und inaktiviert es. Der **Thrombomodelin-Thrombin-Komplex** aktiviert *Protein C*, eine Serin-Protease. **Aktiviertes Protein C (APC)** wiederum inaktiviert die Faktoren Va und VIIIa, wobei der Vorgang durch *Protein S* (wie Protein C ein Vitamin-K-abhängiger Faktor) verstärkt wird. Der APC-Mechanismus wird seinerseits z.B. von Heparin gehemmt und nahezu ausgeschaltet. Daher kann es auch bzw. gerade unter einer Heparinbehandlung zu lokalen

Thrombosen kommen, wenn eine lokale Aktivierung des Gerinnungssystems durch Gewebethromboplastin zur Thrombinbildung führt.

- Bei der lokalisierten Bindung von Thrombin an die Verletzungsstelle, scheint das **Protein Z** eine wichtige Rolle zu spielen. Da die zur Bindung an negativ geladenen Oberflächen notwendige Glutaminsäure-(Gla-)haltige Domäne des Prothrombins bei dessen Aktivierung zu Thrombin abgespalten wird, ist Thrombin selbst nicht in der Lage, sich aus eigener Kraft im Bereich einer Endothelläsion anzuheften. Diese Funktion übernimmt das Protein Z, ein Vitamin-K-abhängiger Gerinnungsfaktor, der wie Prothrombin, die Faktoren VII, IX, X und die Proteine C und S eine Gla-Domäne besitzt. Es bindet an *active site-inhibited Thrombin* und ermöglicht ihm so die Anbindung an die Verletzungsstelle (Übersicht bei Nawroth et al.[2]).
- Ebenfalls lokal wirksam ist der **tissue factor pathway inhibitor (TFPI)**, ein zirkulierendes Plasmaprotein, das auch an Endothelien adsorbiert und durch Heparin mobilisiert wird. Er verbindet sich mit dem Faktor Xa zu einem Komplex, der ein starker Inhibitor des Thromboplastin-Faktor-VIIa-Komplex ist und so das *Extrinsic-System* hemmt.
- Ubiquitär im Körper inaktivieren Plasma-Antiproteasen Thrombin. Die wirksamste Substanz ist das **Antithrombin III (AT III)**, das 65 % der Antithrombinkapazität der Plasmas ausmacht, gefolgt von **α_2-Makroglobulin** mit etwa 23 % und **α_1-Antitrypsin**. AT III bildet mit Thrombin einen irreversiblen 1:1 Komplex, der mit immunologischen Methoden im Plasma nachweisbar ist. Die Aktivität von AT III gegenüber Thrombin und Faktor Xa wird durch Heparine mit einer Kettenlänge von mindestens 18 Monosaccharideinheiten um mehr als den Faktor 1 000 verstärkt. Niedermolekulare Heparine besitzen gegenüber Thrombin keine Wirkung, allerdings jedoch noch gegen Faktor Xa.

Fibrinolyse. Die Fibrinolyse erfolgt durch das proteolytische Enzym **Plasmin**, das die polymerisierten Fibrinfäden spaltet. Die Spaltungsstellen sind nicht identisch mit den Polymerisationsstellen. Die kleinsten dieser Abbauprodukte sind die *D-Dimere*, die im Plasma zur Kontrolle der Fibrinolyse nachgewiesen werden können, zumal sie sich von Fibrinogenspaltprodukten unterscheiden. Plasmin entsteht aus *Plasminogen*, einem Glykoprotein, durch *Plasminogenaktivatoren (PA)*, von denen zwei Typen unterschieden werden: der *Gewebetyp (t-PA)*, der aus Endothelzellen freigesetzt wird, und der *Urokinasetyp*, der im Plasma als einkettiges Proenzym (scu-PA) vorliegt und nach seiner Aktivierung in ein Zweikettenmolekül (tcu-PA [Urokinase]) übergeht. t-PA ist ein schwacher Plasminaktivator, seine Aktivität steigt jedoch um den Faktor 100 in Anwesenheit von Fibrin.

Diagnostik von Gerinnungsstörungen

Das **klinische Bild** in Verbindung mit der Krankheits- und Familienanamnese, erlaubt meist schon eine grobe Einordnung der jeweils vorliegenden Gerinnungsstörung in eine der drei Hauptgruppen der hämorrhagischen Diathesen oder ganz im Gegenteil die Verdachtsdiagnose der Thrombophilie. Hämorrhagische Diathesen, Erkrankungen mit vermehrter Blutungsneigung, lassen sich grob in drei Gruppen einteilen:

- *Thrombopenien und -pathien* können eine Blutungsbereitschaft infolge einer Verminderung bzw. Funktionsstörung der Thrombozyten herbeiführen,
- *Koagulopathien* sind Gerinnungsstörungen durch Mangel an Gerinnungsfaktoren oder durch Überschuß an gerinnungshemmenden oder die Fibrinolyse aktivierenden Substanzen im Plasma,
- *vaskuläre Blutungsstörungen* sind durch eine vermehrte Gefäßdurchlässigkeit bei intakter Gerinnungsfähigkeit des Blutes bedingt.

Das „Gegenstück" zur hämorrhagischen Diathese ist die Hyperkoagulabilität des Blutes, die vermehrte Thromboseneigung oder **Thrombophilie**. Als Verbindungsglied kann die Vermehrung der Thrombozytenzahl, die Thrombozytose oder Thrombozythämie, angesehen werden, die, wenn auch häufig symptomlos, unter dem Bild der hämorrhagischen Diathese oder der Thromboseneigung oder sogar beider Störungen gemeinsam in Erscheinung treten kann (*Thrombohämorrhagie*).

Hämorrhagische Diathesen

Bei den hämorrhagischen Diathesen bieten Art und Lokalisation der Blutung eine erste Unterscheidungsmöglichkeit.

Art der Blutung. Zuerst ist hier die *Purpura* zu erwähnen. Man versteht darunter das Auftreten von punktförmigen Blutflecken an Haut und Schleimhäuten. Da diese Blutungsart typisch für die thrombozytopenische und vaskuläre Blutungsneigung ist, läßt sich der Begriff Purpura als **Leitsymptom** diesen beiden Gruppen von Blutungsstörungen zuordnen. Für eine Purpura charakteristisch ist das Auftreten von *Petechien*, d.h. von kleinen flohstichartigen Blutpünktchen bis zu Blutflecken von 3–5 mm Durchmesser. Meist sind sie an den abhängigen Körperpartien besonders zahlreich, auch sind sie durch Druck mittels Glasspatel nicht auslöschbar. In der Regel zeigen sie eine symmetrische Anordnung. Daneben kommen *kleinere Flächenblutungen* bis zur Handtellergröße vor (ähnlich den Hämatomen beim Gesunden nach stumpfen Traumen).

Derartige größere Blutungen in Kombination mit mehr oder weniger zahlreichen Petechien sind für die Gruppe der Thrombozytopenien und -pathien besonders charakteristisch.

Gleichzeitig bestehen häufig *Schleimhautblutungen* im Bereich der Nase, eine Epistaxis, oder der Mundhöhle (Zahnfleisch) und der übrigen Schleimhäute (Magen-Darm-Kanal, Urogenitaltrakt).

Große flächenhafte Blutungen, Sugillationen und größere Ecchymosen sind typisch für die Koagulopathien.

Im Unterschied zur Gruppe der thrombozytopenischen und vaskulären Blutungsneigungen fehlen bei den Koagulopathien die petechialen Blutungen.

Lokalisation der Blutung. Eine typische Lokalisation dieser flächenhaften Blutungen läßt sich nicht angeben, da sie an jeder **Körperstelle** auftreten können. In der Regel findet man sie aber an den Körperpartien, die am leichtesten einer Alteration von außen (Stoß, Druck) zugänglich sind. Die Blutungen sind grundsätzlich nicht anders als beim Gesunden, der einem heftigen Trauma ausgesetzt war.

Doch unterscheiden sie sich von normalen Hämatomen dadurch, daß bei den Koagulopathien die Blutung *ohne* erkennbares bzw. adäquates Trauma auftreten kann, weshalb man sie auch als „Spontanblutung" bezeichnet.

Selbstverständlich kommen auch bei den Koagulopathien ausgedehnte Schleimhautblutungen (Mundhöhle, Magen-Darm-Kanal, Uterus) vor. Man findet sie häufig bei Mangel an Faktor V, VII, X und XI.

Ein **Charakteristikum** der Hämophilie ist das Vorkommen von *Gelenkblutungen* (Blutergelenke), die bei schweren Formen der Hämophilie A und B häufig auftreten. Interessanterweise stellt sich bei *iatrogener* Blutungsbereitschaft (infolge Antikoagulanzientherapie mit Cumarinen) als erstes Zeichen einer Überdosierung meist eine Hämaturie ein, der bei schweren Fällen Haut-, Schleimhaut- und Organblutungen folgen.

Differentialdiagnose hämorrhagischer Diathesen. Bei der eingehenden **klinischen Untersuchung** können sich weitere Anhaltspunkte finden. Besonders ausgeprägte Purpuraformen werden oft bei der idiopathischen thrombozytopenischen Purpura (ITP) gefunden. Voraussetzung für diese Diagnose ist aber der **Ausschluß** einer *symptomatischen Thrombozytopenie* im Gefolge anderer Blutkrankheiten (Leukämie, Osteomyelosklerose, Panmyelophthise, Makroglobulinämie Waldenström usw.). Weitere differentialdiagnostische

Hinweise auf Milz- und Lymphknotenschwellungen mit symptomatischer Thrombozytopenie finden sich auf S. 249 f.

Lebererkrankungen führen häufig zu einer Synthesehemmung bestimmter Gerinnungsfaktoren; in schweren Fällen kann auf diese Weise eine Blutungsbereitschaft vom Typ der Koagulopathie entstehen. Ähnliches gilt für einen länger bestehenden Verschlußikterus mit verminderter Resorption von Vitamin K, das für die Bildung von Prothrombin und der Faktoren VII, IX und X unumgänglich notwendig ist.

Hochfieberhafte Infektionskrankheiten und *Allergien* können mit toxisch-allergischen Gefäßveränderungen und einer vaskulären Purpura einhergehen. Besonders typisch ist die Kombination *rheumatischer Gelenkbeschwerden* mit einer Purpura beim M. Schoenlein-Henoch. Schwere bakterielle Infektionen können zu einem Endotoxinschock mit *Verbrauchskoagulopathie* führen.

Bei der Kombination von hämorrhagischer Diathese und stark beschleunigter BSG ohne sonstigen wesentlichen Organbefund ist daran zu denken, daß die vorliegende Blutungsbereitschaft möglicherweise durch das Vorhandensein *pathologischer Eiweißkörper* im **Serum** bedingt ist, die entweder durch eine Störung der Gefäßfestigkeit oder eine Hemmung von Gerinnungsfaktoren zu einer Blutungsbereitschaft führen können. Derartige pathologische Eiweißkörper dürften bei der Purpura hyperglobulinaemica und auch bei den mit einer Blutungsbereitschaft einhergehenden Fällen von Makroglobulinämie eine Rolle spielen (z.B. Hemmung des Thrombozytenfaktors 3). Ähnliche Verhältnisse finden sich ferner bei Patienten mit Plasmozytom. Speziell ist das der Fall, wenn pathologische Eiweiße in Form von *Kryoglobulinen* vorliegen, die in der Kälte eine Spontangelierung zeigen. Sehr häufig tritt bei diesen Krankheitsbildern die vermehrte Gefäßdurchlässigkeit nur an den abhängigen Körperpartien in Erscheinung.

Eine weitere Differenzierungsmöglichkeit der hämorrhagischen Diathesen bieten die **Anamnese** und sonstigen klinischen Befunde des Patienten. Das Auftreten einer *Blutungsneigung in früher Kindheit* oder bereits in den ersten Lebenstagen weist in der Regel auf eine angeborene Erkrankung hin. In erster Linie kommen dann die echte Hämophilie, daneben aber auch (allerdings sehr viel seltener) angeborene Mangelzustände anderer plasmatischer Gerinnungsfaktoren (z.B. Parahämophilie) in Betracht. Im Säuglingsalter zeigen sich auch die meisten charakteristischen Blutungssymptome bei angeborenen Thrombozytenfunktionsstörungen.

Für die *vaskulären Blutungskrankheiten* gibt es dagegen keine besondere Altersdisposition. Lediglich beim M. Osler sind bereits in früher Jugend Blutungen möglich, die charakteristischerweise stets auf die gleiche Stelle beschränkt bleiben.

Besteht der Verdacht auf eine thrombozytopenische Blutungsbereitschaft, muß im Rahmen der Anamnese ermittelt werden, ob der Patient *knochenmarkschädigenden Faktoren* (z.B. ionisierenden Strahlen, Benzol) ausgesetzt war oder *Medikamente* eingenommen hat, die bei entsprechender Überempfindlichkeit Aplasien oder die Produktion von Thrombozytenantikörpern bewirken (z.B. Arsen- oder Quecksilberverbindungen, Chloramphenicol, Hydantoine, Phenylbutazon, Pyrazolonpräparate, Sulfonamide oder Chinin).

Von besonderer Bedeutung ist die Erhebung einer genauen **Familienanamnese**. Dies gilt vor allem für die Bluterkrankheit, die bekanntlich wegen des rezessiv-geschlechtsgebundenen Erbgangs nur bei männlichen Individuen manifest wird, während Frauen die Krankheit lediglich als Konduktorinnen übertragen, ohne selbst zu erkranken. Auch bei den angeborenen vaskulären Blutungsübeln (Osler-Erkrankung, Angiomatosis retinae v. Hippel-Lindau) erlaubt die Familienanamnese u.U. schon gewisse Hinweise (z.B. „familiäres Nasenbluten", „familiäre" Nierenblutungen beim M. Osler).

Thrombophilie

Auch bei der Thrombophilie, bei der es zu Thrombosen sowohl im arteriellen als auch im venösen Gefäßsystem kommen kann, ist die eingehende **Familienanamnese** von großer Wichtigkeit, da die Veranlagung zu thromboembolischen Ereignissen häufig *hereditär* ist.

Untersuchungsgang

Die bisher dargelegte klinische Symptomatologie kann zusammen mit der Anamnese die diagnostischen und pathogenetischen Überlegungen bereits in eine bestimmte Richtung lenken. Da jedoch nur eine genaue Diagnose eine gezielte Therapie ermöglicht, sind stets weitere spezielle Untersuchungen erforderlich. Eine grobe Unterscheidungsmöglichkeit ergibt sich aus folgenden Untersuchungen, die auch schematisch in Abb. 9.**2** dargestellt sind:

- **Bestimmung der Thrombozytenzahl** (S. 615). Thrombozytopenien sind die häufigste Ursache erworbener hämorrhagischer Diathesen.
- **Prüfung der plasmatischen Gerinnung** (S. 647 f.). Unter den **Globaltests** erfaßt die Prothrombinzeit nach Quick (Quick-Test) die Faktoren des *Extrinsic Systems*, die partielle Thromboplastinzeit (PTT) die des *Intrinsic Systems* und die Thrombinzeit die Fibrinbildung. Jeder dieser drei Tests beinhaltet eine Region des Gerinnungssystems und zeigt bei pathologischem Ausfall den Bereich an, in dem die Störung zu suchen ist, und gibt die Untersuchung der **Aktivität und Konzentration von Einzelfaktoren** vor. Ergänzend gibt die **Blutungszeit**, die den *in-vivo*-Test simulierend auch in vitro zu standardisierten Bedingungen aus Citratblut durchgeführt werden kann, auch Auskunft über die Thrombozytenfunktion. (Allerdings gibt verständlicherweise der *in-vitro*-Test keine Information über das Gefäßsystem.) Bei pathologischem Ausfall führen spezielle **Thrombozytenfunktionstests** (Thrombozytenausbreitung, -retraktion, -aggrega-

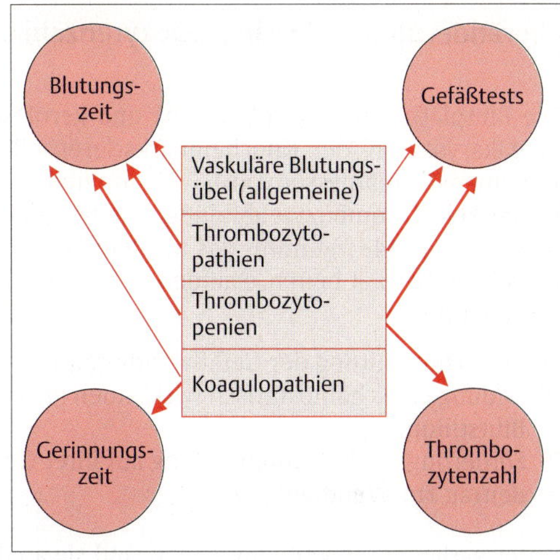

Abb. 9.**2** Schema zur Gruppendiagnose der hämorrhagischen Diathesen. Die dickeren Linien bezeichnen die Tests, die bei den jeweiligen Krankheitsgruppen stets pathologisch verändert sind, die dünneren Linien die Tests, die in Einzelfällen pathologisch ausfallen können.

tion, -adhäsion u.a.) weiter. Andere, früher häufig angewandte Untersuchungsmethoden, wie beispielsweise das **Thrombelastogramm** (S. 656 f.), die **Rekalzifizierungszeit** und die **Clot observation time** (S. 650 f.) sind aus verschiedenen Gründen, wie dem erhöhten technischen und zeitlichen Aufwand, der z.B. geringen Aussagekraft, vor allem aber wegen der leichten Einzelfaktorbestimmung eher in den Hintergrund getreten und werden nur noch gelegentlich durchgeführt.

- **Prüfung der Gefäßfestigkeit** (Rumpel-Leede-Phänomen, quantitative Bestimmung der Kapillarresistenz mit Hilfe der Saugglocke nach Küchmeister, Klopf- und Kneifversuch [Methodik S. 660 f.]). Der Test fällt sowohl bei einer thrombozytopenischen als auch bei bestimmten vaskulären Blutungserkrankungen pathologisch aus.
- **Thrombophilietests** (Aktivität und Konzentration von Protein C und Protein S, Antithrombin-III-Aktivität und -Konzentration, Anti-Phospholipid-Antikörper, Homocystein-Spiegel, Plasminogenaktivität, t-PA, PAI 1) sind bei arteriellen und venösen Thrombosen indiziert.

Veränderungen der Thrombozytenzahl und -funktion

Die Blutplättchen (Thrombozyten) sind kernlose Zytoplasmafragmente der Megakaryozyten, der Knochenmarksriesenzellen. Sie sind scheibenförmig mit einem Durchmesser von 1,5–3,5 µm und einer Dicke von 0,8–1,2 µm. Bei verstärkter Thrombozytenbildung, wie beispielsweise der Immunthrombozytopenie (S. 443 f.) nimmt das mittlere Thrombozytenvolumen zu. Ihre Lebensdauer beträgt beim Gesunden 7–12 Tage. Die Plättchen erfüllen folgende Funktionen:

- Aufrechterhaltung der Gefäßwandintegrität,
- Bildung eines hämostatisch wirksamen Pfropfs bei Verletzungen (primäre Blutstillung),
- Förderung der Thrombinbildung auf ihrer Oberfläche und
- Beitrag zur Wundheilung.

Unter pathologischen Bedingungen sind sie an der Entstehung und Progression der Arteriosklerose sowie ihrer thrombotischen Komplikationen (Thromboatherogenese) beteiligt. Außerdem können Thrombozyten in akute Entzündungsprozesse einbezogen werden, indem sie durch den platlet activating factor (PAF), einem Zytokin aus neutrophilen und basophilen Granulozyten bzw. Monozyten, stimuliert werden, über einen spezifischen Adhäsionsrezeptor mit Neutrophilen in Aktion treten oder durch Freisetzung von Mediatoren wie Serotonin und Histamin selbst zur Propagation des Entzündungsprozesses beitragen (Übersicht bei Müller-Eckhardt et al.[3]). Im peripheren Blut beträgt die normale Thrombozytenkonzentration 150 000–400 000/µl (150–400 · 10^9/l). Bei einer erhöhten Thrombozytenzahl spricht man von einer *Thrombozytose*, ist sie erniedrigt, von einer *Thrombozytopenie*.

Laboruntersuchungen

Die wesentlichen **Suchtests** bei quantitativen und qualitativen Thrombozytenstörungen sind:

- Bestimmung der Thrombozytenzahl, evtl. mit Kontrolle des Ergebnisses der automatischen Zellzählung in der Zählkammer (S. 615) und die
- Blutungszeit (S. 650).

Aus deren Befunden ergeben sich die folgenden **weiterführenden Untersuchungen**:

- Knochenmarkszytologie bzw. -histologie,
- Gerinnungs-Globaltests (Prothrombinzeit [Quick-Test], partielle Thromboplastinzeit [PTT], Thrombinzeit),

- Thrombozytenvolumenverteilung und -morphologie,
- Thrombozytenadhäsivität und -aggregation (mit Adrenalin, Kollagen, ADP),
- Bestimmung antithrombozytärer Antikörper und
- die Thrombozytenüberlebenszeit (Thrombozytenkinetik mit ^{51}Cr- oder ^{111}In-markierten, möglichst autologen Plättchen). Diese Untersuchung gibt auch Auskunft über den Abbauort der Thrombozyten, beispielsweise bei der ITP (S. 443 f.), und kann Hilfe bei der Indikationsstellung zur Splenektomie sein.

Beispiele für ein sinnvolles diagnostisches Vorgehen können die Flußdiagramme zur Stufendiagnostik thrombozytärer Diathesen in Abb. 9.**3** geben.

Thrombozytopenien

Vorkommen

- Pseudothrombozytopenie,
- Immunthrombozytopenie (ITP, M. Werlhof),
- Medikamentinduzierte Thrombozytopenien,
- Thrombozytopenien bei Infektionskrankheiten,
- Thrombozytopenien durch Knochenmarksinfiltration,
- Hypersplenismus (S. 59),
- Thrombotisch-thrombozytopenische Purpura,
- Evans-Syndrom,
- Kasabach-Merritt-Syndrom,
- Systemischer Lupus erythematodes,
- v. Willebrand-Syndrom Typ 2B (S. 475 f.).

Pseudothrombozytopenie

Unter Pseudothrombozytopenie versteht man eine fälschlicherweise als erniedrigt angesehene Thrombozytenzahl im peripheren Blut, die durch *unkorrekte Thrombozytenzählung* verursacht wird. Pseudothrombozytopenien haben seit der verbreiteten Einführung automatischer Zellzählgeräte, die die verschiedenen Blutzellen aufgrund ihres unterschiedlichen Zellvolumens erfassen, erheblich an Häufigkeit und Bedeutung zugenommen, da ihr Nichterkennen zu überflüssigen, für den Patienten möglicherweise belastenden diagnostischen und therapeutischen Maßnahmen führen kann. Als **Ursachen** einer Pseudothrombozytopenie kommen in Betracht:

- Plättchenverklumpungen *in vitro* durch fehlerhafte Blutabnahme (ungenügende Durchmischung des Blutes mit dem Antikoagulans) oder

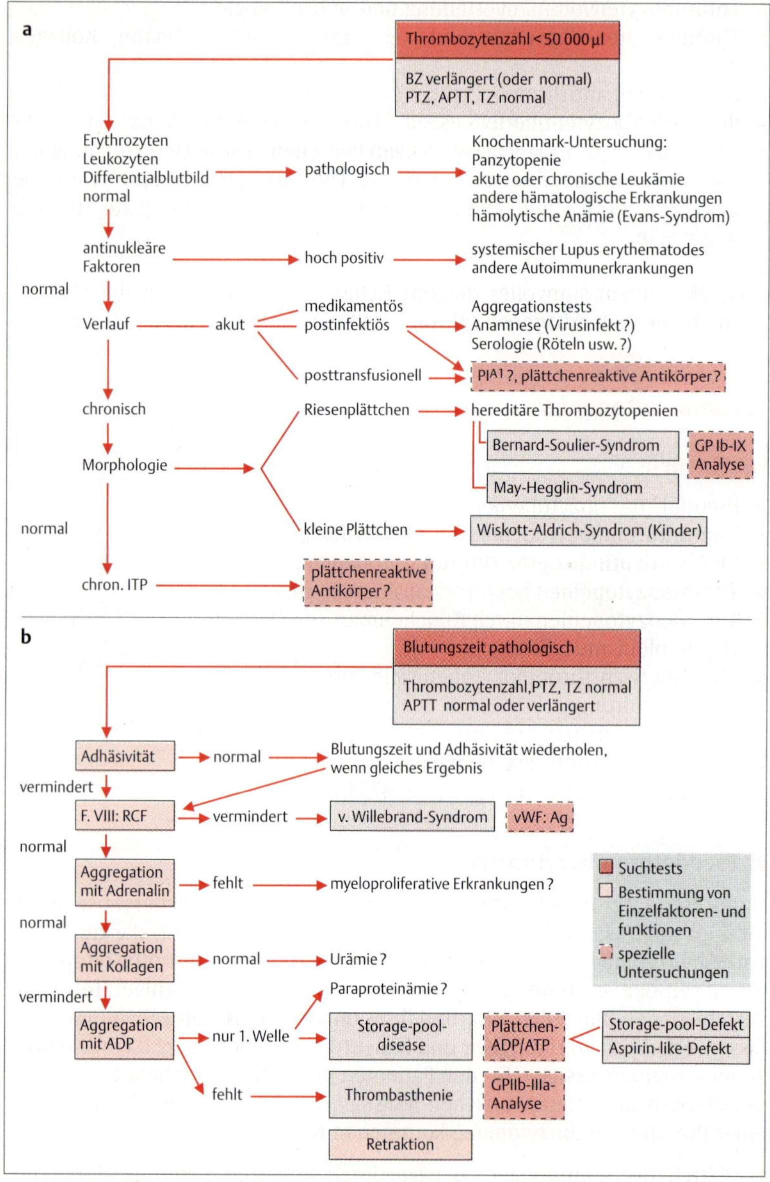

Legende siehe Seite 443

durch Veränderung der Membranstruktur oder Oberflächenladung der Thrombozyten bei der Verwendung von EDTA, EGTA, aber auch von Heparin und Zitrat als Antikoagulantien,
- „Plättchen-Satellitismus“ durch das Anhaften von Thrombozyten *in vitro* an Granulozyten oder Monozyten,
- Riesenplättchen als *angeborene* oder *erworbene* Thrombozytenstörung.

Immunthrombozytopenie (ITP, Autoimmunthrombozytopenie, AITP, idiopathische thrombozytopenische Purpura, M. Werlhof)

Die ITP ist die häufigste aller thrombozytopenischen Purpuraerkrankungen. Ihr liegt ein Autoimmunprozeß zugrunde. Die Krankheit tritt in einer *akuten* und einer *chronischen* Verlaufsform auf. Beide Erkrankungsformen sind in ihrem Erscheinungsbild zunächst ähnlich, unterscheiden sich jedoch hinsichtlich ihrer Prognose und Therapie in wesentlichen Punkten. **Leitsymptome** der Krankheit ist eine Blutungsbereitschaft vom thrombozytopenischen Typ und eine Verminderung der Blutplättchen infolge einer immunologisch bedingten Umsatzstörung (Übersicht bei Karpatkin[5]).

Die **akute ITP** ist eine Erkrankung des Kindesalters, während die **chronische Form** mit einem Altersgipfel zwischen dem 20. und 40. Lebensjahr eher bei Erwachsenen auftritt. Frauen erkranken etwa 3–4mal häufiger als Männer.

Ätiologie und Pathogenese

Chronische Form. Die Ätiologie der chronischen Form ist unbekannt. Pathogenetisch liegt ihr eine verstärkte und beschleunigte Elimination der zirku-

Abb. 9.**3** Stufendiagnostik thrombozytärer hämorrhagischer Diathesen (nach Lechner[4])
a Diagnosegang bei verminderter Thrombozytenzahl
b Diagnosegang bei verlängerter Blutungszeit
BZ = Blutungszeit
PTZ = Prothrombinzeit
APPT = aktivierte partielle Thromboplastinzeit
TZ = Thrombinzeit
GP = Glykoprotein
MPV = mittleres Plättchenvolumen
ITP = Immunthrombozytopenie
PAIgG = plattenassoziiertes Immunglobulin G
F.V.III:RCF = Faktor VIII-Ristocetin-Cofaktor-Aktivität
vWF:Ag = v. Willebrand-Faktor-Konzentration
ADP = Adenosindiphosphat
ATP = Adenosintriphosphat

lierenden Thrombozyten als Folge von gegen sie gerichtete Autoantikörper zugrunde. Trotz der oft auf das zwei- bis dreifache gesteigerten medullären Plättchenbildung sind die Thrombozytenzahlen im peripheren Blut vermindert als Folge des gesteigerten Abbaus vor allem in der Milz, seltener in der Leber. Die Autoantikörper sind gegen verschiedene Glykoproteinkomplexe der Thrombozytenmembran gerichtet. Sie sind meist membrangebunden, können jedoch auch als freie Antikörper bei etwa 20–30 % der Patienten nachgewiesen werden.

Akute Form. Die akute Form der ITP tritt typischerweise bei Kindern mit bereits abklingenden Infekten meist schlagartig auf. Die Thrombozytopenie ist durch einen raschen Abbau der Plättchen vorwiegend im MMS (S. 238 f.) bedingt. Als mögliche pathogenetische Mechanismen des gesteigerten Abbaus werden diskutiert:

- Die Einwirkung von antiviralen oder antibakteriellen Antikörpern, die mit Oberflächenstrukturen der Plättchen kreuzreagieren,
- die Bildung von zirkulierenden, aus löslichen oder partikulären Antigenen der ursächlichen Keime und gegen sie gerichtete Antikörper bestehenden Immunkomplexen, die sich über Fc-Rezeptoren an Plättchen anlagern und so zu ihrer Elimination führen,
- Anlagerung von Antigenen der Infektionserreger an die Thrombozytenoberfläche mit nachfolgender Anhaftung von keimspezifischen Antikörpern.

Klinisches Bild

Chronische Form. Der **Beginn** der chronischen Form ist meist schleichend. Oft haben die Kranken schon seit langem eine besondere Bereitschaft zu Nasen- und Zahnfleischblutungen oder eine Tendenz zum Auftreten von „blauen Flecken" bemerkt. Häufig ist die Thrombozytopenie, besonders wenn sie weniger ausgeprägt ist (≥ 50 000/µl), ein Zufallsbefund, ohne daß bemerkenswerte Blutungen auftraten. Bisweilen wird die Krankheit erstmals in der Pubertät manifest, manchmal auch später. Sie verläuft dann entweder in Perioden mit geringer oder stärkerer Blutungsneigung (*intermittierende Form*) oder es besteht eine dauernd gesteigerte Blutungsbereitschaft (*kontinuierliche Form*).

Charakteristisch ist das Auftreten von *Petechien* bzw. einer *Purpura* mit gleichzeitig bestehenden *großflächigen Hautblutungen* (Sugillationen und Suffusionen), die vor allem bei Frauen vorkommen. Bei ihnen treten häufig Menorrhagien und Metrorrhagien auf. Weitere **Prädilektionsstellen** der Blutungen sind der Magen-Darm-Trakt (Teerstühle, Blutnachweis im Stuhl) sowie Nierenbecken und Blase (Hämaturie). Seltener, aber lebensbedrohlich sind Lungenblutungen, die sich röntgenologisch oft als fleckförmige Verschattungen darstellen, sowie Blutungen im Bereich des Zentralnervensystems und des Auges (Glaskörper, Augenhintergrund). Typisch für den M. Werlhof und in vielen Fällen diagnostisch bedeutsam ist das Auftreten von kleinen Blutungen mit Bildung von blauen Flecken bei der **Untersuchung** des Patienten, so daß manchmal schon bei Perkussion und Palpation neue Hämatome entstehen. Die *erhöhte Gefäßdurchlässigkeit* findet ihren Ausdruck im positiven Ausfall des Rumpel-Leede-Stauungsversuchs, beim Kneifversuch oder beim Beklopfen des Sternums. Beim Einstich mit einer Nadel bildet sich ein hämorrhagischer Hof. Ein eher seltenes Symptom ist die *Milzvergrößerung*, die meist nur sonographisch oder röntgenologisch (CT) feststellbar ist. Werden größere Milztumoren gefunden, so ist in erster Linie an eine symptomatische Thrombozytopenie infolge einer anderen hämatologischen Grundkrankheit zu denken.

Akute Form. Bei der akuten Form ist der Beginn rasch, häufig nach einem Infekt, aber auch aus voller Gesundheit. An den verschiedenen Hautstellen bilden sich größere und kleinere Blutflecken. **Art** und **Lokalisation** entsprechen etwa der bei der chronischen Form, nur sind die Erscheinungen ausgedehnter und dramatischer. Die *Blutungen* können so schwer sein, daß sich eine bedrohliche Anämie entwickelt. Häufig ist der Verlauf der akuten Formen fieberhaft. Nur selten ergeben sich Hinweise auf einen vorausgegangenen Virusinfekt.

Laborbefunde

Chronische Form. Charakteristisch bei der chronischen Form der Erkrankung ist eine Verminderung der Blutplättchen, meist unter 50 000/µl. Bei den *kontinuierlichen* Formen ist die Thrombozytenverminderung dauernd nachweisbar, während die *intermittierenden* Formen zeitweilig normale Thrombozytenzahlen aufweisen können. Eine Parallelität zwischen Blutungsbereitschaft und Thrombozytenverminderung braucht nicht immer zu bestehen, eine Beobachtung, die durch eine Kapillarschädigung infolge einer Antigengemeinschaft zwischen Basalmembran und Thrombozyten oder eine zusätzliche Thrombozytenfunktionsstörung erklärt werden kann.

Das rote und weiße **Blutbild** ergeben, abgesehen von einer im Verlauf längerer Blutungen oft auftretenden Anämie, keinen pathologischen Befund. Im **Blutausstrich** sieht man außer der zahlenmäßigen Verminderung der Blutplättchen auch morphologische Abweichungen an den Thrombozyten mit Bildung von *Riesenplättchen*, die sich mit dem sogenannten Ausbreitungstest nach Breddin besonders gut darstellen lassen und als Ausdruck einer beschleunigten Thrombozytenneubildung gelten.

Im **Knochenmark** sind die *Megakaryozyten* meist vermehrt, wobei typischerweise jüngere Formen mit basophilem Zytoplasma und dichtem, rundem, in sich geschlossenem Kern vorherrschen, so daß sich das Bild einer Linksverschiebung der Thrombozytopoese mit erhöhter Regeneration ergibt. Dieser Befund ist das morphologische Korrelat einer meist deutlich verkürzten Thrombozytenlebenszeit. Sie läßt sich mittels radioisotopenmarkierter eigener oder homologer Thrombozyten bestimmen.

Die **Blutungszeit** ist meist deutlich verlängert. Die *plasmatischen Gerinnungstests* sind normal. Im **Thrombelastogramm** ist die maximale Thrombuselastizität erniedrigt.

! Zellgebundene *antithrombozytäre Antikörper*, die überwiegend gegen die Glykoproteinkomplexe IIb und IIIa oder/und Ib bis X gerichtet sind, lassen sich bei 50–70 % der Patienten nachweisen, bei etwa 20 % auch freie Antikörper.

Akute Form. Bei der akuten Form ist die Verminderung der Thrombozyten besonders stark. Werte unter 5 000/µl sind keine Seltenheit. Die qualitativen Veränderungen der Plättchen sind dagegen weniger ausgeprägt als bei der chronischen ITP. Im übrigen zeigt das **Blutbild** häufig eine Eosinophilie und Lymphozytose. Der **Knochenmarksbefund** ist noch seltener als bei den chronischen Formen in typischer Weise verändert. Die Megakaryozytenzahl ist meist normal.

Therapie

Chronische Form. Bei der chronischen Form ist nicht in jedem Fall eine Behandlung nötig. Die **Indikation** zur Therapie richtet sich nach den niedrigsten *Thrombozytenwerten*, die erreicht werden, und danach, ob kurzfristig (innerhalb 1–2 Wochen) kein Wiederanstieg zu beobachten war. Eine *hochdosierte Therapie* mit Glukokortikoiden (bis zu 150 mg/d) sollte auf jeden Fall für 1–2 Wochen versucht werden, wenn die niedrigsten Thrombozytenwerte unter 30 000/µl liegen. Kommt es unter einer solchen **Glukokortikoidbehandlung** nicht zu einer Normalisierung der Thrombozytenzahl, muß die sogenannte *Schwellendosis* ermittelt werden, mit der es gelingt, die Plättchenzahl in einem ungefährlichen Bereich (zwischen 30 000 und 50 000/µl) zu halten. Ist auch nach 4–6 Monaten unter dieser Behandlung keine Remission eingetreten, sind weitere Therapieversuche angezeigt. Bei schwerer Thrombozytopenie mit einer entsprechenden Blutungssymptomatik sind diese auch schon zu einem früheren Zeitpunkt indiziert.

Dann ist eine **Splenektomie** ins Auge zu fassen. Als Voruntersuchung hat sich die Lebenszeitbestimmung der Plättchen bewährt, aus der sich Hinweise ergeben können auf eine mögliche Lebenszeitverkürzung, aber auch auf das Vorliegen eines gesteigerten Thrombozytenabbaus in der Milz und/oder in der Leber. Doch muß bei jeder Diskussion um eine therapeutische Splenektomie immer auch (vor allem aber bei Kindern) das durch diese Operation eingeleitete und dann fortdauernde Infektrisiko bedacht werden.

> **!** Die Splenektomie führt in ca. 80 % aller Werlhof-Fälle zu einer bleibenden Remission.

Sie beseitigt gegebenenfalls nicht nur einen Hauptabbauort der Blutplättchen, sondern wahrscheinlich auch die wichtigste Produktionsstätte der Autoantikörper.

In den letzten Jahren ist die hochdosierte **Applikation von Immunglobulinen** in den Vordergrund des therapeutischen Interesses gerückt. Es gelingt damit, in etwa zwei Drittel der Fälle einen deutlichen Anstieg der Thrombozytenzahl zu erreichen. Diese Therapieform wird daher bevorzugt vor Notfalloperationen eingesetzt, aber auch oft, um eine Splenektomie überhaupt erst zu ermöglichen. Auf diese Weise kann die Verabreichung von Thrombozytenkonzentraten oder von Glukokortikoiden (cave Wundheilungsstörungen) vermieden werden. Mögliche Wirkungsmechanismen dieser Immunglobulintherapie werden auf S. 543 f. dargestellt. Bei Vorliegen einer Werlhof-Krankheit denkt man vor allem an eine unspezifische Makrophagenblockade oder auch an einen protektiven Effekt an der Thrombozytenoberfläche gegenüber Autoantikörpern oder zirkulierenden Immunkomplexen.

> **!** Eine anhaltende Normalisierung der Plättchenzahl ist durch eine alleinige Therapie mit Immunglobulinen nur selten zu erreichen.

Auf jeden Fall sollte ein Versuch mit dieser Behandlung vor der Durchführung einer Splenektomie gemacht werden (20–30 g/d als Kurzinfusionen über 4–5 Tage).

Auch **Immunsuppressiva** und **Zytostatika** werden zur Behandlung der ITP eingesetzt. Am meisten bewährt hat sich *Azathioprin* (1–4 mg/kg/d) zusammen mit niedrig dosierten *Glukokortikoiden* jedoch nur als Langzeitbehandlung. Der Wirkungseintritt ist erst nach 8–16 Wochen zu erwarten. Schneller wirken *Vincristin* und *Zyklophosphamid*, die jedoch wegen ihrer Nebenwirkungen (Neurotoxizität bzw. Mutagenität) zur Langzeitbehandlung weniger geeignet sind.

Als Sofortmaßnahmen bei akuten Blutungen oder vor Operationen sind **Plättchentransfusionen** (S. 562) indiziert, dabei sollten dann möglichst HLA-kompatible Spender ausgesucht werden. Falls Plättchentransfusionen nicht durchführbar sind, können auch **Frischbluttransfusionen** gegeben werden.

Akute Form. Bei den akuten Formen müssen neben *symptomatischen Maßnahmen* zur Eindämmung der meist schweren hämorrhagischen Diathese unverzüglich **Glukokortikoide** (beim Erwachsenen 60–100 mg Prednison pro Tag) verabfolgt werden. Die *Anfangsdosis* soll 2–4 Tage appliziert und dann langsam reduziert werden. Die Therapie muß unter *Kontrolle* der Thrombozytenzahl mindestens 2–4 Wochen, oft aber auch über Monate beibehalten werden. In vielen Fällen, in denen keine schwerwiegende Blutungssymptomatik auftritt und die Plättchenzahlen 30000/μl nicht wesentlich unterschreiten, kann auch zunächst abgewartet werden, da die Zahl der Plättchen oft rasch wieder ansteigt.

Verlauf und Prognose

Chronische Form. Der **Verlauf** ist bei der chronischen Form verhältnismäßig gutartig. Die Blutungsbereitschaft bleibt zwar in der Regel bis zum Tode bestehen, doch läßt ihre Intensität in höherem Alter meist erheblich nach.

> ! Zeiten einer gesteigerten Blutungsbereitschaft können mit mehr oder weniger langen symptomarmen Perioden wechseln.

Auch nach chronischem Krankheitsverlauf über Jahre kann sich die Plättchenzahl jederzeit wieder normalisieren und das Krankheitsbild ausheilen. Solche in Einzelfällen beobachteten *Spätremissionen* sind nicht ohne weiteres als Erfolg der durchgeführten Behandlungsmaßnahmen zu erklären, sondern eher als Ausdruck einer *endogenen Restitution*. Häufig werden *Schübe* der Krankheit durch Infekte, Gravidität, Pubertät und Klimakterium ausgelöst. Bei Frauen ist darüber hinaus oft eine gewisse Zyklusabhängigkeit der Blutungsbereitschaft nachweisbar.

> ! Prä- und intramenstruell ist die Blutungsneigung am größten, was der physiologischen Thrombozytenverminderung in diesen Zeiträumen entspricht, aber auch mit dem aktuellen Hormonhaushalt zusammenhängen dürfte.

Merkwürdigerweise ist bei Geburten der Blutverlust häufig nicht auffallend groß, so daß die Werlhof-Krankheit an sich noch keine Indikation zur Interruptio darstellt.

Akute Form. Die akuten Formen haben oft nur eine Dauer von wenigen Wochen. Häufig tritt im Stadium der schwersten Blutungsbereitschaft der kritische *Umschwung* mit einem plötzlichen Ansteigen der Blutplättchen ein. Es kann zu einer völligen Genesung kommen. Oft treten nach Monaten oder Jahren wieder ähnliche *Attacken* auf.

> ! Etwa ein Drittel der Fälle geht in eine chronische Verlaufsform über.

Immunthrombozytopenien bei anderen Erkrankungen

Bei der HIV-Infektion, allergischen Reaktionen und durch verschiedene Medikamente kann es ebenfalls zu immunologisch bedingten Thrombozytopenien kommen.

Immunthrombozytopenie bei HIV-Infektionen

Etwa 10 % aller HIV-Infizierten entwickeln die typischen Symptome einer Immunthrombozytopenie der chronischen Verlaufsform. Obwohl ein kausaler Zusammenhang zur HIV-Infektion mit Sicherheit angenommen wird, sind die pathophysiologischen Mechanismen bislang unklar. Folgende **Hypothesen** werden diskutiert:

- Direkte Schädigung der Megakaryozyten durch die Viren,
- Schädigung der Thrombozyten durch zirkulierende Immunkomplexe,
- Bildung von plättchenspezifischen Antikörper, die gegen bisher nicht eindeutig identifizierte Antigene gerichtet sind.

Für die *erste Hypothese* spricht, daß sich die Thrombozytopenie mit der Behandlung der Grunderkrankung bessert. Die *zweite Hypothese* ist am wenigsten belegt: Weder die Immunkomplexe als solche, noch die Antigene, gegen die sich die beteiligten Antikörper richten, sind bekannt. Als Antigene werden Virusprodukte, von HI-Viren induzierte Membranproteine oder schließlich Anti-HIV-IgG selbst, gegen das wiederum antiidiotypische Antikörper gerichtet sind, für möglich gehalten. Am meisten favorisiert wird allerdings die *dritte Hypothese*.

Die **Therapie** besteht zunächst in der Behandlung der Grunderkrankung, womit sich ein Großteil der Thrombozytopenien bereits bessern läßt. Auch intravenös verabreichte Immunglobuline wurden mit gutem Erfolg angewandt. Die Gabe von Glukokortikoiden oder eine Splenektomie verbieten sich fast wegen der negativen Auswirkungen auf den Verlauf der HIV-Infektion. Sie sollten nur in extremen Ausnahmefällen in Erwägung gezogen werden.

Medikamentinduzierte Immunthrombozytopenien

Medikamente können auf verschiedene Weise die Bildung und Funktion von Thrombozyten beeinflussen:

- durch direkte Schädigung der Plättchenbildung im Knochenmark,
- durch die direkte Beeinträchtigung der Plättchenstruktur und -funktion,
- durch die Induktion von plättchenreaktiven Antikörpern.

Davon können nur die durch den letzten Mechanismus entstandenen als *Immun*thrombozytopenien bezeichnet werden. Die beiden anderen Entstehungsmechanismen werden später erörtert.

Ätiologie und Pathogenese. Warum nur wenige Menschen (1 von 100000 pro Jahr) nach Exposition mit einem Medikament spezifische Antikörper bilden, ist unbekannt. Es werden **genetische Mechanismen** angenommen, doch konnten signifikante Assoziationen beispielsweise zu HLA-Merkmalen bislang nicht gesichert werden. Die Hypothesen, mit denen die Bildung oder Interaktion von medikamentinduzierten Antikörper mit Blutzellen erklärt werden, wurde bereits bei den medikamentinduzierten hämolytischen Anämien erörtert (S. 72 f.). Die **Prinzipien** sind identisch: Nach meist mehr zufälliger fester oder loser Verbindung von Medikamenten oder ihrer Metabolite an Plasmaproteinen oder der Zelloberfläche als Hapten bilden sich *Neoantigene*, die zu einer humoralen Immunreaktion führen. Diese Antikörper bilden Immunkomplexe (*Hapten- oder Immunkomplextyp*) oder reagieren mit der durch das Medikament veränderten Zellmembran (*Autoimmuntyp*). Diese Immunreaktionen können *medikamentabhängig* oder *medikamentunabhängig* stattfinden. Medikamentabhängige Antikörper reagieren nur in Anwesenheit des entsprechenden Medikaments mit den Thrombozyten (*Chinidin-Typ*) während die medikamentunabhängigen auch ohne deren Anwesenheit reagieren und nicht von echten antithrombozytären Autoantikörpern zu unterscheiden sind. Beim *Immunkomplextyp* kommt es nach stattgefundener Immunisierung bei Wiederaufnahme der auslösenden Substanz zu einer akuten und raschen Zerstörung der zirkulierenden Plättchen durch Anlagerung von Immunkomplexen aus Neoantigen und Antikörper oder des Medikaments (oder eines seiner Metaboliten) direkt an die Blutplättchen. Diese Reaktion ist komplementabhängig. Dagegen vollzieht sich die Thrombozytolyse beim *Autoimmuntyp* langsam und zumeist ohne Komplementaktivierung extravasal im MMS (S. 238 f.). Medikamente, die häufig eine serologisch gesicherte, medikamentinduzierte Immunthrombozytopenie verursachen können, werden im Folgenden (nach Mueller-Eckhardt et al.[3]) zusammengefaßt.

Medikamente, die am häufigsten eine serologisch gesicherte, medikament-induzierte Immunthrombozytopenie verursachen können

- Chinidin
  Chinin
- Cotrimoxazol
  Rifampicin
- Azetaminophen
  Carbamazepin
- Procainamid
- Diclofenac
  Paraaminosalizylsäure
- Furosemid
  Chlorothiazid
  Hydrochlorothiazid
- Cimetidin
  Ranitidin

Klinisches Bild, Verlauf, Prognose und Therapie. Beim *Hapten-Typ* beginnt in klassischen Fällen die Blutungsneigung plötzlich aus voller Gesundheit kurz nach Einnahme des Medikaments mit Unwohlsein, Schüttelfrost und Fieber. Die **Laborwerte** zeigen außer der Thrombozytopenie keine Pathologika. Unter adäquater Behandlung (Absetzen des auslösenden Medikaments, evtl. Glukokortikoide oder/und intravenöse Immunglobuline) kommt es zu einer Besserung innerhalb weniger Tage, die Normalisierung kann Wochen dauern.

Beim *Autoimmun-Typ* (z.B. Gold) ist der Verlauf weniger dramatisch, doch kann das Krankheitsbild durch eine zusätzliche Anämie und/oder Leukozytopenie noch erschwert sein. Bis zur Normalisierung der Werte nach Absetzen des Medikaments können Wochen bis Monate vergehen.

Heparininduzierte Thrombozytopenie

Die Heparininduzierte Thrombozytopenie (HIT) ist die häufigste durch Medikamente hervorgerufene Thrombozytopenie überhaupt (Übersichten bei Scherlitzky et al.[6], Kemkes-Matthes[7] u. Walenga et al.[8]). Dabei werden zwei Typen unterschieden.

Typ I (HIT I). Hierbei reagiert das Heparin in Abhängigkeit von seiner Molekülgröße mit Thrombozyten, was zu einer geringradigen Thrombozytenaktivierung führt, wobei der genaue Mechanismus dieses Phänomens nicht bekannt ist. Dadurch kommt es bei etwa 10 % der mit Heparin behandelten Patenten zu einem leichten **passageren Thrombozytenabfall** während der ersten Tage der Heparin-Therapie. Die Thrombozytenwerte sinken selten auf 100 000/µl ab. Komplikationen treten in der Regel nicht auf.

Typ II (HIT II). Dieser Typ der Thrombozytopenie erzeugt bei etwa 0,5 % der mit Heparin behandelten Patienten nach 5–20 Tagen ein eigenes, klinisch relevantes Krankheitsbild, dem ein Autoimmunmechanismus zugrunde liegt: Heparin verbindet sich mit dem Plättchenfaktor 4 (PF4) zu einem Neoantigen, gegen das Antikörper gebildet werden. Die so entstehenden Immunkomplexe binden über den Fc-Anteil des Antikörpers an Thrombozyten, wodurch diese aktiviert werden und erneut PF4 freisetzen. Dadurch wird der entstandene circulus vitiosus verstärkt und es kommt zu einem meist erheblichen **Thrombozytenabfall**. Die Antigen-Antikörperkomplexe können auch an Endothelzellen der Blutgefäße binden, so zu **Endothelschädigungen** führen, die bei gleichzeitiger massiver **Thrombozytenaktivierung** die Ursache der oft schwerwiegenden *arteriellen* und/oder *venösen thromboembolischen Komplikationen* sind. Wegen der weißen Thrombozytenthromben wird das Krankheitsbild auch als **White-clot-Syndrom** bezeichnet. Der Altersgipfel der HIT-Patienten liegt jenseits des 65. Lebensjahres, einem Alter, in dem die Gefäßendothelien häufig vorgeschädigt sind und das Gerinnungspotential erhöht ist. Die Letalität der Erkrankung wird mit 20 % angegeben. Die Diagnose wird durch den **Nachweis** *Heparin-assoziierter Antikörper* gesichert. Wichtigste **Therapiemaßnahme** ist das sofortige *Absetzen* der Heparinbehandlung, wodurch jedoch das Risiko thromboembolischer Komplikationen besonders bei frischoperierten Patienten zunimmt. Da sich eine weitere Antikoagulation mit Heparin verbietet und eine sofortige orale Behandlung mit Kumarinen bei einem passageren, therapiebedingten Protein-C-Mangel zu weiteren Gefäßverschlüssen und Hautnekrosen (Kumarin-Nekrosen) führen kann, hat sich als Medikament der Wahl das Heparinoid *Orgaran* bewährt, das allerdings in Deutschland noch nicht zugelassen ist.

Thrombozytopenien bei allergischen Reaktionen

Sie sind sehr selten und wurden bisher nur als Einzelbeobachtungen mitgeteilt nach wiederholter Injektion von Fremdeiweiß (Tetanus-Antiserum), nach Windpocken-, Keuchhusten- und Masernimpfungen, bei Nahrungsmittelallergien und nach Insektenstichen. Das **klinische Bild** entspricht dem einer akuten Thrombozytopenie mit und ohne Blutungsneigung. Beim Vorhandensein von IgE können auch allergische Reaktionen dazukommen. Da Thrombozyten auch IgE-Rezeptoren besitzen, kann das Krankheitsbild durch IgE-haltige Immunkomplexe ausgelöst werden. Die **Therapie** besteht in der Elimination des Allergens und den übrigen, bei Immunthrombozytopenien indizierten Maßnahmen (evtl. Glukokortikoide, i.v.-Immunglobuline).

Immunthrombozytopenien durch Alloantikörper

Allogene antithrombozytäre Antikörper spielen in drei klinischen Situationen eine Rolle:

- posttransfusionelle Purpura,
- Refraktärzustand nach Thrombozytentransfusionen,
- Alloimmunthrombopenie des Neugeborenen.

Posttransfusionelle Purpura. Diese Immunthrombozytopenie tritt bevorzugt bei Frauen (95 %), meistens im Alter zwischen 40 und 70 Jahren auf. Ausgelöst werden sie durch zumeist perioperativ oder wegen Blutungen gegebene, **thrombozytenhaltige Bluttransfusionen**, wobei schon viele Patienten über Unwohlsein während der Übertragung klagen. Etwa 6–8 Tage nach der Transfusion kommt es zu einem Abfall der Thrombozyten meist unter 10 000/μl und einer ausgeprägten *hämorrhagischen Diathese*.

Hervorgerufen wird der Thrombozytenabfall durch *plättchenspezifische Antikörper* zumeist gegen den Glykoproteinkomplex IIb–IIIa, wobei eine Sensibilisierung, meistens durch Schwangerschaften, seltener durch Bluttransfusionen, schon vorher stattgefunden hat. Die Antikörper bei der Immunthrombozytopenie nach Thrombozytentransfusionen sind meist nicht gegen plättchenspezifische Antigene, sondern gegen HLA-Merkmale gerichtet und die Folge früherer Thrombozytentransfusionen von nicht-HLA-kompatiblen Spendern. Zur Vermeidung solcher Spätfolgen, sollte gerade bei Patienten, bei denen viele Thrombozytentransfusionen über längere Zeit zu erwarten sind, eine HLA-Identität oder -Kompatibilität mit dem Spender angestrebt werden (S. 562). Die **Therapie** besteht in der Gabe von *i.v.-Immunglobulinen*, worunter sich die Blutungsneigung rasch bessert und die Thrombozytenzahl wieder ansteigt.

Neonatale Alloimmunthrombozytopenie. Hierbei handelt es sich um eine fetomaternale Inkompatibilität, bei der die Mutter Antikörper gegen **plättchenspezifisches Alloantigen** ihres Kindes, das es von seinem Vater geerbt hat und das die Mutter nicht besitzt, bildet. Die IgG-Antikörper sind in der Lage, die Plazenta zu passieren und führen im kindlichen Kreislauf zu einer beschleunigten *Elimination fetaler Thrombozyten* im RES des Kindes.

> **!** Die Kinder werden nach unauffälliger Schwangerschaft mit den Symptomen einer hämorrhagischen Diathese (Petechien, Hämatome, aber auch Blutungen im Magen-Darm- und im Respirationstrakt) geboren.

Im Gegensatz zu dem pathogenetisch verwandten M. haemolyticus neonatorum kann die Alloimmunthrombozytopenie bereits in der ersten Schwangerschaft auftreten, da schon ab der 19. Schwangerschaftswoche plättchenspezifische Antigene (z.B. das Zw^a-Antigen) voll ausgebildet sind und Thrombozyten offenbar leichter transplazentar aus dem kindlichen in den mütterlichen Kreislauf übertreten können als rote Blutkörperchen. Die effektivste **Therapie** ist die Gabe *kompatibler Thrombozyten*. Aber auch *i.v.-Immunglobuline* an mehreren aufeinanderfolgenden Tagen läßt die Thrombozytenzahl rasch ansteigen. **Differentialdiagnostisch** ist diese Form der neonatalen Thrombozytopenie von der zu trennen, bei der die Mutter in der Schwangerschaft an einer ITP erkrankt und transplazentar von der Mutter in den Feten übergetretene Antikörper zu einer Zerstörung der Thrombozyten führen. In diesem Fall handelt es sich um *mütterliche Autoantikörper*, die mit den kindlichen Thrombozyten reagieren.

Nichtimmunologisch bedingte Thrombozytopenien

Ätiologie und Pathogenese. Während die oben genannten Medikamente allein bei Vorliegen einer Überempfindlichkeit nach vorangegangener Sensibilisierung bei einzelnen Individuen zum Auftreten einer Thrombozytopenie führen, gibt es auf der anderen Seite eine Reihe von therapeutisch verwandten Substanzen, die durch einen **direkten toxischen Effekt** auf die Thrombozytenbildung infolge einer allgemeinen *Knochenmarkschädigung* charakterisiert sind. Bei ihnen ist also die Entstehung und der Grad der Thrombozytopenie von der verabfolgten **Dosis** abhängig. Unter den solchermaßen toxisch wirkenden Medikamenten sind in erster Linie fast alle heute gebräuchlichen *Zytostatika* zu erwähnen, ferner *Benzol* und seine Derivate sowie *ionisierende Strahlen*.

Aber auch durch **endogene Toxine** können thrombozytopenisch bedingte hämorrhagische Diathesen ausgelöst werden, wie z.B. bei der *Urämie*. Ähnlich können die *para-* und *postinfektiösen Thrombozytopenien* pathogenetisch verstanden werden. Sie treten vor allem bei *Virusinfekten* (infektiöse Mononukleose, Röteln, Masern, Mumps, Windpocken, Hepatitis) und im Kindesalter auf. Meist findet sich im Knochenmark eine normale Megakaryozytenzahl. Mitunter ist die Thrombozytopenie jedoch auch Ausdruck einer „aplastischen Krise“. Durch die Primärerkrankung und den Verlauf läßt sich ein M. Werlhof differentialdiagnostisch ausschließen.

Schließlich kann es durch **Verdrängung der Hämopoese** im Knochenmark infolge ausgedehnter Knochenmarkkarzinosen, Speicherkrankheiten, maligner Lymphome, Leukosen oder Myelomen, die die Blutbildung hochgradig einschränken, zu einer Verminderung der Thrombozyten kommen. Bei den *aplastischen Anämien* ist die Thrombozytopenie ebenfalls Folge der allgemeinen Knochenmarkverödung.

Möglicherweise spielen bei einem Teil dieser Erkrankungen noch **Immunmechanismen** eine zusätzliche Rolle. Eine weitere symptomatische Thrombozytopenie, die allerdings selten Ursache einer hämorrhagischen Diathese ist, wird beim *Hyperspleniesyndrom* beobachtet. Dabei besteht jedoch keine Relation zwischen Milzgröße und Verminderung der Plättchenzahl. Vielmehr handelt es sich um eine Funktionsstörung der Milz, bei der bis zu 90 % der Thrombozyten in den Sinusoiden gespeichert werden (Thrombozytenpool). Beim Vorliegen einer *Leberzirrhose* sind Hyperspleniesyndrome besonders häufig. Während bei der Leberzirrhose auch unabhängig von einer Vergrößerung der Milz mitunter Thrombozytopenien festgestellt werden, kann sich grundsätzlich bei jeder angeborenen oder erworbenen *Pfortaderhypertension* (Atresie, Thrombose, hepatischer Block) oder auch bei krankhaften Veränderungen der histomorphologischen Struktur der Milz (Hodgkin-Lymphom, Tuberkulose, M. Boeck) ein *thrombozytopenisches* Hyperspleniesyndrom ausbilden.

In seltenen Fällen gehen auch angeborene **Enzymdefekte** der Thrombozyten mit einer Verminderung der Blutplättchen einher.

Eine durch Umsatzsteigerung hervorgerufene Thrombozytopenie findet sich bei großflächigen **Blutungen** (z.B. Leber- oder Milzriß), aber auch im Verlauf der disseminierten intravasalen Gerinnung (*Verbrauchskoagulopa-*

thie, S. 480 f.). Bei diesem Krankheitsbild bedingt zwar der Thrombozytenabfall noch keine hämorrhagische Diathese, ist jedoch ein wichtiger Hinweis auf einen drohenden Zusammenbruch der Mikrozirkulation.

Im Rahmen der *kongenitalen hypoplastischen Thrombozytopenie* kommen beim **Neugeborenen** vorübergehende oder bleibende Verminderungen der Blutplättchen vor, die entweder mit einer Megakaryozytenvermehrung im Knochenmark einhergehen oder Folge einer Aplasie der Riesenzellen sind.

Therapie. Die Behandlung der symptomatischen Thrombozytopenien richtet sich nach der **Ursache** der Erkrankung. Bei allen allergischen und toxischen Formen sind die *auslösenden Faktoren* zu beseitigen, bei sekundärer Verminderung der Thrombozyten durch Knochenmarkinsuffizienz die *Grundkrankheiten* zu behandeln. Im übrigen folgt die Therapie ähnlichen Gesichtspunkten wie die des M. Werlhof. Es werden *Glukokortikoide, Immunsuppressiva* und *blutstillende Maßnahmen* verabreicht oder *Thrombozytentransfusionen* vorgenommen. Bei chronisch intermittierendem Transfusionsbedarf ist für die Thrombozytentransfusion eine Spenderauswahl anzustreben, da es sonst zu einer **Alloimmunisierung** durch Fremdthrombozyten kommt und transfundierte Plättchen durch die Isoantikörper des Empfängers rasch abgebaut werden.

Thrombotisch-thrombozytopenische Purpura (TTP, Morbus Moschcowitz)

Die TTP ist eine seltene Erkrankung, die fast nur junge Erwachsene betrifft. Man kann eine über Monate bis Jahre verlaufende chronische von einer akuten, zumeist innerhalb weniger Tage tödlich verlaufenden Form unterscheiden. Sie ist gekennzeichnet durch eine mikroangiopathische Anämie mit Funktionsstörungen verschiedener Organe ausgelöst von Durchblutungsstörungen. (Übersicht bei Jakob und Hiller[9].)

Ätiologie und Pathogenese. Hier werden verschiedene Ursachen vermutet. Meist gehen dem Krankheitsbeginn eine Schwangerschaft, immunologische Erkrankungen (Lupus erythematodes, rheumatoide Arthritis u.a.), eine Hypersensibilisierung oder eine Behandlung mit Carboplatin voraus. Ausgelöst durch bislang unbekannte (auto)immunologische Ereignisse kommt es zu einer Endothelschädigung im Bereich der *arteriellen Endstrombahn*, gefolgt von einer, von verschiedenen Faktoren, wie z.a. einem möglicherweise abnormen von-Willebrand-Faktor vermittelten Thrombozytenaggregation, und einer daraus resultierenden Durchblutungsstörung.

Klinisches Bild. Es variiert von Patient zu Patient. Nach einer Prodromalphase mit Arthralgien, Pleuritiden, raynaudartigen Phänomenen und hohem Fieber treten zumeist als Erstmanifestation zerebrale Symptome (Verhaltensstörungen, Krampfanfälle, Bewußtseinseintrübungen bis zum Koma, Aphasien und Paresen) auf. Ungefähr 75 % der Patienten zeigen eine *hämorrhagische Diathese* mit Petechien und generalisierter Purpura, seltener Epistaxis oder Blutungen im Gastrointestinal- bzw. Urogenitaltrakt. Dazu kommen die Symptome der hämolytischen Anämie. Ein akutes Nierenversagen ist selten, während Nierenfunktionseinschränkungen häufig vorkommen. Leibschmerzen, Übelkeit und Erbrechen können die Folge einer Pankreatitis oder einer Mikrothrombosierung viszeraler Gefäße sein.

Laborbefunde. Obligat sind die zumeist ausgeprägte *Thrombozytopenie* (bei 75 % der Patienten unter 30 000/μl) und die *hämolytische Anämie* mit Fragmentozyten und Mikrosphärozyten im Blutausstrich. Die Leukozytenzahl ist meist erhöht mit einer Linksverschiebung im Differentialblutbild. Auch die Retikulozyten sind als Ausdruck der hämolysebedingten Regeneration vermehrt, wie auch die LDH und das Bilirubin erhöht und das Haptoglobin erniedrigt sind. Die übrigen pathologischen Laborbefunde treten im Zusammenhang mit den befallenen Organen auf, erhöhte Nierenretentionswerte bei einer Nieren- und erhöhte Amylase- und Lipasewerte bei einer Pankreasbeteiligung. Die plasmatischen *Globalgerinnungstests* sind meistens unauffällig oder nur wenig verändert, während sich häufig erhöhte Werte für Fibrinspaltprodukte finden.

Therapie. Die Behandlungsweise der ersten Wahl ist der *Plasmaaustausch*, wobei beim Erwachsenen täglich 2–3 l Plasma durch Plasmapherese entfernt und durch Frischplasma ersetzt werden. Diese Behandlung muß evtl. über Wochen fortgeführt werden, wobei ein sensibles Zeichen für ein Eintritt der Besserung ein Ansteigen der Thrombozytenzahl ist. Bie ungenügendem Ansprechen dieser Behandlung kann eine Splenektomie erwogen werden, wobei das Risiko des Eingriffs bei den meist schwerkranken Patienten zu berücksichtigen ist. Auch kann ein Behandlungsversuch mit immunsuppressiven Substanzen (Cyclophosphamid, Azathioprin, Vincristin) erfolgen, obwohl die Wirksamkeit dieser Medikamente nur in Einzelfällen beschrieben wurde. Ebenso ist die Wirksamkeit von Glukokortikoiden, die häufig unterstützend gegeben werden, und Antikoagulantien, wie beispielsweise Heparin, nicht erwiesen. Schließlich ist auch der Einsatz von Thrombozytenaggregationshemmern (z.B. ASS) umstritten, da gerade bei niedrigen Thrombozytenzahlen das Blutungsrisiko gesteigert wird. Die Gabe von Plättchentransfusionen, die zu einer Exazerbation der Erkrankung führen können, ist allenfalls bei schwer blutenden Patienten indiziert.

Verlauf und Prognose. Sie waren bis Anfang der 60er Jahre mangels effektiver Therapie infaust, nur etwa 10 % der Patienten überlebten die Erkrankung. Heute beträgt die *Überlebensrate* bei entsprechender Therapie etwa 90 %, die meisten Patienten kommen in eine komplette und anhaltende *Remission* mit meist vollständiger Rückbildung der Symptome. Bei etwa 15 % der Patienten kann es in einem Zeitraum von bis zu 12 Jahren zu einem Rückfall kommen. 10–15 % der Patienten sind *therapierefraktär* und sterben im zerebralen Koma, an Blutungen oder an Nierenversagen.

Evans-Syndrom

Ätiologie und Pathogenese. Die Ätiologie und Pathogenese des Syndroms sind bisher unbekannt, doch wurde von Evans et al.[10] ein gemeinsamer autoimmunologischer Pathomechanismus mit Bildung spezifischer, gegen die Blutzellen gerichteter Autoantikörper postuliert. Diese Hypothese ist jedoch bis heute nicht bewiesen.

Klinisches Bild. Charakteristisch für dieses Krankheitsbild ist das gemeinsame Vorkommen einer autoimmunhämolytischen Anämie und einer Thrombozytopenie. Es weist eine große Ähnlichkeit mit dem Moschcowitz-Syndrom auf.

Im Vordergrund des klinischen Bildes steht bei dem relativ seltenen Syndrom entweder die *immunhämolytische Anämie* oder die *thrombozytopenische Purpura*. Letztere gleicht klinisch der idiopathischen Form der Thrombozytopenie. Der **Verlauf** der Purpura kann akut oder chronisch-intermittierend sein, sie kann der Anämie vorausgehen oder sich später entwickeln. Die Blut- und Laborbefunde entsprechen denen der idiopathischen Thrombozytopenie. Die **Diagnose** der immunhämolytischen Anämie läßt sich durch den positiven direkten *Coombs-Test* sichern.

Therapie. Therapeutisch kommen die gleichen Maßnahmen wie bei der idiopathischen Thrombozytopenie und der immunhämolytischen Anämie in Betracht.

Prognose. Die Prognose des Krankheitsbildes ist nicht ungünstig, immer wieder werden dauerhafte Remissionen beobachtet.

Wiskott-Aldrich-Syndrom (Aldrich-Syndrom, familiäre Thrombozytopenie mit Ekzem und Infektanfälligkeit)

Zu den *angeborenen* Thrombozytopenien, die insgesamt sehr selten sind, gehören das Wiskott-Aldrich-Syndrom, die Thrombozytopenie mit Radiusaplasie und die Panmyelopathie bei der Fanconi-Anämie. Das Wiskott-Aldrich-Syndrom ist durch folgende **Symptomentrias** charakterisiert: in den ersten Lebenstagen auftretende, familiäre *Thrombozytopenie* mit Blutungsneigung, nachfolgenden ekzematösen *Hautveränderungen* und gesteigerte *Infektanfälligkeit*.

Ätiologie und Pathogenese. Von der sehr seltenen Erkrankung wurden bisher etwa 100 Fälle beschrieben[11]. Sie wird rezessiv-geschlechtsgebunden vererbt und tritt nur bei Knaben auf, doch weist auch ein Teil der weiblichen Konduktorinnen erniedrigte Thrombozytenzahlen auf. Ätiologisch liegt der Thrombozytopenie wahrscheinlich eine Bildungsstörung zugrunde; eine gesteigerte Plättchenzerstörung war bisher nicht nachzuweisen. Auch die Natur des genetisch bedingten Immundefektes ist noch ungeklärt, möglicherweise liegt eine Funktionsstörung des thymusabhängigen lymphozytären Systems vor.

Klinisches Bild. Das klinische Bild ist gekennzeichnet durch meist schon in den ersten Lebenstagen auftretende *petechiale Blutungen*, doch kommen auch Blutungen in den inneren Organen vor (Gehirn, Niere). Eine *Meläna* ist häufig, die Provokationstests (Rumpel-Leede) sind meist positiv. Das *Ekzem* gleicht den endogenen Ekzemen des Kindesalters. Die Patienten sind äußerst anfällig gegen *Infektionen* durch Bakterien, Viren, Pilze und Pneumocystis carinii, auch werden bei ihnen häufiger maligne Erkrankungen des lymphoretikulären Systems beobachtet.

Laborbefunde. Die Laborbefunde zeigen eine mäßige bis starke *Thrombozytopenie* mit kleinen, unterschiedlich großen Plättchen, die außerdem eine Verminderung der Granula und des Glykogens aufweisen. Die Überlebenszeit der Thrombozyten ist nicht verkürzt, die Zahl der Megakaryozyten im Knochenmark normal. Im Blutbild können die kleinen Lymphozyten vermindert, die Eosinophilen manchmal vermehrt sein. Ferner beobachtet man eine Verminderung der IgM-Globuline, der Isoagglutinine und des Antistreptolysintiters, während die IgG- und IgA-Globuline normal oder zuweilen sogar wie die IgD- und IgE-Globuline erhöht sind. Die verzögerte *Hautreaktion* auf Dinitrofluorobenzen und andere Hautallergene ist herabgesetzt, desgleichen ist die Transplantatabstoßung nach Hautübertragungen verzögert.

Therapie. Therapeutisch kommen Versuche mit Glukokortikoiden, Antibiotika, Plasma- oder Immunglobulininfusionen und als letzter Ausweg eine Splenektomie in Betracht, doch wurden überzeugende Erfolge bisher nicht beobachtet.

Prognose. Die Prognose der Erkrankung ist schlecht. Fast alle Kinder sterben vor dem 10. Lebensjahr.

Kasabach-Meritt-Syndrom

Das Kasabach-Meritt-Syndrom ist durch die Kombination von Hämangiom, Thrombozytopenie und Hypofibrinogenämie mit hämorrhagischer Diathese gekennzeichnet.

Das **Krankheitsbild** ist sehr selten; es tritt vorwiegend bei Säuglingen, aber auch bei Kleinkindern auf. Das Ausmaß der Thrombozytopenie und Fibrinogenopenie scheint von der Größe des Hämangioms abhängig zu sein und ist auf eine umschriebene intravasale Gerinnung zurückzuführen. Falls die chirurgische Beseitigung des Hämangioms nicht möglich ist, kommt **therapeutisch** eine Strahlenbehandlung oder eine Verödungstherapie in Frage. Eine Heparinbehandlung kann zumindest als Überbrückungsmaßnahme angezeigt sein.

Hereditäre Thrombozytopathien

Sie sind meist autosomal-dominant vererbt, können aber auch sporadisch infolge von Spontanmutationen auftreten. In der anglo-amerikanischen Literatur werden sie oft als „qualitative platelet disorders" bezeichnet.

Hereditäre hämorrhagische Thrombasthenie (Glanzmann)

Ätiologie und Pathogenese. Pathogenetisch liegt der Erkrankung eine Störung verschiedener *Fermentsysteme der Thrombozyten* zugrunde (Verminderung von ATP, Glyceraldehydphosphatdehydrogenase, Pyruvatkinase). Wahrscheinlich ist die von Naegeli beschriebene Thrombozytopathie mit dem Typ Glanzmann identisch.

Klinisches Bild. Die Symptome ähneln denen der Werlhof-Erkrankung. Die Blutungsbereitschaft besteht jedoch meist von frühester Jugend an. Sehr häufig ist auch bei anderen Familienmitgliedern eine hämorrhagische Diathese nachweisbar. Ein Milztumor fehlt.

Laborbefunde. Die *Thrombozytenzahl* des **Blutbildes** ist in der Regel normal, doch kann sie vorübergehend auch vermindert sein. Die gestörte Plättchenfunktion kommt schon im gewöhnlichen Blutausstrich zum Ausdruck, da die Thrombozyten nicht in kleinen Häufchen zusammenliegen, sondern einzeln verstreut zwischen den Blutkörperchen angeordnet sind (gestörte Agglomeration und Ausbreitung der Plättchen). Eine gestörte Retraktion des Blutgerinnsels und eine verlängerte Blutungszeit sind charakteristisch. Im *Thrombelastogramm* ist die maximale Thrombuselastizität erniedrigt; der Prothrombinkonsumptionstest und die Vollblutgerinnungszeit (im Thrombelastogramm) können pathologisch sein. Dementsprechend läßt sich fast immer eine verminderte Thrombozytenfaktor-3-Freisetzung nachweisen.

Polyphile Reifungsstörung (Thrombozytopathie May-Hegglin)

Diese Thrombozytopathie ist gekennzeichnet durch morphologisch abwegige Blutplättchen mit typischen Zeichen der Reifungsstörung wie Riesenplättchen, basophilen und granulationsarmen Thrombozyten.

Ätiologie und Pathogenese. Pathogenetisch handelt es sich offenbar um eine Reifungsstörung mehrerer Zellreihen des Knochenmarks. Die Krankheit wird autosomal-dominant vererbt. Pathogenetisch liegt ihr ein angeborener Enzymdefekt der Blutplättchen zugrunde (z.B. Glutathionreductasemangel, Glucose-6-Phosphat-Dehydrogenase-Mangel, Glycerinaldehyd-3-Phosphatdehydrogenase-Mangel).

Laborwerte. Die Thrombozyten sind im **Blutbild** meist stark vermindert. Charakteristisch ist, daß neben qualitativen Veränderungen der Thrombozyten auch Anomalien bei den Neutrophilen vorkommen, unter ihnen besonders basophile Schlieren in Form der Doehle-Einschlußkörperchen. Der Blutungstyp entspricht dem der Thrombozytopenien und -pathien, die Blutungszeit ist verlängert, die Gerinnungszeit normal. Im **Knochenmarkpunktat** sind atypische Megakaryozyten mit starker Felderung und Granulationsarmut des Zytoplasmas nachweisbar.

Dystrophie thrombocytaire (Bernard-Soulier)

Es handelt sich um ein autosomal-rezessiv vererbtes, extrem seltenes Krankheitsbild, dem eine Riesenzellthrombozytopathie bei normaler Thrombozytenzahl zugrunde liegt.

Storage pool disease

Unter diesem **Sammelbegriff** wird seit der ersten Beschreibung durch Hardisty u. Hutton[12] (1967) eine Reihe von *thrombozytopathischen Blutungsleiden* zusammengefaßt, die wahrscheinlich keine einheitliche Pathogenese haben.

Die bedeutsamste **Störung** scheint in einer unzureichenden Bildung des intrathrombozytären *Speicherpools* mit mangelhafter Freisetzung der Inhaltsstoffe, vor allem von *ADP*, zu bestehen. Die Störung ist meist angeboren, kann aber auch erworben werden.

Diagnostisch kennzeichnend sind eine verlängerte Blutungszeit, eine verminderte oder fehlende Thrombozytenaggregation durch Kollagen sowie eine fehlende 2. Welle der ADP-Aggregation mit beschleunigter Desaggregation.

Erworbene Thrombozytopathien

Ätiologie und Pathogenese. Als Begleiterscheinung anderer Erkrankungen kommen *symptomatische* Thrombozytopathien vor.

Bereits erwähnt sind die Membran- und Freisetzungsstörungen bei *Dys-* und *Paraproteinämien.* **Thrombozytenfunktionsstörungen** wurden ferner bei akuten Leukämien, chronischen Lymphadenosen, perniziöser und aplastischer Anämie sowie beim Lupus erythematodes visceralis beschrieben. Freisetzungsstörungen finden sich auch bei Urämie und Aggregationsstörungen bei fortgeschrittenen Lebererkrankungen. *Stoffwechselkrankheiten* können offenbar über eine Störung des Thrombozytenstoffwechsels zu Funktionsausfällen führen. Eine Reihe von *Medikamenten*, vor allem Antiphlogistika wie Acetylsalicylsäure, Indometacin und Phenylbutazon, aber auch Prostaglandine und andere Vasodilatanzien (Theophyllin, Coffein) sowie Isopropyl-Noradrenalin bewirkt eine Hemmung der Freisetzungsreaktion der Thrombozyten.

> **!** Diese Störungen sind zwar als Sekundärphänomene anzusehen, doch versucht man andererseits, sie sich in der prophylaktischen Thrombosebehandlung zunutze zu machen.

Therapie. Thrombozytopathien sind nur symptomatisch zu behandeln. In Frage kommen alle auf S. 546 besprochenen Maßnahmen zur Blutstillung, weiter Blut- und Thrombozytentransfusionen und evtl. ein Versuch mit Glukokortikoide.

Thrombozytosen

Vorkommen

- Essentielle Thrombozythämie.
- Andere myeloproliferative Erkrankungen:
  Chronische myeloische Leukämie (S. 173 f.),
  Polycythaemia (rubra) vera (S. 136 f.),
  Osteomyelosklerose bzw. -fibrose (S. 181 f.).
- Sekundäre Thrombozytosen:
  Akute Blutung,
  Eisenmangel,
  maligne Tumore (vor allem Bronchialkarzinom und gastrointestinale Tumore),
  Colitis ulcerosa,
  M. Crohn,

rheumatische Erkrankungen (akutes rheumatisches Fieber, rheumatoide Arthritis, M. Bechterew),
postoperativ, bes. nach Splenektomie.

Essentielle oder primäre Thrombozythämie (ET, PTH)

Die ET ist eine maligne, chronische, klonale Erkrankung einer pluripotenten hämatologischen Stammzelle und wird zu den *myeloproliferativen Erkrankungen* gerechnet. Charakteristisch ist eine konstante, oft über Jahre nachweisbare Vermehrung der Blutplättchen ohne signifikante Leukozytose und ohne pathologische Linksverschiebung bei normaler Aktivität der alkalischen Leukozytenphosphatase.

Der Altersgipfel liegt zwischen dem 5. und 7. Lebensjahrzehnt mit einer annähernd gleichen Verteilung auf beide Geschlechter. Eine familiäre Häufung ist nicht bekannt. Ein zweiter Altersgipfel scheint außerdem zwischen dem 30. und 45. Lebensjahr zu bestehen, der ganz überwiegend Frauen betreffen soll.

Ätiologie und Pathogenese

Eine Ursache für die klonale Proliferation einer pluripotenten Stammzelle und ihre Differenzierung zu Megakaryozyten mit vermehrter Bildung von Thrombozyten ist nicht bekannt. An den Thrombozyten wurden zahlreiche strukturelle, funktionelle und biochemische Veränderungen beschrieben, die jedoch nicht charakteristisch für die ET sind.

Klinisches Bild

Über die Hälfte der Patienten mit einer ET ist praktisch ohne Symptome, die Diagnose wird häufig durch Zufall gestellt. Bei den übrigen Patienten treten *hämorrhagische* oder *thromboembolische* **Komplikationen** in etwa gleicher Häufigkeit, seltener thrombohämorrhagische auf. Die Blutungen betreffen vor allem die Schleimhäute der Nase, des Magen-Darm- und des Urogenitaltrakts. Bei anderen Patienten stehen *arterielle* und *venöse* thromboembolische Komplikationen mit z.T. ungewöhnlichen Lokalisationen im Vordergrund. Dabei können Milz- und Lebervenen, Pfortader und Mesenterialgefäße betroffen sein. Andere Patienten klagen über akrale Beschwerden, die Ausdruck einer *peripheren Mikrozirkulationsstörung* sein und zu schmerzhaften Ischämien, gelegentlich sogar zu Nekrosen an den Fingern und Zehen führen können. Ein besonderes klinisches Problem ergibt sich aus der Tatsache, daß bei asymptomatischen Patienten das Blutungs- bzw. Thromboserisiko kaum abzuschätzen ist.

Laborbefunde

Im **Blutbild** ist die Thrombozytenzahl unterschiedlich stark erhöht, während das rote und weiße Blutbild – zumindest bei einem komplikationslosen Verlauf – keine Abweichungen von der Norm zeigt. Im *Blutausstrich* sieht man eine oft erhebliche Anisozytose der Thrombozyten mit Mikro- und Makroformen, eine Poikilozytose und eine Verklumpung der Plättchen. Bei der automatisierten Thrombozytenzählung (S. 586) ist dabei zu bedenken, daß sowohl die Anisozytose als auch die Thrombozytenkonglomerate zu Fehlmessungen mit falsch niedrigen Werten führen können, wie überhaupt eine Thrombozytose über $1 \cdot 10^6/\mu l$ bei dieser Zählmethode zu ungenauen Ergebnissen führt; die Zählungen sollten daher in der Zählkammer kontrolliert werden.

Das **Knochenmark** ist zellreich mit einer hyperplastischen Megakaryozytopoese. Die Megakaryozyten sind groß, liegen oft nestartig zusammen und zeigen Reifungsstörungen.

Die Untersuchung der **Thrombozytenaggregation** zeigt oft Abweichungen von der Norm, wobei häufig die Aggregationsantwort nach Stimulation mit Adrenalin (bei ca. 60–80 % der Patienten), ADP (40 %) oder Kollagen (35 %) ausbleibt. Neben einer verminderten Aggregationsbereitschaft findet sich gerade bei der ET häufig eine *in vitro-Spontanaggregation* bzw. eine *Hyperaggregabilität* der Plättchen nach Stimulation. Die **Blutungszeit** ist nur bei etwa 20 % der Patienten verlängert. Eine Korrelation zwischen ihr, der peripheren Plättchenzahl und der Plättchenfunktion läßt sich jedoch nicht nachweisen. Ebensowenig können pathologische Befunde der Aggregationstests in eine Beziehung zum klinischen Verlauf der ET gesetzt werden. Insbesondere läßt sich keine Korrelation zu einem hämorrhagischen, thrombotischen oder einem thrombohämorrhagischen Krankheitsverlauf zeigen. Diese Befunde sind daher von beschränkter praktischer Bedeutung für die Therapieentscheidung.

Therapie

Eine kurative Behandlungsmöglichkeit besteht nicht, so daß das Therapieziel in einer Verminderung thrombotischer oder/und hämorrhagischer Komplikationen besteht. Bei **asymptomatischen Patienten** gibt es keine gesicherten Indikationskriterien für eine Behandlung mit Thrombozytenaggregationshemmer oder zytoreduktiven Substanzen. Bei einer peripheren Thrombozytenzahl unter 1,5 Mio./μl ($1\,500 \cdot 10^9/l$) und ohne Blutungsneigung kann die Gabe von niedrig dosierten *Aggregationshemmer* (100 mg Azetylsalizylsäure pro Tag) gerechtfertigt sein. Eine zytostatische Therapie ist indiziert, wenn die Plättchenzahl über diesen Wert ansteigt, oder bei **gefährdeten** oder **symptomatischen Patienten**. Die Substanzen der Wahl sind derzeit

Hydroxyurea und *alpha-Interferon (IFNα)*. Hydroxyurea wird in einer Dosierung von initial 20–30 mg/kg Körpergewicht und Tag per os, IFNα von 3–6 Mio. IE/d subkutan gegeben. *Therapieziel* ist eine periphere Plättchenzahl von unter 500 000/µl. Bei Nichtansprechen kann die Dosierung zunächst erhöht oder aber die Behandlung auf das andere Medikament umgestellt werden. Nur in Ausnahmefällen sind Anagrelide, Busulfan oder eine Thrombapherese indiziert.

Prognose und Verlauf

Der Verlauf ist oft schleichend, wobei die Thrombozytenzahl über lange Zeit auf einem hohen Niveau schwanken oder konstant erhöht sein kann. Die mittlere Überlebenszeit der Patienten beträgt etwa 10–15 Jahre, wobei der Verlauf durch thrombotische oder/und hämorrhagische Komplikationen bestimmt ist. Häufiger als bei anderen myeloproliferativen Erkrankungen kommt es zu einer sekundären Osteomyelofibrose.

Sekundäre Thrombozytosen

Eine Erhöhung der Thrombozytenzahl findet sich auch im Verlauf verschiedener *Erkrankungen* oder nach *Operationen*, besonders nach Splenektomie, wenn durch die operative Maßnahme die Thrombozytenlebenszeit schlagartig verlängert wird. Bei anderen Operationen scheint eher eine überschießend regulative Reaktion nach *Blutverlust* und/oder unmittelbar postoperativ auftretender Thrombozytopenie der Plättchenvermehrung zugrunde zu liegen. Über die **Ätiologie** der Thrombozytose bei chronisch entzündlichen Erkrankungen gibt es keine gesicherten Erkenntnisse. *Morphologische* und *funktionelle* Untersuchungen fallen in der Regel normal aus.

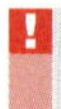

Eine Indikation zur Behandlung der Thrombozytose besteht nicht, da eine erhöhte Thrombozytenzahl kein erhöhtes Thromboserisiko bedeutet.

Koagulopathien

Den Koagulopathien liegt eine Verminderung der Aktivität und/oder Konzentration *plasmatischer Gerinnungsfaktoren*, die für den Ablauf des nomalen Gerinnungsvorganges notwendig sind (Abb. 9.**1**, S. 433), zugrunde. Die Verminderung kann durch eine **Synthesestörung** oder durch einen **gesteigerten Umsatz** zustande kommen. Auch ein qualitativer Defekt in der Proteinstruktur eines Faktors kann die Entfaltung seiner spezifischen Aktivität verhindern.

Weiterhin können Koagulopathien durch das Auftreten von **Aktivatoren** der Fibrinolyse oder von Hemmkörpern entstehen, die gegen bestimmte Gerinnungsfaktoren gerichtet sind. Bei der **Verbrauchskoagulopathie** kommt es zu einer Erschöpfung des Gerinnungspotentials. Beim Vitamin-K-Mangel und bei schweren Leberschäden ist dagegen die **Neubildung** bestimmter Gerinnungsfaktoren gestört. Koagulopathien können angeboren oder erworben (u.a. iatrogen) sein. Einen Überblick über die verschiedenen Formen vermittelt Tab. 9.**1**.

Angeborene Gerinnungsstörungen

Hämophilie (Bluterkrankheit)

Die Hämophilie ist klinisch durch eine von Jugend an bestehende vermehrte Blutungsneigung charakterisiert, vor allem aber durch die Unstillbarkeit der Blutungen nach kleinen Verletzungen.

Tabelle 9.**1** Einteilung der Koagulopathien (nach Heene[13])

	Angeborene Koagulopathien	**Erworbene Koagulopathien**
Bildungsstörungen	*X-chromosomal rezessive Gruppe* Hämophilie A Hämophilie B *autosomal dominante Gruppe* v.-Willebrand-Syndrom Dysfibrinogenämie *autosomal rezessive Gruppe* Mangel an Faktoren I, II, V, VII, X, XI, XIII α_1-Antitrypsin-Mangel α_2-Antiplasmin-Mangel	Hypoprothrombinämie Prothrombinkomplex-Mangel bei Neugeborenen Vitamin-K-Resorptions- und -Verwertungsstörungen bei Erwachsenen Antikoagulantientherapie mit Cumarinderivaten Antikoagulantientherapie mit Heparinen Immunkoagulopathien
Umsatzstörungen	Hyperfibrinogenolyse (primär)	Hyperfibrinogenolyse (iatrogen) Verbrauchskoagulopathie und sekundäre Hyperfibrinolyse

Ätiologie und Pathogenese. Sie ist die bekannteste und markanteste Erkrankung aus der Gruppe der Koagulopathien. Es gibt zwei pathogenetisch verschiedene Formen der Bluterkrankheit, die *Hämophilie A und B*. Die Hämophilie A beruht auf einer verminderten Aktivität des Faktor VIII (FVIII: antihämophiles Globulin [AHG]), während die Hämophilie B (Christmas-disease) durch eine Aktivitätsminderung des Faktors IX (Christmas-Faktor) hervorgerufen wird. Beide Faktoren müssen für die Produktion von Thrombokinase auf dem Intrinsic-Weg ausreichend vorhanden sein.

> ! Die Krankheit befällt fast nur Männer und wird durch phänotypisch gesunde Mütter (Konduktorinnen) übertragen.

Ihr Erbgang ist also rezessiv geschlechtsgebunden. Das Vorkommen einer echten Hämophilie bei Frauen ist eine so extreme Seltenheit (Vater Bluter, Mutter Konduktorin), daß das Auftreten eines hämophilieähnlichen Blutungstyps bei Frauen zunächst an eine andere, unter ähnlichen Symptomen verlaufende, pathogenetisch aber verschiedenartige Erkrankung denken lassen muß (v. Willebrand-Jürgens-Syndrom, Parahämophilie). Die Hämophilie findet sich in allen Ländern und bei allen Völkern, wenn auch die weiße Rasse bevorzugt betroffen ist. Sie wird meist schon in früher Kindheit manifest, doch gibt es Fälle, welche erst in der Pubertät oder noch später die ersten Blutungen zeigen. Die Intensität und Gefährlichkeit der Blutungen nimmt in der Regel mit zunehmendem Alter ab.

Klinisches Bild. Es ist einerseits durch die **Unstillbarkeit** traumatisch bedingter Blutungen, andererseits durch die leichte **Auslösbarkeit** von Blutungen jeder Art charakterisiert.

Später führen vor allem Zahnextraktionen, aber auch manche andere **Traumen**, die so geringfügig sein können, daß sie nicht bemerkt werden, zu ausgedehnten Blutungen unter die Haut, in die Muskulatur und die Schleimhäute von Mund, Magen-Darm-Kanal, Blase und Niere. Selten kommt es zu Blutungen ins Gehirn. Von den Gewebsblutungen sind besonders häufig die Nierenlager und der M. iliopsoas betroffen, so daß gelegentlich ein Psoasabszeß vorgetäuscht werden kann oder eine Appendizitis diagnostiziert wird (sog. Pseudoappendizitis). Differentialdiagnostisch ist nach einem Ausfall des N. femoralis zu fahnden. Sehr charakteristisch sind die *hämophilen Gelenkblutungen*, am häufigsten im Knie- und Ellenbogengelenk, die durch reaktive Entzündungsvorgänge zu schweren deformierenden Gelenkprozessen bis zur totalen Ankylose führen (Blutergelenke, Arthropathia haemophilica). Nach solchen Blutungen sind die Gelenke hochgradig geschwollen, gerötet und schmerzhaft, auch bestehen zumeist Fieber und eine erhöhte BSG. Die Neigung zu Gelenkblutungen ist bei den einzelnen erkrankten Familien unterschiedlich.

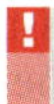

Petechiale Hautblutungen und eine Purpura kommen bei der Hämophilie nicht vor.

Hämophilie A und B unterscheiden sich klinisch nicht grundsätzlich voneinander (die Hämophilie A ist etwa 5mal häufiger als die Hämophilie B), doch scheinen Gelenkblutungen bei der Hämophilie B etwas seltener und der Schweregrad des Gerinnungsdefektes weniger ausgeprägt zu sein.

Laborbefunde. Die morphologischen Blutelemente sind, abgesehen von einer durch Blutungen ausgelösten Anämie, normal. **Typisch** ist eine *Verlängerung der Gerinnungszeit* bei normaler Blutungszeit, wenn der AHG-Gehalt des Blutes unter 5 % abgesunken ist. Die Prothrombinzeit nach **Quick** ergibt ebenfalls normale Werte, doch ist vor allem die **PTT** bei Initialwerten unter 30 % des Faktor-VIII- oder -IX-Gehaltes verlängert. Die genaue Differenzierung der Hämophilie A und B sowie ihre Abgrenzung gegen andere hämophilieähnliche Erkrankungen ist durch Bestimmung der Aktivität der Faktoren mit **Faktorenmangelplasma** und durch den **Thromboplastingenerationstest** möglich. Bei den schweren Hämophilieformen zeigt das geronnene native Venenblut insofern ein charakteristisches Bild, als sich die Erythrozyten infolge der langen Zeitspanne bis zum Eintritt der Gerinnung am Boden des Gefäßes absetzen. Nach der Retraktion hängt das Gerinnsel der Erythrozyten dann an einem weißlich gefärbten Fibrinkonglomerat.

Therapie. Da gewöhnlich überall ausreichende Mengen von Frischplasma-Kryopräzipitaten (*fresh frozen plasma*) oder hochgereinigter Faktorenkonzentrate zur Behandlung akuter Blutungen bei der Hämophilie A zur Verfügung stehen, ist die Gabe von Frischblut oder -plasma (nicht älter als 1 Tag) kaum noch indiziert. Die **Zukunft** liegt jedoch zweifelsfrei in der Gabe gentechnologisch hergestellter rekombinanter *Gerinnungsfaktoren*[14]. Für die gezielte Therapie einer hämophilen Blutung ist jedoch die laufende Bestimmung der PTT im Patientenplasma nötig. Bei einer FVIII-Aktivität von 20 % oder mehr nähert sich die PTT dem Normalwert. Da FVIII eine Halbwertszeit von nur 4–6 Stunden hat, ist eine wiederholte Infusion in kurzen Abständen unerläßlich.

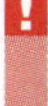

Bei der *Therapieeinleitung* kann nach der einfachen **Formel** vorgegangen werden, daß 1 Einheit (E) eines Gerinnungsfaktors pro kg Körpergewicht einen Faktoranstieg von 1–2 % ergibt[15]. Dabei ist 1 E als die Aktivität definiert, die in 1 ml eines Frischplasmapools enthalten ist.

Da das Behandlungsergebnis entscheidend von der Zeitdauer abhängig ist, die zwischen Blutungs- und Therapiebeginn verstreicht, ist die **Heimbehandlung** von Kranken mit häufigen Blutungen eingeführt worden. Dazu lernen die Kranken – meist in Hämophiliebehandlungszentren – den Umgang mit AHG-Präparaten und deren Selbstapplikation. Mit Hilfe der Heimbehandlung gelang eine Verkürzung der Zeitspanne zwischen Blutungsbeginn und Blutungsstillung, eine Abkürzung der erforderlichen Bettruhe sowie eine Verminderung des Schul- und Arbeitsausfalls. Die stationären Behandlungstage lassen sich auf ein Minimum reduzieren.

Operationen dürfen nur bei lebensbedrohlichen Indikationen durchgeführt werden. Das gleiche gilt auch für die Eröffnung sehr großer Hämatome. Voraussetzung für jede Operation ist die Anhebung der F-VIII-Aktivität im Patientenblut auf 35–40 % des Normalwertes. Nach der Operation ist über 6–8 Tage eine Faktorenaktivität von mindestens 10 % sicherzustellen und im Gegensatz zum sonst angestrebten Verhalten bis zur vollständigen Wundheilung eine Ruhigstellung des Patienten anzustreben. Im übrigen ist der zur Blutstillung nötige Faktor-VIII-(oder -IX-)Spiegel des Plasmas von der Schwere und dem Ausmaß der jeweils geplanten Operation abhängig. Auch bei bester Überwachung und Vorbereitung ist jede Operation stets lebensgefährlich.

> ! Immer ist das Risiko einer Operationsbehandlung einerseits und das der die Operation bedingenden Krankheit andererseits gegeneinander abzuwägen.

Operationen sollten nur in größeren Krankenhäusern und Kliniken durchgeführt werden, wo alle Voraussetzungen für eine zweckmäßige blutstillende Behandlung gegeben sind.

Bei allen Blutungen ist in der akuten Phase eine Ruhigstellung anzustreben. Eine länger dauernde Inaktivität ist jedoch bei Gelenkblutungen zu vermeiden, da sie die Entwicklung einer Muskelhypotrophie begünstigt. Bei offenen Blutungen kann die Verwendung von lokal blutstillendem Fibrinschaum, der mit Thrombin getränkt ist, ausreichend sein. Verbände sollten nicht zu oft gewechselt werden. Steriles Arbeiten ist unbedingt notwendig.

> ! Vorsicht ist bei allen intramuskulären Injektionen geboten, da diese schwere Blutungen in die Muskulatur mit gewaltigen Hämatomen auslösen können. Kompressionsverbände sollten nicht angelegt werden, die Verabreichung von Salicylaten und lokalen Heparinsalben ist zu vermeiden.

In der letzten Zeit wurde mehrfach darüber berichtet, daß es vor allem bei mittelschweren und leichten Hämophilien gelingt, durch die Gabe von **Des-**

mopressin (1-Desamino-8-D-Arginin-Vasopressin, DDAVP) den Faktor-VIII-Gehalt anzuheben und so AHG-Konzentrate einzusparen.

Zur **Blutungsprophylaxe** wird bei schweren Formen der Hämophilie A oder B eine ambulante *Dauerbehandlung* versucht, um auf diese Weise schwere blutungsbedingte Sekundärschäden und Frühinvalidität zu verhindern. Dementsprechende therapeutische Studien der letzten Jahre haben gezeigt, daß es bei Hämophiliepatienten mit einem F-VIII-Ausgangswert unter 1 % gelang, durch dreimal pro Woche in etwa gleichen Abständen appliziertes *AHG-Kryopräzipitat* von je 12 E/kg eine weitgehende Blutungsfreiheit zu erzielen. Die Nebenwirkungen dieser Behandlung waren gering. Gegen eine allgemeine Empfehlung dieser Dauerbehandlung sprechen bisher die hohen Kosten, der große Bedarf an Blutplasma und die Gefahr einer Hepatitisübertragung mit ihren Folgen[16].

Für die **Hämophilie B** gelten grundsätzlich dieselben Erwägungen wie für die Hämophilie A. Den bei dieser Krankheit fehlenden Faktor IX (Christmas-Faktor) kann man den Kranken im Notfall durch *Vollblut*- oder *Plasmatransfusionen* zuführen. Derartige Konserven sollen jedoch nicht älter als 5 Tage sein, da nach dieser Zeit nur noch sehr geringe Mengen von aktivem Christmas-Faktor im Serum enthalten sind. Die entsprechenden *Konzentrate* sind unter der Typenbezeichnung PPSB, 4-Faktoren-Konzentrat oder Prothrombinkomplex im Handel. Da die Halbwertszeit von Faktor IX 24 Stunden beträgt, kann die Applikation in größeren Abständen erfolgen. In der Regel entspricht ein Konzentrat 300–500 ml Frischplasmaaktivität.

Zur **Berechnung der Substitutionsdosis** wurden Richtlinien angegeben, die auf der Differenz zwischen erwünschter und vorhandener Gerinnungsaktivität (FD) und dem errechneten Plasmavolumen basieren. Nimmt man ein Plasmavolumen von 40 ml/kg an, kann nach folgender Formel der Bedarf an Einheiten (E) abgeschätzt werden:

Berechnung der Substitutionsdosis

$$E = \frac{FD \cdot KG\,(kg) \cdot 40}{100}$$

Ein besonderes Problem ist die Behandlung sog. **Hemmkörperhämophilien**, die vor allem bei der Hämophilie A auftreten. Durch wiederholte Faktor-VIII-Substitution kann es zur Bildung von Antikörpern gegen Fremdprotein kommen. Eine erneute F-VIII-Applikation ist dann vermindert wirksam oder ganz unwirksam. Der Antikörpertiter muß dann entweder durch eine höhere Dosierung überspielt oder es müssen tierische Präparate verabreicht werden. Auch die *Fraktion FEIBA* (**F**aktor **E**ight **I**nhibitor **B**ypassing **A**ctivity) aus Humanplasma, die aktivierten Faktor IX enthält, hat sich in Einzelfällen als wirksam erwiesen[17]. Schließlich wurden durch initiale Plasmapherese günstige Ergebnisse erzielt. Im Intervall kann bei Einzelfällen die Gabe von *Glukokortikoiden* oder *Immunosuppressiva* nötig werden. Durch die Hemmwirkung des Patientenplasmas auf Normalplasma (Mischversuch) läßt sich auf der Basis einer PTT-Bestimmung der Hemmkörper rasch nachweisen.

Verlauf und Prognose. Der **Verlauf** der Erkrankung ist sehr unterschiedlich. Je nach dem Grad der Verminderung von AHG oder Christmas-Faktor lassen sich verschiedene *Schweregrade* feststellen. Die schwersten Formen zeigen eine Verminderung der F-VIII-Aktivität unter 1 %. Bei diesen Kranken ist jede Blutung lebensbedrohlich. Bei einem Faktor-VIII-Gehalt von 1–5 % wird die Erkrankung als mittelschwer, bei 5–15 % als leicht bezeichnet. Eine Hämophilie mit einem AHG-Gehalt über 15 % (Subhämophilie) braucht zwar keine klinischen Erscheinungen zu machen; doch können Verletzungen und Operationen auch bei solchen leichten Hämophilieformen zu einer lebensbedrohlichen Blutung führen.

Die Krankheit beginnt meist schon in der frühen *Jugend* und nimmt im allgemeinen mit zunehmendem Alter an Intensität ab, ohne daß sich jedoch die Gerinnungsaktivität ändert. In etwas mehr als der Hälfte der Fälle ist eine *familiäre Belastung* nachweisbar, wobei der Grad der AHG-Verminderung innerhalb der einzelnen Familien stets annähernd gleich bleibt. Bei den übrigen Fällen handelt es sich entweder um echte, neu aufgetretene Mutationen oder um das scheinbare Auftreten einer echten Mutation, die dadurch vorgetäuscht wird, daß die Krankheit über mehrere Generationen durch scheinbar *gesunde Konduktorinnen* weitergegeben wurde.

Die **Prognose** der Erkrankung ist quoad vitam nicht schlecht, sobald die Kranken die Kindheitsperiode überstanden haben. Eine besondere Gefährdung stellen die Gelenkblutungen dar. Ca. 80 % der Hämophiliekranken werden infolge der Blutergelenke invalide.

Parahämophilie (Owen) (Hypoproakzelerinämie, Faktor-V-Mangelkrankheit)

Ätiologie und Pathogenese. Bei dieser hämophilieähnlichen Gerinnungsstörung, die bei Männern *und* Frauen vorkommt, scheint eine autosomal-dominante Vererbung vorzuliegen; daneben treten aber auch sporadische Formen auf. *Pathogenetisch* liegt der Parahämophilie ein angeborener Faktor-V-Mangel zugrunde.

Klinisches Bild. Die klinischen Befunde sind ähnlich wie bei Kranken mit Hämophilie A oder B. Gelegentlich kommen Mißbildungen wie Syndaktylie oder gedoppelte Nierenbecken vor.

Laborwerte. Labordiagnostisch läßt sich die Parahämophilie von der eigentlichen Hämophilie leicht dadurch unterscheiden, daß neben der PTT auch die

Prothrombinzeit nach Quick, in die bekanntlich auch der Faktor V mit eingeht, stets *verlängert* ist, während dieser Test bei der Hämophilie immer normal ausfällt. Durch eine Einzelbestimmung des Faktors V mittels Mangelplasma läßt sich die Diagnose dann spezifizieren.

Therapie. Blutungen werden am besten durch Transfusionen mit *Frischblut-* oder *Frischplasma*, das keinesfalls älter als 12–24 Stunden sein darf, zum Stehen gebracht. Außerdem kommen antihämophile Plasmagesamtlyophilisate in Frage.

Hypoprokonvertinämie (Faktor-VII-Mangel)

Diese Krankheit ist im klinischen Erscheinungsbild der eigentlichen Hämophilie sehr ähnlich. Sie wird autosomal-rezessiv vererbt. Von der Erkrankung werden beide Geschlechter betroffen. Genau wie bei der Hämophilie treten auch hier *Gelenkblutungen* auf, sie sind allerdings viel seltener. Ein isolierter Mangel an Faktor VII bewirkt keinen Defekt im Intrinsic-System der Blutgerinnung. Trotzdem kann es bei homozygoter Anlage zu hämophilieähnlichen Symptomen kommen. Differentialdiagnostisches Charakteristikum ist ein pathologischer Quick-Wert bei normaler PTT.

Stuart-Prower-Defekt (Faktor-X-Mangel)

Diese sehr seltene hämophilieähnliche Erkrankung wird ebenfalls autosomalrezessiv vererbt. Auch bei diesem **Krankheitsbild** ist sowohl die Prothrombinzeit nach *Quick* als auch die *PTT* verlängert, wenn die Verminderung an Faktor X ausgeprägt ist. Dadurch läßt sich das Krankheitsbild vom Faktor-VII-Mangel bereits abgrenzen. Die **Diagnose** wird durch die direkte Bestimmung von *Faktor X* mittels Mangelplasma gesichert.

Die **Therapie** von Faktor-VII- und -X-Mangelblutungen ist grundsätzlich dieselbe wie bei der Hämophilie B, da die Faktoren VII und X ebenso wie der Faktor IX zum Prothrombinkomplex gehören.

PTA-Mangel (Faktor-XI-Mangel)

Dieses hämophilieähnliche **Krankheitsbild** wird autosomal-dominant vererbt. Es geht zumeist nur mit einer leichteren Blutungsbereitschaft einher. Doch gibt es auch Formen mit schwerer Blutungsneigung (z.B. postoperativ), ohne daß diese mit dem aktuellen Faktor-XI-Gehalt im Plasma in Korrelation stände. Gelenkblutungen scheinen sehr selten zu sein. Die **Diagnose** ergibt sich aus den pathologischen Globaltests (einschließlich PTT) und einem pathologischen Thrombokinasebildungstest in Plasma und Serum. Die Abgrenzung von einem Faktor-XII-Mangel ist jedoch nur möglich, wenn man über spezifisches Mangelplasma verfügt. **Therapeutisch** ist eine Substitutionsbehandlung mit Konservenblut, Plasmakonserven und sogar Trockenplasma möglich, da der PTA-Faktor auch bei der Konservierung und Lagerung des Blutes wirksam bleibt.

Hageman-Defekt (Faktor-XII-Mangel)

Auch dieser Defekt wird im Gegensatz zu den Hämophilien A und B autosomal-rezessiv vererbt, weshalb das Krankheitsbild bei Männern und Frauen beobachtet werden kann. **Klinisches Bild** und **Blutungstyp** entsprechen den Störungen, wie sie beim PTA-Mangel gesehen werden. Auch therapeutisch kommen die gleichen Maßnahmen in Betracht.

Faktor-XIII-Mangel

Das angeborene **Krankheitsbild** wird intermediär-dominant vererbt. Durch einen Mangel an fibrinstabilisierendem Faktor kommt es bei homozygoten Trägern zu einer hämorrhagischen Diathese. Typisch sind vor allem *Nachblutungen* nach Operationen und Verletzungen sowie eine gestörte Wundheilung.

Ein erworbener Faktor-XIII-Mangel kann als **Begleitsymptom** vor allem bei akuten Leukämien und Leberzellschäden auftreten, desgleichen bei schweren, das Gerinnungssystem belastenden Operationen infolge gesteigerten Verbrauchs. Wie bei der angeborenen Form kommt es auch hier zu schweren Spätblutungen und Wundheilungsstörungen. Bei *akuten Leukämien* ist die Kombination von Thrombozytopenien mit einem Faktor-XIII-Mangel gefürchtet, weil dadurch zentrale Blutungen besonders leicht entstehen. Aus diesem Grunde wird von manchen Autoren bei auten Leukämien die prophylaktische Gabe von Faktor-XIII-Konzentraten empfohlen.

Labortechnisch läßt sich die Störung im *Thrombelastogramm* aufdecken. Der direkte **Nachweis** des Faktor-XIII-Mangels gelingt mit Antiseren, der indirekte durch die erhöhte Löslichkeit des Fibringerinnsels in Harnstoff.

Die gezielte **Therapie** besteht in der Gabe von Frischplasma, Cohn-Fraktion-I- oder -Faktor-XIII-Konzentrat.

Kongenitale Hypoprothrombinämie

Diese autosomal-rezessiv vererbte Erkrankung ist ebenfalls sehr selten. Die **Symptome** sind *hämophilieähnlich*, bei einem Prothrombinwert unter 15 % können schwere Blutungen auftreten. Im Gegensatz zur erworbenen Hypoprothrombinämie ist Vitamin K unwirksam.

Bei Blutungen können die gleichen **Präparate** wie bei der Hämophilie B eingesetzt werden (*Prothrombinkomplexkonzentrate*), wobei die relativ lange Halbwertszeit des Prothrombins vorteilhaft ist.

Hereditäre Fibrinmangelzustände

Das Fehlen oder eine Verminderung von Fibrinogen (*Afibrinogenämie* bzw. *Fibrinogenopenie*) kann auf angeborener Grundlage vorkommen. Die **Gerinnungsfähigkeit** des Blutes ist in diesen Fällen völlig oder teilweise aufgehoben. Die hieraus resultierende *hämorrhagische Diathese* ist in ihrer Ausprägung sehr wechselnd und oft überraschend gering. Besonders schwere **Verlaufsformen** sieht man dann, wenn beide Elternteile Träger der Anlage waren. Bei diesen Kranken handelt es sich fast ausschließlich um Kinder, da wegen der Schwere der hämorrhagischen Diathese ein höheres Lebensalter meist nicht erreicht wird.

Dysfibrinogenämien

Noch seltener als die wahrscheinlich autosomal-rezessiv vererbten Fibrinmangelzustände sind sog. Dysfibrinogenämien, bei denen sich im Plasma ein pathologisches Fibrinogen findet. Träger dieser Störung zeigen meist keine schwerere Blutungsneigung. Bei der **Laboruntersuchung** sind die Globaltests normal. Häufig sind ein gestörter Gerinnselaufbau in vitro und pathologische Thrombinzeiten ohne Nachweis von Antithrombin. Die gezielte **Therapie** bei Blutungen infolge von Hypo- und Dysfibrinogenämie besteht in der Verabreichung von Humanfibrinogen, beim Erwachsenen initial 4 g.

In Einzelfällen wurden Dysfibrinogenämien auch als Ursache einer *Thromboseneigung* beschrieben. Mehrfach war es dann möglich, die abweichende Molekularstruktur der pathologischen Fibrinogene aufzuklären. Sie erhielten dann die Namen der jeweiligen Beobachtungsorte, z.B. *Fibrinogen Zürich* oder *Fibrinogen New York.*

von-Willebrand-(Jürgens-)Syndrom (vWS)

Die Erkrankung wurde 1926 von von Willebrand auf den Åland-Inseln entdeckt und als *hereditäre Pseudohämophilie* bezeichnet. In der Folge wurden dann andere **Bezeichnungen** wie konstitutionelle Thrombozytopathie, vaskuläre Hämophilie, vaskuläre Pseudohämophilie, Angiohämophilie A oder Angiohämophilie B eingeführt.

Die Erkrankung hat in ihrem **Erscheinungsbild** große Ähnlichkeit mit der Hämophilie (S. 465 ff.), unterscheidet sich von dieser aber durch verschiedene klinische Symptome und gerinnungsanalytische Befunde. Sie wird nicht, wie die Hämophilie, geschlechtsgebunden vererbt, so daß auch Frauen von der Krankheit betroffen werden. Ihre **Unterscheidung** von der eigentlichen Bluterkrankheit ist auch aus therapeutischen Gründen notwendig.

Das vWS ist eine der häufigsten angeborenen Störungen der Hämostase und übertrifft die Inzidenz der Hämophilien. Die Krankheit ist hereditär mit einem autosomal dominanten Erbgang. Doch kann sie auch (selten) *erwor-*

ben werden. Das wurde vereinzelt im Verlauf von bösartigen Erkrankungen, von systemischem Lupus erythematodes und von Schilddrüsenunterfunktionen beobachtet. Auf Grund immunologischer und funktioneller Unterschiede im Blutplasma werden mehrere **Subtypen** unterschieden, die sich auch in ihrem Vererbungsmodus unterscheiden. Der in unseren Breiten *häufigste Subtyp 1* wird autosomal dominant vererbt, so daß sich die Krankheit bereits in den ersten Lebensjahren manifestiert. Die **Schwere** der hämorrhagischen Erscheinungen ist bei den einzelnen Kranken sehr unterschiedlich ausgeprägt, wechselt aber auch im Laufe des Lebens bei den einzelnen Patienten erheblich. Im allgemeinen besteht mit zunehmendem Alter eine *Besserungstendenz*, so daß die Krankheit jenseits des 40. Lebensjahres oft nur noch schwer zu erkennen ist.

Ätiologie und Pathogenese. Den verschiedenen Formen der vWS liegen verschiedene genetische Fehler zugrunde, die zu qualitativen und/oder quantitativen Veränderungen des **von-Willebrand-Faktors (vWF)** führen. Das *vWF-Gen* ist auf dem kurzen Arm des *Chromosoms 12* lokalisiert, das des mit dem vWF funktionell eng verbundenen Faktor VIII dagegen auf dem X-Chromosom. Der **vWF** ist ein multimeres *Glykoprotein*, das in Epithelzellen und Megakaryozyten synthetisiert wird. Er zirkuliert in Form unterschiedlich großer Multimere, die während der Zirkulation an Größe zunehmen, indem sie sich miteinander verbinden. Die kleinste Einheit ist ein **Monomer** mit einem Molekulargewicht von 200 000 Dalton. Zwei Monomere bilden ein **Protomer**, und mehrere dieser verbinden sich zu den erwähnten **Multimeren**. Die dadurch sich immer wiederholenden Strukturen sind wichtig für die Funktion des vWF, da so Bindungsstellen immer wieder aneinander gereiht und vermehrt werden und mit dem Blutstrom herangespülte Plättchen effektiver miteinander, mit adhärenten Thrombozyten und mit der Gefäßwand verbinden. Der vWF vermittelt so die *Adhäsion der Thrombozyten* an das nach einer Verletzung der Gefäßwand freigelegte Subepithel. Er bindet dabei sowohl an Komponenten der subepithelialen Matrix als auch an den Glykoproteinkomplex GP Ib/IX der Plättchen. Diese Bindung führt zudem zu einer Aktivierung der Plättchen (S. 431 f.). Diese plättchenagglutinierende Eigenschaft des vWF wird als **Ristocetin-Cofaktor** bezeichnet. Sie bewirkt die Adhäsion der Plättchen an das Subepithel oder an Glas bzw. die Agglutination der aktivierten Plättchen. In Anwesenheit des therapeutisch nicht verwendeten Antibiotikums *Ristocetin* agglutiniert er auch nichtaktivierte Plättchen. An den vWF ist im Komplex der Gerinnungsfaktor VIII (FVIII:C) gebunden, der dadurch stabilisiert, vor aktiviertem Protein C (APC) und damit vor einer Proteolyse geschützt wird und letztendlich mit dem vWF an dem Verletzungsort anheftet.

> ! Qualitative und quantitative Defekte des vWF können daher Blutungen durch eine gestörte Plättchenadhäsion und/oder eine gestörte plasmatische Gerinnung auslösen.

Klinisches Bild. **Typisch** sind verlängerte und verstärkte *Blutungen* aus Wunden, nach Traumen oder Zahnextraktionen, außerdem häufig rezidivierende Nasen- und Schleimhautblutungen oder Menorrhagien. Zusätzliches oder auch nur einziges Symptom ist oft eine gesteigerte Tendenz zum Auftreten von *Hämatomen*. Charakteristisch für die Blutungen beim vWS ist ihr meist sofortiges Einsetzen nach der Gefäßverletzung. Im Gegensatz zur Hämophilie, bei der Schnittwunden narbenbildend tief sein müssen, um zu Blutungskomplikationen zu führen, können beim vWS auch schon *flache Schnitte* verlängert bluten. In der Anamnese sind häufige Blutungsvorkommen schon im Jugendalter charakteristisch. Jenseits des 25. Lebensjahrs werden die Blutungen dann seltener, um dann oft scheinbar ganz verschwinden zu können. Als besonders hinweisendes Symptom werden *Nachblutungen* nach einer Tonsillektomie beschrieben. Gelenkblutungen sind im Vergleich zur Hämophilie selten (Abb. 9.**4**). Die sich in ihrem Schweregrad und in ihren Laborbefunden unterscheidenden **Formen** 1 (leicht) bis 3 (schwer) sind in Tab. 9.**2** zusammengefaßt.

Laborbefunde. Zur Diagnosestellung eines vWS sind folgende **spezielle Untersuchungen** notwendig:

- Blutungszeitbestimmung,
- Bestimmung der PTT,
- Thrombozytenzahl,

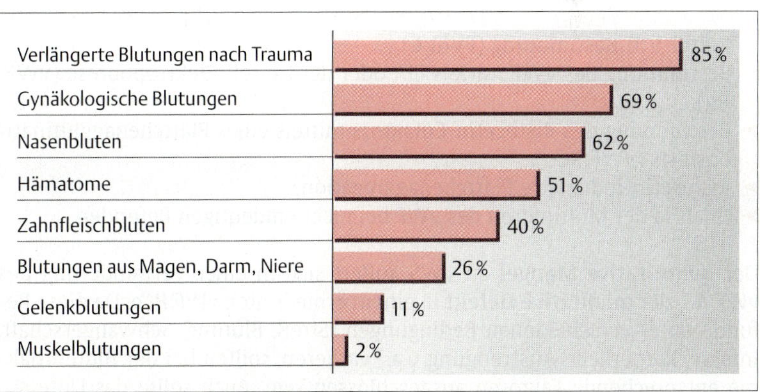

Abb. 9.**4** Häufigkeit verschiedener Blutungen bei v.-Willebrand-Syndrom (nach Janzarik[20])

Tabelle 9.2 Klassifikation des von-Willebrand-Syndroms (nach Hiller[18, 19])

Typ	Defekt	Häufigkeit
1	partieller quantitativer Mangel des vWF	ca. 80 %
2	qualitativ veränderter vWF, dysfunktionelle Moleküle	zusammen ca. 20 %
2A	Fehlen der großen vWF-Multimere, dadurch verminderte Plättchenbindung	10–15 %
2B	qualitative Variante mit vermehrter Affinität für das Plättchen-GP Ib, dadurch vermehrte Plättchenbindung	
2M	qualitative Variante mit verminderter Plättchenbindung, die nicht auf dem Fehlen hochmolekularer vWF-Multimere beruht	
2N	qualitative Variante mit verminderter Bindung von FVIII:C	
3	(nahezu) völliges Fehlen des vWF	sehr selten: 0,5–5 Erkrankungen pro 1 Mio. Einwohner

- Faktor-VIII-Bestimmung (FVIII:C),
- Bestimmung des vWF mittels EIA oder der Laurell-Elektrophorese (vWF:Ag),
- Bestimmung des Ristocetin-Cofaktors mittels eines Plättchenagglutinationstests (vWF:RCo),
- Ristocetin-induzierte Plättchenaggregation,
- Analyse der Multimeren des vWF bei nicht eindeutigen Befunden.

Der **quantitative Mangel** an vWS äußert sich in einer Verminderung des *vWF:AG*, der **qualitative Defekt** in einem erniedrigten *vWF:RCo*. Da diese Befunde unter verschiedenen Bedingungen (Streß, Blutung, Schwangerschaft, Infekte, körperliche Anstrengung u.a.) variieren, sollten bei der Blutentnahme entsprechende Faktoren ausgeschlossen sein. Auch sollte das Untersuchungsergebnis mehrfach kontrolliert werden. Die Befunde der verschiedenen Typen sind in Tab. 9.**3** zusammengefaßt. Die **übrigen Laboruntersu-**

Tabelle 9.3 Befunde bei den verschiedenen vWS-Typen (nach Barthels u. Poliwoda[15])

Befund	Typ 1	Typ 2A	Typ 2B	Typ 3
Blutungszeit	verlängert	verlängert	verlängert	verlängert
Thrombozytenzahl	normal	normal	normal oder vermindert	normal
FVIII:C	vermindert	vermindert oder normal	vermindert	stark vermindert
vWF:Ag	vermindert	vermindert oder normal	vermindert oder normal	stark vermindert
vWF:RCo	vermindert	stark vermindert	vermindert oder normal	fehlt
ristocetininduzierte Plättchenaggregation	vermindert oder normal	fehlt oder vermindert	erhöht	fehlt
Multimerstruktur	normal, aber generell vermindert	Fehlen der großen und mittleren Multimere	Fehlen der großen Multimere	variabel
zweidimensionale Elektrophorese	normal	pathologisch	pathologisch	variabel
Erbgang	autosomal dominant	autosomal dominant	autosomal dominant	autosomal rezessiv

chungen ergeben keine typischen Befunde; die Thrombozytenzahl ist, außer gelegentlich beim Typ 2 B, normal, desgleichen die Gerinnungszeit.

Therapie. Da bei den meisten Patienten eine leichte, asymptomatische Form des vWS vorliegt, wobei es nur bei besonderen Traumen zu einer vermehrten Blutung kommt, ist eine spezifische Therapie nur im Verletzungsfall indiziert. Daher sollte solchen Ereignissen wo möglich *vorgebeugt* werden (Berufswahl, Sport usw.). Da Frauen mit vWS häufig unter Menorrhagien leiden, sollten ihnen zur Verminderung der Blutungsneigung orale Kontrazeptiva verordnet werden. Dabei führen Östrogene bisweilen auch zu einer Normalisierung der vWF- und FVIII-Aktivitäten, wie Beobachtungen bei Schwangeren gezeigt haben[21]. Zur Behandlung von leichteren Blutungen oder zur Prophylaxe vor Operationen eignet sich (außer bei Typ 3, bei dem kaum vWF gebildet wird) *Desmopressin* (DDAVP, Minirin), das in einer Dosierung von 0,4 μg/kg intravenös infundiert wird. Zur Selbstmedikation steht es auch als Nasenspray zur Verfügung. Die therapeutische Dosierung liegt dann jedoch bei ca. 4 μg/kg. Die Substanz führt zu einer vermehrten Freisetzung von gespeichertem vWF aus Endothelzellen. Es sollte nicht öfter als alle 12 Stunden gegeben werden, um eine Erschöpfung der Speicher zu vermeiden. Bei schwereren Blutungen sind *Faktor-VIII-Präparate* möglichst mit einem hohen Anteil an vWF (z.B. Haemate HS), evtl. in Kombination mit Desmopressin indiziert. Ist dies nicht vorhanden, kann auch auf *Plasma-Kryopräzipitate* (fresh frozen plasma) zurückgegriffen werden. Bei leichteren Schleimhautblutungen oder Menorrhagien kann auch ein *Antifibrinolytikum*, wie z.B. Tranexamsäure (Anvitoff oder Ugurol) in einer Dosierung von 3mal 1 g pro Tag wirksam sein.

Azetylsalizylsäure (ASS) ist bei Patienten mit vWF kontraindiziert.

Erworbene komplexe Gerinnungsstörungen

Vitamin-K-Mangel

Ausdruck eines Vitamin-K-Mangels ist die gleichzeitige Verminderung von Prothrombin, Faktor VII, Faktor IX und Faktor X, deren Synthese in der Leber reduziert ist, da diese durch Vitamin K katalysiert wird.

Maldigestions- und Malabsorptionssyndrome. Da Vitamin K zum Teil erst durch die Darmflora freigesetzt wird, können Maldigestions- und Malabsorptionssyndrome mitunter auch ein einfacher *Laxanzienabusus* zu einer K-Hypovitaminose führen. Bei längerer *Darmsterilisierung* muß Vitamin K gesondert zugeführt werden. Nach langdauernder Behandlung mit *Breitband-Antibiotika* ist zumindest eine Intoleranz gegenüber Vitamin-K-Antagonisten zu erwarten. Da Vitamin K zu den fettlöslichen Vitaminen gehört, hängt darüber hinaus die ausreichende Resorption davon ab, ob genügend *Galle* in den Darm gelangt. Bei Cholestase-Zuständen kommt es zu einem Vitamin-K-Mangel, der sich durch parenterale Substitution beseitigen läßt (Koller-Test).

Indirekte Antikoagulanzien. Zu einer kompetitiven Hemmung des Vitamins mit Symptomen, die einem Vitamin-K-Mangel entsprechen, führt die Verabreichung sogenannter indirekter Antikoagulanzien vom *Cumarin-* oder *Indandiontyp*. Umgekehrt ist Vitamin K das Antidot dieser Substanzen. **Intoxikationen** mit Vitamin-K-Antagonisten werden gelegentlich unbeabsichtigt durch abgelagerten Waldmeister infolge bakterieller Umsetzungen oder in suizidaler Absicht durch Einnahme von Cumarinen beobachtet.

Eine Verminderung des Prothrombins sowie der Faktoren VII und X läßt sich mit dem Quick-Wert einfach erfassen. Sinkt dieser unter 10 %, sind *Spontanblutungen* zu befürchten. Als erstes stellt sich eine Hämaturie ein. Mitunter sieht man jedoch auch diffuse Schleimhautblutungen. In schweren Fällen können ferner Haut-, Muskel-, Organ- oder Gelenkblutungen auftreten. In diesen Fällen ist eine sofortige parenterale *Vitamin-K-Zufuhr* nicht ausreichend, da diese eine Anlaufzeit von 8–12 Stunden benötigt (Dosierung 10–20 mg, auf keinen Fall mehr als 40 mg/d). Überbrückend sind, falls kein Vollblut appliziert wird, *Prothrombinkomplexpräparate* einzusetzen.

Hämorrhagische Diathese des Neu- oder Frühgeborenen. Ein Vitamin-K-Mangel spielt auch bei der hämorrhagischen Diathese bei Neu- bzw. Frühgeborenen eine Rolle. Hier läßt sich ebenfalls eine Verminderung der Faktoren des Prothrombinkomplexes feststellen, die zu Nabelschnurblutungen, Muskel- und Hauthämatomen, intestinalen Blutungen (Melaena neonatorum) und vor allem intrakraniellen Blutungen (cave spastische Lähmungen) führen kann. Pathogenetisch kommen mehrere Faktoren in Frage. Einmal kann sich ein Vitamin-K-Mangel der Mutter auf den Feten auswirken. Hinzu kommt, daß die fehlende Darmflora und die Unreife der Leber bei Neugeborenen und Frühgeburten eine ausreichende Proteinsynthese verhindern. **Therapeutisch** müssen Prothrombinkomplexpräparate und Vitamin K gegeben werden.

Hepatogen erworbene Koagulopathie. Bei dieser Form der Koagulopathien ist Vitamin K zwar in ausreichendem Maße vorhanden, kann jedoch nicht verwertet werden, da die *Syntheseleistung* der Leberzelle selbst gestört ist.

> **!** Eine Zufuhr von Vitamin K führt daher bei schwerer Leberinsuffizienz zu keinem Anstieg des Quick-Wertes (Koller-Test).

Neben einer frühzeitigen Erniedrigung der Faktoren X, IX, VII und des Prothrombins findet sich im weiteren Verlauf auch ein Abfall von Faktor V. Erst bei einer *Dekompensation* der Leberfunktion bildet sich auch eine Hypofibrinogenämie aus. In der Regel sinkt gleichzeitig der Quick-Wert unter 10 % ab. Der *Funktionszustand* der Leber läßt sich an der Bestimmung der genannten Gerinnungsfaktoren bzw. des Quick-Wertes ablesen.

Die **Ursachen** solcher Störungen sind vielfältig. So kann eine akute gelbe *Leberdystrophie* im Verlauf einer Virushepatitis bzw. von bakteriellen Infektionen oder unter der Einwirkung toxischer Substanzen (Knollenblätterpilzvergiftung, Tetrachlorkohlenstoff, Eklampsie) auftreten. Bei chronischen Lebererkrankungen kommen oft weitere *Sekundärerkrankungen* hinzu, z.B. als Folge eines Hypersplenismus die fast regelmäßig zu beobachtende Thrombozytopenie, die auch mit einer Thrombozytenfunktionsstörung verbunden sein kann. Bei niedrigen Thrombozyten- und Fibrinogenwerten ist ferner an eine latente oder chronische *Verbrauchskoagulopathie* zu denken. Diese ist als schwerwiegende **Komplikation** anzusehen, da vor allem bei knotig fibrinösem Umbau die Mikrozirkulation in der Leber zusätzlich verschlechtert wird. Eingeleitet durch Blutstase und Thrombozytensludge bilden sich in den Leberkapillaren disseminierte Fibrinniederschläge. Ein verminderter Antithrombin-III-Gehalt des Plasmas gilt bei dieser Komplikation als weiterer wichtiger pathogenetischer Faktor.

Verbrauchskoagulopathie (Hyperfibrinolyse, disseminierte intravasale Gerinnung, DIC)

Bei der Verbrauchskoagulopathie und Hyperfibrinolyse handelt es sich im Gegensatz zu den bisher beschriebenen komplexen Gerinnungsstörungen nicht um Bildungs-, sondern um *Umsatzstörungen*. Sowohl ein pathologischer Fibrinogenverbrauch (Verbrauchskoagulopathie) als auch eine gesteigerte Fibrinogeno- bzw. Hyperfibrinolyse können eine Defibrinierung zur Folge haben[22]. Die Verbrauchskoagulopathie kann darüber hinaus mit einer disseminierten intravasalen Gerinnung einhergehen, die durch einen Verschluß der kapillaren Strombahn oft zu irreversiblen Organschäden führt.

Ätiologie und Pathogenese. Ätiologisch kommen verschiedene auslösende Faktoren in Frage. Bei Tumoren und bakteriellen Infektionen können *proteolytisch aktive Substanzen* in die Blutbahn gelangen, wobei es vor allem zu einer *Aktivierung* des *Extrinsic-Systems* kommt, mit konsekutiven Störungen der Mikrozirkulation im Schock. Antigen-Antikörper-Komplexe und Phospholipide aus Erythrozyten im Verlauf von hämolytischen Anämien können eine Aktivierung des thrombozytären bzw. des *Intrinsic-Systems* verursachen.

> ! Voraussetzung ist immer, daß das hämostatische Gleichgewicht durch eine Primärkrankheit gestört ist.

Im Gebiet der inneren Medizin sind dies in erster Linie **septische Zustandsbilder** (vor allem durch Kolibakterien, Staphylokokken, Pneumokokken und Meningokokken) oder **Infektionskrankheiten** wie Malaria und Cholera sowie Viruserkrankungen, weiterhin Schockzustände kardiogener, hämorrhagischer oder traumatischer Genese sowie nach Verbrennungen oder anaphylaktischen Reaktionen. Unter den **Tumoren** ist besonders das Bronchialkarzinom hervorzuheben.

Ferner wurden *Defibrinierungszustände* beobachtet nach **Transfusionszwischenfällen**, nach Schlangenbissen, häufig nach Anlegung eines extrakorporalen Kreislaufs, nach Zytostatikabehandlung, bei **chronischen Lebererkrankungen** sowie **Hämoblastosen** (maligne Lymphome, AML-M3, S. 198). Bei den mikroangiopathischen Syndromen (hämolytisch-urämisches Syndrom, S. 94), der thrombotisch-thrombozytopenischen Purpura (S. 455 f.) und der Purpura fulminans (S. 497 f.) kann eine disseminierte intravasale Gerinnung das Krankheitsbild entscheidend verschlechtern.

Sehr selten treten Verbrauchsreaktionen bei **endokrinen Erkrankungen** wie M. Cushing, Hyperparathyreoidismus und Thyreotoxikose auf. In Geburtshilfe und Gynäkologie ist der **septische Abort** mit Verbrauchskoagulopathie ein relativ häufiges Ereignis. Sie tritt ferner auf bei vorzeitiger Plazentalösung, Fruchtwasserembolie, verhaltenem Abort und Eklampsie. In der Chirurgie kann es **nach Operationen** an Lunge, Leber, Uterus und Prostata sowie nach ausgedehnten Verletzungen parenchymatöser Organe zur Defibrinierung bzw. reaktiven Hyperfibrinolyse kommen. Aus der Pädiatrie ist außer den oben erwähnten seltenen Syndromen vor allem das *Waterhouse-Friderichsen-Syndrom* (S. 482 f.) als klassisches Beispiel einer foudroyant verlaufenden Verbrauchskoagulopathie zu erwähnen.

Wesentlich seltener sind Krankheitsbilder mit *primärer Hyperfibrinolyse (primäre Fibrinogenolyse)*. Dabei handelt es sich vor allem um Tumoren oder Operationen im Bereich von Prostata, Lunge, Uterus, Pankreas und Leber.

Klinisches Bild. Man hat versucht, die Verbrauchskoagulopathie in verschiedene Stadien einzuteilen. Im *ersten Stadium* besteht eine Hyperkoagulolabilität, wie sie bei vielen entzündlichen und malignen Erkrankungen (prädisponierende Grundkrankheiten) beobachtet wird, wobei sich die Hämostase in einem labilen Gleichgewicht befindet. Im *zweiten Stadium* kommen mäßige Hypofibrinogenämie und Thrombozytopenie hinzu. Auch auf dieser Stufe kann sich noch ein Gleichgewicht im Sinne einer chronischen Fibrinogenumsatzsteigerung ausbilden. Erst bei einem weitgehenden Fibrinogenverbrauch bildet sich das *dritte Stadium* der hämorrhagischen Diathese aus. Die dabei zu beobachtende reaktive Hyperfibrinolyse, die bei physiologischem hämostatischem Gleichgewicht vor allem lokal wirksam ist, kann zur generalisierten Fibrinogenolyse werden und den weiteren Verlauf zusätzlich verschlechtern.

Laborbefunde. Der wichtigste Befund ist der nachgewiesene Abfall der Thrombozytenzahl. Daneben sind als **Suchtests** die Bestimmungen des Fibrinogens, der PTT, des Quick-Werts und der Plasmathrombinzeit geeignet. Das Vorhandensein von Fibrinmonomeren (lösliche Intermediärprodukte der fibrinen Polymerisation) zusammen mit Fibrinspaltprodukten (D-Dimere) läßt sich durch immunologische Verfahren nachweisen, wodurch schon frühzeitig eine Verbrauchskoagulopathie aufgedeckt werden kann. Darüber hinaus kann ein erniedrigter Antithrombinspiegel ein wichtiger **Hinweis** auf eine vorausgegangene oder in Gang befindliche *Thrombinaktivierung* sein.

Therapie. Das Vorgehen richtet sich vor allem auf die rasche Beeinflussung der **Grundkrankheit**. Grundsätzlich ist bei jeder Verbrauchskoagulopathie die Gabe von *Heparin* (150–200 IE/kg/d) indiziert. Dazu kann nach den Laborbefunden die Gabe von *Antithrombin-III-Konzentraten* und bei einem Überwiegen der Fibrinolyse von *Antifibrinolytika* (z.B. Aprotinin, ε-Aminokapronsäure) indiziert sein.

Da im **Endzustand** einer Verbrauchskoagulopathie eine gerinnungshemmende Therapie mit Heparin oder Antithrombin-III-Plasmo zu spät kommt, kann auch der Einsatz von *Streptokinase* oder *Urokinase* unter akribischer klinischer und gerinnungsanalytischer Kontrolle versucht werden, um die körpereigene Fibrinolyse zu unterstützen, die periphere Strombahn von Mikrothromben freizumachen und Organnekrosen zu vermeiden.

Waterhouse-Friderichsen-Syndrom

Neben den an anderer Stelle dargestellten Krankheitsbildern mit *fakultativer* Verbrauchskoagulopathie (Kasabach-Meritt-Syndrom, Moschcowitz-Erkrankung und Purpura fulminans) ist dieses Syndrom als umschriebenes Krankheitsbild zu erwähnen.

> Beim Waterhouse-Friderichsen-Syndrom handelt es sich um eine perakut verlaufende Meningokokkensepsis, die mit schweren Schocksyndromen, mit hämorrhagischer Diathese und häufig mit Blutungen in die Nebennieren einhergeht.

Bevorzugt betroffen sind Kinder und jüngere Erwachsene beider Geschlechter.

Ätiologie und Pathogenese. Pathogenetisch dürfte das Krankheitsbild Folge einr Endotoxinfreisetzung durch Meningokokken (oder auch anderer Bakterien wie Pneumokokken) sein. Darüber hinaus scheinen Beziehungen zum Sanarelli-Schwartzman-Phänomen zu bestehen (Blockade des histiomonozytären Systems durch vorangegangene Endotoxinzufuhr).

Klinisches Bild. Aus voller Gesundheit heraus kommt es zu hohem Fieber, Schüttelfrost, stark beeinträchtigtem Allgemeinbefinden, extremer Müdigkeit und Muskelschwäche, manchmal zu Durchfall, Erbrechen und Krämpfen. Nach einer vorübergehenden Blässe und Zyanose, vor allem im Bereich der abhängigen Körperpartien, stellt sich eine universelle Purpura mit petechialen Blutungen an Haut und Schleimhäuten ein, die später zu größeren Blutflecken zusammenfließen können. Oft sind die Hämorrhagien totenfleckenartig mit zentraler Nekrose.

Laborbefunde. Obwohl sich im Rachenabstrich in der Regel ebenso wie in Blut und Liquor *Meningokokken* nachweisen lassen, fehlen eine Pleozytose und die klinische Symptomatik einer Meningitis. Die Laborbefunde entsprechen einer disseminierten intravasalen Gerinnung und einer Nebenniereninsuffizienz. Im **Blutbild** sind die Erythrozyten meist nicht verändert, das weiße Blutbild zeigt bei normalen oder erhöhten Leukozytenzahlen eine starke Linksverschiebung und häufig eine Eosinophilie.

Therapie. Die Therapie der Erkrankung muß mehrgleisig erfolgen. Neben der antibakteriellen Behandlung, der Bekämpfung des Schockzustandes und einer Behandlung der Nebenniereninsuffizienz (entsprechend einer Addison-Krise) müssen sofort wirkende *Antikoagulanzien* (400 Einheiten Heparin/kg über 24 Stunden) und *Frischplasma* eingesetzt werden.

Hämolytisch-urämisches Syndrom

Beim hämolytisch-urämischen Syndrom, das vorwiegend Kinder und jüngere Erwachsene betrifft, handelt es sich um eine hämolytische Anämie, verbunden mit Niereninsuffizienz und thrombozytopenischer hämorrhagischer Diathese. Es wird ausführlich auf S. 94 besprochen.

Hämorrhagische Diathesen durch Vermehrung körpereigener gerinnungshemmender Faktoren

Während bei den bisher beschriebenen Gerinnungsstörungen ein Mangel an einem oder mehreren der zur Butgerinnung notwendigen Faktoren vorlag, werden die in diesem Kapitel zu besprechenden hämorrhagischen Diathesen durch eine Vermehrung von körpereigenen Substanzen hervorgerufen, die einen hemmenden Einfluß auf die Gerinnung ausüben.

Immunkoagulopathien (Hemmkörperkoagulopathien)

Ätiologie und Pathogenese. Von großer Bedeutung für Klinik und Therapie der Gerinnungsstörungen ist die Möglichkeit des Auftretens von Hemmkörpern bei Kranken, die primär einen **Mangel** an einem der Gerinnungsfaktoren aufweisen und wiederholt mit Fremdplasmapräparaten substituiert werden mußten. Diese häufigen Substitutionen rufen eine Bildung von Antikörper, meist IgG, gegen Gerinnungsfaktoren hervor (Hemmkörperhämophilie).

Am häufigsten sind **Antikörper** nachgewiesen worden, die gegen *Faktor VIII* gerichtet sind. Außer den Gerinnungsfaktoren des Intrinsic-Systems wurden Antikörper auch gegen *Thrombin* und *Fibrinogen* beobachtet (z.B. im Verlauf von Immunopathien und Paraproteinämien). Während der Schwangerschaft können Eiweißkörper des Feten diaplazentar auftreten. Besonders Faktor VIII scheint markante Antigenmerkmale zu besitzen und bei der Mutter zur Sensibilisierung zu führen. Dies kann sich in einer Hemmkörperkoagulopathie des *Neugeborenen* äußern, die entsprechend der Halbwertszeit der mütterlichen Antikörper nach einigen Wochen bis Monaten abklingt. Ähnliche Immunkoagulopathien finden sich ferner bei lymphatischen Systemkrankheiten, Autoimmunerkrankungen (insbesondere Lupus erythematodes disseminatus). Während Hemmkörperhämophilien wegen des gleichzeitig bestehenden Faktorenmangels ein therapeutisches Problem darstellen, ist im allgemeinen eine Blutungsneigung bei Immunokoagulopathien nur latent vorhanden.

Laborwerte. Bei Immunkoagulopathien, die auf einer Hemmung der Bildung von aktiver Thrombokinase beruhen, ist die Gerinnungszeit bzw. die PTT verlängert und der Prothrombinverbrauch vermindert. Der direkte **Nachweis** läßt sich auf Grund der gerinnungshemmenden Wirkung des Patientenblutes auf Normalblut (Mischversuch) erbringen. Meist handelt es sich um sog. Progressivhemmkörper, die in vitro erst nach einer bestimmten Inkubationszeit zur irreversiblen Inaktivierung eines Gerinnungsfaktors führen (meist Faktor VIII, seltener VII, IX oder X).

Therapie. Die Therapie erfolgt durch Entfernung der Hemmkörper mittels Plasmapherese, durch Substitution von Gerinnungsfaktoren und Unterdrückung der Hemmkörperbildung mit Glukokortikoiden.

Purpura hyperglobulinaemica (Curtz-Waldenström)

Ätiologie, Pathogenese und klinisches Bild. Sie wird als polyätiologisches Syndrom angesehen, verläuft gewöhnlich in Schüben und zeigt in erster Linie *kleine Blutpunkte*, charakteristischerweise vor allem an den Beinen. Größere Ekchymosen gehören nicht zum Krankheitsbild. Der Blutungstyp entspricht in erster Linie den vaskulären Blutungskrankheiten, weshalb auch die Gefäßtests positiv ausfallen. Die Krankheit hat ihren Namen von einer gleichzeitig nachweisbaren Hyperglobulinämie mit Vermehrung der γ-Globuline. Dementsprechend findet sich im klinischen Bild meist eine sehr starke Senkungsbeschleunigung, bis über 100 in der 1. Stunde.

Pathogenetisch stellt die Krankheit wahrscheinlich keine Einheit dar. Nach neueren Beobachtungen scheint es sich um ein Symptom zu handeln, das häufig Ausdruck des schleichenden Beginns einer übergeordneten Erkrankung ist. 2–3 Jahre später werden oft maligne Lymphome (Immunozytom, M. Waldenström), Myelome oder Autoimmunerkrankungen (Glomerulonephritis, Lupus erythematodes disseminatus) manifest. Grundsätzlich scheinen alle schweren Dys- und Paraproteinämien eine derartige Blutungsbereitschaft auslösen zu können, wobei man sich allerdings über den Entstehungsmodus noch nicht ganz klar ist. Häufig ist die Blutungsbereitschaft allein durch **Gefäßveränderungen** zu erklären, die auf einer verminderten Gefäßabdichtung infolge der pathologischen Eiweißkörper beruhen. Manchmal scheint aber durch derartige **pathologische Eiweißkörper** auch eine unmittelbare Behinderung des Gerinnungsmechanismus selbst möglich zu sein (z.B. in Form einer Störung des Überganges von Fibrinogen in Fibrin [Fibrinogenasthenie] oder einer Hemmung des Plättchenfaktors 3). Darüber hinaus ist denkbar, daß Dys- und Paraproteine als Antithrombokinase bzw. als Antithrombine wirksam sind und **inaktive Komplexverbindungen** bilden. Die Störung der Thrombozytenfunktion wird auch als „Membranblockade" aufgefaßt.

Therapie. Die Therapie richtet sich gegen eine mögliche Grunderkrankung. Symptomatisch kann eine *Plasmapherese* vorübergehend Besserung bringen.

Thrombophilie – Hyperkoagulabilität

Unter der Thrombophilie wird eine vermehrte Thromboseneigung durch eine Störung des Gleichgewichts gerinnungsfördernder und gerinnungshemmender Faktoren zugunsten der die Gerinnung fördernden bzw. durch eine Störung des Gleichgewichts fibrinbildender und fibrinolytischer Aktivitäten bei gestörter Fibrinolyse verstanden. **Leitsymptom** sind die Bildung arterieller und/oder venöser Thrombosen, wobei akuter Herzinfarkt und Lungenembolie die am meisten gefürchteten Erkrankungen aus diesem Formenkreis darstellen. Neben diesen teils hereditären, teils erworbenen Gerinnungsstörungen, stellen Übergewicht, Alter, Immobilisation, Schwangerschaft, hämatologische Systemerkrankungen und Tumoren (ohne Anspruch auf Vollständigkeit) ein erhöhtes thromboembolisches Risiko dar, das sich gegebenenfalls zu den thrombophilen Risiken dazu addiert (Übersicht bei Blick et al.[23]).

An das Vorliegen einer thrombophilen Gerinnungsstörung muß gedacht werden bei:

- Patienten unter 40 Jahre mit venösen Thromboembolien,
- Patienten unter 40 Jahre mit atypischen arteriellen, insbesondere intrakraniellen Verschlüssen,

- Frauen mit wiederholten Aborten,
- Patienten mit atypischen venösen Thrombosen (z.B. Mesenterialvenenthrombose),
- Patienten mit Autoimmunkrankheiten.

Vorkommen

- Antithrombin-III-Mangel,
- Protein-C-Mangel,
- Resistenz gegen aktiviertes Protein C,
- Protein-S-Mangel,
- Verminderte Fibrinolyse,
- Hyperhomocysteinämie,
- Phospholipidantikörper-Syndrom,
- Aktivierung der Gerinnung durch proteolytische Enzyme und andere Mechanismen.

Labordiagnostik

Die wichtigsten Untersuchungsparameter bei der Thrombophilie sind:

- Protein-C-Aktivität und -Konzentration, bei pathologischem Ausfall gegebenenfalls genetischen Nachweis der Faktor-V-Leiden-Mutation,
- Protein-S-Aktivität und -Konzentration (freie und gesamte),
- Antithrombin-III-Aktivität, gegebenenfalls -Konzentration (-Antigen),
- Antiphospholipid-Antikörper (Lupusantikoagulantien, Cardiolipin-Antikörper),
- Plasminogenaktivität,
- gerinnbares Fibrinogen,
- Gewebe-Plasminogenaktivator (TPA),
- Plasminogenaktivator-Inhibitor (PAI 1),
- Homocystein.

Antithrombin-III-Mangel (AT-III-Mangel)

Der Erkrankung liegt ein hereditärer Mangel oder Defekt des AT-III-Moleküls zugrunde, der autosomal-dominant vererbt wird. Der genetische Defekt besteht in einer *Mutation* auf Chromosom 1, wobei das Bild der Mutation sehr heterogen ist. Es wurden über 80 *Varianten* beschrieben[24]. Die Inzidenz des Defekts liegt bei 2–5 Erkrankungen pro 10 000 Einwohner. Ein erworbener AT-III-Mangel findet sich bei Lebererkrankungen, nephrotischem Syndrom und der Verbrauchskoagulopathie.

Pathogenese. AT III ist ein Serinproteaseinhibitor und wird in der Leber gebildet. Es bildet Komplexe mit aktivierten Gerinnungsfaktoren, besonders mit Thrombin und Faktor Xa, die so inaktiviert werden. Da das AT-III-Molekül eine reaktive Domäne für die Bindung an die aktive Protease (z.B. Thrombin) und eine andere für die Bindung an Heparin hat, wird diese *Komplexbildung* erheblich durch Heparin beschleunigt. Ein Mangel an AT III führt zu einer verminderten Thrombin- und FXa-Inaktivierung und damit zu einer Hyperkoagulabilität.

Klinisches Bild. Bisher wurden nur heterozygote Patienten beschrieben, offensichtlich ist die homozygote Anlage mit dem Leben nicht vereinbar. Bei den Patienten kommt es bereits in der Jugend zu thromboembolischen Komplikationen wie tiefen Bein-, Mesenterial- und Hirnvenenthrombosen und Lungenembolien. Das **Risiko** nimmt bei Frauen unter der Einnahme von Antikonzeptiva zu. Bis zum 50. Lebensjahr haben etwa 80 % der Erbmalsträger zumindest ein thromboembolisches Ereignis erlitten, wobei 40 % spontan auftreten.

Laborwerte. Mit der Bestimmung des AT-III-Antigens und der AT-III-Aktivität lassen sich zwei **Typen** mit jeweils einigen Untertypen klassifizieren: Beim *Typ I* sind Konzentration und Funktion von AT III gleichermaßen, beim *Typ II* ist nur die Funktion bei normaler AT-III-Konzentration vermindert. Eine Behandlung mit Kumarinen beeinflußt die AT-III-Bestimmung nicht.

Therapie. Bei **asymptomatischen Erbmalsträgern** sollte Risikoverhalten (Rauchen, Kontrazeptiva) vermieden werden, und sich die Behandlung nur auf Risikosituationen (Operationen, Schwangerschaft, evtl. lange Flugreisen) beschränken. Bei Patienten, die bereits eine Thrombose erlitten haben, ist dagegen eine Langzeitantikoagulation in einem milden therapeutischen Bereich (INR 2–3, bzw. Quick zwischen 25 und 40 %) indiziert. Bei **Risikosituationen** oder bei einer akuten Thrombose besteht die Möglichkeit einer Heparinbehandlung unter Kontrolle der Thrombin- oder Prothrombinzeit mit Dosissteigerung bis zum Erreichen des therapeutischen Bereichs oder die Möglichkeit einer Substitution mit AT-III-Konzentrat, das aus gepooltem Plasma hergestellt wird, bei gleichzeitiger Heparingabe. Da der AT-III-Mangel gerade in der **Schwangerschaft** ein besonders hohes Thromboserisiko bedeutet, sollte die Prophylaxe in der Schwangerschaft so früh wie möglich einsetzen, im ersten Trimenon mit Heparin und ab der 13. Schwangerschaftswoche eventuell mit oralen Antikoagulantien durchgeführt werden.

! Bei der Behandlung mit Heparin ist allerdings zu bedenken, daß bei einem Drittel der AT-III-Patienten eine Heparinresistenz besteht[25], die eine Steigerung der Heparindosis erforderlich machen kann.

Protein-C-Mangel

Der Erkrankung liegt ein Mangel oder Defekt des Protein C zugrunde, der autosomal dominant vererbt wird. Er beruht auf einer **Mutation** des entsprechenden Gens auf dem Chromosom 2. In der Gesamtbevölkerung schätzt man das Vorkommen von Protein-C-Defekten, die mit Thromboembolien assoziiert sind, auf 1:16 000. Ein *sekundärer* Mangel an Protein C findet sich bei Lebererkrankungen und der Verbrauchskoagulopathie (Übersicht bei Vogel[26]).

Pathogenese. Protein C ist eine Serinprotease, die Vitamin-K-abhängig in der Leber synthetisiert wird. Es zirkuliert im Plasma in einer inaktiven Form und wird von Thrombin, das zuvor durch Kontakt mit Thrombomodulin in seinen enzymatischen Eigenschaften modifiziert werden muß und damit seine Fähigkeit zur Umwandlung von Fibrinogen zu Fibrin verliert, aktiviert zu APC (aktiviertes Protein C). APC inaktiviert die Faktoren Va und VIIIa durch proteolytische Spaltung. Dazu werden negativ geladene Phospholipide, Ca^{++}-Ionen und der Kofaktor S benötigt.

Klinisches Bild. Es entspricht weitgehend dem des AT-III-Mangels, doch kommen häufiger auch periphere Thrombosen vor. Der homozygote Protein-C-Mangel manifestiert sich bereits Stunden nach der Geburt durch generalisierte Mikro- und Makrothrombosen unter dem Bild der *Purpura fulminans.* **Unbehandelt** endet die Erkrankung letal. In Einzelfällen wurden bei Patienten mit Protein-C-Mangel zu Beginn einer Kumarintherapie *Kumarinnekrosen* mit flächenhaften Hautrötungen, Blasenbildungen und Nekrosen der Haut und des Unterhautgewebes beobachtet, die erst im Laufe von Wochen und Monaten abheilten. Wie beim AT-III-Mangel können zwei **Formen** unterschieden werden, auch hier sind beim *Typ I* Konzentration und Funktion von Protein C gleichermaßen vermindert, beim *Typ II* findet sich eine erhebliche Funktionsverminderung bei normaler Konzentration. Die Protein-C-Konzentration ist unter einer Kumarinbehandlung, wie alle anderen Vitamin-K-abhängigen Faktoren, im Plasma erniedrigt.

Therapie. Bei *asymptomatischen Erbmalsträgern* ist eine Behandlung nicht angezeigt. In akuten Situationen kann eine Protein-C-Substitution mit *fresh frozen plasma* erfolgen. Langfristig ist nach einem thromboembolischen Ereignis eine Behandlung mit oralen Antikoagulanzien angezeigt. Die Einnahme von Ovulationshemmern führt bei asymptomatischen Erbmalsträgerinnen nicht zu einem erhöhten Thromboserisiko. Dagegen sollten Patientinnen nach einem **Thromboseereignis** auf eine hormonelle Kontrazeption verzichten, wenn nicht eine medikamentöse Antikoagulation erfolgt.

Resistenz gegen aktiviertes Protein C (APC-Resistenz)

Bei 95 % der Patienten liegt der Erkrankung eine Störung der FV-Synthese zugrunde. Der erst 1993 entdeckte, autosomal vererbte Defekt ist derzeit die häufigste Ursache einer jugendlichen familiären Thromboseneigung und findet sich bei 2–7 % der europäischen Normalbevölkerung. Die Resistenz ist in 90 % der Fälle durch eine Punktmutation des Faktor-V-Gens, wodurch es im Faktor-V-Protein zu einem Austausch von Arginin durch Glutamin in Position 506 kommt, an der Stelle, an der der FV u.a. von APC gespalten wird. Dadurch wird das so entstandene, auch als Faktor V/Leiden bezeichnete Protein resistent gegen APC. *Homozygote Erbmalsträger* haben ein 50–100fach größeres Risiko, an einer Thrombose zu erkranken als Gesunde, bei *Heterozygoten* ist das Risiko etwa 7fach höher[27]. Es vergrößert sich jedoch erheblich, wenn andere Risikofaktoren dazukommen, beispielsweise bei Frauen, die Ovulationshemmer nehmen auf das 30fache, oder wenn ein zusätzlicher AT-III-, Protein-C-, -S-Mangel bzw. z.B. mechanische Faktoren bestehen.

Klinisches Bild. Die Symptomatik entspricht der des Protein-C-Mangels. Ein erhöhtes Auftreten von Herzinfarkten ist jedoch nicht mit der Mutation assoziiert. Der Defekt kann molekulargenetisch (z.B. PCR) und funktionell nachgewiesen werden.

Therapie. Die Thromboseprophylaxe wird derzeit wie bei den Inhibitordefekten gehandhabt. Bei asymptomatischen Merkmalsträgern wird *keine Dauerprophylaxe* durchgeführt, sondern nur in Risikosituationen. Beim Auftreten von schweren oder rezidivierenden Thromboembolien ist unter Berücksichtigung des klinischen Bildes und eventueller Risikofaktoren eine *lebenslange orale Antikoagulation* zu erwägen.

Protein-S-Mangel

Von den drei angeborenen Inhibitormangelzuständen ist der *kongenitale familiäre* Protein-S-Mangel der häufigste. Auch er wird autosomal-dominant vererbt. Eine erworbene Verminderung des Protein S findet sich bei schweren Lebererkrankungen, bei der Verbrauchskoagulopathie, unter oraler Antikoagulanzienbehandlung und während der Einnahme von Östrogenen (Kontrazeptiva und postmenopausale Substitution) (Übersicht bei Kemkes-Matthes[28]).

Pathogenese. Protein S ist ein Vitamin-K-abhängiges Protein. Es liegt im Plasma zu etwa 60 % gebunden an den Inhibitor des Komplementsystems C4b-binding-protein (C4b-BP) vor. Das freie Protein S fungiert als Kofaktor für das Protein C. Ein *Mangel* an Protein S führt zu einer gestörten Protein-C-Aktivität und damit zu einer verminderten FVa-Spaltung.

Klinisches Bild und Laborbefunde. Die Symptome entsprechen wiederum denen bei den anderen Inhibitormangelzuständen mit venösen Thrombosen, die meist spontan auftreten, und gelegentlichen arteriellen Verschlüssen. Es lassen sich drei **Typen** des hereditären Protein-S-Mangels unterscheiden: *Typ I* mit Verminderung von Protein-S-Antigen und -Aktivität, *Typ II* mit ausschließlicher Aktivitäts-Verminderung und *Typ III* mit Verminderung des freien Protein S. Von Typ III wurden bisher nur einzelne Fälle beschrieben, und es ist unklar, ob es sich wirklich um einen hereditären Defekt handelt oder lediglich um reaktive Veränderungen im Rahmen erhöhter C4b-BP-Spiegel. Eine Bestimmung des Protein S im Plasma ist nicht sinnvoll während einer Akute-Phase-Reaktion, im unmittelbaren Zusammenhang mit einer Thrombose und unter Antikoagulanzientherapie.

Therapie. Auch die Behandlung entspricht der der übrigen Inhibitormangelerkrankungen. Die Einnahme von Ovulationshemmern führt bei asymptomatischen Erbmalsträgerinnen nicht zu einem erhöhten Thromboserisiko. Dagegen sollten Patientinnen nach einem Thromboseereignis auf eine hormonelle Kontrazeption verzichten, es sei denn, daß eine medikamentöse Antikoagulation durchgeführt wird.

Verminderte Fibrinolyse

Hauptursache dieser angeborenen und erworbenen Formen der Thrombophilie ist ein Ungleichgewicht zwischen Plasminogen, Plasminogenaktivatoren (PA) und Plasminogen-Aktivator-Inhibitoren (PAI). Der wichtigste Plasminogen-Aktivator ist der Gewebetyp *tissue type plasminogen activator* (t-PA, S. 434). Die Freisetzung von t-PA aus Gefäßendothelien ins Blut kann durch eine Reihe von *Stimulanzien* ausgelöst werden. So kommt es durch venösen Stau und körperliche Betätigung zur Freisetzung von *t-PA*, aber auch durch Katecholamine und neurogene Stimulation. Es besteht ein ausgeprägter zirkadianer Rhythmus. Sein Hauptgegenspieler ist der *PAI 1*, der in Endothelzellen der Blutgefäße und in Megakaryozyten gebildet wird und dessen Konzentration sich im Plasma in seiner Funktion als Akute-Phase-Protein relativ rasch ändern kann. Auch seine Freisetzung unterliegt einer starken *zirkadianen Rhythmik*. Die Antigenkonzentrationen von t-PA und PAI 1 sind in den frühen Morgenstunden am höchsten und am frühen Nachmittag am niedrigsten. Beide Proteine haben offensichtlich den gleichen Mechanismus der Freisetzung. Die tPA-Aktivität verhält sich jedoch gegenläufig mit dem niedrigsten Wert am frühen Morgen und dem höchsten am frühen Nachmittag. **Ursache** für dieses unterschiedliche Verhalten ist die Hemmung der t-PA-Aktivität durch *PA 1*.

Eine ausreichende **fibrinolytische Aktivität** ist zur Lyse intravasaler Fibrinablagerungen und damit zur Verhinderung von Thrombosen unerläßlich.

Bei Patienten mit venösen Thromboembolien läßt sich mit verschiedenen Tests (venous occlusion-Test, Euglobulinlysezeit und Fibrinplattenmethode) eine verminderte fibrinolytische Aktivität nachweisen (zu den Methoden siehe Bathels u. Poliwoda[15]).

! Als Ursachen für die verminderte fibrinolytische Aktivität können sowohl eine verminderte Freisetzung von t-PA als auch eine vermehrte Freisetzung von PA 1 nachgewiesen werden.

Eine vermehrte **Thrombosebereitschaft** findet sich auch in der plasminogenarmen Phase nach einer systemischen Streptokinasebehandlung und eher örtlich begrenzt bei sich systemisch nur schwach auswirkenden lokalen Urokinase- oder t-PA-Therapien. Bei diesen Behandlungen ist daher eine simultane Zusatztherapie mit *Heparin* obligat. Auch bei kongenitalen Hypo- und Dysplaminogenämien (z.B. Plasminogen Frankfurt) wurde eine vermehrte Thromboseneigung beschrieben (Übersicht bei Juhan-Vague et al.[29]).

Hyperhomocysteinämie

Die Hyperhomocysteinämie stellt einen bis vor wenigen Jahren verkannten Risikofaktor für die Entstehung und Förderung der Arteriosklerose dar. Ihr liegen verschiedene Genvarianten mit unterschiedlichen Enzymdefekten zugrunde. Ein um 5 µmol/l erhöhter Homocysteinspiegel bedeutet für Männer ein 1,6fach, für Frauen ein 1,8fach höheres **kardiovaskuläres Risiko**[30].

Ätiologie und Pathogenese. Homocystein ist eine dem Cystein homologe, schwefelhaltige Aminosäure, die durch den Abbau von Methionin entsteht. Es wird entweder durch die Methionin-Synthetase methyliert wieder zu Methionin, wobei aus 5-Methyltetrahydrofolsäure Tetrahydrofolsäure entsteht, oder durch die Cystathionin-β-Synthetase zu Cystein. Ein anderer Weg der Methylierung zu Methionin wird durch die Betain-Homocystein-Transferase katalysiert. Verschiedene Enzymdefekte in diesen Stoffwechselwegen können zu einer schweren (> 100 µmol/l), mittelschweren (30–100 µmol/l) oder milden (15–30 µmol/l) Hyperhomocysteinämie führen. Ein Mangel an Cystathionin-β-Synthetase ist die häufigste Ursache der angeborenen schweren Form, deren Erbmalsträger das klassische Bild der *Homocystinurie* mit geistiger Retardierung, Skelettanomalien, Thromboembolien u.a. entwickeln. Andere Defekte liegen im Tetrahydrofolsäurestoffwechsel. Der Mechanismus, wie eine Hyperhomocysteinämie zu einer arteriellen und venösen Thromboseneigung führt ist nicht voll aufgeklärt. Teilweise werden durch Homocystein induzierte Veränderungen an den Gefäßwänden (z.B. Proliferation der glatten Muskelzellen der Aorta) oder Eingriffe in den Gerinnungsstoffwechsel (z.B. Aktivierung von Faktor V und Interferenz mit der Protein-C-Aktivierung oder Hemmung der t-PA-Bindung) diskutiert (Übersicht bei Cattaneo[31], Dennis et al.[32]).

Klinisches Bild, Laborbefunde und Therapie. Je nach Schwere des Defekts und in Abhängigkeit von der Höhe des *Homocysteinspiegels* kommt es zu einer vorzeitigen und verstärkten Arteriosklerose und zu arteriellen und venösen thromboembolischen Ereignissen. Die *Laborbefunde* zeigen einen erhöhten Homocysteinspiegel, die Diagnose kann durch einen oralen Methionin-Belastungstest oder den molekulargenetischen Nachweis von Genmutationen gesichert werden. Die *Behandlung* besteht in einer oralen Vitaminsubstitution: pro Tag jeweils 1 mg Folsäure, 100 mg Vitamin B_6 und 1 mg Vitamin B_{12}.

Phospholipidantikörper-Syndrom

Es ist definiert durch die Assoziation zwischen dem Auftreten von Phospholipid-Antikörper (z.B. Lupusantikoagulanzien, Cardiolipin-Antikörper) und mindestens einem der folgenden klinischen **Symptome**: arterielle oder venöse Thrombosen, rezidivierende Aborte und Thrombozytopenie (Übersicht bei Barbui et al.[33]). Der Begriff „Lupusantikoagulanzien" ist historisch, da diese Antikörper erstmals bei LE-Patienten beschrieben wurden, jedoch nicht nur hierbei sondern auch bei anderen Autoimmunkrankheiten, nach Infekten und bei lymphoproliferativen Erkrankungen vorkommen können.

Ätiologie und Pathogenese. Als (Anti-)Phospholipid-Antikörper (APA)* wird eine Gruppe von gegen verschiedene Plasmaproteine, an die anionische Phospholipide (AnPL) gebunden sind, gerichtete **Immunglobuline** bezeichnet. Solche Plasmaproteine sind das β_2-Glycoprotein I (β_2-GPI), Prothrombin, APC, Protein S, Thrombomodulin u.a. Am besten untersucht sind das β_2-GPI und das Prothrombin, mit denen die seit langem bekannten Lupusantikoagulanzien und Cardiolipin-Antikörper reagieren, wenn sie an mit einer festen Phase verbundenen AnPL gebunden sind. Den **Mechanismus** der Thromboseentstehung durch diese Immunglobuline (IgG, IgM und IgA) hat man sich folgendermaßen vorzustellen, um nur einige aus der Vielzahl der Theorien herauszugreifen: Die intakte *Gefäßmembran* hat sowohl als Barriere zwischen Gewebsthromboplastin im subepithelialen Gewebe und den im Blut herumschwimmenden Gerinnungsfaktoren, als auch durch die Sekretion von PA und durch die Hemmung der Thrombozyten durch Prostaglandinsekretion eine wichtige gerinnungshemmende Funktion[34] (S. 431). Eine Störung

---

* Die im angloamerikanischen Schrifttum übliche Bezeichnung „Antiphospholipid-Antikörper" ist im Prinzip falsch, da die Antikörper gegen *Phospholipide* und nicht gegen *Antiphospholipide* gerichtet sind.

dieses regulatorischen Geschehens durch APA soll zu einer verstärkten Gerinnungs- und damit Thrombosegefahr führen. Nach einer anderen Theorie sollen gegen Kininogene (z.B. HMWK, S. 432) gerichtete APA deren Funktion, die *Aggregation von Thrombozyten* zu hemmen, stören[35].

Klinisches Bild. Es wird sowohl von rezidivierenden venösen Thromboembolien (etwa 80 % aller Fälle) als auch von arteriellen Verschlüssen (ca. 35 %) geprägt. Von den arteriellen Verschlüssen sind ca. 22 % *intrazerebral*, ca. 10 % betreffen die *Beinarterien* und vereinzelt treten sie in den Netzhautarterien auf. Die Prävalenz für thromboembolische Ereignisse wird mit 30 % angegeben. Bei LE-Patienten ist das Thromboserisiko 5fach höher, wenn gleichzeitig APA vorhanden sind. Schwangere mit APA haben ein hohes Risiko in bezug auf Aborte und intrauterinen Fruchttod in der 2. Schwangerschaftshälfte. Bei Frauen mit wiederholten Aborten kann in etwa 10 % ein APA nachgewiesen werden. Das Risiko eines Aborts scheint von der Titerhöhe der Antikörper abzuhängen.

Laborbefunde. Die PTT ist in der Regel verlängert. Häufig besteht eine leichte Thrombozytopenie (zwischen 150 000 und 50 000/µl), gelegentlich auch ein Faktor-II-Mangel. Cardiolipin-Antikörper werden im EIA nachgewiesen. Zum Nachweis eines Lupusantikoagulans haben sich verschiedene Methoden wie der Plasmaaustauschversuch, die Kaolin clotting time- und Russel viper venom time-Bestimmung sowie die modifizierte PTT mit zwei Phospholipidkonzentrationen bewährt (Übersicht bei Barthels u. Poliwoda[15]).

Therapie. Wie bei den anderen Thrombophilien werden *asymptomatische* Patienten nicht behandelt, während *Hochrisikopatienten* lebenslang orale Antikoagulanzien einnehmen müssen.

Aktivierung der Gerinnung durch proteolytische Enzyme und andere Mechanismen

Ausgelöst durch bestimmte Schlangengifte, die Staphylokoagulase der Staphylokokken, möglicherweise auch durch Trypsin im Verlauf eines Pankreaskarzinoms und das Muzin schleimbildender gastrointestinaler Adenokarzinome kann es zu einer disseminierten intravasalen Gerinnung kommen, die ihrerseits zu einer Verbrauchskoagulopathie (S. 480 f.) führen kann.

Vaskuläre Blutungskrankheiten

Bei den Blutungsstörungen dieser Gruppe ist die Blutungsbereitschaft durch eine Gefäßalteration im Sinne einer vermehrten Gefäßdurchlässigkeit bedingt. Wir müssen dabei zwischen *allgemeinen* und örtlich *begrenzten* Störungen unterscheiden.

Bei den zuerst genannten Störungen sind die *Gefäßtests* pathologisch verändert. Die Gerinnungstests sind ebenso wie die Thrombozytenzahl normal.

Als **Ursache** der vaskulären hämorrhagischen Diathesen kommen Altersveränderungen der Gefäße, Vitaminmangelerkrankungen, infektiöse, allergische und neurovaskuläre Gefäßstörungen sowie angeborene Gefäßmißbildungen vor.

Purpura

Purpura simplex

Hierbei handelt es sich um eine leichte Hautpurpura, manchmal mit Schleimhautblutungen, die bei Frauen prämenstruell auftritt. Die Störung hat keinen Krankheitswert.

Mit einer Polyarthritis verknüpft ist häufig die *hereditäre* familiäre Purpura simplex. Hier treten bei den Betroffenen im Bereich der Extremitäten immer wieder umschriebene Ekchymosen auf.

Purpura senilis

Diese wichtigste Altersveränderung der Gefäße ist durch das Auftreten von Petechien und kleinen Hämatomen entlang der Hautvenen des Hand- und Fußrückens sowie der Vorderarme und Beine gekennzeichnet.

Die Purpura senilis findet sich vor allem bei reduziertem Allgemeinzustand, ähnliche Veränderungen werden ferner im Verlauf von Hypertonien gesehen.

Purpura orthostatica

In einzelnen Familien besteht eine Neigung zum Auftreten einer Purpura an den unteren Extremitäten nach längerem Stehen. Diese durch die hydrostatische Druckerhöhung bedingten Erscheinungen werden als Purpura orthostatica bezeichnet.

Skorbut (Scharbock) und Möller-Barlow-Erkrankung

Der Skorbut ist eine auf einem Mangel an Vitamin C beruhende vaskuläre Blutungserkrankung. Die Möller-Barlow-Erkrankung ist die im Kindesalter auftretende Variante des Skorbuts. Beide sind heute ausgesprochen selten.

Klinisches Bild. Besonders typisch für den **Skorbut** ist das Auftreten von *Zahnfleischblutungen*; doch beobachtet man beim ausgeprägten Krankheitsbild auch Petechien und Suffusionen.

Bei der **Möller-Barlow-Krankheit** kommt es außerdem zu *Petechien* in der Umgebung von Augen und Ohren, an den Halsfalten und im Bereich des Kopfes. Beim zahnlosen Säugling können weiterhin Petechien an Gaumen, Wangenschleimhaut und oft auch Blutungen in Form einer *Haematuria minima* in Erscheinung treten. Besonders **typisch** sind schmerzhafte Periostblutungen mit Weichteilschwellungen und Pseudoparesen. In **schweren Fällen** kann es durch Blutungen auch zu einer Epiphysenlösung mit konsekutiver Wachstumsstörung kommen. Bei Brustkindern wird eine derartige Vitamin-C-Mangelkrankheit nie beobachtet.

Während ausgeprägte C-Avitaminosen in Form des Skorbuts und der Möller-Barlow-Krankheit heute unter normalen Lebensbedingungen ausgesprochen selten sind, kommen abortive Formen im Sinne eines Präskorbutes bzw. relativen Vitaminmangels immer wieder vor. Ihre Symptome sind allgemeine Müdigkeit, eine gesteigerte Infektionsbereitschaft, Schwäche, Nervosität und Magenschmerzen. Als einzige Blutungsneigung besteht meist die Tendenz zu Zahnfleischblutungen.

Therapie. Die Therapie der Wahl besteht in der Zufuhr großer Dosen von *Vitamin C*. Unterstützt wird diese Therapie durch eine Vitamin-C-reiche Nahrung. In leichteren Fällen gelingt es, auf diese Weise eine vollkommene Ausheilung zu erzielen. Bei schweren Erkrankungsformen können langdauernde Schwächezustände und evtl. Dauerschäden infolge Blutungen in die inneren Organe zurückbleiben.

Vaskuläre Blutungskrankheiten bei Infekten

Diffuse Gefäßstörungen mit vaskulärer Blutungsbereitschaft können bei allen schweren **Infekten** vorkommen. Häufig gehen sie mit passageren Thrombozytopenien, die aber in der Regel die kritische Grenze nicht unterschreiten, einher. Besonders bekannt sind solche toxischen Gefäßstörungen im Verlauf von Scharlach, Diphtherie, Typhus, Miliartuberkulose, Lues, Endocarditis lenta, akuter Glomerulonephritis und Streptokokkensepsis.

Therapie. Bekämpfung des Infektes; Vitamin C, gefäßabdichtende Medikamente wie Calcium, Rutinpräparate und Antihistaminika sowie evtl. Corticosteroide können versucht werden.

Es bestehen fließende Übergänge zu den *infektiös-allergischen Gefäßstörungen*. Unter ihnen ist als umschriebenes Krankheitsbild die Purpura rheumatica zu nennen.

Purpura rheumatica (Schoenlein-Henoch) (anaphylaktoide Purpura, Kapillartoxikose, Peliosis rheumatica; athrombopenische Purpura)

Die Krankheit ist durch das Auftreten von vorwiegend petechialen Blutungen charakterisiert, die meist gleichzeitig mit schmerzhaften Gelenkschwellungen einhergehen.

Klinisches Bild. Die Erkrankung kommt vor allem bei Kindern und Jugendlichen vor, im übrigen können aber alle Altersstufen erfaßt werden. In der **Anamnese** finden sich oft rheumatische Beschwerden. Das Auftreten der Blutflecken verläuft meist in Schüben, die häufig mit Fieber, Gelenkschwellungen oder anderen rheumatischen Manifestationen vergesellschaftet sind. Solche *Schübe* beginnen oft mit einem urtikariellen, juckenden Hautexanthem, worauf es später zu Hyperämie und Hämorrhagie kommt. Klinisch sind die Blutungen rein *petechial*, betroffen werden hauptsächlich symmetrische Partien im Bereich der unteren Extremitäten (vorwiegend an den Streckseiten), daneben kommen aber auch Blutfleckenbildungen an den Armen, am Rumpf und im Gesicht vor.

Ausgedehnte Blutungen werden nie beobachtet.

Dagegen kann es in **schweren Fällen** zu bullösen, hämorrhagischen Hautveränderungen mit Nekroseneigung und Ulzerierung kommen. Auch sind chronische Unterschenkelgeschwüre als Folge derartiger Schübe beschrieben worden. Im allgemeinen hinterlassen die Hautexantheme aber bei der Abheilung nur eine braune Pigmentierung.

Als **Sonderform** dieses Krankheitsbildes wurde von Henoch die *abdominelle Purpura* abgegrenzt. Diese zeichnet sich aus durch krampfartige Schmerzen im Leib, die sich bis zur Kolik steigern können und mit blutigschleimigen Durchfällen verbunden sind. Begleitende Gelenkschwellungen, eine gleichzeitig bestehende hämorrhagische Nephritis oder Blutflecken auf der Haut können wichtige diagnostische Hinweise geben. Außerdem werden gelegentlich kleine Hautulzerationen mit schlechter Heilungstendenz und hämorrhagische Pleuraergüsse beobachtet.

In seltenen Fällen können auch isolierte Schleimhautblutungen im Bereich des Magens, die ohne sonstige Purpurazeichen an der Haut und ohne Magenschmerzen einhergehen, einziger Ausdruck der Erkrankung sein (*Pur-*

pura gastrica Chevallier). Meist werden derartige Beobachtungen nur als Zufallsbefunde bei der Gastroskopie erhoben.

Als eigenes Krankheitsbild besonders abzugrenzen ist die **Purpura Majocchi** oder **Teleangiectasia anularis**, bei der als charakteristisches Symptom ringförmige Blutflecken an den Unterschenkeln auftreten. Sie betrifft vorwiegend Männer. Mit ihr verwandt sind die Purpura Schamberg, die Purpura Gougerot-Blum und die Purpura Hutchinson-Crocker.

Laborwerte. Typisch ist eine Verminderung der Kapillarresistenz, die meist nur zur Zeit der Purpuraschübe nachweisbar ist. Die **Gerinnungstests** sind normal. Das **Blutbild** zeigt oft entsprechend der Grundkrankheit eine hypochrome Anämie. Im **Differentialblutbild** ist häufig eine Eosinophilie und bisweilen eine Monozytose nachweisbar, die Thrombozyten bleiben unverändert. Bei der Purpura gastrica und der Purpura Majocchi sind meist alle Laborbefunde normal, es braucht auch keine Verminderung der Kapillarresistenz mit den üblichen Methoden nachweisbar zu sein. In Fällen mit ausgeprägter Schoenlein-Henoch-Purpura ist die *BSG* oft deutlich erhöht, im Elektrophoresediagramm können sowohl die α- als auch γ-Globulinfraktionen deutlich vermehrt sein.

Therapie. **Empfohlen** wird eine *Fokussanierung*, da man annimmt, daß der Krankheit eine hypergisch-allergische Reaktion auf einen vorausgegangenen Infekt zugrunde liegt. Bei starken rheumatischen Beschwerden können vorübergehend *Antiphlogistika* eingesetzt werden. **Behandlungsversuche** mit Immunosuppressiva, Glukokortikoiden, ACTH, Resochin und D-Penicillamin haben nur in Einzelfällen geholfen, im übrigen aber keine überzeugenden Ergebnisse gebracht. Grundsätzlich sollte daher die Therapie rein *symptomatisch* erfolgen und dem Krankheitsverlauf angepaßt sein (gefäßabdichtende Mittel wie Vitamin C, Calcium, Rutin, Antiphlogistika, Antirheumatika, evtl. auch physiotherapeutische Maßnahmen).

Verlauf und Prognose. Der **Verlauf** ist bei der Purpura rheumatica meist leichterer Natur und zeigt nur einige Schübe, häufig stellen sich auch bleibende Spontanremissionen ein. Daneben kommen aber auch schwere Bilder mit Endokarditis, Myokardinfarkt und Subarachnoidalblutungen vor. Die **Prognose** einer begleitenden hämorrhagischen Nephritis ist im allgemeinen ernst, da sie bei einem Teil der Patienten zur Urämie oder chronischen Nephritis führt.

Purpura fulminans

Ihr dürfte eine ähnlich schwere Kapillartoxikose wie der Purpura rheumatica zugrunde liegen, wahrscheinlich auf dem Boden einer komplexen *allergischen* Reaktionsbereitschaft.

Klinisches Bild. Das Krankheitsbild ist charakterisiert durch ausgedehnte, konfluierende *Blutungen* in der Haut der Extremitäten und am Rumpf. Schleimhautblutungen fehlen, die Krankheit führt meist in wenigen Tagen unter schwersten Allgemeinerscheinungen zum Tode. Wie jüngere Untersuchungen ergeben haben, dürfte bei der Entstehung dieses Krankheitsbildes in vielen Fällen sekundär auch eine disseminierte intravasale Gerinnung zu dem fulminanten Verlauf beitragen, der sich in einem Zusammenbruch der Mikrozirkulation (Oligurie und Anurie) sowie in entsprechenden *Laborbefunden* widerspiegelt.

Therapie. Eine wirklich erfolgreiche Behandlung gibt es bisher noch nicht. Auf jeden Fall sollte eine hochdosierte Behandlung mit *Glukokortikoiden* probatorisch angewendet werden. Versuchsweise ist der Einsatz von *Urokinase* zur Eröffnung der peripheren Strombahn und evtl. auch eine Plasmapherese zur Entfernung des Immunkomplexes gerechtfertigt. Die Gabe von Heparin oder Antithrombin III kommt meistens zu spät. Auch Aggregationshemmer (ASS, Persantin) können versucht werden.

Allergische vaskuläre Purpuraformen

Während bei der Purpura fulminans das auslösende Agens nicht bekannt ist, werden immer wieder definierte allergische, *arzneimittelbedingte* vaskuläre Purpuraformen beobachtet, vor allem nach Behandlung mit:

- Chinin,
- Pyramidon,
- Jod,
- Salicylaten,
- Barbituraten,
- Immunseren.

Unter den *endogenen* und *bakteriellen* Giftwirkungen sind zu erwähnen:

- Urämie,
- Coma hepaticum,
- Meningitis epidemica,
- Scharlach,
- Diphtherie,
- Pocken,
- Sepsis,
- Miliartuberkulose,
- Lues.

Die bei *chronischen Lebererkrankungen* häufig zu beobachtenden Hautveränderungen (Leberstern, Spider naevus) sind Ausdruck einer Gefäßschädigung, bei der es sich um eine lokale Erweiterung von Arteriolen handelt, die im Zentrum pulsieren (wichtiges differentialdiagnostisches Zeichen gegenüber M. Osler).

Eine hormonal bedingte und zumeist sehr leicht verlaufende Purpura findet sich bisweilen bei der *Thyreotoxikose*. Hierbei steht die Gefäßwandschädigung im Vordergrund, weshalb der Rumpel-Leede-Test positiv ausfällt. Der Nachweis einer solchen vaskulären Blutungsneigung im Verlauf der Thyreotoxikose kann manchmal bei der Differentialdiagnose im Verlauf von Tachykardien hilfreich sein.

Ehlers-Danlos-Syndrom

Es handelt sich hierbei um eine sehr seltene *konstitutionelle* Erkrankung mit Störungen im Bereich der **kollagenen Grundsubstanz**, welche zu einer mangelhaften Gefäßabdichtung mit Neigung zu Hämatomen, Nasenbluten und Ekchymosen führt. Charakterisiert ist dieses Syndrom ferner durch eine Hyperelastizität der Haut, eine Überdehnbarkeit aller Gelenke und durch die häufige Kombination mit anderen kongenitalen Abnormitäten (z.B. Ptose der Augenlider).

Möglicherweise ist das Ehlers-Danlos-Syndrom identisch mit dem von Bohnenkamp beschriebenen *Status dysvascularis*, bei dem ebenfalls konstitutionell eine Neigung zu Blutungen und großen Hämatomen nach stumpfen Traumen besteht. In manchen Fällen fand sich auch hierbei eine allgemeine **Bindegewebsschwäche** mit Varizen, Gelenküberdehnbarkeit und Ausbildung von Plattfüßen. Die bei diesen Fällen beobachtete Blutungsneigung bestand während des ganzen Lebens und geht anscheinend meist von kleinsten Arterien aus.

Ferner sind in diesem Zusammenhang noch die Hautblutungen der **„Stigmatisierten"**, die ihre Ursache wahrscheinlich in *neurovaskulären Störungen* haben, zu erwähnen. Eine funktionelle Gefäßwandschwäche läßt sich immer wieder bei psychisch leicht alterierbaren Menschen beobachten.

Während die bisher besprochenen vaskulären Blutungskrankheiten in ihrer Ausbreitung sich diffus oder generalisiert manifestieren, gibt es einige Krankheitsbilder, denen eine *lokalisierte Gefäßstörung* zugrunde liegt. Diese Gefäßstörung kann allerdings verschiedene Gefäßregionen betreffen, so daß auch multilokuläre Blutungen möglich sind. Zu erwähnen ist hier an erster Stelle die Osler-Krankheit.

Osler-Krankheit (M. Osler-Rendu-Weber; hereditäre hämorrhagische Teleangiektasie oder Angiomatose)

Charakteristisch für die Erkrankung ist eine Neigung zu *lokalisierten* Haut- und Schleimhautblutungen mit Ausbildung multipler Angiektasien.

Die Krankheit wird autosomal-dominant vererbt, sie betrifft Männer und Frauen in etwa gleichem Maße und scheint besonders häufig in Deutschland und den angelsächsischen Ländern vorzukommen.

Klinisches Bild. Auftreten meist schon in der Jugend, am häufigsten in Form von wiederholtem **Nasenbluten**. Doch werden die auch an der äußeren Haut nachweisbaren umschriebenen Gefäßmißbildungen in der Regel erst nach dem 30. Lebensjahr sichtbar. Da die Blutungen aus der Nase oft einziges Symptom der Erkrankung sind, hat man auch von *hereditärem Nasenbluten* gesprochen. Daneben kommen außerdem Blutungen aus der Mundhöhle, den Harnwegen (*familiäre Hämaturie*) und dem Magen-Darm-Kanal, besonders im Bereich des ileozökalen Übergangs, vor. In seltenen Fällen können die Gefäßmißbildungen ferner ihren Sitz in den Luftwegen haben, so daß es zu *familiären Hämoptysen* kommt. Außer durch die Blutung ist die Krankheit durch den Nachweis von multiplen **Angiektasien** charakterisiert, die – in der Regel erst jenseits des 30. Lebensjahrs – an der äußeren Haut in Erscheinung treten. Sie liegen als leicht erhabene, punktförmige bis linsengroße, scharf umschriebene Flecken in der Haut und den Schleimhäuten. Von diesen Zentren aus gehen nach allen Richtungen feine, meist nur wenige Millimeter lange Gefäßäste aus. Diese typischen Gefäßveränderungen findet man vor allem an Zunge und Gaumen sowie an der Nasenschleimhaut, ferner in der Haut des Gesichts, der Wangen, der Lippen, der Hände und des Rumpfes und der unteren Extremitäten.

> **!** Es handelt sich dabei um Erweiterungen oder Fehlbildungen schon bestehender Gefäße und nicht um echte Gefäßneubildungen.

Bei manchen Kranken besteht neben den Teleangiektasien auch eine Disposition zur Ulkuskrankheit. In diesen Fällen kann die differentialdiagnostische Abgrenzung zum Ulkus und zur gefäßbedingten angiektatischen Blutung schwierig sein.

Laborbefunde. Diese ergeben außer einer bisweilen bestehenden posthämorrhagischen hypochromen Anämie meist nichts Besonderes, vor allem findet sich keine plasmatische Gerinnungsstörung und keine Verminderung der Thrombozyten. Auch das Rumpel-Leede-Zeichen ist negativ. Die Leukozyten liegen im Normalbereich, nur selten findet sich eine Leukozytose.

Therapie. Oberflächliche Gefäßerweiterungen können durch ionisierende *Bestrahlungen* beseitigt werden. Außerdem kommen zur lokalen *Blutstillung* Ätzungen, Fibrinschaum und Thrombinlösungen in Betracht. Bei stärkerer Anämie infolge Blutungen muß eine entsprechende Substitutionsbehandlung mit Eisenpräparaten durchgeführt werden.

Prognose. Die Prognose ist im allgemeinen günstig, trotz oft schwerster Blutungen erreichen die Patienten in der Regel ein hohes Alter. Tödliche Blutungen kommen praktisch nie vor. Es gelingt jedoch nicht, die Blutungsneigung zu beeinflussen oder erneute Blutungen zu verhindern. Im Gegensatz zu den meisten anderen angeborenen hämorrhagischen Diathesen, besonders auch der Hämophilie, findet sich eine Zunahme der Blutungsneigung mit fortschreitendem Alter.

Angiomatosis retinae (von Hippel-Lindau-Krankheit)

Sie ist auf *lokalisierte* kongenitale Gefäßmißbildungen im Bereich der Venen in Retina und Gehirn zurückzuführen. Öfter geht sie mit multiplen Tumoren und Mißbildungen im Bereich anderer Organe einher. Die *Tumoren* bestehen aus kapillären Angionen, die *Mißbildung* ist erblich. **Klinisch** stehen *Augenbeschwerden* im Mittelpunkt des Krankheitsbildes, wobei es in späteren Stadien zu Degenerationserscheinungen im Bereich der Netzhaut und zum Auftreten von Katarakten und Glaukomen kommen kann. Bei Befall des Gehirns sieht man im peripheren Blut interessanterweise selten eine *Polyglobulie*. Kleinhirnsymptome und Hirndruckerscheinungen gehören ebenfalls zum klinischen Bild. **Therapie** ist eine Operation.

Leptomeningiosis haemorrhagica interna

Durch Anomalien im Bereich der Meningealgefäße in Form von Teleangiektasie, Aneurysma arteriovenosum oder Angioma racemosum wird das Krankheitsbild der Leptomeningosis haemorrhagica interna (Catel) hervorgerufen. Bei diesem Krankheitsbild stehen *Blutungen* im Bereich der Hirnhäute, insbesondere in den Subarachnoidalraum, im Vordergrund, die zu entsprechenden *neurologischen* Erscheinungen führen können.

Literatur

1 Woitinas F.: Blutungs- und Thrombosekrankheiten. München: Urban & Schwarzenberg; 1983

2 Nawroth P.P., Ziegler R., Schmidt H., Matthes K.J., Kemkes-Matthes B.: Lokalisation der Thrombinwirkung: eine Rolle für das Protein Z. In Anders O., Jacob J. (Hrsg.): Gerinnungsstörungen. Diagnostik und Behandlung. Schriesheim: Weller 1996:126–33

3 Mueller-Eckhardt C., Scharf R.E., Greinacher A.: Thrombozytäre hämorrhagische Diathesen. In Begemann H., Rastetter J.: Klinische Hämatologie. 4. Aufl. Stuttgart: Thieme 1993:870

4 Lechner K.: Stufendiagnostik hämorrhagischer Diathesen. Internist 1985; 26:141–6

5 Karpatkin S.: Autoimmune (idiopathic) thrombocytopenic purpura. Lancet 1997; 349: 1531–6

6 Scherlitzky L., Schröder A., Imig H., Budde U.: Die Heparin-induzierte Thrombozytopenie: eine Übersicht. Hamburger Ärzteblatt 1996:202–7

7 Kemkes-Matthes B.: Heparin-induzierte Thrombozytopenie. Arzneimitteltherapie 1997; 15:212–4

8 Walenga J.M., Blick R.L.: Heparin-induced thrombocytopenia, paradoxical throm-

boembolism, and other side effects of heparin therapy. Med Clin North America. 1998; 82:635–64

9 Jakob A.R., Hiller E.: Morbus Moschcowitz: Pathophysiologische Modelle und abgeleitete Therapieansätze. Arzneimitteltherapie. 1996; 14:144–9

10 Evans R.S., Takahashi K., Duane R.T., Payne R., Liu C.K.: Primary thrombocytopenic purpura ans acquired hemolytic anemia. Arch intern Med. 1951; 87:48

11 Cooper M.D., Chase H.P., Lowman J.T., Krivit W.: Wiskott-Aldrich syndrome. An immunological deficiency disease involving the afferent limb of immunity. Amer J Med. 1968; 44:499

12 Hardisty R.M., Hutton R.A.: Bleeding tendency associated with „new" abnormity of platelet behaviour. Lancet. 1967; I:983

13 Heene D.L., Matthias F.R.: Koagulopathien. In: Begemann H., Rastetter J., Hrsg.: Klinische Hämatologie 4. Aufl. Stuttgart: Thieme; 1993: 828–69

14 Lusher J.M.: Recombinant clotting factor concentrates. Baillière's Clin Haematol 1996; 9:291–303

15 Bartels M., Poliwoda H.: Gerinnungsanalysen. 5. Aufl. Stuttgart: Thieme 1997

16 Schimpf K., Fischer B., Rothmann P.: Die ambulante Dauerbehandlung der Hämophilie A. Dtsch med Wschr. 1976; 101:141

17 Rasche H., Bindewald H., Köhle W., Scheck R., Heinrich R., Seibert K.: Notfallbehandlung von Blutungskomplikationen bei Hemmkörper-Hämophilie mit aktivierten Prothrombinkomplex-Konzentraten. Dtsch med Wschr. 1977; 102:319

18 Hiller E.: Das Spektrum des Von-Willebrand-Syndroms. Arzneimitteltherapie 1997; 15:215–8

19 Mazurier C., Meyer D.: Molecular basis of von Willebrand disease. Baillière's Clin Haematol 1996; 9:229–41

20 Janzarik H.: Von-Willebrand-Syndrom. Med Welt. 1987; 38:422

21 Foster P.A.: The reproductive health of women with von Willebrand disease unresponsive to DDAVP: Results of an international survey. Thromb Haemost 1995; 74:784–90

22 Straub P.W.: Intravasale Gerinnung: Symptom oder Krankheit? Schweiz Med Wschr 1979; 109:1357

23 Blick R.L., Kalplan H.: Syndromes of thrombosis and hypercoagulability: congenital ans acquired causes of thrombosis. Med Clin North America. 1998; 82:409–58

24 Lane D.A., Olds R.J., Boisclair M. et al.: Antithrombin III mutation database: First update. Thromb Haemostas 1993; 70:361–9

25 Hirsh J.: Anticoagulant therapy in venous thromboembolism. Baillière's Clin Haematol 1990; 3:685–90

26 Vogel G.: Klinik des hereditären Protein-C-Mangels. In: Anders O., Jacob J. (Hrsg.): Gerinnungsstörungen. Diagnostik und Behandlung. Schriesheim: Weller 1996:29–32

27 Rosendaal F.R., Koster T., Vandenbroucke J.P., Reitsma P.H.: High risk of thrombosis in patients homozygens for factor V Leiden (activated protein C resistance). Blood 1995; 85:1504

28 Kemkes-Matthes B.: Klinische Bedeutung des angeborenen und erworbenen Protein-S-Mangels. In: Anders O., Jacob J. (Hrsg.): Gerinnungsstörungen. Diagnostik und Behandlung. Schriesheim: Weller 1996:33–9

29 Juhan-Vague I., Alessi M.-Ch., Declerck P.J.: Pathophysiology of fibrinolysis. Baillière's Clin Haematol 1995; 8:329–43

30 Boushey C.J. Beresford S.S.A., Omenn G.S., Motulsky A.G.: A quantitative assessment of plasmahomocysteine as a risk factor for vascular disease. Probable benefits of increasing folic acid intakes. J Am Med Assoc 1995; 274:1049–57

31 Cattaneo M.: Hyperhomocysteinaemia. Vessels 1997; 3:16–21

32 Dennis V.W., Nurko S., Robinson K.: Hyperhomocysteinemia: detection, risk assessment, and treatment. Current Opinion in Nephrology and Hypertension 1997; 6:483–8

33 Barbui T., Finazzi G., Galli M.: The antiphospholipid antibody syndrome. Hämostaseologie 1997; 17: 14–22

34 Brighton T.A., Chestermann C.N.: Antiphospholipid antibodies an thrombosis, Baillière's Clin Haematol 1994; 7: 541–57

35 Sugi T., McMcIntyre J.A.: Autoantibodies to phosphatidylethanolamine (PE) recognice a kininogen-PE komplex. Blood 1995; 86:3083–9

10. Allgemeine Therapie der Blutkrankheiten

Blutbildungsfördernde und substitutive Maßnahmen

Faktoren die die Blutbildung beeinflussen

Es ist bekannt, daß bestimmte **Umweltfaktoren** die Blutbildung stimulieren können. Unter ihnen spielt der O_2-Mangel eine ganz wesentliche Rolle, wie das am Beispiel der Höhenpolyglobulie deutlich wird. Therapeutisch kann man diese Tatsache benutzen, indem man Patienten mit schlechter Blutregeneration für längere Zeit in ein günstiges Klima auf möglichst große Höhen verbringt (Engadin u.ä.). Darüber hinaus kann aber auch jeder allgemein stimulierende Klimareiz anregend wirken, wie das z.B. vom Seeklima bekannt ist.

Ferner können **Ernährungsfaktoren** die Blutbildung günstig beeinflussen, sei es, daß man gezielt Nahrungsmittel zuführt, die für die Blutbildung notwendige Baustoffe oder Vitamine in besonders reichlicher Menge enthalten (z.B. *eisenreiche* Nahrungsmittel wie Leber, Fleisch, Blutwurst, sei es, daß man eine pikante, *eiweiß-* und *vitaminreiche* Kostform wählt, die allgemein stimulierend wirkt und auf diesem Wege direkt oder indirekt über eine Aktivierung körpereigener Wirkstoffe (Hypophysen-Nebennierenrinden-Hormone, Schilddrüsenhormon) die Blutbildung anregt. Am zweckmäßigsten ist in dieser Hinsicht eine abwechslungsreiche, appetitanregende *gemischte* Kost, während jede zu einseitige Diät für die Blutbildung nicht als optimal bezeichnet werden kann. Erinnert sei nur an das Beispiel einer jahrelang verabreichten Magenschonkost, die in vielen Fällen zu ausgeprägten Anämien führt.

Therapie von Bluterkrankungen

Die spezielleren therapeutischen Maßnahmen richten sich jeweils nach den der diagnostizierten Bluterkrankung zugrundeliegenden pathogenetischen Mechanismen.

Eisenapplikation

Am klarsten sind die Verhältnisse beim *Eisenmangelzustand*, dessen Behandlung in einer wirksamen Eisenzufuhr besteht. Die *orale* Eisenapplikation ist physiologisch und am wenigsten problematisch.

> **!** Allerdings wird nur das in zweiwertiger Form angebotene Eisen vom Darm aufgenommen.

Das billige Fe(II)-Sulfat konnte bisher in seiner Wirksamkeit nicht übertroffen werden. Aber auch Fe(II)-Glucuronat, -Succinat, -Fumarat und -Aspartat sind ähnlich wirksam. Aus solchen optimal verfügbaren Eisenpräparaten resorbieren Kranke mit schweren Eisenmangelanämien 25 %, nach Beseitigung der Anämie 17 % und nach Auffüllung der Eisenspeicher nur noch 7 % des Eisens. Eisenpräparate mit verzögerter Eisenfreisetzung (Depot- oder *slow release*-Präparate) werden 2–3mal schlechter im Darm absorbiert als *quick release*-Präparate, da slow release-Präparate Duodenum und oberes Jejunum, die Darmabschnitte der bestmöglichen Eisenabsorption, weitgehend ungenutzt passieren. Einen Überblick über die quick- und slow release-Eisenpräparate gibt Tab. 10.**1**. Dreiwertig angebotenes Eisen wird, oral appliziert, nur in minimalen Dosen resorbiert. Den Eisenpräparaten zugesetzte *Adjuvanzien*, wie Askorbinsäure, Aminosäuren, Vitamine und Spurenelemente, haben keine resorptionsfördernde Wirkung. Doch ist bekannt, daß die **Eisenresorption** im Darm durch Nahrungsmittel gehemmt werden kann. Aus diesem Grunde sollten Eisenpräparate stets nüchtern eingenommen werden. Die oft beklagte schlechte Verträglichkeit oral zugeführten Eisens wird besser, wenn man zunächst nur die Hälfte der erwünschten Tagesdosis, also 100 mg, verordnet und erst langsam auf die üblicherweise applizierte Tagesdosis von 200 mg Fe^{2+} übergeht.

Auf Grund der applizierten Eisendosis und der angedeuteten Resorptionsdaten kann im Einzelfall die von dem Kranken benötigte **therapeutische Eisenmenge** wie folgt berechnet werden:

Berechnung der benötigten therapeutischen Eisenmenge

- **Hb-Defizit (g/l) =** Soll-Hb (g%)-Patienten-Hb(g%) · 10
- **Gesamt-Hb-Defizit (g) =** HB-Defizit (g/l) · Blutvolumen (l)
- **Hb-Fe-Defizit (g) =** Gesamt-Hb-Defizit (g) · 0,0034
- **Therapeutische Fe-Menge (g) =**
  Hb-Fe-Defizit (g) + 0,5 bis max. 1,0 g Fe

Derartige Berechnungen sind *vor* Beginn **einer Eisentherapie** von Nutzen, besonders wenn die Behandlung *parenteral* (i.v., i.m.) erfolgt.

Doch gibt es nur wenige zwingende **Gründe** zur Anwendung einer parenteralen Eisentherapie; dazu gehören eine nicht zu beeinflussende Magen-Darm-Unverträglichkeit, Schwangerschaftserbrechen, evtl. die Colitis ulcerosa, sehr starker Blutverlust und die Unmöglichkeit, Einnahmeinstruktionen zu beachten.

Wird die *intravenöse* Applikationsform gewählt, so müssen die Injektionen sehr vorsichtig und langsam erfolgen. Immer besteht die Gefahr von **Nebenwirkungen**, die sehr schwer sein können. Das hängt mit der beschränk-

Tabelle 10.1 Einige gebräuchliche und parenterale Eisenpräparate (nach Dietzfelbinger u. Kaboth[1], ergänzt)

Applikation	Handelsname	Zusammensetzung	Fe-Menge
Oral	Eryfer	Fe(II)-Sulfat + Ascorbinsäure + $NaHCO_3$	50 mg Fe^{2+}
	Plastulen	Fe(II)-Sulfat + Folsäure	102 mg Fe^{2+}
„Quick release"	Aktiferrin	Fe(II)-Sulfat + D, L-Serin	34,5 mg Fe^{2+}
	Ce-Ferro forte	Fe(II)-Sulfat + Ascorbinsäure	110 mg Fe^{2+}
	Ferro sanol duodenal	Ferroglykokoll-Sulfatkomplex	100 mg Fe^{2+}
	Resoferix	Fe(II)-Sulfat + Bernsteinsäure	37 mg Fe^{2+}
	Spartocine	Fe^{2+}-Aspartat	50 mg Fe^{2+}
	Ferro-Delalande	Fe(II)-Fumarat	66 mg Fe^{2+}
	Ferrokapsul	Fe(II)-Fumarat	112 mg Fe^{2+}
	Ferrum Hausmann	Fe(II)-Fumarat	100 mg Fe^{2+}
	Kendural C	Fe(II)-Sulfat + Natriumascorbat	105 mg Fe^{2+}
„Slow release"	Tardyferon	Fe(II)-Sulfat-Sesquihydrat +	80 mg Fe^{2+}
Parenteral	Ferrlecit	Na-Fe(III)-Gluconat-Komplex	40 und 62,5 mg Fe^{3+}
	Ferrophor	Fe(III)-Saccharat	40 und 100 mg Fe^{3+}
	Ferrum Hausmann	Fe(III)-Hydroxid-Dextrin-Komplex	100 mg Fe^{3+}
	Imferon	Fe(III)-Hydroxid-Dextran-Komplex	100 mg Fe^{3+}
	Jectofer	Fe(III)-Sorbitol-Zitrat-Komplex	100 mg Fe^{3+}

ten Bindungsfähigkeit des Plasmatransferrins zusammen. Nicht an dieses Transportprotein gebundenes freies Eisen wirkt toxisch und verursacht zahlreiche Nebenwirkungen bis zum anaphylaktischen Schock mit möglichem letalem Ausgang.

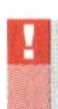

Aus diesem Grunde sollten keine Einzeldosen über 80–100 mg Eisen pro Injektion gegeben werden.

Auch die *intramuskulär* applizierbaren Eisenpräparate sind nicht unbedingt harmlos. Neben lokalen Hautverfärbungen, die an sich ungefährlich sind, mahnen Tierversuche, in denen die Entwicklung von Fibrosarkomen im Bereich der Injektionsstelle beobachtet wurde, zur äußersten Zurückhaltung. Diese Tierversuche scheinen für die Behandlungsverhältnisse beim Menschen zwar nicht aussagefähig zu sein, doch ist es ratsam, zur intramuskulären Applikation ausschließlich Eisen-Sorbitol-Präparate zu verwenden, da diese Verbindungen rasch in der Blutbahn aufgenommen werden und keine Rückstände am Ort der Injektion hinterlassen.

Durch die parenterale Eisenapplikation werden die für die Eisenaufnahme aus dem Darm zuständigen Regulationsmechanismen umgangen. Dadurch ergibt sich die Gefahr einer **Eisenüberladung** des Organismus mit Funktionsstörungen verschiedener Organe infolge Hämosiderose. Ob auf diese Weise auch eine echte Hämochromatose ausgelöst werden kann, ist bisher noch immer fraglich.

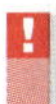

Doch sollte man wegen dieser Gefahr insgesamt nicht mehr als 1 500–2 000 mg Eisen parenteral im Verlauf einer Kur verabfolgen.

Das eigentliche **Indikationsgebiet** der Eisentherapie sind die *unkomplizierten* Eisenmangelzustände. Der Behandlungserfolg wird meist von der zweiten Woche ab sichtbar. Der Anstieg der Retikulozyten beginnt zwischen dem 7. und 12. Tag und erreicht dann Werte von 50–100 ‰, die Vermehrung des Hämoglobins liegt pro Woche bei 8 %. Bei den Infekt- und Tumoranämien, bei denen bekanntlich pathogenetisch eine Art „innerer Eisenmangelzustand" eine Rolle spielt, erreicht man meist weder mit der oralen noch der parenteralen Eisentherapie einen wesentlichen therapeutischen Effekt, solange das Grundleiden nicht behoben ist.

Vitaminzufuhr

Vitamin B_{12}. Unter den bei der Behandlung von Blutkrankheiten verwendeten Vitaminen sind vor allem die Vitamin-B_{12}-Präparate zu erwähnen. Das Vitamin B_{12} ist in tierischen Nahrungsmitteln (S. 16 f.) enthalten und wird normalerweise im Überfluß aufgenommen. Seine beste Wirkung entfaltet es bei den *megaloblastischen Anämien*, da der größte Teil von ihnen auf einen Vitamin-B_{12}-Mangel zurückzuführen ist. Darüber hinaus ist das Vitamin B_{12} bei der Neubildung *aller* Körperzellen notwendig, woraus sich die große Indikationsbreite dieses Vitamins auch außerhalb der Hämatologie erklärt. Alle schnell proliferierenden Gewebe und besonders das Zentralnervensystem haben einen hohen Vitamin-B_{12}-Bedarf. Daraus erhellt die therapeutische Wirkung dieses Vitamins bei zahlreichen **Nervenerkrankungen**. Zu nennen sind hier in erster Linie die funikuläre Spinalerkrankung im Verlauf der Perniziosa, daneben aber auch andere degenerative und entzündliche Nervenerkrankungen (Polyneuritis, Neuralgien, Herpes zoster usw.). **Überdosierungserscheinungen** oder toxische Auswirkungen sind vom Vitamin B_{12} selbst bei höchster Dosierung nicht bekannt.

Die klassische Darreichungsform des Vitamin B_{12} ist die *parenterale*. Von der oralen Applikationsform, bei atrophischer Gastritis in Verbindung mit heterologen Intrinsic-factor-Konzentraten, ist man wegen der häufigen Antikörperbildung abgekommen. Einen weiteren Fortschritt für die Therapie bedeutet die Darstellung der physiologischen Depotform dieses Vitamins in Form von Hydroxy-(Aquo-)Cobalamin.

Folsäure. Auf einer Linie mit der Vitamin-B_{12}-Behandlung liegt die Folsäuretherapie. Auch sie ist vorwiegend bei den megaloblastischen Anämien wirksam, beide Vitamine greifen an mehreren Stellen in den Nukleinsäurestoffwechsel ein.

Klinisch-therapeutisch müssen wir zwischen Folsäure- und Vitamin-B_{12}-sensiblen megaloblastischen Anämieformen unterscheiden. Dabei ist bemerkenswert, daß die Vitamin-B_{12}-sensiblen Anämien zwar auf Folsäuregaben ansprechen, die folsäuresensiblen Formen dagegen nicht auf Vitamin B_{12} reagieren.

> **!** Die Behandlung mit Vitamin B_{12} oder Folsäure sollte daher erst dann begonnen werden, wenn ein Mangel an dem einen oder anderen Vitamin nachgewiesen wurde.

Folsäuresensibel sind in erster Linie die megaloblastischen Anämien bei der Sprue und Schwangerschaft sowie die Ziegenmilchanämie. Bei der Perniziosa ist eine alleinige Folsäurebehandlung kontraindiziert, da die bei dieser Erkrankung häufigen Nervenstörungen durch Folsäure nicht beeinflußt werden, sondern trotz Besserung des Blutbefundes sogar weiter fortschreiten können. Ob eine kombinierte parenterale Therapie mit Vitamin B_{12} *und* Folsäure grundsätzlich besser ist als die alleinige Vitamin-B_{12}-Behandlung, wird zwar diskutiert, ist aber noch umstritten.

Außer bei den genannten megaloblastischen Anämien hat sich Folsäure als günstig erwiesen bei Granulozytopenien einschließlich der Agranulozytose, bei den Darmstörungen im Verlauf der Sprue und bei der Psoriasis. Auch im Verlauf hämolytischer Syndrome, während der Schwangerschaft und unter einer Behandlung mit Hydantoinpräparaten konnten Folsäuremangelzustände aufgedeckt werden.

Lactoflavin, Nicotinsäure. Diese beiden Vitamine sind notwendig für die Hämoglobinbildung, da sie bei der Porphyrinsynthese und beim Einbau des Eisens in das Porphyrinskelett wirksam sind. Es ist daher verständlich, daß die beiden Vitamine eine gewisse Wirksamkeit bei den Thalassämien und auch bei bestimmten Formen der Porphyrinurie zeigen. Überdosierungen und toxische Wirkungen sind von beiden Stoffen bisher nicht bekannt.

Vitamin B_6. Der seltene Pyridoxinmangel bewirkt Anämien, die durch Zufuhr von Vitamin B_6 gebessert werden können. Auf jeden Fall sollte beim MDS und den sideroachrestischen Anämien ein therapeutischer Versuch mit hohen Dosen Vitamin B_6 gemacht werden.

Vitamin C. Das Vitamin C hat bezüglich der Blutbildung eine komplexe Wirkung. So wird von einigen Autoren angenommen, daß die Eisenresorption durch Vitamin C wesentlich begünstigt wird, weshalb auch eine Reihe oral applizierbarer Eisenpräparate mit Vitamin C kombiniert ist. Weiterhin ist dieses Vitamin offenbar notwendig zur Umwandlung der Folsäure in ihre wirksame Form, den Citrovorumfaktor (Folinsäure). Bekannt ist darüber hinaus die gefäßabdichtende Wirkung des Vitamin C, deren Fehlen die Blutungsbereitschaft beim Skorbut auslöst, sowie ein unmittelbarer begünstigender Effekt auf die Blutbildung.

Vitamin E. Ferner scheint Vitamin E unter bestimmten Bedingungen für die Hämatopoese oder zur Verhütung einer Hämolyse von Bedeutung zu sein. So bewirkt ein Vitamin-E-Mangel bei Affen eine mäßige *makrozytäre Anämie*, die mit einem hyperplastischen Knochenmark und Auftreten von atypischen, durch pyknotische Doppelkerne charakterisierten Normoblasten einhergeht. Die Erythrozytenlebenszeit ist dabei verkürzt, und die Anämie bessert sich nach Behandlung mit α-Tocopherol. Ein Vitamin-E-Mangel steigert bei Tier und Mensch die *Peroxidhämolyse* der Erythrozyten. Bei Patienten mit Vitamin-E-Mangel ließ sich eine leichte Verkürzung der Erythrozytenlebenszeit sowie ein Anstieg der Retikulozyten nach Vitamin-E-Gabe nachweisen. Auch wurden bei Frühgeborenen *hämolytische Anämien* beobachtet, die auf eine Vitamin-E-Behandlung reagierten. Die Bedeutung von Vitamin E für die normale Blutbildung wird ferner durch Beobachtungen in Jordanien unterstrichen. Dort traten bei Neugeborenen und Kindern mit ernährungsbedingtem

Proteinmangel makrozytäre, megaloblastische Anämien auf, die sich gegenüber Vitamin B_{12}, Vitamin C oder Folsäure als refraktär erwiesen, jedoch auf α-Tocopherol ansprachen. Auch bei der *Abetalipoproteinämie* (Akanthozytose) führten i.m. Injektionen mit α-Tocopherol zu einer Besserung der Autohämolyse in vitro, ohne daß sich an der Erythrozytenmorphologie oder den sonstigen Abnormitäten der Erkrankung etwas änderte.

Therapie mit Hormonen

Eines der wenigen Hormone, von dem sichere Beziehungen zur Blutbildung bekannt sind, ist das **Thyroxin**. Ein therapeutischer Effekt des Thyroxins auf die Blutbildung ist aber nur bei Thyroxinmangelzuständen zu erwarten. Einen die Erythropoese anregenden Effekt hat (wahrscheinlich über eine Erythropoetinstimulierung) das **männliche Keimdrüsenhormon**. Es wird bei der Behandlung von aplastischen Anämien und Osteomyelosklerosen seit langem ausgenutzt.

Von den Hypophysenhormonen übt nur das **Wachstumshormon (STH)** einen unmittelbar fördernden Reiz auf die Blutbildung aus. Es ist daher verständlich, daß die Behandlung aplastischer Anämien mit Wachstumshormonen empfohlen wurde. Leider haben sich die in das Wachstumshormon gesetzten Erwartungen in der Therapie von Blutkrankheiten bisher nicht erfüllt.

In den letzten Jahren haben die **Steroidhormone** (ACTH, Glukokortikoide usw.) innerhalb der Hämatologie eine vielseitige therapeutische Anwendung gefunden, was darauf zurückzuführen ist, daß sie zahlreiche Angriffspunkte im Organismus aufweisen, unter denen der allgemein stimulierende Effekt, die entzündungshemmende Wirkung und die Beeinflussung der Immunreaktion besonders zu erwähnen sind.

Der allgemein stimulierende Effekt der Steroide wird ausgenützt bei den aplastischen Anämien, Leukozytopenien und Agranulozytosen sowie den Thrombozytopenien. Bei den aplastischen Anämien und vielleicht auch bei der Osteomyelosklerose und der Lymphogranulomatose spielt möglicherweise daneben die entzündungshemmende Wirkung dieser Hormone eine Rolle, während sich bei den Thrombozytopenien die gefäßabdichtende Wirkung zusätzlich günstig auswirkt. Bei den allergischen Agranulozytosen und erworbenen hämolytischen Anämien sowie bei bestimmten Thrombozytopenieformen macht man sich die Hemmwirkung auf die Immunreaktion zunutze, die auch bei der Behandlung bestimmter Bluttransfusionszwischenfälle bedeutungsvoll ist.

Die Verschiedenartigkeit von Angriffspunkt und gewünschtem therapeutischem Effekt bedingt eine unterschiedliche **Dosierung** und **Dauer der Behandlung**. Über die direkte Wirkung auf das blutbildende System hinaus sind die Steroide als Adjuvans besonders wertvoll bei der Therapie mit zytostatischen Stoffen, da viele unerwünschte Nebenwirkungen und toxische Effekte hierdurch verhindert oder zumindest stark vermindert werden können.

Dabei soll besonders der *antiemetische* Effekt von Glukokortikoiden bei zytostatikabedingter Übelkeit bzw. Erbrechen erwähnt werden. Hier hat sich besonders bei manchen Zytostatika die prophylaktische Gabe von Dexamethason (z.B. 8 mg i.v.) bewährt.

Für die Therapie mit Glukokortikoiden ist die Kenntnis ihrer **Nebenwirkungen** von größter Wichtigkeit. Zu erwähnen ist hier zunächst der wasserretinierende Effekt, der eng zusammenhängt mit den durch diese Hormone bewirkten Elektrolytverschiebungen (Kochsalzretention, vermehrte Kalium- und Calciumausscheidung). Jede lang dauernde Behandlung mit Steroidhormonen sollte daher mit einer kochsalzarmen und kaliumreichen Kost kombiniert werden.

Weiterhin bewirken diese Hormone im Verlauf einer längeren Anwendung fast ausnahmslos einen Hyperkortizismus mit M. Cushing-ähnlichen Bildern, auch kann gelegentlich ein Diabetes mellitus manifest werden (*Steroiddiabetes*). Ferner ist daran zu denken, daß bei höherer Dosierung (über 20 mg Prednison/d) eine Resistenzminderung mit Erhöhung der Infektionsbereitschaft resultiert, so daß zur Vermeidung von bakteriellen Streuungen häufig eine zusätzliche antibiotisch-fungostatische oder tuberkulostatische Behandlung notwendig werden kann. Die *BSG* ist im Verlauf einer Behandlung mit Corticosteroiden regelmäßig verlangsamt oder normalisiert sich sogar, so daß auf diese Weise ein falscher Eindruck über den tatsächlichen Stand der Erkrankung entstehen kann. Da die Nebennierenrindenhormone bei längerer Applikation stets zu einer Atrophie der Nebennierenrinde führen, darf eine solche Hormonbehandlung nie plötzlich unterbrochen oder abrupt abgebrochen werden.

! Wichtig ist, daß das Absetzen dieser Mittel „ausschleichend" durch langsame Verminderung der einzelnen Tagesdosen erfolgt.

Atrophie der Nebennierenrinde einerseits und Substitution mit nur einem einzigen Glukokortikoid andererseits (z.B. Prednison) können im Laufe einer langdauernden Behandlung mit einem Nebennierenrindenhormon zu schweren Störungen des Allgemeinbefindens mit hochgradiger Kreislauflabilität und starker Reduktion der Muskelkraft führen. Die längere Applikation von *ACTH* kann hier oft schlagartig eine überraschende Besserung bringen. Die Verabreichung dieses Hypophysenvorderlappenhormons ist durch seine synthetische Herstellung (Tetracosactiden, Cortrophin S, Synacthen) einfacher und gefahrloser geworden. Auch scheint diesem Hormon zusätzlich zu seiner kortikotropen Wirkung ein unmittelbar stimulierender Effekt auf die

Androgenproduktion in der Nebennierenrinde zuzukommen. Da bei den genannten Störungen des Gesamtbefindens oft auch *Elektrolytverschiebungen* eine bedeutsame Rolle spielen, wirken sich intravenös oder intramuskulär verabfolgte Salzlösungen (vor allem K, Ca und Mg) günstig aus. Auf jeden Fall ist den Elektrolytverhältnissen während solcher Hormonbehandlungen besonderes Augenmerk zu schenken.

Wesentlich geringer sollen die Nebenwirkungen bei länger dauernder Steroidbehandlung sein, wenn man die NNR-Hormone nur jeden zweiten Tag jeweils nach dem Frühstück verabfolgt. Doch gilt diese Regel wahrscheinlich nur bei Applikation relativ niedriger Dosen, wie sie z.B. bei rheumatischen Erkrankungen üblich, oft aber auch bei der Behandlung lymphatischer Systemerkrankungen (z.B. der chronischen lymphatischen Leukämie) wirksam sind.

Therapie mit Erythropoetin

Zu den wichtigsten Entwicklungen der letzten Jahre gehört in der Hämatologie die Reindarstellung des seit mehr als 30 Jahren gesuchten erythrozytären Wachstumsreglers Erythropoetin. Es handelt sich dabei um ein *Polypeptid*, das aus 166 Aminosäuren besteht und mit einem 27-Aminosäurenpeptid vergesellschaftet ist. Das Molekulargewicht des endgültigen Produkts beträgt 34000 D. Inzwischen ist es auf dem Weg der gentechnologischen Klonierung gelungen, Erythropoetin in größeren Mengen herzustellen.

Erythropoetin wird bekanntlich (ausnahmslos?) in der *gesunden Niere* produziert. Die einzige (oder bestimmt wichtigste) **Indikation** für seine therapeutische Anwendung ist die *renale Anämie* (S. 34). Ob Erythropoetin darüber hinaus auch bei anderen chronischen Anämien, denen kein Erythropoetinmangel zugrunde liegt, wirksam ist, erscheint noch fraglich. Diskutiert wird u.a. eine Erythropoetinapplikation bei Kranken, die ihr eigenes Blut vor einer geplanten Operation für eine spätere Transfusion deponieren wollen. Dadurch soll es ermöglicht werden, in kürzerer Zeit eine größere Blutmenge aufzuspeichern.

Das rekombinierte Erythropoetin (rEpo) hat nach den bisherigen Erfahrungen nur wenig **Nebenwirkungen**. Gelegentlich traten kurze Zeit nach der Applikation ein Kältegefühl auf oder auch kurzdauernde Knochenschmerzen. Eine Antikörperbildung gegen Erythropoetin oder auch eine Resistenzentwicklung wurde bisher nicht beobachtet.

Weitere **Indikationen** sind die Behandlung der Zytostatikabedingten Anämie (z.B. nach Cisplatin) sowie die Anämien im Verlauf einer HIV-Infektion oder eines Plasmozytoms. Sie zeigen häufig ein gutes Ansprechen auf die Gabe von rEpo.

Blutbildungshemmende Maßnahmen

Im Gegensatz zu den die Blutbildung fördernden Faktoren stehen die Maßnahmen, die eine Hemmwirkung auf die Zellbildung zum Ziel haben. Es handelt sich hierbei im wesentlichen um folgende zwei Gruppen:

- Zytostatika,
- ionisierende Strahlen und radioaktive Isotope.

Zytostatika

Systematik der Zytostatika

In den letzten Jahrzehnten ist eine unübersehbare Zahl von zytotoxischen Substanzen teils tierexperimentell, teils klinisch auf ihre therapeutische Wirkung bei den verschiedensten Hämoblastosen überprüft worden. Von ihnen hat jedoch nur eine geringe Anzahl praktische Bedeutung erlangt.

Grundsätzlich handelt es sich bei allen diesen Wirkstoffen, die Heilmeyer unter dem Begriff der Zytostatika zusammengefaßt hat, um allgemeine *Zellgifte*, die über eine Hemmwirkung bestimmter Fermente oder Fermentsysteme eine Störung des Zellstoffwechsels bewirken.

Der **Therapie** mit solchen Substanzen sind jedoch bisher dadurch Grenzen gezogen, daß es noch nicht gelungen ist, Substanzen mit ausgesprochener *Selektivität* zu finden, die gezielt nur auf bestimmte Zellarten oder einzelne Zellenzyme einwirken. Eine gewisse selektive, das Tumorwachstum hemmende Wirkung könnte dadurch erklärbar sein, daß bösartige Zellentgleisungen mit einem Stoffwechseldefizit einhergehen, meist bedingt durch den Mangel an einem oder mehreren Enzymen. Eine zytostatisch induzierte zusätzliche *Stoffwechselblockierung* kann von einer entarteten Zelle daher u.U. schlecht oder gar nicht kompensiert werden. Die meisten der bisher zur Verfügung stehenden Zytostatika treffen in erster Linie die Gewebe, welche eine hohe Zellteilungsintensität aufweisen, da diese Substanzen entweder direkt in die Phase der Zellteilung eingreifen oder zur Entfaltung ihrer Wirkung eine Zellteilung benötigen (*Mitosegifte*). So ist es zu erklären, daß vor allem das Knochenmark mit seiner hohen Zellteilungsrate betroffen wird. Hieraus erhellt einerseits, daß gerade bei den Hämoblastosen relativ günstige therapeutische Effekte zu verzeichnen sind, andererseits, daß der Behandlung echter, bösartiger Geschwülste mit chemischen Substanzen meist durch die dabei auftretende Knochenmarkhemmung mit nachfolgender Leukozytopenie und Thrombozytopenie Grenzen gezogen sind. Aber auch bei der Behandlung von Hämoblastosen werden andere, gesunde Gewebe mitgetroffen. Das gilt besonders für die Spermatogenese und das Darmepithel, aber auch für viele andere Organe.

> ! Zytostatika sind die giftigsten Substanzen, die bisher therapeutisch verwendet wurden.

Erwünschte und unerwünschte Wirkungen sind bei ihnen kaum zu trennen. Ihre Anwendung ist nur gerechtfertigt durch den Schweregrad und die Unmöglichkeit, Leukämien, Lymphome und solide Tumoren mit anderen harmloseren Wirkstoffen ähnlich effizient zu beeinflussen.

Die bis heute zur Verfügung stehenden, chemotherapeutisch wirksamen zytostatischen Substanzen stellen jedoch nur einen ersten Schritt dar. Die Erfolge hinsichtlich der Lebenserwartungen oder gar einer definitiven Heilung sind noch sehr bescheiden. Der wichtigste Effekt einer solchen Therapie ist die Besserung einzelner Krankheitserscheinungen, die bis dahin wenig oder oft völlig unbeeinflußbar waren.

Allerdings konnten gerade in den letzten Jahren gute Erfolge bezüglich der *Lebensverlängerung* der Kranken und der „Heilung" von Lymphomen und Hämoblastosen, besonders aber durch die **Kombination** mit anderen Verfahren (z.B. KMT und PBSZT, S. 564 ff.) erreicht werden. Auch in den letzten Jahren erst entwickelte und erprobte Zytostatika wie Fludarabin und Cladribin haben in der Behandlung niedrigmaligner Non-Hodgkin-Lymphome bzw. der Haarzell-Leukämie zu länger anhaltenden *Remissionen* geführt. Sie gehören zu der Gruppe der Purin-Analoga und haben den Vorteil, daß sie auch in der G_0-(Ruhe-)Phase des Zellzyklus wirksam sind. Allerdings sind diese Medikamente auch sehr myelotoxisch und werden daher bislang nur als Medikamente zur *second-line*-Therapie empfohlen[2].

Einigermaßen fundiert sind unsere Kenntnisse über den Wirkungsmechanismus der Folsäureantagonisten und Purinantimetaboliten. Die Wirkung von **Folsäureantagonisten** beruht darauf, daß sie die chemisch ähnlich gebaute Folsäure beim Nucleinsäureaufbau verdrängen, wodurch indirekt die Synthese gehemmt wird. Eine ähnliche Wirkung entfalten auch die *Antimetaboliten*, unter denen 6-Mercaptopurin, Cytosinarabinosid und Thioguanin z.Z. am meisten verwendet werden. Der Unterschied gegenüber den Folsäureantagonisten besteht darin, daß hier abartig gebaute Purinbasen der Zelle angeboten werden, was wiederum zu einer Hemmung der Nukleinsäuresynthese führt. Daraus ergibt sich, daß von diesen Zytostatika ebenfalls keine krankheitsspezifische Wirkung zu erwarten ist. Darüber hinaus muß ferner mit mannigfaltigen **Nebenwirkungen** gerechnet werden, in erster Linie mit

Thrombozytopenien und hämorrhagischen Diathesen sowie schweren Störungen der Erythro- und Granulozytopoese.

Die Behandlung mit **L-Asparaginase** ist von ihrem Prinzip her sicherlich exemplarisch. In praxi hat sie die an sie gestellten **Erwartungen** nicht erfüllt. Sie beruht auf der Beobachtung, daß die Zellen der Lymphoblasten- und wahrscheinlich auch einzelner Myeloblastenleukämien nicht mehr in der Lage sind, die für ihren intermediären Stoffwechsel nötige Aminosäure Asparagin selbst zu synthetisieren. Durch kontinuierliche Applikation des Enzyms L-Asparaginase verarmt der interstitielle Raum an Asparagin. Die auf diese Aminosäure angewiesenen Hämoblastosezellen erleiden dadurch eine schwere *Stoffwechselstörung* und gehen schließlich zugrunde. L-Asparaginase (Crasnitin) ist vorwiegend bei akuten lymphoblastischen Leukämien indiziert. Sie ist auch jetzt noch Bestandteil gängiger **Therapieschemata** bei Kranken mit akuter lymphatischer Leukämie (S. 213 f.). Leider ist auch diese Therapie nicht frei von Nebenwirkungen (S. 531).

Schließlich kann L-Asparaginase als *rescue*-Faktor bei hochdosierter Methotrexatgabe verwendet werden.

Die Wirkungsweise der verschiedenen Zytostatika wird in Tab. 10.**2** stichwortartig erläutert.

Außer den Nebennierenhormonen scheint auch den Prostaglandinhemmern, in erster Linie *Phenylbutazon* (Butazolidin) und *Indometacin* (Amuno) eine gewisse, den Zytostatika vergleichbare Wirkung zuzukommen, die vor allem bei der Lymphogranulomatose und einigen Non-Hodgkin-Lymphomen therapeutisch genutzt werden kann. Darüber hinaus sind diese Medikamente wertvolle **Adjuvanzien** bei der Therapie der Hämoblastosen, da sie auf Fieber, Nachtschweiße, Allgemeinbefinden, begleitende Rheumatoide, Neuralgien und Schmerzzustände günstig wirken.

Einen Überblick über die wichtigsten der in der Hämatologie gebräuchlichen Zytostatika, ihre **Indikationen** und Dosierung gibt die Tab. 10.**2**. In dieser Tabelle ist die **Dosierung** der einzelnen Präparate meistens auf das Körpergewicht bezogen. Vielfach ist es heute üblich, die *Körperoberfläche* als Bezugssystem zu wählen. Das ist vor allem in der Kinderheilkunde bedeutsam. Beim durchschnittlichen Erwachsenen kann man (als Faustregel) mit einer Körperoberfläche von etwas weniger als 2 m^2 rechnen. Eine genaue Berechnung der Körperoberfläche erlaubt Abb. 10.**1**.

Monochemotherapie – Polychemotherapie

Während man anfangs Zytostatika fast ausschließlich als Einzelmedikamente applizierte (*Monochemotherapie*), hat sich seit vielen Jahren die *Polychemotherapie*, also die gleichzeitige oder sequentielle Anwendung mehrerer Zytostatika bei der Behandlung der meisten Leukämien und Lymphome

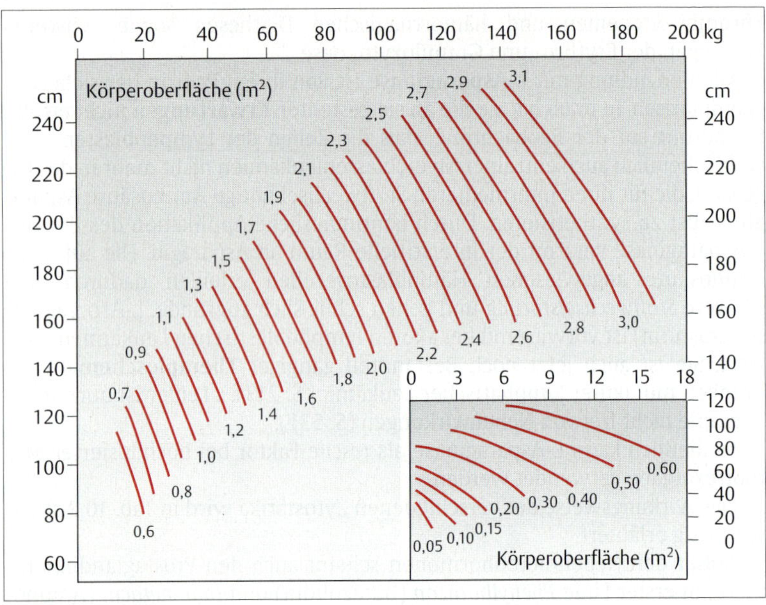

Abb. 10.**1** Verhältnis von Körperoberfläche (m²) zu Körpergewicht (kg) und Größe (cm) (nach *H. Begemann*[3])

durchgesetzt. Auf diese Weise sollen nicht nur die Behandlungsergebnisse verbessert, sondern auch die Entwicklung der allfälligen *Pharmaresistenzen* verzögert werden. Diese beiden Intentionen haben sich weitgehend erfüllt. Trotzdem sind Monotherapien auch jetzt noch gelegentlich indiziert, worauf bei der Besprechung der einzelnen Erkrankungen eingegangen wird.

Die **subjektive Verträglichkeit** der Polychemotherapien ist besser, als man auf Grund der Applikation einzelner Zytostatika erwartet hatte. Doch werden durch das Ineinandergreifen der unterschiedlichen zytostatischen Wirkungen nicht nur die Behandlungserfolge verbessert, auch die zu erwartenden **Nebenwirkungen** addieren sich. Dadurch sind die Entwicklung langdauernder Immunosuppressionen, die Induktion von Zweittumoren und eine zumindest vorübergehende Reduktion der Körperkräfte weit intensiver als bei der Anwendung von Monotherapien. Obwohl unsere Kenntnisse über die Wirkung der einzelnen Zytostatika und ihrer Metaboliten, ihre Verstoffwechslung und ihre Interaktionen mit anderen zytotoxischen Medikamenten noch sehr lückenhaft sind, wurden in den vergangenen Jahren in sehr großer Zahl polychemische **Kombinationen** empfohlen. Sie stellen augen-

Tabelle 10.2 Die in der Hämatologie gebräuchlichsten Zytostatika

Stoffgruppe **Generischer Name** *Handelsname*	**Wirkungsweise**	**Dosierung***	**unerwünschte Wirkungen**
Alkylantien			
Amsakrin *Amsidyl*	Interaktion in der DNS, evtl. auch ternärer Komplex (Amsakrin-DNS-Enzym) oder Membranveränderung	90 $mg/m^2/d$ i.v. über 5 Tage	Leuko- und Thrombozytopenie, Übelkeit, Erbrechen, Grandmal-Anfälle, Haarausfall, allergisches Exanthem, Phlebitis, Herzinsuffizienz, Herzrhythmusstörungen
Bendamustin *Ribomustin*	Quervernetzung von DNS-Einzel- und Doppelsträngen durch Alkylierung	100–300 mg/m^2 pro Zyklus, Inf. (mind. 60 Min.)	Leuko- und Thrombozytopenie, Übelkeit, Erbrechen, Geschmacksveränderungen
Busulfan *Myleran*	Quervernetzung von DNS-Einzel- und Doppelsträngen durch Alkylierung	Induktion: 0,05–0,15 mg/kg/d p.o. Erhaltung: 0,5–2 mg/d p.o.	Leuko- und Thrombozytopenie, „Pseudo-Addison“ (Hyperpigmentation, Gewichtsabnahme), bei Dauerbehandlung Knochenmarksfibrose

↓

* Da die Behandlung mit Zytostatika zu den schwierigsten und gefährlichsten therapeutischen Maßnahmen gehört, können die hier angegebenen Dosierungen nur als Richtwerte angesehen werden. Keinesfalls ist es möglich, zytostatische Behandlungen allein aufgrund derartiger schematischer Auflistungen vorzunehmen. Zu jeder Therapie mit Zytostatika gehören große einschlägige Erfahrungen. In der Regel ist eine enge Zusammenarbeit mit einem onkologisch geschulten Arzt zweckmäßig.

Fortsetzung Tabelle 10.2

Stoffgruppe **Generischer Name** *Handelsname*	**Wirkungsweise**	**Dosierung***	**unerwünschte Wirkungen**
Carmustin (BCNU) *Carmubris*	Alkylierung und Vernetzung von DNS, RNS und Proteinen	150–200 mg/m²/d i.v. als Einzeldosis oder verteilt auf 2 Tage alle 6 Wochen	Leuko- und Thrombozytopenie, Übelkeit, Erbrechen, Phlebitis, fibrosierende Alveolitis, Pneumonitis, Leber- und Nierenschäden
Chlorambucil *Leukeran*	Alkylierung und Vernetzung von DNS und RNS	Einzeldosis: 0,1–0,2 mg/kg/d p.o. für 3–6 Wochen	Leuko- und Thrombozytopenie, Übelkeit, Erbrechen, Lungenfibrose, Pneumonitis, Amenorrhoe, Azoospermie, periphere Neuropathie, Leberschäden
Cyclophosphamid *CYCLO-cell* *Cyclophosphamid-biosyn* *Cyclostin* *Endoxan*	Nach Aktivierung in der Leber Alkylierung und Vernetzung von DNS und DNS mit Proteinen, Einzel- und Doppelstrangbrüche	p.o.: 1,5–3,0 mg/kg/d initial; 0,7–2,0 mg/kg/d als Dauerbehandlung. i.v.: 0,5–1,0 (–16) g/m²/d	Leuko- und Thrombozytopenie, Übelkeit und Erbrechen, Alopezie, Pneumonitis, hämorrhagisches Zystitis
Dacarbacin *Detimedac* *D.T.I.C.*	Nach Aktivierung in der Leber Alkylierung der RNS und DNS	100–300 mg/m²/d i.v. über 4–5 Tage oder 600 mg/m² als Einzeldosis	Leuko- und Thrombozytopenie, Übelkeit und Erbrechen, Fieber, Leberschaden, potenziert Kardiotoxizität von Antrazyklinen

Fortsetzung Tabelle 10.2

Stoffgruppe **Generischer Name** *Handelsname*	**Wirkungsweise**	**Dosierung***	**unerwünschte Wirkungen**
Ifosfamid *Holoxan* *IFO-cell*	Nach Aktivierung in der Leber Alkylierung und Vernetzung von DNS und DNS mit Proteinen, Einzel- und Doppelstrangbrüche	1–2,5 $g/m^2/d$ i.v. oder Inf. über 3–5 Tage, 5–8 g/m^2 Inf. über 24 Stunden. Mesna-Schutz!	Leuko- und Thrombozytopenie, Übelkeit und Erbrechen, Alopezie, hämorrhagische Zystitis, Enzephalopathie
Lomustin (CCNU) *Cecenu*	Alkylierung und Vernetzung von DNS und DNS mit Proteinen, Störung der Repair-Mechanismen zyklusunabhängig auch in der G0-Phase	80–130 mg/m^2 alle 6 Wochen	Leuko- und Thrombozytopenie, Übelkeit und Erbrechen, Lungenfibrose, selten Alopezie, Leberschaden
Melphalan *Alkeran*	Alkylierung und Vernetzung von DNS und DNS	p.o.: 0,25 mg/kg/d über 4 Tage Inf.: 16 mg/m^2 an Tag 1	Leuko- und Thrombozytopenie, gelegentlich Übelkeit und Erbrechen, Alopezie, Amenorrhoe, Lungenfibrose
Nimustin (ACNU) *ACNU*	Alkylierung und Vernetzung der DNS	90–100 $mg/m^2/d$ i.v. alle 6 Wochen	Leuko- und Thrombozytopenie, Übelkeit und Erbrechen, selten Leber- und Nierenschäden

↓

Fortsetzung Tabelle 10.2

Stoffgruppe **Generischer Name** *Handelsname*	**Wirkungsweise**	**Dosierung*****	**unerwünschte Wirkungen**
Procarbacin *Natulan*	Methylierung der DNS, Chromosomen- und DNS-Einzelstrangbrüche, Hemmung der DNS-, RNS- und Proteinsynthese	0,7–3,5 mg/kg/d p.o.; Dauerdosis; 0,5–2,5 mg/kg/d p.o.	Leuko- und Thrombozytopenie, Übelkeit und Erbrechen, psychovegetative Störungen
Thiotepa *Thiotepa*	Hemmung der Glykolyse sowie der Nukleinsäure- und Proteinsynthese	12–16 mg/m^2 alle1–4 Wochen i.v., i.m., intrapleural oder intraperitoneal	Leuko- und Thrombozytopenie, Übelkeit und Erbrechen
Trofosfamid *Ixoten*	Nach Aktivierung in der Leber Alkylierung und Vernetzung von DNS und DNS mit Proteinen, Einzel- und Doppelstrangbrüche	intitial: 3,0–4,0 mg/kg/d p.o. Dauertherapie: 0,5–3,0 mg/kg/d p.o.	Leuko- und Thrombozytopenie, Übelkeit und Erbrechen, Alopezie
Antimetabolite			
Cladribin *Leustatin*	Inhibitor der Ribonukleotidreduktase und der DNS-Polymerase, auch in der G0-Phase wirksam	0,1 mg/kg/d als Dauerinfusion, Tag 1–7 oder 0,12 mg/kg/d als Inf. (2 Std.), Tag 1–5	Leuko- und Thrombozytopenie, Lymphozytopenie, Immunsuppression

Fortsetzung Tabelle 10.2

Stoffgruppe **Generischer Name** *Handelsname*	**Wirkungsweise**	**Dosierung***	**unerwünschte Wirkungen**
Cytarabin (Ara-C) *Alexan* *Ara-cell* *Udicil*	Einbau als falsches Substrat in die DNS, Hemmung der DNS-Polymerase	Niedrigdosis: 10–15 mg/d s.c., Tag 1–21 Normaldosis: 200 $mg/m^2/d$ i.v., Tag 1–7 Hochdosis: bis 2mal 3 000 $mg/m^2/d$ intrathekal: 10–30 mg/m^2 bis 3mal pro Woche	Leuko- und Thrombozytopenie, Übelkeit und Erbrechen, Mukositis, Diarrhoe
Fludarabin *Fludara*	Inhibitor der Ribonukleotidreduktase und der DNS-Polymerase, auch in der G0-Phase wirksam	25 $mg/m^2/d$ Tag 1–5, alle 3–4 Wochen	Leuko- und Thrombozytopenie, Lymphozytopenie, Immunsuppression, Übelkeit und Erbrechen
Fluorouracil *Fluoro-uracil Roche* *Fluorouracil R.P.* *Fluroblastin* *Ribofluor* *5-Fluorouracilbiosyn* *5-FU Lederle* *5-FU medac*	Einbau als falsches Substrat in die RNS, Hemmung der Thymidalat-Synthese	Einzelgaben: 0,6–1,0 $g/m^2/d$, 1mal pro Woche i.v. oder Inf. Dauerbehandlung: 0,25–0,3 $g/m^2/d$ kontinuierliche Inf.	Leuko- und Thrombozytopenie, Alopezie, Mukositis; akut: psychische und mnestische Störungen, Somnolenz

→

Fortsetzung Tabelle 10.2

Stoffgruppe **Generischer Name** *Handelsname*	**Wirkungsweise**	**Dosierung***	**unerwünschte Wirkungen**
Gemcitabin *Gemzar*	Einbau als falsches Nukleotid in die DNS, Hemmung der DNS-Synthese, Störung der Repair-Mechanismen	1 000 $mg/m^2/d$ Inf. (30 min.), Tag 1,8 und 15 alle 4 Wochen	Neutropenie, passagerer Anstieg der Lebertransaminasen, selten Übelkeit und Erbrechen
Hydroxycarbamid (Hydroxyurea) *Litalir* *Syrea*	Hemmung der Nucleotidreduktase	20–40 (–50) mg/kg/d p.o.	Leuko- und Thrombozytopenie, Diarrhoe
Mercaptopurin *MERCAP* *Puri-Nethol*	Einbau als falsches Nukleotid in die DNS und RNS, Chromosomenbrüche	2,5 mg/kg/d p.o.	Leuko- und Thrombozytopenie, Übelkeit und Erbrechen, Diarrhoe, Cholostase
Methotrexat *Farmitrexat* *Methotrexat-biosyn* *Methotrexat-GRY* *Methotrexat Lederle* *Methotrexat-medac* *MTX Hexal*	Folsäure-Antagonist (S. 514)	Normaldosis: 20–60 $mg/m^2/d$ i.v. Hochdosis: bis 12 g/m^2 i.v. intrathekal: 8–12 mg/m^2 1–2mal pro Woche	Leuko- und Thrombozytopenie, Mukositis, Diarrhoe, Leber- und Nierenschäden

Fortsetzung Tabelle 10.2

Stoffgruppe **Generischer Name** *Handelsname*	**Wirkungsweise**	**Dosierung***	**unerwünschte Wirkungen**
Pentostatin *Nipent*	Hemmung der Adenosin-Deaminase	4 mg/m²/d alle 1–2 Wochen i.v.	Neutropenie, Lymphozytopenie, Immunsuppression
Thioguanin *Thioguanin-Wellcome*	Einbau als falsches Nukleotid in die DNS und RNS, Chromosomenbrüche	2–3 mg/kg/d p.o.	Leuko- und Thrombozytopenie, Übelkeit und Erbrechen, Alopezie, Leberschaden
Antibiotika			
Aclarubicin *Aclaplastin*	Hemmung der Topoisomerase II sowie der RNS- und DNS-Polymerase, Interkalation in der DNS	25 mg/m²/d i.v. über 7 Tage	Leuko- und Thrombozytopenie, Kardiotoxizität, Mukositis
Adriamycin (Doxyrubicin) *Adriblastin* *Adrimedac* *Caelyx* *DOXO-cell* *Doxorubicin Azupharma* Doxorubicin R.P. Ribodoxo-L	Interkalation in der Doppelstrang-DNS, Einzel- und Doppelstrangchromosomenabbrüche	Normaldosis: 40–75 mg/m²/d i.v. Hochdosis: 90–150 mg/m²/d kumulative Maximaldosis: 550 mg/m²	Leuko- und Thrombozytopenie, Übelkeit und Erbrechen, Alopezie, Kardiotoxizität, Nekrose bei Paravasat

→

Fortsetzung Tabelle 10.2

Stoffgruppe **Generischer Name** *Handelsname*	**Wirkungsweise**	**Dosierung***	**unerwünschte Wirkungen**
Bleomycin *BLEO-cell* *Bleomycinum Mack*	DNS-Vernetzung und -Strangbrüche	15–30 mg/d Inf. topisch: 30–180 mg	Verstärkung der pulmonalen Toxizität anderer Zytostatika (Busulfan, Cyclophosphamid, Melphalan) und der Strahlentherapie des Thorax
Dactinomycin *Lyovac-Cosmogen*	Interkalation in die DNS	2–4 mg/m²/d i.v.	Leuko- und Thrombozytopenie, Übelkeit und Erbrechen, Mukositis, Anaphylaxie
Daunorubicin *Daunoblastin* *Daunorubicin R.P.*	Interkalation in der Doppelstrang-DNS, Einzel- und Doppelstrangchromosomenabbrüche	20–80 (–120) mg/m²/d i.v. kumulative Maximaldosis: 550 mg/m²	Leuko- und Thrombozytopenie, Übelkeit und Erbrechen, Alopezie, Kardiotoxizität, Nekrose bei Paravasat
Epirubicin *Farmorubicin*	Interkalation in der Doppelstrang-DNS, Einzel- und Doppelstrangchromosomenabbrüche	Normaldosis: 40–75 mg/m²/d i.v. Hochdosis: 100–180 mg/m²d i.v. kumulative Maximaldosis: 850 mg/m²	Leuko- und Thrombozytopenie, Übelkeit und Erbrechen, Alopezie, Kardiotoxizität, Nekrose bei Paravasat, Verstärkung der Kardiotoxizität bei Bestrahlung

Fortsetzung Tabelle 10.2

Stoffgruppe **Generischer Name** *Handelsname*	**Wirkungsweise**	**Dosierung***	**unerwünschte Wirkungen**
Idarubicin *Zavedos*	Interkalation in die DNS, Hemmung der Topoisomerase II	12 $mg/m^2/d$ i.v. (p.o.) Tag 1–3 oder 8 $mg/m^2/d$ i.v. (p.o.) Tag 1–5 kumulative Maximaldosis: 120 mg/m^2	Leuko- und Thrombozytopenie, Übelkeit und Erbrechen, Alopezie, Kardiotoxizität, Nekrose bei Paravasat
Mitomycin (MMC) *Mitomycin medac*	Alkylierung und Vernetzung von DNS-Einzel- und Doppelstränge, Chromosomenabbrüche	10–20 $mg/m^2/d$ i.v.	Leuko- und Thrombozytopenie, Übelkeit und Erbrechen, Leber- und Nierenschäden
Mitoxantron *Novantron Oncotrone*	Interkalation in der Doppelstrang-DNS, Einzel- und Doppelstrangchromosomenabbrüche	10–14 $mg/m^2/d$ i.v. kumulative Maximaldosis: 200 mg/m^2	Leuko- und Thrombozytopenie, Kardiotoxizität
Pflanzenalkaloide			
Etoposid (VP 16) *Etomedac* *Etopophos* *Vepesid J* *Vepesid K*	DNS-Einzel- und Doppelstrangbrüche, Hemmung der Topoisomerase II	400–600 mg/m^2/Zyklus i.v. oder 50–100 mg/d p.o. als Dauertherapie	Leuko- und Thrombozytopenie, Alopezie, selten periphere Neuropathie, Übelkeit und Erbrechen

→

Fortsetzung Tabelle 10.2

Stoffgruppe **Generischer Name** *Handelsname*	**Wirkungsweise**	**Dosierung***	**unerwünschte Wirkungen**
Tenoposid (VM 26) *VM 26-Bristol*	DNS-Einzel- und Doppelstrangbrüche, Hemmung der Topoisomerase II	30 mg/m²/d i.v. Tag 1–5 oder 40–50 mg/m²/d i.v. 3mal pro Woche oder 100–300 mg/m²/d i.v. 1mal pro Woche	Leuko- und Thrombozytopenie, Übelkeit und Erbrechen, Stomatitis, periphere Neuropathie, Leberschaden
Vinblastin *cellblastin* *Velbe* *Vinblastin R.P.* *Vinblastinsulfat-GRY*	Bindung an mikrotubuläre Proteine mit Depolarisation, dadurch Hemmung der Spindelbildung bei der Mitose	0,1–0,2 mg/kg in steigender Dosierung alle 1–2 Wochen	Leuko- und Thrombozytopenie, periphere Neuropathie, Alopezie, Obstipation (bis Ileus)
Vincristin *cellcristin* *FARMISTIN* *Vincristin-biosyn* *Vincristin Bristol* Vincristin Lilly Vincristinsulfat R.P. Vincristinsulfat-GRY	Bindung an mikrotubuläre Proteine mit Depolarisation, dadurch Hemmung der Spindelbildung bei der Mitose	1–1,4 mg/m²/d i.v., max. 2 mg	periphere Neuropathie, Obstipation (bis Ileus)

Fortsetzung Tabelle 10.2

Stoffgruppe **Generischer Name** *Handelsname*	**Wirkungsweise**	**Dosierung***	**unerwünschte Wirkungen**
Vindesin *Eldisine*	Bindung an mikrotubuläre Proteine mit Depolarisation, dadurch Hemmung der Spindelbildung bei der Mitose	3 $mg/m^2/d$ i.v.	Leuko- und Thrombozytopenie, periphere Neuropathie, Obstipation
Andere			
Asparaginase *Asparaginase medac*	Intravasaler Abbau von Asparagin, das in bestimmten lymphatischen Zellen nicht synthetisiert werden kann	200–1 000 E/kg/d i.v. über 2–4 Wochen	Allergie, Übelkeit und Erbrechen, Hypoproteinämie, Hypoprothrombinämie, Hypofibrinogenämie, Leberschaden, Leuko- und Thrombozytopenie
Tretinoin (ATRA) *Vesanoid*	Induktion einer Zytodifferenzierung (TGF-β-Induktion)	45–90 $mg/m^2/d$ p.o.	Kopfschmerzen, Kolitis, mukokutane Trockenheit, Hyperlipidämie

blicklich die Basis dar für die Handhabung der Zytostatikaanwendung. Die Benennung der verschiedenen *Behandlungsschemata* erfolgt meist durch die Aneinanderreihung der Anfangsbuchstaben der benutzten Medikamente, so daß eine Art *Akronyme* entsteht. Die Wirksamkeit der empfohlenen Schematherapien wird fast immer in überregionalen (polyzentrischen), kontrollierten, prospektiven *Therapiestudien* erprobt. Ob die Durchführung solcher Studien in der Behandlung kranker Menschen sinnvoll und ärztlich-ethisch vertretbar ist, wird immer wieder diskutiert[4].

Nebenwirkungen der Zytostatika

Wie eingangs bereits angedeutet, birgt die Behandlung mit Zytostatika erhebliche Gefahren, die der Arzt unbedingt kennen muß, um den Patienten vor ernstlichen Schäden zu bewahren. Eine fast regelmäßige, diese Therapie oft limitierende Nebenwirkung ist ein Abfall der Leukozyten und der Thrombozyten bis zum Auftreten einer *Agranulozytose* bzw. einer *hämorrhagischen Diathese*.

Daher sind regelmäßige **Kontrollen**, zumindest der Leukozyten und Thrombozyten, in ein- bis zweitägigen Abständen während der ganzen Behandlungsdauer notwendig. Dies gilt besonders dann, wenn die Leukozyten sehr schnell absinken oder wenn sie sich bereits an der unteren Grenze der Norm bewegen.

> **!** Ein absoluter Wert für die Leukozyten, bei dem eine Behandlung mit Zytostatika oder Röntgenstrahlen abzusetzen ist, läßt sich nicht angeben.

Auf keinen Fall sollte eine derartige Behandlung weitergeführt werden, wenn **Leukozytenwerte** von 2 000/µl und eine **Thrombozytenzahl** von 100 000/µl unterschritten sind. Andererseits wird man die Therapie schon wesentlich eher unterbrechen müssen, wenn hohe Leukozytenzahlen (z.B. im Verlauf einer Leukämie) unter der Behandlung innerhalb weniger Tage stark absinken.

> **!** Als Faustregel kann gelten, daß man eine chronische Leukämie nicht mit zytostatischen Mitteln behandeln soll, wenn die Ausgangswerte unter 20 000/µl liegen.

Bei Kranken mit *akuter Leukämie* gelten diese Richtwerte nicht. Bei den nicht seltenen leuko- und thrombozytopenischen Krankheitsformen liegt in einer trotzdem durchgeführten zytostatischen Therapie oft die einzige Behandlungschance. Der behandelnde Arzt wird dann aber mit besonderer Umsicht vorgehen und von allen möglichen substitutiven Maßnahmen Gebrauch machen.

Weiter ist daran zu denken, daß viele Zytostatika auf Grund ihrer langen Halbwertszeit noch Wochen nach ihrem Absetzen einen knochenmarkhemmenden Effekt ausüben können, so daß eine sorgfältige **Nachkontrolle** notwendig ist.

Seit einiger Zeit richtet sich das Augenmerk mehr und mehr auf die Hemmung des Immunsystems, die durch fast alle Zytostatika bewirkt wird und ohne Zweifel für einen Teil der Nebenwirkungen (größere Infektanfälligkeit) verantwortlich zu machen ist. Im Anschluß an eine hochdosierte zytostatische Stoßbehandlung sind einige **Immunreaktionen** bereits nach mehreren Wochen, die Lymphozytenzahlen nach 4–6 Monaten und die Lymphotoxinbildung erst nach $1\,^1/_2$ Jahren wieder einigermaßen intakt.

Allgemeine Nebenwirkungen. Jede zytostatische Behandlung, ob mit ionisierenden Strahlen oder mit chemischen Stoffen, führt zu einem hochgradigen Zellzerfall und einer Steigerung der bei Leukämien und Polyzythämie ohnehin schon erhöhten Harnsäurewerte in Blut und Urin. Damit wird die Gefahr von *Harnsäuresteinen* und Harnsäureinfarkten der Niere vergrößert. Vorübergehende *Anurien* bis zum Tod im urämischen Koma gehören daher zu den nicht seltenen Komplikationen zytostatischer Maßnahmen. Zur Vermeidung derartiger **Zwischenfälle** ist während der Therapie mit zytostatischen Substanzen und Röntgenstrahlen auf die Zufuhr großer *Flüssigkeitsmengen* besonders zu achten (3–4 l/d, bei großer Hitze evtl. mehr). Ob darüber hinaus die orale Verabreichung von *Bicarbonat* (10–12 g/d) wirklich bedeutsam ist, erscheint fraglich, nachdem sich gezeigt hat, daß selbst unter hohen Bicarbonatdosen eine nennenswerte Alkalisierung des Harns nicht erreicht wird.

Seit vielen Jahren wird zur Verminderung der Harnsäurebildung *Allopurinol* empfohlen. Allopurinol ist ein Isomer des Hypoxanthins, das durch kompetitive Hemmung der Xanthinoxydase die Oxidation zu Xanthin und weiter zu Harnsäure verhindert. Dadurch sinkt der Harnsäurespiegel des Blutes ab, es wird weniger Harnsäure ausgeschieden. Die an ihrer Stelle vermehrt zur Ausscheidung kommenden Oxypurine führen nicht zu Ablagerungen in der Niere oder zur Steinbildung. Allopurinol wird in Dosen von 50–600 mg oral verabfolgt. Die jeweils erforderliche Menge ist individuell sehr verschieden und richtet sich nach dem Harnsäurespiegel im Blut. Da die körpereigene Xanthinoxydase normalerweise auch therapeutisch verwendete Thiopurinkörper (z.B. 6-Mercaptopurin, nicht aber 6-Thioguanin!) abbaut, muß die Dosierung dieser Stoffe bei gleichzeitiger Applikation von Allopurinol auf ca. ein Viertel der sonst üblichen Dosis reduziert werden, weil sonst schwerste **Intoxikationen** resultieren können. Darüber hinaus wurde festgestellt, daß der Abbau auch zahlreicher anderer Zytostatika durch Allopurinol gehemmt wird, so daß ihre erwünschten und unerwünschten Wirkungen bei gleichzeitiger Applikation heftiger als erwartet sind[5]. Solche *Arzneimittel-Interaktionen* müssen bei der Zytostatikatherapie berücksichtigt werden. Nicht jede

Erhöhung der Serumharnsäurewerte sollte als Indikation zu einer Allopurinolbehandlung verstanden werden. Im allgemeinen gibt man dieses Medikament erst, wenn die Harnsäure im Serum auf mehr als 10 mg% ansteigt, solange keine Symptome einer Gicht oder Nephrolithiasis auftreten. Die früher zur Senkung des Serumharnsäurespiegels ausschließlich verwendeten *Urikosurika* (Benemid, Anturan) haben nach Einführung des Allopurinols weitgehend an Bedeutung verloren.

Weitere bekannte Nebenwirkungen von Zytostatika sind: Brechreiz, Durchfälle, Schleimhautentzündungen, Haarausfall und Nieren- und Leberschädigungen.

Stickstoff-Lost. Das Stickstoff-Lost und seine Derivate führen fast regelmäßig zu einer *Hodenatrophie*, über deren Rückbildungsfähigkeit man bisher kaum etwas weiß. Eine Schädigung der *Ovarien* ist demgegenüber weniger ausgeprägt und teilweise rückbildungsfähig. So wurde bei etwa der Hälfte von jungen hodgkinkranken Frauen, die mit einer zytostatischen Polychemotherapie behandelt wurden, eine schwere Funktionsstörung der Ovarien, z.T. mit Amenorrhö oder irregulären Menstruationen, Libidoverlust, Austrocknung der Vaginalschleimhaut und Veränderungen der Hormonausschüttung, ähnlich wie in der Menopause beobachtet. Diese Störungen sind abhängig vom Alter der Behandelten. Bei Frauen oberhalb des 30. Lebensjahres sind sie häufiger als bei jüngeren Kranken. Diese Befunde und die damit zusammenhängenden seelischen Belastungen, die bei einem Teil der behandelten Frauen zu einem Verlust von Freundschaften und menschlichen Bindungen führt, müssen berücksichtigt und mit den Kranken *vor* Beginn der Therapie ausführlich besprochen werden. Nur ein Teil dieser zum Teil irreparablen *endokrinen* Störungen kann durch eine medikamentöse Hormonsubstitution behoben werden. Außerdem scheint es unter jeder zytostatischen Therapie während der Medikation zu einer so tiefgreifenden Schädigung der Uterusschleimhaut zu kommen, daß eine *Konzeption* während oder im unmittelbaren Anschluß an eine Zytostase sehr selten ist.

Zyklophosphamid. Schwere hämorrhagische Entzündungen der *Blasenschleimhaut* sind gefürchtete Komplikationen nach hochdosierter stoßförmiger Applikation von Lostderivaten, in erster Linie von Zyklophosphamid. Da diese Schleimhautveränderungen durch die lokale Einwirkung des von der Niere ausgeschiedenen Medikaments oder seiner Metaboliten entstehen, müssen derartige Therapien immer mit einer *forcierten Diurese* und einer dementsprechenden oralen oder intravenösen *Flüssigkeitszufuhr* kombiniert sein.

Diese Nebenwirkungen können durch die Gabe von *Uroprotektiva*, vor allem Na-2-Mercaptoäthansulfat (Mesna) verhindert oder zumindest gelindert werden.

Vincristin. Vinca-Alkaloide haben eine individuell unterschiedliche *neuroxische* Wirkung, die bei Vinblastin relativ gering, bei Vincristin aber so ausgeprägt ist, daß dadurch eine länger dauernde Behandlung fast unmöglich ist.

Daunorubicin, Adriamycin. Verhängnisvoll kann auch die *myokardiotoxische* Wirkung von Daunorubicin und Adriamycin sein. Sie ist besonders gefährlich, da sie sich plötzlich ohne erkennbare Vorzeichen einstellen kann und dann meist zu einem raschen Herzversagen führt. *Ältere Menschen* sind besonders gefährdet, weshalb diese Substanzen bei Kranken ab dem 65. Lebensjahr nur mit äußerster Zurückhaltung und verringerter Dosis verabfolgt werden sollen. Die durch Anthrazyklinderivate (Daunorubicin und Adriamycin) ausgelöste Kardiomyopathie ist dosisabhängig. Aus diesem Grund sollte beim Adriamycin und Daunorubicin eine **Gesamtdosis** von 550 mg/m^2 nicht überschritten werden. Diese Dosis reduziert sich bei Kranken, die im Bereich des Mediastinums bestrahlt worden sind, auf 450 mg/m^2 und bei Kranken mit einer Leberfunktionsstörung entsprechend deren Schweregrad. Die Adriamycin-Kardiopathie führt in kurzer Zeit zum Tode. Ihr Verlauf ist durch ein Absetzen des Medikaments nicht aufzuhalten. Digitalispräparate, andere kardiotonische Substanzen und Diuretika haben wahrscheinlich keine entscheidende Wirkung, doch sollte ein Versuch mit ihnen gemacht werden[6].

Busulfan, Dibrommannit, Bleomycin. Einige Zytostatika können nach länger dauernder Applikation *fibrotische* Prozesse in verschiedenen Organen auslösen. Das gilt im Hinblick auf das Knochenmark in erster Linie für Busulfan, wahrscheinlich aber auch für das diesem chemisch verwandte Dibrommannit. Gefürchtet sind Lungenfibrosen nach Bleomycin-Therapien.

L-Asparaginase. Die Verabreichung von L-Asparaginase führt infolge einer Hemmung der Proteinsynthese zu einem *Eiweißmangel* mit Hypoproteinämie, Hypalbuminämie, Hypofibrinogenämie und Hypoprothrombinämie, oft mit hyponkotischen Ödemen. Häufig kommt es auch zu einer rückbildungsfähigen, passageren Leberschädigung mit Steatose, die nach Absetzen des Präparates in 1–3 Wochen abklingt.

Schwangerschaft. Besondere Vorsicht ist bei bestehender Schwangerschaft geboten. Umfangreiche Untersuchungen haben ergeben, daß eine in der ersten Schwangerschaftshälfte einsetzende zytostatische Behandlung oft schwere Fruchtschäden bewirkt, die entweder zu Aborten oder aber zu Mißbildungen führen können.

Grundsätzlich ist daher zu fordern, daß bei allen Frauen im geschlechtsreifen Alter vor dem Beginn jeder zytostatischen Therapie eine Gravidität ausgeschlossen wird. Muß eine **Dauerbehandlung** durchgeführt werden, so ist zuvor die Patientin auf die Gefahren für das Kind bei Eintritt einer Schwangerschaft hinzuweisen und zur Kontrazeption anzuhalten!

Kinderwunsch. Darüber hinaus sind alle Zytostatika mehr oder weniger mutagen. Damit ist aber die Gefahr gegeben, daß auch nach Absetzen der Mittel Mißbildungen bei der Nachkommenschaft auftreten können. Daraus ergibt sich die Forderung, daß die Anwendung dieser Präparate bei jüngeren Menschen nur unter strenger **Indikationsstellung** erfolgen sollte. Moeschlin verlangt sogar, daß Männer und Frauen, die einer derartigen Behandlung unterzogen wurden, lebenslänglich auf Nachkommenschaft verzichten sollten. Die Tatsache, daß bisher noch keine eindeutigen genetischen Schäden bei Menschen nach einer Zytostatikatherapie gesehen wurden, sollte uns nicht leichtsinnig machen: Erbschäden werden infolge der *multifaktoriellen Vererbung* von Eigenschaften oft erst nach mehreren Generationen beim Menschen phänotypisch sichtbar.

Mit jungen Männern sollte aus entsprechenden Gründen, evtl. unter Einbeziehung der Lebenspartnerin, vor Beginn einer zytostatischen Behandlung besprochen werden, ob eine *Kryopräservation* von Samenflüssigkeit für den Fall, daß ein Kinderwunsch besteht oder bestehen könnte, gewünscht wird.

Zweitkarzinome. Aus theoretischer Sicht müssen Mutagenität und gleichzeitige Immunosuppression zum vermehrten **Risiko** einer Tumorinduktion führen. Tatsächlich gibt es eine Reihe experimenteller und klinischer Beobachtungen, die diese Theorie zu bestätigen scheint. Diese beziehen sich in erster Linie auf das gehäufte Auftreten von Geschwülsten bei Kranken, die nach einer erfolgreichen Organtransplantation einer immunosuppressiven Dauerbehandlung unterzogen werden. Aber auch langüberlebende Hodgkin-Patienten erkranken vergleichsweise häufig (in ca. 6–10 %) an Zweittumoren (meist akuten Leukämien oder Myelodysplasien (S. 201 f., 155)), die nach Ansicht aller Experten als Folge der Strahlen- und zytostatischen Chemotherapie zu werten sind.

Therapie bei Nebenwirkungen. Zur Behandlung der Nebenwirkungen im Verlauf zytostatischer Therapien, vor allem der Leukozytopenie, haben sich Bluttransfusionen bzw. die Übertragung von Erythrozyten, Granulozyten- oder Thrombozytenkonzentraten bewährt. Ob der Applikation von Glukokortikoiden, ACTH oder Vitaminen tatsächlich ein protektiver Effekt in diesem Zusammenhang zukommt, ist noch keineswegs erwiesen.

Zur Behandlung Zytostatika-bedingter Leukozytopenien mit hämatopoetischen Wachstumsfaktoren S. 542 f.

Bei der **Planung** der jeweils anzuwendenden Behandlungsform sollte der Arzt nicht nur an die von ihm gewünschte „Vernichtung der Tumorzellen" denken, sondern auch das Risiko der Therapie und die dadurch bedingte konkrete Gefährdung des Kranken im Auge behalten.

Ionisierende Strahlen

Ionisierende (radioaktive) Strahlen üben auf alle Lebewesen eine schädigende Wirkung aus. Da sie die verschiedenen Strukturen lebender Zellen wahllos treffen, sind die Auswirkungen von **Strahlenschäden** sehr unterschiedlich: Durch einen „Treffer" im *Zellkern* können beispielsweise DNS-Stränge zerbrochen werden; die Folgen sind dann *Mutationen*, deren Auswirkungen wiederum abhängig sind von dem betroffenen Genort. Wird die *Zellmembran* von einem radioaktiven Strahl getroffen, können ebenfalls schwerwiegende Folgen resultieren, da ja die Zellmembran für Aktivierung und Hemmung der einzelnen Zellfunktionen zuständig ist, zugleich aber auch eine Art „immunologisches Suborgan", das die spezifischen Aufgaben der Zellen im immunologischen Gesamtkontext des Organismus zu koordinieren hat. Die Einwirkung radioaktiver Strahlen auf lebende Zellen führt immer zu Schäden, die von einer bestimmten **Dosis** ab nicht mehr kompensiert werden können. Die betroffenen Zellen sterben dann ab.

Anwendungsarten

Die therapeutische Anwendung **ionisierender Strahlen** erfolgt entweder als *lokale*, in der Hämatologie meist *perkutane*, Bestrahlung einzelner Organe oder Körperabschnitte, als *Ganzkörperbestrahlung*, in Form von „Strahlenduschen", als *extrakorporale* Blutbestrahlung, die früher zur Behandlung der CLL häufig empfohlen wurde und heute fast in Vergessenheit geraten ist, oder als Inkorporation radioaktiver *Isotope* (S. 140).

In den letzten Jahrzehnten hat die Strahlenbehandlung durch Einführung der **Megavolttherapie** mit Hilfe von ^{60}Co-Geräten und Elektronenbeschleunigern und infolge verfeinerter Differenzierungsmöglichkeiten der verwendeten Strahlenqualitäten eine wesentliche Verbesserung u.a. durch Verringerung der Nebenwirkungen erfahren. Auch der nicht radiologisch ausgebildete Hämatologe sollte Kenntnisse besitzen über die optimale Anwendung der Strahlentherapie, ihre Indikationen, ihre Dosierung, die Nebenwirkungen und den Applikationsmodus der verschiedenen Arten ionisierender Strahlen (β-Strahlen, γ-Strahlen, ultraharte Röntgenstrahlen usw.).

Auch die Verwendung **radioaktiver Isotope** hat bei der Behandlung von Blutkrankheiten ein – wenn auch enges – Indikationsfeld. Dabei liegt ihr Vorteil darin, daß durch die physikalischen und Stoffwechseleigenschaften des applizierten Isotops die Möglichkeit einer *gezielten* Strahlentherapie gegeben ist. Gleichzeitig muß durch die Inkorporation radioaktiver Nuclide aber eine zusätzliche Gefährdung des Kranken hingenommen werden.

Nebenwirkungen

Die Nebenwirkungen der Strahlentherapie sind ähnlich denjenigen der Zytostatika, in mancher Hinsicht aber noch gravierender und schlechter überschaubar. Am längsten und am besten bekannt sind die **akuten Strahlenschäden** mit Gewebezerstörungen und schweren Verbrennungen im Bereich der betroffenen Körperpartien. Diese Schäden sind *dosisabhängig* und treten erst nach höheren Belastungsdosen (2 Gy = 200 rem) in Erscheinung. Nach einer Ganzkörperbelastung von 4 Gy stirbt etwa die Hälfte der Bestrahlten, mehr als eine Ganzkörperdosis von 6 Gy überlebt kaum einer der Betroffenen.

Zu den akuten Strahlenschäden gehören auch die Strahlenpneumonitis sowie Schäden an den Blutgefäßen in den bestrahlten Körperpartien mit ausgedehnten arteriellen Thrombosen und sogar Herzinfarkt. Aber auch schwere und langdauernde Funktionsstörungen der Immunreaktionen sowie radiotoxische Einwirkungen auf die *Fetalentwicklung* mit Fehl-, Früh- und Mißgeburten zählen zu den akuten Strahlenschäden. Qualität und Quantität von Nebenwirkungen sind bei jeder Strahlentherapie erheblich, die Anwendung dieser Behandlung ist (ähnlich wie bei der Verwendung von Zytostatika) nur durch die Tatsache gerechtfertigt, daß ohne diese Therapie gegenwärtig keine Besserungschance besteht und unbehandelte Patienten weit größere Schmerzen und Leiden erdulden müßten.

Besonders gründlich ist die Wirkung ionisierender Strahlen auf die **Immunreaktionen** studiert. Die Lymphozyten, also die wichtigsten Vermittler der Immunität, sind besonders strahlenempfindlich. Diese Tatsache bedeutet eine große Gefährdung für den Gesamtorganismus, da ohne ein gut funktionierendes Immunsystem Krankheitserreger nicht mehr ordnungsgemäß abgewehrt werden können und selbst banale Infekte sich oft lebensbedrohlich auswirken. Auch nimmt die *Tumorhäufigkeit* bei bestrahlten (und dadurch immunosupprimierten) Individuen zu. Innerhalb der Lymphozyten sind die T-Zellen strahlenempfindlicher als die B-Zellen und die T-Suppressorzellen (CD8+) sensibler als die T-Helfer-Zellen (CD4+). Im Experiment wird die Zahl der Blutlymphozyten durch eine Strahlenbelastung von 1 Gy auf 25 % ihres Ausgangswertes reduziert; nach einer LD_{50}-Strahlenbelastung sterben innerhalb einer halben Stunde die Zellen in den lymphatischen Organen ab. Überlebende T-Lymphozyten tolerieren in der Regel eine neue Antigenstimulation mit der darauf folgenden Mitose nicht mehr und gehen zugrunde. Bereits diese wenigen Daten weisen darauf hin, wie gesundheits- und lebensbedrohlich jede Strahlenbelastung allein schon durch ihre immunsuppressiven Auswirkungen ist.

Die potentiell krankmachende Wirkung von *niedrigdosierter Radioaktivität* spielt in der Röntgendiagnostik und bei der Applikation *radioaktiver Isotope* eine wichtige Rolle. Die Inkorporation radioaktiver Nuklide ist insofern gefährlicher als die Anwendung externer Strahlen, weil ihre schädigende *Strahlenwirkung anhält*, bis sie ihre Radioaktivität entsprechend ihrer physikalischen und der (vom aktuellen Stoffwechselzustand abhängigen) biologischen Halbwertzeit (HWZ) verloren haben (d.h. bis sie aus dem Körper ausgeschieden sind). Außerdem werden radioaktive Isotope auf Grund ihrer speziellen Stoffwechseleigenschaften in den verschiedenen Organen angereichert, ein Umstand, auf dem bekanntlich die Technik der Szintigraphie beruht.

In die **Berechnung der Strahlenbelastung** durch diagnostische oder therapeutische Anwendung radioaktiver Isotope gehen daher zahlreiche Parameter ein; die diesbezüglichen Angaben sind nur Anhaltswerte. Die Tab. 10.**3** und 10.**4** vermitteln einen Eindruck von der durchschnittlichen Strahlenbelastung durch eine Reihe von röntgen- und nuklearmedizinischen Untersuchungen, die häufig in der Hämatologie benutzt werden. Aus der Tatsache, daß auch niedrige Strahlenbelastungen bereits eine gesundheitsgefährdende Wirkung haben und alle radioaktiven Strahlen kumulieren, ergibt sich für den verordnenden Arzt eine sehr große Verantwortung.

> **!** Wie die Anwendung von toxisch-aggressiven Medikamenten sollten auch radioaktive Strahlen in jeder Form, sei es zur Therapie oder zur Diagnostik, nur eingesetzt werden, wenn sich aus dem zu erwartenden diagnostischen Ergebnis oder der ausgewählten Therapie für den betroffenen Kranken ein unmittelbarer Nutzen erkennen läßt.

Immer sollen der für den Patienten zu erwartende gesundheitliche Gewinn einerseits und der durch ärztliche Anwendungen unvermeidliche Schaden andererseits in einem vertretbaren Verhältnis stehen (Tab. 10.**3** und 10.**4**).

Kombinierte Anwendung von ionisierenden Strahlen und Zytostatika

Seit langem werden in der Hämatologie häufig Therapieformen angewandt, die in der Applikation von ionisierenden Strahlen und Zytostatika bestehen. Diese werden fast immer in der Form von sequentiellen oder alternierenden Verabreichungen durchgeführt. Auch jetzt noch basieren zahlreiche Behandlungsschemata verschiedener Hämoblastosen auf derartigen Kombinationen. Unabhängig von den Grundsatzdiskussionen über die Zweckmäßigkeit dieser Kombination ist eine Strahlentherapie indiziert in Krankheitsphasen,

Tabelle 10.**3** Strahlenbelastung bei Röntgenuntersuchungen in der Hämatologie (Mittelwerte für einige Untersuchungen (nach Czempiel[7], Drexler et al.[8]) (Einheiten: 1 mGy (neu) = 100 mrd (alt)

Region	**Art der Untersuchung**	**Organdosis (mGy)***			**untersuchtes bzw. meist belast. Organ**	**Oberflächendosis (Eintritt)**
		Ovarien	**Testes**	**rotes KM**		
Lunge	Aufnahme p.-a.	–	–	0,07	Lunge 0,52	1,34
Abdomen	Aufnahme p.-a.	1,44	–	0,18	Darm (Kolon) 2,5	8,0
Leber	Computertomogramm (CT) (20 Schnitte)	1,35	–	3,6	Leber 20,0	30
Becken	Computertomogramm (CT) (20 Schnitte)	20,0	1,5	6,5	Darm (Kolon) 18,0	30

* Im Gegensatz zu nuklearmedizinischen Untersuchungen wird bei Röntgenuntersuchungen vornehmlich nur die Körperregion belastet, die im direkten Strahlengang liegt. Streustrahleneinflüsse am übrigen Körper können durch geeignete Hilfsmittel (z.B. Hodenkapseln, Bleiabdeckungen) weitgehend vermieden werden.

Tabelle 10.4 Strahlenbelastung bei nuklearmedizinischen Untersuchungen in der Hämatologie (nach Czempiel[7], Roedler et al.[9], Lissner[10])

Einheiten:	neu	alt
(1) Aktivität:	37 000 Bq (Bequerel) = 0,037 MBq (Megabequerel)	= 1 µCi (Microcurie)
(2) Energiedosis	1 mGy (Milligray)	= 100 mrd (Millirad)

Untersuchungsmethode	**Radiopharmakon**	**übliche Aktivität µCi (1)**	**MBq (1)**	**Energiedosis je Untersuchung Ovarien/Testes mGy (2)**	**mGy (2)**	**rotes KM mGy (2)**	**untersuchtes bzw. krit. Organ mGy (2)**
Erythrozyten-Überlebenszeit	^{51}Cr-Chromat	100	3,7	0,4	0,4	0,5–2,0	3,0–4,0 Leber Milz
Eisenkinetik	^{59}Fe-Chlorid-Citrat	10	0,37	1,8	1,6	1,7	13,0 Milz
Vitamin-B_{12}-Resorption	^{57}Co-Cyanocobalamin ^{58}Co-Cyanocobalamin	0,5 0,5	0,019 0,019	0,02 0,05	0,02 0,05	0,02 0,05	– –
Tumorsuche	^{67}Ga-Citrat	4 000	148	11,0	1,0	24,0	37,0 unterer Dickdarm
Skelettszintigramm	^{99m}CTc-Diphosphonat	15 000	555	2,0	1,0	5,0	7,0 Knochen
Leber- und Milzszintigramm	^{99m}Tc S-Kolloid-Phytat	3 000	111	0,2	0,03	0,7	9,0 Leber 6,0 Milz
Knochenmarkszintigramm	^{99m}Tc-Nano-Kolloid	15 000	555	0,3	0,2	0,8	4,5 Leber

die mit einer drohenden oder bereits vorhandenen lokalen *Stenosebildung* oder mit heftigen, kaum beeinflußbaren *Schmerzen* einhergehen. Ein **Vorteil** solcher Kombinationen dürfte auch darin bestehen, daß Therapieresistenzen, die bei der alleinigen Behandlung entweder mit Zytostatika oder mit radioaktiven Strahlen zu erwarten sind, hinausgezögert oder vermieden werden. Andererseits ist die **Gefahr** nicht von der Hand zu weisen, daß die Entwicklung von Spätschäden, vor allem von Zweittumoren, durch diese Kombinierung wahrscheinlich vergrößert wird. An Bedeutung hat die kombinierte Strahlen-Chemotherapie in der Hämatologie bei der *Konditionierung* zur Knochenmarktransplantation gewonnen (S. 566).

Immunmodulation

Unter diesem Begriff sollen alle (therapeutischen) Maßnahmen zusammengefaßt werden, deren Ziel es ist, Immunreaktionen in ihrer Intensität zu verändern, sie zu verstärken oder sie zu hemmen.

Solche Maßnahmen haben im letzten Jahrzehnt an Bedeutung gewonnen, sie sind differenziert und verfeinert worden. In der Zukunft wird ihre Anwendung noch mehr als bisher ins ärztliche Blickfeld rücken.

Hemmung der Immunreaktionen (Immunosuppression)

Die Konfrontation unseres Organismus mit einem Antigen kann bekanntlich zwei sehr verschiedene Reaktionen zur Folge haben: die Auslösung einer *Immunreaktion* mit dem Ziel, das Antigen zu vernichten, auszuscheiden oder unschädlich zu machen, oder die *Toleranz*, d.h. die Integration des Antigens in den Organismus und seine Duldung. Beiden Reaktionen liegt eine außerordentlich komplizierte **Reaktionskette** zugrunde, an der das ganze Immunsystem beteiligt ist. Beide sind in gleicher Weise lebenserhaltend oder krankmachend und zerstörend.

Auch der **immunologischen Toleranz** liegt demnach ein Prozeß zugrunde, der einer Unterdrückung von Immunreaktionen, einer Immunosuppression, vergleichbar ist. Wenn im folgenden von Immunosuppression die Rede ist, so ist hier die Unterdrückung von Immunreaktionen durch Einwirkung von Pharmaka gemeint. Solche Maßnahmen wurden erst in dem Augenblick therapeutisch interessant, als es wichtig wurde, die Rejektion allogener *Organtransplantate* zu verhindern und dadurch den Ersatz kranker, lebenswichtiger Organe zu ermöglichen oder Krankheiten, die durch eine verstärkte oder krankhafte Antikörperbildung ausgelöst werden (Immunopathien, Autoaggressionskrankheiten), erfolgreich zu behandeln.

Als wirksame **Medikamente** erwiesen sich bei diesem Unterfangen unter anderem die *zytostatischen Substanzen*. Allerdings zeigte sich mit dem Fortschreiten der Immunforschung schon bald, daß die Aussage, alle Zytostatika seien immunosuppressiv, vereinfacht und voreilig war. Auf Grund zahlreicher experimenteller Untersuchungen mit verschiedenen Zytostatika müssen wir vielmehr annehmen, daß ihr Einfluß auf die Immunreaktionen abhängig ist von ihrer *Dosierung* sowie dem *Zeitpunkt* ihrer Applikation im Verhältnis zur Gabe eines bestimmten Antigens.

! Zytostatika sind unter bestimmten Bedingungen in der Lage, Immunreaktionen zu hemmen oder (antigenspezifisch) zu fördern.

Zytostatika üben ihre immunosuppressive Wirkung auf sehr unterschiedliche Weise aus. Die meisten von ihnen greifen als **Mitostatika** in die immunologische *Induktionsphase* ein, d.h., sie hemmen die durch die Antigeneinwirkung ausgelöste und durch die Transformation von T- und B-Zellen eingeleitete Proliferationsphase der immunkompetenten Zellen. Doch sind pharmakabedingte Störungen der Immunreaktionen auch an vielen anderen Orten dieses komplexen Geschehens möglich.

Als **wichtigste Immunosuppressiva** aus der Reihe der Zytostatika werden gegenwärtig das *6-Mercaptopurin*, das auf der gleichen Wirkstoffgruppe beruhende Azathioprin, aber auch Cyclophosphamid, Methotrexat und andere benutzt. Als kräftiges Immunosuppressivum hat sich auch die L-Asparaginase erwiesen.

Selbstverständlich sind immunosuppressive Maßnahmen, die sich oft über Monate und Jahre erstrecken müssen, mit den gleichen Risiken und Gefahren verbunden, wie sie oben abgehandelt wurden, und daher nur unter Beachtung der gleichen Vorsichtsmaßnahmen zu handhaben. Weiterhin ist zu bedenken, daß die langdauernde Applikation von zahlreichen der genannten Präparate eine *kanzerogene* Wirkung hat, die einerseits auf ihrem mutagenen, andererseits auf ihrem immunosuppressiven Effekt beruhen dürfte und auch beim Menschen durch kasuistische Mitteilungen belegt ist.

D-Penicillamin. Der Wirkungsmechanismus des D-Penicillamins (Metalcaptase), das seit einigen Jahren als immunosuppressive Substanz verwendet wird, ist bisher nicht genügend geklärt. Der depolymerisierende Effekt des Präparates wirkt sich vorwiegend auf IgM-Moleküle aus. Wahrscheinlich beeinflußt es auf dem Weg über den Schwermetallstoffwechsel die Immunreaktionen. Darüber hinaus verhindert oder verzögert Penicillamin die Bindegewebsentwicklung, so daß es als Behandlungsmöglichkeit bei fibrosierenden Erkrankungen von Lunge, Leber usw. diskutiert wird. Vor Beginn der Therapie sollte eine Penicillinallergie ausgeschlossen werden.

Adriamycin. Als sehr potente immunmodulierende Substanz hat sich seit einigen Jahren das Adriamycin erwiesen. Es scheint diese Wirkung vor allem durch eine Stimulation bestimmter *Zellmediatoren* auszuüben. Jedenfalls haben die Milzzellen von Tieren, die zuvor mit Adriamycin behandelt wurden, einen stärkeren zytotoxischen Effekt auf Tumorzellen als Milzzellen von unvorbehandelten Tieren. Auch ist der *zytostatische* Effekt von Adriamycin bei splenektomierten Versuchstieren geringer als bei nichtsplenektomierten Kontrolltieren. Außerdem scheint Adriamycin einen *immunmodulierenden* Effekt auf die frühen T-Zellen zu haben, was u.a. darin zum Ausdruck kommt, daß durch diese Substanz die Natural-Killer-(NK-)Zellen in ihrer Aktivität gehemmt werden.

Cyclosporin. Eines besonderen Ansehens unter den Immunosuppressiva erfreut sich gegenwärtig das 1982 entdeckte Cyclosporin A (CsA). Es handelt sich dabei um einen Metaboliten der *Pilze* Trichoderma polysporum Rifai und Cylindrocarpon lucidum Booth. Ihre vorwiegend über eine Hemmung der *T-Zell*-Funktion wirkende Immunosuppression in Verbindung mit einer sehr geringen *Myelotoxizität* ließen CsA als ideal erscheinen für die Unterdrückung der Immunreaktionen im Verlauf der verschiedenartigsten Organtransplantationen. Im Tierversuch wurde nachgewiesen, daß CsA eine langanhaltende Toleranz Transplantaten gegenüber durch eine klonale Deletion der aktivierten bzw. aktivierbaren *Effektorzellen* erreicht. Bei Knochenmarktransplantaten scheint CsA auch in haploidentischen Situationen die GvH-Reaktion teilweise unterdrücken zu können (S. 569).

Außerdem hat sich gezeigt, daß CsA nicht frei von **Nebenwirkungen** ist. Es hat nephro- und hepatotoxische Auswirkungen, die eine regelmäßige Überwachung der entsprechenden *Blutparameter* nötig machen. Bekannt sind außerdem Hirsutismus, Tremor und Gingivahyperplasie. Zudem wird (besonders bei hohen Dosierungen) nach der Applikation von CsA eine vermehrte Lymphominzidenz festgestellt. Doch weisen die verschiedenen Befunde darauf hin, daß CsA nicht selbst eine *kanzerogene* Wirkung hat, sondern daß die vermehrte Lymphomrate eine mittelbare Folge der Unterdrückung der T-Zell-Aktivität ist, die ihrerseits eine Kontrolle der nicht seltenen EBV-Infektionen von B-Zellen mit ihren lymphombildenden Folgen nicht mehr gestattet.

Glukokortikoide. Auch die Applikation von Glukokortikoiden und ACTH wirkt immunosuppressiv. Doch ist die Wirkung dieser Hormone nur auf bestimmte Phasen der Antikörperbildung beschränkt und so wenig durchgreifend, daß sie als Therapeutika zur Immunosuppression allein nicht in

Frage kommen. Andererseits können sie als *Adjuvanzien* wertvolle Dienste leisten.

Antilymphozytenseren. In der Erkenntnis, daß die Gruppe der T-Lymphozyten eine zentrale Rolle im Rahmen der immunologischen Reaktionen spielt, hat man heterologe *Antilymphozyten-* und *Antithymozytenseren* entwickelt, die auch beim Menschen inzwischen zur Verzögerung der Transplantatabstoßung benutzt wurden. Die ersten Versuche mit dieser Methode zur Behandlung menschlicher Autoaggressionskrankheiten verliefen erfolgversprechend. Schon jetzt wird in einigen hämatologischen Zentren diese Form der Immunosuppression erstrangig benutzt. Doch gehört dieses Verfahren nach wie vor in die Hand spezialisierter Ärzte.

Unspezifische Immunstimulation und Zellmediatioren

Man versteht unter **Immunstimulation** die Induktion oder Verstärkung von Immunreaktionen. In diesem Sinne ist die Zufuhr eines Antigens, sei es im Verlauf eines Infektes oder einer aktiven Schutzimpfung, eine Immunstimulation, die sich auf die Produktion der entsprechenden Antikörper oder die Anregung einer korrespondierenden zellulären Immunreaktion beschränkt (*spezifische Immunstimulation*). Demgegenüber versteht man unter einer *unspezifischen Immunstimulation* Maßnahmen, die auf verschiedenen Ebenen der Immunreaktionen ansetzen und deren Wirkungsweise oft im einzelnen noch nicht bekannt ist.

Die früher bei verschiedenen Erkrankungen versuchte **Immunmodulation** mit Bakterienantigenen (BCG, Corynebakterium parvum) in der Hoffnung, durch eine *unspezifische* Stimulation des Immunsystems den Verlauf bösartiger Erkrankungen positiv zu beeinflussen, brachte nicht die gewünschten Erfolge und wird heute kaum noch angewandt. Diese Behandlung führte in erster Linie zu einer Vermehrung von *Tumornekrose-Faktoren.* Tumornekrose-Faktoren sind Zytokine (s.u.), die von Makrophagen/Monozyten und verwandten Zellen (TNF-α) bzw. aktivierten T-Lymphozyten (TNF-β) produziert werden. Aber auch die durch den Einsatz gentechnologisch produzierter, rekombinanter Substanzen erhofften Erfolge blieben zumindest bei systemischer Anwendung aus. Lediglich durch die **intratumorale Gabe** konnte bei einigen Geschwülsten eine Rückbildung beobachtet werden.

Therapie mit Zytokinen

Zytokine, zu denen auch die TNF gezählt werden, sind Mediatoren, die regulierend in die Funktionsabläufe verschiedener Zellsysteme, insbesondere des hämatopoetischen und Immunsystems eingreifen.

Sie werden zumeist von den Zellen des MMS (S. 238 ff.) und des lymphatischen Systems gebildet (Übersicht zur Klinik der Zytokine bei Niederle et al.[11]). Ihre immunologische bzw. hämatopoetische Funktion ist darin zu sehen, daß sie bei einem Kontakt des Organismus mit einem Krankheitserreger oder auch bei der Entstehung entarteter Zellen die Zellen der Abwehrsysteme vermehren und auf den „Ort des Geschehens" hinlenken, wo sie den Organismus vor Schäden bewahren sollen. Die Zytokine werden in verschiedene Gruppen eingeteilt:

- **Hämatopoetische Wachstumsfaktoren** (colony stimulating factor, CSF),
  - **GM-CSF** (stimuliert die Produktion und Differenzierung von Progenitorzellen der Granulo- und Monozytopoese),
  - **G-CSF** (beschleunigt die Ausreifung neutrophiler Granulozyten),
  - **M-CSF** (beschleunigt die Ausreifung der Monozyten/Makrophagen und steigert deren antikörperabhängige zelluläre Zytotoxizität [ADCC]),
  - **Erythropoetin** (aktiviert die Vorläuferzellen der Erythropoese und die Ausreifung der roten Blutkörperchen),
  - **Thrombopoetin** (stimuliert Megakaryozyten und deren Vorstufen zur Produktion von Blutplättchen).
- **Interleukine 1–13** (verschiedenste Zytokine, die in unterschiedlicher Weise in die Immunabwehr und die Hämatopoese einreifen, z.B. gehört auch der „Multi-CSF" IL-3 dazu).
- **Interferone** (Proteine mit antiviraler, antiproliferativer und immunmodulierender Aktivität),
  - **IFN-**α (von Makrophagen und Fibroblasten produziert und hemmt die Hämatopoese),
  - **IFN-**β (stimuliert die unspezifische humorale Abwehr bei Virusinfektionen; von Fibroblasten produziert),
  - **IFN-**γ (induziert die IL-2-Produktion in Helfer-Lymphozyten).
- **Tumornekrosefaktoren** (s.o.).

Zytokine werden verschiedentlich in der Therapie unterschiedlicher Erkrankungen eingesetzt:

1. Hämatopoetische Wachstumsfaktoren: G-CSF und GM-CSF stimulieren die Granulozytopoese und reduzieren – subkutan injiziert – die Zeit und das Ausmaß der Granulozytopenie nach Chemotherapien. Auch vor der Gewinnung *hämatopoetischer Stammzellen* zu einer PSZT (S. 565) werden sie gegeben, um mehr Zellenzahl zu erhöhen. *Erythropoetin* stimuliert die Erythrozytopoese und kann beim Plasmozytom und bei der HIV-Infektion mit Erfolg, versuchsweise auch beim MDS eingesetzt werden (S. 512). *Thrombopoetin* ist – erfolgversprechend – noch im Stadium der Entwicklung[12].

2. Interleukine: Diese haben in der Behandlung von Tumoren und Hämoblastosen keine überzeugenden Ergebnisse gezeigt. Allenfalls die Produktion von LAK-(lymphokine activated killer-)Zellen, autologe Lymphozyten, die in vitro mit IL-2 aktiviert wurden, haben beim malignen Melanom und beim Hypernephrom bescheidene Behandlungserfolge gezeigt.

3. IFN-α und -γ. Sie werden mit gutem Erfolg bei der Haarzell-Leukämie (S. 324 f.), der CML (S. 177 f.), beim Kaposi-Sarkom (S. 427) und auch gelegentlich beim Plasmozytom als Rezidivprophylaxe eingesetzt.

Nebenwirkungen von G-CSF, das von den Wachstumsfaktoren am häufigsten eingesetzt wird, sind in erster Linie Knochenschmerzen. Patienten, die mit Interferonen behandelt werden klagen vor allem über unspezifische, grippeähnliche Symptome wie Mattigkeit, Fieber und Schüttelfrost.

Therapie mit Immunglobulinen

Diese Maßnahme ist bei allen Krankheiten indiziert, die mit einem Defizit an Immunglobulinen einhergehen (z.B. CLL und andere Nicht-Hodgkin-Lymphome, Agammaglobulinämie sowie andere angeborene und erworbene Immundefekte) und überall da, wo vorübergehend ein vermehrter Schutz durch Antikörper notwendig erscheint. Außerdem wird neuerdings auf Grund experimenteller und klinischer Erfahrungen mit hochdosierten intravenösen Applikationen auch eine immunmodulierende Funktion von Immunglobulinen diskutiert.

Am Ende der 40er Jahre wurden erstmals humane Gammaglobulinpräparationen in der Klinik eingesetzt. Dabei handelte es sich ausschließlich um intramuskulär applizierbare Immunglobuline, die aus dem Plasma gesunder Menschen oder von Rekonvaleszenten nach Überstehen verschiedener Infektionskrankheiten (*Hyperimmunglobuline*) gewonnen worden waren. Theoretisch geht man bei der Applikation von Gammaglobulinen von der Vorstellung aus, daß in diesen gepoolten Immunglobulinfraktionen Antikörper gegen die häufigsten bakteriellen und viralen Erreger enthalten seien, eine Annahme, die durch die klinische Beobachtung nach prophylaktischen und therapeutischen Gammaglobulinen bestätigt zu werden scheint.

Mit Hilfe der auch heute noch üblichen *intramuskulären* Verabfolgung von **Standardgammaglobulinen** können allerdings nur kleine Mengen von Antikörperaktivitäten zugeführt werden. Außerdem tritt die Wirkung dieser Immunglobuline nur langsam ein. Die industriell gefertigten Standardgammaglobuline enthalten fast ausschließlich (80–95 %) IgG-Globuline. Auch in den angebotenen IgA- und IgM-Konzentraten sind diese Immunglobulinfraktionen nur in etwa 20 % vorhanden.

Bei schweren humoralen Immundefekten ist die ausschließlich intramuskuläre **Applikationsform** von Gammaglobulinen insuffizient. Die Suche nach gut verträglichen und immunwirksamen *intravenös* applizierbaren Gammaglobulinpräparaten war daher verständlich. Infolge der durch das Fc-Stück im Immunglobulinmolekül verursachten Komplementaktivierung ist die **Verträglichkeit** der durch Cohn-Fraktionierung gewonnenen Standardgammaglobuline nach intravenöser Applikation sehr schlecht.

Im wesentlichen werden die therapeutisch eingesetzten Immunglobulinpräparate aus gepooltem Plasma hergestellt durch:

- Chemische Modifikation des Fc-Teils, beispielsweise durch Reduktion und Akylierung, Sulfonierung und Behandlung mit β-Propiolakton,
- chemische Beeinflussung der Sulfitolyse,
- Säurebehandlung (Desaggregierung bei pH 4),
- Zusatz von Albuminen, Kohlenhydraten usw. zur Verhinderung der Aggregatbildung,
- enzymatische Spaltung mit Bildung von Fab-, Fc- und $F(ab')_2$-Fragmenten.

In ihrer Wirkung unterscheiden sich diese Präparationen nur wenig voneinander. Dennoch sind zur Zeit vor allem die durch Säurebehandlung hergestellten auf dem Markt. Hauptindikationen für eine Behandlung mit Immunglobulinen sind:

- Antikörpermangelsyndrome,
- die Immunthrombozytopenie (ITP, S. 443) und
- verschiedene Autoimmunkrankheiten.

Bei den *primären* und *sekundären* Antikörpermangelsyndromen handelt es sich um eine reine **Substitutionsbehandlung**, die dem Auftreten von schweren Infekten vorbeugen soll. Das gilt beispielsweise für Patienten mit lymphoproliferativen Erkrankungen (CLL, NHL etc.), aber auch für Patienten nach einer Knochenmark- oder Stammzelltransplantation (S. 564 ff.). Bei der ITP hat man sich folgende Wirkmechanismen vorzustellen:

- Blockade der Fc-Rezeptoren des MMS (S. 238 ff.) und damit Verhinderung des Thrombozytenabbaus,
- Hemmung der Bildung antithrombozytärer Antikörper,

- Hemmung der Bindung antithrombozytärer Antikörper an die Blutplättchen.

Außerdem haben Immunglobuline verschiedenartige *immunmodulatorische* Effekte, auf die jedoch nicht weiter eingegangen werden soll[13].

Andere, noch nicht eindeutig definierte, onkostatische Therapien

Die bisher besprochenen, vorwiegend der Therapie von *Hämoblastosen* dienenden Maßnahmen Zytostase und Immunmodulation haben eine Reihe gemeinsamer Berührungspunkte. Doch gibt es neben diesen – gewissermaßen wissenschaftlich autorisierten – Verfahren eine ganze Reihe anderer therapeutischer Maßnahmen, deren **Wirksamkeit** nicht sicher erwiesen ist und theoretisch bestenfalls ansatzweise nachvollzogen werden kann, die aber trotz dieser Einschränkungen von zahlreichen Patienten verlangt und ärztlicherseits häufig appliziert werden. Zu nennen sind hier u.a. die Fiebertherapie sowie die Verabreichung von Milz- und Thymusextrakten sowie Hormonen.

Besonders zu erwähnen sind an dieser Stelle auch Spezialpräparationen der *Mistel* (Viscum album), denen einerseits häufig Charakteristika zytostatischer Medikamente zugesprochen werden, andererseits ältere experimentelle Befunde eher immunmodullierende Eigenschaften zuerkennen wollen. Auf Grund eigener Erfahrungen gelingt es mit Mistelpräparaten oftmals, Allgemeinbefinden und Appetit der Kranken zu bessern sowie Schmerzen zu lindern oder leichter beeinflußbar zu machen, Ergebnisse, die in der Therapie von Tumorkranken sicherlich nicht gering geachtet werden sollten.

Doch kommen die hier kursorisch besprochenen Verfahren in der Regel nur als Zusatz- oder Intervalltherapien in Frage. Die uns gegenwärtig zur Behandlung bösartiger Krankheiten zur Verfügung stehenden kanonisierten Behandlungsmöglichkeiten sind leider noch so unvollkommen, daß es keinem Arzt zu verdenken ist, wenn er sich entschließt, auch unübliche Therapieformen anzuwenden.

Auch die alleinige oder zusätzliche Fieberapplikation hat trotz umfangreicher experimenteller und zahlreicher klinischer Studien noch keinen festen Platz in der Behandlung von Hämoblastosen oder soliden Tumoren. Maligne Zellen scheinen einer *künstlichen Hyperthermie* gegenüber empfindlicher zu sein als gesunde, was mit einer besonderen Wärmeempfindlichkeit von Zellenzymen und -membranen zusammenhängen dürfte. Hyperthermische Therapien können lokal, regional oder systemisch appliziert und sowohl mit radioaktiven Strahlen als auch mit Zytostatika kombiniert werden. Die wirksamen Temperaturerhöhungen liegen offenbar in einem hochfieberhaften Bereich und sollten daher nur unter Intensivstationsbedingungen und von einem fachkundigen Personal durchgeführt werden[14, 15].

Allgemeine Therapie der hämorrhagischen Diathesen

Bei allen Blutungen ist die *Ruhigstellung* des Kranken die erste und immer richtige Maßnahme. *Eisauflagen* können bei umschriebenen Blutungen hilfreich sein. *Kompressionsverbände* sind dagegen bei Vorliegen einer generalisierten Blutungsneigung nicht immer indiziert (Hämophilie). Nach starken Blutverlusten läßt sich das Allgemeinbefinden des Kranken durch *Bluttransfusionen* rasch bessern. Darüber hinaus kann man versuchen, durch spezifische Auflagen oder symptomatisch verabfolgte Therapeutika die Voraussetzungen für eine bessere Blutstillung zu schaffen.

Maßnahmen zur lokalen Blutstillung. *Thrombinhaltige Schwämme* (Fibrospum, Tabotamp) können bei oberflächlichen Blutungen, insbesondere als Tampons bei Epistaxis nützlich sein. Drucknekrosen sind dabei nicht zu befürchten. Die lokale Applikation *gefäßverengender Substanzen* (Adrenoxyl, Suprarenin) ist wegen der auf die Vasokonstriktion folgenden Lähmungsphase von zweifelhaftem Wert (Nachblutungen!).

Beeinflussung der allgemeinen Blutungstendenz. Bei der Anwendung von Östrogenen macht man sich deren gefäßabdichtende und -verengende Wirkung zunutze (Orgastyptin, Presomen). Ähnliches gilt für den niedrig dosierten unspezifischen Einsatz von Glukokortikoiden. Von Roßkastanienextrakten (Aescin) sowie den Vitaminen C und P (Rutin) kann man ebenfalls bei hochdosierter Langzeitanwendung eine gefäßabdichtende Wirkung erwarten. Auch die kapillarabdichtende Wirkung des Calciums ist umstritten. Bei parenteraler Gabe thromboplastinhaltiger bzw. -aktivierender Substanzen (Clauden, Tachystyptan, Reptilase) gelangen diese wahrscheinlich nur in ungenügender Konzentration an die Blutungsstelle, hochdosiert besteht die Gefahr einer intravasalen Gerinnung.

Spezifische Maßnahmen. Voraussetzung einer gezielten **Substitutionsbehandlung** ist die laboranalytische Differentialdiagnose und die Kenntnis von der Zusammensetzung der verschiedenen Plasmazubereitungen und Hämostyptika (Tab. 10.**5**). Eine ausreichende *Initialdosierung* ist nur möglich, wenn man sich über die angestrebte Mindestkonzentration der zu substituierenden Komponenten beim Kranken im klaren ist. Wie oft eine Substitutionstherapie wiederholt werden muß, hängt vom Verschwinden der Blutungssymptome und von der biologischen Halbwertszeit der applizierten Faktoren ab (Tab. 10.**6**). Als spezifisch wirksame **Konzentrat**e stehen zur Verfügung (Übersicht bei Mannucci[16]):

- AHG-Hochkonzentrat,
- AHG-Kryopräzipitat,
- Fraktion I nach Cohn,
- Human-Fibrinogen,
- Prothrombinkomplex (PPSB, 4-Faktoren-Konzentrat),
- Faktor-IX-Hochkonzentrat,
- Faktor-XIII-Konzentrat.

Bei allen gerinnungsaktiven **Plasmakonzentraten** handelt es sich um Präparate aus großen Plasmapools (von 50–200 Blutspendern). Es ist daher grundsätzlich die Übertragung von Viruspartikeln nicht auszuschließen. Allerdings wurden die Herstellungsverfahren in letzter Zeit wesentlich verbessert, so daß praktisch alle Plasmapräparationen Sterilisationsverfahren unterworfen werden (Indikationsgebiete, Tab. 10.**5**).

Frischbluttransfusionen besitzen das größte Wirkungsspektrum. Sie sind indiziert, wenn gleichzeitig Erythrozyten- und Thrombozytenmangel behoben werden muß. Die in den letzten Jahren vor allem bei Werlhof-Kranken angewendete hochdosierte, intravenöse Applikationen von **Immunglobulinen** wirkt nicht unmittelbar über ein verbessertes Gerinnungspotential des Kranken, sondern über einen immunologischen Mechanismus.

Bei allen durch eine starke Verminderung der vitamin-K-abhängigen Gerinnungsfaktoren (II, VII, IX, X) hervorgerufenen Blutungen ist **Vitamin K** zu geben (Konakion), in Notfällen zusätzlich Prothrombinkomplexpräparate, da es erst 8–12 Stunden nach Vitamin-K-Gaben zu einem Anstieg der vitamin-K-abhängigen Faktoren kommt.

Als **Heparinantagonist** sind Protaminsalze anzuwenden. Bei Blutungen infolge gesteigerter Fibrinolyse haben sich **Antifibrinolytika** wie ε-ACS, PAMBA, AMCA und mit gleichsinniger Wirkung auch bovine und porcine Proteinaseinhibitoren (Trasylol, Aprotinin) bewährt.

Verbrauchskoagulopathie. Die hämorrhagische Diathese im Rahmen einer Verbrauchskoagulopathie erfordert den **kombinierten Einsatz** von Medikamenten, welche die den Koagulationsvorgang unterhaltenden Mechanismen unterbrechen: *Heparin* (5 000–15 000 USP-E als kontinuierliche Infusion in 24 Stunden) im Früh- oder floriden Stadium, *Antithrombin-III*-Konzentrat oder *Frischplasma* (fresh frozen plasma) in fortgeschrittenen Stadien. Eine Substitution von *Gerinnungsfaktoren* und Blut ist vorsichtig zu handhaben und sollte erst einsetzen, wenn die intravasale Gerinnung zum Stillstand gekommen ist. Um eine sich ausbildende Anurie kausal zu behandeln, soll ne-

Tabelle 10.5 Spezifische Substitutionstherapie mit Plasmakonzentraten und Hämostyptika

	Prothrombinkomplexpräparate: PPSB
Wirkungsmechanismus	Substitution der Faktoren II (= Prothrombin), VII, IX, X
Indikationen	Blutungen bei Mangel der entsprechenden Faktoren; hämorrhagische Diathese bei Frühgeborenen; fortgeschrittene Lebererkrankungen; Notfall bei Vitamin-K-Mangel
Dosierung	je nach Schwere des Falles initial 500–1 500 FPÄ-E* (PTT- oder Quickzeitkontrolle)
	Antihämophiles Globulin (AHG); Kryopräzipitate der Blutbanken
Wirkungsmechanismus	Substitution des Faktors VIII
Indikationen	Hämophilie A; v. Willebrand-Jürgens-Syndrom
Dosierung	1 000–2 000 FPÄ-E* initial, evtl. mehrmals tgl. wiederholen. PTT-Kontrolle!
	Fraktion I nach Cohn
Wirkungsmechanismus	Substitution von Fibrinogen, Faktoren V, VIII, XIII
Indikationen	Hämophilie A; Parahämophilie (Faktor V-Mangel; Hypofibrinogenämie; v. Willebrand-Jürgens-Syndrom)
Dosierung	zur Überbrückung einmalig; je nach Schwere der Blutung 2–4 Konzentrate (cave Hyperfibrinogenämie)
	Human-Fibrinogen
Wirkungsmechanismus	Substitution des Fibrinogen
Indikationen	erworbene Hypofibrinogenämie (< 150 mg %) bei Leberversagen; endogen und exogen ausgelöste Hyperfibrinolyse; Enzymblockade unter Asparaginase-Behandlung
Dosierung	je nach Schwere der Blutung 1–5 g/Tag

* FPÄ-E: Frischplasmaäquivalent-Einheiten

Fortsetzung Tabelle 10.5

	Faktor-XIII-Konzentrat, Fibrogammin
Wirkungsmechanismus	enthält den fibrinstabilisierenden Faktor XIII
Indikationen	Wundheilungsstörungen und Spätblutungen bei angeborenem oder erworbenem Faktor-XIII-Mangel; Blutungsbereitschaft bei akuten Leukämien (Faktor-XIII-Mangel + Thrombozytopenie)
Dosierung	initial 1 250 FPÄ-E*, je nach Symptomatik nach 2–3 Tagen wiederholen
	Fibrospum, Topostasin, Tabostamp
Wirkungsmechanismus	überführt Fibronogen direkt in Fibrin
Indikationen	alle Blutungen, die lokal zugänglich sind
Dosierung	je nach Wirksamkeit
	Orgastyptin (Östriolsuccinat) **Presomen (konjugierte Östrogene)**
Wirkungsmechanismus	senkt die Kapillarpermeabilität
Indikationen	thrombozytopenische Blutungen
Dosierung	20–40 mg/Tag
	Konakion (Vitamin K_{1-3})
Wirkungsmechanismus	Antidot gegen Cumarine und Indandione (Vitamin K_1), kompetitive Verdrängung in der Leberzelle
Indikationen	Blutungen bei Dienmarol-Überdosierung; Verschlußikterus
Dosierung	je nach Schwere der Blutung: 10–20 mg/Tag p.I.; 0,5–10 mg/Tag p.o.

→

Fortsetzung Tabelle 10.**5**

	Protamin „Roche" (Protaminsulfat)
Wirkungsmechanismus	Antidot gegen Heparin, Protamine verbinden sich mit Heparin zu gerinnungsunwirksamen Salzen; hemmende Wirkung auf Thrombokinase. Im Überschuß kann es zu einer Verlängerung der Gerinnungszeit führen
Indikationen	Blutungen bei Heparinbehandlung; hämorrhagische Diathese infolge Vermehrung heparinartiger Substanzen im Blut
Dosierung	je nach Schwere des Falles: 1–2 Ampullen (1 %) i.v.
	ε-Aminocapronsäure (ε-ACS)-Cyclocapron (AMCA)-Ugural
Wirkungsmechanismus	Hemmung der Plasminogenaktivierung
Indikationen	fibrinolytische Blutungen bei Leukosen und postoperativ (Prostata, Lunge, Uterus); Blutungen bei therapeutisch induzierter Fibrinolyse
Dosierung	i.v. oder oral initial 5–10 g/0,1 g/kg KG, dann 1–2 g/Stunde (evtl. als Infusion); Tagesdosis 10–30 g. PAMBA (= p-Aminomethylbenzoesäure): 50 mg i.v./Tag genügen
	Trasylol; Aprotinin
Wirkungsmechanismus	Plasminwirkung wird blockiert
Indikationen	pathologisch gesteigerte Fibrinolyse bei Leukämien; paraneoplastisch oder postoperativ (Prostata, Lunge, Uterus); Blutungen bei therapeutisch induzierter Fibrinolyse
Dosierung	initial 25 000–50 000 KIE (Kallikrein-Inaktivator-Einheiten); Erhaltungsdosis etwa 30 000 KIE/Std. (evtl. Infusion)

Tabelle 10.**6** Erforderliche Mindestaktivität der Gerinnungsfaktoren im Plasma für eine ausreichende Hämostase (nach Beeser u. Egli[17] ergänzt von F. Woitinas)

Gerinnungsfaktor		**biologische Halbwertszeit in Std.**	**Mindestaktivität zur sicheren Hämostase**
I	Fibrinogen	110–120	50–100 mg %
II	Prothrombin	40– 70	40 %
V	Proakzelerin	12– 15	10–15 %
VII	Prokonvertin	3– 4	5–10 %
VIII	antihämophiles Globulin	6– 12	25–30 %
IX	Christmas-Faktor	18– 30	20–25 %
X	Stuart-Prower-Faktor	20– 40	10–20 %
XI	PTA	10– 20	15–20 %
XIII	fibrinstabilisierender Faktor	100–120	3–10 %

ben den angegebenen Maßnahmen trotz der anfangs bestehenden hämorrhagischen Diathese mit dem Beginn einer *fibrinolytischen Therapie* (Streptokinase, besser Urokinase) zur Auflösung in der Endstrombahn präzipitierten Fibrins vor allem dann nicht gezögert werden, wenn eine körpereigene reaktive Hyperfibrinolyse noch nicht in Gang gekommen ist.

Therapeutisch induzierte Gerinnungsstörungen

Die moderne Antikoagulanzienbehandlung basiert auf der Beobachtung, daß bei schweren Hämophilien und bei ausgeprägten Thrombozytopenien oder Thrombasthenien *thromboembolische* Erkrankungen sehr viel seltener auftreten, als es der allgemeinen statistischen Erwartung entspricht. Darüber hinaus kann angenommen werden, daß sich bei Thrombosen im venösen System durch Antikoagulanzien Rezidive vermeiden sowie Komplikationen mit letalen Folgen durch Embolien vermindern lassen.

Indikationen ergeben sich außerdem beim Myokardinfarkt, bei zerebrovaskulären Erkrankungen und bei arteriellen Thrombosen. Am bedeutsamsten ist die langjährige Anwendung von Antikoagulanzien bei rezidivierenden Lungenembolien, die nicht zuletzt der Entwicklung einer pulmonalen Hypertonie vorbeugen soll.

Für eine wirksame Antikoagulanzientherapie haben sich zwei Möglichkeiten bewährt, die entweder einzeln oder kombiniert angewendet werden.

Es handelt sich dabei einmal um die Verabfolgung von Heparin und alternativ um die Applikation von Cumarin- und Indandionderivaten.

Durch Heparin wird das körpereigene Antithrombin III aktiviert. Es handelt sich also um eine *Antithrombinbehandlung*. Die Cumarine hingegen wirken als Vitamin-K-Antagonisten kompetitiv hemmend bei der Bildung von Prothrombin sowie den Faktoren IX, X und VII. Eine Behandlung mit Heparin wirkt sich direkt gerinnungshemmend aus, die Applikation von Cumarinen entspricht einer indirekten Wirkung durch Entzug von Gerinnungspotential.

Heparin

Heparin ist sofort wirksam und gut steuerbar. Die **Dosierung** beträgt im allgemeinen (nach einer Initialdosis von 5000 E) 30000–40000 USP-E in 24 Stunden. Dabei ist eine kontinuierliche Applikation (Dauertropfinfusion, Perfusorspritze) anzustreben. Die zwei- bis dreimalige tägliche subkutane Verabreichung von Calcium- oder Natriumheparinat sollte nur in Ausnahmefällen angewendet werden, da sich aus den schwankenden Plasmakonzentrationen Nachteile ergeben und lokale Hämatombildungen in Kauf genommen werden müssen.

Eine gefürchtete Nebenwirkung der Heparinbehandlung ist das Auftreten einer heparininduzierten Thrombozytopenie, die allerdings unter der Behandlung mit *niedermolekularem* Heparin (s.u.) kaum beobachtet wird.

Zur **Thromboseprophylaxe** reichen weit geringere Heparindosen aus. Empfohlen wird eine *low dose* Applikation von 12000–15000 IE über 24 Stunden verteilt. Dabei bezieht sich die niedrigste Dosis auf Patienten mit 50–60 kg, die höchste auf 80 kg und mehr. Diese Behandlung, die hier zweckmäßigerweise in Form subkutaner Injektionen erfolgt, sollte 8–12 Stunden vor der Operation beginnen und mindestens 5–10 Tage danach noch weitergeführt werden. Eine vermehrte Blutungsneigung oder eine verzögerte Heilungstendenz wurde dabei nicht beobachtet. Bei operativen Eingriffen an venösen oder arteriellen Gefäßen sind höhere Heparindosen empfehlenswert. Die Behandlung wird dann intraoperativ mit intravenösen Gaben von 5000 IE eingeleitet.

Eine Weiterentwicklung der hochmolekularen *unfraktionierten* Heparine (ca. 30000 Dalton) ist das niedermolekulare Heparin (4000–8000 Dalton).

> **!** Das niedermolekulare Heparin ist zur Thromboseprophylaxe gut geeignet und hat den Vorteil, daß eine Kontrolle der plasmatischen Gerinnung nicht erforderlich ist.

Bei der *prophylaktischen* Heparinapplikation in **niedriger Dosierung** ist im allgemeinen ebenfalls keine Kontrolle der Gerinnungswerte notwendig, da

Thrombinzeit (TZ) und partielle Thromboplastinzeit (PTT) dabei meist im oberen Normbereich liegen. Bei der **hochdosierten Heparinbehandlung** sollten TZ und PTT 1 $^{1}/_{2}$–2mal länger als der Normwert sein, um die gerinnungshemmende Wirkung voll auszuschöpfen.

Cumarine

Für eine längere antithrombotische Behandlung sind Heparinpräparate wegen ihrer kurzen Wirkdauer und der parenteralen Applikationsform ungeeignet. Aus diesem Grunde ist eine Behandlung mit Cumarinen nicht nur eine Alternative, sondern eine wichtige Ergänzung einer unter stationären Bedingungen begonnenen Heparintherapie. Die meist verwendeten, lang wirksamen Präparate haben in der Regel eine Anlaufzeit von 2–3 Tagen, d.h., erst nach dieser Zeit ist der Prothrombinspiegel soweit gesenkt, daß eine wirksame Gerinnungsverzögerung des Blutes gewährleistet ist. Die Patienten müssen bei dieser Behandlung so eingestellt werden, daß der *Prothrombinspiegel* zwischen 10–30 % des Normalen liegt (Einstufentest nach Quick, je nach verwendetem Thromboplastin, mit Thrombotest 5–15 %). Bei höheren Werten ist die Therapie praktisch unwirksam, bei niedrigeren Werten besteht die Gefahr der Spontanblutungen. Um die Zuverlässigkeit der oralen Antikoagulantienüberwachung zu verbessern und insbesondere eine Vergleichbarkeit der mit verschiedenen Thromboblastinen ermittelten Meßwerte zu ermöglichn, wurde von der WHO 1983 die sog. **INR** (International normalized ratio) eingeführt. Sie ist ausschließlich in der stabilen Phase der oralen Antikoagulantientherapie verwendbar und nicht in der Einstellphase oder bei der Routineüberwachung eines allgemeinen Krankenguts. Der therapeutische Bereich liegt je nach Grundleiden bei einer INR von 2–5. Als erstes Zeichen vermehrter *Blutungsbereitschaft* findet sich häufig eine Hämaturie. Es ist daher notwendig, während der Behandlung in regelmäßigen Abständen Harnuntersuchungen und gleichzeitig eine Kontrolle der Prothrombinwerte durchzuführen. Durch die Cumarinbehandlung werden außer dem Prothrombin auch die Faktoren VII und X vermindert, die alle in die Prothrombinzeit nach Quick eingehen. Dagegen wird der ebenfalls betroffene Faktor IX nicht mehr erfaßt. Außer der genannten Verminderung von plasmatischen Gerinnungsfaktoren bewirken die Cumarine eine vermehrte Durchlässigkeit der Blutgefäße.

> **!** Kontraindiziert ist eine Cumarintherapie daher besonders bei Zerebralsklerosen (wegen der Gefahr einer Hirnblutung), bei floriden Magen- und Zwölffingerdarmgeschwüren, bei Hämaturie, fixierter Hypertonie, arteriellen Aneurysma und bei Endocarditis polyposa.

Ergibt sich aus irgendeinem Grund die Notwendigkeit, eine bereits begonnene Antikoagulanzientherapie zu unterbrechen, so gelingt das bei Verwendung von Heparin mit *Protaminsulfat*, bei einer Cumarinbehandlung mit hohen Dosen von *Vitamin K*. Protaminsulfat wird in 1%iger Lösung intravenös injiziert. 50 mg Protamin (= 5 ml Protamin 1 000) neutralisieren 5 000 IE Heparin. Bei schweren Blutungen injiziert man zweckmäßigerweise sofort 10 ml (=1 000 mg) langsam i.v. (entspricht 2 Ampullen Protamin 1 000). Das wasserlösliche *Vitamin K*, sollte nicht intravenös injiziert werden, da anaphylaktische Reaktionen mit Schock beobachtet wurden. Es kann in Tropfenform oder per infusionem verabreicht werden. Da die betroffenen Faktoren auch bei normaler Leberfunktion erst nachgebildet werden müssen, kann überbrückend die Gabe von entsprechenden *Plasmakonzentraten* (Tab. 10.**5**) erforderlich sein.

Neben dem **Blutungsrisiko** bei individueller, iatrogener oder relativer Überdosierung (Indandione und Cumarine zeigen Interferenzen mit zahlreichen anderen Medikamenten) sind pharmakologische Nebenwirkungen zu beachten. Heparin ist relativ gut verträglich, nur gelegentlich sieht man eine Überempfindlichkeit in Form von Urtikaria, Asthma, Rhinitis, Alopezie, Thrombozytopenie und Schock sowie nach Langzeitanwendung sehr selten eine Osteoporose. Bei Cumarinen werden Übelkeit, Erbrechen und Diarrhöen beobachtet, gelegentlich kommt es nach längerer Anwendung zu Leberfunktionsstörungen oder allergischen Erscheinungen.

Die *Cumarinnekrose* stellt eine Nebenwirkung dar, die bei etwa 1 % der Patienten meist am 3. oder 4. Tag der Cumarinbehandlung auftritt. Hauptsächlich betroffen sind Patienten mit einem Protein-C-Mangel. Protein C ist ein Vitamin-K-abhängiger Inhibitor der Blutgerinnung (S. 433 f.), der in der Einleitungsphase der oralen Antikoagulation schneller absinkt als die prokoagulatorischen Faktoren. Dadurch kommt es zu einem Ungleichgewicht zwischen pro- und antikoagulatorisch aktivem Potential während der ersten Behandlungstage. Bei Patienten mit einem Protein-C-Mangel ist dieses Ungleichgewicht besonders stark ausgeprägt, so daß Thrombosen in den Gefäßen der Haut und des Unterhautfettgewebes entstehen können, die zu Nekrosen führen.

Thrombozyten-Aggregationshemmer

Auch die *Acetylsalicylsäure* und einige der dieser in ihrer Wirkung verwandten Substanzen (Sulfinpyrazon, Phenylbutazon, Ibuprofen u.a.) werden seit einiger Zeit immer häufiger als Aggregationshemmer therapeutisch eingesetzt. Das gilt beispielsweise für Kranke mit mikroangiopathischem Syndrom (Moschcowitz), aber auch nach dem Absetzen einer antithrombotischen Behandlung nach überstandenem Herzinfarkt. Im venösen Bereich, z.B. zur Prophylaxe von Venenthrombosen, sind Salicylate praktisch unwirksam.

Die für eine wirksame Acetylsalicylsäurebehandlung notwendigen **Tagesdosen** liegen bei 100–300 mg p.o. Dabei ist die ulzerogene **Nebenwirkung** in 6–15 % der Fälle ein weiterer Grund, mit dieser Substanz zurückhaltend umzugehen.

Fibrinolytika

Die zur *kurativen* Behandlung von Thrombose- und Emboliekrankheiten eingesetzten Fibrinolytika erzeugen je nach Dosierung und Applikationsform eine kurzfristige oder einige Tage anhaltende deutliche **Gerinnungsstörung**. Verwendet werden gegenwärtig *Streptokinase, Urokinase, Heparin* und *rekombinanter Gewebs-Plasminogen-Aktivator* (rt-PA, Tab. 10.**7**). In Einzelfällen kann die fibrinolytische Wirksamkeit oder die Dauer der Defibrinierungsphase im Rahmen des plasmininduzierten Fibrinogenabbaus unerwartet stark oder langdauernd sein. Treten Blutungssymptome auf, so ist bei primärer endogener Hyperfibrinolyse der Einsatz von *Antifibrinolytika* (ε-Aminocapronsäure, Trasylol) indiziert. Außerdem muß *Fibrinogen* substituiert werden.

Sonstige allgemeine therapeutische Maßnahmen bei Blutkrankheiten

Bluttransfusion

Im Rahmen der Behandlung von Blutkrankheiten haben Bluttransfusionen eine besonders vielfältige Indikation. Sie wirken als Blutersatz, als Stimulans für das Knochenmark (infolge Zufuhr humoraler Wirkstoffe) und haben einen ausgeprägten blutstillenden und roborierenden Effekt.

Da im Verlauf von Blutkrankheiten oft eine sehr große Zahl von Transfusionen notwendig wird, ist von vornherein auf eine strenge Blutgruppen- und **Rh-Faktor-Übereinstimmung** zu achten (Blutgruppenbestimmung S. 627 ff.). Infolge der heute sehr häufigen und vielfältigen Verwendung von Bluttransfusionen ist das Transfusionswesen mehr und mehr spezialisiert. Es ist gelungen, eine ganze Reihe von Spezialverfahren zu entwickeln, mit deren Hilfe die Art der Blutübertragung so variiert werden kann, daß sie dem jeweiligen therapeutischen Ziel möglichst angepaßt wird (Frischblut, Konservenblut, Erythrozytenkonzentrate, Blutplättchentransfusionen, Granulozytentransfusionen, verschiedene Plasmaverarbeitungen und -fraktionierungen, Austauschtransfusionen). Stets soll möglichst nur die Blutfraktion übertra-

Tabelle 10.7 Thrombolysetherapie (nach Barthels u. Poliwoda[18])

Indikation	Therapieform	Bolusinjektion	Erhaltungsdosis	Therapiedauer	Halbwertszeit
Tiefe Beinvenenthrombosen	Streptokinase				
	– klassische Therapie	250 000 E/30 min	100 000 E/h	3–5 Tage	30 min
	– ultrahochdosierte Therapie	250 000 E/20 min	9 Mill. E/6 h 1mal tägl.	1 bis ggf. 5 Tage	
	– bei Kindern	4 000 E/kg/30 min	1 000 E/kg/Std.	12–24 Std.	
	Urokinase	250 000 E/30 min	2,5 Mill. E/d	3–5 Tage	30 min
Lungenembolien	wie oben			ggf. nur 12 Std.	
Myokardinfarkt (nicht älter als 6 Stunden)	Streptokinase	–	1,5 Mill. E	60 min	
	Urokinase	1,5 Mill. E	1,5 Mill. E	90 min	
	rt-PA (Actilyse)	10 mg	70–100 mg total:		5 min
			50 mg	60 min	
			10 mg	30 min	
			ggf. noch 30 mg	90 min	
	scu-PA (Prourokinase, Saruplase)	20 mg	60 mg	60 min	5 min
	APSAC (anisoylierter Plasminogen-Streptokinase-Aktivator-Komplex)	30 mg (bzw. 30 E)	–	5 min	75 min

gen werden, die der Kranke benötigt („Bluttransfusion nach Maß", gezielte Hämotherapie). Dazu kommen die Plasma- oder Blutersatzmittel, die jedoch in der Therapie der Blutkrankheiten eine geringe Rolle spielen.

Technik der Bluttransfusion*

Grundsätzlich sind zwei Transfusionsarten zu unterscheiden: die *direkte* und die *indirekte* Bluttransfusion. Bei der direkten Methode wird das Blut unmittelbar vom Spender auf den Empfänger übertragen, während bei dem indirekten Verfahren das ungerinnbar gemachte Blut zunächst in einem Spezialbehälter aufgefangen und zu einem späteren Zeitpunkt auf den Empfänger transfundiert wird. Wegen der Vorteile des indirekten Verfahrens (Trennung von Spender und Empfänger, Möglichkeit der Konservierung und Spezialpräparierung) hat man die direkte Transfusion heute fast überall verlassen.

Blutgruppengleichheit. Vorbedingung für jede Transfusion ist die *Blutgruppengleichheit* zwischen Spender und Empfänger. Die Blutgruppengleichheit muß sich auf das *AB0-* und das *Rh-System* beziehen. Die A-Untergruppen brauchen im allgemeinen bei Blutübertragungen nicht berücksichtigt zu werden, doch sollte das Spenderblut bezüglich des Rh-Systems unbedingt formelgleich oder formelverträglich sein. Dabei ist zu beachten, daß ein Blutspender als Rh-positiv gilt, wenn das Merkmal D bei ihm nachweisbar ist. In der Routinepraxis wird dann auf die Bestimmung weiterer Merkmale des Rh-Systems verzichtet. Bei Rh-negativen (d.h. D-negativen) Personen müssen darüber hinaus auch die Merkmale C und E sowie gegebenenfalls D^u bestimmt werden, was letztlich auf eine Bestimmung der gesamten *Rhesusformel* hinausläuft. Nur Blut von Spendern ohne die Merkmale C, D, D^u und E darf als Rh-negativ deklariert werden. In bezug auf das Rhesus-System sind diejenigen Personen als *„Allesempfänger"* zu bezeichnen, die sämtliche Rh-Merkmale (= Rh-Formel Cc D.Ee) aufweisen. Einen *„Allesspender"* gibt es innerhalb des Rh-Systems nicht, da z.B. ein Empfänger mit den Rh-Merkmalen CC und/oder EE durch Blut von einem Rh-negativen Spender mit der Formel ccddee sensibilisierungsgefährdet ist.

Aus diesem Grund ist es erforderlich, bei allen Blutspendern und -empfängern die gesamte Rh-Formel zu bestimmen.

* „Richtlinien zur Blutgruppenbestimmung und Bluttransfusion (Hämotherapie)" wurden vom Wissenschaftlichen Beirat der Bundesärztekammer und vom Paul-Ehrlich-Institut aufgestellt. Die letzte überarbeitete Fassung erschien 1996 im Deutschen Ärzte-Verlag.

Für die erfolgreiche Übertragung von *Granulozyten* und *Thrombozyten* ist eine weitgehende Gleichheit der HLA-A-, -B- und -C-Antigene wichtig. Entsprechende *Testuntersuchungen* werden in allen großen Blutspendezentren durchgeführt. Die Auswahl der Spender stößt auf ähnliche Schwierigkeiten wie die bei Organtransplantationen. Daneben ist natürlich auch eine Übereinstimmung in den Blutgruppen von Spender und Empfänger wie bei jeder Bluttransfusion notwendig.

Blutspender. Die Blutspender müssen *gesund* sein. Abzulehnen sind alle **Personen**, die eine Lues gehabt haben (wird Blut übertragen, das mindestens 72 Stunden im Kühlschrank gelagert hat, so sind Luesübertragungen praktisch ausgeschlossen). Spender mit einer Hepatitis sind am besten für immer von Blutübertragungen zurückzustellen, das gleiche gilt auch für Malaria bzw. Malariarezidive. Menschen, die eine Malaria tropica überstanden haben, kommen als Spender überhaupt nicht mehr in Betracht. Von der Blutspende *auszuschließen* sind möglichst auch diejenigen Personen, die eine Krankheit mit Neigung zu Rezidiven, wie z.B. Tuberkulose, durchgemacht haben, wobei als einzige Ausnahme der Primärkomplex gilt. Hypertonien kardialer und renaler Genese können dagegen zum Spenden zugelassen werden. Selbstverständlich ist es oft schwer, die vorgenannten Krankheiten sicher auszuschließen, wenn eine Blutübertragung rasch durchgeführt werden muß. Aus diesem Grunde ist es ratsam, sich von dem Spendewilligen *vor* der Blutübertragung einen **Revers** unterschreiben zu lassen, aus dem hervorgeht, daß er in den vorgeschriebenen Zeiträumen an keiner der genannten Infektionskrankheiten gelitten hat. Durch entsprechende serologische Untersuchungen müssen eine bestehende oder früher durchgemachte Hepatitis B und C ausgeschlossen werden. Ein Hepatitis-A-Ausschluß ist bei Blutspendern überflüssig.

! Doch ist zu bedenken, daß etwa 90 % der durch Bluttransfusionen übertragenen Hepatitiserkrankungen Non-A-Non-B-Erkrankungen und davon wiederum 80 % Hepatitis-C-Fälle sind.

Hinsichtlich eines **Infektrisikos** durch *HIV 1* und *HIV 2* sind in den letzten Jahren Maßnahmen erarbeitet worden, die eine bestmögliche Sicherheit der Empfänger von Blut und Blutprodukten garantieren sollen. Dazu gehören eine sorgfältige *Spenderauswahl* und lückenlose Tests der Blutspender auf HIV-Antikörper, eine wirksame Inaktivierung von HIV in Präparaten, bei denen das möglich ist, Hinweise in den Packungsbeilagen auf ein mögliches Restrisiko (Hepatitis B, C und HIV) und – nicht zuletzt – eine Anwendungsbeschränkung mit dem Ziel, Blut und Blutprodukte nur einzusetzen, wenn dies unbedingt erforderlich ist.

Blutkonserven. Alle Schwierigkeiten werden umgangen, wenn man Blutkonserven aus einem gut geleiteten *Blutspendezentrum* bezieht. Zu diesem Zweck ist es notwendig, 5 ml Nativblut des Empfängers (bei Säuglingen 5 Kapillaren) einzusenden. Mit diesem Blut kann dann die Blutgruppe des Empfängers bestimmt und gleichzeitig bei der vorgesehenen Blutkonserve die Kreuzprobe zwischen Spender- und Empfängerblut angestellt werden.

Kreuzprobe. Bei der Kreuzprobe werden Blutkörperchen des *Spenders* mit Serum des *Empfängers* und umgekehrt zusammengebracht. Als **Majortest** oder Hauptkreuzprobe wird die Untersuchung bezeichnet, bei der Spendererythrozyten und Empfängerserum zusammengebracht werden (Verhältnis ca. 3:1). Nach einer Inkubation von 20 Min. bei + 20 °C bzw. 37 °C wird festgestellt, ob Hämolyse oder Aggregation stattgefunden haben. Beim **Minortest** oder der Nebenkreuzprobe wird geprüft, ob zwischen Spenderserum und Empfängererythrozyten eine *Reaktion* auftritt. In den Richtlinien der Bundesärztekammer wird ein Röhrchenansatz, der sog. **Dreistufentest** dringend, bei Mehrfachtransfundierten, sogar zwingend empfohlen. Die *1. Stufe*, bei Zimmertemperatur durchgeführt, dient dem Nachweis von kompletten und inkompletten Antikörpern. Die *2. Stufe*, bei der die Inkubation bei 37 °C stattfindet, soll die inkompletten thermophilen Antikörper erfassen. Mit der *3. Stufe*, der Antiglobulinphase, werden nach Waschen derselben Ansätze und Antiglobulinserumzusatz nur die antiglobulinreaktiven, inkompletten Antikörper nachgewiesen.

Blutkonserven dürfen nicht geschüttelt werden (cave **Aufbewahrung** in den üblichen Kühlschränken), auch sollen sie nur bei *Zimmertemperatur* langsam erwärmt werden (auf keinen Fall im Wasserbad!), da jede stärkere Erwärmung mit der Gefahr einer Hämolyse und Eiweißdenaturierung einhergeht.

Außer der Kreuzprobe, die in der Blutbank durchgeführt wird, muß vor der Transfusion vom transfundierenden Arzt ein sogenannter **Bedside-Test** erbracht werden: Dazu wird mit konfektionierten *Testserensets* auf genormten Testkarten die Blutgruppe (AB0) des Spender- und Empfängerbluts kontrolliert.

Die Transfusion darf nur durchgeführt werden, wenn beide Blutgruppen übereinstimmen.
Das Ergebnis muß schriftlich dokumentiert werden.

Außerdem sollte vor jeder Blutübertragung die **biologische Probe** nach Oehlecker durchgeführt werden: 10–20 ml Spenderblut werden schnell übertragen und, falls nach einer *Wartezeit* von 2 Minuten keine Reaktionen auftreten, weitere 20 ml Blut transfundiert. Wird auch diese Menge ohne Beschwerden toleriert, kann nunmehr die ganze Blutmenge übertragen werden.

Kontraindikationen. *Absolute* Kontraindikationen gegen eine Bluttransfusion stellen das Lungenödem oder ein drohendes Lungenödem dar, ferner frische Embolien und Infarkte sowie Thrombosen und Thrombophlebitiden, da hier die Blutübertragung zur Ablösung eines Thrombus und damit zur Embolie führen kann. Bei länger zurückliegenden Infarkten und Embolien ist die Indikation zur Transfusion besonders streng zu stellen und die Transfusion so langsam wie möglich durchzuführen. Bei Thromboseneigung wird durch eine Transfusion die Gerinnungsfähigkeit des Blutes noch weiter erhöht. Daher muß in solchen Fällen bei dringender Transfusionsindikation durch Heparinisierung der Thrombosegefahr vorgebeugt werden.

Austauschtransfusion. Als besondere Transfusionsform ist die Austauschtransfusion (Exsanguino-Transfusion) zu erwähnen. Sie hat zum **Ziel**, das gesamte Blut einem Austausch zu unterziehen. Um einen vollständigen Blutwechsel zu erreichen, ist es notwendig, ein *Mehrfaches* des körpereigenen Blutvolumens zu transfundieren, da während des Austauschs ein Teil des patienteneigenen Blutes zurückbleibt, das sich mit dem zugeführten Blut vermischt. Eine Austauschtransfusion kann entweder in *einer* Sitzung oder in Form mehrerer Einzelübertragungen im Verlauf *einiger* Tage durchgeführt werden, wobei man jeweils das 1- bis 1 $^1/_2$fache des körpereigenen Blutvolumens austauscht.

> **!** Will man einen vollständigen Blutwechsel erreichen, so ist der Austausch des 3- bis 3 $^1/_2$fachen Gesamtvolumens notwendig (normales Blutvolumen beim Erwachsenen etwa 5–6 Liter).

Ob ein solcher Gesamtblutwechsel erforderlich ist, hängt von der jeweils vorliegenden *Indikation* ab.

Bei der **Neugeborenenerythroblastose** wird ein Gesamtaustausch des Blutes angestrebt. Die Austauschmenge beträgt dabei etwa 600–1 000 ml. Voraussetzung für den Austausch ist die genaue Klärung der *Verträglichkeit* (mütterliches Blut untersuchen!). Es soll für die Transfusion nur Blut verwendet werden, welches dem Kind möglichst keine fremden Antigene zuführt und auch antigennegativ ist in bezug auf die mütterlichen Antikörper. Das dem Kind zuzuführende Blut muß daher auch mit dem Serum der Mutter einwandfreie *Verträglichkeitsreaktionen* ergeben. Zweckmäßigerweise werden Austauschtransfusionen bei der Neugeborenenerythroblastose in enger Zusammenarbeit mit einem guten *Blutspendezentrum* durchgeführt.

Bei der **CO-Vergiftung** und sonstigen *schweren Hämoglobinschädigungen* (z.B. Methämoglobinämie) reicht erfahrungsgemäß der einmalige Austausch des 1- bis $1\,^1/_2$fachen Blutvolumens aus. Das gleiche gilt auch für schwere *Verbrennungen*, bei denen durch die Austauschtransfusion mehr als mit der üblichen Plasmatransfusion erreicht wird. Über Austauschtransfusionen beim akuten hämolytischen Transfusionszwischenfall s. S. 563.

Die **Technik** der Austauschtransfusion ist einfach, doch ist sie für den Patienten sehr belastend. Das zuzuführende Blut wird in üblicher Weise (am besten aus Konservenflaschen, die nicht älter als eine Woche sein sollten) in eine Armvene übertragen. Die **Blutentnahme** erfolgt aus der Vene des anderen Armes oder der V. saphena oder auch aus einer Arterie. Am einfachsten wird die Blutentnahme mittels einer evakuierten Blutkonservenflasche oder mit Hilfe einer Wasserstrahlpumpe in ein zwischengeschaltetes Meßgerät vorgenommen. Zweckmäßigerweise gibt man dem Patienten während der Austauschtransfusion **Beruhigungsmittel**, evtl. kann sie auch in Narkose durchgeführt werden. Beim Erwachsenen führt man im allgemeinen 200 ml Blut mehr zu, als abgenommen wird. Um das mit den Blutkonserven übertragene Natriumcitrat zu neutralisieren, sollte zwischen den einzelnen Konserven jeweils 1 g *Calciumgluconat* injiziert werden.

Kontraindikationen gegen eine Austauschtransfusion sind Kreislauflabilität und -dekompensation.

Erythrozytenkonzentrate. Aus verschiedenen Gründen ist man in den letzten Jahren mehr und mehr dazu übergegangen, den Kranken nur diejenigen **Blutkomponenten** zu transfundieren, die sie im Augenblick benötigen, man appliziert *Transfusionen nach Maß*. Vollbluttransfusionen gehören heute zu den seltenen Anwendungen. Kranke mit Vorherrschen einer Anämie erhalten Erythrozytenkonzentrate transfundiert, die sehr einfach durch Absaugen der Blutflüssigkeit aus dem Vollblut präpariert werden. Dabei sind, besonders für Patienten, die häufig Transfusionen benötigen, Präparate mit *gewaschenen* Erythrozyten vorzuziehen. Auf diese Weise werden Kreislauf- und Stoffwechselbelastungen von anämischen Kranken wesentlich reduziert sowie immunologische **Komplikationen** verhindert.

Zur Vermeidung von Transfusionszwischenfällen, die durch *Granulozyten* hervorgerufen werden und meist durch HLA-Antigene bedingt sind, sollte prinzipiell nur Erythrozytenkonzentrat Verwendung finden, bei dem die weißen Blutkörperchen durch verschiedene Verfahren (Waschen, „PAL-Filter", „Inline-Filter" u.a.) entfernt wurden.

Granulozytentransfusion. Die Möglichkeit einer Übertragung von Granulozyten wurde ebenfalls im letzten Jahrzehnt genau studiert und verfeinert, wobei die technische Verfügbarkeit von Zellseparatoren diese Versuche wesentlich begünstigte. Bei Vorliegen schwerer Leukozytopenien scheint die

Verminderung von Lymphozyten für die Kranken weniger gefährlich zu sein als die Reduktion der Granulozyten. Der Ersatz von Granulozyten durch Transfusionen stößt allerdings auf mancherlei *Schwierigkeiten*. Da Granulozyten nur kurzfristig (6–8 Stunden) in der Blutbahn verharren, sind Leukozytentransfusionen nur sinnvoll, wenn weiße Blutkörperchen in einer vernünftigen Größenordnung übertragen werden können. Unter großzügiger Berücksichtigung der bekannten Daten aus der *Granulozytenkinetik* sollten alle 1–2 Tage 0,5- bis 1mal 10^{11} Granulozyten transfundiert werden. Wollte man die darniederliegende Blutleukozytenzahl zur Verminderung des Infektrisikos um 800–1 000 Zellen/µl ansteigen lassen, so wäre das Leukozytenäquivalent von 30–50 Frischbluttransfusionen gesunder Spender nötig. Heute werden Granulozyten zu Transfusionszwecken ausschließlich durch Zellseparation (Leukapherese, S. 573 f.) gewonnen.

! Spender und Empfänger müssen auch bei der Granulozytentransfusion gruppengleich hinsichtlich AB0- und Rh-System sein. Auch eine HLA-Identität ist anzustreben.

Die Indikation zur Granulozytentransfusion soll sehr eng gestellt werden und dabei die Grunderkrankung und Prognose des Patienten berücksichtigt werden. Einige frühere Indikationen haben sich durch den Einsatz von rekombinanten Wachstumsfaktoren (z.B. G-CSF, S. 542 f.) erübrigt. **Keinen Granulozytenersatz** benötigen Agranulozytosekranke mit promyelozytärem Mark, da in etwa 2 Tagen mit dem Wiedererscheinen funktionstüchtiger Granulozyten im peripheren Blut zu rechnen ist. Auch Kranke, die in einer sterilen Behandlungseinheit (life island) therapiert werden, brauchen meist keinen entsprechenden Ersatz. Nicht gerechtfertigt sind Granulozytentransfusionen bei therapieresistenten Tumor- und Leukämiekranken[19].

Thrombozytenkonzentrate. Eine große Bedeutung bei der Behandlung von hämatologisch Kranken haben auch Thrombozytenkonzentrate erlangt. Sie sind immer dann indiziert, wenn im Rahmen einer Thrombozytopenie Blutungen auftreten, die über die Bildung von Petechien oder über gut beherrschbare lokale Blutungen hinausgehen. Im **Notfall** kann erythrozytenkompatibles ACD-Frischblut oder thrombozytenreiches ACD-Plasma verwendet werden. Doch kommt es bei fortlaufender Übertragung von Thrombozytenkonzentraten innerhalb weniger Wochen zu einer **Alloimmunisierung** und damit zur Unwirksamkeit weiterer Transfusionen. Dies läßt sich lediglich durch die Verwendung von *HLA-kompatiblen Spendern* vermeiden. Die **Wirksamkeit** von Thrombozytentransfusionen läßt sich aus der Bestimmung der Blutplättchenzahl eine Stunde oder besser noch, einen Tag nach der Transfusion ausmachen.

Therapie der Transfusionszwischenfälle

Die schwerste und gefährlichste Transfusionsreaktion ist der *hämolytische Transfusionszwischenfall* (S. 81 f.), der eine **Mortalität** von fast 50 % aufweist. Er macht eine sofortige Unterbrechung der fehlerhaften Transfusion nötig. Die weitere Behandlung zielt auf die Bekämpfung des Schocksyndroms mit Blutdruckabfall und Hypovolämie sowie der Niereninsuffizienz ab.

Wenn einwandfrei verträgliches Blut erhältlich ist, sollte eine erneute Transfusion durchgeführt werden. Von manchen Autoren sind sogar sofortige Austauschtransfusionen empfohlen worden.

> ! Stoßen die Blutgruppenbestimmungen oder die Kreuzprobe auf Schwierigkeiten, müssen sofort Plasma, Plasmaexpander oder Kochsalzlösungen infundiert werden.

Treten während des hämolytischen Transfusionszwischenfalls **Blutungen** auf, so haben diese oft ihre Ursache in einer *Verbrauchskoagulopathie*[20] (S. 480 ff.) oder einer *gesteigerten Fibrinolyse*. Da Pathogenese und Therapie dieser beiden Gerinnungsstörungen verschieden sind, ist eine rasche und genaue diagnostische Klärung (Thrombozytopenie bei Verbrauchskoagulopathie, Plasminogenverminderung bei Hyperfibrinolyse) und sofortige Einleitung der Behandlung (Heparin bei Fibrinolyse bzw. Trasylol oder ε-Aminocapronsäure usw.) unbedingt notwendig. Geht der Hämolysezwischenfall mit einer **Anurie** einher, ist eine Hämodialyse zwingend indiziert.

Gelegentlich ist ein stärkerer **Blutdruckabfall** während der Transfusion erstes Symptom einer ernsthaften Transfusionsreaktion. Ein solcher Zwischenfall sollte die sofortige Unterbrechung der Blutübertragung veranlassen. Erholt sich der Kreislauf dann schnell, kann die unterbrochene Transfusion u.U. weitergeführt werden. Ist das nicht der Fall, muß sofort eine *Intensivbehandlung* begonnen werden.

Die schwerste **kardiovaskuläre Reaktion** im Verlauf einer Bluttransfusion ist das *Lungenödem*. Gefährdet sind hier in erster Linie kreislaufdekompensierte Patienten, doch kann ein solcher Zwischenfall auch beim vollkompensierten Herzkranken und ebenso beim Herzgesunden auftreten. Die Therapie erfolgt nach den bekannten Regeln von Kardiologie und Intensivmedizin.

Schließlich kann es im Verlauf von Transfusionen noch zu **allergischen Reaktionen** des Patienten kommen, oft begleitet von Fieber und Schüttelfrost. Meist tritt nur eine Urtikaria auf, doch können auch bedrohliche Reaktionen mit stärkerer Ödemneigung, vor allem mit Glottisödem, vorkommen. Therapeutisch gibt man Antihistaminika, Calciumpräparate, evtl. Novocain und vor allen Dingen Glukokortikoide oral und intravenös.

Unumgänglich nötig ist es, bei Auftreten eines jeden Transfusionszwischenfalls nach dessen **Ursache** zu fahnden. Zu diesem Zweck werden vom Gutachtergremium der Deutschen Ärztekammer folgende Maßnahmen empfohlen:

- Entnahme von **zwei Blutproben** des Empfängers, davon eine unter Zusatz eines gerinnungshemmenden Mittels. Die letztgenannte Probe ist sofort zu zentrifugieren und auf freies Hämoglobin im Plasma zu prüfen (Differentialdiagnose: Plasmahämoglobin durch mechanische Hämolyse , zum Beispiel beim extrakorporalen Kreislauf).
- **Blutgruppen- und Rh-Bestimmung** an der nach o.g. entnommenen Empfängerblutprobe ohne gerinnungshemmenden Zusatz.
- Blutgruppen- und Rh-Bestimmung an der vom **Empfänger** vor der Transfusion entnommenen Blutprobe.
- Blutgruppen- und Rh-Bestimmung an der **Konservenblutprobe** (sowohl Konserveninhalt als auch Begleitröhrchen).
- **Verträglichkeits-(Kreuz-)Proben** an den beiden Empfängerblutproben (vor und nach Transfusion) und beiden Konservenblutproben (Konserveninhalt und Begleitröhrchen) mit allen Methoden.
- **Antikörpernachweis** beim Empfänger in der vor der Transfusion entnommenen Blutprobe; Differenzierung und Titrierung.

Knochenmark- und Stammzelltransplantation

Die Knochenmarktransplantation (KMT) oder die periphere Blutstammzelltransplantation (PBSZT) können bei einer zunehmenden Zahl von Krankheiten eine wirksame **Therapie** mit Heilungschancen darstellen. Es sind dies schwere, zum Tode führende Erkrankungen, bei denen eine konventionelle Behandlung nicht möglich ist (z.B. aplastische Anämie), oder nur mehr oder weniger lange Remissionen erreicht werden können (z.B. CML).

Neben der Methode der Gewinnung des Transplantates (KMT oder PBSZT) wird je nach **Herkunft** des Spendermarks zwischen *allogener* und *autologer* Transplantation unterschieden. Bei der allogenen Transplantation stammt das Transplantat von einer anderen Person als dem Empfänger, bei der autologen Transplantation werden dem Empfänger eigene Zellen übertragen, die zu einem früheren Zeitpunkt entnommen und kryokonserviert wurden. Eine zwischen allogener und autologer KMT oder PBSZT liegende Möglichkeit ist die *syngene* Transplantation, bei der der Spender ein eineiiger Zwilling des Empfängers ist, und das Transplantat somit genetisch identisch ist.

Knochenmarktransplantation. Bei der KMT wird das Knochenmark dem Spender unter sterilen Bedingungen in Vollnarkose oder Spinalanästhesie bevorzugt aus dem **Beckenkamm** entnommen. Jeweils 3–6 ml Knochenmark werden an verschiedenen Stellen des Beckenkamms durch zahlreiche Punktionen aspiriert, um die Kontamination mit peripherem Blut möglichst gering zu halten. Insgesamt benötigt man ca. 600–1 600 ml Knochenmark, das in einem Gewebekulturmedium mit Heparin suspendiert wird. Nach der Entnahme wird das Mark zum Entfernen von Knochenteilchen, Fett und Klumpen filtriert oder zentrifugiert, und kann dann direkt transplantiert, oder nach Separation der mononukleären Zellen unter Zugabe von Kryopräservativa wie Dimethylsulfoxyd (DMSO), Albumin, Hydroxyethylstärke etc. eingefroren und bis zur Transplantation in flüssigem Stickstoff bei −196 °C aufbewahrt werden[21, 22].

Blutstammzelltransplantation. Zur PBSZT werden dem Spender nach mehrtägiger subkutaner Gabe von G-CSF (granulocyte colony stimulating factor) oder GM-CSF (granulocyte macrophage colony stimulating factor) kernhaltige Zellen in mehreren *Leukapheresesitzungen* gesammelt, bis die benötigte Zellmenge erreicht ist[23].

Eine weitere Quelle hämatopoetischer Stammzellen ist das **Nabelschnurblut**, das nach der Geburt aus der Nabelschnurvene entnommen wird. Nach Separation der mononukleären Zellen können diese kryopräserviert werden, bis ein geeigneter Empfänger gefunden wird. Nabelschnurblut enthält prozentual mehr Stammzellen als normales peripheres Blut, jedoch weniger als Knochenmark. Da die durchschnittliche Entnahmemenge jedoch nur etwa 100 ml beträgt, ist die verfügbare Stammzellmenge sehr beschränkt, so daß klinische Erfahrungen vor allem in der Transplantation von Kindern vorliegen.

Allogene Knochenmark- oder Stammzelltransplantation

Eine **Indikation** zur allogenen Transplantation ist gegeben, wenn erkranktes oder funktionsuntüchtiges Knochenmark durch gesundes, funktionstüchtiges Mark ersetzt werden soll (Tab. 10.**8**). Von größter Wichtigkeit ist dabei die *Auswahl* eines passenden Spenders, wobei HLA-identischen, in der gemischten Lymphozytenkultur (MLC) negativen, gleichgeschlechtlichen Geschwistern der Vorzug zu geben ist, um eine spätere immunologische Reaktion des Transplantats gegen den Empfänger, eine sogenannte *graft versus host-Reaktion* (GvHR), zu minimieren. Ist ein Geschwister als Spender nicht verfügbar, wird die Suche zuerst auf die Familie und dann auf nationale und internationale Knochenmarkspenderdateien ausgeweitet. Derzeit kann für 25–30 % der Patienten ein *Familienspender* und für 50–70 % ein *Fremdspender* gefunden werden[24]. Wenn ein **HLA-identischer Spender** nicht gefunden werden kann, kann man einen Spender mit ein oder zwei unterschiedlichen HLA-Merkmalen suchen, jedoch steigt das Risiko, an einer schweren GvHR zu erkranken, oder einer Abstoßung des Transplantats mit der Zahl der **HLA-Unterschiede**[22].

Jede allogene Transplantation muß durch eine **Konditionierung** eingeleitet werden, die die Aufgabe hat, durch *myeloablative Therapie*, sowohl die malignen Zellen, als auch, soweit vorhanden, noch gesunde Knochenmarkszellen zu zerstören. Zusätzlich soll eine *Immunsuppression* zur Verhinderung einer Transplantatabstoßung erreicht werden. Je nach Erkrankung existieren verschiedene Schemata zur Konditionierungstherapie. Diese beinhalten zumeist hochdosiert Cyclophosphamid in Kombination mit fraktionierter Ganzkörperbestrahlung (TBI) und/oder anderen hochdosierten Zytostatika, wie Busulfan, Etoposid etc. Die akuten **Nebenwirkungen** der Konditionierung entsprechen den Nebenwirkungen und Toxizitäten der gegebenen Zytostatika sowie der Bestrahlung. Zu erwähnen seien vor allem Übelkeit, Erbrechen, Diarrhö, Mukositis, Alopezie und hämorrhagisches Zystitis (besonders nach Gabe von Cyclophosphamid)[26].

Nach der Konditionierung werden einer Bluttransfusion ähnlich das Knochenmark oder die Stammzellen transplantiert. Man benötigt dafür mindestens $1\text{–}2 \cdot 10^8$ *mononukleäre Zellen* oder $2 \cdot 10^6$ *CD34-positive Zellen* pro kg Körpergewicht des Empfängers[26]. Die Leukozytenzahlen fallen dann in den folgenden Tagen bis unter die Nachweisgrenze ab. In dieser etwa 14–30 Tagen dauernden **aplastischen Phase** (bei PBSZT meist kürzer als KMT), die bis zum **Engraftment** (Anwachsen) des neuen Knochenmarkes (Leukozytenwerte $> 1\,000/\mu l$) dauert, sind die Patienten extrem *infektgefährdet*. Neben der Therapie der Nebenwirkungen und Toxizitäten der Konditionierung werden die Patienten nun in *keimfreien Räumen* isoliert, und Antibiotika, Antimykotika und antivirale Substanzen appliziert. Weiterhin werden die Patienten engmaschig *überwacht*, um bei auftretenden Entzündungszeichen oder positiven Erregernachweisen (PCR-Nachweis von CMV- oder Herpes-Viren in *Routineuntersuchungen* sofort mit weiterer medikamentöser Therapie reagieren zu können, da jede Infektion für den Patienten akut lebensbedrohlich sein kann. Meist benötigen die Patienten aufgrund der ausgeprägten Mukositis vorübergehende parenterale *Ernährung* und *Schmerztherapie* mit Opioidanalgetika. *Blutprodukte* (CMV-negative Erythrozyten- und Thrombozytenkonzentrate) werden nach Bedarf gegeben.

> **!** Eine graft-versus-host-Reaktion (GvHR) tritt dann auf, wenn nach Engraftment des Transplantats allogene Spender-T-Lymphozyten auf Empfänger-Antigene reagieren und eine immunologische Antwort gegen Empfängergewebe veranlassen.

Häufigkeit und Schwere einer GvHR sind von verschiedenen **Faktoren** abhängig. Entscheidend ist vor allem die *genetische Übereinstimmung* zwischen

Tabelle 10.**8** Indikationen zur allogenen Knochenmark- oder Stammzelltransplantation, sowie durchschnittliche Langzeitüberlebensrate (nach Link et al.[25], erweitert)

Erkrankung	**durchschnittliche Langzeitüberlebensrate (Heilungschance)**
Akute lymphatische Leukämie (ALL)	25–56 % (5-Jahres-Überleben)
Akute myeloische Leukämie (AML) – 1. VR	40–83 %
Chronische myeloische Leukämie (CML) – chron. Phase	40–70 %
Chronische myeloische Leukämie (CML) – akzel. Phase	35–40 %
Chronische myeloische Leukämie (CML) – Blastenschub	10–20 %
Myelodysplastische Syndrome	35–64 % (3-Jahres-Überleben)
Aplastische Anämie	60–90 % bei Kindern und Jugendlichen
Plasmozytom (bei jüngeren Patienten)	40–50 % Vollremission mit 5-Jahres-Überlebenschancen von 70 % bei jungen Patienten
Thalassaemia major	60–80 %
Sichelzellanämie (ausgewählte Hochrisiko-Patienten)	–
Angeborene Immundefekte (SCID)	50–60 %

Spender und Empfänger. Je mehr Unterschiede zwischen den HLA-Merkmalen bestehen, desto höher ist das Risiko einer GvHR. Ein weiterer wichtiger prognostischer Faktor ist auch das *Alter des Patienten*, so nimmt das Risiko einer GvHR mit zunehmendem Alter der Patienten zu. Als obere Altersgrenze für allogene Transplantationen gelten daher 50–55 Jahre[26]. Weitere Risikofaktoren sind auch *Geschlechtsdifferenz* zwischen Spender und Empfänger, positiver CMV-Serostatus, schlechter Allgemeinzustand des Patienten oder

Alloimmunisierung des Spenders durch Transfusionen oder Schwangerschaft[24]. Die Entfernung von immunkompetenten T-Lymphozyten aus dem Spendermark verringert die Häufigkeit einer GvHR. Eine solche **T-Zell-Depletion** kann durch Markierung der T-Zell-spezifischen Oberflächenantigene (CD-Klassifikation, S. 246 ff.) mit Antikörper und nachfolgender Selektion mittels Zellseparationssäulen oder komplementvermittelter Lyse durchgeführt werden. Jedoch ist dadurch das Risiko einer Abstoßung des Transplantats oder eines Rezidivs der Grundkrankheit deutlich erhöht. Dieses wird durch einen sogenannten *graft-versus-leukemia-Effekt* erklärt, bei dem durch die reifen, immunkompetenten T-Zellen im Transplantat noch im Empfänger vorhandene maligne Zellen, die die Konditionierung überlebt haben, zerstört werden (S. 208 f.).

Zur **Prophylaxe** einer GvHR wird in den ersten Tagen nach der Transplantation mehrfach *Methotrexat* in niedriger Dosierung gegeben[24]. Auch regelmäßige Infusionen von *Immunglobulinen* senken sowohl das Risiko einer GvHR als auch das einer systemischen Infektion[22]. Weiterhin wird beginnend am Tag vor der Transplantation für 6–12 Monate *Cyclosporin A (CsA)* zunächst parenteral, später oral verabreicht. Die Dosisanpassung erfolgt gemäß der therapeutischen Plasmaspiegel oder der auftretenden Nebenwirkungen. Dabei muß vor allem die Nephrotoxizität von CsA (besonders in Kombination mit anderen nephrotoxischen Medikationen) berücksichtigt werden, und die Dosis bei Anstieg harnpflichtiger Substanzen im Serum korrigiert werden[21]. Weitere typische Nebenwirkungen von CsA sind Leberfunktionsstörungen, gastrointestinale Beschwerden, arterielle Hypertonie, Flüssigkeitsretentionen, zentralnervöse Störungen, Gingivahyperplasie, etc.

! Trotz der Nebenwirkungen ist CsA wegen des Fehlens myelodepressiver Aktivität das ideale Immunsuppressivum bei allogenen Transplantationen[22].

Gegebenenfalls kann zusätzlich noch Anti-Thymozyten-Globulin (ATG) oder Anti-Lymphozyten-Globulin (ALG) vor der Transplantation gegeben werden. Auch eine antibiotische Dekontamination des Darmes und Suppression anaerober Darmkeime reduziert das Risiko einer GvHR[27].

Graft versus host-Reaktionen werden in *akute* GvHR (Auftreten bis Tag 100 nach Transplantation) und *chronische* GvHR (Auftreten ab Tag 100 nach Transplantation) unterteilt.

Die akute GvHR. Sie befällt vor allem die Haut, die Leber und den Gastrointestinaltrakt. An der Haut zeigt sich dabei ein erythematös-makulopapulöses Exanthem in unterschiedlicher Ausdehnung bis hin zur generalisierten Erythrodermie mit Blasenbildung und Desquamation. Ein Befall der Leber manifestiert sich durch einen cholestatischen Ikterus mit einem Anstieg der entsprechenden Enzyme. Im schwersten Falle kann es zum akuten Leberversagen kommen. Als Maß der Leberbeteiligung dient der Anstieg des Serum-Bilirubins. Eine *gastrointestinale* GvHR geht mit wäßrigen Durchfällen einher, deren Menge mit dem Grad der Schädigung korreliert. Im extremen Fall kann es zu (teils blutigen) Diarrhöen mit Flüssigkeitsverlusten von 10–20 Litern täglich, massivem Eiweißverlust und schließlich paralytischem Ileus kommen[21]. Da es häufig schwierig ist, eine GvHR von den Toxizitäten und Nebenwirkungen der verordneten Medikamente abzugrenzen, sollte die Diagnose histologisch durch eine Biopsie der befallenen Organe gesichert werden. Je nach Ausprägung der oben genannten Manifestationen wird die akute GvHR in *vier Schweregrade (Grad I–IV)* eingeteilt[28]. Sie tritt trotz immunsuppressiver Prophylaxen bei 20–80 % der Empfänger von nicht T-Zell-depletiertem HLA-identischem Knochenmark auf[24]. Die *Behandlung* besteht dann in der Gabe von Glukokortikoiden (bis zu 2 g/Tag) und eventueller Ausweitung der schon bestehenden immunsuppressiven Therapie. *Experimentelle Therapieansätze* sind die Gabe von Anti-T-Zell-Antikörpern und Anti-IL-2-Rezeptor-/Anti-TNF-Antikörper[26]. Da eine GvHR, je nach Schweregrad, die Immunabwehr zusätzlich schwächt, kann es, auch noch spät nach der Transplantation, zu schweren infektiösen Komplikationen kommen[21]. Aus diesem Grund liegt die *Mortalität* der akuten GvHR bei etwa 30 %. Weiterhin begünstigt eine akute GvHR die Entwicklung einer chronischen GvHR[24].

Die chronische GvHR. Etwa 30–50 % der Patienten, die die Transplantation länger als 6 Monate überleben, entwickeln eine chronische GvHR (cGvHR). Diese kann in *zwei Stadien* eingeteilt werden. Die *limitierte* cGvHR zeigt lokale Hauterscheinungen und/oder Befall der Leber. *Extensive* cGvHR manifestiert sich einerseits durch einen Befall der gesamten Haut, oder andererseits durch lokale Hautveränderungen mit Leberfunktionsstörungen und dem zusätzlichen Befall anderer Organe[21]. Die klinischen *Symptome* der cGvHR ähneln denjenigen der Kollagenosen: Erythem, Sklerose der Haut, Alopezie, Sicca-Syndrom, Polyserositis, Hepatitis und dergleichen. Außerdem haben die Patienten weiterhin eine gesteigerte Infektanfälligkeit. *Behandelt* wird die cGvHR mit CsA, Glukokortikoiden, Azathioprin oder auch UVA-Bestrahlungen[24].

> **!** Weitere häufige Komplikationen der KMT sind die Lebervenenverschlußkrankheit (venoocclusive disease, VOD), sowie die interstitielle Pneumonie.

Bei der **VOD** führen toxische Metaboliten der Konditionierungstherapie zu einem Verschluß der Lebervenolen. Klinisch zeigen sich eine schmerzhafte Hepatomegalie, Bilirubinanstieg, Flüssigkeitsretention, Aszites und auch Nierenversagen. Etwa die Hälfte der Patienten erkrankt innerhalb der ersten *20 Tage nach* einer Transplantation an einer VOD[24]. Die *Mortalität* rangiert in Abhängigkeit von der Ausprägung der Symptome zwischen 5 und 50 %. Die *Therapie* ist vor allem supportiv, d.h. Gabe von Plasmaexpandern etc.

Die **interstitielle Pneumonie** tritt meist zwischen dem *30. und 100. Tag* nach Transplantation auf. Sie imponiert durch eine sich entwickelnde respiratorische Insuffizienz mit Veränderung der Lungenfunktionswerte und der Blutgase, unproduktivem Husten und evtl. mit Fieber. *Erreger* der interstitiellen Pneumonie sind am häufigsten Zytomegalie-Viren (CMV), dann aber auch Herpessimplex-Viren (HSV), Varizella-Zoster-Viren (VCV), Adenoviren, Candida, Aspergillus und Pneumocystis carinii. Häufig kann jedoch auch kein Erreger nachgewiesen werden, so daß dann eine *toxische Schädigung* des Lungenparenchyms als pathogenetischer Faktor in Betracht kommt. Die *Inzidenz* beträgt etwa 30–40 %, die *Letalität* allein der CMV-assoziierten interstitiellen Pneumonie 30–50 %[21].

Weitere **Spätkomplikationen** der Transplantation sind Katarakte (nach Bestrahlung), Lungen- und Atemwegserkrankungen sowie hormonelle Störungen, Infertilität, Myelodysplasien und Sekundärmalignome[24].

Trotz dieser zahlreichen Schwierigkeiten und Komplikationen, deren **Gesamtmortalität** immerhin bei 20–30 % liegt, hat die allogene Transplantation befriedigende Langzeitergebnisse aufzuweisen, die insbesondere dann deutlich werden, wenn man die sonst infauste *Prognose* der Grunderkrankungen in Betracht zieht.

Autologe Knochenmark- oder Stammzelltransplantation

Eine **Indikation** zur autologen Transplantation ist gegeben, wenn bei Patienten mit malignen Erkrankungen eine Chemotherapie durchgeführt werden soll, die die myeloablative Dosis überschreitet. Dies kann sowohl bei soliden Tumoren, als auch bei hämatologischen Erkrankungen durchgeführt werden, wenn dadurch längere Remissionen erreicht werden oder wenn bei Indikation zu allogener Transplantation, kein geeigneter Fremdspender zur Verfügung steht (Tab. 10.**9**, Übersicht bei Kanz[29], Link[30]).

Das **technische Vorgehen** ist bei der allogenen und autologen Transplantation sehr ähnlich. Da bei der autologen Transplantation die retransplantierten Zellen vom Empfänger stammen und daher genetisch identisch sind, besteht keine Gefahr einer *Abstoßungsreaktion* (GvHR oder Abstoßung des Transplantats von Wirt), so daß keine immunsuppressiven Maßnahmen nötig sind. Nach einer intensiven *Chemotherapie* zur Reduktion der Tumormasse, oder am besten nach Erreichen einer kompletten Remission (besonders bei hämatologischen Erkrankungen), werden dem Patienten in der oben beschriebenen Weise *Knochenmark* oder *Stammzellen* entnommen, aufbereitet und kryokonserviert, wobei in letzter Zeit fast nur noch periphere

Tabelle 10.**9** Indikationen zur autologen Knochenmark- oder Stammzelltransplantation (nach Link et al.[30] und Kanz[29])

Erkrankung	Indikation
akute lymphatische Leukämie (ALL)	nach purging
akute myeloische Leukämie (AML)	nach purging
Morbus Hodgkin (HL)	bei Patienten, die im Rahmen der Primärtherapie keine komplette Remission erzielten, oder mit Relaps des HL
Non-Hodgkin-Lymphome (NHL)	nach purging mit T- oder B-Zell-Antikörpern niedrigmaligne: im Rahmen von Studien als Primärtherapie hochmaligne: bei Hochrisikopatienten als Primärtherapie oder bei Relaps
Plasmozytom	Steigerung der Ansprechrate von 57 % auf 81 % und der 5-Jahres-Überlebensrate von 12 % auf 52 % im Vergleich zur konventionellen Therapie
Primäre Amyloidose	nach Hochdosis Melphalan

Stammzellen zum Einsatz kommen. Deren „Ernte" kann dadurch erleichtert werden, daß die Zahl der Stammzellen im Blut in der Erholungsphase nach einer Chemotherapie – etwa zwischen dem 15. und 20. Tag – besonders stark ansteigt. Dieser Effekt kann durch die Gabe von Granulozyten-Kolonie-stimulierendem Faktor (*G-CSF*, S. 542 f.) nach der Chemotherapie noch unterstützt werden: Die Progenitorzellzahl im peripheren Blut steigt früher und deutlich stärker an. Im Idealfall enthalten die entnommenen Zellen dann auch keine malignen Zellen mehr. Danach kann die **myeloablative Therapie** bzw. **Hochdosistherapie** durchgeführt werden, um die maximale antineoplastische Wirkung zu erreichen. Limitierende Faktoren sind nun die Toxizitäten der Chemotherapie auf andere Organe (z.B. Lunge, Herz etc.). Frühestens 24 Stunden nach Beendigung der Konditionierungstherapie können die Zellen nach Auftauen retransplantiert werden. Bei der autologen Transplantation wurde die KMT fast vollständig von der PBSZT abgelöst. Wie bei der allogenen Transplantation, erhalten die Patienten nun bis zum Engraftment des Transplantats infektionsprophylaktische Therapie.

Wenn nicht sicher ausgeschlossen werden kann, daß das Transplantat frei von Tumorzellen ist, kann versucht werden, es von den malignen Zellen zu reinigen. Für dieses sogenannte **purging** stehen verschiedene Methoden zur Verfügung:

- Behandlung des Transplantats mit *monoklonalen Antikörpern* gegen Antigene der malignen Zellen, bei Lymphomen beispielsweise gegen B- oder T-Zell-Antigene und nachfolgender komplementvermittelter Lyse oder Entfernung dieser markierten Zellen mittels Zellseparationssäulen,
- Behandlung des Transplantats mit *Zytostatika*,
- *positive Selektion* der unreifen CD34-positiven Stammzellen mit Zellseparationssäulen nach Markierung des CD34-Antigens mit Antikörpern, die mit immunomagnetischen Beats gekoppelt sind, oder über *Biotin-Avidin vermittelte Selektion*.

Die **Mortalitätsrate** der autologen KMT ist deutlich niedriger als diejenige der allogenen und liegt unter 10 %. Da es keine *Komplikationen* durch GvHR gibt, können autologe Transplantationen bis zum 60. Lebensjahr durchgeführt werden. Die *Rezidivrate* bei hämatologischen Erkrankungen ist bei autologen Transplantationen höher als bei allogenen Transplantationen, was durch den fehlenden graft-versus-leukemia-Effekt erklärt wird.

Aderlaß

Der Aderlaß hat in der Hämatologie nur wenige **Indikationen**. In erster Linie sind kleinere Aderlässe noch bei der Behandlung der Polyzythämie gebräuchlich. Auch bei einzelnen Fällen von symptomatischen Polyglobulien im Verlauf von Herzkrankheiten und Hypertonien können Aderlässe von etwa 300–500 ml eine wesentliche *Kreislaufentlastung* bringen. Desgleichen bleibt bei der Behandlung von Hämochromatosekranken die Behandlung mit Aderlässen, die meist in Serien durchgeführt werden, erstrangig. Der ebenfalls mögliche Eisenentzug durch die Applikation von Desferrioxamin hat wegen der hohen Kosten bei dieser Indikation nur eine untergeordnete Bedeutung.

Plasmapherese, Leukapherese, Thrombapherese

Indikationen

Zur Gewinnung einzelner *Blutfraktionen* wurde in den vergangenen Jahren eine Reihe von Methoden entwickelt, die als Plasmapherese oder als Leuka-, Erythra- oder Thrombapherese bezeichnet wird. Die **Anwendungsindikationen** dieser Maßnahmen sind sehr verschieden.

Hyperviskositätssyndrome. Einmal können dem kranken Organismus dadurch Blutbestandteile entzogen werden, die ihrerseits einen krankmachenden oder krankheitsverschlimmernden Einfluß haben. Das gilt vor allem für Kranke mit *Hyperviskositätssyndromen* infolge einer Hyperproteinämie, die bekanntlich oft mit einer Paraproteinämie (monoklonale Gammopathie) vergesellschaftet ist (Plasmozytom, Makroglobulinämie) oder infolge einer hochgradigen Vermehrung von Erythrozyten (Polycythaemia vera, Polyglobulie) oder Leukozyten (Leukämie) auftritt. Die restlichen Blutfraktionen mit allen Blutzellen bleiben dem Kranken erhalten. Außerdem können gleichzeitig andere Plasmabestandteile in Form von käuflichem Albumin oder in Form von Plasma- oder sogar Vollbluttransfusionen infundiert werden. Auf diese Weise ist es möglich, akute Gefährdungen des Kranken infolge der veränderten Fließeigenschaften des Blutes schnell und nachhaltig abzubauen.

Vergiftungen. Bei schweren *Vergiftungen* (Pilzvergiftungen), bei Kranken mit *Thyreotoxikose* und *Leberkoma* sowie mit *Nierenversagen* oder im Zustand der Überwässerung bei Anurie gelingt es, mittels Entzug von Blutplasma oder durch Plasmaaustausch Giftstoffe zu entziehen bzw. Blutvolumen zu reduzieren.

Immunkomplexerkrankungen. Bei akuten Immunkomplexkrankheiten (Lupus erythematodes visceralis, Hemmkörperhämophilie, Immunangiitis, Goodpasture-Syndrom) oder anderen Erkrankungen auf der Basis einer pathologischen Antikörperbildung (Myasthenia gravis, rheumatische Erkrankungen [?]) können *pathogene Immunkomplexe* oder *Antikörper* aus dem Blutplasma entfernt werden.

Sonstige. Gewisse Erfolge mit diesen Verfahren wurden sogar bei der familiären Hypercholesterinämie beschrieben.

Methoden

Leukapherese. Bei Leukämien mit hohen Zellzahlen kann eine *Depletationsbehandlung* (Leukapherese) durchgeführt werden, die infolge der speziellen

Proliferationskinetik und Zellfunktionsstörung – bei der chronischen lymphatischen Leukämie vor allem – eine protektive Wirkung hat.

Thrombapherese. Auch bei Kranken mit hochgradiger Thrombozytose kann die dadurch bedingte akute Gefährdung des Kranken durch Entzug der Blutplättchen (Thrombapherese) drastisch vermindert werden.

Erythrapherese. Bei Kranken mit einer Polycythaemia vera oder mit hochgradigen symptomatischen Polyglobulien ist die ausschließliche Entnahme von roten Blutkörperchen (Erythrapherese) wirksamer als eine Aderlaßtherapie.

> **!** Schließlich werden Plasma-, Leuka- und Thrombapherese benutzt, um gesunde Zellfraktionen zur Transfusion bei Kranken zu gewinnen, die einen Mangel an der entsprechenden Zellpopulation haben (z.B. schwere Granulozytopenie, Thrombozytopenie).

Die Problematik dieser speziellen Transfusionen wird auf S. 573 ff. erörtert.

Systeme. Zur Plasma- und Leukapherese stehen verschiedene Methoden zur Verfügung. Am elegantesten sind die modernen Entwicklungen mit einem *kontinuierlichen* oder *diskontinuierlichen* System über einen Durchflußrotor (*Zellseparator*), von denen gegenwärtig zwei verschiedene **Typen** zur Verfügung stehen (von den amerikanischen Firmen IBM und Haemonetics). Älter und aufwendiger ist die Methode, bei der durch Aderlaß gewonnenes ACD-Vollblut (Single-unit-Plasma-/Leukapheresis) durch *Sedimentation* oder Zentrifugation mit und ohne Zusatz von Gelatine oder Dextran in feste und flüssige Fraktionen aufgetrennt und sinngemäß retransfundiert wird[31]. Zur Gewinnung von Neutrophilen und Monozyten wird ACD-Blut durch *Filtersysteme* geleitet (Filtrationsleukapherese), ein Verfahren, das sich durch eine besonders große **Zellausbeute** auszeichnet.

Ferriprive Therapie

Da Eisen nicht oder nur in verschwindend geringer Menge durch die Niere ausgeschieden wird, ist die Gefahr einer **Eisenüberladung** des Organismus immer dann gegeben, wenn ein Patient infolge bestimmter Bildungsstörungen der Erythropoese oder schwerer hämolytischer Zustände auf die ständige Zufuhr von **Fremdblut** angewiesen ist.

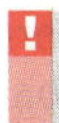

Eine dauernde Hypersiderinämie mit einer Eisenüberladung der verschiedensten Organe kann zu schweren Krankheitserscheinungen und schließlich zum Tod führen.

Aus diesem Grunde wurde die Entwicklung von **Desferrioxamin**, der bisher einzigen therapeutisch anwendbaren Substanz, mit deren Hilfe es gelingt, die renale Eisenausscheidung beim Menschen erheblich zu steigern, von allen Ärzten sehr begrüßt. Diese Behandlung muß bei (vor allem kindlichen) Patienten in Betracht gezogen werden, die auf ständige Bluttransfusionen angewiesen sind: Thalassaemia major, aplastische Anämie, schwere Sichelzellerkrankung, sideroblastische Anämie und Myelofibrosis. Es handelt sich bei diesem Medikament um einen *Hydroxylaminkomplex*, der in Streptomyceskulturen produziert wird und daher sehr kostspielig ist.

Mit Hilfe intramuskulärer Injektionen können beträchtliche Eisenmengen als Komplex an Desferrioxamin gebunden in Urin und Stuhl ausgeschieden werden.

Bisher werden für eine wirksame Behandlung 3mal täglich 300–500 mg *i.m.* injiziert. Eine gleichzeitige *orale* Applikation ist möglich. Sie soll die intestinale Eisenresorption verhindern. Um eine kontinuierliche Eisenausscheidung zu erreichen, wurde ein **Perfusorverfahren** entwickelt, mit dessen Hilfe Desferrioxamin in Form einer subkutanen Dauerinfusion appliziert wird[32]. Mit Hilfe dieser Technik ist es möglich, täglich mehrere Gramm Desferrioxamin zu applizieren und damit eine **Ausscheidung** bis zu 4 mg Fe pro kg/d zu erreichen.

Splenektomie

In immer größerem Umfang hatte sich im letzten Jahrzehnt die Splenektomie als therapeutisches Verfahren bei verschiedenen Blutkrankheiten durchgesetzt. In dem Maße, in dem sich unsere Kenntnisse über die physiologischen Aufgaben der Milz und ihre Bedeutung für unsere Gesundheit verbesserten, hat die Splenektomie-Euphorie der Hämatologen aber einer überlegeneren Einstellung zu dieser Operation Platz gemacht.

Obwohl zahlreiche Beobachtungen an Gesunden, bei denen die Milz nach einem Trauma entfernt werden mußte, gezeigt haben, daß die Splenektomie vielfach **funktionelle Störungen** hinterläßt (S. 578 f.), ist die Milzexstirpation bei zahlreichen Blutkrankheiten indiziert.

In jedem Einzelfall ist aber genau abzuwägen, ob die Herausnahme dieses Organs dem Kranken mehr Nutzen als Schaden bringen wird.

Auch ist daran zu denken, daß die Splenektomie trotz aller technischen Perfektion noch immer mit einem gewissen **Operationsrisiko** belastet ist. Dabei ist allerdings zu berücksichtigen, daß die Operationsmortalität in Abhängigkeit von den einzelnen Indikationen zur Splenektomie und der Erfahrung des Operateurs starken Schwankungen unterworfen ist. Bei den meisten Blutkrankheiten mit absoluter oder relativer Indikation zur Milzexstirpation ist die Operationsmortalität gering. Außerdem kann das Operationsrisiko durch eine genaue postoperative hämologische Beobachtung wesentlich herabgesetzt werden. Beim krisenhaften Ansteigen der *Thrombozytenzahlen*, das fast regelmäßig nach dieser Operation zu beobachten ist, kann die **Thrombosegefahr** durch eine rechtzeitig einsetzende Behandlung mit *Antikoagulanzien* (richtig dosierte, subkutane Heparingaben) oder Panthesin-Hydergin-Infusionen wesentlich gemildert werden.

> ! Doch wird die Milzexstirpation trotz aller technischen Perfektion auch heute noch von erfahrenen Chirurgen als ein mittelschwerer operativer Eingriff eingestuft.

Indikationen

Innerhalb der Blutkrankheiten sind es *zwei Hauptsymptome*, die eine Indikation zur Splenektomie abgeben: Dies sind einmal die durch eine abartige Milzfunktion bedingten **Blutbildveränderungen** mit Anämie, Leuko- oder/und Thrombozytopenie. Diese als *„Hypersplenismus"* bezeichneten Komplikationen sind die wichtigste *absolute* Indikation zur Splenektomie innerhalb der Hämatologie. Dazu kommen ferner als *absolute* Indikationen die Milzvenenthrombose, die isolierte Milztuberkulose und lokale Geschwulstkrankheiten sowie die chirurgischen Indikationen, unter ihnen an erster Stelle die Milzruptur.

Die zweite große Symptomengruppe, die in vielen Fällen eine Splenektomie erforderlich macht, stellen die **hämolytischen Syndrome** dar, die häufig unter dem Einfluß der (an sich gesunden) Milz verstärkt werden. Dabei kann die Milz entweder strukturell veränderte Erythrozyten einer vorzeitigen Hämolyse zuführen (z.B. Kugelzellanämie, Drepanozytose) oder sich als lymphatisches Organ in besonderem Maße an einer pathologischen Autoantikörperbildung beteiligen. Weiterhin bewirkt sie infolge ihres hohen Phagozytosepotentials eine besonders intensive *Erythrophagie*. Jedenfalls wissen wir, daß bei zahlreichen hämolytischen Anämien die Milzexstirpation zu einer wesentlichen Besserung der Krankheit führen kann. Fast gesetzmäßig ist das beim familiären *hämolytischen Ikterus* (Kugelzellanämie), weniger ausgesprochen bei der *Drepanozytose,* der *Elliptozytenanämie* und den *Mittelmeeranämien* der Fall. Bei den verschiedenen Formen der *erworbenen* hämolytischen Anämien kommt der Splenektomie nur die Rolle einer palliativen

Behandlung zu, durch die die Krankheit in vielen Fällen gebessert, aber nur selten geheilt werden kann. Einen Hinweis auf den zu erwartenden therapeutischen Erfolg der Splenektomie bei hämolytischen Syndromen geben Untersuchungen mit Hilfe von radioaktiv markierten Erythrozyten (^{51}Cr). Auf diese Weise kann zunächst einmal die Überlebensdauer der Erythrozyten bestimmt werden. Weiterhin läßt sich durch Oberflächenmessung der Radioaktivität über den verschiedenen Organen der Anteil der Milz an der Hämolyse abschätzen. Steigt im Verlauf einer solchen Untersuchung die Radioaktivität selektiv über der Milz an (Milz/Leber-Quotient nimmt zu), so spricht dieser Befund für einen verstärkten Abbau der Erythrozyten in der Milz. In diesem Fall kann ein günstiger therapeutischer Effekt durch die Splenektomie erwartet werden.

! Für eine Reihe von Krankheiten hat sich die Splenektomie rein empirisch bewährt, ohne daß im einzelnen zu übersehen ist, auf welche Weise die Milzexstirpation auf das vorliegende Krankheitsbild günstig gewirkt hat.

Zu erwähnen ist in diesem Zusammenhang vor allem die **essentielle Thrombozytopenie** (Werlhof-Krankheit), bei der die Milzexstirpation, vor allem wenn sie im jugendlichen Alter durchgeführt wird, fast regelmäßig eine Besserung des Krankheitsbildes herbeiführt. Auch bei dieser Krankheit dürften die thromboklastischen und immunologischen Funktionen der Milz pathogenetisch von Bedeutung sein. Die wahrscheinliche Wirksamkeit der Splenektomie kann durch eine vorherige Untersuchung mit radioaktiv markierten auto- oder heterologen Thrombozyten beurteilt werden.

Seit mehr als einem Jahrzehnt wird die Splenektomie auf Grund verschiedener Überlegungen auch bei anderen Erkrankungen, z.B. der Lymphogranulomatose und der chronisch myeloischen Leukämie erwogen, aber nur unter besonderen, seltenen Umständen wirklich indiziert. Bei beiden Krankheiten ist die Milzexstirpation als diagnostisches oder therapeutisches Routineverfahren obsolet.

Kontraindikationen

Ausgesprochene Kontraindikationen gegen die Splenektomie sind selten. Innerhalb der hämatologischen Krankheitsbilder wird man bei Vorliegen einer **Osteomyelosklerose** mit diesem Eingriff zurückhaltend sein, da die Milzvergrößerung vorwiegend Ausdruck einer kompensatorischen Blutbildung ist, deren Ausfall oft zu einer gewaltigen Vergrößerung der Leber und schließlich zu einer lebensbedrohlichen Verschlechterung des Krankheitsbildes führen kann. Nur beim Auftreten einer stärkeren hämolytischen Komponente, welche die Prognose einer Osteomyelosklerose wesentlich verschlechtert, oder einer therapeutisch kaum beeinflußbaren Anämie infolge Retention der Erythrozyten in der extrem vergrößerten Milz („innerer Erythrozytenverlust") wird man sich die Frage einer Splenektomie vorlegen müssen. Unter den *nichthämatologischen* Erkrankungen gelten als Kontraindikation gegen die Splenektomie alle Fälle von Sepsis, die Kala-Azar und die Lues der Milz. Noch umstritten ist der Wert einer Splenektomie bei denjenigen **Panmyelopathien**, die nicht auf eine primäre funktionelle Alteration der Milz zurückzuführen sind, d.h. bei bestimmten idiopathischen Panmyelopathien. Zahlreiche Beobachtungen der letzten Jahre haben gezeigt, daß sich dabei die Splenektomie in vielen Fällen günstig auswirken kann, doch haben wir bisher noch keine Möglichkeit, den Wert dieser Operation für den einzelnen Kranken im voraus sicher abzuschätzen. Nach den bisherigen Erfahrungen scheint die Operation bei Panmyelopathien mit einem hyperplastischen Mark im allgemeinen günstigere Resultate zu haben als bei solchen mit einem aplastischen. Auch eine Verkürzung der Erythrozytenlebensdauer mit dem Nachweis eines vermehrten Blutabbaus in der Milz durch radioaktive Isotope können im Zweifelsfall für die Ausführung der Operation sprechen.

Zusammenfassend ergeben sich folgende hämatologische Indikationen zur Splenektomie:

- **Regelmäßig indiziert:**
  Kugelzellenanämie,
  Hypersplenismus verschiedener Genese.
- **Häufig indiziert:**
  essentielle Thrombozytopenie (M. Werlhof),
  erworbene hämolytische Anämie,
  Immunothrombozytopenien,
  Elliptozytose.
- **In Einzelfällen indiziert:**
  Osteomyelosklerose (hämolytische Komplikation,
  mechanisch bedingte Komplikationen),
  maligne Lymphome (hämolytische Komplikationen),
  Thalassaemia major,
  Sichelzellanämie,
  Panmyelopathie,
  Felty-Syndrom,
  Hodgkin-Lymphom.

Postoperative Situation

Von vielen Menschen wird der Verlust der Milz ohne bleibende Beschwerden oder faßbare gravierende Symptome vertragen. Bekannt ist die oft jahrelang persistierende Vermehrung der Thrombozyten oder Granulozyten, die zumindest in der ersten Zeit nach der Operation eine gesteigerte *Thrombosebereitschaft* bewirken kann. Mehrfach wurde in den letzten Jahren das Augenmerk auf das Verhalten der Immunglobuline nach der Milzentfernung gelenkt. Dabei kommt es speziell oft zu einer längerdauernden oder bleibenden *Verminderung der IgM-Globuline*. Doch scheint auch diese Veränderung nicht gesetzmäßig zu sein und sich vorwiegend bei Kindern ungünstig auszuwirken. Darüber hinaus war in Tierversuchen eine verminderte Produktion von 7-S-Antikörpern während der immunologischen Sekundärantwort festzustellen. Regelmäßig sind bei Splenektomierten *Properdin* und *Tuftsin*[33] mehr oder weniger stark vermindert. Beim Tuftsin handelt es sich um ein Tetrapeptid, das die polymorphkernigen Granulozyten zur Phagozytose befähigt, und beim Properdin um ein Protein, das ohne Zwischenschaltung von Immunglobulinen das Komplementsystem zu aktivieren vermag (alternative pathway of complement activation). Die grundsätzliche *Störung des Immunsystems* nach Milzverlust äußert sich u.a. in einer vergrößerten Antigen-Clearence, einer (partiell) verminderten Antikörperproduktion[34] und dem gehäuften Auftreten von *Autoantikörpern*. Diese Befunde zeigen uns, daß im Anschluß an die Splenektomie die Abwehr lebender Krankheitserreger schwer gestört ist, und zwar durch eine Behinderung der immunologischen und der unspezifischen Abwehrmechanismen. Es ist daher verständlich, daß in zahlreichen klinischen Kasuistiken immer wieder auf die bedrohliche *Infektionsbereitschaft* Splenektomierter hingewiesen wird.

! Offenbar tritt der Immundefekt nach einer Milzexstirpation vorwiegend unter besonderen Lebensumständen und ungewöhnlichen Infektionsbedingungen in Erscheinung.

So ist es zu erklären, daß einige wenige Krankheitserreger sich ausschließlich oder vorwiegend bei milzlosen Menschen pathogen auswirken[35, 36]. Splenektomierte sind daher nur bedingt tropendiensttauglich und sollten bei unvermeidbaren **Reisen** in tropische Länder eine konsequente Malariaprophylaxe betreiben. Für **Kleinkinder** ist die Splenektomie ein besonders gefährlicher Eingriff, der in den ersten fünf Lebensjahren möglichst nicht durchgeführt werden sollte. Da Septikämien bei Splenektomierten besonders oft durch *Pneumokokken* und *Meningokokken* hervorgerufen werden, wird in jüngster Zeit zur **Prophylaxe** solcher Infekte eine Vorbehandlung (vor allem von Kindern) mit entsprechenden Vakzinen befürwortet[37]. Darüber hinaus hat man mehrfach speziell nach posttraumatischer Splenektomie, autologe heterotope **Reimplantationen** von Milzgewebe mit gutem Erfolg durchgeführt[38] und stärker als bisher wird (vor allem in der Kinderchirurgie) das Augenmerk auf die Entwicklung und Perfektionierung operativer und nichtoperativer organerhaltender Verfahren nach Milzverletzungen gelenkt[39, 40].

Literatur

1 Dietzfelbinger H., Kaboth W.: Vergleich von Bioverfügbarkeit, antianämischer Wirksamkeit, Verträglichkeit und Arzneikosten bei oraler Eisen(II)- und Eisen(III)-Präparaten. Med Klin 1979; 74:1818–24

2 Brittinger G., Hellriegel K.-P., Hiddemann W.: Chronische lymphatische Leukämie und Haarzellenleukämie. Med Klin 1997; 92:309–12

3 Begemann H.: Grundlagen der zytostatischen Therapie. In: Begemann H., Rastetter J., Hrsg.: Klinische Hämatologie 4. Aufl. Stuttgart: Thieme; 1993:221–36

4 Begemann H.: Therapie als Wissenschaft – Bemerkungen zum Problem der vergleichenden Therapiebewertung, aufgezeigt am Beispiel der Zytostatika. Dtsch med Wschr. 1988; 113:1198

5 Boston Collaborative Drug Surveillance Program. Allopurinol ans cytotoxic drugs. Interaction in relation to bone marrow depression. JAMA. 1974; 227:1036–41

6 Herrmann R.: Die Adriamycin-Kardiomyopathie. Dtsch med Wschr. 1977; 102:1820–2

7 Czempiel H.: Persönliche Mitteilung

8 Drexler G., Panzer W., Widemann L., Williams G., Zankel M.: Die Bestimmung der Organdosen in der Röntgendiagnostik. Berlin: Hoffmann; 1984

9 Roedler H.D., Kaul A., Hine G.J.: Internal radiation dose in diagnostic nuclear medicine. Berlin: Hoffmann; 1978

10 Lissner J.: Radiologie I. 3. Aufl. Stuttgart: Enke; 1986

11 Niederle N., Bergmann L., Ganser A. (Hrsg.): Zytokine. Präklinik und Klinik. Jena: Fischer 1996

12 Kaushansky K.: Thrombopoietin. New Engl J Med 1998; 339:746–54

13 Rewald E., Morell A. (eds.): Immunmodulation by intravenous immunoglobulin. Carnforth: Pathenon 1993

14 Ardenne M. v.: Sauerstoff-Mehrschritt-Therapie. 4. Aufl. Stuttgart: Thieme; 1987

15 Storm F.K., Haskell Ch.M., Morton D.L.: Hyperthermia. In: Haskell Ch.M.: Cancer Treatment. Philadelphia: Saunders; 1985: 898

16 Mannucci P.M.: Hemostatic drugs. New Engl J Med. 1998; 339:245–53

17 Beeser H., Egli H.: Zur Substitutionstherapie der Koagulopathien. Infusionsther klin Ernähr. 1974; 1:6

18 Barthels M., Poliwoda H.: Gerinnungsanalysen. 5. Aufl. Stuttgart: Thieme; 1997

19 Deubelbeiss K.A.: Der heutige Stand der Granulozytentransfusion. Schweiz med Wschr. 1978: 108:977–80

20 Licht W., Jutzler G.A., Busch U., Hoffmann Th.: Verbrauchskoagulopathie bei hämolytischem Transfusionszwischenfall. Dtsch med Wschr. 1968; 93:344

21 Schaefer U., Beelen D.: Knochenmarktransplantation. 2. Aufl. Basel: Karger, 1991:30

22 McLaughlin C.J., Ku N.C.: Bone marrow transplantation. In: Cameron R.B., ed. Practical Oncologie. Norwalk: Appleton & Lange; 1994:26–32

23 Schwella N., Huhn D.: Mobilisation und Separation autologer Blutstammzellen. Onkologe 1998; 4:639–48

24 Link H., Kolb H.-J., Ebell W. et al.: Die Transplantation hämatopoetischer Stammzellen – Teil 1, Med Klin 1997; 92:480–91

25 Link H., Kolb H.-J., Ebell W. et al.: Die Transplantation hämatopoetischer Stammzellen – Teil 2, Med Klin 1997; 92:534–45

26 Pfreundschuh M.: Onkologische Therapie. 1. Aufl. Stuttgart: Thieme; 1997:41–50

27 Beelen D.W., Haralambie E., Brandt H., et al.: Evidence that sustained growth suppression of intestinal anaerobic bacteria reduces the risk of acute graft-versus-host disease after sibling marrow transplantation; Blood. 1992; 80:2668–76

28 Thomas E.D., Storb R., Cift et al.: Bone Marrow Transplantation (2nd of two parts). N Engl J Med. 1975; 292:896

29 Kanz L.: Hochdosistherapie und Stammzelltransplantation. Internist 1997; 38:1045–9

30 Link H.: Die Transplantation hämatopoetischer Stammzellen. Onkologe 1997; 3 (Suppl. 1): S1–S11

31 Tilz G.P., Kopplhuber Ch., Teubl I., Vollmann H., Lanzer G.: Therapeutische Plasmapherese: eine neue Form der symptomatischen Therapie. Med Klin 1978; 73:1351–55

32 Editorial. Desferrioxamine and transfusional iron overload. Lancet; 1976; I:479–80

33 Spirer Z., Zakuth V., Diamant S. et al.: Decreased tuftsin concentration in pa-

tients who have undergone splenectomy. Brit med J 1977; II:1574–6

34 Likhite V.V.: Immunological impairment and susceptibility in infection after splenectomy. JAMA. 1976; 236:1376–7

35 Begemann H.: Die Splenektomie bei Lymphogranulomatose-(Hodgkin-)Kranken. Med Klin 1975; 70:591–98

36 Editorial: Infective hazards of splenectomy. Lancet. 176; I:127–9

37 Eichner E.R.: Splenic function: Normal, too much and too little. Amer J Med. 1979; 66:311–20

38 Aigner A., Dobroschke J., Hild P., Bauer M., Teuber J.: Reimplantation von Milzgewebe nach traumatischen Läsionen beim Kind. Dtsch med Wschr. 1980; 105:1787

39 Seufert R.M., Böttcher W.: Organerhaltende Behandlung von Milzverletzungen. Dtsch med Wschr. 1982; 107:523

40 Welter H.F., Izbicki J., Schweiberer L.: Milzerhaltung. Fortschr Med 1988; 106:249

11. Methodik

Peripheres Blutbild

Das **Blutbild** ist eine der häufigsten Blutuntersuchungen; Blutbildveränderungen können Hinweise auf eine Vielzahl von Erkrankungen geben. Das *kleine Blutbild* umfaßt die Bestimmung von Hämoglobingehalt, Erythrozyten- und Leukozytenzahl, des Hämatokrits und der errechneten Erythrozytenindizes (MCH = Hb_E, MCV und MCHC). Zum *großen Blutbild* gehört dazu noch das **Differentialblutbild**.

Blutentnahme

In den letzten Jahren hat sich – beschleunigt durch die Automatisierung des hämotologischen Labors – die Untersuchung des peripheren Blutbildes aus dem **Venenblut** gegenüber der aus dem Kapillarblut durchgesetzt. Vorteile sind die leichtere Blutentnahme, die in der Regel zusammen mit der für die biochemischen Untersuchungen erfolgt, und die bessere *Reproduzierbarkeit*, da zum einen die Fehlermöglichkeiten bei der venösen Blutentnahme weniger[1] sind und zum anderen meist genügend Blut für eventuelle Kontrolluntersuchungen zur Verfügung steht.

Venöse Blutentnahme. Diese soll aus einer **großen Vene** erfolgen, wobei zu beachten ist, daß diese nicht zu stark und zu lange *gestaut* ist.

> **!** Daher soll nach Möglichkeit auch das Blut für den hämatologischen Status als erstes abgenommen werden, wenn noch andere Blutuntersuchungen geplant sind.

Es ist ferner ratsam, daß das Blut nicht unter starkem *Sog* mit der Spritze abgenommen wird, sondern frei in das Blutbildröhrchen tropft, das für 4–5 ml Blut 1–1,5 mg/ml EDTA (Äthylen-diamin-tetraacetat-Dinatrium oder -Dikalium) als Antikoagulans enthält. Der Patient braucht für das Blutbild *nicht nüchtern* zu sein, jedoch sollte bei zweifelhaften Werten die Untersuchung am *nüchternen* Patienten wiederholt werden, da z.B. Chylomikronen bei der automatisierten Leukozytenzählung zu *Fehlbestimmungen* führen können. Im übrigen sind durch postprandiale Blutentnahmen keine wesentlichen Untersuchungsfehler zu erwarten.

Kapillarblutentnahme. Die Kapillarblutentnahme, die nur noch in *Ausnahmefällen* durchgeführt wird, erfolgt aus der Fingerbeere oder dem Ohrläppchen. Hierzu sind nur noch Einmal-Hämostiletten zu verwenden. Die früher verwendeten Schnepper dürfen aus hygienischen Gründen nicht mehr benutzt werden. Der *Einstich* muß so tief sein, daß ohne Drücken genügend Blut aus der Einstichstelle austritt. Wird die Einstichstelle gequetscht oder zu stark gedrückt, kommt es zum Ausstrom von Gewebeflüssigkeit und dadurch zur Vortäuschung erniedrigter Werte.

Bei der Entnahme sollen die ersten beiden Tropfen verworfen werden.

Automatisierte Zähl- und Meßmethoden

In den letzten Jahren wurden die „klassischen" **Labormethoden** in der Hämatologie zunehmend durch automatisierte Zähl- und Meßverfahren verdrängt. Davon sind nicht nur Klinik- und Krankenhauslaboratorien, sondern auch die Labors der niedergelassenen Ärzte betroffen, da inzwischen eine Vielzahl von *Hämatologiesystemen* angeboten wird und für nahezu jedes Labor ein passendes und rentabel arbeitendes Gerät auf dem Markt ist. Diese Automatisierung des hämatologischen Labors hat nicht nur eine *Ökonomisierung* der Arbeitsabläufe, sondern auch eine *Qualitätsverbesserung* der Befunde zur Folge.

Die zur Verfügung stehenden **Geräte** unterscheiden sich zum einen im Grad der *Automatisierung*, das heißt darin, welcher manuelle Aufwand zur Vorbereitung der Proben erforderlich ist, zum anderen in *technischen Details*, z.B. nach welchen Methoden die Apparate arbeiten und welche Untersuchungen sie durchführen. So gibt es *kleinere Geräte*, die nur rote und weiße Blutkörperchen zählen und die Hämoglobinkonzentration messen, andere, die dazu Thrombozyten zählen, und schließlich solche, die auch ein Differentialblutbild anfertigen.

Zählung der Blutkörperchen. Für die Zählung der Blutkörperchen stehen zwei **Methoden** zur Verfügung, das Impedanzänderungs- und das optische Verfahren. Die Funktionsweise dieser Techniken soll im folgenden kurz skizziert werden:

Das Prinzip des *Impedanzänderungsverfahrens*, das in den meisten Systemen angewandt wird, beruht darauf, daß elektrischer Strom, der in einer Elektrolytlösung zwischen Anode und Kathode fließt, verändert wird, wenn ein Partikel, z.B. ein Blutkörperchen, das elektrische Feld passiert. Diese Impedanzänderung ist proportional dem Volumen des durchtretenden Teilchens und wird bei entsprechender Größe als Analogsignal registriert und gespeichert.

Beim *optischen Verfahren* passieren die Blutkörperchen in einer feinen Kapillare einen scharf gebündelten Lichtstrahl, der durch das Teilchen gestreut wird. Der Grad der Lichtstreuung ist proportional zur Teilchengröße und wird mit geeigneten optischen Geräten in ein elektrisches Signal umgewandelt und registriert.

Leukozytenzählung. Hierzu wird das EDTA-Blut bei allen automatischen und halbautomatischen Systemen mit einer isotonen Lösung verdünnt, die Erythrozyten werden durch oberflächenaktive Substanzen lysiert.

Erythrozytenzählung. Diese erfolgt ebenfalls nach Verdünnung des EDTA-Bluts in einem isotonen Medium. Da hier andere Blutkörperchen vor der Zählung nicht lysiert werden, müssen die durch Thrombozyten ausgelösten Impulse ausgeblendet werden. Je nach Gerätetyp kann es vorkommen, daß dabei auch kleine Erythrozyten, z.B. Mikrozyten bei Eisenmangelanämie oder Thalassämie, nicht mitgezählt werden und so eine Fehlmessung entsteht.

Thrombozytenzählung. Zur automatisierten Thrombozytenzählung stehen 2 technisch unterschiedliche Verfahren zur Auswahl: Das *teilautomatisierte*, bei dem vor der Messung durch Zentrifugation des Vollbluts mit Verdünnungsmedien ein plättchenreiches Plasma hergestellt werden muß, und das *vollautomatisierte*, bei dem die Zählung der Plättchen aus der Erythrozytenverdünnung des Vollbluts erfolgt. Besonders störanfällig ist die Plättchenzählung beim Vorliegen von Thrombozytopenien, da hier die durch Thrombozyten ausgelösten Impulse schwer vom „elektrischen Lärm" abgegrenzt werden können. Dafür sind Geräte, die nach der **Impedanzänderungsmethode** arbeiten, genauer als optisch zählende Apparate.

Störfaktoren bei der automatischen Blutkörperchenzählung sind in erster Linie *verschmutzte Reagenzien*, aber auch *Chylomikronen* und *kernhaltige rote Vorstufen* bei der Leukozytenzählung, Leukozytose und Mikroerythrozyten bei der Erythrozytenzählung sowie Spontanagglutination und Riesenthrombozyten bei der Erythrozyten- und Thrombozytenzählung.

Bei hoher Teilchenzahl, besonders bei Polyglobulie und Thrombozytose, kann auch das *Koinzidenzereignis* zu Fehlmessungen führen. Man versteht darunter den Vorgang, bei dem gleichzeitig zwei Partikel den Meßpunkt passieren und nur als *ein* Teilchen gezählt werden. Mit Zunahme der Teilchenzahl (bei der Leukozytenzählung spielt das kaum eine Rolle) tritt das Koinzidenzereignis immer häufiger auf und ist statistisch erfaßbar. Technisch aufwendigere Geräte können diesen Fehler rechnerisch oder durch automatische Probenverdünnung *korrigieren*. Besser jedoch ist die *Vermeidung* dieses Ereignisses durch Geräte, die mit dem Mantelstromprinzip arbeiten, bei dem die zu messende Teilchensuspension von einem viskösen Flüssigkeitsmantel umgeben am Meßpunkt vorbeigeführt wird.

Eine weitere **Fehlermöglichkeit** ist die *mangelhafte Trennung verschiedener Teilchen* bei Abweichungen von der Normgröße, z.B. Riesenthrombozyten bei Thrombozytosen oder Mikrozyten bei Eisenmangelanämien oder Thalassämien. Große und teure Geräte verfügen zur optischen Kontrolle der Teilchenmengen in Relation zu deren Größe über Oszilloskope, mit deren Hilfe die elektrischen Schwellen, durch die die einzelnen Teilchengruppen voneinander getrennt werden, verstellbar sind. In den letzten Jahren ist es durch Fortschritte auf dem Gebiet der Mikroprozessorentechnik möglich geworden, die Volumenverteilungskurve elektronisch wahrzunehmen und die jeweiligen Schwellen an die tiefsten Punkte der Kurve zu justieren. Dennoch muß in einzelnen Fällen die elektronische Zählung durch die *klassische Kammerzählung* kontrolliert werden.

Hämoglobin. Die Messung des Hämoglobingehalts wird auch in den Hämatologieautomaten – mehr oder weniger mechanisiert – photometrisch nach Umwandlung des Hämoglobins in Cyanhämoglobin durchgeführt.

Hämatokrit. Als Hämatokrit wird von den meisten Automaten in mißverständlicher Weise der *errechnete prozentuale Anteil* der festen Teilchen im Blut bezeichnet. Normalerweise deckt sich dieser Wert mit dem durch die klassische Zentrifugationsmethode ermittelten. Unter *pathologischen Umständen* wie bei Änderung der Elektrolytkonzentration, bei Paraproteinämien und Veränderungen der Erythrozytenmembran können sich jedoch sehr differente Werte ergeben.

Differentialblutbild. Auch für die Erstellung des Differentialblutbildes wurden in den letzten Jahren Automaten entwickelt, die eine unter normalen Bedingungen ausreichende Qualität liefern. Hierfür stehen zwei nach verschiedenen Prinzipien arbeitende **Systeme** zur Verfügung, das „Patternrecognition"- und das zytochemische System.

Das **Pattern recognition-System** (PRS) ist im Prinzip eine Automatisierung der alten, klassischen Methode: Ein panoptisch gefärbter Blutausstrich wird durch ein *Mikroskop*, bei dem alle Funktionen wie Fokussierung und Bewegung des Objekttischs computergesteuert sind, von einer Fernsehkamera betrachtet, die die Zellen nach verschiedenen Kriterien wie Zellgröße und -umfang, Kernform, -größe, -umfang und -dichte sowie Farbtönung beurteilt und den einzelnen Zellkategorien zuordnet. Auch die Beurteilung der *Erythrozytenmorphologie* und die *Retikulozytenzählung* kann von den meisten Geräten durchgeführt werden. Da an die Qualität des Blutausstrichs und der Färbung besonders hohe Anforderungen gestellt werden, sind manuell hergestellte und gefärbte Ausstriche nicht brauchbar. Zu den verschiedenen Zählgeräten gehören daher auch auf unterschiedliche Weise arbeitende Teil- oder Vollautomaten, die die *Ausstriche* herstellen. Von den Zählautomaten werden 100, 200, 500 oder 1000 Zellen ausgezählt, wobei der statistische Fehler entsprechend der herkömmlichen Zählmethode ist.

Fehlerquellen der PRS sind eine nicht optimale Qualität der Ausstriche, gealterte Blutproben, da durch die Antikoagulanzien die Leukozyten morphologisch durch Einschlüsse, Vakuolen u.a. verändert werden, und leukopenische bzw. leukozytotische Blutbilder. Die derzeit im Handel befindlichen PRS-Systeme können – ohne Vorbereitung der Ausstriche – 35–50 Blutbilder in einer Stunde auszählen.

Beim **zytochemischen System** werden aus EDTA-Blut in einem kontinuierlichen Durchflußsystem in drei verschiedenen Funktionskanälen drei *zytochemische Reaktionen* durchgeführt: Peroxidase-, Esterase- und Alcianblaufärbung. Die so angefärbten Leukozyten werden in einer Durchflußküvette nach Zellgröße (Streulicht) und Färbung (Absorption) analysiert. Durch simultane Messung dieser Parameter kann die Zelle einer *bestimmten Leukozytenklasse* zugeordnet, gezählt und in ein Koordinatensystem mit Absorption und Streuung als Abszisse und Ordinate eingeteilt werden. Dieses *Leukogramm* kann auf einem Oszilloskop sichtbar gemacht oder ausgedruckt werden. Die Geräte arbeiten vollautomatisch, wobei aus dem EDTA-Blut 450 µl angesaugt und auf die Färbekanäle verteilt werden. Im *Peroxidasekanal* erfolgt die Auftrennung der Lymphozyten, die peroxidasenegativ sind, und der Granulozyten, wobei sich die Eosinophilen stärker als die Granulozyten und die Basophilen am wenigsten anfärben. Im *Esterasekanal* färben sich die Monozyten und im *Alcianblaukanal* die Basophilen an. Üblicherweise werden pro Kanal 10 000 Zellen ausgezählt, bei Proben mit weniger als 4 000 Leukozyten pro µl nur 1 000 Zellen pro Kanal. Liegt die Leukozytenzahl über 20 000 pro µl, muß das Blut zuvor verdünnt werden. Die ermittelten Werte werden in Prozent ausgedruckt. Aus technischen Gründen kann der Apparat nicht zwischen stab- und segmentkernigen Granuloyzten unterscheiden. Bei einer Linksverschiebung werden die unreifen Zellen als *HPX-(High-peroxidase-)Zellen* gezählt, deren Anteil normalerweise nicht über 2–3 % liegt. Andere große ungefärbte Zellen, die entweder großen Lymphozyten, Plasmazellen oder Blasten entsprechen, werden als *LUC* (large unstained cells), deren Anteil 2,4 % normalerweise nicht überschreitet, aufgeführt. **Nachteil** dieses Systems ist die z.T. geänderte Terminologie, da bei dieser Art der Leukozytendifferenzierung völlig andere Bewertungskriterien gelten als bei der klassischen Zählweise, außerdem die fehlende Erythrozytenmorphologie und die Tatsache, daß *Kernatypien* nicht registriert werden.

Vorteile dieser automatischen Systeme sind die erhebliche *Arbeitserleichterung* und die gute Reproduzierbarkeit, die über der der klassischen Verfahren liegt, vor allem, wenn verschiedene Personen die Blutbilder auszählen und differenzieren.

> **!** Doch muß man nach wie vor alle Blutbilder, die durch Apparate gezählt und differenziert werden, nach der klassischen Methode kontrollieren, wenn aus der Norm fallende Werte ausgedruckt werden.

Daher ist die Beherrschung der klassischen Methoden für jeden in einem hämatologischen Labor Tätigen eine Conditio sine qua non.

Klassische Zähl- und Meßverfahren

Das rote Blutbild

Hämoglobinbestimmung (Hb)

Die genauesten Ergebnisse liefert die **Cyan-Hb-Methode** nach King u. Gilchrist[2] sowie Betke u. Savelsberg[3]. Sie basiert auf einer Überführung von Oxy-Hb bzw. salzsaurem Hämatin in Cyanhämatin, welches photometrisch bei einer Wellenlänge von 540 nm oder 546 nm gemessen wird.

Diese Methode hat den Vorteil, daß alle Arten von Hämoglobin damit erfaßt werden, daß Cyan-Hb in Lösung stabil ist und daß durch die photometrische Messung individuelle Fehler ausgeschaltet werden.

Normalwerte

Männer	13,5–18 g/100 ml; 135–180 g/l Blut	**Kinder**	13–16 g/100 ml; 130–160 g/l Blut
Frauen	11,5–16,5 g/100 ml; 115–165 g/l Blut	**Neugeborene**	16–24 g/100 ml; 160–240 g/l Blut

Die früher fast ausschließlich benutzte Bestimmung des Oxyhämoglobins mit Hilfe des Zeiss-Polytest-Kolorimeters ist wegen ihrer Ungenauigkeit weitgehend verlassen. Das gleiche gilt auch für die Säurehämatinmethoden (z.B. Sahli).

Zur groben Orientierung am Krankenbett mag die **Tallquist-Skala** geeignet sein (Bluttropfen auf Filterpapier – Vergleich mit beigegebener Farbskala); sie ist heute jedoch nicht mehr gebräuchlich.

Erythrozytenzählung

Durch die Einführung der Zählautomaten in die Routinediagnostik hat das alte Zählkammerverfahren an seiner praktischen Bedeutung verloren. Zur Kontrolle möglicher, bei der automatisierten Zählweise auftretenden Fehl-

* Die inzwischen offiziell eingeführten internationalen Meßeinheiten werden bei uns noch nicht allgemein verwendet. Aus diesem Grund sollen im methodischen Teil dieses Buches die alten und die neuen Einheiten nebeneinander angegeben werden. Falls die Angabe der Hämoglobinkonzentration in mmol/l erfolgen soll, ergeben sich folgende Normalwerte: Männer 7,76–11,17; Frauen 7,14–10,15.

messungen ist die Kenntnis der klassischen Kammerzählmethode jedoch notwendig.

Material.

- Erythrozytenpipette (durch rote Perle gekennzeichnet)
- Hayem-Lösung:

Hydrarg. bichlor.	0,25
Natr. sulf.	2,50
Natr. chlor.	0,5
Aqua dest. ad	100,0

- Zählkammer

Technik. **Aufziehen** der Erythrozytenpipette mit Blut bis zur Marke 0,5. Bei schweren Anämien Blut bis zur Marke 1,0 aufziehen (nur geeichte Pipetten verwenden, für besonders exakte Bestimmungen amtlich geeichte mit Sonderstempel; Pipetten ohne Fabrikstempel zu ungenau). **Nachziehen** mit Hayem-Lösung bis zur Marke 101 (ohne Luftblasen!). Nach kräftigem **Schütteln** die ersten Tropfen des Pipetteninhalts verwerfen und danach sofort die vorbereitete Zählkammer füllen. Bei Vorbereitung der Zählkammer darauf achten, daß auf den Haftstellen des Deckglases beiderseits der eigentlichen Kammer Newton-Ringe zu sehen sind.

Kammer so füllen, daß weder Luftblasen vorhanden sind noch die verdünnte Blutlösung an den Rändern überquillt.

Bei etwa 250facher Vergrößerung 2–3 min nach Beschicken der Zählkammer mit der Auszählung beginnen.

Es gibt eine Vielzahl von verschiedenen **Zählkammersystemen**, die hier im einzelnen nicht besprochen werden soll. Für die Erythrozytenzählung liegt den meisten ein Quadrat von $^1/_{400}$ mm² Bodenfläche ($^1/_{20} \cdot {}^1/_{20}$ Seitenlänge) zugrunde, was bei einer Kammertiefe von 0,1 mm einen Inhalt von $^1/_{4000}$ µl bedeutet. Da das Blut in der Pipette im Verhältnis 1:200 verdünnt wurde, befindet sich in jedem Quadrat $^1/_{800\,000}$ µl Blut. Bei **Auszählung** von 80 Quadraten muß demnach mit 10 000, bei Auszählung von 160 Quadraten mit 5 000 multipliziert werden, um die Erythrozytenzahl/µl zu berechnen.

> **!** Wichtig ist darauf zu achten, daß möglichst voneinander fern liegende Quadrate ausgezählt werden.

Bei der **Auswahl** der Zählkammern sind die mit einfachen, übersichtlichen Quadrateinteilungen (Bürker, Neubauer, Zeiss-Thoma) den älteren, mit z.T. sehr komplizierenden Netzeinteilungen, vorzuziehen.

Normalwerte	
Männer	4,5–6,0 Mill./μl (4,5–6 · 10^{12}/l)
Frauen	4,1–5,4 Mill./μl (4,1–5,4 · 10^{12}/l)
Kinder	4,5–5,5 Mill./μl (4,5–5,5 · 10^{12}/l)
Neugeborene	6,0 Mill./μl (6 · 10^{12}/l)

Hämoglobingehalt des Einzelerythrozyten

Errechnung des Hämoglobingehaltes des Einzelerythrozyten

$$\text{MCH}^{*} = \text{Hb}_{E}\,(\text{pg}) = \frac{10 \cdot \text{Hb}\,(\text{g/l})}{\text{Ery-Zahl}\,(10^{12}/\text{l})}$$

oder

$$= \frac{10 \cdot \text{Hb}\,(\text{g/dl})}{\text{Ery-Zahl}\,(10^{6}/\mu\text{l})}$$

Beispiel:

$$\frac{10 \cdot 15}{5} = 30 \text{ (normal: 28–32 pg)}$$

Hämatokrit (HKT)

Die genauesten Werte ergibt die folgende Methode nach Strumia, die allerdings eine Spezialzentrifuge voraussetzt (Hawksley & Sons Ltd. London).

Material. Zentrifuge mit Spezialaufsatz (flacher, tellerförmiger Zentrifugenkopf mit radial angeordneten Einkerbungen zur Aufnahme der Kapillaren), heparinisierte dünnwandige Kapillarröhrchen (Durchmesser etwa 1 mm, Länge etwa 75 mm).

Technik. Zwei *Kapillaren* werden etwa $^{3}/_{4}$ mit Blut gefüllt (ähnlich wie beim Ehrlich-Fingerversuch, anschließend wird die Blutsäule in der Kapillare vorsichtig etwas hin und her bewegt, um eine entsprechende Heparinisierung zu erzielen, und das blutfreie Ende der Kapillare zugeschmolzen. Gleich oder innerhalb einiger Stunden wird dann bei mindestens 8000 U/min 8–10 Minuten zentrifugiert. Danach kann der Hämatokritwert an einem (mit dem Hämatokritaufsatz mitgelieferten) *Ablesegerät* bestimmt werden. Dabei wird der unterste Punkt der Blutsäule (am zugeschmolzenen Ende) gleich 0 % und

* MCH = mean corpuscular hemoglobin

das obere Ende der Plasmasäule gleich 100 % gesetzt. Der Hämatokritwert wird am oberen Ende der Erythrozytensäule abgelesen.

Technisch einfacher ist es, wenn man die Hämatokritbestimmung mit EDTA-Röhrchen vornimmt. Falls man als Antikoagulans anstelle von Heparin oder EDTA eine 3,8%ige Na-Citrat-Lösung im Verhältnis 1:10 mit Blut gemischt verwendet, sind beim Ablesen des Hämatokritwertes 10 % zuzurechnen.

Der Hämatokritwert wird an der Höhe der Blutkörperchensäule mittels der Skaleneinteilung abgelesen.

Normalwerte

Frauen	40–48 % bzw. 0,40–0,48 l/l
Männer	47–53 % bzw. 0,47–0,53 l/l

Zur exakten Bestimmung des Hämatokrits müssen stets *Doppelbestimmungen* vorgenommen werden.

Hämoglobinkonzentration der Erythrozyten

Errechnung der Hämoglobinkonzentration der Erythrozyten

$$\text{MCHC}^{*}\ (\text{g/l}) = \frac{\text{Hb (g/l)}}{\text{HKT (l/l)}} \quad \text{oder}$$

$$\text{MCHC}^{*}\ (\text{g/dl}) = \frac{\text{Hb (g/dl)} \cdot 100}{\text{HKT (\%)}}$$

Beispiele:

$$\frac{150\ \text{g/l}}{0{,}45\ \text{l/l}} = 333{,}3\ \text{g/l} = 33{,}3\ \text{g/dl}$$

$$\frac{15\ \text{g/dl} \cdot 100}{45\ \%} = 33{,}3\ \text{g/dl}$$

(normal: 320–360 g/l oder 32–36 g/dl)

* MCHC = mean corpuscular hemoglobin concentration

Erythrozyteneinzelvolumen

Aus dem Hämatokritwert läßt sich das Volumen des einzelnen Erythrozyten nach folgender Formel berechnen:

Errechnung des Erythrozyteneinzelvolumens

$$\text{MCV}^{**}\ (\mu m^3) = \frac{\text{HTK}\ (\%) \cdot 10}{\text{Ery}\ (\cdot\ 10^6/\mu l)} \quad \text{oder} \quad \frac{\text{HKT}\ (l/l) \cdot 1\,000}{\text{Ery}\ (\cdot\ 10^{12}/l)}$$

Beispiele:

$$\frac{50(\%) \cdot 10}{5{,}5\ (\cdot\ 10^6/\mu l)} = 90{,}9\ (\mu m^3)$$

$$\frac{0{,}5\ (l/l) \cdot 1\,000}{5{,}5\ (\cdot\ 10^{12}/l)} = 90{,}9\ (\mu m^3)$$

(normal: 80–94 μm^3)

Erythrozytendicke

Aus dem Volumen des Einzelerythrozyten und dem mittleren Erythrozytendurchmesser kann die durchschnittliche Erythrozytendicke bestimmt werden, wobei man zur Vereinfachung der Bestimmung die roten Blutkörperchen als kleine gleichmäßige Zylinder betrachtet, deren Grundfläche $r^2\pi$ beträgt. Zur Berechnung der Erythrozytendicke ergibt sich hiernach folgende Formel:

Berechnung der Erythrozytendicke

$$d = \frac{V}{r^2 \cdot \pi} = \frac{V \cdot 4}{D^2 \cdot \pi}$$

d= Erythrozytendicke (µm)
r = Erythrozytenradius (µm)
D = Erythrozytendurchmesser (µm)
V = Erythrozytenvolumen (μm^3)

(normal: 2,0–2,2 µm)

** MCV = mean cell volume

Berechnung des sphärischen Index nach Heilmeyer

$$\frac{\text{mittlerer Dickendurchmesser}}{\text{mittlerer Kreisdurchmesser}} = 0{,}25\text{–}0{,}34 \text{ (Normalwert)}$$

Erythrozytenverteilungskurve (nach Price-Jones)

Diese Untersuchung wird nur noch selten und von wenigen Labors wegen des großen Zeitaufwands durchgeführt. Die Untersuchung wurde praktisch abgelöst von der Bestimmung der *Erythrozytenverteilungsbreite (red cell distribution width [RDW])*, ein Variationskoeffizient, der auf dem MCV (S. 593) basiert und im Anschluß an diesen Absatz besprochen wird. Die **Price-Jones-Kurve** soll dennoch hier erläutert werden, da einige Begriffe zum roten Blutbild, wie beispielsweise *„Rechts-"* und *„Linksverschiebung"*, nur durch ihre Kenntnis verständlich werden.

Das derzeit am häufigsten benutzte Verfahren verwendet den Projektionsaufsatz mit Glarex-Scheibe und verschiebbarem Maßstab. Falls diese nicht zur Hand, muß man die ursprüngliche Methode verwenden.

Material. Ein monokulares Mikroskop mit ausziehbarem Tubus, ein Okularmikrometer, das auf die Okularzwischenblende aufgelegt wird, ein Objektmikrometer zum Eichen des Okularmikrometers.

Mit Hilfe des Objektmikrometers wird das Okularmikrometer so geeicht (Ausziehen des Mikroskoptubus), daß ein Teilstrich des Okularmikrometers = 1 µm ist. Falls kein Objektmikrometer vorhanden ist, kann das Okularmikrometer auch anhand der Netzeinteilung einer Zählkammer geeicht werden.

Technik. In einem fixierten und gefärbten Ausstrichpräparat werden von mindestens 100 Erythrozyten mit Hilfe des geeichten Okularmikrometers die Kreisdurchmesser bestimmt. Dabei geht man so vor, daß der größte und der kleinste Durchmesser eines jeden Erythrozyten ausgemessen und der arithmetische Mittelwert notiert wird. Dabei werden die Zellen zweckmäßigerweise in Gruppen von jeweils 0,5 µm Größenunterschied eingeteilt. In einem Koordinatensystem, welches auf der Abszisse die Zellgrößen, auf der Ordinate die prozentuale Häufigkeit ihres Vorkommens aufzeigt, werden die gefundenen Gruppen graphisch eingetragen.

Normalerweise ergibt sich eine **Gauß-Glockenkurve** mit einem Gipfel bei 7–7,5 µm. Abweichungen des Kurvengipfels zur größeren oder kleineren Seite werden als Rechts- bzw. Linksverschiebung der Price-Jones-Kurve bezeichnet. Den Verlauf der Normalkurve und die häufigsten Abweichungen gibt Abb. 1.**2** auf S. 4 wieder.

Variationskoeffizient der Erythrozytengröße (RDW)

Der Variationskoeffizient der Erythrozytengröße (red cell distribution width [RDW]) ist ein Maß für die Anisozytose der Erythrozyten und hat praktisch die Price-Jones-Kurve, die mühselig zu erstellen war, ersetzt. Er wird in Zellzählautomaten, die Histiogramme von Blutkörperchen erstellen können, elektronisch bestimmt. Er basiert auf der Ausmessung der *Volumina* von etwa 100 000 Erythrozyten; zur Erstellung der Price-Jones-Kurve wurden lediglich 500–1 000 rote Blutkörperchen vermessen. Sein Maß wird in % angegeben, was besagt, welcher Prozentsatz der Erythrozyten vom mittleren MCV der untersuchten Probe abweicht. Normal ist bis 15 %. Der Wert ist von besonderer Bedeutung bei der *Differentialdiagnose* der mikrozytären Anämien.

> ! Ist z.B. der RDW größer als 15 %, so liegt mit hoher Wahrscheinlichkeit eine Eisenmangelanämie vor, ist er kleiner eher eine Thalassämie oder eine hämatologische Systemerkrankung.

Retikulozytenzählung

Material. Ein Paraffinschälchen (paraffiniertes Uhrglas oder Blockschälchen, welches mit weicher Kerzenmasse ausgegossen ist), feuchte Kammer (Petri-Schale mit feuchtem Filterpapier ausgelegt), Brillantkresylblaulösung 1%ig, hergestellt mit physiologischer Kochsalzlösung.

Technik. In einer Leukozytenpipette bis zur Marke 0,5 Brillantkresylblau aufziehen und Blut bis zur Marke 1,0 nachziehen. Gemisch in Paraffinschälchen vorsichtig ausblasen. Mit dünnem Glasstab umrühren, sofort in feuchte Kammer stellen (20–30 min). Danach wieder vorsichtig mischen und 1–2 Tropfen auf gut entfettetem Objektträger ausstreichen. Ausstrich mindestens 30 min lufttrocknen lassen.

Auszählung mit Ölimmersion und Okularblende wie bei Thrombozytenzählung.

Ausgezählt wird auf 1 000 Erythrozyten oder ein Vielfaches davon und die Retikulozytenzahl in ‰ (auf 1 000 Ery.) angegeben. Häufig werden die Retikulozyten als absoluter Wert/µl angegeben. Berechnung wie bei den Thrombozyten.

Normalwerte

7–15 ‰ Retikulozyten = 35 000–75 000 µl

Zur **Klassifizierung** der Retikulozyten hat Heilmeyer eine Stadieneinteilung angegeben (Farbtafel I).

Normalerweise finden sich im peripheren Blut nur die Reifungsstadien III und IV.

Nilblausulfatfärbung

Technik. Eine 0,5%ige alkoholische **Nilblausulfatlösung** (in absolutem Äthylalkohol) zur Darstellung von Heinz-Innenkörpern, wird wie ein Blutausstrich auf saubere Objektträger ausgestrichen. Dabei kann eine Reihe solcher Objektträger vorbereitet und mehrere Wochen aufbewahrt werden, wenn sie nach Lufttrocknung, Schichtseiten aufeinander, vor Licht und Staub geschützt aufbewahrt werden.

Auf die so präparierten Objektträger wird wie beim normalen Blutausstrich ein **Tropfen Blut** dünn ausgestrichen. Das Präparat wird dann für 5–7 min in eine feuchte Kammer gelegt, wobei darauf zu achten ist, daß der Blutausstrich selbst nicht mit der Flüssigkeit der Kammer in Berührung kommt (evtl. 2 Zündhölzer unterlegen).

Anschließend, nach **Lufttrocknung**, Betrachtung des Präparates mit Ölimmersion.

Bewertung. In den hellblau gefärbten Erythrozyten sieht man im positiven Fall, meist randständig, ein bis mehrere kleine dunkelblaue Einschlußkörperchen (Farbtafel II).

Darstellung der Siderozyten und Sideroblasten

Bei den Siderozyten handelt es sich um rote Blutkörperchen, in denen mit Hilfe der Berliner-Blau-Reaktion feine, nicht an Hämoglobin gebundene Eiseneinlagerungen nachweisbar sind. Sideroblasten sind entsprechende kernhaltige rote Vorstufen.

Technik. Dünne, sorgfältig hergestellte Blutausstriche bzw. Knochenmarkausstriche werden in der üblichen Weise nach Pappenheim gefärbt.

Anschließend wird die Eisenfärbung mittels der Berliner-Blau-Reaktion auf der Färbebank durchgeführt. Hierzu ist folgende **Lösung** stets frisch zuzubereiten:

- 1 g Ferrocyankalium,
- 1 ml reinste 37%ige Salzsäure,
- 100 ml Aqua dest. (eisenfrei!).

Diese Lösung läßt man 4 min auf den Ausstrich einwirken und spült mit Aqua dest. ab.

Zweckmäßigerweise erfolgt die **Auszählung** in einem abgedunkelten Raum mit einem guten, möglichst binokularen Mikroskop bei Ölimmersion.

Ausgezählt werden für die Bestimmung der Siderozyten 1000, besser 2000 Erythrozyten, das Ergebnis wird in ‰ angegeben.

Zur **Bestimmung** der Sideroblasten im Knochenmark werden 100 kernhaltige rote Vorstufen ausgezählt und dabei die Zahl der Sideroblasten sowie die Art und Intensität der Eiseneinlagerung registriert. Die Angabe der Sideroblasten erfolgt in %.

Bewertung. Normalerweise finden sich im peripheren Blut 0–3 ‰ *Siderozyten*. Im Knochenmark ist die Zahl der Siderozyten meist erheblich höher als im peripheren Blut. Die Anzahl der *Sideroblasten* im Mark ist abhängig vom Serumeisenspiegel. Bei einem normalen Eisenspiegel finden sich 20–40 % Sideroblasten. Bei stärkerer Erhöhung des Serumeisenspiegels kann ihre Zahl bis auf 70 % ansteigen.

Die Siderozyten im peripheren Blut sind oft bei hämolytischen Anämien und schweren Bleivergiftungen vermehrt. Eine konstante *Vermehrung* findet man im peripheren Blut nach Splenektomie. Dieses Phänomen ist zusammen mit dem Nachweis von *Jolly-Körperchen* das sicherste Zeichen für das Fehlen der Milz. Die Sideroblasten fehlen im Knochenmark bei Eisenmangelzuständen jeder Genese, sie sind vermehrt bei der Perniziosa und den hämolytischen Anämien. Eine besonders starke Vermehrung der Sideroblasten sieht man im Knochenmark bei Eisenverwertungsstörungen. Dabei lassen sich oft auch qualitative Veränderungen dieser Zellen nachweisen: Man sieht dann häufig besonders grobe Eisengranula, die vermehrt und oft ringförmig um den Kern angeordnet sind (*Ringsideroblasten*).

Osmotische Resistenz der Erythrozyten

Zur Prüfung der osmotischen Resistenz werden die roten Blutkörperchen in hypotone Kochsalzlösung fallender Konzentration gebracht. Es wird dabei festgestellt, bei welcher Konzentration die ersten (wahrscheinlich ältesten) Erythrozyten hämolysieren (*Minimalresistenz*) und bei welcher Konzentration eine totale Hämolyse eintritt (*Maximalresistenz*).

Technik. 21 Reagenzgläschen werden mit je 1 ml **Kochsalzlösung** in Verdünnungen von 0,7–0,3 % NaCl beschickt, wobei das *Konzentrationsintervall* zwischen den einzelnen Röhrchen für gewöhnlich 0,02 % beträgt. Praktisch geht man dabei so vor, daß man jedesmal mit einer 1-ml-Meßpipette 1 ml der 1 %igen Kochsalzlösung aufzieht, in das 1. Röhrchen 0,7 ml und in das 21. Röhrchen den Rest von 0,3 ml pipettiert. In das 2. Röhrchen füllt man 0,68 ml und den Rest von 0,32 ml in das 20. Röhrchen usw. Danach werden sämtliche Röhrchen mit Aqua dest. auf 1 ml aufgefüllt.

In jedes Röhrchen gibt man anschließend genau 1 Tropfen frisches **EDTA-Blut**. Die Röhrchen werden dann durchgeschüttelt und bei Zimmertemperatur 3–12 Stunden stehengelassen.

Bei der **Ablesung** (s. Abb. 1.**8**, S. 104) wird die Konzentration desjenigen Röhrchens vermerkt, in dem die Kochsalzlösung den ersten gelblichen Farbton aufweist (Minimalresistenz) und die Konzentration des Röhrchens, in dem kein Erythrozytenbodensatz mehr nachweisbar ist (vollständige Hämolyse = Maximalresistenz).

Bewertung. Normalerweise wird der Beginn der Hämolyse bei 0,46–0,42 % NaCl festgestellt, wobei die komplette Hämolyse bei 0,34–0,30 % NaCl erfolgt.

Den Bereich zwischen diesen beiden Punkten bezeichnet man als **Resistenzbreite**.

Eine *Herabsetzung der Resistenz* findet sich beim familiären mikrosphärozytären hämolytischen Ikterus (Kugelzellenanämie) und bei manchen Formen von erworbener hämolytischer Anämie. Bisweilen sieht man eine Verminderung auch bei Benzolvergiftungen und Hepatitis epidemica.

Eine *Erhöhung der Resistenz* findet man nach akuten Blutverlusten infolge Vermehrung von jugendlichen roten Blutkörperchen, nach Splenektomie und bisweilen bei perniziöser Anämie, mechanisch bedingtem Ikterus, bei manchen Leberparenchymschäden und Eisenmangelanämien.

Eine *Vergrößerung der Resistenzbreite* mit erhöhter maximaler Resistenz ist typisch für die Thalassämie.

Säure-Serumtest (nach Ham)

Er beruht auf dem Prinzip, daß Erythrozyten von Kranken mit paroxysmaler *nächtlicher Hämoglobinurie (PNH)* in frischem kompatiblem Normalserum nach 60 min einer partiellen, aber deutlich erkennbaren Hämolyse anheimfallen, wenn diese durch Säurezusatz auf einen pH-Wert von 6,5–7 eingestellt ist. Der Test sollte nur von Untersuchern mit genügend großer Erfahrung in *Speziallaboratorien* durchgeführt werden.

Er fällt bei der PNH positiv aus.

Wärmeresistenztest (nach Hegglin u. Maier)

Technik. Zur Ermittlung der Wärmeresistenz der Erythrozyten bringt man in einem Röhrchen einige ml Blut, das mit trockener steriler Nadel entnommen wurde, für 6–24 Std. in den **Brutschrank** bei 37 °C. Schon nach 6, noch deutlicher nach 24 Std. ist Hämoglobin aus den Erythrozyten in das Serum ausgetreten, das sich intensiv rot färbt. Geringgradige Rotfärbung, also Vorhandensein von Wärmehämolysinen, wurde auch bei erworbenen hämolytischen Anämien mit positivem Coombs-Test gesehen. Im übrigen ist der Test bei der *paroxysmalen nächtlichen Hämoglobinurie (PNH, Marchiafava-Anämie)* positiv.

Zuckerwassertest (Sucrosetest)

Citratblut wird mit Zuckerwasser (9–10 g Zucker auf 100 ml Aqua dest., pH etwa 7,4) im Verhältnis 1:10 gemischt. Das Gemisch wird 30 min bei 37 °C inkubiert und zentrifugiert. Im Überstand zeigt sich die Hämolyse.

Der Test ist spezifisch für die paroxysmale nächtliche Hämoglobinurie (PNH).

Sichelzellnachweis

Technik. Ein Tropfen Blut aus der Erythrozytenmischpipette wird auf einen Objektträger gebracht und mit einem Deckglas bedeckt. Die Ränder des Deckglases werden mit Paraffin abgedichtet und das auf diese Weise hergestellte Präparat bei 37 °C in den Brutschrank gestellt. Nach 24 Std. läßt sich die Sichelzellbildung nachweisen.

Färberische Darstellung von Hämoglobin F in roten Blutzellen (nach Kleihauer u. Betke[4])

Prinzip. Das normale Hämoglobin des Erwachsenen (Hb A) wird aus den Erythrozyten herausgelöst, wenn man luftgetrocknete und fixierte Blutausstriche in einen Zitronensäure-Phosphatpuffer (nach Ilvaine) von pH 3,3 und 37 °C Temperatur bringt. Demgegenüber bleibt das Hb F ungelöst in den roten Blutkörperchen und kann durch Anfärben sichtbar gemacht werden.

Technik. Luftgetrocknete, dünne Blutausstriche werden 5 min in 80%igem Äthylalkohol **fixiert**, gewässert und getrocknet. Ist eine Weiterverarbeitung nicht gleich möglich, können sie 4–5 Tage im Kühlschrank aufbewahrt werden. Zur **Elution** stellt man die Ausstriche senkrecht in ein Becherglas, das den Puffer enthält und in einem Wasserbad von 37 °C steht.

Elutionsdauer 3 min; die Ausstriche werden nach 1 min und nach 2 min zur Durchmischung des Puffers kurz angehoben und wieder zurückgestellt. Anschließend unter fließendem Wasser spülen.

Färbung. 3 min mit Hämatoxylin „Ehrlich" abspülen und anschließend 3 min mit 0,1%iger wäßriger Erythrosinlösung nachfärben.

Mikroskopische Betrachtung mit 40er Objektiv (Trockensystem oder Ölimmersion).

Beurteilung. Die Hb-A-haltigen Erythrozyten sind nur schwach als Schatten erkennbar, während sich die Hb-F-haltigen Erythrozyten leuchtend rot angefärbt darstellen.

Die Methode eignet sich zur Erkennung von *Thalassaemia major* und *minor* sowie ferner zum Nachweis fetaler Erythrozyten, die in den mütterlichen Blutkreislauf gelangt sind.

Färberische Darstellung von methämoglobinhaltigen Zellen im Blutausstrich (nach Kleinhauer u. Betke[4])

Prinzip. Methämoglobin verbindet sich mit KCN zu Cyanmethämoglobin, während Oxyhämoglobin nicht mit Cyaniden reagiert. Oxyhämoglobin wirkt als Peroxidase, demgegenüber hat Cyanmethämoglobin nur eine sehr geringe Peroxidaseaktivität.

Technik. Das zu untersuchende Heparin- oder Citratblut wird mit 1/50 Volumen einer 0,4 molaren KCN-Lösung (etwa 2,5 %ig) versetzt, wodurch vorhandenes Methämoglobin in Cyanmethämoglobin umgewandelt wird. Etwa 3–5 min nach Zugabe von KCN fertigt man sehr dünne Blutausstriche an, die dann nach Lufttrocknung bei Zimmertemperatur eluiert werden.

Die Elutionslösung setzt sich aus 80 ml 96 %igem Äthanol, 16 ml 0,2 molaren Zitronensäure und 5 ml Wasserstoffperoxid, 30 Gew.-% (Perhydrol) zusammen. Die Blutausstriche werden in diese Lösung gebracht, 1 min lang hin- und herbewegt und weitere 2 min unbewegt darin belassen. Danach werden sie zunächst mit Methanol und anschließend unter fließendem Wasser abgespült.

Färbung. 3 min Hämatoxylin sauer nach Ehrlich, abspülen mit Wasser, 3 min mit 0,5 %iger wäßriger Erythrosinlösung, abspülen mit Wasser.

Bewertung. Reine Oxyhämoglobinzellen (Hb^2-Zellen) sind leuchtend rot, reine Methämoglobinzellen (Hb^3-Zellen) sind als leere Schatten sichtbar. (Bei künstlicher Mischung beider Zellarten lassen sich 2 scharf getrennte Populationen erkennen.)

Die Präparate werden nach **Lufttrocknung** am besten mit dem 40er Trockensystem betrachtet. Das Ausmaß der Anfärbbarkeit der Zellen hängt vom Anteil des nicht eluierten Oxyhämoglobins ab, so daß man je nach Methämoglobingehalt mehr oder weniger stark rot gefärbte Erythrozyten in den Ausstrichen findet. **Fehlermöglichkeiten** ergeben sich vor allem bei dicken Ausstrichen. Wenn die Erythrozyten zu dicht gelagert sind, werden reine Methämoglobinzellen nicht vollständig eluiert, sondern es bleiben Reste mit granulärer Struktur liegen. Diese Zellen sind jedoch immer noch deutlich von Oxyhämoglobinzellen zu unterscheiden, die sich völlig homogen anfärben.

> **!** Es ist für die Beurteilung ratsam, nur dünne Stellen der Präparate auszuwerten.

Bestimmung des Methämoglobins im Blut

Sie erfolgt **spektroskopisch**: In einer Blutverdünnung wird der Extinktionsverlust bei 650 nm gemessen, der entsteht, wenn man das vorhandene Methämoglobin in Cyanmethämoglobin überführt. In einer anderen Probe der Blutverdünnung wandelt man allen Blutfarbstoff in Methämoglobin um und bestimmt dann ebenfalls den für die gesamte Blutfarbstoffmenge charakteristischen Extinktionsabfall durch Cyanmethämoglobinbildung bei 650 nm. Der erste Abfall in Prozent des zweiten ist gleich dem Prozentgehalt des vorhandenen Methämoglobins in bezug auf den Gesamtblutfarbstoff.

Färberische Differenzierung von Erythrozyten mit Glucose-6-Phosphat-Dehydrogenase-(G-6-PDH-)Mangel

Dazu kann das gleiche Verfahren verwandt werden, das auch zur Darstellung von *methämoglobinhaltigen Zellen* im Blutausstrich angewendet wird, wobei eine Kombination mit dem sog. Brewer-Test notwendig ist (nach Betke, Kleihauer und Knotek).

Prinzip. Das durch Zugabe von *Nitrit* in Methämoglobin umgewandelte Hämoglobin wird in Gegenwart von Methylenblau und Glucose zu Oxyhämoglobin reduziert. Rote Blutkörperchen mit einem G-6-PDH-Defizit sind zu dieser **Reduktion** nicht fähig. Auch nach mehreren Stunden, wenn in normalen Erythrozyten bereits alles Methämoglobin wieder in Oxyhämoglobin umgewandelt ist, enthalten sie ausschließlich oder vorwiegend Methämoglobin. Bei der entsprechenden **färberischen Darstellung** (s. oben: Färberische Methämoglobindarstellung) sind die kranken Zellen also „leer“.

Bestimmung der Erythrozytenlebenszeit

Die heute meist verwendete Methode arbeitet mit **radioaktivem Chrom**. Bei dieser Bestimmung werden körpereigene rote Blutkörperchen entweder in vitro oder in vivo mit 6wertigem Natriumchromat ($Na_2{}^{51}CrO_4$) markiert. In den folgenden Wochen wird die Halbwertzeit der Radiochromaktivität der Erythrozyten bestimmt. Diese beträgt normalerweise 26 Tage und entspricht einer *Erythrozytenlebensdauer* von 120 Tagen. Bei allen gesteigerten Hämolysen ist die Überlebenszeit der roten Blutkörperchen mehr oder weniger stark verkürzt. Da sich eine vermehrte Hämolyse nicht immer oder nicht in vollem Ausmaß auf Grund der klinischen Symptomatologie erkennen läßt, ist eine genaue Kenntnis der Erythrozytenlebensdauer oft von großer Bedeutung. Außerdem kann bei dieser Untersuchung durch Bestimmung des Leber-Milz-Quotienten der Hauptabbauort der Erythrozyten ermittelt werden. Ausschlaggebend kann dies z.B. bei der Entscheidung der Frage sein, ob eine Milzexstirpation durchgeführt werden soll oder nicht.

Darstellung von Blutparasiten im „dicken Tropfen" (nach Schilling)

Technik. Ein bis zwei **Bluttropfen** werden auf einem gereinigten Objektträger nebeneinander aufgetragen, mit einer Nadel o.ä. auf einer Fläche mit dem Durchmesser von ca. 1,5 cm ausgebreitet und an der Luft getrocknet. Dabei ist darauf zu achten, daß der *dicke Tropfen* nicht zu dick wird, da er sonst nach dem Trocknen abzublättern droht.

Färbung. Die Färbung erfolgt ohne vorherige Fixation mit verdünnter **Giemsa-Lösung** (1 Tropfen Giemsa-Stammlösung auf 1 ml gepuffertes [pH = 7], destilliertes Wasser), die zugleich die Erythrozyten hämolysiert und die Parasiten färbt. Wenn sich nach 3–5 Minuten das Hämoglobin als rote Farbwolke aus der Blutschicht abgelöst hat, wird die Lösung abgegossen und frische Farblösung aufpipettiert. Dieser Vorgang wiederholt sich, bis sich keine Hämoglobinwolken mehr ablösen. Dann wird das Präparat noch für 25–30 Minuten mit frischer Farblösung bedeckt liegen gelassen, nach Abschluß vorsichtig durch Eintauchen in **Leitungswasser** abgespült und aufrecht stehend getrocknet.

Die Auswertung erfolgt wie bei einem *Differentialblutbild.* Da im „Dicken Tropfen"-Präparat die Differenzierung der Parasiten häufig Schwierigkeiten bereitet, sollte diese mit Hilfe eines normalen Blutausstrichpräparates durchgeführt werden. Es stellen sich mit dieser Methode Plasmodien, die sich besonders zahlreich während der Fieberschübe im Blut finden, Trypanosomen und auch Rückfallfieber-Spirochäten dar.

Das Weiße Blutbild

Leukozytenzählung

Ähnlich wie die Erythrozyten werden auch die weißen Blutkörperchen jetzt fast allgemein mit *elektronischen Zählautomaten* gezählt. Diese Methode ist genauer und schneller als das alte Zählkammerverfahren. Dieses soll, da es vor allem noch in der ärztlichen Praxis verwendet wird, hier kurz beschrieben werden.

Material.

- Leukozytenpipette (durch weiße Perle gekennzeichnet),
- $^1/_2$%ige Essigsäure oder
- Türk-Lösung (Acid. acet. glacial. [1,0], 1%ige wäßrige Lösung von Gentianaviolett [1,0], Aqua dest. [ad 100,0])
- Zählkammer.

Technik. Geeichte **Leukozytenpipette** bis zur Marke 1,0 mit Blut aufziehen und bis zur Marke 11 Essigsäure oder Türk-Lösung nachziehen. Nach kräftigem Schütteln Kammerfüllung.

Auszählung wie Zählung der Erythrozyten, aber bei etwa 100facher Vergrößerung (Kammer muß trocken und fettfrei sein).

Gezählt werden im allgemeinen 4 Felder von je 1 mm^2 (= je 16 Quadrate von je 0,25 mm Seitenlänge). Über jedem Quadrat befindet sich 0,1 µl Flüssigkeit, was bei einer **Pipettenverdünnung** von 1:10 = $^1/_{100}$ µl Blut entspricht.

Genauer als die Zählung von 4 Feldern in einer Kammer ist die Auszählung von je 2 Feldern bei 2 verschiedenen Kammerfüllungen.

Bei *hohen* Leukozytenzahlen wird entweder eine Leukozytenpipette nur bis 0,5 mit Blut aufgezogen, oder es wird statt dessen eine Erythrozytenpipette benutzt, wobei dann nach Auszählung der Kammer mit dem entsprechenden Verdünnungsfaktor multipliziert werden muß (z.B. mit 100, wenn in der Ery.-Pipette bis zur Marke 1 Blut aufgezogen wurde. Die **Berechnung** erfolgt am einfachsten durch Addition der in den großen Quadraten ermittelten Leukozytenwerte und Multiplikation mit 25 (bei Füllung der Leukozytenpipette bis 1,0) oder mit 50 (bei Füllung der Leukopipette bis 0,5) oder mit 250 (bei Füllung der Ery.-Pipette bis 1,0).

Grundsätzlich erfolgt die Berechnung der Leukozytenzahl/µl nach folgender Formel:

Errechnung der Leukozytenzahl

$$LZ = \frac{GZ}{F \cdot KH \cdot Verd.}$$

LZ (/mm^3 oder /µl): Leukozytenzahl
GZ: Gesamtzahl der gezählten Zellen
F (mm^2): ausgezählte Fläche
KH (mm): Kammerhöhe
Verd.: Blutverdünnung

Bei den **Zählkammern nach Türk, Neubauer** und **Zeiss-Thoma** muß bei Auszählung von 4 großen Quadraten und nach Addition der je Quadrat gefundenen Leukozytenzahl (GZ) multipliziert werden mit:

Multiplikatoren

bei Verdünnung 1:10:	**bei Verdünnung 1:20:**
GZ · **25** = Leukozyten in 1 µl Blut,	GZ · **50** = Leukozyten in 1 µl Blut.

Bei Verwendung der **Zählkammer nach Bürker** werden 100 größere Quadrate von insgesamt 100/25 mm^2 = 4 mm^2 Fläche oder noch besser in den 4

Ecken je 1 mm^2 (mittlere Linie der Dreierlinie begrenzt 1 mm^2) ausgezählt (GZ). Es muß multipliziert werden mit:

Multiplikatoren	
bei Verdünnung 1:10:	**bei Verdünnung 1:20:**
GZ · **25** = Leukozyten in 1 µl Blut,	GZ · **50** = Leukozyten in 1 µl Blut.

Häufigste **Fehlerquellen** sind ungeeichte Pipetten; feuchte Pipetten; ungenügend geschüttelte Pipetten; Kammer nicht trocken oder nicht fettfrei; ungenaues Aufziehen der Pipetten; Luftblasen in Pipette oder Kammer.

Differentialblutbild

Dieses wird üblicherweise mit Hilfe der panoptischen Färbung nach May-Grünwald-Giemsa (Pappenheim-Färbung) ausgezählt.

Material.

- Saubere Objektträger (Entfettung durch 24stündiges Einlegen in Spiritus, Abtrocknen mit sauberem Tuch und mit Fensterleder nachreiben. Als Schnellmethode genügt ausnahmsweise kräftiges Abreiben mit 96%igem Alkohol und Trockenreiben mit Tuch),
- May-Grünwald-Lösung,
- Giemsa-Lösung (5 Tropfen konzentrierte Giemsa-Lösung auf 5 ml Aqua dest. für die Färbung eines Ausstrichpräparates),
- 1 geschliffenes Deckgläschen.

Ausstrichtechnik. Nach Entfernung des ersten Bluttropfens nach Punktion einer Fingerbeere Kuppe des folgenden Tropfens mit dem sauberen Objektträger (diesen nur an den Rändern anfassen!) so abheben, daß der Bluttropfen an dem einen Ende des Objektträgers haftet. Anschließend Objektträger auf eine feste Unterlage legen und mit einem sauberen, geschliffenen **Deckgläschen**, das in einem Winkel von etwa 45 Grad angesetzt wird, den Bluttropfen so ausstreichen, daß ein gleichmäßiger, vierseitig randfreier Blutausstrich entsteht. Zweckmäßigerweise Deckgläschen zunächst von links her langsam an den Bluttropfen heranführen, so daß dieser sich entlang der Kante des Deckgläschens verteilt. Dann Deckglas von rechts nach links im *gleichen Winkel* über den Objektträger ziehen. Je steiler der Winkel zwischen Deckglas und Objektträger, um so dicker, je kleiner der Winkel, um so dünner wird der Ausstrich.

Der so angefertigte Blutausstrich soll möglichst rasch getrocknet werden, am einfachsten durch kurzes Schwenken in der Luft (Objektträger nur an den

Kanten anfassen! Künstliche Erwärmung vermeiden!). Das auf diese Weise vorgetrocknete Präparat wird auf seiner Schmalseite, Schicht nach unten, schräg aufgestellt. Zum Schutz vor Fliegenfraß und Staubeinwirkung wird das ungefärbte Präparat am besten in einer Schublade, Schicht nach oben aufbewahrt.

Die besten färberischen Resultate werden erhalten, wenn erst vollständig durchgetrocknete Ausstriche zur Färbung verwendet werden (in der Regel 4–5 Stunden, am besten erst 24 Stunden nach dem Ausstreichen). In dringenden Fällen kann die Färbung auch unmittelbar an die Lufttrocknung angeschlossen werden.

Färbung. Unter den zahlreichen Färbemöglichkeiten hat sich die panoptische Färbung *nach Pappenheim* (= kombinierte May-Grünwald-Giemsa-Färbung) durchgesetzt. Die Ausstrichpräparate werden auf der Färbebank mit konzentrierter May-Grünwald-Lösung bedeckt und 3 min gefärbt (bei Verdunstung Farblösung nachgeben). Bei diesem ersten Färbevorgang werden die Präparate gleichzeitig **fixiert**. Anschließend etwa 4 ml Aqua dest. mit der Pipette zur May-Grünwald-Lösung zutropfen, nach 1 min Farblösung abgießen. Nach kurzem Abspülen Färbung mit verdünnter *Giemsa-Lösung* (s. oben).

Färbedauer mit Giemsa-Lösung, die genau wie die May-Grünwald-Lösung aufgetragen wird, etwa 15 min.

Anschließend kräftiges Abspülen mit Aqua dest. und **Reinigen** der Glasunterfläche von Farbresten. Aufstellen des Präparates zum Trocknen.

Bei der Färbung ist zu beachten, daß ihr Ausfall vom **pH** des verwendeten **Wassers** abhängig ist. Zu saures Wasser liefert rotstichige, zu alkalisches Wasser blaustichige Bilder. Auch ist die *Färbeintensität* der Stammlösungen sehr unterschiedlich, so daß die angegebenen Zeiten nur Richtwerte darstellen und je nach Ausfall der Färbung variiert werden müssen.

Zur **Differenzierung** des Blutausstrichs müssen mindestens 100, besser mehrere hundert Zellen ausgezählt werden. Je mehr Zellen ausgezählt werden, desto geringer ist die Streubreite (Tab. 11.**1**). Zweckmäßigerweise geht man so vor, daß ein Teil der Zellen am Rand, ein Teil in der Mitte des Präparates und ein weiterer Teil am Ende des Ausstriches ausdifferenziert wird. Eine genaue Differenzierung ist nur mit Ölimmersion bei 500–1 000facher Vergrößerung möglich. Da bei der Ausdifferenzierung von nur 100 weißen Blutkörperchen, wie sie in der Regel üblich ist, die Fehlerbreite am größten ist, sollte man sich nicht nur auf die Zahlenangaben verlassen, sondern eine längere Durchmusterung des Präparates anschließen. Dem Geübten wird dies in vielen Fällen wertvollere Hinweise geben als die Prozentzahlen allein.

Beurteilung. Bei der Beurteilung des Ausstrichpräparates sollen nicht nur das weiße Blutbild, sondern auch die Form- und Größenveränderungen sowie das färberische Verhalten der Erythrozyten berücksichtigt werden.

Tabelle 11.**1** Die Variabilität der Ergebnisse bei der Zelldifferenzierung in Blutausstrichen: Vertrauensgrenzen für verschiedene Prozentzahlen von Blutzellen eines gegebenen Typus bei der Differentialauszählung (Vertrauenskoeffizient: 95 %). Beim tatsächlichen Vorliegen von a Zellen muß bei Untersuchung von n Zellen mit den in der betreffenden Kolonne angeführten Streuungen gerechnet werden (nach Undritz[5])

	n							
a	**100**		**200**		**500**		**1 000**	
0	0	4	0	2	0	1	0	1
1	0	6	0	4	0	3	0	2
2	0	8	0	6	0	4	1	4
3	0	9	1	7	1	5	2	5
4	1	10	1	8	2	7	2	6
5	1	12	2	10	3	8	3	7
6	2	13	3	11	4	9	4	8
7	2	14	3	12	4	10	5	9
8	3	16	4	13	5	11	6	10
9	4	17	5	15	6	12	7	11
10	4	18	6	16	7	14	8	13
15	8	24	10	21	12	19	12	18
20	12	30	14	27	16	24	17	23
25	16	35	19	32	21	30	22	28
30	21	40	23	37	26	35	27	33
35	25	46	28	43	30	40	32	39
40	30	51	33	48	35	45	36	44
45	35	56	38	53	40	50	41	49
50	39	61	42	58	45	55	46	54

Häufigste Fehlerquellen sind zu dicke Ausstriche mit zu intensiver Färbung, bei der die Einzelzellen in ihren Strukturen nicht übersehbar sind. Es soll daher nur an solchen Stellen ausgezählt werden, wo die Erythrozyten dicht nebeneinander und nicht übereinander liegen.

Eosinophilenzählung (nach Dunger)

Material

- Leukozytenpipette,
- Zählkammer nach Fuchs-Rosenthal,

➤ Verdünnungsflüssigkeit nach Dunger: (1 Teil 2 %ige wäßrige Eosinlösung, 1 Teil reines Aceton, 8 Teile Aqua dest.).

Die Lösung ist gut verschlossen einige Wochen im Kühlschrank haltbar. Vor Gebrauch kräftig schütteln und filtrieren.

Technik. In der Leukozytenpipette bis zur Marke 1 Blut aufziehen, bis zur Marke 11 Verdünnungslösung nachsaugen. Direkt anschließend 3 min kräftig schütteln und (auf keinen Fall liegen lassen!) sofort in Fuchs-Rosenthal-Kammer füllen und 2–3 min stehen lassen. Dann bei etwa 100facher Vergrößerung ganze Kammer auszählen. Ist eine doppelte Fuchs-Rosenthal-Kammer vorhanden, so müssen sofort *beide Kammern* gefüllt werden. Die ausgezählten Werte schwanken stark.

Die Anzahl der Eosinophilen pro mm^3 oder µl erhält man, indem die ausgezählte Zellzahl mit dem Verdünnungsfaktor (10) multipliziert und durch 3,2 (bei der Fuchs-Rosenthal-Kammer) dividiert wird.

Bei der Verwendung der Zählkammer nach Türk oder Bürker werden sämtliche 9 großen Quadrate von je 1 mm^2 ausgezählt. Die dabei gefundene Zahl der Eosinophilen wird mit 100 multipliziert und durch 9 dividiert.

Peroxidasereaktion

Sie beruht darauf, daß in Anwesenheit von Peroxidase nach Abspaltung von Wasserstoffionen aus Aminoäthylcarbazol ein rotbraunes Farbprodukt entsteht.

Technik. Nach Schäfer und Fischer: Frische, lufttrockene **Blutausstriche** werden 30 s in Formol-Alkohol (1 Teil Formalin 40 % + 9 Teile Alkohol 96 %) bei Raumtemperatur **fixiert** und anschließend 3 min unter fließendem Wasser abgespült. Fettreiche Präparate können mit Ether entfettet werden. Nach dem Trocknen wird die **Reaktionslösung** (10 mg 3-Amino-9-Äthylcarbazol in 6 ml Dimethylsulfoxid lösen, mit Michaelis-Puffer [0,05 mol/l, pH 7,4] auf 100 ml auffüllen und kurz vor Gebrauch mit 0,5 ml 0,3 % H_2O_2 gut durchmischen) für 15 (bis 25 min) bei Raumtemperatur aufgetragen. Danach 15 min mit Leitungswasser spülen. Die **Kernfärbung** erfolgt mit saurem Hämalaun nach Mayer: 1 g Hämatoxylin in 1 l Aqua dest. lösen, darin 0,2 g Natriumjodat und 50 g Kaliumalaun [$KAl(SO_4)_2 \cdot 12\,H_2O$] bei Raumtemperatur lösen und dann 50 g Cloraldurat und 1 g Zitronensäure (Monohydrat) zugeben und lösen; die Farblösung ist sofort verwendbar, nahezu unbegrenzt haltbar und wird für 20–25 min auf die Präparate gegeben, danach 3–5 min *Blaufärbung* in Leitungswasser. Anschließend trocknen lassen.

Bewertung. Neutrophile Granulozyten zeigen eine deutliche, rotbraune Färbung. Eosinophile färben sich gelbbraun, Basophile und Monozyten reagieren z.T. schwach positiv, z.T. negativ. Erythrozyten, Erythroblasten, Bindegewebszellen und Mastzellen sind immer negativ.

Zytochemischer Aktivitätsnachweis der alkalischen Leukozytenphosphatase (ALP oder ANP) mit semiquantitativer Auswertung im Blutausstrich (Kaplow) (nach Merker u. Heilmeyer[6])

Die alkalische Phosphatase findet sich in den stab- und segmentkernigen neutrophilen Granulozyten des Blutes und des Knochenmarkes. Sie ist eng verknüpft mit dem Funktionsstoffwechsel dieser Zellen; ihre Aktivität ist im peripheren Blut durchschnittlich höher als im Knochenmark. Ihr Nachweis erfolgt in der Azokupplungsmethode nach folgendem Prinzip.

Prinzip. In einer geeigneten Inkubationslösung wird den zellständigen Fermenten als Substrat ein Phosphatester (Natrium-Alpha-Naphthylphosphat) gleichzeitig mit einem Färbesalz (Variaminblausalz B conc. der Fa. Hoechst oder Merck) bei einem pH von 9,4 angeboten. In einer Simultanreaktion entwickelt sich durch Ferment-Aktivität die chromogene Vorstufe Naphthol, das seinerseits mit dem Diazotat einen Farbstoff bildet, der sich an den Stellen der Enzymaktivität niederschlägt.

Technik.

1. Lufttrockene Blutausstriche (nicht älter als 3 Tage) werden 30 s bei +4 °C in einem Gemisch von 90 Teilen Methanol (100 %ig) und 10 Teilen Formalin (37 %ig) fixiert. Die Fixation in Formoldampf 5 min bei 20 °C ergibt gleich gute Resultate. Letzteres Vorgehen empfiehlt sich, wenn weitere Fermentreaktionen beabsichtigt sind.

> **!** Cave: EDTA hemmt die ALP, wodurch es bei Ausstrichen aus EDTA-Blut zu falschniedrigen Indizes kommen kann. Die Ausstriche müssen daher aus frischem Blut angefertigt werden.

2. Spülen in fließendem Wasser, Lufttrocknen.
3. Inkubation 1 Std. bei +4 bis +5 °C (Kühlschrank) in folgender Substratmischung, die jeweils frisch angesetzt wird (pH 9,4):
   70 ml 2 %iges Veronalnatrium
   35 mg Natrium-Alpha-Naphthylphosphat
   70 mg Variaminblausalz B conc.
   Es empfiehlt sich die Filtration des im Puffer vorgelösten Diazoniumsalzes vor dem Zusammengeben mit dem gelösten Substrat.

4. Spülen in fließendem Wasser, Lufttrocknen.
5. Kernfärbung mit Mayers Hämalaun (Merck) 8–10 min.
6. 15 min mit Leitungswasser bläuen, Lufttrocknen.

Einschluß in Glyceringelatine ist erforderlich, wenn die Auswertung unter Öl beabsichtigt ist.

Kontrollen erfolgen durch Inkubation von hitzeaktivierten oder substratlos inkubierten Ausstrichpräparaten.

Färbeergebnis. In den reifen Neutrophilen finden sich ausschließlich im Zytoplasma braunschwarze, diffuse und granuläre Niederschläge. Die Farbstoffpräzipitate sind teilweise in Alkohol, Xylol und Immersionsöl löslich. Die Klassifizierung der phosphataseaktiven Neutrophilen erfolgt in 6 Reaktionsklassen. Zur Auswertung ist eine Mindestvergrößerung von 500, entweder in Trockenoptik oder Immersionsoptik, erforderlich.

Auszählung. Die Auszählung erfolgt in der Zählzone des Ausstriches. 100 neutrophile (oder ein Vielfaches) Stab- und Segmentkernige werden aufeinander folgend gezählt und nach der Stärke ihrer Reaktion dem 0-5-System zugeordnet. Die Summe der in die einzelnen Klassen eingeordneten Zellen multipliziert mit ihrem Klassenfaktor ergibt die Aktivitätszahl oder den Index des Ausstriches (Tab. 11.**2**).

Bewertung. Besondere Bedeutung kommt dem Phosphatasetest in der Differentialdiagnostik verschiedener hämatologischer Krankheitsbilder zu.

Normalbereich:
Aktivitätszahlen (= Indizes) von 10–90 (Mittelwert 43,3)

Fehlende oder erniedrigte Aktivität *regelmäßig* bei: chronischer myeloischer Leukämie (oft lange Zeit vor klinischer Manifestation der Erkrankung), frühkindlicher A-Phosphatasie und *häufig* bei paroxysmaler nächtlicher Hämoglobinurie (PNH); *gelegentlich* bei: Eisenmangelanämien, sideroachrestischen Anämien, hämolytischen Anämien, rheumatischen und virusbedingten Erkrankungen.

Normale Aktivität: symptomatische Polyglobulien (ohne entzündliche Komplikationen), vereinzelt bei chronischen myeloischen Leukämien nach Behandlung oder bei gleichzeitig bestehender Gravidität.

Erhöhte Aktivität: Osteomyelosklerose (selten niedrige Werte), Polycythaemia vera, Thrombozythämie, akute Leukämie, lymphatische Leukämie, Hodgkin-Lymphom (unbehandelt), Perniziosa (während Retikulozytenkrise), häufig bei Plasmozytom und aplastischer Anämie; ferner bei

Tabelle 11.2 Berechnung des Phosphataseindex

Reaktionsklasse	% der Neutrophilen	Multiplikations-faktor	Phosphatase-aktivität
0	18	0	0
1	25	1	25
2	32	2	64
3	17	3	51
4	3	4	12
5	0	5	0
		Phosphataseindex = 152	

Pneumonie, Sepsis, Gewebseinschmelzung, Karzinomen. Ganz allgemein ist eine erhöhte ALP-Aktivität ähnlich zu bewerten wie eine beschleunigte BSG.

Zytochemischer Nachweis der sauren Phosphatase

Saure Phosphatase ist in verschiedenen Zellen von Blut, Knochenmark und Lymphknoten nachweisbar. Hohe Aktivitäten finden sich in den Eosinophilen, den Megakaryozyten, den Retikulumzellen und in den Plasmazellen.

Technik.

1. **Die Fixierung** erfolgt mit Hilfe einer Aceton- oder einer Formalin-$CaCl_2$-Lösung. Dazu werden frische, luftgetrocknete Ausstriche (nicht älter als 2 Tage!) entweder 30 s in 60 %iger wäßriger Acetonlösung behandelt, mit Leitungswasser abgespült und luftgetrocknet; oder 10 min in Formalin-$CaCl_2$ pH 7,0 bei 4 °C fixiert, 1–2 min gewässert und luftgetrocknet.
   Fixierlösung:
   - 40 %iges Formalin 150 ml
     +1,3 %ige $CaCl_2$-Lösg. 850 ml oder
   - 37 %iges Formalin 162 ml
     +1,3 %ige $CaCl_2$-Lösg. 838 ml
   - 1 Messerspitze Natriumhydrogencarbonat dazu.

   Vor Gebrauch einstellen auf pH 7,0 mit 0,2 n NaOH.

Gute Färbeergebnisse werden auch erzielt ohne chemische Fixierung, wenn die Präparate an der Luft getrocknet werden (mehrere Stunden bis zu 5 Tagen).

2. **Inkubation.** 12 Tropfen 4%iges Pararosanilin in 2 n HCl werden mit 12 Tropfen 4%iger Natriumnitritlösung (wäßrig) etwa 1 min gemischt. Die entstehende hellgelbe Hexazoniumpararosanilinlösung wird mit 60 ml Michaelis-Puffer (0,1 mol, pH 7,5–7,7) verdünnt und mit 2 n HCl auf pH 5 eingestellt.
   20 mg Naphthol-As-Bi-Phosphat werden in 2 ml Dimethylformamid gelöst und unter Rühren in die Hexazoniumpararosanilinlösung einpipettiert und in eine kleine Küvette filtriert. In diese Inkubationslösung werden die Ausstriche (1) für 3 Stunden bei Zimmertemperatur eingestellt. Anschließend werden sie gründlich in Leitungswasser abgespült und getrocknet.
3. **Kernnachfärbung** mit Hämalaun Mayer 8–10 min. In Leitungswasser mindestens 15 min bläuen. Dann an der Luft trocknen. Die trockenen Ausstriche können sofort ausgewertet oder mit Eukitt und einem Deckgläschen eingedeckt werden.

Soll die **Hemmbarkeit** der *sauren Phosphatase* durch Tartrat geprüft werden, so erfolgt die **Inkubation** wie oben, jedoch mit einem *Zusatz* von 2 mg L(+)-Weinsäure/ml Inkubationslösung. Einstellen auf pH 5,0 mit 1 n NaOH.

Bewertung. Im Zytoplasma der Zellen mit Aktivität der sauren Phosphatase entsteht ein leuchtend roter teils homogener, teils körniger Niederschlag. Die Plasmozytomzellen haben fast regelmäßig eine im Vergleich zu normalen Plasmazellen stark gesteigerte Aktivität. Gaucher-Zellen und Gewebsmastzellen sind ebenfalls stark positiv, desgleichen die Haarzellen. Für diese Zellen ist es typisch, daß die saure Phosphatase nicht durch Zugabe von Tartrat gehemmt werden kann.

Zytochemischer Glykogennachweis in Blutzellen mittels Perjodsäure-Schiff-Reaktion und Diastasetest (PAS-Reaktion)

Zellgebundenes Glykogen in Form diffuser und granulär-scholliger Niederschläge findet sich ausschließlich im Zytosplasma lokalisiert und nimmt in der weißen Zellreihe mit fortschreitender Zellreifung zu. In den lymphatischen Zellen ist weniger Glykogen enthalten, und innerhalb der Erythrozytopoese fehlt es normalerweise ganz. Auch Thrombozyten und Megakaryozyten enthalten Glykogen. Das Prinzip der Nachweismethode besteht darin, daß Polysaccharide und Kohlenhydrat-Protein-Komplexe nach Perjodsäureoxidation freie Aldehydgruppen aufweisen, die im zweiten Teil der Reaktion durch Färbung mit fuchsinschwefliger Säure (Schiff-Reagens) sichtbar gemacht werden. Die Abtrennung des Glykogens von der übrigen Gruppe der Polysaccharide und Kohlenhydrat-Protein-Komplexe geschieht durch Diastaseeinwirkung. Glykogen läßt sich hierdurch aus den Zellen völlig entfernen, so daß nach Fermentbehandlung keine Farbreaktion mehr auftritt. Die übrigen Kohlenhydrate widerstehen der Diastase.

Technik. Modifiziert nach Merker und Chun Yiu Hui):

- **1.** Fixation lufttrockener Blutausstriche 5 min in einem Gemisch von 86 Teilen absoluten Äthylalkohols und 14 Teilen Formalin (37 %ig) bei Zimmertemperatur.
- **2.** Spülen in Aqua des 1 min,
- **3.** 0,5 %ige Perjodsäurelösung 10 min,
- **4.** Einstellen in SO_2-Wasser 5 min,
- **5.** Fuchsinschweflige Säure (Schiff-Reagens) 15 min,
- **6–8.** Spülen in SO_2-Wasser dreimal in getrennten Küvetten je 12 min[7], (*SO_2-Wasser*: 10 ml 10 %ige $Na_2S_2O_4$-Lösung, 10 ml in HCl-Lösung, auf 200 ml Aqua dest).
- **9.** Spülen in Leitungswasser 10 min,
- **10.** Kernfärbung mit Harris-Hämatoxylin (Merck) 2–3 min oder Hämalaun 8–10 min. 15 min in Leitungswasser bläuen, abspülen, lufttrocknen.

Diastasetest. Nach Fixation wie unter 1. und vor der Perjodsäureoxidation (wie unter 3.) erfolgt die Behandlung mit *Diastase Merck 2 500 E/g*. Das Verzuckerungsvermögen dieses Präparates beträgt 1:250. Frisch angesetzte 1%ige Diastaselösung in abgekochtem Aqua dest. wird filtriert. Einwirkungszeit bei Zimmertemperatur 2 Stunden, danach gründliches Spülen in Aqua dest., anschließend Arbeitsgang 3–10 wie oben. Im Vergleich mit normalen, allein der Perjodsäure-Leukofuchsintechnik unterworfenen Ausstrichen zeigt sich der Glykogenschwund in den diastasebehandelten Präparaten. Verbleibende, nichthydrolysierte Polysaccharide geben positive Farbreaktionen.

Bewertung. Der Glykogengehalt der Zellen der weißen Reihe verhält sich ähnlich wie die Aktivität der alkalischen Neutrophilenphosphatase. Lymphadenosen, wie auch Lymphsarkome, haben vermehrtes Zellglykogen. Daher kommt diesem Test eine differentialdiagnostische Bedeutung bei der Abgrenzung der Lymphoblastenleukämie von der Myeloblastenleukämie zu[8]. Im Knochenmark ist das Verhalten des Megakaryozytenglykogens ein Maßstab für den Funktionszustand dieser Zellelemente. Erythroleukämie, Thalassämien wie auch andere Hämopathien können in wechselndem Ausmaß Glykogeneinlagerungen in den Erythroblasten und Erythrozyten aufweisen.

Zytochemischer Aktivitätsnachweis der unspezifischen Esterase

Fast alle Zellen des Blutes enthalten in verschiedener Aktivität durch α-Naphthylacetat und Naphthol-AS-Acetat bzw. Naphthol AS-D-Acetat zytochemisch nachweisbare unspezifische Esterasen. In den Monozyten ist ihre Aktivität wesentlich höher als in allen anderen Blutzellen, weshalb sich dieses Verfahren besonders gut zur Identifizierung der Monozyten eignet. In den Granulozyten nimmt die Aktivität der unspezifischen Esterasen mit zunehmender Reifung kontinuierlich ab, so daß sich in den reifen Neutrophilen und Eosinophilen nur wenige positive Granula finden. Innerhalb der Granulozytopoese zeigen die Promyelozyten die stärkste Esteraseaktivität, während diese in den Myeloblasten relativ schwach ist. In den kleinen Lymphozyten sind ebenfalls nur gelegentlich einzelne Granula zu finden, während Lymphoblasten – ähnlich den Myeloblasten – stets mehrere Granula aufweisen. Auch die Retikulumzellen in Knochenmark, Milz und Lymphknoten haben eine hohe Esteraseaktivität, die fast ebenso stark sein kann wie in den Monozyten. Allerdings bestehen erhebliche Aktivitätsunterschiede innerhalb der Retikulumzellen von Knochenmark und Milz, die von der Art der für die Reaktion verwendeten Substrate abhängig sind[9].

Material.
- Natriumnitritlösung: 4%ig (in Aqua dest.),
- Pararosanilinlösung: 2 g Pararosanilin („Merck“ nach Graumann) in 50 ml 2 n HCl durch leichtes Erhitzen lösen. Lösung nach Abkühlen filtrieren. Beide Lösungen können im Kühlschrank in dunkler Tropfflasche mehrere Monate aufbewahrt werden,
- α-Naphthylacetat.

Technik. (nach Löffler)
1. Dünne, luftgetrocknete **Ausstriche** (staubgeschützte Lagerung bis zu 3 Tagen möglich) 4 min in Formoldampf fixieren, in Leitungswasser spülen, lufttrocknen, Knochenmarkausstriche danach 30–60 s in Äther p.n. entfetten.
2. 60 min in folgende **Inkubationslösung** (stets frisch ansetzen!) einstellen:
   - 1 Tropfen (0,05 ml) Na-Nitritlösung
     + 1 Tropfen (0,05 ml) Pararosanilinlösung, ca. 1 min mischen, dann in 5 ml 0,2 mol Phosphatpuffer pH 7,0–7,1 lösen (**a**).
   - 10 mg α-Naphthylacetat in 0,2–0,3 ml chem. reinen Aceton lösen; dazu unter kräftigem Rühren 20 ml 0,2 mol Phosphatpuffer pH 7,0 bis 7,1 (Na_2HPO_4 + NaH_2PO_4, s. Wissensch. Tabellen Geigy (**b**).
   - Lösung **a** und **b** mischen und in kleine Küvetten filtrieren.
3. In **Leitungswasser** waschen, ca. 8 min in Hämalaun nach Mayer färben, in Leitungswasser (15 min) bläuen, Ausstriche mit Gelatinol eindecken. Nach Lufttrocknen ist auch Eukitt zum Eindecken geeignet.

Kontrollmöglichkeiten:

- Inkubationslösung ohne α-Naphthylacetat ansetzen.
- Ausstriche durch kurzes Kochen inaktivieren.
- Normale Blut- und Knochenmarkausstriche mitfärben.

Bewertung. Das Reaktionsprodukt ist braun, homogen oder körnig. Da der Monozyt die an Esteraseaktivität reichste Zelle ist, kommt diesem Test große Bedeutung für die Erkennung der Monozyten in Blut und Geweben zu. Daneben spielt er eine große Rolle bei der Differenzierung der verschiedenen Typen der akuten Leukämie. Auch hier haben die monozytären Formen die stärkste Aktivität. Bei Retikulosen und den meisten Retikulosarkomen sind die Zellen ebenfalls stark positiv.

Immunzytochemischer Nachweis von Zelloberflächen- und intrazellulären Antigenen[10]

Die Möglichkeit, Zellen mit Hilfe einer optischen Darstellung ihrer immunologischen Oberflächencharakteristika und intrazellulären Antigene eindeutig zu identifizieren, hat die Zytologie in eine neue Dimension vorstoßen lassen. Es ist jetzt möglich geworden, Zellen, die mit Hilfe der bisher üblichen Färbeverfahren als identisch eingestuft wurden, weiter zu differenzieren, neue, zelluläre Funktionsgemeinschaften zu erkennen und die Zuordnung physiologischer und pathologischer Entitäten sinnvoller vorzunehmen. Profitiert haben von diesen Verfahren bisher vorwiegend das *lymphatische System*, dessen bei den panoptischen und üblichen zytochemischen Darstellungen morphologische Uniformität sich nunmehr in einer ungeahnten Vielfalt zu erkennen gibt, und diejenigen *Lymphome* und *Leukämien*, die bisher ebenfalls in einer undifferenzierten Einförmigkeit den verschiedensten Interpretationen und Zuordnungen Tür und Tor öffneten.

Wenn die immunzytochemischen Darstellungsmethoden inzwischen auch schon weit ausgereift und reproduzierbar sind, so verlangen sie noch immer ein großes Maß von Erfahrung und Fachwissen. Sie sind daher noch nicht in jedem hämatologischen Labor durchzuführen. Aus diesem Grund können an dieser Stelle nur einige Prinzipien dieser Verfahren erläutert werden.

Prinzip. *Antiseren* von Tieren, die mit einem gereinigten Antigen (z.B. menschlichem Immunglobulin) immunisiert wurden, oder *monoklonale Antikörper* (das sind Produkte eines einzigen Klons antikörperproduzierender Lymphozyten, die nach Fusion mit einer Myelomzelle als immortale Hybridzellen in Zellkulturen gehalten werden können), binden sich monospezifisch an jeweils nur eine umschriebene Molekülfiguration innerhalb eines oberflächlichen oder intrazellulären Antigenmoleküls. Die auf diese Weise gebundenen Antikörper werden durch *Sekundärantikörper* nachgewiesen, die mit **fluoreszierenden Farbstoffen** (Immunfluoreszenz) oder mit **Enzymen** (Immunzytochemie) markiert sind. Die *Immunfluoreszenz* wird in Zellsuspensionen durchgeführt, während die *Immunzytochemie* an luftgetrockneten Präparaten oder an elektrostatisch an Poly-L-Lysin beschichtete Objektträger angehefteten Zellen vorgenommen wird. Der optische Nachweis der an Zellmarker gebundenen Primärantikörper erfolgt mit Hilfe der *peroxidasemarkierten Sekundärantikörper*, die in der abschließenden Enzymreaktion am Ort der Bindung (Zelloberfläche, Zytoplasma, Kern) ein wasserlösliches *farbiges Reaktionsprodukt*) ergeben.

Mit Hilfe dieses Verfahrens ist es möglich, gleichzeitig die immunologische Markierung und die gewohnte Zellmorphologie im gewöhnlichen Lichtmikroskop zu beurteilen. Da die Methode mit außerordentlich kleinen Zellmengen arbeitet, gestattet sie eine differenzierte Zelluntersuchung auch kleinster zellarmer Blut-, Knochenmark-, Lymphknoten- oder Liquorproben.

Durchflußzytometrie

Diese Methode dient dem Nachweis spezifischer zellulärer zytoplasmatischer und Oberflächenantigene. Die Untersuchung, zu deren Durchführung und Auswertung sehr viel Erfahrung gehört, erfolgt in mehreren Schritten:

- Aufbereitung der Probe (Isolation der Zellen durch Dichtegradientenzentrifugation oder Lyse der Erythrozyten im EDTA-Blut oder -Knochenmark),
- Inkubation der Zellen mit Fluoreszenz-konjugierten Antikörpern (*direkte* Immunfluoreszenz). Bei bestimmten Fragestellungen werden auch unkonjungierte Antikörper genommen und in einem zweiten Schritt diese mit Fluoreszenz-konjugierten Immunglobulinen behandelt (*indirekte* Immunfluoreszenz),
- Messung im Durchflußzytometer,
- Auswertung entsprechend der Zellgröße, der Granulierung sowie der Fluoreszenz-Intensität.

Thrombozytenzählung

Die klassische Zählkammermethode wurde auch hier weitgehend von auromatisierten Systemen abgelöst. Da aber gerade bei der Thrombozytenzählung die Fehlermöglichkeiten (Anisozytose, Pseudothrombozytopenie, S. 441 f.) besonders vielfältig sind, müssen pathologische Thrombozytenwerte in der Zählkammermethode, die aus diesem Grund im folgenden beschrieben wird, kontrolliert werden.

Material

- 2 %ige Novocainlösung,
- Leukopipette (mit weißer Perle),
- Zählkammer nach Neubauer,
- Mikroskop mit oder ohne Phasenzusatz.

Technik. Blut aus dem EDTA-Röhrchen oder aus einer Fingerbeere bis Marke 1 in Leukopipette aufziehen, bis Marke 11 mit Novocainlösung nachfüllen. Vor der Auszählung auf Schüttelapparat ca. 5 min gut durchschütteln. In Neubauer-Kammer einfüllen. In feuchter Kammer ca. 20 min absetzen lassen.

5 Erythrozytenfelder auszählen (Grünfilter). Ergebnis mit 1 000 multiplizieren.

Normalwerte

150 000–350 000 Thrombozytenzahl/µl (= 150–350 · 10^9 Thrombozyten/l Blut)

Bei der Methode nach Brecher und Cronkite[11], die ebenfalls häufig verwendet wird, benutzt man zur Verdünnung eine 1 %ige Ammoniumoxalatlösung.

Beim Vorliegen pathologischer Thrombozytenwerte ist eine morphologische Beurteilung der Plättchen im Blutausstrich bei 500–1 000facher Vergrößerung erforderlich (Anisozytose, Thrombozytenaggregate und -sattelitismus).[12]

Die *früher* fast allgemein benutzte Zählmethode nach Fonio ist inzwischen ganz verlassen worden. Sie zählte im Blutausstrich die in mehreren Feldern vorhandenen Thrombozyten aus und berechnete ihre absolute Zahl/µl Blut aus der gleichzeitig in denselben Feldern ermittelten Erythrozytenzahlen.

Knochenmark, Milz und Lymphknoten

Knochenmarkpunktion

Die für eine zytologische Auswertung von Knochenmark nötigen Punktionen werden entweder am Sternum, am Beckenkamm oder, vor allem bei Säuglingen und Kleinkindern, an der Tibia vorgenommen.

Sternalpunktion

Punktionstechnik

Material

- Alkoholische Lösung zur Desinfektion der Haut, evtl. ein Rasiermesser;
- 5 ml einer 2%igen Novocainlösung zur Anästhesie von Haut und Periost;
- eine Sternalpunktionsnadel (am verbreitetsten ist die Nadel nach Klima und Rosegger),
- eine gut ziehende 2-ml- (evtl. zusätzlich je eine 5-ml- und eine 10-ml-) Spritze zum Ansaugen des Knochenmarks.

Ein Uhrglasschälchen mit einigen Tropfen 3,8%iger Na-Citratlösung, saubere fettfreie Objektträger.

Technik. Beim auf dem Rücken liegenden Patienten wird die Haut über dem **Manubrium** oder dem **Corpus sterni** etwa in Höhe des 2.–3. Interkostalraumes desinfiziert und anschließend die Lokalanästhesie gesetzt, wobei darauf zu achten ist, daß das *Periost* über der Punktionsstelle besonders gut infiltriert wird.

Bei Säuglingen und Kindern bis zum 2. Lebensjahr punktiert man entweder das Manubrium sterni oder noch zweckmäßigerweise die *Tibia*, am besten im oberen Drittel der medialen Fläche.

Nach einigen Minuten, die bis zum Wirkungseintritt der Anästhesie verstreichen müssen, punktiert man das Sternum mit der **Spezialnadel**. Dabei ist die Arretierung so einzustellen, daß die Nadel nicht tiefer als 4–5 mm vom Periost ab in das Sternum eindringen kann. Die Sternalpunktionsnadel wird senkrecht in der Mittellinie des Brustbeins unter leichter Drehung eingeführt.

Im allgemeinen spürt man sehr deutlich das Eindringen der Nadel in den Markraum. Anschließend wird der Mandrin aus der Nadel entfernt und steril aufbewahrt. Sodann setzt man eine **2-ml-Spritze** auf die Punktionsnadel und aspiriert. Im Idealfall wird solange mit mäßigem **Unterdruck** angesaugt, bis im Spritzenkonus makroskopisch Markbestandteile sichtbar werden. Der Anteil an Knochenmarkblut ist gering, wenn man nunmehr die Spritze absetzt und den Inhalt wie weiter unten aufgeführt, verarbeitet. Gelingt es nicht mit Hilfe einer 2-ml-Spritze Markinhalt zu aspirieren, kann man eine 5-ml- und ggf. sogar eine 10-ml-Spritze aufsetzen. Das **Ansaugen** des Knochenmarks gibt meist eine kurze Schmerzreaktion, die um so geringer ist, je geringer der zur Aspiration verwendete Unterdruck ist, der seinerseits abhängig von der Größe der benutzten Spritze ist. Die *Beimengung* von Knochenmarkblut nimmt mit der Menge des aus dem Markraum angesaugten Materials zu.

Gelingt beim ersten Ansaugen die Aspiration von Knochenmark nicht, so kann man noch einmal den inzwischen steril gehaltenen Mandrin aufsetzen, die Nadel evtl. noch 1 mm tiefer in den Markraum einführen und erneut aspirieren. Der Eingriff ist bei vorsichtiger und richtiger Technik ungefährlich. **Zwischenfälle** ereignen sich praktisch nur, wenn Nadeln ohne Arretierung verwendet werden. Eine Sternalpunktion kann daher ohne Bedenken auch ambulant durchgeführt werden.

Ist es aus irgendeinem Grunde nicht möglich, bei der Sternalpunktion Mark zu gewinnen, so können auch andere Knochen, vor allem die *Rippen* und die *Crista iliaca* punktiert werden. In einigen hämatologisch orientierten Kliniken wird der *Beckenkammpunktion* sogar routinemäßig der Vorzug gegeben. Ihr Risiko soll noch geringer sein als das der Sternalpunktion, da sich keine lebenswichtigen Organe in der Umgebung der Punktionsstelle befinden. Außerdem wird die Beckenkammpunktion von vielen Patienten als weniger belastend empfunden. Sie wird am Processus spinosus posterior des Beckenkamms durchgeführt. Eine genaue Angabe der Technik findet sich bei Enne[13]. Zur Punktion geeignet sind auch die Dornfortsätze, speziell des *1.–4. Lendenwirbels.*

Ausstrich- und Färbetechnik

Der bei der Punktion gewonnene Markinhalt, der sich vom Blut meist sehr deutlich durch Beimengung von kleinen Markbröckelchen und Fett unterscheidet, wird wie ein Blutausstrich auf dem **Objektträger** ausgestrichen und genau wie peripheres Blut gefärbt. Wichtig ist, daß die bei den Blutausstrichen angegebene Technik besonders genau beachtet wird und alle Fehlerquellen vermieden werden, denn nur wirklich **gute Markausstriche** können diagnostisch bewertet werden. Ein Teil des erhaltenen Markpunktates wird in einem **Uhrglasschälchen** mit wenigen Tropfen 3,8 %iger *Natriumcitratlösung* versetzt. Man hat auf diese Weise die Möglichkeit, im Anschluß an die Punktion einzelne Knochenmarkbröckel mit Hilfe eines Deckgläschens oder Trokars auf einem sauberen Objektträger in Wellen- oder Mäanderform auszustreichen. Auch diese Ausstriche werden nach gründlicher **Lufttrocknung** wie ein peripheres Blutbild gefärbt. Man kann auch einige größere Markpartikelchen in Kochsalzlösung aufgeschwemmt zwischen einem Objektträger und einem Deckgläschen vorsichtig als „Quetschpräparat" auseinanderstreichen (Abb. 11.**1**). Bei dieser Technik kommen die Knochenmarkmakrophagen (Retikulumzellen) besonders gut zur Darstellung. Sie sind daher in Verbindung mit der Eisenfärbung zur Diagnose von Eisenmangelzuständen sehr geeignet.

Zur Beurteilung der **Zelldichte** des Knochenmarks, aber auch des **Eisengehaltes** der Speicherzellen mit Hilfe der Berliner-Blau-Reaktion eignet sich die folgende Ausstrichtechnik. Eine kleine Menge des in der Nadel bzw. im Spritzenkonus befindlichen Markmaterials wird mit 3 Tropfen der üblichen 3,8 %igen Natriumcitratlösung, welche vorher auf einen Objektträger ge-

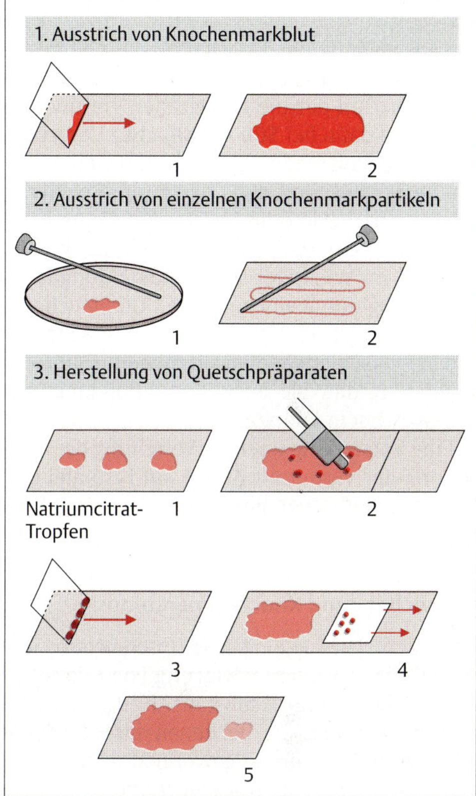

Abb. 11.**1** Verschiedene Herstellungstechniken von Knochenmarkausstrichen (zusammengestellt von H. Dietzfelbinger)

bracht worden ist, vermischt. Mit Hilfe eines Deckgläschens werden dann einige **Markbröckel** aufgenommen, indem das Markmaterial vorsichtig über den Rand des Objektträgers hinweggezogen wird. Das an der Deckgläschenkante haftende Material wird auf einen neuen sauberen Objektträger wie ein Blutausstrich ausgestrichen. Die am Ende des Ausstriches (am sogenannten Bart) liegenden Markbröckel werden dann nochmals mit einer Ecke des Deckgläschens vorsichtig gesammelt, das Material auf das noch unbenutzte Ende des Objektträgers gegeben und das flach auf die Bröckel aufgelegte Deckgläschen unter vorsichtigem Druck mit der Fingerkuppe über den Objektträgerrand ausgestrichen, so daß dieser Markbröckel ovalförmig ausgebreitet wird. Die weitere Behandlung erfolgt wie bei Markausstrichen der oben erwähnten Techniken.

Auswertung

Zur Auswertung des Knochenmarkpunktates werden die Ausstriche ausgezählt. Dabei ist es wichtig, daß bei **kleiner Vergrößerung** eine Stelle ausgesucht wird, an der die Einzelzellen gut übersichtlich nebeneinander liegen. Es werden dann bei **500–1000facher Vergrößerung** mit der *Ölimmersion* so viele Zellen ausgezählt, bis man 100 weiße Blutkörperchen und ihre Vorstufen, besser ein Vielfaches davon differenziert hat. Die einzelnen Knochenmarkausstriche sind oft in ihrer Zelldichte und -zusammensetzung sehr unterschiedlich, so daß verschiedene Auszählungen sehr voneinander differieren können. Wichtiger als die Auszählung ist daher eine gründliche **Durchmusterung** durch einen geübten Untersucher.

Einen Überblick über die Zahlenverhältnisse im normalen Knochenmark und bei verschiedenen Blutkrankheiten gibt die Abb. 11.**2**. Aus dem Gesagten ergibt sich, daß die auf dieser Abbildung angegebenen Zahlen nur grobe Richtwerte sein können.

Eine Vorstellung über die Verteilung der verschiedenen Blutzellen und ihre Vorläufer vermittelt Abb. 1 auf Farbtafel II. Die einzelnen Blutzellen und ihre zytogenetischen Beziehungen zueinander sind auf Farbtafel I wiedergegeben.

Knochen- und Knochenmarkbiopsie

Indikation. Die histologische Untersuchung des Knochens dient in erster Linie der **diagnostischen Klärung** von Erkrankungen des Knochenmarks und der knöchernen Stützsubstanz. In der Hämatologie kommt die größte Bedeutung den Fällen zu, bei denen mit Hilfe der Sternalpunktion kein oder nur sehr wenig Zellmaterial gewonnen werden kann. Man spricht dann von Erkrankungen mit sog. *trockenem* oder *leerem Mark* bzw. von einer **Punctio sicca**. Hierunter fallen alle Formen der Knochenmarkaplasie (durch chemische Noxen wie Benzol, Chloramphenicol, Pyramidon usw.; infolge metastatischer Infiltration u.a.) sowie die Myelofibrosen (Osteomyelosklerose), Granulomatosen und Retikulosen.

Andererseits stellt die Knochenmarkhistologie bei allen pathologischen Markprozessen eine wertvolle Ergänzung der üblichen zytologischen Untersuchung des Sternalpunktates dar, da sie Aufschluß über die Zellen in situ und die feingeweblichen Strukturveränderungen des umgebenden Parenchyms gibt (wie Beschaffenheit der Kapillaren, Arterien, Arteriolen und Sinusoide; Veränderungen der interzellulären Grundsubstanz, Auftreten von

→

Abb. 11.**2** Schema der quantitativen Veränderungen des Knochenmarks bei verschiedenen Krankheiten (bezogen auf 100 Zellen der weißen Reihe) (nach Enne[13])

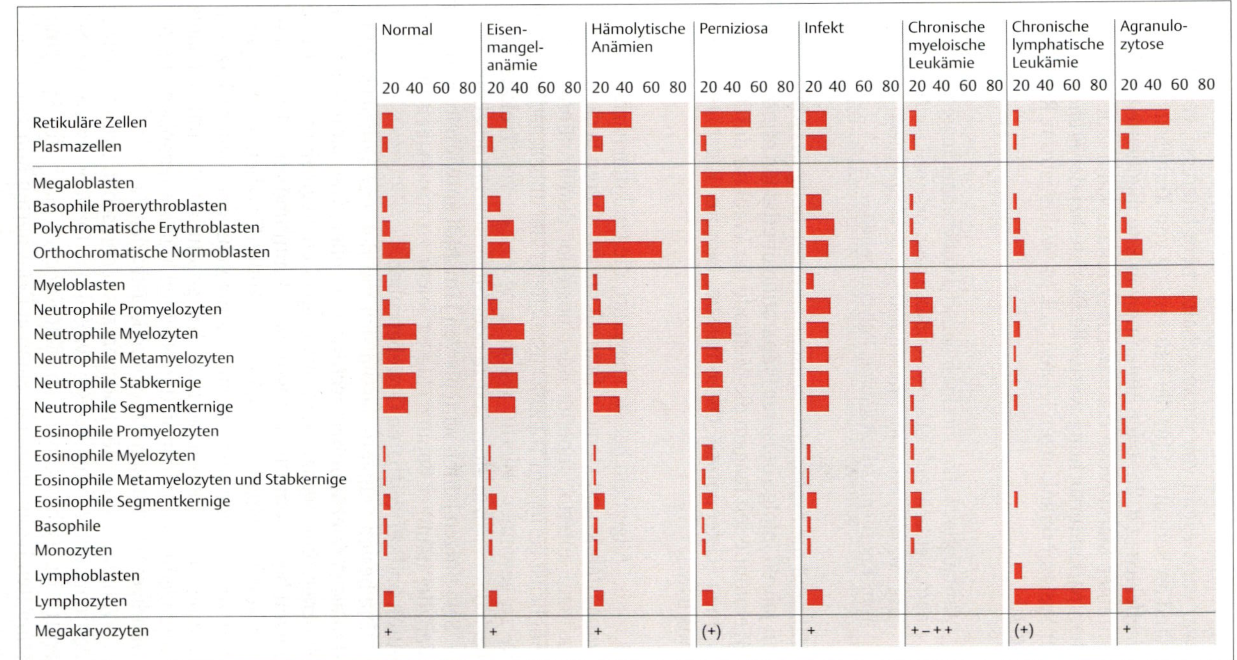
Normal
Eisen-
mangel-
anämie
Hämolytische
Anämien
Perniziosa
Infekt
Chronische
myeloische
Leukämie
Chronische
lymphatische
Leukämie
Agranulo-
zytose
20 40 60 80
Retikuläre Zellen
Plasmazellen
Megaloblasten
Basophile Proerythroblasten
Polychromatische Erythroblasten
Orthochromatische Normoblasten
Myeloblasten
Neutrophile Promyelozyten
Neutrophile Myelozyten
Neutrophile Metamyelozyten
Neutrophile Stabkernige
Neutrophile Segmentkernige
Eosinophile Promyelozyten
Eosinophile Myelozyten
Eosinophile Metamyelozyten und Stabkernige
Eosinophile Segmentkernige
Basophile
Monozyten
Lymphoblasten
Lymphozyten
Megakaryozyten
+
+
+
(+)
+
+–++
(+)
+

Abb. 11.2

argyrophilen Fasern, Histiophagozytose usw.). Diese Beobachtungen sind zwar vorwiegend von wissenschaftlichem Interesse, gewinnen aber zunehmend an Bedeutung für die Beurteilung von *Krankheitsverläufen* und *Therapieeffekten* (z.B. Zu- oder Abnahme von Eisenpigmenteinlagerungen, Auftreten einer Markfibrose o.ä.). Darüber hinaus kann eine systematische Knochenmarkuntersuchung wertvolle Dienste bei der *Früherkennung* bestimmter Systemerkrankungen leisten (z.B. M. Waldenström, Retikulosen, M. Werlhof).

! Als Hauptindikation für eine bioptische Knochenmarkuntersuchung gelten demnach: Verdacht auf Osteomyelofibrose bzw. -sklerose, Panmyelophthise, Retikulose, M. Waldenström, Granulomatosen bzw. Speicherkrankheiten, Plasmozytom, Knochenmarkkarzinome, Polycythaemia vera.

Während die *exakte* histologische Untersuchung des Marks erst in den letzten Jahren infolge besserer Präparationsmethoden ermöglicht wurde, ist die Myelotomie seit langem die Methode der Wahl für die Diagnostik der Osteopathien (Osteoporose, Osteomalazie, Morbus Paget, Hyperparathyreoidismus usw.).

Technik. Allgemein hat sich bewährt, die Punktion nach entsprechender *Lokalanästhesie* und kleinem *Hautschnitt* am oberen Beckenkamm an der Spina iliaca anterior superior oder posterior durchzuführen. Als Ziel gilt, bei möglichst geringem Trauma ausreichend viel unbeschädigtes Knochengewebe zu gewinnen. Hierfür wurde eine Anzahl von **Trokars** konstruiert, die nach dem Prinzip einer Stanze oder eines Bohrers arbeiten.

Seit einigen Jahren wird die von **Jamshidi** entwickelte Knochenmarkbiopsienadel häufiger benutzt. Sie ist leicht zu handhaben und führt meist zu guten und verwertbaren Gewebeproben.

Die besten Präparate lassen sich mit der von Burkhardt (München) konstruierten **Spezialbohrmaschine** herstellen. Die damit auch bei härtestem Knochen ohne technische Schwierigkeiten zu gewinnenden Gewebszylinder zeigen bei einem Durchmesser von 4 mm und einer Länge von 20–25 mm fast keine mechanischen Läsionen. Außerdem bieten sie wegen der großen *Materialausbeute* beste Voraussetzungen für eine sichere diagnostische Beurteilung. Diese Biopsiemethode hat gegenüber der mit der Jamshidi-Nadel durchgeführten Punktion den Nachteil, daß sie technisch und personell aufwendiger und für den Patienten belastender ist.

Während früher der Knochen aus technischen Gründen vor dem Schneiden entkalkt werden mußte (wobei das Gewebe erhebliche Schädigungen erlitt), ist es heute möglich, den Knochen nach der **Fixierung** unter bestimmten Bedingungen in einen äußerst harten Kunststoff (Methacrylat) so einzubetten, daß er unentkalkt geschnitten werden kann. Burkhardt hat zusammen mit dem Compur-Werk für diesen Zweck ein Spezialmikrotom entwickelt, womit Schnitte von 30–0,1 µm Dicke hergestellt werden können.

Grobschematisch ist der Arbeitsgang bei der **Präparation** des Stanzzylinders folgender: Mehrstündiges Fixieren in Formol-Methanol (1:2); mehrmaliges Entwässern in absolutem Alkohol; Kunststoffeinbettung, Herstellung der Schnitte, Aufziehen auf die Objektträger, Färben, Eindecken, Pressen.

Lymphknotenpunktion

Auch dieser Eingriff kann ohne Bedenken jederzeit ambulant durchgeführt werden. Punktiert werden im allgemeinen nur möglichst oberflächlich gelegene, gut tastbare, vergrößerte Lymphknoten.

Technik. Nach gründlicher **Joddesinfektion** der Haut wird mit der linken Hand der vergrößerte Lymphknoten fixiert. Die **Punktion** erfolgt am besten mit einer dünnen Injektionskanüle (Stärke 1 oder 2), auf die eine gut saugende, trockene 20-ml-, notfalls 10-ml-Spritze aufgesetzt wird. Anschließend versucht man durch kräftige **Aspiration** etwas Lymphknotengewebe zu gewinnen. Es genügen zur Untersuchung kleinste Gewebsteilchen in der Punktionskanüle, die man dann auf einen **Objektträger** ausstreicht und nach gründlicher *Lufttrocknung* wie ein Blutbild färbt. Im allgemeinen wird bei der Punktion so wenig Gewebe aspiriert, daß in der Spritze selbst davon nichts sichtbar wird. Um wirklich alles in der Nadel befindliche Gewebe zu gewinnen, wird im Anschluß an die Punktion die Spritze von der Kanüle entfernt, der Stempel zurückgezogen und der Nadelinhalt mittels der erneut aufgesetzten Spritze auf einen Objektträger ausgeblasen.

Bei eingeschmolzenen Lymphknoten kann man bei der Punktion in der Regel so viel Sekret aspirieren, daß es dann auch in der Spritze sichtbar wird. In diesen Fällen empfiehlt es sich, einen Teil in einem sterilen Untersuchungsröhrchen zwecks *bakteriologischer Untersuchung* einzusenden. Bei Verdacht auf Einschmelzungen im Lymphknoten sollte die Punktionsrichtung so gewählt werden, daß eine anschließende Fistelbildung im Verlauf des Punktionskanals vermieden wird.

Auswertung. Die Auswertung des Lymphknotenpunktates kann wesentlich schwieriger sein als die eines Blutausstriches oder Knochenmarkpunktates. Es gehört dazu eine besondere Übung und **Erfahrung**. Solange diese nicht vorhanden ist, ist es sicherer, gut luftgetrocknete Präparate an entsprechende **Institute** oder Kliniken einzusenden, die auf dem Gebiet der zytologischen Diagnostik spezielle Erfahrung haben. Zweckmäßigerweise werden die notwendigen klinischen Angaben dabei kurz mitgeteilt.

Da die *Ausstrichpräparate* durch längeres Liegen hinsichtlich ihrer späteren Auswertung leiden, ist es empfehlenswert, die luftgetrockneten Präparate 4–5 min lang in reinem, wasserfreiem Methylalkohol zu *fixieren* und dann einzusenden.

Eine Auszählung der Lymphknotenpunktate ist nicht üblich und notwendig, da hier die qualitativen Zellveränderungen wesentlicher sind als die quantitativen. Besondere diagnostische Möglichkeiten bietet die Lymphknotenpunktion zur Erkennung des Hodgkin-Lymphoms und anderer maligner Lymphome sowie von in Lymphknoten metastasierenden Karzinomen.

Ultraschallgeleitete Organbiopsie (interventionelle Sonographie)[14]

Während die Punktion oberflächlich liegender Organe (Lymphknoten, Tumoren) unter der Kontrolle von Augen und Tastsinn ohne Schwierigkeiten erfolgen kann, war die Gewinnung von Zellen und Gewebe aus *tiefergelegenen Organen* lange unmöglich. Dadurch wurden häufig diagnostisch-operative Eingriffe nötig. Die explorative **Laparotomie** mit und ohne Splenektomie ist dafür typische Beispiele aus dem Bereich der Hämatologie. Mit zunehmender Perfektionierung sonographischer Verfahren hat es auch hier grundsätzliche Verbesserungen gegeben. Die **sonographische Diagnostik** mußte sich lange darauf beschränken, Formveränderungen oder Neoplasmen (beispielsweise im Bauchraum) zu beschreiben, konnte aber zur exakten Diagnose fraglicher Läsionen keinen Beitrag mehr leisten. Seit Anfang der 70er Jahre hat man sich nun vor allem in skandinavischen Ländern darum bemüht, altbekannte *Punktionsmethoden* mit sonographischen Verfahren zu **kombinieren**, also Punktionen in tiefergelegenen Organen unter *sonographischer Kontrolle* durchzuführen. Der erste Schritt auf diesem Weg war die Festlegung eines genauen Punktionsweges mit Hilfe eines „eingefrorenen" sonographischen Compoundbildes und der als Führung dienenden *A-Mode*.

Inzwischen ist die **interventionelle Sonographie** soweit vervollkommnet, daß Punktionen unter sonographischer Sicht *exakt* und weitgehend *risikofrei* durchgeführt werden können. Es wurden sogar Geräte entwickelt, bei denen eine Steuerung der Punktionsnadel mit Hilfe des Ultraschallkopfes möglich ist. Die erste Beschreibung von *real time-Verfahren* erfolgte 1977. Gegenwärtig werden zur Durchführung der interventionellen Sonographie hochauflösende real time-Geräte verwendet, die ein präzises **Monitoring** der Punktion ermöglichen. Falls eine Vorrichtung zur Steuerung der Nadel vorhanden ist, können zusätzlich mechanische oder elektronische Sektorscanner benutzt werden. Mit diesen Geräten kann die Punktionsnadel vom Rand des Schallkopfes schräg in die Bildebene geführt werden (Winkel zwischen zentralem Ultrastrahl und Punktionsrichtung 20 Grad). Durch eine Markerlinie auf dem Bildschirm, die bei manchen Geräten elektronisch eingeblendet werden kann, ist es möglich, den *Stichkanal* genau vorauszuplanen. Vorrichtungen zur Führung der Nadel sind bedingt erforderlich, wenn kleine Läsionen punktiert werden sollen. Bestimmte Punktionen müssen pulssynchron oder in einer kurzen Apnöphase erfolgen.

Um sonographisch überwachte Punktionen wirklich risikofrei zu gestalten, ist es nötig, **Feinnadeln** zu verwenden mit einem Außendurchmesser von 0,6 mm (Länge meist 20–25 cm).

Dickere Nadeln erhöhen das Punktionsrisiko.

Mit den Feinnadeln ist es sogar möglich, gefahrlos transgastrale oder transintestinale Punktionen zu machen oder die Harnblase zu durchstechen. Dagegen müssen transpleurale oder transpulmonale Punktionen unbedingt vermieden werden. Punktionen sind außerdem **kontraindiziert**, wenn der Verdacht besteht, daß es sich bei einer zur Punktion anstehenden Läsion um ein Aneurysma oder ein Phäochromozytom handeln kann.

Da Feinnadeln mit dem beschriebenen Kaliber flexibel sind, ist es zweckmäßig, sie durch eine dickere **Führungsnadel** (Durchmesser etwa 1,2 mm, Länge 10 cm) bis unmittelbar vor die zu punktierende Läsion zu leiten. Dadurch wird die Punktion sicherer, auch soll dadurch die Gefahr geringer werden, Tumorzellen im Stichkanal zu verschleppen.

Neuerdings sind sogar Feinnadeln konstruiert, welche die Gewinnung eines *Gewebezylinders* und damit einer histologischen Untersuchung des Punktats ermöglichen. Solche zur Schneidebiopsie geeignete Nadeln gibt es beispielsweise nach dem Vorbild der Menghini-Nadel (Surecut, TSK/Japan bzw. Angiomed, Ettlingen)[15].

Das **Ansaugen** von Gewebematerial erfolgt während der Punktion durch den Unterdruck einer 10-ml-Injektionsspritze, die auf die Nadel mit Hilfe einer *Aspirationsvorrichtung* aufgesetzt wird, so daß nach dem Einstich in die Läsion das zuvor hergestellte Vakuum zur Verfügung steht. Darüber hinaus sind Punktionsvorrichtungen zur einhändigen Punktion konstruiert, die aus Stahl und Aluminium bestehen und zusammen mit dem Punktionsschallkopf sterilisiert werden (Cameko Abe. Täby, Schweden).

Die Punktion selbst muß natürlich unter streng **sterilen Kautelen** in *Lokalanästhesie* erfolgen. Punktionen, bei denen von vornherein das Auftreten einer Blutung oder einer sonstigen Komplikation möglich ist, sollten unter *intensiv-medizinischen Bedingungen* vorgenommen werden.

Die **Punktate** werden im Anschluß an die Punktion so behandelt, wie das für Knochenmark- und Lymphknotenpunktate (S. 618 f., 623) beschrieben wurde.

Ohne Zweifel wird die interventionelle Sonographie die hämatologische Diagnostik wesentlich erleichtern, vor allem aber invasive diagnostische Verfahren weitgehend ausschalten (z.B. explorative Laparotomien, intraabdominale Lymphknoten- und Milzpunktionen. Intrathorakale Läsionen dürften dagegen vielfach Schwierigkeiten bereiten, da Knochen und lufthaltige Gewebe vom Ultraschall bekanntlich nicht durchdrungen werden). Auch sollte die wichtige Tatsache nicht übersehen werden, daß sonographische Untersuchungen nicht zu einer radioaktiven Strahlenbelastung des Kranken führen.

Lymphangioadenographie

Prinzip. In Lokalanästhesie wird unter Zuhilfenahme einer Patentblauinjektion ein Lymphgefäß an jedem Fußrücken aufgesucht und punktiert. Unter Druck werden innerhalb von 2–3 Stunden 10–20 ml Kontrastmittel (Lipiodol Ultra-Fluide Guebert) infundiert. Die Röntgenaufnahmen in 2 Ebenen erfolgen im Anschluß an die Infusion (Füllungsphase) und einen Tag später (Speicherphase)[16].

Beurteilung. Zur Beurteilung werden vorwiegend Bilder der Speicherphase herangezogen. Die Bedeutung der Methode liegt darin, daß mit ihrer Hilfe die Darstellung von Lymphknotenschwellungen gelingt, die den bisherigen Untersuchungsverfahren nicht zugänglich waren, so vor allem im Bereich des Beckens und des Bauchraumes. Darüber hinaus zeichnen sich Struktureigentümlichkeiten der vergrößerten Lymphknoten ab, aus denen häufig Rückschlüsse auf die Art der Erkrankung möglich sind.

Neuerdings hat die Lymphangiographie ihren überlegenen diagnostischen Stellenwert durch Computertomographie, Magnetresonanztomographie (MRT) und Sonographie eingebüßt.

Milzpunktion

Die perkutane Milzpunktion wird nur noch selten durchgeführt. Sie kommt überall in Betracht, wo eine *Splenomegalie* auf andere Weise nicht zu klären ist. Auch zur Feststellung einer exakten Stadienzuordnung beim M. Hodgkin sind zytologische Untersuchungen von Milzgewebe (eventuell sogar bei einem nichtvergrößerten Organ) oft erwünscht. War bisher das von Moeschlin angegebene Punktionsvorgehen das am häufigsten benutzte, so dürfte dieses künftig wahrscheinlich mehr und mehr durch die *interventionelle Sonographie* verdrängt werden. Trotz der Vorteile dieser Methode bleiben die grundsätzlichen **Kontraindikationen** der Milzpunktion bestehen: hämorrhagische Diathesen, septische und schmerzhafte Milzvergrößerungen, Hypertensionen der Pfortader und der V. lienalis, somnolente Patienten.

Blutgruppenbestimmung

Die Bestimmung der verschiedenen Blutgruppen verlangt Kenntnisse der praktischen und theoretischen Grundlagen dieses Spezialgebietes. Nur wenn diese vorliegen, sind Blutgruppenbestimmungen auch in der Praxis möglich. Besser und sicherer ist es, ein Fachlabor oder eine Blutbank einzuschalten. Es sollte bedacht werden, daß falsche Befunde schwere gesundheitliche Schäden, vielleicht sogar den Tod des Patienten zur Folge haben können. Die folgenden Methodenbeschreibungen sollen nur das angewandte Prinzip verdeutlichen. Zahlreiche Einzelvorgänge und unabdingbare Vorschriften wurden aus Platzgründen nicht berücksichtigt.

AB0-System

Material. Mehrere Objektträger, besser eignen sich Milchglasplatten mit Hohlschliff oder eine größere Milchglasplatte mit mehreren Vertiefungen. Testseren A (Anti-B), B (Anti-A) und 0 (Anti-A/Anti-B).

Technik. Vom Probanden werden in einem Röhrchen etwa **5–7 ml Blut** entnommen (nach Mathes u. Orth), das nach dem Gerinnen zentrifugiert wird.

Das **Serum** wird vom Blutkuchen in ein leeres Röhrchen abpipettiert.

Einige Blutkörperchen werden in ein zweites leeres Röhrchen gebracht. Daraus wird mit physiologischer Kochsalzlösung eine etwa 5%ige **Blutkörperchensuspension** hergestellt.

Auf eine Glasplatte o.ä. bringt man je einen Tropfen A-, B- und 0-Testserum.

Diesen **Testserumtropfen** wird je ein Tropfen von der etwa 5%igen Blutkörperchenaufschwemmung hinzugefügt und mit einem Glasstab gut verrührt.

Die Glasplatte wird leicht geschaukelt, damit die Blutkörperchensuspension und der Testserumtropfen sich gut mischen können. Die Platte bleibt etwa 10 min bei Zimmertemperatur stehen. Nach diesem Zeitraum wird die Platte nochmals leicht geschaukelt. Sofern es zu einer Beeinflussung der Blutkörperchen kommt, ist makroskopisch eine deutliche Zusammenballung der Erythrozyten zu erkennen, während die unbeeinflußten Blutkörperchen homogen suspendiert bleiben.

Die **Ablesung** erfolgt am besten mit Hilfe einer Lupe. Die sich ergebenden Blutgruppen sind aus Abb. 11.**3** ersichtlich.

Zur **Kontrolle** ist es zweckmäßig, im Gegenversuch die Serumeigenschaften des Probanden mit A- und B-Testblutkörperchen zu bestimmen:

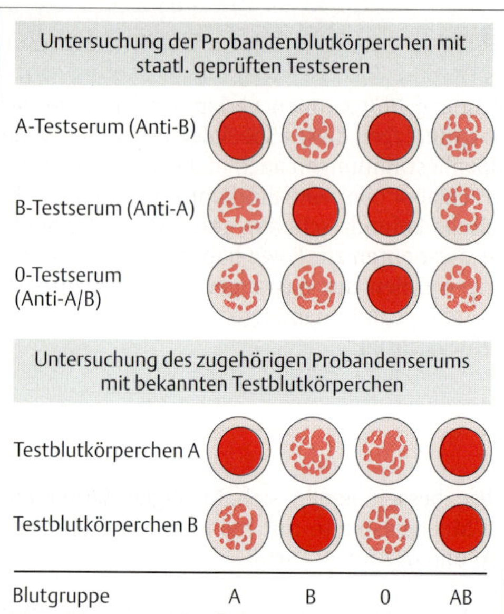

Abb. 11.**3** Schematische Darstellung der Blutgruppenreaktionsbilder (nach *Matthes* u. *Orth*)

Auf einen Objektträger bringt man je einen Tropfen einer etwa 5%igen *A- und B-Testkörperchensuspension.*

Dieser **Testblutkörperchenaufschwemmung** wird je ein Tropfen des *Probandenserums* hinzugefügt und gut verrührt. Nach einer Reaktionsdauer von etwa 10 min kann das Ergebnis abgelesen werden. Die Blutkörperchen können zusammengeballt und vollständig oder teilweise aufgelöst oder unbeeinflußt sein (Abb. 11.**3**).

Rhesus-System

Material

- Testserum D (Rh_0), C, E,
- Testserum CDE, CD, DE,
- Objektträger,
- Haarpipetten,
- Thermostat, Wasserbad oder Rhesusschaukel.

Technik. Für die Praxis eignet sich die Platten- oder **Objektträgermethode**. Die Rhesusschaukel oder eine andere **Wärmeeinrichtung** wird auf 40–45 °C erwärmt. Dann werden 1 Tropfen *Anti-D* (bzw. Anti-CDE oder andere, isolierte Faktoren) in der Mitte eines Objektträgers und 2 Tropfen Blut (am besten Erythrozyten-Citratblut) links und rechts davon aufgebracht, gut vermischt und ausgebreitet. Der Objektträger wird dann auf die Milchglasplatte der Schaukel gelegt und unter schaukelnden Bewegungen 2–3 min beobachtet. Der Eintritt der **Agglutination** ergibt den klinischen Begriff *„Rh-positiv"*, ihr Ausbleiben *„Rh-negativ"*. Es ist also an den Erythrozyten jeweils das Antigen vorhanden, welches das entsprechende Antiserum (C oder D oder E) bindet.

Fehlermöglichkeiten bei der Blutgruppenbestimmung

Ungeeignete Testseren, die einen zu niedrigen Titer aufweisen. Testseren müssen unter Lichtabschluß im Kühlschrank aufbewahrt werden, wobei sie lange Zeit haltbar sind. Sie verlieren aber trotzdem im Laufe der Zeit ihre agglutinierende Fähigkeit, daher sind zeitweilige Kontrollen gegenüber Testblutkörperchen notwendig. Zu schwache Testseren können durch Fehlen einer Agglutination eine falsche Blutgruppe vortäuschen! Der zu fordernde Mindesttiter ist 1:64.

Panagglutination durch bakterielle Verunreinigung.

Pseudoagglutination, wobei keine Verklumpung der Blutkörperchen, sondern lediglich „Geldrollenbildung" auftritt. In diesen Fällen mikroskopische Kontrolle!

Das Auftreten **irregulärer Antikörper** kann eine Blutgruppenbestimmung sehr komplizieren. Evtl. ist eine Wiederholung bei 37 °C (Ausschluß von Kälteantikörpern) notwendig. Bei Vorhandensein von **Autoantikörpern** (die gleichzeitige Untersuchung der Serumeigenschaften stimmt nicht mit dem Ergebnis der Blutgruppenbestimmung überein. Patientenblutkörperchen werden im *eigenen* Serum zusammengeballt.) muß u.U. eine Blutgruppenbestimmung in einem Fachinstitut durchgeführt werden.

Untersuchung auf Verträglichkeit des Spenderblutes mittels Kreuzprobe

Mehrere Methoden stehen zur Verfügung. Zur exakten Beurteilung der Kreuzprobe ist die Berücksichtigung der in vivo vorhandenen Relationen zwischen *Empfängerserum* und *Spendererythrozyten* (ca. 3:1) unbedingte Voraussetzung. Das geschieht u.a. in der **Röhrchenmethode** nach Matthes u. Orth. Einfacher und daher weiter verbreitet ist jedoch das **Objektträgerverfahren**: Auf 2 Objektträgern wird jeweils ein Tropfen Empfängerserum, der 3mal größer als normal ist, mit einem Tropfen eines Gemisches aus Spendererythrozyten und Albumin bzw. NaCl zusammengegeben. Nach einer Inkubationsdauer von 20 min bei 30 °C bzw. 37 °C wird die Kreuzprobe zunächst makroskopisch, dann im Mikroskop mit 80facher Vergrößerung abgelesen. Dabei ist zu berücksichtigen, daß Geldrollenbildung eine Agglutination vortäuschen kann und daß schwache Agglutinationen übersehen werden können. Zum Ausschluß einer Eigenagglutination wird außerdem ein Ansatz Empfängerserum gegen Empfängererythrozyten im gleichen quantitativen Verhältnis wie oben durchgeführt. Ablesen ebenfalls nach Inkubation wie oben[17].

Außer dem oben ausgeführten *Majortest* (Empfängerserum gegen Spendererythrozyten) sollte der *Minortest* durchgeführt werden, bei dem Spenderserum und Empfängererythrozyten in der gleichen Weise wie beim Majortest gekreuzt werden.

Der Minortest ist eine gute Kontrolle der Blutgruppenbestimmung.

Da in der Regel bei den Voruntersuchungen für eine Transfusion nur die AB0- und Rh-Faktoren berücksichtigt werden, bleibt grundsätzlich die Möglichkeit einer Immunisierung gegen die übrigen Erythrozytenantigene durch die Transfusion. Aus diesem Grunde sollen immer der indirekte Coombs-Test (s. S. 645 f.) und ein Erythrozytenfermenttest angeschlossen werden.

Beim **indirekten Coombs-Test** werden 2 Tropfen Empfängerserum und 2 Tropfen einer 2%igen Spendererythrozytenaufschwemmung (in NaCl) 15 min bei 37 °C inkubiert. Anschließend dreimal waschen. Einen kleinen Tropfen Antihumanglobulin-Serum (Coombs-Serum) mit einem Tropfen Erythrozytensuspension auf der Glasplatte mischen und 5 min bei Zimmertemperatur stehen lassen, dann ablesen.

Als **Fermenttest** hat sich der Bromelasetest bewährt:

Eine Mischung aus 3 Tropfen Empfängerserum, 1 Tropfen Spendererythrozytenaufschwemmung (ca. 2%ig) in NaCl und 1 Tropfen Bromelase 10–15 min bei 20 °C stehen lassen, anschließend 2 min mit 1500 Umdrehungen zentrifugieren unter leichtem Schütteln ablesen wie oben.

Positiver Coombs- bzw. Bromelase-Test sind als Zeichen der Unverträglichkeit zu werten. Es muß eine neue Konserve untersucht werden.

Chemische und physikalische Untersuchungen des Blutes

Blutkörperchensenkungsgeschwindigkeit (BSG)

Die gebräuchlichste Methode ist die nach Westergren (Makromethode).

Material

- 2 ml Citratblut (0,4 ml einer 3,8%igen sterilen Natriumcitratlösung + 1,6 ml Venenblut),
- Senkungsgestell nach Westergren mit Senkungsröhrchen.

Technik. Das gut gemischte Citratblut wird in einem Senkungsröhrchen bis zur Marke 0 aufgezogen und das Röhrchen senkrecht im Gestell befestigt. Nach 1, 2 und evtl. 24 Stunden wird die „Senkung" an der Grenze zwischen Blutkörperchen- und Plasmasäule abgelesen.

Normalwerte

	1-Std.-Wert	2-Std.-Wert
Männer:	3– 8 mm	5–18 mm
Frauen:	6–11 mm	6–20 mm

Der 24-Stunden-Wert spielt nur eine geringe Rolle und entspricht mit Einschränkungen etwa dem Hämatokrit.

Fehlerquellen. Die zur Blutentnahme benutzte Spritze muß trocken sein, ebenso das Senkungsröhrchen. Das Mischungsverhältnis von Citratlösung und Blut ist genau einzuhalten, seine Verschiebung zugunsten des Citrats hat eine Verlangsamung der BSG zur Folge, zu wenig Citrat beschleunigt die Sedimentation. Die Citratlösung darf keine bakteriellen Verunreinigungen enthalten.

Blut und Citratlösung müssen gut durchmischt werden. **Citratblutgemisch** nicht länger als 4–5 Stunden vor Ansetzen der Senkung aufbewahren. Längere Aufbewahrung bedingt Fehler bis zu 20 %. Weitere Fehler ergeben sich dann, wenn die Röhrchen nicht genau senkrecht stehen oder ein abweichendes Lumen aufweisen (normal 2,4–2,6 mm Ø).

Da **Kälte** die Senkung verlangsamt, **Wärme** dagegen beschleunigt, ist Aufstellung in Heizkörpernähe oder an einem sonnenbestrahlten Platz zu vermeiden.

Die Senkung kann **Tagesschwankungen** aufweisen und auch nach *Nahrungsaufnahme* verändert sein. Daher ist es zweckmäßig, im Zweifelsfall die BSG morgens nüchtern zu wiederholen.

Die Bedeutung der BSG liegt vor allem in ihrer Funktion als „Krankheitsindex". Doch kann sie darüber hinaus auch differentialdiagnostische Hinweise geben, die im Rahmen der übrigen klinischen Symptomatologie bedeutsam werden können. Tab. 11.**3** soll dabei eine Hilfestellung sein.

Bestimmung des Gesamteiweißes im Blutserum

Es stehen folgende *Methoden* zur Verfügung:

Die **Kjeldahl-Methode**, die auf der Bestimmung des Gesamtstickstoffs und des Reststickstoffs beruht:

Tabelle 11.**3** Verhalten der BSG bei verschiedenen Krankheitszuständen (nach Kuhlmann[18])

BSG-Verhalten	Erkrankungen
sehr stark beschleunigt	Dysproteinämien Plasmozyten Morbus Waldenström nephrotisches Syndrom Hepatosen Panmyelopathien akute Leukämien rheumatisches Fieber Polyarthritis Kollagenosen z.B. Riesenzellarteriitis = „Arteriitis temporalis“ Malignome in fortgeschrittenem Stadium
stark beschleunigt	bakterielle Infekte (umschriebene eitrige Prozesse) Pneumonien Meningokokkenmeningitis Pyelonephritis Leptospirosen nekrotische Ereignisse Herzinfarkt chronische Lebererkrankungen erworbene hämolytische Anämien myelodysplastisches Syndrom Hodgkin-Krankheit Perniziöse Anämie
mäßig beschleunigt	Thrombophlebitiden stumme Cholezystitis aktive Lues aktive Tuberkulose Brucellose postoperative Zustände Schock Anämie Leukämien Schwangerschaft Alter (bis zu 30 mm in der 1. Stunde normal)

Fortsetzung Tabelle 11.3

BSG-Verhalten	Erkrankungen
normal	Frühstadien der genannten Krankheiten Virusinfekte ohne Superinfektion (z.B. infektiöse Mononukleose, Polio) Erkrankungen ohne Entzündung Zweiterkrankungen, die die BSG verlangsamen
verlangsamt	Polyzythämie Sichelzellenanämie Kryoglobulinämie Allergie Herzinsuffizienz vegetative Dystonie

Bestimmung des Gesamtstickstoffs

Gesamt-N – Rest-N = Eiweißstickstoff.
Eiweißstickstoff · 6,25 = Eiweiß in g/100 ml.

Die **photometrische Methode** mittels der Biuretreaktion und photometrischer Messung der Extinktion. Dieses ist das heute wohl am häufigsten benutzte Verfahren.

Die **refraktometrische Methode**, bei der die Lichtbrechung der Eiweißkörper gemessen wird.

Die **Kupfersulfatmethode**, die auf der Messung des spezifischen Gewichts in verschiedenen Kupfersulfatkonzentrationen beruht.

Die **gravimetrische Methode**, bei der das Eiweiß mit Ätheralkohol gefällt, getrocknet und gewogen wird. Diese Methode sollte vor allem bei Paraproteinämien angewendet werden.

Zur *Durchführung* der Untersuchung müssen 4–5 ml Nativblut an ein medizinisch-diagnostisches Laboratorium eingesandt werden.

Bewertung. Die *normalen* Werte des Serumeiweißes liegen bei 7–8 g/100 ml. Da schon physiologisch das Serumeiweiß eine große *Schwankungsbreite* aufweist, sind nur *stärkere Abweichungen* im Sinne einer Erhöhung oder einer Verminderung diagnostisch verwertbar.

Eine **Erhöhung** zeigt das Serumeiweiß bei:

- starken Wasserverlusten (anhaltendes Erbrechen, schwere Diarrhöen, Flüssigkeitsverluste bei Ösophagus- und Pylorusstenosen, Diabetes insipidus),
- Wasserentzug,
- Plasmozytom,
- Makroglobulinämie (M. Waldenström),
- Kala-Azar,
- während der Ausheilungsphase einer Hepatitis.

Eine **Verminderung** zeigt das Serumeiweiß bei:

- akuten Blutungsanämien (wenn zur Auffüllung des Gefäßsystems Infusionen durchgeführt werden oder eiweißarme, wasserreiche Gewebsflüssigkeit in die Blutbahn einströmt),
- Hydrämie infolge Nierenerkrankungen (besonders Nephrosen und Amyloidosen),
- Hungerzuständen (Hungerödem),
- zehrenden Infektionskrankheiten,
- malignen Tumoren,
- chronischen Lebererkrankungen (besonders Leberzirrhosen),
- exsudativer Enteropathie.

Elektrophorese

Prinzip. Dank seiner amphoteren physikochemischen Eigenschaften zeigt ein Serumeiweißgemisch, das in einer alkalischen Pufferlösung in ein elektrisches Feld gebracht wird, eine Auftrennung in einzelne Fraktionen.

Nach der ursprünglichen, von Tiselius entwickelten Standardelektrophoreseapparatur hat sich heute für die klinische Untersuchung das Verfahren der Trägerelektrophorese auf Papier oder Celluloseacetatfolien durchgesetzt. Das Prinzip dieser Methode besteht darin, daß man auf eine entsprechend präparierte Celluloseacetatfolie mittels einer Mikropipette einen dünnen Serumstreifen aufträgt und in ein elektrisches Feld bringt. Entsprechend ihrer unterschiedlichen Wanderungsgeschwindigkeit geben die einzelnen Fraktionen sich gut voneinander absetzende Banden, die nach Beendigung der Elektrophorese mit Amidoschwarz gefärbt und sichtbar gemacht werden können. Nach entsprechender Präparation der Folien werden diese Banden photometrisch ausgemessen und hieraus die Konzentrationswerte der einzelnen Serumeiweißfraktionen bestimmt.

Als Normalwerte gelten (geringe Abweichungen sind je nach der verwendeten Papierart und Methode möglich).

Normalwerte		
	relativ-%	**absolut (g/dl)**
Albumine	60,0–72,0	3,96–6,19
α_1-Globuline	1,7– 4,4	0,11–0,88
α_2-Globuline	4,5–10,5	0,30–0,90
β-Globuline	7,0–13,0	0,46–1,12
γ-Globuline	8,0–18,0	0,53–1,55

Die charakteristischen Veränderungen der auf diese Weise bestimmten Serumeiweißfraktionen sind aus dem Abschnitt über die Dys- und Paraproteinämien und der Abb. 7.**2**, S. 366, und Abb. 11.**4** ersichtlich.

Ultrazentrifugation

Durch Ultrazentrifugation des Blutpasmas mit einer Zentrifugalkraft, die dem 10^4- bis 10^6-fachen der Erdgravitation entspricht, lassen sich die Plasmaeiweiße nach ihrer *Sedimentationsgeschwindigkeit* trennen, die nicht allein von der Masse bzw. vom Molekulargewicht der Proteine, sondern auch von einer Reihe zusätzlicher Faktoren (Lösungsmittelkonzentration der zu untersuchenden Eiweißlösung, Viskosität, Temperatur) abhängt. Das physikalische Maß der Sedimentationsgeschwindigkeit ist die *Sedimentationskonstante* im Einheitszentrifugalfeld von 1 dyn, die sog. **Svedberg-Einheit** ($S = 10^{-13}\ cm^2 \cdot sec^{-1} \cdot dyn^{-1}$). In der Ultrazentrifuge lassen sich drei **Hauptfraktionen** unterscheiden:

- **A = 4 S** (Molekulargewicht um 40 000 D). In der A-Fraktion, die ca. 77,9 % ausmacht, ist im wesentlichen das Albumin enthalten,
- **G = 7 S** (Molekulargewicht um 160 000 D). Die G-Fraktion (ca. 13,9 %) enthält im wesentlichen IgG,
- **M = 19 S** (Molekulargewicht um 1 000 000 D). In der M-Fraktion (ca. 2,6 %) findet sich das IgM (Makroglobulin).

Außerdem findet sich eine je nach dem Lösungsmittel mehr oder weniger flottierende Lipoproteinfraktion (ca. 5,6 %).

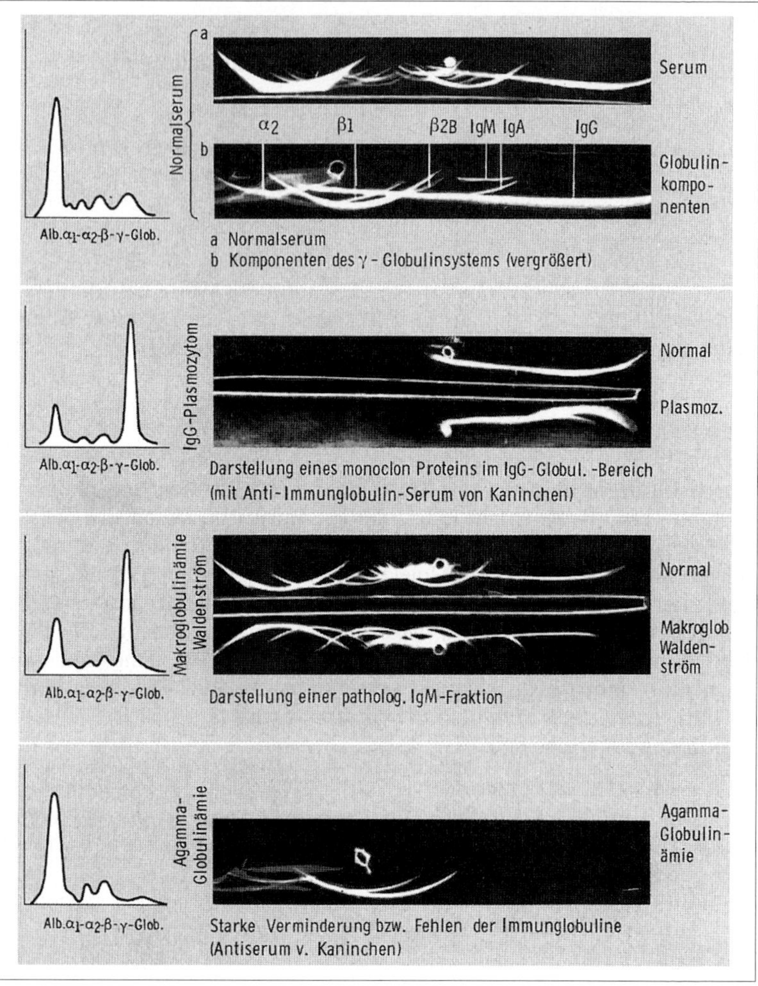

Abb. 11.**4** Verhalten der Träger- und Immunelektrophorese bei verschiedenen Krankheitsbildern (zusammengestellt nach eigenen Beobachtungen und „Plasma-Proteine", Behringwerke 1960)

Immunelektrophorese

Prinzip. Die Immunelektrophorese stellt ein kombiniertes Untersuchungsverfahren dar, das auf der Anwendung der Elektrophorese in Verbindung mit immunologischen Reaktionen beruht. Dabei werden die Proteine zunächst elektrophoretisch in ihre verschiedenen **Fraktionen** aufgetrennt und anschließend der Einwirkung eines präzipitierenden Antiserums ausgesetzt, wodurch es beim Zusammentreffen mit den homologen Antigenen zu spezifischen Fällungen gut nachweisbarer Immunkörperpräzipitate kommt. Auf diese Weise ist es möglich, über die elektrophoretische Trennung hinaus eine weitere **Differenzierung** und **Charakterisierung** der in einem Proteingemisch enthaltenen Eiweißkomponenten vorzunehmen (Abb. 11.**4** u. Abb. 11.**5**).

Nach der Nomenklatur für die Klassen der Immunoglobuline (WHO-1964) gelten heute folgende Bezeichnungen:

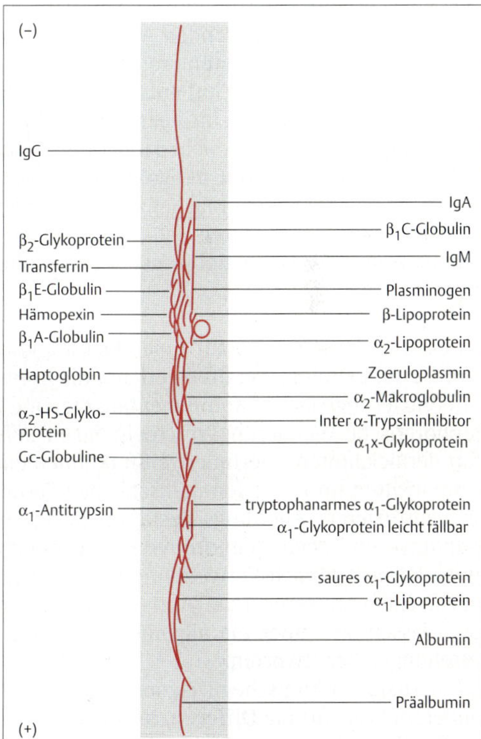

Abb. 11.**5** Immunelektrophorese-Diagramm von menschlichem Normalserum (nach Heide u. Haupt, Behringwerk-Mitt. 43 [1964] 161)

Nomenklatur der Immunoglobuline

IgG (= 7 S γ-Globulin; γ_2-, γ_{ss}-Globulin)
IgA (= γ_{1A}-Globulin; β_{2A}-Globulin)
IgM (= γ_{1M}-Globulin; β_{2M}-Globulin; 19 S γ-Makroglobulin)
IgD
IgE

Die von Grabar u. Williams[19] 1953 erstmals entwickelte Immunelektrophorese wird routinemäßig heute meistens in der Modifikation nach Scheidegger[20] als Mikromethode auf dem Objektträger durchgeführt.

Das zu untersuchende *Proteingemisch* (Serum, Exsudat, Extrakte o.ä.) wird in ein Agar-Gel verbracht und dort unter der Einwirkung eines elektrischen Feldes elektrophoretisch aufgetrennt. Anschließend füllt man in eine Rinne, die man in etwa 3–5 mm Abstand von den aufgetrennten Eiweißkörpern parallel zur Achse der elektrophoretischen Wanderung aus dem Agar ausgehoben hat, ein an präzipitierenden Antikörpern reiches Immunserum ein und läßt dies gegen die getrennten Proteinfraktionen diffundieren. Wenn die **Antikörper** bei der Diffusion auf entsprechende Mengen ihrer homologen Antigene stoßen, bilden sich im Agar gut sichtbare, bogenförmige spezifische **Präzipitate**. Diese lassen sich dann durch Anfärbung mit verschiedenen *Farbstoffen* (z.B. Azokarmin, Indigokarmin, Amidoschwarz oder Bromphenolblau) noch besser sichtbar machen oder weiter differenzieren (z.B. durch Färbung der Lipoproteine mittels Sudan oder Oil red O, Spezialfärbungen für Coeruloplasmin oder Haptoglobin usw.) und schließlich photographisch registrieren.

Bewertung. Im Vergleich zur freien Elektrophorese oder der Trägerelektrophorese auf Celluloseacetatfolie erlaubt die Immunelektrophorese auch eine Differenzierung solcher Komponenten, die eine gleiche oder ähnliche elektrophoretische Wanderungsgeschwindigkeit aufweisen. So ist es gelungen, statt der bekannten 5 Serumeiweißfraktionen über 20 verschiedene Eiweißkomponenten im normalen menschlichen Serum nachzuweisen und näher zu identifizieren. Allerdings gestattet die Immunelektrophorese nur eine *qualitative* und *keine quantitative* Bestimmung der verschiedenen Serumeiweißkörper. Je nach Verwendung von multivalenten oder monovalenten spezifischen Antiseren (z.B. Anti-π- oder λ-Kette, Anti-IgM, Anti-IgG_1–G_5 usw.) lassen sich über die allgemeine Analyse hinaus auch spezielle Fragestellungen beantworten.

Innerhalb der klinischen Diagnostik ist die Immunelektrophorese von besonderem Wert für die **Differenzierung** der Dys- und Paraproteinämien sowie für die **Diagnose** von Makroglobulinämien, Plasmozytomen, Defektdysproteinämien (z.B. A- oder Hypogammaglobulinämie, Analbuminämie, Bisalbuminämie, Atransferrinämie, Afibrinogenämie) oder Kryoglobulinämie (Abb. 11.**4**).

Technik. Zur Durchführung der Immunelektrophorese werden 3–5 ml Blut oder eine entsprechende Menge **Serum** eingesandt. Zweckmäßig sind dabei genauere Angaben über das vorliegende Krankheitsbild bzw. die Fragestellung, da sich hiernach die Wahl des anzuwendenden **Antiserums** richtet. Sinnvoll ist die gleichzeitige Durchführung einer Serumelektrophorese und evtl. einer elektrophoretischen Untersuchung des eingeengten *Urins*.

Immunfixation

Die Immunfixation hat praktisch die Immunelektrophorese abgelöst. Sie dient vor allem dem **Nachweis** (oder Ausschluß) monoklonaler Gammopathien (z.B. bei einer Paraproteinämie). Durch eine Elektrophorese im *Agarosegel* werden die Serumproteine anhand ihrer individuellen, *elektrophoretischen Beweglichkeit* aufgetrennt. Für jedes Protein, auf das hin das Material untersucht werden soll (z.B. IgG, IgA, IgM, κ- und λ-Ketten), und die Kontrolle werden jeweils eine Probe in parallelen Spuren auf das Gel aufgetragen (hier beispielsweise sechs Spuren) und *elektrophoretisch getrennt*. Anschließend werden diese Elektrophoresespuren mit je einem **monospezifischen Antikörper** inkubiert (Abb. 11.**6**).

Quantitative Bestimmung der einzelnen Immunglobuline

Hierzu wird das zu untersuchende Serum mit den entsprechenden Antikörpern (Anti-IgG, Anti-IgA, Anti-IgM) versetzt und anschließend die durch die Konzentration der einzelnen Immunglobuline bestimmte Trübung gemessen (Beckman Immunchemistry Analyser). Dieses Verfahren ist schneller durchführbar und genauer als die radiale Immundiffusion nach Mancini.

Normalwerte		
IgA	90– 450 mg%	(0,9–4,5 g/l)
IgG	800–1 800 mg%	(8–18 g/l)
IgM	60– 280 mg%	(0,6–2,8 g/l)

Bestimmung des Serumhaptoglobins

Prinzip. Für die Differenzierung der genetisch bedingten Haptoglobintypen ist die **Stärkeelektrophorese** geeignet. Zur quantitativen Bestimmung des Haptoglobins werden entweder die *radiale Immundiffusion* nach Mancini oder *enzymatische Verfahren* benutzt. Die radiale Immundiffusion gibt wegen

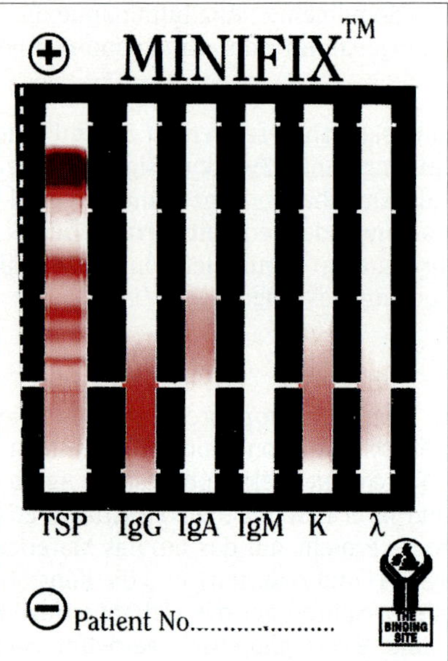

a

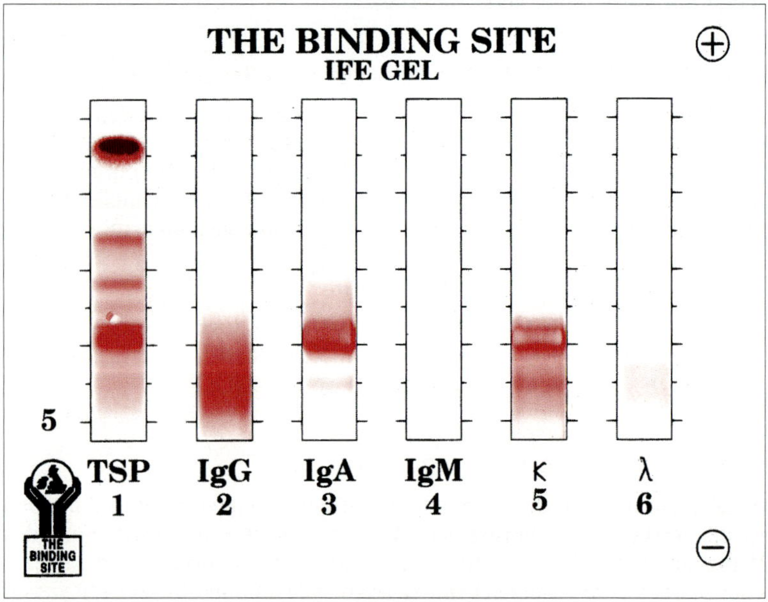

Abb. 11.**6** Immunfixation. **a:** Normalserum, **b:** Serum eines Patienten mit einer monoklonalen Gammopathie vom Typ IgA/κ.
Spur 1: Serumelektrophorese nach Coolmassie-Blau-Färbung; Spuren 2 bis 6: nach Fixation mit den angegebenen Antiseren und Auswaschen. Als Suchtest dient der „Minifix Kit“, der Bestätigungstest wird auf größeren Spuren durchgeführt. (Für die Überlassung der Präparate danke ich Frau Dr. D. Keeser, Hamburg)

b

der unterschiedlichen Molekülgröße der einzelnen Haptoglobintypen nur einen aussagefähigen Wert, wenn gleichzeitig der vorliegende Typ bekannt ist, so daß in den meisten Fällen neben der Immundiffusion auch die Stärkegelelektrophorese durchgeführt werden muß. Die enzymatischen Verfahren messen den Haptoglobin-Hämoglobin-Komplex. Die dabei ermittelten Normwerte liegen daher relativ niedrig.

Bewertung. Die meist verwendete radikale Immundiffusion zeigt einen außerordentlich großen normalen Schwankungsbereich zwischen 20 und 200 mg%. Eine Erhöhung findet sich regelmäßig bei entzündlichen und tumorösen Prozessen, eine Erniedrigung bei allen Formen der gesteigerten Hämolyse.

Bestimmung des Serumeisens

Prinzip. Im Serum ist das Eisen an das Trägerprotein **Transferrin** (Siderophilin) gebunden. In einem schwach sauren Phosphatpuffer wird es hiervon abgespalten, wobei das Serumeiweiß in Lösung bleibt. Nach Reduktion mit Natriumascorbat wird das Eisen mit einem spezifischen Eisenreagenz (sulfoniertes Bathophenanthrolin) in eine rotgefärbte Verbindung überführt und fotometrisch bestimmt. (Es stehen dafür vollständige und gebrauchsfertige Reagenziensätze käuflich zur Verfügung, z.B. als Merckotest).

Zu beachten ist, daß das Blut mit **V2A-Stahlkanülen** entnommen werden muß, keinesfalls mit einer Injektionsspritze (Blut aus der Kanüle direkt ins Röhrchen laufen lassen!). Ferner müssen die verwendeten **Glasröhrchen** eisenfrei sein (Spezialglaskolben, die über Nacht in Chromschwefelsäure gelegen haben). Besser noch ist die Verwendung der jetzt gebräuchlichen Einmal-Plastikröhrchen. Bei Auftreten einer Hämolyse ergibt die Serumeisenbestimmung falsche Werte, da Eisen aus den Erythrozyten ins Serum übertritt. Zweckmäßigerweise sendet man von dem entnommenen Blut nach erfolgter Gerinnung lediglich das **Blutserum** zur Serumeisenbestimmung ein.

Normalwerte	
Männer	80–180 µg/dl; 14,3–32,2 µmol/l
Frauen	60–160 µg/dl; 10,7–28,6 µmol/l

Bewertung. Das Serumeisen ist *vermindert* bei ungenügender Zufuhr, Resorptionsstörungen, chronischen Blutverlusten und bei Infekten.

Eine *Erhöhung* des Serumeisens findet sich bei hämolytischen Prozessen, manchen aplastischen Anämien, der Hepatitis und bei der Hämochromatose. Auch unter der Behandlung mit oralen Kontrazeptiva werden häufig erhöhte

Serumeisenspiegel beobachtet, die zugleich mit einer Zunahme der Eisenbindungskapazität einhergehen. Diese Befunde normalisieren sich meist innerhalb von 6 Wochen nach Absetzen der Ovulationshemmer.

Eisenbindungskapazität

Über die Bestimmung des Serumeisens hinaus gibt die Messung des im Plasma vorhandenen **Transferrins** (Siderophilin, eisenbindendes Globulin) in bestimmten Fällen weitere diagnostische Hinweise. *Normalerweise* ist das Transferrin nur zu etwa 1/3 mit Eisen gesättigt (manifest gebundenes Eisen, Serum-Fe), während $^2/_3$ als ungesättigte oder *latente Eisenbindungskapazität* zur Verfügung stehen. Beide Anteile zusammen ergeben die gesamte oder *totale Eisenbindungskapazität*. Diese wird in µg Fe/dl oder in µmol/l Blut ausgedrückt. Von vielen Instituten wird lediglich das Transferrin *quantitativ* bestimmt (normal: 250–450 mg/dl; oder in Si-Einheiten: 2,5–4,5 g/l). Daraus lassen sich dann die übrigen Parameter bestimmen. Bei zahlreichen Erkrankungen können sich die totale Eisenbindungskapazität, die latente Eisenbindungskapazität und das Serumeisen in charakteristischer Weise verändern (Abb. 11.**7**).

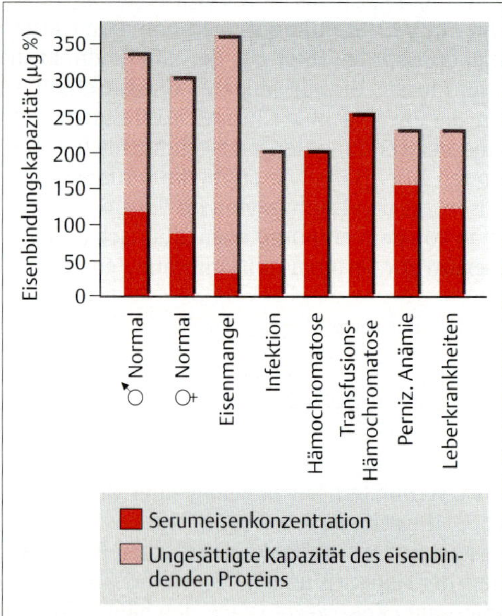

Abb. 11.**7** Das Verhalten von Serumeisen sowie ungesättigter und Gesamteisenbindungskapazität bei Normalpersonen und bestimmten Erkrankungen (modifiziert nach Rath und Finch)

Für die Bestimmung der Eisenbindungskapazität steht eine Reihe verschiedener **Methoden** zur Verfügung: *biologische* Methoden (heute wegen ihrer Nachteile und Gefahren nicht mehr verwendet), *direkte* und *indirekte photometrische* Methoden (relativ große Fehlerbreite) und die Bestimmung mittels *radioaktiven Eisens*. Letztere ergibt die genauesten Resultate bei einfacher Durchführbarkeit, ist aber an bestimmte apparative Vorbedingungen gebunden.

Bestimmung des Serum- (oder Plasma-)Ferritins

Zur Bestimmung des Serumferritins stehen gebrauchsfertige **Radio- bzw. Enzymimmunassay-Kits** zur Verfügung. Für die Untersuchung werden 5 ml Serum oder heparinisiertes Plasma benötigt. Die Blutproben können 7 Tage bei 2–8 °C aufbewahrt werden, ohne daß eine Änderung der Ferritinwerte zu befürchten wäre. Sollte die Zeitdauer zwischen Entnahme aus der Vene und Untersuchung länger als 7 Tage sein, müssen Serum oder Plasma sofort eingefroren werden. Dann kann die Probe bis zu 6 Monaten ohne Änderung der Ferritinwerte aufbewahrt werden. Die gefrorene Serumprobe muß vor der Untersuchung vorsichtig bei Raumtemperatur aufgetaut werden (keinesfalls in einem 37 °C-Bad).

Normalwerte	
Männer	30–260 ng/ml
Frauen (vor der Menopause)	30–120 ng/ml
Frauen (nach der Menopause)	30–200 ng/ml

Bewertung. Serumwerte unter 30 ng/ml weisen auf einen latenten, unter 10 ng/ml auf einen manifesten Eisenmangel hin. Bei Lebererkrankungen, allgemeinen Infektionen und verschiedenen Tumoren sind stark erhöhte Ferritinwerte möglich.

Bleinachweis in Harn und Serum

Zum Nachweis einer Bleivergiftung kann eine quantitative Bleibestimmung in Harn und Serum bedeutsam sein.

Ein einfacher **Schnellnachweis** für Blei (und Antimon) wurde von Augusti angegeben. Eine neutrale oder schwach saure Harnprobe wird auf Filtrierpapier aufgetropft und ein Tropfen einer 1%igen Natriumsulfidlösung zugefügt. Bei etwa 0,2 µg Blei ist dieser Nachweis positiv, was durch eine Braunfärbung kenntlich wird.

Eine genaue **quantitative Bleibestimmung** in Urin und Serum kann chemisch oder auf photoelektrischem Wege (Atomabsorptionsphotometrie) erfolgen. Zu ihrer Durchführung müssen 5–10 ml Blut an ein größeres medizinisch-chemisches Institut oder ein großes gerichtsmedizinisches Institut (am besten nach vorheriger Anfrage) eingeschickt werden.

> **!** Als Normalwerte im *Urin* können 80 ng/l (= 0,4 μmol/l) angesehen werden. Bei Bleivergiftungen pflegen diese Werte zwischen 0,15 und 0,3 mg/l zu liegen.

Der **normale** Bleigehalt des *Serums* schwankt zwischen 5 und 30 μg/dl (= 0,24–1,44 μmol/l). Bei etwa 40 μg/dl treten nach Moeschlin die ersten subjektiven *Vergiftungserscheinungen* auf. Bleiarbeiter können sich aber so weitgehend an einen erhöhten Bleigehalt gewöhnen, daß die ersten Vergiftungserscheinungen erst bei 70–80 μg/dl auftreten. Voraussetzung für die Genauigkeit dieser Werte ist allerdings die Verwendung von bleifreiem Glas sowie von bleifreien Spritzen und Nadeln bei der Gewinnung und Aufbewahrung von Blut und Harn.

Durch **Injektion** von *Calcium-EDTA* (tgl. 20 mg/kg als i.v. Tropfinfusion an 3 hintereinander folgenden Tagen) erfolgt eine Steigerung der Bleiausscheidung aus den Depots mit entsprechend erhöhter Ausscheidung im Urin. Auf diese Weise können latente Bleidepots durch **Kontrolle** des Blut- und Urinspiegels am 1. und 4. Tag nachgewiesen werden.

Bestimmung von Vitamin B_{12} und Folsäure im Blutserum

In der Vergangenheit wurden Vitamin B_{12} und Folsäure mit Hilfe von *mikrobiologischen Testsystemen* bestimmt, die darauf basieren, daß bestimmte Mikroorganismen diese Vitamine zum Wachstum benötigen (Lactobacillus leishmanii das Vitamin B_{12}, Lactobacillus casei die Folsäure). Ihre Wachstumsrate steht in Relation zur Vitamin-B_{12}- oder Folsäurekonzentration des Kulturmilieus, so daß die Wachstumsrate den Gehalt an Vitamin B_{12} oder Folsäure widerspiegelt. Diese komplizierten und störanfälligen Methoden sind durch einen *Radioimmunassay* ersetzt worden, der 1965 für das Vitamin B_{12} und 1973 für die Folsäure beschrieben und inzwischen weiterentwickelt wurde, so daß beide Vitamine jetzt in einem einzigen Ansatz mit Hilfe eines käuflichen Sets (Quanta-Mate II B_{12}/Folsäure der Firma Bio-Rad Laboraties) bestimmt werden können.

Technik. Für die Untersuchung werden 2 ml Serum oder Plasma benötigt, die in ein dafür eingerichtetes klinisches Labor eingesandt werden. Serum oder Plasma (nicht heparinisiert) soll möglichst rasch nach der Blutentnahme vom Blutkuchen bzw. von den Zellen getrennt werden. Da die Erythrozyten einen beträchtlich höheren Anteil an Folsäure enthalten als Serum, ist eine Hämolyse unbedingt zu vermeiden. Wird die Serumprobe innerhalb von

3–4 Stunden nach der Entnahme untersucht, kann sie bei +2 bis +8 °C gelagert werden. Andernfalls muß sie bis kurz vor der Untersuchung eingefroren werden. Einmal aufgetautes Serum nicht wieder einfrieren!

Mit Ascorbinsäure (Vitamin C) konservierte Proben können nicht zur Vitamin-B_{12}-Bestimmung verwendet werden.

Normalwerte (Radioimmunassay)

Vitamin B_{12}:	200–850 pg/ml; 147–627 pmol/l
Folsäure:	> 3,0 ng/ml; > 6,8 nmol/l

Bewertung. **Vitamin B_{12}** ist regelmäßig *erniedrigt* bei unbehandelter, dekompensierter perniziöser Anämie und einigen anderen megaloblastischen Anämien. *Erhöhte* Werte finden sich bei den meisten Kranken mit chronischer myeloischer Leukämie und Erythroleukämie. Bei akuten Leukämien sind die Vitamin-B_{12}-Werte meist normal oder gelegentlich erhöht.

Die **Serumfolsäure** ist regelmäßig *erniedrigt* bei allen Folsäuremangelzuständen, vor allem megaloblastischen Schwangerschaftsanämien, Sprue, Zöliakie, ferner bei hämolytischen Anämien, nach Applikation von Folsäureantagonisten und oralen Kontrazeptiva sowie im Verlauf mancher Hämoblastosen. *Erhöhte* Werte finden sich vorwiegend bei unbehandelten Perniziosakranken.

Antiglobulintest (AGT, Coombs-Test)

Prinzip. Mit Hilfe dieses Tests werden *inkomplette Antikörper* nachgewiesen, die an Patientenblutkörperchen gebunden sind. Der Test geht von der Überlegung aus, daß es sich bei derartigen Antikörpern um Globuline handelt, die durch ein Anti-Humanglobulin-Kaninchenserum (gewonnen durch Immunisierung von Kaninchen mit menschlichem Globulin) spezifisch gebunden werden und auf diese Weise sekundär die Erythrozyten zur Agglutination bringen.

Während der **direkte Coombs-Test** unmittelbar mit Patientenerythrozyten, die mit inkompletten Antikörpern beladen sind, durchgeführt wird, werden mit Hilfe des **indirekten Coombs-Tests** die frei im Patientenserum befindlichen inkompletten Antikörper erfaßt. Das gelingt dadurch, daß Erythrozyten von gesunden Menschen dem Serum des Patienten zugefügt werden, sich dabei mit den inkompletten Antikörpern beladen und nun ihrerseits mit Anti-Menschenglobulin-Kaninchenserum zur Agglutination gebracht werden können.

Bewertung. Ein *positiver Coombs-Test* weist auf das Vorhandensein von inkompletten Antikörpern an den Erythrozyten (*direkter* Coombs-Test) oder im Serum der Kranken (*indirekter* Coombs-Test) hin.

Ein positiver Coombs-Test findet sich bei den durch inkomplette Auto- oder Alloantikörper bedingten erworbenen hämolytischen Anämien. Bei der fetalen Erythroblastose ist bei der *Mutter* der indirekte, beim *Kind* der direkte Coombs-Test positiv.

> **!** Bei allen Krankheitsbildern, bei denen der Verdacht auf eine erworbene symptomatische hämolytische Anämie besteht, sollte man den Coombs-Test durchführen lassen.

Ein indirekter Coombs-Test findet sich außerdem als wichtiges Indiz im Serum von Frauen, die ein blutgruppeninkompatibles Kind austragen.

Nachweis biphasischer (bithermischer) Kältehämolysine (Donath-Landsteiner-Versuch)

Prinzip. Serum und gewaschene menschliche rote Blutkörperchen werden gemischt und für eine Stunde in den *Kühlschrank* verbracht. Anschließend Erwärmung im *Brutschrank* bei 37 °C für 1–3 Stunden. Bei Vorhandensein biphasischer Kältehämolysine tritt Hämolyse ein.

Technik. Zur Durchführung des Donath-Landsteiner-Versuchs werden 20 ml Venenblut entnommen und am besten bei etwa 30–37 °C im Brutschrank (oder in der Wärme in Heizungsnähe) zur Gerinnung gebracht, wonach man es an Speziallaboratorien einsendet, in denen serologische Untersuchungen durchgeführt werden können (serologische Laboratorien von größeren Krankenhäusern und Kliniken, Blutspendezentren). Sicherer ist die Überweisung des Patienten an eine entsprechende Klinik.

Bewertung. Ein positiver Donath-Landsteiner-Versuch weist auf das Vorhandensein biphasischer bithermischer Kältehämolysine im Blut hin. Sie treten auf in erster Linie bei Patienten mit paroxysmaler Kältehämoglobinurie. Da dieses Krankheitsbild meist bei syphilitischer Infektion vorkommt, sind positive Luesreaktionen ein weiterer diagnostischer Hinweis.

Schnelltest

Auch ohne Einsendung von Blut ist es möglich, sich **orientierend** über das Vorhandensein solcher Kältehämolysine zu unterrichten: Man entnimmt das Blut des Patienten in 2 Röhrchen, von denen das eine sofort im Kühlschrank für 30 min *abgekühlt* wird. Anschließend wird das Röhrchen im Wasserbad bei 37 °C oder im Brutschrank bei gleicher Temperatur für etwa 1 Stunde erwärmt.

Das zweite Röhrchen wird nicht abgekühlt, sondern lediglich für 1 Stunde im Wasserbad oder *Brutschrank* bei 37 °C aufbewahrt.

Bewertung. Bei Anwesenheit von biphasischen Kältehämolysinen ist das Serum des ersten Röhrchens, welches zunächst abgekühlt und dann wieder erwärmt wurde, *hämolytisch*. Dagegen darf im Kontrollröhrchen keine Hämolyse nachweisbar sein.

Dieser Test ist aber mit vielen **Fehlermöglichkeiten** behaftet, so daß er höchstens als grobe Orientierung, jedoch nicht als Beweis gewertet werden kann.

Kältehämagglutinine

Prinzip. Blutplasma, das, bevor eine Abkühlung des Blutes eingetreten ist, von den Erythrozyten durch Zentrifugieren getrennt werden muß, wird mit einer physiologischen Kochsalzlösung im Verhältnis 1:8 bis 1:1024 verdünnt. Darauf werden erneut rote Blutkörperchen zugesetzt und das Ganze bei 0–4 °C für 15 Stunden aufbewahrt. Anschließend wird der Agglutinationstiter, evtl. mittels Agglutinoskops, abgelesen.

Zur Durchführung der Untersuchung wird das Plasma von mindestens 6 ml Blut (gemischt mit 2 ml 3,8%iger Na-Citratlösung) nach **Trennung** von den Erythrozyten eingesandt. Wichtig ist darauf zu achten, daß sich das Blut zwischen Entnahme und Abzentrifugierung *nicht abkühlt.*

Bewertung. Eine ganz geringe Menge von Kältehämagglutininen findet sich schon bei vielen Gesunden. Eine *Erhöhung* des Titers wird häufig bei Viruspneumonien, beim Q-Fieber und vereinzelt auch bei epidemischen Bronchopneumonien gefunden. Auch die Kälteagglutininkrankheit entwickelt sich häufig im Verlauf und im Gefolge von Viruserkrankungen. Typisch für die Kältehämagglutine ist die Beobachtung, daß mit ansteigender Titerhöhe auch der Temperaturbereich zunimmt, in dem sie wirksam sind.

Gerinnungsuntersuchungen

Automatisierte Testmethoden

Auch die Untersuchungen des Gerinnungssystems wurden in den vergangenen Jahren zunehmend mehr automatisiert. Es wurden dafür kleine halb- und größere vollautomatisch arbeitende Geräte sowie Methoden für große

Analyseautomaten entwickelt. Diesen liegen verschiedene Funktionsprinzipien zugrunde, die im folgenden kurz skizziert werden sollen:

Häkelmethode

Die Methode nach Schnittger u. Cross ist eine Mechanisierung und Teilautomatisierung der alten, manuellen Meßmethode, bei der die **Zeitspanne** bis zur Bildung des ersten *Fibrinfädchens* nach Zugabe der gerinnungsauslösenden Reagenzien und Ca^{2+}-Ionen gemessen wird. Im *Koagulometer* wird durch das Fibrinfädchen eine leitende Verbindung zwischen der im Gerinnungsansatz stehenden Stabelektrode und der ausgeschalteten Häkelelektrode hergestellt. Eine nachgeschaltete Elektronik registriert diesen Strom und schaltet den Zeitzähler und den Häkelantrieb ab. Aus der gemessenen Gerinnungszeit wird – wie bei der manuellen Methode – anhand einer Standardkurve der Prozentwert bezogen auf die Norm ermittelt. Bei einigen **Bestimmungen** (z.B. partielle Thromboplastinzeit, Plasmathrombinzeit und Reptilasezeit) wird die Gerinnungszeit direkt als Meßwert angegeben. Die Häkelmethode eignet sich zur Bestimmung aller plasmatischen Gerinnungswerte und ist auch die am meisten verwendete Automatenmethode. Die Vorbereitungen zur Messung müssen jedoch manuell ausgeführt werden, der Meßvorgang wird durch eine automatische Pipette, die das $CaCl_2$ zugibt und damit den Gerinnungsvorgang auslöst, eingeschaltet. Der **Vorteil** gegenüber der manuellen Messung ist eine gewisse Zeitersparnis, da mehrere Proben gleichzeitig gemessen werden können, und eine Minimierung der personalindividuellen Schwankungsbreite bei der Messung.

Kugelmethode

Auch durch die Kugelmethode wird die Gerinnungszeit mechanisch bestimmt. Der Gerinnungsansatz befindet sich in einem schräg gelagerten Röhrchen, das sich langsam um seine Längsachse dreht. Eine zugegebene Stahlkugel läuft vor Eintritt der Gerinnung durch ihre **Schwerkraft** exakt an vorgeschriebener Stelle, bis beim Einsetzen der Gerinnung die Kugel von dem sich bildenden **Gerinnsel** mitgenommen wird. Ihre Lageveränderung löst in einem magnetischen Sensor einen Impuls aus, der automatisch registriert wird. Je nach Gerätetyp wird direkt die Gerinnungszeit angezeigt oder der Impuls an einen Rechner weitergegeben, der das endgültige Ergebnis (% oder s) ausdruckt. Auf dem Markt sind verschiedene Gerätetypen, die mehr oder weniger manuelle Vorarbeiten erfordern. Mit großen Geräten können bis zu 300 Doppelbestimmungen pro Stunde durchgeführt werden.

Photometrische Gerinnungsmethode

Diese Methode zur *Quick-*, *PTT-* und *Antithrombin-III-*Bestimmung beruht darauf, daß während des Gerinnungsvorgangs gebildetes Thrombin aus der chromogenen Substanz Chromozym TH p-Nitroanilin abspaltet und photometrisch bei 405 nm gemessen wird. Es wird die **Zeit** bis zum Erreichen einer um 100 mE über dem Ausgangswert liegenden **Absorption** bestimmt. Der Gerinnungsvorgang wird wie bei den mechanischen Methoden ausgelöst. Für die Bestimmung anderer Faktoren stehen andere **chromogene Substanzen** zur Verfügung, die, durch die aktivierten Faktoren ausgelöst, p-Nitroanilin freisetzen. Der *Fibrinogengehalt* wird durch Messung der Trübungszunahme nach Fibrinbildung gemessen. Die Fibrinogenspaltung erfolgt bei dieser Methode durch das Schlangengift Batroxobin. Das Prinzip dieser photometrischen Meßmethoden beruht darauf, daß anstelle der bisher als universelle Indikatorreaktion verwendeten Gerinnselbildung eine physikalisch definierte Meßgröße (ΔE) bestimmt wird:

> **!** Da bei der Quick- und PTT-Bestimmung nach dieser Methode die Spaltung der chromogenen Substanz unabhängig vom Fibrinogengehalt erfolgt, kann theoretisch ein Fibrinogenmangel oder eine Fibrinogen-Funktionsstörung unentdeckt bleiben.

Es hat sich jedoch gezeigt, daß die *maximale Extinktionsdifferenz* vom Fibrinogengehalt der Probe abhängt, da diese nur durch zusätzliche Bildung von Fibrin erreicht wird. Ist also die maximale Extinktionsdifferenz einer Probe niedriger als ein bestimmter, präfixierter Wert, dann wird ein erniedrigter Fibrinogenspiegel bzw. eine Fibrinogen-Funktionsstörung angenommen. Es kann also durch programmgesteuerte Auswertung der Reaktionskinetik eine *qualitative* oder *quantitative* Fibrinogenstörung erfaßt werden. Die chromogenen Methoden sind mit gängigen Photometern mit Zusatzgeräten durchführbar, wurden jedoch in erster Linie zum Einsatz in den Analyseautomaten der Großlaboratorien entwickelt.

Optische Messung

Auch die optische Messung der durch das gebildete Fibrin auftretenden **Trübung** in der Meßprobe findet Anwendung in großen Analyseautomaten.

Manuelle Gerinnungsuntersuchungen

Blutungszeit (nach Duke)

Bewertung. Die Methode hat viele **Fehlerquellen** und ist daher nur beurteilbar, wenn sie stets vom gleichen Untersucher durchgeführt wird. Außerdem ist die Blutungszeit auch von aktuellen Stoffwechselsituationen abhängig. Sie ist beispielsweise bei *Alkoholikern* infolge einer verminderten Aggregationsfähigkeit der Blutplättchen verzögert – ein Vorgang, der innerhalb weniger Wochen von Alkoholkarenz reversibel ist.

Man kann die Bestimmung der Blutungszeit genauer gestalten, wenn man, anstatt das austretende Blut mit Filter- oder Löschpapier abzusaugen, das Ohrläppchen oder die Fingerkuppe in ein Glas mit physiologischer NaCl-Lösung von etwa 37 °C verbringt. Es wird dann ein zu Boden sinkender Blutfaden sichtbar, der bei Sistieren der Blutung jedoch abreißt. Gemessen wird die Zeit vom Einstich bis zum Abreißen des Blutfadens.

Um weltweite Vergleiche von Messungen der Blutungszeit zu ermöglichen, wird jetzt sehr oft das **Einmalgerät** „Simplate" (Goedecke Freiburg) verwendet. Dieses setzt (bei 40 mmHg Venendruck am Unterarm) 1 oder 2 scharfe Schnitte von standardisierter Länge und Tiefe. Die *obere Grenze der normalen Blutungszeit* beträgt mit dieser Methode 9 min 30 s. Nachteile sind die große Streubreite der Normalwerte und die relativ häufige Narbenbildung.

Als nicht narbenbildend und daher beliebig oft wiederholbare Methode wird alternativ die Bestimmung der **Hämostasezeit** empfohlen. Sie mißt die Zeit bis zum Verschluß einer Butterfly-25-short-Kanüle. Die *obere Normgrenze* bei dieser Methode liegt bei 6 min 38 s.

Technik. Mit der Frank-Nadel wird 4 mm tief in die Fingerbeere oder das Ohrläppchen eingestochen. Die austretenden Bluttropfen werden laufend mit Filterpapier abgetupft, wobei man sehr vorsichtig vorgehen muß, damit die Wunde nicht gespreizt und kein Druck auf das Gewebe ausgeübt wird. Der Wundrand selbst darf nicht vom abtupfenden Filtrierpapier berührt werden.

Normalwert. 3–5 min.

Gerinnungszeit und Gerinnungsbeobachtungstest (Clot-observation-Test)

Die früher übliche Bestimmung der Gerinnungszeit hat man heute fast allgemein wegen ihrer Fehlerquellen und Ungenauigkeit verlassen. Statt dessen wird jetzt der sog. Clot observation-Test durchgeführt, der mit der Bestimmung der Gerinnungszeit nach Lee-White weitgehend identisch ist, sich von diesem durch die Weiterbeobachtung des Gerinnungsvorgangs über mindestens 1 Std. unterscheidet, um dadurch Einblick in die Fibrinolysevorgänge zu bekommen.

Bestimmung der Gerinnungszeit nach Lee-White

Material. Eine V2A-Stahlkanüle und mehrere Glasröhrchen nach Lee-White (8 mm Ø, Markierung bei 1 ml), Wasserbad von 37 °C, Stoppuhr.

Technik. Nach Venenpunktion läßt man Blut aus der Kanüle in das Gerinnungsröhrchen bis zur Markierung eintropfen und stellt das Röhrchen sofort in das Wasserbad. Durch Kippen der Röhrchen in Abständen von je einer halben Minute stellt man den Zeitpunkt der Gerinnung fest. Das ist der Fall, wenn sich der Meniskus in seiner Form nicht mehr verändert. Zur genauen Bestimmung werden zweckmäßigerweise zwei Röhrchen gefüllt und die Stoppuhr zwischen der Füllung des ersten und zweiten Röhrchens in Gang gesetzt. Aus der Gerinnungszeit der beiden Röhrchen wird dann der Mittelwert berechnet.

Normalwert. 5–7 min.

Heparintoleranztest

Prinzip. Das Prinzip des Tests besteht darin, daß die Gerinnungszeit des Blutes nach Zusatz einer bestimmten Heparinmenge gemessen wird. Es handelt sich um eine „Gerinnungszeitbestimmung im Zeitlupentempo". Der Heparintoleranztest kann in vivo und in vitro durchgeführt werden. Wegen der erheblichen Belästigungen des Patienten hat man den *in vivo-Test* heute fast völlig verlassen.

Auch der *in vitro-Test* wird nur noch selten, allenfalls gelegentlich noch als Ergänzung zur Prothrombinbestimmung durchgeführt. *Differentialdiagnostisch* gibt er Hinweise, die ähnlich zu bewerten sind wie die Veränderungen der Gerinnungszeit, jedoch einen feineren Ausschlag haben. Das trifft z.B. zu für Thrombopathien, bei denen die übliche Gerinnungszeitbestimmung meist normal, der Heparintoleranztest dagegen oft verlängert ist. Zur **Bewertung** des Tests ist eine vorherige Bestimmung der Thrombozytenzahl Voraussetzung.

Thromboplastinzeit (Quick-Test)

Prinzip. Bei dieser Methode geht man davon aus, daß der Zusatz von Gewebsthromboplastin zu Citratplasma zusammen mit 0,025 ml Calciumchlorid unter normalen Bedingungen innerhalb von 10–15 Sekunden eine **Fibrinbildung** bewirkt, die über eine Prothrombinaktivierung im Extrinsic-System und unter Beteiligung der Faktoren V, VII und X zustande kommt.

Material.
- Citratplasma,
- 0,025 ml $CaCl_2$-Lösung,
- Thromboplastinlösung.

Technik. Zu 0,1 ml Citratplasma (1:10) und 0,1 ml Thromboplastin werden nach Inkubation im Wasserbad bei 37 °C über 1 min 0,1 ml $CaCl_2$ zugegeben. Die Methode ist entsprechend dem verwendeten Testreagenz jeweils zu modifizieren (s. beigefügte Anwendungsvorschrift). Die Zeit bis zum Gerinnungseintritt wird mit der **Häkchenmethode** oder mit Hilfe eines automatischen **Koagulometers** ermittelt. Der prozentuale Quick-Wert kann dann von der Eichkurve abgelesen werden.

Normalwert. 75–125 %.

Bewertung. Eine Verlängerung der *Prothombinzeit* nach Quick bzw. eine Erniedrigung des *Prothrombinindex* findet sich bei einer Verminderung der Faktoren II, V, VII und X. Außerdem geht eine ausgeprägte Fibrinogenerniedrigung als methodischer Fehler in den Test ein. Eine Verlängerung der Thromboplastinzeit ist daher bei der Verminderung eines oder mehrerer der genannten Gerinnungsfaktoren zu erwarten, d.h. also bei der Antikoagulanzientherapie mit Cumarinen und Indandionen, bei Leberparenchymschäden und Hypoprothrombinämien des Neugeborenen, ferner bei Afibrinogenämie bzw. schwerer Hypofibrinogenämie sowie dem Vorhandensein von Antithrombinen und Antithromboplastinen.

Eine *Verkürzung der Prothrombinzeit* entspricht einer Hyperprothrombinämie. Diese ist vergleichsweise selten und kann vorkommen bei Vitamin-K-Überdosierung und am Ende der Gravidität.

Bei *Erniedrigung des Quick-Wertes* unklarer Genese empfiehlt sich zur weiteren Differenzierung eine zusätzliche Bestimmung des Prothrombins und der Faktoren V und VII.

Um die Zuverlässigkeit der oralen Antikoagulantienüberwachung zu verbessern und insbesondere eine Vergleichbarkeit der mit verschiedenen Thromboblastinen ermittelten Meßwerte zu ermöglichen, wurde von der WHO 1983 die sog. **INR** (International normalized ratio) eingeführt. Ihre Bezugsgröße ist die *Prothrombin-Ratio (PR)*, der Quotient aus den Thromboplastinzeiten des Patientenplasmas und eines Normalplasmapools. Die PR in Relation gesetzt zu einem WHO-Thromboplastin-Standart ergibt die INR. Sie ist ausschließlich in der stabilen Phase der oralen Antikoagulantientherapie verwendbar und nicht in der Einstellphase oder bei der Routineüberwachung eines allgemeinen Krankenguts. Der therapeutische Bereich liegt ja nach Grundleiden bei einer INR von 2,1–4,8.

Bestimmung des partiellen Thromboplastinzeit (PTT)

Die Methode erlaubt eine Kontrolle der im endogenen Gerinnungssystem wirksamen Faktoren I, II, IX, X, V, VIII, XI und XII. Ein pathologischer Ausfall deutet auf einen Mangel an Faktor VIII und IX hin. Auf diese Weise ermöglicht dieser Test, potentielle „Bluter" rasch zu ermitteln.

Prinzip. Im Gegensatz zu den „kompletten Thromboplastinen", deren Zusatz zusammen mit Calciumionen bei Gerinnungsgesunden einerseits und bei Patienten mit Faktor-VIII- oder -IX-Mangel die gleichen Werte ergibt, ist durch Verwendung von „partiellem Thromboplastin" der Gerinnungseintritt wesentlich verzögert, wenn ein Faktor-VIII- oder IX-Mangel vorliegt. Partielles Thromboplastin kann aus Gehirn und Thrombozyten gewonnen werden. Die heute käuflichen Präparate sind zuverlässig und erlauben eine schnelle und einfach zu handhabende Bestimmung.

Material
- Citratplasma,
- partielles Thromboplastin,
- 0,025 ml $CaCl_2$-Lösung (am einfachsten ist die Verwendung des im Handel befindlichen PTT-Reagenzes – Behring-Werke).

Bewertung. Bei Verwendung des PTT-Reagenzes der Behring-Werke tritt nach 45 Sekunden die Gerinnung ein. Längere Werte deuten auf eine Störung im Intrinsic-System hin, vor allem ist dann an eine Hämophilie A oder B zu denken. Spezielle Gerinnungsuntersuchungen sind dann notwendig. Eine Verkürzung der PTT unter 25 Sekunden deutet auf das Vorliegen einer Hyperkoagulolabilität hin.

Bestimmung der Thrombinzeit

Prinzip. Nach Zugabe einer definierten Thrombinmenge zum Plasma wird die Gerinnungszeit bestimmt. Der Test erfaßt Vorgänge der zweiten Gerinnungsphase, nämlich die Fibrinogen-Fibrin-Umwandlung. Er ist daher zur Überwachung einer Heparin- und Streptokinasetherapie geeignet[21, 22].

Material
- Citratplasma,

- Thrombinreagenz (z.B. Test-Thrombin der Behring-Werke oder Antithrombinreagenz „Roche“).

Bewertung. Normalwerte 17–24 Sekunden. Bei einer optimalen Heparintherapie soll die Thrombinzeit auf etwa das Dreifache der Norm verlängert sein.

Fibrinogenbestimmung

In der Klinik wird fast allgemein die relativ einfache, quantitative Fibrinogenbestimmung mit Hilfe der „Fibrinogen-Polymerisationszeit“ verwendet. Sie beruht auf der Tatsache, daß bei Zugabe einer konzentrierten Thrombinlösung die Gerinnungszeit von der Fibrinkonzentration im Plasma abhängig ist, solange diese im Testansatz niedrig gehalten wird.

Material

- Plasma, das durch Zusatz von Citrat oder FPT-Dil. (Christiaens S.A., Brüssel) ungerinnbar gemacht wurde,
- Thrombinlösung (am einfachsten ebenfalls aus dem FPT-Dil-Reagenz, das 400 NIH-E. pro ml enthält), Michaelis-Puffer pH 7,35.

Technik. Üblicherweise wird Plasma im Verhältnis 1:10 mit Michaelis-Puffer pH 7,35 verdünnt. Ist der Fibrinogenspiegel sehr niedrig (< 100 mg/ml Blut), so ist eine schwächere Verdünnung von 1:5, ist der Fibrinogenspiegel dagegen sehr hoch, eine höhere Verdünnung im Verhältnis 1:20 notwendig. 0,2 ml des verdünnten Plasmas werden im Wasserbad bei 37 °C 1 min vorgewärmt und anschließend 0,2 ml der Thrombinlösung zugegeben. Die Zeit bis zum Gerinnungseintritt wird mit der Stoppuhr gemessen und anhand einer Tabelle die Fibrinogenkonzentration bestimmt. (Bei Verwendung von „FPT-Dil.“ die beigefügte genaue Gebrauchsanweisung beachten.)

Normalwerte. 200–400 mg/dl.

Bewertung. Eine erhöhte Fibrinmenge findet man bei Nephrosen, Pneumonien und anderen entzündlichen Erkrankungen sowie beim Bronchialkarzinom, der Hodgkin-Krankheit u.a., eine Erniedrigung bei Leberzirrhose, bei Hepatitis und im Coma hepaticum, bei Metastasen von bösartigen Tumoren, bei Leukämien, Panmyelopathien und den angeborenen Fibrinogenopenien.

Bestimmung einzelner Gerinnungsfaktoren

Prinzip. Sogenanntes Mangelplasma, das außer dem zu bestimmenden Faktor alle Gerinnungsfaktoren im Überschuß enthält, wird mit dem Patientenplasma zur Gerinnung gebracht. Die Gerinnungszeit hängt dann vom Gehalt des zu bestimmenden Faktors im Patientenserum ab.

Material

- Citratplasma,
- Mangelplasma,
- Thromboplastinlösung,
- 0,025 m $CaCl_2$-Lösung.

Die **Durchführung** erfolgt im Prinzip wie der Quick-Test. Daneben gibt es immunologische Verfahren zur Einzelfaktorbestimmung (z.B. ELISA).

Bewertung. Normalwerte meist 70–120 % der Norm (bei den einzelnen Faktoren unterschiedlich).

Spezialuntersuchungen zur Differenzierung plasmatischer Gerinnungsstörungen

Zur genauen Differenzierung der hämorrhagischen Diathesen, vor allem der Koagulopathien, sind Gerinnungsuntersuchungen nötig, die häufig nur in Speziallaboratorien durchgeführt werden können. Die Einsendung von Blut für derartige Untersuchungen ergibt meist keine befriedigenden Ergebnisse, da sich die einzelnen Plasmafaktoren bei der Lagerung verschieden verhalten und oft schon innerhalb weniger Stunden inaktiviert werden. In der warmen Jahreszeit können darüber hinaus derartige Blutuntersuchungen praktisch nur an Blutproben durchgeführt werden, die in eingefrorenem Zustand versandt worden sind, was oft auf unüberwindbare Schwierigkeiten stoßen wird. Auf jeden Fall empfiehlt sich stets die sofortige Untersuchung frisch entnommenen Blutes. Aus diesem Grunde ist es am sichersten und einfachsten, die Kranken zu einer genauen Untersuchung in eine Klinik oder ein Krankenhaus einzuweisen, das über ein gut eingerichtetes Gerinnungslaboratorium verfügt.

Welche Untersuchungen durchgeführt werden müssen, um ein solches Krankheitsbild diagnostisch abzuklären, ergibt sich aus der jeweiligen Situation.

Zu erwähnen sind hier in erster Linie der *Prothrombinkonsumptionstest*, mit dessen Hilfe vor allem Störungen in der Bildung der Thrombokinase (Thromboplastin) erfaßt werden, der *Thromboplastingenerationtest*, der eine Differenzierung der Hämophilien, der Parahämophilien und des Stuart-Faktor-Mangels erlaubt (Tab. 11.**4**) und die Untersuchung mit Spezialplasmapräparationen zur Bestimmung isolierter Faktorendefekte.

Tabelle 11.**4** Differenzierung der „hämophilen" Blutungskrankheiten mittels des Thromboblastingenerationtests (= Thrombokinasebildungstest = Thromboplastinbildungstest) (nach Jürgens u. Beller[23])

$Al(OH)_3$ $BaSO_4$ Plasma	Serum	Plättchen	Hämophilie B-Serum	Ausfall der Reaktion	Diagnose
X	X	X	–	normal	Kontrolle
+	+	+	–	pathologisch	Thrombokinasemangel
+	X	X	–	pathologisch	Hämophilie A
X	+	X	–	pathologisch	Hämophilie B oder Faktor-X-Mangel
X	+	X	≠	normal	Faktor-X-Mangel
X	X	+	–	pathologisch	Thrombozytopathie
+	+	X	–	pathologisch	Faktor-XI u. -XII-Mangel

X = Komponente vom Gesunden
\+ = Komponente vom Patienten
≠ = Serum von Patienten mit schwerer Hämophilie B (Faktor-IX-Mangel-Serum)

Thrombelastogramm

Mit der Thrombelastographie (*Rotationsthrombelastographie*) werden **Einzeldaten** von Gerinnung und Retraktion in ihrer Gesamtheit erfaßt ([r + k]-Zeit also die Reaktions- plus Thrombusbildungszeit, die praktisch mit der Gerinnungszeit des Blutes vergleichbar ist (maximale Thrombuselastizität [max ε]).

Dementsprechend findet man eine Verlängerung der (r + k)-Zeit in erster Linie bei den Koagulopathien, die mit einer Verlängerung der Gerinnungszeit einhergehen. Eine Herabsetzung der maximalen *Thrombuselastizität* weist dagegen auf eine starke Verminderung oder qualitative Veränderung der Thrombozyten (Thrombozytopenie bzw. -pathie) oder eine Herabsetzung der Konzentration von Fibrinogen oder Faktor XIII hin. Typische Kurvenverläufe beim Gesunden und einigen exemplarischen Krankheitsbildern sind in Abb. 11.**8** dargestellt.

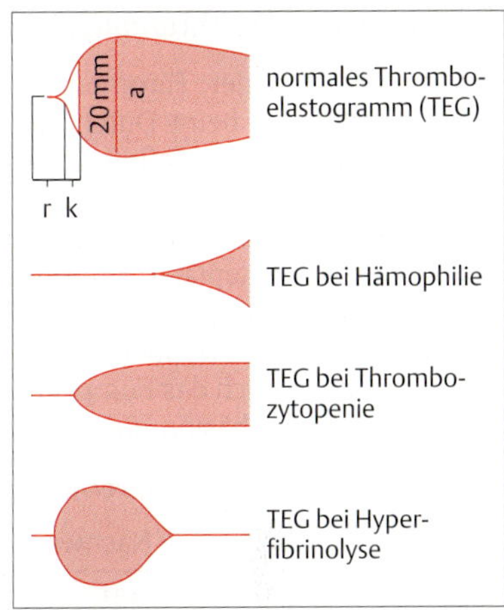

Abb. 11.**8** Grundtypen der Kurvenverläufe im Thrombelastogramm (zusammengestellt von H. Dietzfelbinger)

Thrombozytenausbreitungstest

Zur Prüfung der Plättchenfunktion stehen mehrere Methoden zur Verfügung[24, 25]. Für die Bewertung der meisten dieser Tests ist eine bestimmte Korrelation zwischen Plättchenzahl und -funktion ausschlaggebend. Lediglich die Bestimmung der Thrombozytenausbreitung macht ohne Kenntnis der Thrombozytenzahl eine Aussage über die Plättchenfunktion. Allerdings ist auch dieser Test nur dann reproduzierbar und klinisch zu verwenden, wenn er von Personen durchgeführt wird, die große Erfahrung damit haben und ihn ständig benutzen, um auf diese Weise Zahl und Ausmaß der Thrombozytenausbreitung möglichst vergleichbar beurteilen zu können. Die Thrombozytenausbreitung wird, nach Überschichtung von EDTA-Plasma auf silikonierte Objektträger, nach einer Inkubation von 60 min in einer feuchten Kammer beobachtet und gezählt. Das geschieht normalerweise im Phasenkontrastmikroskop. Es besteht aber auch die Möglichkeit, das luftgetrocknete Präparat mit Giemsa-Lösung zu färben und wie üblich im durchfallenden Licht zu betrachten.

Bewertung. Normalerweise sollen sich $^{2}/_{3}$ der vorhandenen Thrombozyten ausgebreitet haben. Ist diese Anzahl stark vermindert, muß an eine Funktionsstörung der Thrombozytenfraktion gedacht werden. Eine sehr starke Ausbreitungstendenz mit zahlreichen vollständigen Ausbreitungsformen und mit Vorhandensein von Riesenformen deutet auf einen erhöhten Thrombozytenumsatz hin.

Bestimmung der Thrombozytenadhäsivität

Prinzip. Als Maß der Thrombozytenadhäsion gilt die Verminderung der Thrombozytenzahl beim Durchfließen einer Säule (z.B. Zylinder), die mit Glaskugeln einer exakt definierten Oberfläche gefüllt ist.

Dieses ursprünglich von Hellem angegebene Verfahren ist inzwischen standardisiert worden: Mit dem Adeplat S wird die Thrombozytenhypoadhäsion, mit dem Adeplat T (Fa. Immuno-Diagnostika) die Thrombozytenhyperadhäsion erfaßt. Beide Geräte unterscheiden sich lediglich durch den Durchmesser der verwendeten Mikroglaskugeln. Vor und nach dem Durchgang des Blutes durch das Pumpgerät werden die Thrombozyten gezählt. Die Berechnung der Adhäsion (Retention) erfolgt nach der Formel:

Errechnung der Adhäsion

$$\frac{\text{Vorwert} - \text{Nachwert}}{\text{Vorwert}} \cdot 100 \text{ oder}$$

$$\frac{\text{T 100–Tx}}{\text{T 100}} \cdot 100 = \text{Thrombozytenadhäsion (\%)}$$

Auswertung. *Normalwerte mit Adeplat S:* 59–99 %. Hypoadhäsion: unter 59 %.

Bei der Thrombozytenasthenie Glanzmann wurden *pathologische* Werte von 14,6 ± 10,2 %, bei der Willebrand-Jürgen-Krankheit von 22,6 ± 14,1 % festgestellt.

Normalwerte für Adeplat T: 3–38 %. Bei Werten *über* 38 % ist eine Hyperadhäsion anzunehmen, z.B. im Rahmen einer Thrombosebereitschaft.

Prüfung der Thrombozytenretraktilität

Einen großen Anhalt für die Retraktionsfähigkeit des Blutkuchens als Maßstab der Thrombozytenfunktion ergibt folgendes Vorgehen:

Blut aus der Armvene wird in ein gut paraffiniertes Schälchen gegeben, das 10–12 Stunden in einer feuchten Kammer verbleibt.

Normalerweise zeigt sich eine gute Retraktion des Blutkuchens daran, daß er auf dem Serum schwimmt. Bei gestörter Retraktion entsteht lediglich ein Blutkoagulum ohne scharfe Trennung von Blut und Serum.

Quantitativ wird die Retraktion nach Benthaus bestimmt. 10 ml Blut im Verhältnis 4:1 mit Natriumcitrat gemischt aus der Armvene abnehmen (2 ml Natriumcitrat + 8 ml Blut). Um plättchenreiches (ca. 200 000 µl Plasma zu erhalten, Blut sedimentieren lassen oder kurzfristig mit 300 U/min zentrifugieren.

1 ml des thrombozytenreichen Plasmas werden zu der folgenden **Mischung** gegeben und dreimal gekippt:

- 0,5 ml 0,1 mol $CaCl_2$-Lösung,
- +2–3 Trpf. gelöstes Thromboplastin,
- + 8,5 ml NaCl (0,85 mol CaCl).

Nach Eintritt der Gerinnung – ca. 2 min – Röhrchen sorgfältig drehen, um den Thrombus von der Glaswand zu lösen. Anschließend Röhrchen 12 Std. senkrecht bei 37 °C im Brutschrank stehen lassen. Gerinnsellänge (a) nach 2 Std. und nach 12 Std. messen. Das Volumen des Gerinnsels und die Retraktion wird nach folgender Formel berechnet:

Volumen und Retraktion des Gerinnsels

$V = a^3 \cdot 10^{-5}$
(z.B. bei einer Gerinnsellänge von 40 mm: $40^3 = 64000$)

$$V = 64000 \cdot \frac{1}{100000} = 0{,}64$$

Flüssigkeits-(einschließlich Plasma-)Rest

10 ml – 0,64 ml = 9,36 ml, entsprechen 93,6 %

Normalgrenze bis 91 %. Unter 91 % ist die Thrombozytenretraktion pathologisch vermindert.

Prüfung der Thrombozytenaggregation

Prinzip. Es wird die *Aggregationsfähigkeit* der Blutplättchen untereinander nach Zugabe verschiedener aggregationsauslösender Substanzen (z.B. Adrenalin, ADP, Kollagen, Thrombin, Ristocetin) festgestellt, und zwar durch Registrierung der aus der Thrombozytenaggregation resultierenden Extinktionsänderung für durchfallendes Licht.

Bewertung. Ausfall des Tests bei verschiedenen **Krankheiten**, die mit einer Störung der Thrombozytenfunktion einhergehen:

- *Glanzmann-Thrombasthenie*
  - reduzierte oder keine ADP-Aggregation,
  - reduzierte oder keine Adrenalinaggregation,
  - reduzierte oder keine Kollagenaggregation.

- *Storage pool disease* (aspirinähnliches Syndrom bei Aspirineinnahme)
  - reduzierte oder keine sekundäre ADP-Aggregation,
  - reduzierte oder keine sekundäre Adrenalinaggregation,
  - reduzierte oder keine Kollagenaggregation.
- *v. Willebrand-Jürgens-Krankheit, Bernard-Soulier-Syndrom:*
  - reduzierte oder keine Ristocetin-Aggregation,
  - normale ADP-, Adrenalin- und Kollagenaggregation.

Untersuchung der Thrombozytenüberlebenszeit

Mit Hilfe der Bestimmung der Thrombozytenüberlebenszeit ist es möglich, eine *Umsatzsteigerung* der Blutplättchen und ihren *Hauptabbauort* festzustellen[26]. Diese Untersuchung wird heute in der Regel mit radioaktivem Chrom (^{51}Cr) durchgeführt. Sie kann, falls im Blut des Probanden eine genügende Zahl von Blutplättchen vorhanden ist, autolog, anderenfalls homolog mit AB0-verträglichen Thrombozyten vorgenommen werden.

Prinzip. 20 ml Thrombozytenkonzentrat, das gegenüber dem Ausgangsmaterial *Nativblut* eine 10- bis 20fache *Anreicherung* darstellt, wird mit Natriumchromat des Isotops ^{51}Cr markiert. Die markierten Thrombozyten werden sedimentiert und durch mehrmaliges Überschichten mit Plasma die nicht gebundene Radioaktivität herausgewaschen. Die markierte Resuspension wird injiziert. Durch Messungen nach 1 Std., 3 Std. und weiter zweimal täglich wird der relative *Abfall der Radioaktivität* im thrombozytenreichen Plasma gemessen. Gleichzeitig werden *Oberflächenmessungen* über Milz, Leber und Herz vorgenommen, wobei letzterer Punkt als Bezugsgröße „Blut" dient. Der Unterschied der Meßwerte über Leber und Milz läßt Rückschlüsse auf den Hauptabbauort der Thrombozyten zu.

Bewertung. Die scheinbar halbe Überlebenszeit der mit ^{51}Cr markierten Thrombozyten liegt normalerweise bei 3–5 Tagen. Eine charakteristische Verkürzung unter 48 Stunden findet sich bei der Immunthrombozytopenie (Morbus Werlhof). Bei extremer Ausprägung des Krankheitsbildes lassen sich schon nach wenigen Stunden keine markierten Thrombozyten mehr im Plasma nachweisen. Hauptabbauort ist fast immer die Milz. Nur vereinzelt wird eine überwiegende Sequestration in der Leber nachgewiesen. Gelegentlich findet sich auch ein hepatolienaler Abbautyp, bei dem die Sequestration in beiden Organen mit ähnlicher Intensität stattfindet.

Bestimmung der Kapillarresistenz

Stauungsversuch nach Rumpel-Leede: Am Oberarm des Patienten wird eine Blutdruckmanschette angelegt und 5 min lang etwas unterhalb des systolischen Blutdrucks gestaut. Nach Lösung der Stauung und Verschwinden der lividen Verfärbung werden die vorhandenen Petechien gezählt. Der Versuch ist *positiv*, wenn sich am unteren Manschettenrand Petechien nachweisen lassen.

Bewährt hat sich auch die **Prüfung** der Kapillarresistenz mittels *Saugglocke*:

Dabei wird eine Glasglocke von 3–4 cm Durchmesser und einem Sog von 50–100 mm Hg auf die Haut aufgesetzt. Am besten eignen sich dazu die seitlichen, vom Kragen bedeckten Partien des Halses. Die nach 3 min auftretenden *Petechien* werden mit der Lupe ausgezählt.

Normal sind 2–3 Petechien. Pathologisch ist der Befund aber erst, wenn über 8 Petechien nachweisbar sind.

Wichtige Harn- und Stuhluntersuchungen

Blutnachweis im Stuhl

Die klassische Benzidinprobe ist inzwischen durch **Schnelltestverfahren** ersetzt, die mit konfektionierten Teststreifen arbeiten. Das *Nachweisprinzip* ist meist dasselbe wie bei der alten Benzidinprobe. Durch die „Pseudoperoxidasewirkung" des Blutes wird aus einem Peroxid (meist H_2O_2) Sauerstoff freigesetzt. Dieser färbt ein Chromogen (meist Guajakharz) bläulich. Am häufigsten werden derzeit Hemoccult-Slides, Sangur-Tests, Heglostix und FecaNostic verwendet.

Die **Empfindlichkeit** und Aussagefähigkeit der verschiedenen Verfahren schwankt allerdings erheblich, bedingt durch die stark unterschiedliche *Intensität* und *Stabilität* ihrer blau gefärbten Guajakkomplexe. In einer vergleichenden Studie wurden keine falsch-negativen Testergebnisse bei täglichen Blutverlusten > 9,5 ml/Tag beim Fecatest, bei > 12 ml/Tag beim Colo-Rect, bei bis zu 87 ml/Tag beim Hämoccult-Test und bei bis zu 72 ml Blutverlust/d beim Hemo-FEC-Test beobachtet. Der hochempfindliche Nachweis von Blutverlusten durch den Magen-Darm-Kanal mit Hilfe des Fecatests und des Colo-Rect-Tests ist aber nur aussagefähig, wenn falsch-positive **Ergebnisse** durch eine hämoproteinarme Ernährung, 7 Tage lang vor dem Test, ausgeschlossen wurden. Es ist daher zweckmäßig, den Probanden vor der Untersuchung etwa 1 Woche lang eine *fleischfreie* Kost zu geben. Außerdem sollten während dieser Zeit die Zähne nicht geputzt werden, um nicht durch *Zahnfleischblutungen* falsch-positive Ergebnisse zu erhalten.

Qualitativer Bilirubinnachweis im Harn

Üblich ist die **Gmelin-Probe**. Sie beruht auf der Oxidation des Bilirubins zu Biliverdin durch konzentrierte Salpetersäure.

Technik. 1 ml konzentr. Salpetersäure wird mit derselben Menge Harn überschichtet. Bei Anwesenheit von Bilirubin bildet sich an der Berührungsstelle der Flüssigkeiten ein smaragdgrüner Ring, der sich infolge weiterer Oxidation langsam violett verfärbt.

Wesentlich empfindlicher ist die **Probe nach Harrison-Fouchet**:

Technik. Etwa 10 ml saurer oder mit verdünnter Essigsäure angesäuerter Urin wird mit 5 ml 10%iger Bariumchloridlösung versetzt (tritt kein Niederschlag auf, werden noch 1–2 Tropfen gesättigte Ammoniumsulfatlösung hinzugegeben). Nach guter Durchmischung filtrieren durch Papierfilter. Anschließend entfaltet man das Filter, legt es auf Fließpapier und läßt auf den abgefilterten Niederschlag einen Tropfen Fouchet-Reagenz fallen.

Fouchet-Reagenz	
Trichloressigsäure	25,0
Ferrichlorid (10%ig)	10,0
Aqua dest.	100,0

Am einfachsten und mit genügender Zuverlässigkeit gelingt der qualitative Bilirubinnachweis im Harn mit dem Bilur-Test (käufliche Kunststoffteststreifen).

Bewertung. Bei Anwesenheit von Bilirubin tritt Blaufärbung bzw. Grünfärbung bei Biliverdin auf.

Hämoglobinnachweis im Harn

Wichtig ist die Unterscheidung zwischen Hämaturie und Hämoglobinurie! Bei der *Hämaturie* bildet sich beim Stehenlassen oder Zentrifugieren der Harnprobe ein Bodensatz von Erythrozyten, der darüberstehende Harn ist entfärbt und klar. Bei der *Hämoglobinurie* ist der Harn durchsichtig lackfarben. Nach Zentrifugieren bildet sich kein Erythrozytensediment, sondern die Rotfärbung des Harns bleibt unverändert bestehen. Das Harnsediment enthält keine Erythrozyten, aber häufig Hämoglobinzylinder.

Der Nachweis des freien Hämoglobins im Harn wird am besten mit dem **Sangur-Test** (käuflicher Schnelltest) durchgeführt, der sehr empfindlich ist und eine Unterscheidung von freiem Hämoglobin und intakten Erythrozyten ermöglicht. Eine Unterscheidung von *Hämoglobin* und *Myoglobin* ist mit diesem Test allerdings nicht möglich. Diese gelingt nur mit immunologischen Verfahren.

Fehlerquellen. Da die Probe sehr empfindlich ist und schon Spuren von Blut einen positiven Ausfall bewirken, ist es notwendig, möglichst neue, zumindest aber einwandfrei saubere Reagenzgläser zu verwenden, die auch beim Schütteln nicht mit dem Finger verschlossen werden dürfen.

Hämosiderinnachweis im Harn

Technik. Das Harnsediment wird auf einem Objektträger ausgestrichen und getrocknet. Anschließend wird die *Berliner-Blau-Reaktion* durchgeführt:

Auf den Objektträger eine 2 %ige Ferrocyankaliumlösung und nach 3–4 min einige Tropfen 0,5 %iges Salzsäure-Glycerin auftropfen. Nach 3–4 min erscheint Hämosiderin in blaugrüngefärbten Schollen in oder neben den organischen Elementen.

Nachweis des Bence-Jones-Eiweißkörpers im Harn

Technik. *Saurer Harn* wird im Wasserbad auf 50–60 °C erwärmt. Bei Vorhandensein des Bence-Jones-Eiweißkörpers beginnt die Harnprobe bei etwa 50 °C sich zu trüben. Es bildet sich dann ein klebriger Niederschlag, der an der Glaswand haften bleibt. Bei weiterem Erwärmen löst sich dieser Niederschlag wieder auf.

Einen orientierenden Überblick kann man auch schon bei vorsichtiger Erwärmung über der Gasflamme erhalten, wobei ebenfalls eine Trübung auftritt, die bei weiterem Erhitzen wieder verschwindet. Zum Ansäuern des Harns wird etwa 3 %ige Essigsäure verwendet.

Die besten Ergebnisse erzielt man jedoch mit der Immunfixation des Urins, da hiermit schon eine *Differenzierung* der Proteine möglich ist. Sie wird nach Anreicherung des Urins wie die Immunfixation des Serums (S. 639) durchgeführt.

Funktionsprüfungen

Bestimmung der Vitamin-B_{12}-Resorption (Schilling-Test)

Das mit der Nahrung zugeführte Vitamin B_{12} kann nur bei Anwesenheit des im Magen gebildeten Intrinsic-Faktors resorbiert werden. Fehlt dieser, so wird Vitamin B_{12} im Darm nicht aufgenommen, sondern mit dem Stuhl ausgeschieden. Der Schilling-Test arbeitet mit einer sehr geringen Menge von radioaktivem Vitamin B_{12} (0,03–0,04 MBq ^{60}Co, was etwa 0,6 µg Vitamin B_{12} entspricht). Dieses radioaktive Vitamin B_{12} wird oral verabreicht und 2 Stunden später eine *flushing-dose* von 1 000 µg stabilem Vitamin B_{12} parenteral appliziert. Anschließend wird die innerhalb von 24 Stunden mit dem Harn ausgeschiedene radioaktive Vitamin-B_{12}-Menge bestimmt.

Normalerweise werden 10–20 % der zugeführten Radioaktivität innerhalb 24 Stunden im Harn ausgeschieden. Liegt eine Resorptionsstörung für Vitamin B_{12} vor, so werden weniger als 3 % der Dosis ausgeschieden. Das ist in erster Linie bei der perniziösen Anämie und der Sprue der Fall (Abb. 11.**9**).

Zur weiteren **Differenzierung** kann nach 2–3 Tagen der gleiche Versuch wiederholt werden, wobei man gleichzeitig mit dem radioaktiven Vitamin B_{12} eine entsprechende Menge Intrinsic-Faktor oral zuführt. Ist die vorher stark verminderte Harnausscheidung des radioaktiven Vitamin B_{12} dann normal, so muß eine perniziöse Anämie angenommen werden.

Es ist heute auch möglich, unter Verwendung von 2 verschiedenen **Cobaltisotopen** (^{58}Co und ^{57}Co) in einem Untersuchungsgang die Abhängigkeit vom Intrinsic-Faktor festzustellen. Dabei ist das eine Radionuclid (^{57}Co) an menschlichen Magensaft gebunden, das andere (^{58}Co) mit „freiem" Cyanocobalamin markiert. Die durch diesen Test gesetzte Strahlenbelastung des Kranken ist Tab. 10.**4**, S. 537 zu entnehmen.

Der Schilling-Test hat seine **Bedeutung** darin, daß man mit seiner Hilfe auch dann noch eine perniziöse Anämie diagnostizieren kann, wenn vorher bereits eine Behandlung mit Vitamin B_{12} durchgeführt wurde und Blut- und Knochenmarkbefunde praktisch normal sind.

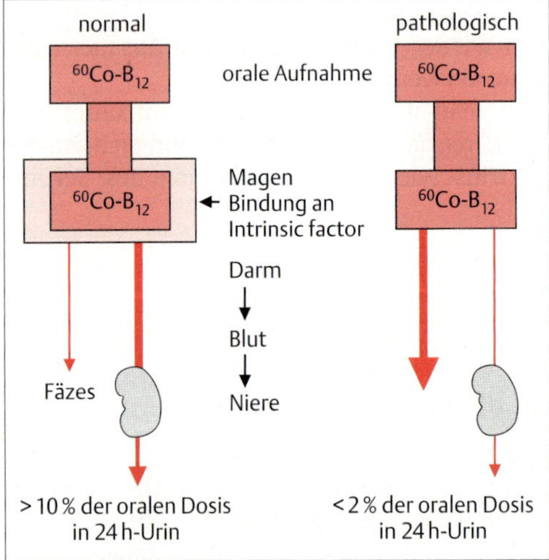

Abb. 11.**9** Schematische Darstellung des Schilling-Tests (oraler Resorptions-Exkretions-Test) bei Normalpersonen und Kranken mit perniziöser Anämie (nach Begemann und Rastetter)

Oraler Eisenresorptionstest

Mit dieser Untersuchung kann die Aufnahme des oral zugeführten Eisens durch den Magen-Darm-Trakt bestimmt werden. Dem Patienten wird nüchtern Blut zur Bestimmung des Serumeisens entnommen. Dann erhält er einen Trunk mit 100 mg Eisen (z.B. als Brausetablette Lösferron). Nach 2, 4 und 8 Stunden wird erneut der Serumeisenspiegel bestimmt. Bei *ungestörter* Eisenresorption steigt er nach zwei Stunden auf ein Maximum an, das etwa beim dreifachen des Nüchternwertes oder höher liegt – der Anstieg ist abhängig vom Grad des Eisenmangels des Patienten, um dann wieder im Beobachtungszeitraum abzufallen. Die Eisenresorption ist *gestört* bei verschiedenen Erkrankungen des Magen-Darm-Trakts (S. 13 ff.).

Literatur

[1] Kreutz F.H.: Fehlermöglichkeiten in der Ermittlung von Normbereichen auf Grund biologischer Varianz. Verh dtsch Ges inn Med. 1975; 81:529

[2] King E.J., Gilchrist M.: Determination by a cyan-haematin method. Lancet. 1947; II:201–5

[3] Betke K., Savelsberg W.: Stufenphotometrische Hämoglobinbestimmung mittels Cyanhämoglobin. Biochem Z. 1950; 320:431–39

[4] Kleihauer R., Braun H., Betke K.: Demonstration von fetalem Hämoglobin in den Erythrozyten eines Blutausstrichs. Klin Wschr. 1957; 35:637–8

[5] Undritz E.: Hämatologische Tafeln. Basel: Sandoz; 1972

[6] Merker H., Heilmeyer L.: Die alkalische Phosphatase neutrophiler Leukozyten. Dtsch med Wschr. 1960; 85:253

[7] Romeis B.: Mikroskopische Technik. München: Urban & Schwarzenberg; 1968

[8] Hayhoe F.G.: Leukaemia. London: Churchill; 1960

[9] Leder L.-D.: Der Blutmonozyt. Berlin: Springer, 1967

[10] Kranz B.R.: Immunzytochemischer Nachweis von Zelloberflächen- und intrazellulären Antigenen. In: Begemann H., Rastetter J.: Atlas der klinischen Hämatologie. 4. Aufl. Berlin: Springer; 1987:23–7

[11] Brecher G., Cronkite E.P., Schneiderman M.: The reproducibility and constancy of the platelet count. Amer J clin Pathol. 1953; 23:15–26

[12] Schneider W., Winkelmann M.: Pseudothrombozytopenie und Immunthrombozytopenie. Med Welt. 1986; 37:1249

[13] Enne W.: Knochenmark. In: Begemann H., Rastetter J., Hrsg.: Klinische Hämatologie 4. Aufl. Stuttgart: Thieme; 1993:31–4

[14] Holm H., Kristensen J.K.: Interventionelle Sonographie. Darmstadt: Steinkopff; 1986

[15] Struve C., Carstesen-Ziegler K., Zurborn K.-H.: Ergebnisse kombinierter Ultraschall-geleiteter Biopsietechniken zur zytologischen und histologischen Sicherung tumorverdächtiger intraabdomineller Prozesse. Med Klin. 1987; 82:687–92

[16] Weissleder H., Obrecht P.: Diagnostische Probleme bei der Lymphangiographie. Fortschr Röntgenstr. 1964; 100:81

[17] Lipp R.: Zur Kreuzprobe von Bluttransfusionen. Münch med Wschr. 1965; 107:199

[18] Kuhlmann U.: Differentialdiagnostische Bedeutung biochemischer Serum- und Urinwerte. In: Siegenthaler W., Hrsg.: Differentialdiagnose innerer Krankheiten. 15. Aufl. Stuttgart: Thieme; 1984:785–811

[19] Grabar P., Williams C.A.: Méthode permettant l'étude conjugée des propriétés électrophorétiques et immunochimiques d'un mélange de protéines. Biochim biophys Acta. 1953; 10:193–5

[20] Scheidegger J.J.: Une micro-méthode de l'immuno-électrophorèse. Int Arch Allergy. 1955; 7:103–10

[21] Hiemeyer V., Rasche H., Diehl K.: Hämorrhagische Diathesen. Stuttgart: Thieme; 1972

[22] Woitinas F.: Blutungs- und Thrombosekrankheiten. München: Urban & Schwarzenberg; 1983
[23] Jürgens J., Beller F.K.: Klinische Methoden der Blutgerinnungsanalyse. Stuttgart: Thieme; 1959
[24] Aster R.H.: Annotation. Platlet sequestration study in man. Brit J Haematol. 1972; 22:259
[25] Internationales Komitee für Standardisierung in der Hämatologie (ICSH): Standardmethoden für die Bestimmung der Thrombozytenlebenszeit mit Radioisotopen. Blut. 1978; 36:179
[26] Beuerlein I., Mariß P., Stangl W.: Untersuchung mit radioaktiv markierten Eigen- und Fremdthrombozyten zur Ermittlung von Überlebensdauer und Abbauort. Nucl-Med. 1975; 3:240

Sachverzeichnis

Die **halbfett** gesetzten Seitenzahlen weisen auf eine ausführliche Besprechung des Stichworts im Text hin.

A

G

H

L

M

U

V

W

Z